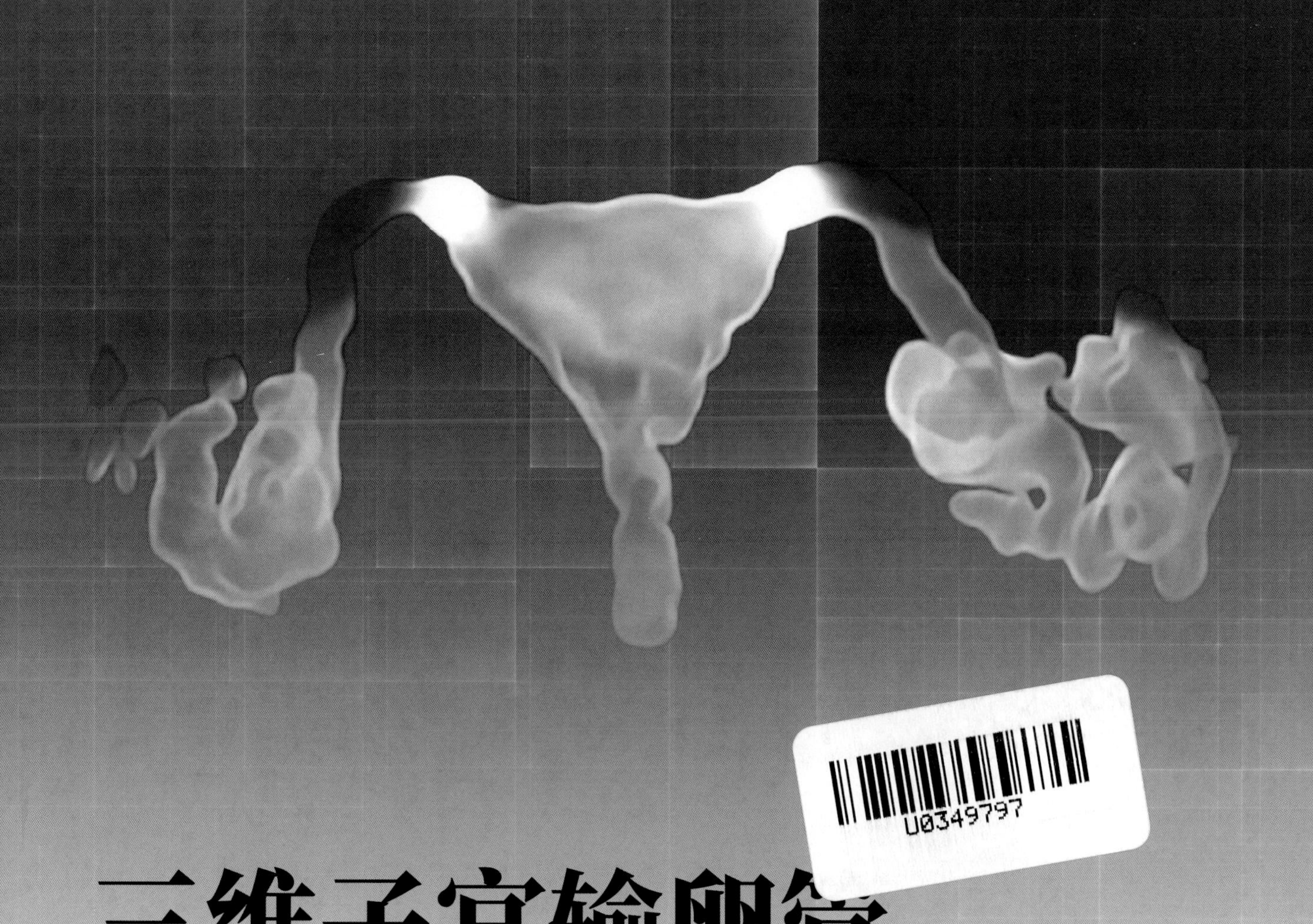

U0349797

三维子宫输卵管超声造影临床应用

Clinical Application of Three-dimensional Hysterosalpingo-contrast Sonography

主　编 ◎ 程　琦　范　丽　周　敏

副主编 ◎ 袁桂忠　冯长征　张意茗

科学技术文献出版社
SCIENTIFIC AND TECHNICAL DOCUMENTATION PRESS

·北　京·

图书在版编目（CIP）数据

三维子宫输卵管超声造影临床应用 / 程琦，范丽，周敏主编. —北京：科学技术文献出版社，2022.3（2025.2重印）

ISBN 978-7-5189-8618-7

Ⅰ. ①三… Ⅱ. ①程… ②范… ③周… Ⅲ. ①子宫输卵管造影—临床应用 Ⅳ. ① R816.91

中国版本图书馆 CIP 数据核字（2021）第 232664 号

三维子宫输卵管超声造影临床应用

策划编辑：张　蓉　　责任编辑：张　蓉　陶文娟　　责任校对：张吲哚　　责任出版：张志平

出 版 者　科学技术文献出版社
地　　址　北京市复兴路15号　邮编 100038
编 务 部　（010）58882938，58882087（传真）
发 行 部　（010）58882868，58882870（传真）
邮 购 部　（010）58882873
官方网址　www.stdp.com.cn
发 行 者　科学技术文献出版社发行　全国各地新华书店经销
印 刷 者　北京地大彩印有限公司
版　　次　2022 年 3 月第 1 版　2025 年 2 月第 2 次印刷
开　　本　889 × 1194　1/16
字　　数　826千
印　　张　28.25
书　　号　ISBN 978-7-5189-8618-7
定　　价　268.00元

版权所有　违法必究

购买本社图书，凡字迹不清、缺页、倒页、脱页者，本社发行部负责调换

主编简介

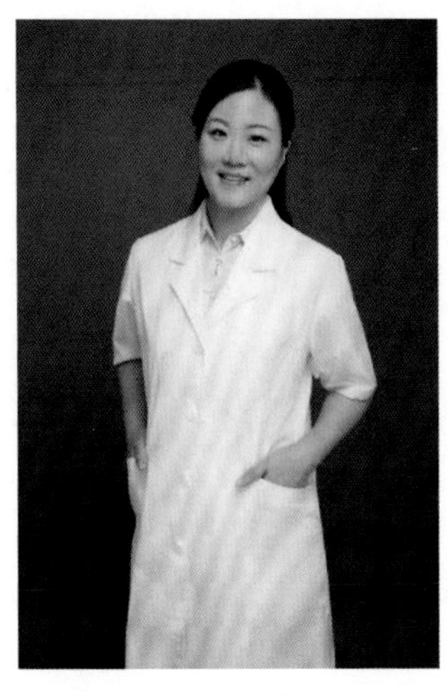

程　琦

副主任医师

高尚医学影像诊断中心超声心电科主任

工作经历 毕业于南方医科大学（原中国人民解放军第一军医大学），于中国人民解放军南部战区总医院（原广州军区广州总医院）超声影像科工作16年、高尚医学影像诊断中心工作4年。

专业方向 主要从事腹部、浅表、妇产、介入超声与超声造影工作，在妇科、产科、介入超声及超声造影方面有较丰富的经验，尤其在超声造影方面有较高的造诣。2009年完成中国首例经阴道三维子宫输卵管超声造影，现已完成上万例三维子宫输卵管超声造影，积累了丰富的女性不孕症相关疾病的超声诊断经验。

学术著作 作为主编编写《经阴道子宫输卵管超声造影操作手册》专著1部，作为副主编编写《子宫输卵管超声造影》专著1部，参编专著数部。

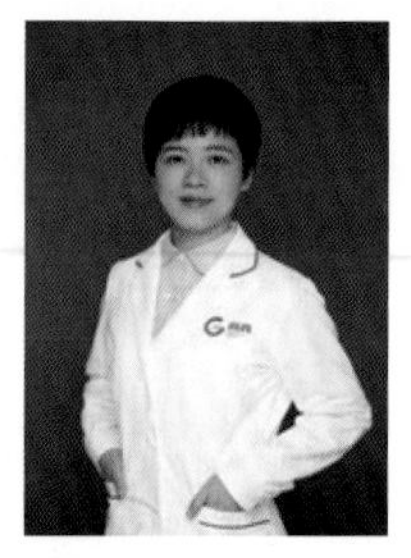

范　丽

主治医师
高尚医学影像诊断中心超声心电科

工作经历 毕业于南方医科大学，于中国人民解放军南部战区总医院（原广州军区广州总医院）超声影像科工作 10 年、广东省中医院超声科工作 2 年、高尚医学影像诊断中心工作 4 年。

专业特长及学术著作 主要从事腹部、浅表、妇产、盆底超声工作，主攻方向为盆底超声、妇产超声等，发表国内专业论文数篇。

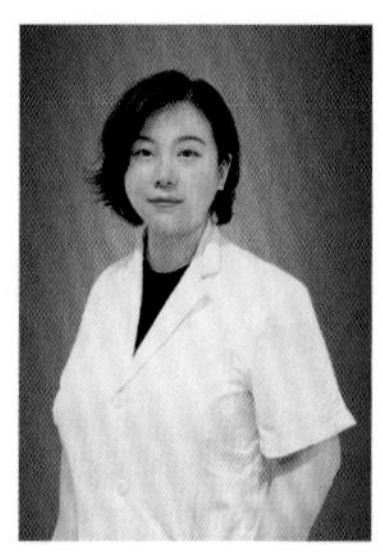

周　敏

通用电气医疗系统（中国）有限公司
妇产超声临床产品经理（大中华区）
三维、四维超声首席技术专家

工作经历 目前就职于通用电气医疗集团奥地利研发中心，从事临床超声功能设计、研发和临床评估工作。从事超声仪器的应用培训、教学和调试超过 20 年，从事三维、四维超声仪器应用培训、教学 14 年，有丰富的超声仪器调试和临床应用经验，尤其擅长三维、四维超声的应用和操作。长期与妇产超声领域的国内外专家交流，并曾协助国内外多位专家进行机器的调试、演示及临床应用的挖掘和评估，为三维、四维超声的技术应用提供支持和指导意见。

学术著作 参与《盆底超声学图谱》《三维超声在产前诊断中的应用》和 *CALLENS ULTRASONOGRAPHY IN OBSTETRICS AND GYNECOLOGY* 的翻译，参与《子宫输卵管超声造影》中“三维软件操作”章节及《实用盆底超声诊断学》中“三维超声简介”章节的撰写。

编 委 会

主　编　程　琦　　范　丽　　周　敏

副主编　袁桂忠　　冯长征　　张意茗

编　委　（按姓氏拼音排序）

陈　为（南方医科大学第三附属医院妇产科）

程　琦（高尚医学影像诊断中心超声心电科）

范　丽（高尚医学影像诊断中心超声心电科）

冯长征（广东省妇幼保健院放射科）

何奇慧（高尚医学影像诊断中心超声心电科）

李甜甜（高尚医学影像诊断中心超声心电科）

鲁君兰（高尚医学影像诊断中心超声心电科）

莫莉娜（高尚医学影像诊断中心超声心电科）

宋小磊（深圳市中西医结合医院妇科）

魏奇龙（惠州市惠阳区妇幼保健院超声科）

袁桂忠（高尚医学影像诊断中心超声心电科）

曾春燕（广州医科大学附属第三医院妇科）

张意茗（山东大学附属济南市中心医院生殖医学科）

周　敏［通用电气医疗系统（中国）有限公司］

周艳华（迈瑞医疗）

绘　图　王　硕　　马庆彬

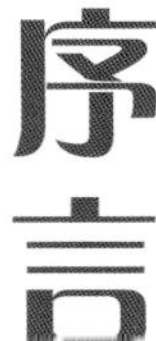

This book *Clinical Application of Three-dimensional Hysterosalpingo-contrast Sonography* written by ChengQi, FanLi and ZhouMin is a must read for ultra-sonographers as well as for practising gynaecologists. It is exceedingly well put together, starting with the basic principles of 2D and 3D ultrasonography of the uterus, fallopian tubes and pelvis, followed by an amazing account of how to perform the procedures to yield the maximum amount of clinical information.

A special feature of the book is the practicability. It descripts a vast amount of practical tips which reflects the ample experience accumulated by the authors in the subject. Whilst hysterosalpingogram has been used for many years to assess tubal patency, the authors put forward convincing data to argue for the case that three-dimensional hysterosalpingo-contrast sonography should replace hysterosalpingogram as the investigation of choice in infertility practice. The second feature is objectivity. In addition to the positive aspects of the method, the authors also highlight the possible limitations and discuss how its clinical usefulness could be improved. The value of ultrasound examination in assessing endometrial receptivity & ovarian reserve has also been covered, with useful recommendations on how to interpret the results. As a practising reproductive surgeon, I also find the book of tremendous help in understanding how ultrasonography can be used to clarify pelvic pathology and how it can help to decide on whether or not one should proceed with surgery.

The book is extremely well illustrated by a wealth of high-quality ultrasound images and supported by QR code for video clips to illustrate how the dynamic nature of image capture improves the diagnostic capability. The authors are to be congratulated for their effort in putting together such an authoritative and practical account of the subject. I sincerely recommend it to all ultra-sonographers with an interest in pelvic imaging and to all practising reproductive medicine and surgery specialists !

由程琦、范丽、周敏主编的《三维子宫输卵管超声造影临床应用》是超声医师和妇科执业医师的必读之书。它结构完整，从子宫、输卵管及盆腔的二维和三维超声检查的基本原理入手，通过大量实例说明具体操作步骤。

本书的第一大特色是实用性。作者通过多年在实践中积累的丰富经验，对临床上的使用技巧做了具体的描述，并用令人信服的数据论述了在不孕症诊断中三维子宫输卵管超声造影的优势。本书的第二大特色是它的客观性，作者既肯定了该方法的价值，也指明了该方法可能存在的局限性，并分析了如何提高其临床实用性，包括超声检查在评估子宫内膜容受性和卵巢储备功能方面的价值，并提供了如何解释结果的有用建议。作为一名执业的生殖外科医师，我还发现这本书对理解超声检查如何应用于盆腔病变及判断是否应该进行手术也有很大帮助。

本书附有大量高质量的超声图像，并辅以视频剪辑的二维码来说明图像捕获的动态特性，以便提高读者诊断能力。感谢作者将此领域这些可靠的实践成果汇集在一起所做的努力，我向所有对盆腔成像感兴趣的超声医师及所有执业的生殖医学和外科专家真诚推荐它！

李天照

香港中文大学妇产科学系教授

仁安医院生殖医学中心负责人

国际生殖外科与输卵管协会执行委员会委员

前言

自20世纪90年代开始，子宫输卵管超声造影作为输卵管通畅性的检查方法应用于临床，其适应证是原发性或继发性不孕症、重复性流产、输卵管绝育术或复通术后复查。随着特异性超声造影技术和微泡造影剂的发展，尤其是容积超声的应用，输卵管通畅性检验的准确性大大提高，近10年，三维子宫输卵管超声造影成为国内外生殖超声诊断领域的研究应用热点。

2009年，笔者开始在二维子宫输卵管超声造影的基础上应用三维容积探头，立体直观地展示宫腔、输卵管形态、走行。2010年使用实时三维超声（四维超声）造影，在对双侧输卵管同步观察的同时，也动态地观察超声造影剂在宫腔、输卵管腔内流动及溢入盆腔的全过程。三维子宫输卵管超声造影立体直观地展示输卵管纤细、僵硬、结节状、膨大、盘曲等形态，提高了我们对输卵管通畅性及蠕动功能的评估能力，为临床医师提供更有利的诊治依据。

三维子宫输卵管超声造影技术是将二维超声、静态三维超声、实时三维超声（四维超声）、正性谐波造影、负性基波造影联合应用，对输卵管通畅性的评估仅为其适应证之一。输卵管通畅性是一种现象，也是子宫输卵管超声造影的基础诊断，更重要的是寻找导致输卵管阻塞、通而不畅的原因及其他与生殖相关导致不孕的因素，所以三维子宫输卵管超声造影是对子宫、输卵管、卵巢及盆腔等女性生殖系统疾病进行全面系统筛查，从而为临床提供全面详细的诊断信息。部分影像检查尤其是实时三维造影动态地呈现出立体、直观的宫腔及输卵管形态可对其生理功能状态进行评估，为临床制订合理的治疗方案提供重要依据。该技术简单、高效、无辐射、可重复性强，亦作为临床治疗后疗效评估及复查的首选方法。可以说子宫输卵管超声造影不仅能作为输卵管通畅性的一线检查手段，同时还具有一定的治疗作用，可提高患者的受孕率。

笔者在进行三维子宫输卵管超声造影10余年的实践工作中，随着不断地摸索、总结，从仪器设置、图像采集方式、助手职责到图像观察、图像后处理、相关疾病诊断及临床意义在不孕症中的应用逐渐全面、系统和规范化。对该项技术的推广，也从小型研讨会、沙龙到进修、培训班，以及省级会议、全国会议的多期、多地举办。目前大多省份已开展此项技术，也有部分地区亟待开展此项技术，但在操作规范性与诊断全面性、准确性上仍有欠缺。2018年的《不孕症诊治指南》（以下简称《指南》）将子宫输卵管超声造影列为证据等级2B，其诊断价值得到肯定，但同时该《指南》也指出该技术对医师的依赖程度较高。本书的写作目的就是将笔者在10余年的实践中摸索出的三维子宫输卵管超声造影检查流程、应用范围、操作技巧及经验教训进行梳理、总结、归纳，以求更系统、准确、规范地将此项技术在更大范围内推广应用，从而帮助有需求的同道提高该技术的应用能力，让更多临床医师了解及认可该技术的诊断价值。

本书共分12章，包括1600余幅影像图片、50多个视频，从6个方面重点进行讲解：①妇科二维及三维图像优化、容积超声基本操作及图像后处理；②子宫输卵管超声造影基础及准备；③三维子宫输卵管超声造影操作流程；④三维子宫输卵管超声造影临床应用、漏诊及误诊分析；⑤实例展示、分析；⑥HSG及宫腹腔镜技术对比。大量的典型病例图像及翔实的资料展示可以使读者充分了解、掌握子宫输卵管超声造影的操作步骤及临床应用。

衷心感谢王莎莎主任在该项技术开展过程中给予的指导！感谢给予肯定和帮助支持的中国人民解放军南部战区总医院，尤其是妇产科、生殖中心、中医科及相关友邻科室！感谢高尚医学影像诊断中心信息科鲁智强、陈昭雄对资料的收集及整理！同时承蒙美国贝勒医学院关小明教授、广州医科大学附属第三医院妇科刘娟教授、济南市中心医院生殖中心张迎春教授、南部战区总医院病理科王蔚副主任对相关内容的指导，让本书的编写工作更加顺利、完善。真诚希望我们的付出能使广大超声科、放射科及相关临床科室同仁获益。同时，书中难免有不足之处，恳请业内同道给予批评和指正。

程琦

2021年4月于广州

目录

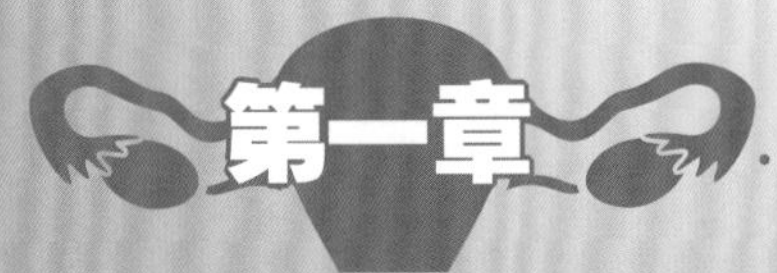

第一章

妇科二维超声图像优化

本章内容的重点是对妇科超声图像进行优化，非妇科超声图像所涉及的图像优化技巧、原理、参数、伪像等不在此赘述。

第一节 扫查前准备

对超声图像质量的评价从方法上可分为主观评价和客观评价：前者凭借操作人员的主观感知来评价图像质量；后者依据模型给出的量化指标来评价图像质量。主观因素来源于操作者的视觉特性、阅图习惯和诊断目的。对超声图像的客观评价通常由专业检测人员使用符合国家检测标准的超声体模来进行。

影响妇科超声图像质量的常见因素有：环境光线、视力、显示器亮度（brightness）、操作者手法、患者体位、探头类型和仪器参数等。

1. 环境光线相关注意事项

（1）不要在太暗或太亮的房间扫查。

（2）环境光线最好固定，不要经常发生变化，如开灯的数量、灯摆放的位置。

（3）由于太阳光的亮度受到天气影响会发生变化，所以房间内最好不要被阳光直射，挂上窗帘让房间维持稳定的亮度。

（4）灯不要放在显示器的对面，因为质量不好的显示器可能会产生明显的反光，影响主观图像质量评价。

（5）仪器更换房间，因环境光线发生改变，仪器参数或显示器参数需要进行重新微调。

2. 视力相关注意事项

每个人的视觉特性的差别（视力、对比敏感度等）导致其对图像的质量评价也会产生差异。如果两个人在相同的条件下对图像质量的评价有明显的分歧，则建议把扫查预设条件分开存储。

3. 显示器亮度相关注意事项

（1）超声扫查区域灰度条显示了超声波当前从白色到黑色的灰度。

（2）首先将房间的光线 / 照明设置为与扫描时使用的光线 / 照明一致。

（3）接下来，将亮度调到最高点，然后将注意力集中在灰度条的最底端即最黑暗的一点，慢慢调低亮度，直到最暗的水平变为黑色且不再可见。顶部应为白色，但不要过度饱和（图 1–1–1）。

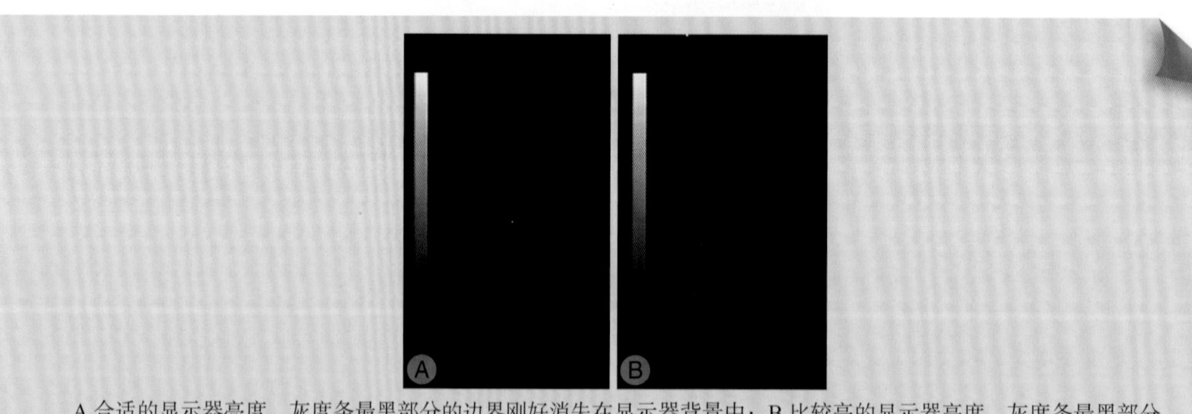

A.合适的显示器亮度，灰度条最黑部分的边界刚好消失在显示器背景中；B.比较亮的显示器亮度，灰度条最黑部分的边界在显示器背景中清晰可见。

图1–1–1　显示器上的灰度条在不同亮度下的视觉效果

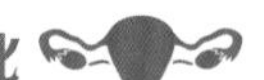

（4）有些设备显示器没有调整亮度的旋钮，但是有调整显示器亮度和色温的选项，如通用电气（General Electric，GE）公司的 Voluson™ E10，在触摸屏上选择合适的环境光线和喜欢的色温即可（图 1-1-2）。

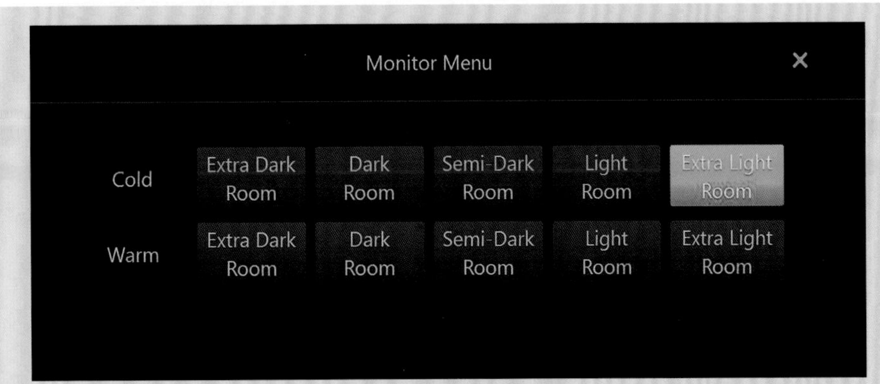

根据不同的房间光线选择很暗、较暗、中等、较亮、很亮等5档环境光线；根据个人不同的色温喜好，选择暖色温（Warm）或冷色温（Cold）。

图1-1-2　GE公司Voluson™ E10的显示器亮度和色温选择面板

4. 操作者手法和患者体位

操作者的手法和患者的体位改变主要是去除一些伪像的干扰，详细见下一节“五、降低伪像的影响”。

5. 探头类型

妇科超声扫查可以选择经腹扫查和经腔内扫查。一般来说腔内探头分辨力高，腹部探头穿透力强，应根据不同患者的情况，选择不同类型的探头。如巨大的子宫附件包块、剖宫产后粘连腹壁的子宫等，应该选择腹部探头（图 1-1-3）；不能经阴道扫查的儿童，可以选择经直肠扫查。值得注意的是，腹部探头和腔内探头也会有高频和低频之分，妇科扫查适合使用低频的腔内或者腹部探头，高频腹部和腔内探头由于穿透力不足，不适用于常规妇科超声扫查。

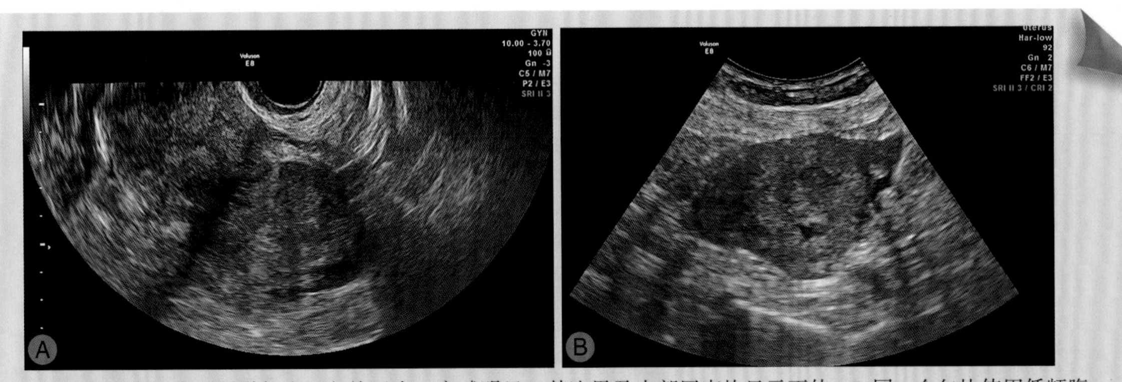

A.使用低频腔内探头经阴道扫查，包块巨大，衰减明显，其边界及内部回声均显示不佳；B.同一个包块使用低频腹部探头经腹扫查，穿透力增加，包块的边界和内部回声清晰。

图1-1-3　巨大附件包块的超声扫查

6. 扫查条件

选择合适的扫查条件、图像优化可以事半功倍。厂家的预设条件通常都是设置在比较好的状态，如图 1-1-4 所示，常规扫查选“Routine”，需要增加穿透力选“Penetration”，附件包块可以选择“IOTA”或者“Adnexal Mass”条件，内膜选择“Endometrium”条件，宫颈选择“Cervix”条件，4D 子宫输卵管超声造影（hysterosalpingo contrast sonography，HyCoSy）选“4D- HyCoSy”条件等。

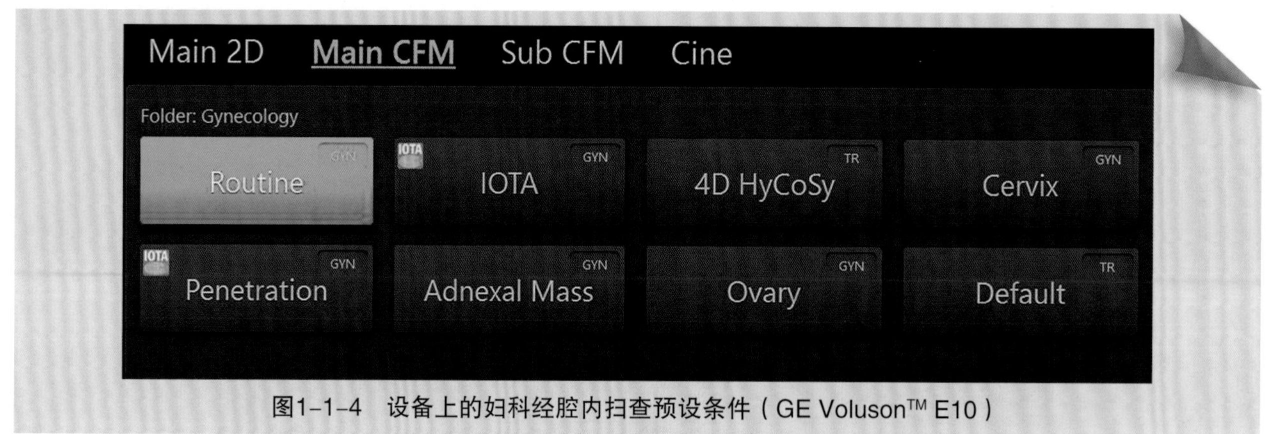

图1-1-4 设备上的妇科经腔内扫查预设条件（GE Voluson™ E10）

第二节 B模式图像优化

影响 B 模式图像质量的主要因素如下：

- 扫查角度和深度：影响图像帧频。
- 增益：控制回声信号的整体亮度。
- 频率：牺牲穿透力换取细微分辨力。
- 谐波：牺牲穿透力换取细微分辨力和信噪比。
- 焦点：聚焦区域图像得到优化。
- 动态范围：控制图像整体对比度。
- 空间复合成像和斑点消除成像：提高信噪比，消除噪声。

其他因素见表 1-2-1，其列出了 B 模式图像可调试的大部分参数。

表 1-2-1 B 模式图像可调试参数

参数	提高帧频	提高细微分辨力	提高对比分辨力	提高穿透力	后处理
扫查角度	减小	/	/	/	否
扫查深度	减小	/	/	/	否
频率	/	升高	/	降低	否
谐波	使用低频	启动	启动	关闭	否
焦点个数*	减少	增加	/	/	否
焦点位置	/	对准目标	/	/	否
高清放大	启动	启动	/	/	否
线密度*	减少	增加	/	/	否
帧平均*	减少	/	增加	/	否
边缘增强*	/	/	增加	/	否
动态范围	/	/	升高	/	是*
增益	/	/	升高	升高	是*

续表

参数	提高帧频	提高细微分辨力	提高对比分辨力	提高穿透力	后处理
声输出	/	/	/	升高	否
空间复合成像*	使用低档	/	启动	关闭	否
斑点消除成像*	/	/	启动	/	是
灰阶图*	/	/	选择合适的	/	是
时间增益补偿	/	/	/	远场升高	否
编码激励*	关闭	/	/	启动	否
声影消除技术*	/	/	/	启动	否
伪彩（彩阶图）	/	/	启动	/	是

注：表格中间部分为每个参数对应的操作方式，不可后处理的参数为预处理参数，冻结后不可调整，带*参数部分机器支持可调。

一、时间分辨力优化

时间分辨力（temporal resolution）反映超声仪器的实时成像能力，通常用帧频（frame rate）来表示。帧频也叫帧率，指显示器上每秒连续显示的图形数，即图像出现的频率，其测量单位为每秒显示的帧数（frames per second，FPS）或赫兹（Hertz，Hz）。由于人类眼睛的特殊生理结构，所看画面的帧率高于12 FPS的时候，就会认为是运动的，此现象称为视觉暂留（persistence of vision）。不同行业的最佳帧频有不同的标准，对于无声的黑白电影来说，其播放标准为16 ~ 24 FPS，因此对于类似的黑白无声的B超图像来说，一般帧频> 16 FPS的时候，图像看起来是连贯的。

在超声图像中，帧、线平均所含的信息量越多，其帧频越低。帧频低的B模式图像表现为图像跟不上探头运动，有重影、发灰、模糊等现象，图像冻结后，不容易获得清晰的单幅图像（图1-2-1）。帧频低时，需要在探头很稳定的情况下冻结图像，才容易获得清晰的图像。

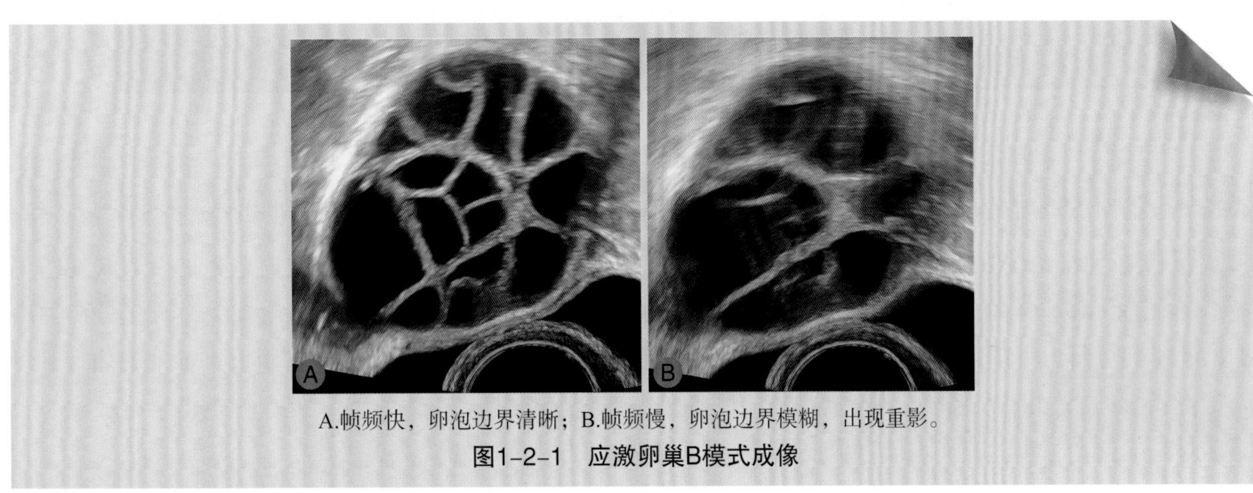

A.帧频快，卵泡边界清晰；B.帧频慢，卵泡边界模糊，出现重影。

图1-2-1　应激卵巢B模式成像

在妇科超声扫查中，影响帧频的常见参数有扫查角度、扫查深度、焦点个数等。表1-2-2列举了对帧频产生影响的常见参数及相应的调试方式。

表 1-2-2　影响 B 模式图像帧频的常见参数

参数	帧频升高	帧频降低
扫查角度	减小	增加
扫查深度	减小	增加
焦点个数	减少	增加
线密度	减少	增加
帧平均	减少	增加
高清放大	启动	没有启动
空间复合成像	复合方向少	复合方向多
谐波	使用低频谐波	使用高频谐波
编码激励	关闭	启动

扫查角度（angle）减小，扫查深度（depth）减少，都可以提高帧频，对图像的细微分辨率没有影响。减少线密度（line density），减少焦点（focus）个数，可以明显提高帧频，但同时会降低图像的细微分辨率，因此，一般常规扫查不调节这两个参数来提高帧频。如果为达到更高的图像细微分辨率而增加线密度或焦点个数，那么相应地，应该把扫查角度减小、扫查深度减小，从而平衡被降低的帧频（图 1-2-2）。

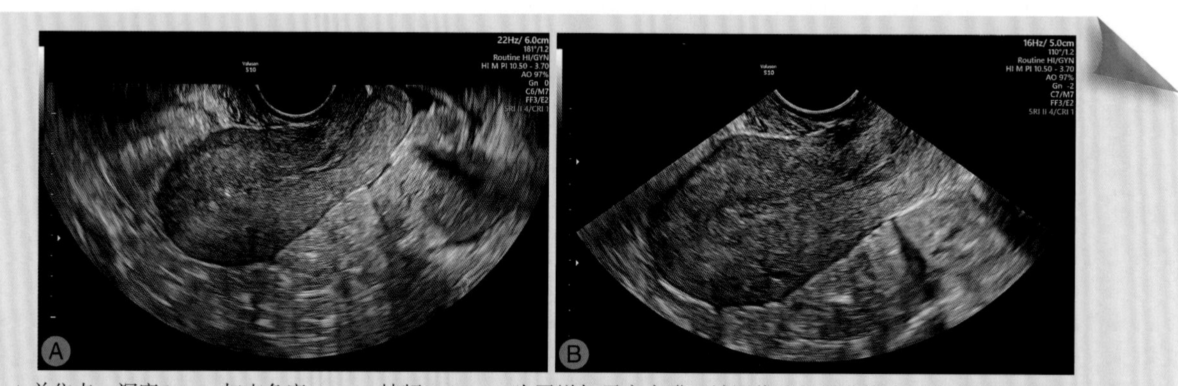

A.单焦点，深度6 cm，扫查角度180°，帧频22 Hz；B.为了增加子宫内膜区域图像的细微分辨力，焦点增加到两个，导致图像帧频下降到11 Hz，缩小扫查角度至110°，深度为5 cm，图像帧频增加到16 Hz。

图1-2-2　经阴道子宫扫查

帧平均（frame averaging）也叫余晖（persistence）或帧相关，指连续数幅声像信息叠加后取其均值再显示的技术。帧平均增加，图像的动态特性会被抑制，斑点噪声被平均处理，噪声减少，对比分辨力增加，但时间分辨力下降，因此帧平均过高会导致图像变模糊。一般情况下，在子宫附件进行常规扫查时可以选择较大帧平均值以获得较少斑点噪声的图像（大部分仪器默认在较大值），但在扫查早早孕胚胎心管搏动时，应选择较小的帧平均值以保证图像有足够好的动态特性（视频 1-2-1）。

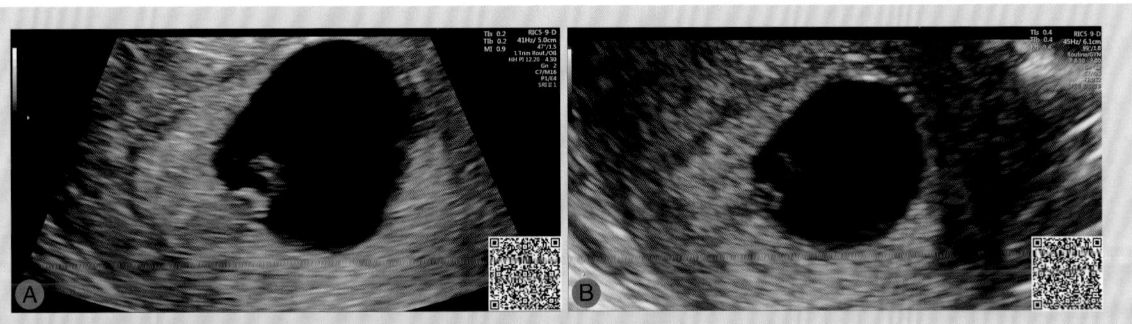

A.帧平均为1，图像闪烁噪声更多，但是心管搏动更有力；B.帧平均为4，图像更加柔和平稳，但是由于动态被抑制，心管搏动显得很无力。

视频1-2-1　8孕周胚胎腔内超声成像

高清放大（high definition zoom，HD-Zoom）在妇科超声应用得比较少，一般会在观察孕囊胚胎或内膜病变时使用，启动后帧频提高。根据不同厂家技术，并不是所有的放大技术都可以提高帧频。

空间复合成像（compound resolution imaging，CRI）是一种把多幅不同电子偏转角度的图像复合成一幅图像的技术。复合的偏转角度越多，图像的帧频就越慢，但同时也提高了图像的细微分辨力（详细见本节“二、细微分辨力优化”），一般建议选择仪器自带的默认设置。

谐波（harmonic）本身对帧频没有影响，但是部分设备高频率的谐波附带了一些额外的优化图像技术会使帧频降低，如脉冲反转（pulse inversion）技术。

编码激励（coded excitation，CE）对帧频的影响见本节“四、穿透力优化”，打开 CE 帧频下降。

二、细微分辨力优化

超声诊断设备的细微分辨力（detail resolution）也叫几何分辨力，包括了轴向分辨力（axial resolution，AR）、侧向分辨力（lateral resolution，LR）、垂向分辨力（vertical resolution，ER）。细微分辨力与超声换能器直接相关（图 1-2-3）。如果两个相邻的反射体没有被完全分开识别，那么它们产生的回声就会重叠在一起，在显示器上形成重叠的图像，看起来就像只有一个反射体。

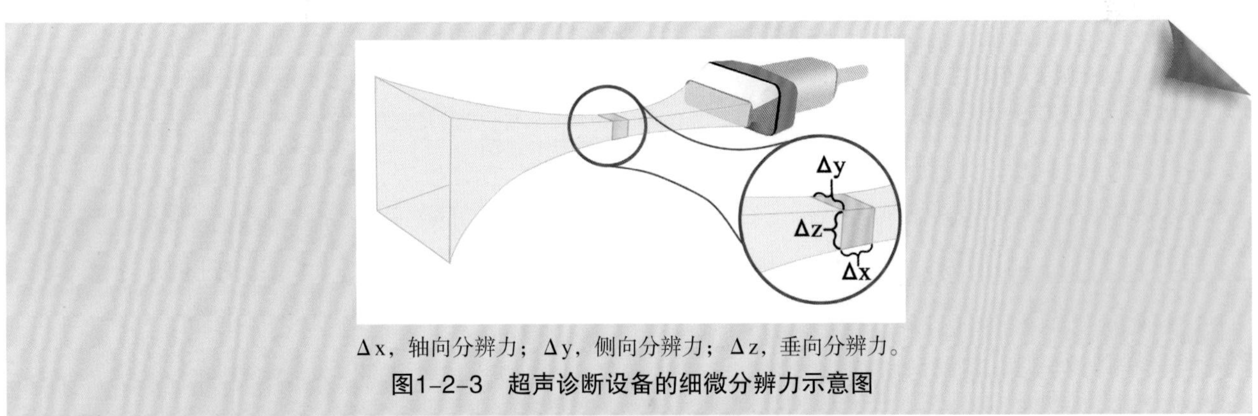

Δx，轴向分辨力；Δy，侧向分辨力；Δz，垂向分辨力。

图1-2-3　超声诊断设备的细微分辨力示意图

轴向分辨力也称纵向分辨力，指沿超声波束轴方向上可区分的两个点目标间的最小距离。决定轴向分辨力的重要因素是空间脉冲长度。轴向分辨力等于空间脉冲长度的一半（图 1-2-4）。

侧向分辨力也称为横向分辨力，指在超声扫查平面内，垂直于超声波束方向上可区分的两个点目标间的最小距离。侧向分辨力等于扫查平面中波束的宽度（图 1-2-5）。

垂向分辨力指在超声波束截面厚度方向上，垂直于超声波束的可区分的两个点目标间的最小距离。垂向分辨力受到超声波束的切面厚度的影响，当垂向分辨力不足时，会产生部分容积效应（partial-volume artifact）伪像（图 1-2-6）。常规的单排阵元的电子探头无法在厚度方向上进行电子聚焦，只能通过声透镜进行物理聚焦，而面阵探头由于有多排阵元，所以可以在厚度方向上进行灵活的电子聚焦，从而提高垂向分辨力。目前面阵探头都是相控阵探头、高频腹部探头或浅表探头，不适用于常规妇科超声扫查。

超声波声场的特性，决定了超声波远场是发散的，固定参数情况下，轴向分辨力不随深度变化而变化，侧向分辨力和垂向分辨力随扫查深度加深而下降。

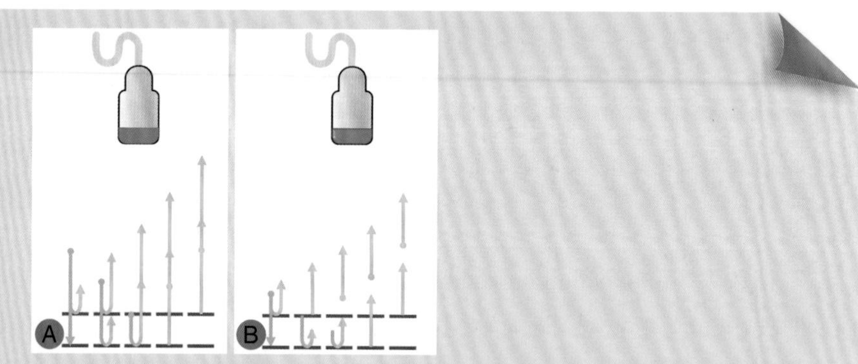

绿色为发射脉冲，黄色为回波脉冲，从左到右动作按时间顺序分解。A.反射目标之间的距离＜1/2脉冲长度，出现回波信号重叠，在显示器上不能分辨两个反射目标；B.脉冲长度变短，反射目标之间的距离＞1/2脉冲长度，回波信号不会重叠，显示器上能分辨两个反射目标。

图1-2-4　轴向分辨力示意图

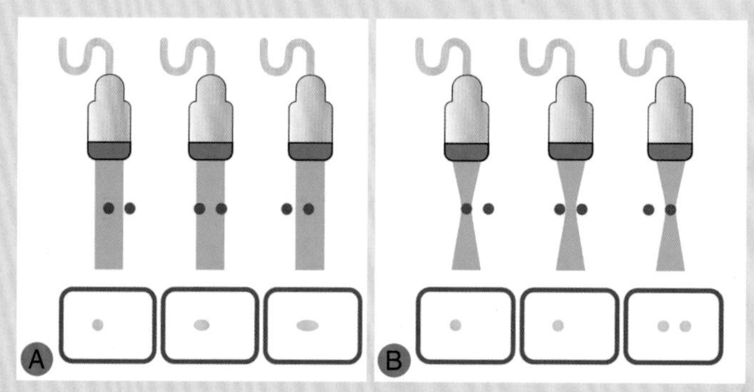

绿色为发射波束，黄色为显示器上的回波图像，从左到右动作按时间顺序分解。A.反射目标之间的距离（垂直波束方向）＜超声波束宽度，波束首先反射左侧目标，然后同时反射左右两个目标，最后再反射右侧目标，由于始终没有产生无反射的间隙，所以在显示器上无法区分两个目标；B.波束被聚焦后，反射目标之间的距离（垂直波束方向）＞超声波束宽度，扫查过程中可产生无反射间隙，即产生了单独的两个回波信号，因此显示器上可以区分显示两个目标。

图1-2-5　侧向分辨力示意图

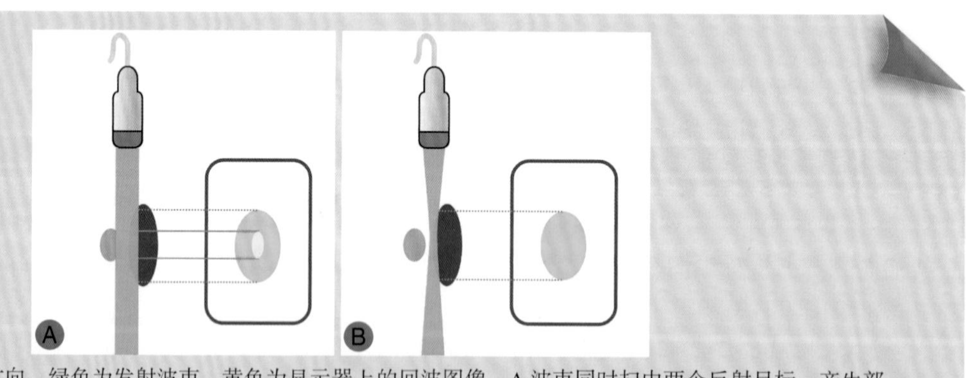

探头短轴（厚度Z）方向，绿色为发射波束，黄色为显示器上的回波图像。A.波束同时扫中两个反射目标，产生部分容积效应，显示器上两个目标重叠显示；B.波束经过短轴方向聚焦，波束不容易同时反射两个目标，显示器上只显示一个目标图像。

图1-2-6　垂向分辨力示意图

在妇科超声扫查中，影响细微分辨力的常见参数有频率、谐波、线密度、焦点个数等。很多参数在影响分辨力的同时，也会影响穿透力或帧频，在调试的时候需要平衡相互之间的关系。表 1-2-3 列举了对细微分辨力产生影响的常见参数及相应的调试方式，并列出了这些参数对帧频或穿透力的影响。

表 1-2-3 影响 B 模式图像细微分辨力的常见参数

参数	操作	细微分辨力	帧频	穿透力
频率	升高	升高	/	降低
谐波	启动	升高	可能降低	降低
焦点个数*	增加	升高	降低	/
焦点位置	对准目标	升高	/	/
线密度*	增加	升高	降低	/

注：带 * 参数部分机器支持可调。

频率（frequency）指超声波形或脉冲每秒重复的次数，单位为兆赫兹（MHz）。频率越高，波长或脉冲长度越短，波束宽度越小，衰减越快。因此频率越高，细微分辨力越高，但是穿透力越差（图 1-2-7）。频率影响整体的细微分辨力。

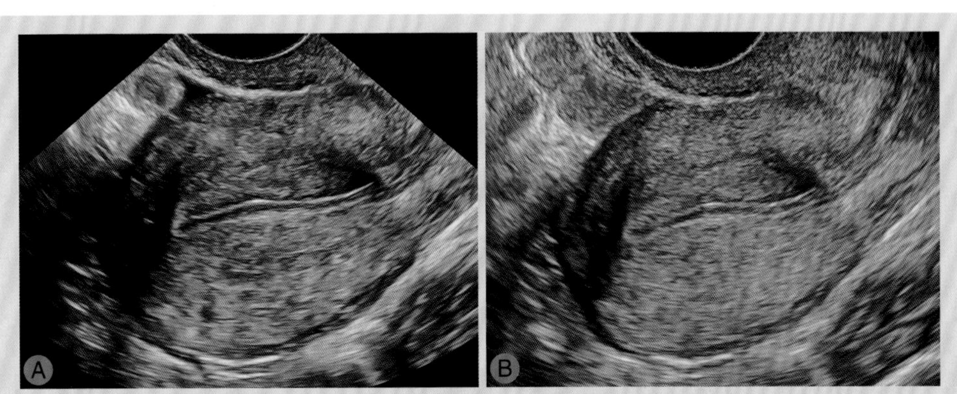

A.频率=高，子宫内膜呈现清晰的三线征，肌层回声更多细节；B.频率=中，子宫内膜不如图A清晰，肌层细节也相对较少。

图1-2-7 频率对图像的影响

谐波指周期信号中基波以外的成分，频率为基波 n 倍（整数）的波叫 n 次谐波。超声波在人体中传播时逐渐变为非线性传播，并产生谐波，利用此类谐波成像，称为组织谐波成像（tissue harmonic imaging，THI）。另外利用超声造影剂产生的谐波进行成像称为对比谐波成像（contrast harmonic imaging，CHI），本节提到的谐波均为 THI。THI 影响整体的细微分辨力。

谐波是发射频率的整数倍，倍数越高意味着频率越高、衰减越明显，因此一般 THI 利用频率为 2 倍发射频率的谐波进行成像，即二次谐波。谐波具有频率高、波束窄、噪声少、伪像少的特点，因此启动 THI 能大大提高图像的细微分辨力和对比分辨力，提高信噪比（signal-to-noise ratio，SNR）。观察子宫内膜、宫颈等需要高分辨力的结构时适合启动 THI，观察液性区域等需要降低噪声的结构时，也适合启动 THI（图 1-2-8）。值得注意的是，启动 THI 后，穿透力也会随之下降。目前大多数超声设备的 THI 都具备频率可调的特点，因此需要平衡好分辨力和穿透力的关系，选择合适频段的 THI。

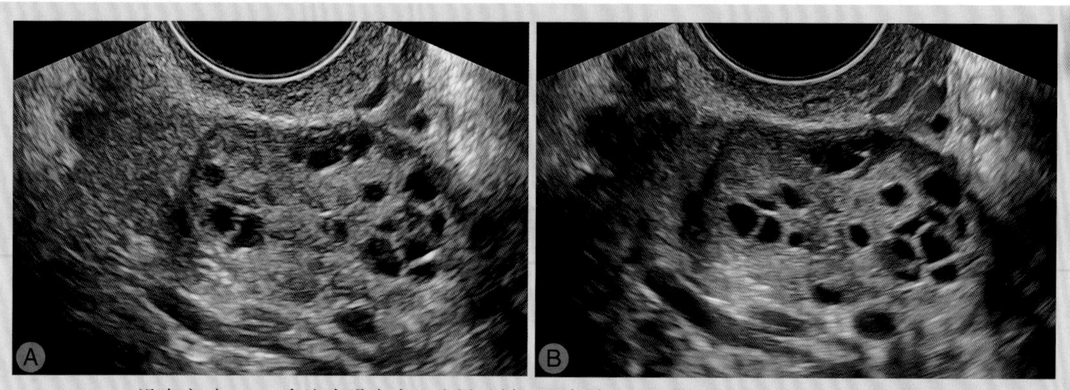

A.没有启动THI，卵泡内噪声多，边界毛糙；B.启动THI，卵泡内噪声消失，边界锐利。

图1-2-8　卵巢组织谐波成像（THI）

增加焦点（focus）个数、增加线密度（line density）等都可以提高图像的侧向分辨力，增加焦点个数效果尤其明显。但是这两个参数都会明显降低图像帧频，因此一般情况下妇科超声扫查时不会特意调整这些参数。但是如本节“一、时间分辨力优化”部分所提到的，如果有必要调整这些参数提高图像分辨力，可以相应地减小扫查角度、减小扫查深度等来提升帧频。

三、对比分辨力优化

对比分辨力（contrast resolut ion）是指识别细微回声强度灰阶差异的能力，也就是图像上最大亮度与最小亮度之比。超声设备的对比分辨力主要取决于系统的动态范围（dynamic range，DR）和灰度级别，显示器的参数也会影响图像的对比分辨力（图 1-2-9）。

影响对比分辨力的可调试的主要参数有动态范围、增益、斑点消除成像和灰阶图等，表 1-2-4 列举了对对比分辨力产生影响的常见参数及相应的调试方式。

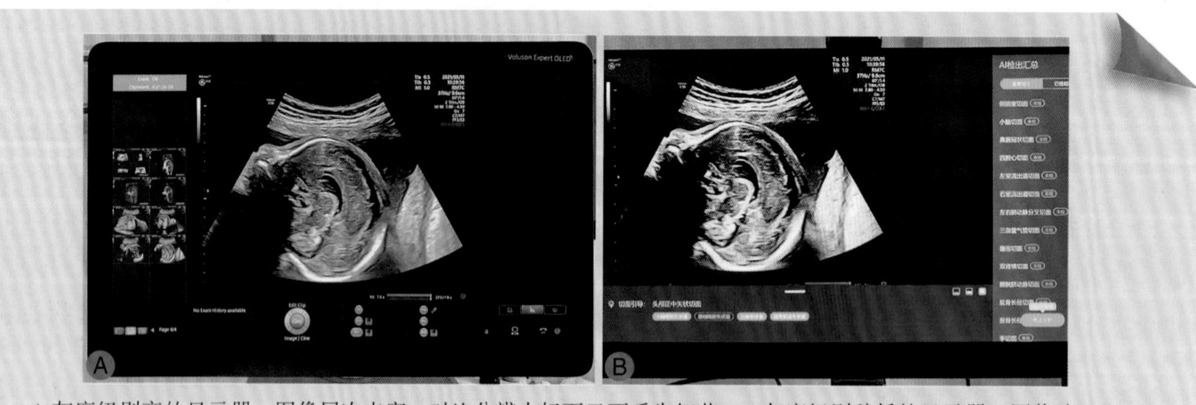

A.灰度级别高的显示器，图像层次丰富，对比分辨力好而又不丢失细节；B.灰度级别稍低的显示器，图像略显生硬，丢失部分细节。

图1-2-9　不同参数的显示器显示同一幅图像的差别

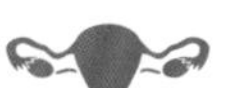

表 1-2-4 影响 B 模式图像对比分辨力的常见参数

参数	对比分辨力升高	对比分辨力降低
动态范围	降低	升高
增益	升高	降低
空间复合成像*	启动	关闭
斑点消除成像*	启动	关闭
帧平均*	增加	减少
灰阶图*	合适的灰阶图	不合适的灰阶图
伪彩（彩阶图）	打开	关闭
谐波	打开	关闭
边缘增强	增加	减少

注：带 * 参数部分机器支持可调。

动态范围（dynamic range，DR）即系统能处理的最大与最小振幅或功率之比。动态范围的单位是分贝（decibel，dB）。目前大部分超声设备的系统动态范围都在 160 dB 以上，甚至超过 200 dB。数值越大，系统检测弱回声的能力越强。但是，太大的系统动态范围，显示器将无法显示弱回声，人眼也无法识别。为了能尽可能显示弱回声的微弱变化，回声信号要经过放大器（amplifier）进行对数处理（logarithmic compression）来降低动态范围。

对数放大处理后的信号，还需要进行压缩（compression）处理，把过强的回声和过弱的噪声信号切掉，才会显示到显示器上，这就是显示动态范围（图 1-2-10A）。因此显示器上显示的动态范围值，并不是系统的动态范围，而是经过对数放大和压缩处理后的动态范围。

调整显示动态范围将重新分配不同强度回声对应的亮度（brightness）级别，从而影响对比分辨力。显示器亮度固定的情况下，显示动态范围越大，从弱回声到强回声，大范围的信号被重新分配显示，相邻回声强度所分配到的亮度差异变小，图像变柔和（图 1-2-10B）。过大的显示动态范围导致人眼无法分辨细微的回声变化，对比分辨力下降。显示动态范围越小，小范围的回声信号被分配显示，相邻回声强度的信号所分配到的亮度差异变大，对比分辨力增加（图 1-2-10C）。但过小的显示动态范围会使图像变粗变硬，同时丢失强回声或者弱回声区域的细节，只适用于边界轮廓的观察（图 1-2-11）。因此，过大或者过小的显示动态范围都不建议常规使用。

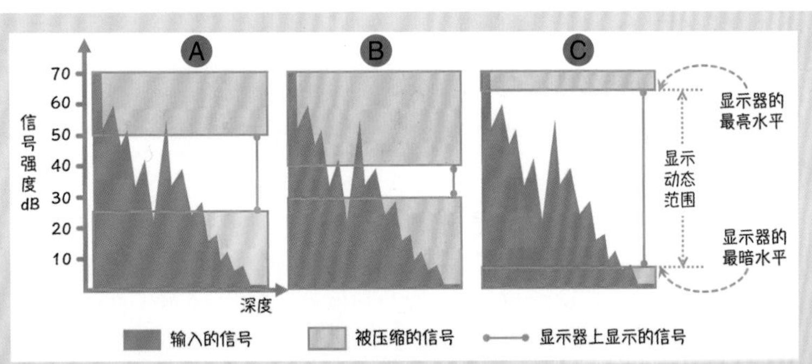

输入信号是经过放大器进行对数压缩的信号。A.常规动态范围时，过强和过弱的回声信号被压缩，即25 dB以下一律显示为最暗，50 dB以上一律显示为最亮；B.动态范围较小时，30 dB以下和40 dB以上的信号被压缩，30～40 dB回声信号被分配到最暗和最亮区间显示，亮度差异加大；C.动态范围较大时，5～65 dB回声信号被分配到最暗和最亮区间显示，亮度差异减少。

图1-2-10 动态范围调整示意图

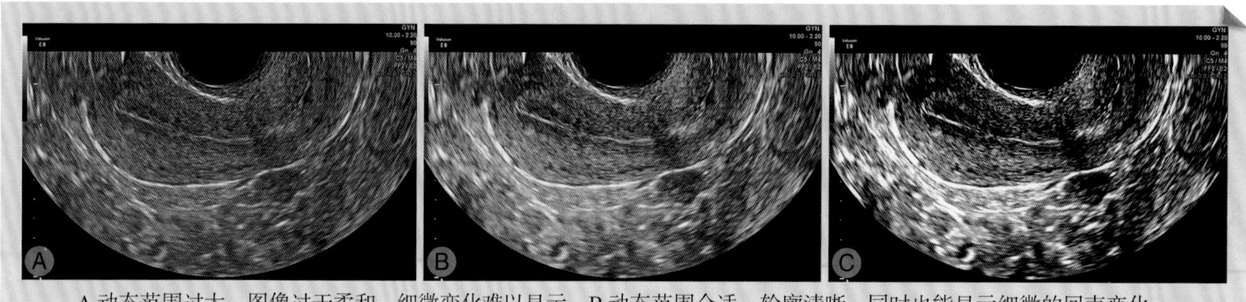

A.动态范围过大，图像过于柔和，细微变化难以显示；B.动态范围合适，轮廓清晰，同时也能显示细微的回声变化；C.动态范围过小，图像过于粗硬，只适合连续边界的观察和用于目标测量。

图1-2-11　经阴道子宫扫查

由于调整动态范围对比分辨力影响最大，部分厂家会把设备上的可调整的参数动态范围直接命名为“对比度（contrast）”，也有厂家命名为“压缩（compress）”。另外，由于动态范围变小，对比度反而增大，为了让用户更加直观地操作，部分厂家会把调节动态范围的参数反转显示，即设备上显示的动态范围值越高，对比度越高，实际上真正的动态范围值是降低的（如 GE Voluson™ E10）。

增益（gain）即放大（电压、功率等）。放大器增加了输出电压的幅度，这种增长称为增益。在设备上增益的单位通常是“分贝（dB）”。按电压放大计算时，增益为 6 dB 相当于 2 倍放大，增益 20 dB 相当于 10 倍放大。

增益是预处理技术，对图像的直接效果是图像亮度发生了变化，通常冻结图像后不可调整，但是新型号的机器提供冻结后图像亮度可调的选项，让增益冻结后可调整。如图 1-2-12 所示，当显示动态范围不变，增益降低时，所有回声信号振幅降低，强回声信号被降到可显示水平，不同强度的强回声信号不再被压缩，而是被显示为不同的亮度，而中低回声信号被降到可显示水平以外，全部被压缩显示为最暗。增益升高时，所有回声信号振幅升高，弱回声包括噪声信号被提升到可显示水平，不同强度的低回声信号不再被压缩，而是显示为不同的亮度，而高回声信号被升高至超过可显示水平，全部显示为最亮。显示水平以外的回声被压缩，通常增益和动态范围一起配合调整，才可以达到最佳的显示效果（图 1-2-13）。

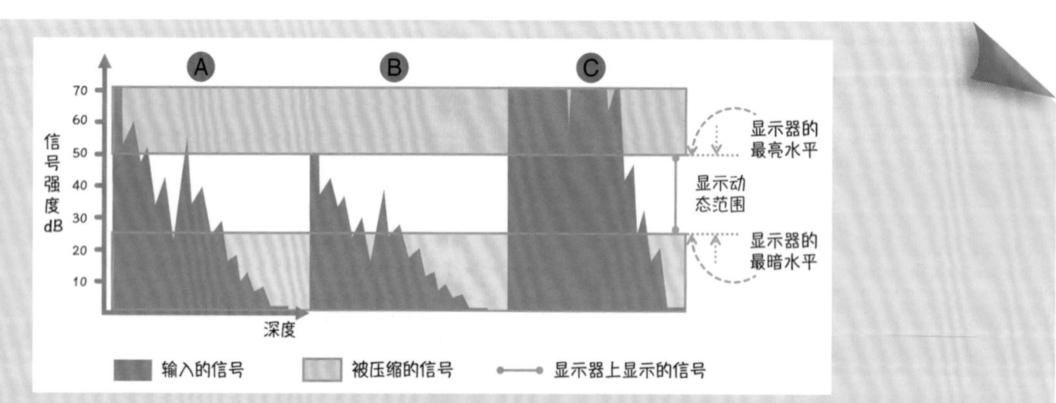

输入信号是经过放大器进行对数压缩的信号。显示动态范围不变的情况下，A.常规增益，过强和过弱的回声信号被压缩，即25 dB以下一律显示为最暗，50 dB以上一律显示为最亮；B.增益降低，显示器上只显示强回声，原来60 dB的信号变成40 dB，从最亮变为不是最亮，与70 dB信号可以区分开来，原来25 dB以上的信号变为了25 dB以下；B.增益降低，显示器上只显示强回声，原来60 dB的信号从最亮变为不是最亮，与70 dB信号可以区分开来；原来25 dB以上的信号变为了25 dB以下，低回声和无回声信号都显示为最暗，这时对低回声信号识别困难，高回声信号识别容易；C.提高增益，原来低回声信号，如20 dB的信号从最暗变为不是最暗，与25 dB信号可以区分开来，同时低回声的噪声信号也被显示，而原来的中等回声信号，全部显示为最亮，中高回声组织边界不容易区分。

图1-2-12　增益调整示意图

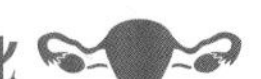

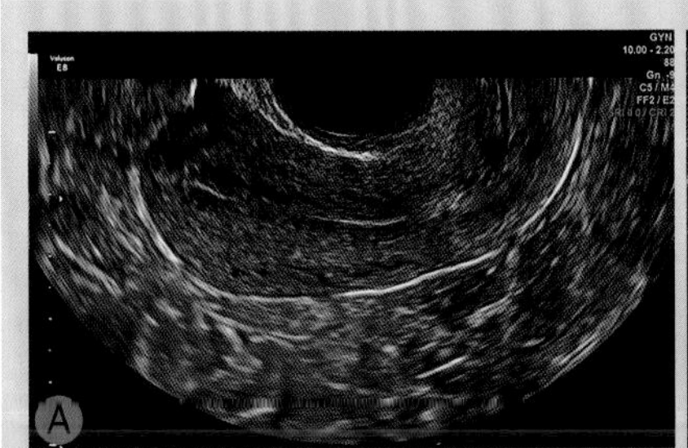
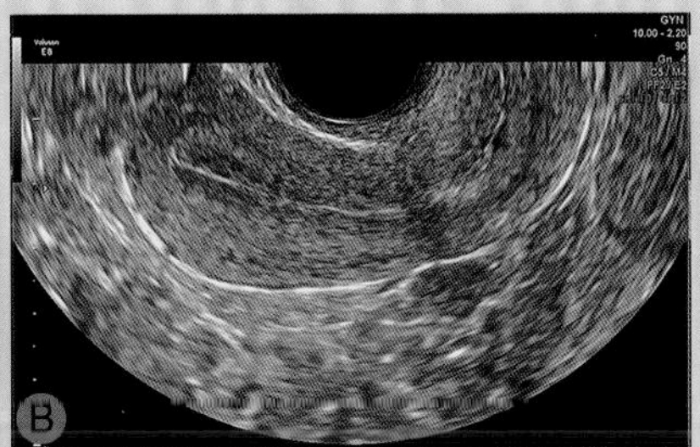
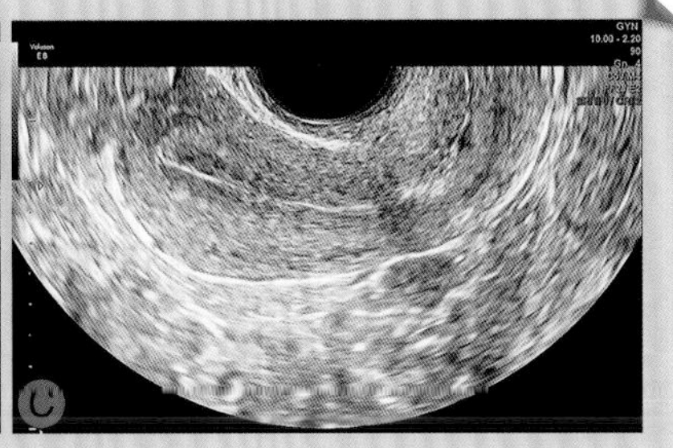

A.增益过低，无法显示中弱回声；B.增益合适，中弱回声显示清晰，噪声也少；C.增益过高，图像噪声偏多，图像生硬难以观察。

图1-2-13　经阴道子宫扫查

空间复合成像（compound resolution imaging，CRI 或 spatial compounding）是一种把多幅不同电子偏转角度的图像复合成一幅图像的技术。该技术通过相位调整将超声扫描线连续偏转到多个方向，使目标结构对不同方向的超声波束进行多次反射（最多可达到 11 个方向）（图 1–2–14），然后复合平均空间各个方向反射信号形成的连续图像，最终获得一幅图像显示在显示器上。启动 CRI 后从以下几个方面提高图像质量（图 1–2–15）：

- 减少斑点噪声，提高信噪比。
- 减少伪像。
- 和单角度波束不垂直的光滑边界的连续性更好。
- 显示穿刺针更加清楚。

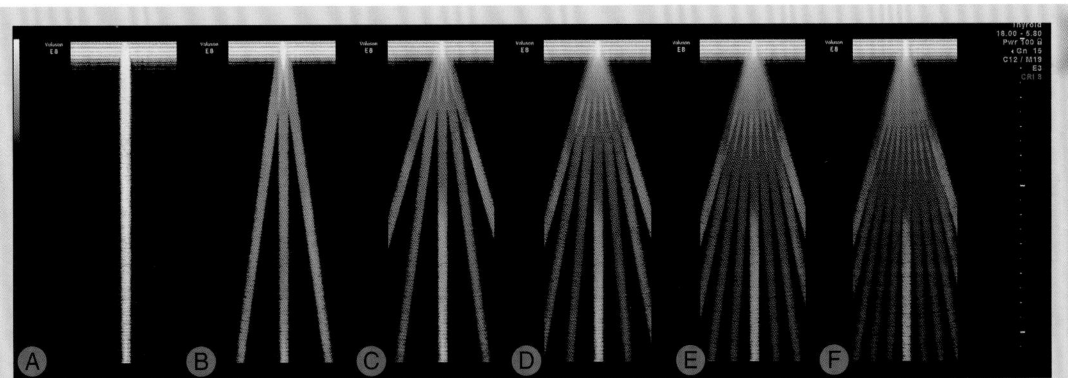

通过曲别针实验，可以观察到启动空间复合成像后，超声波束不同的偏转方向。A.传统的超声波束发射方向；B ~ F.不同级别的空间复合成像，可见声束多角度偏转发射，发射方向分别为3、5、7、9、11个，因此空间复合成像级别越高，复合的图像越多，帧频越慢。

图1-2-14　空间复合成像曲别针实验

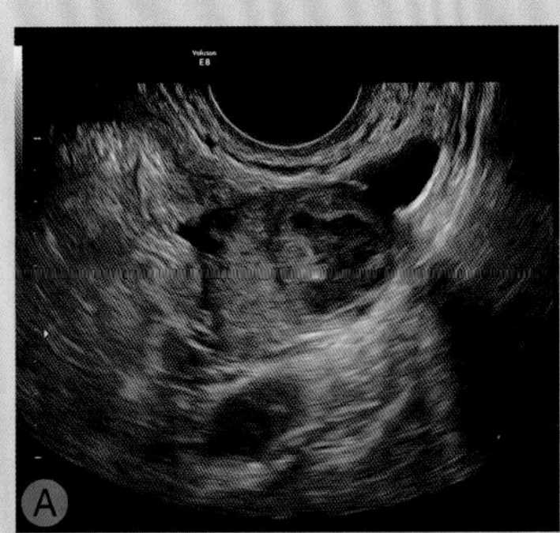
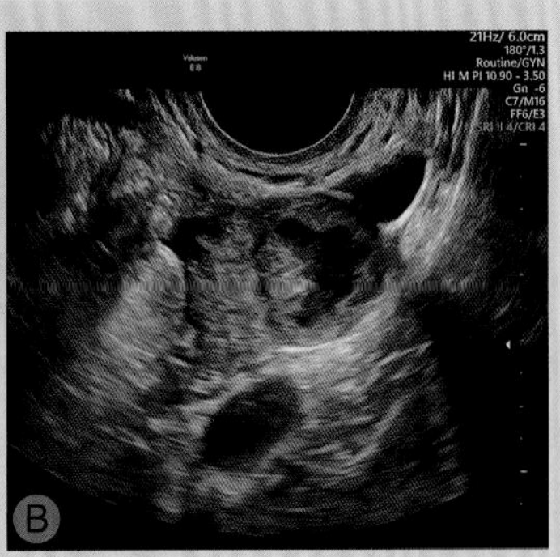

图A没有启动空间复合成像；图B启动了空间复合成像，图像噪声减少，边界更加清晰，对比分辨力增加。

图1-2-15　经阴道卵巢黄体扫查

CRI 多个方向复合成像提高了对比分辨力，但也带来一些其他问题。方向越多，每帧图像的成像时间越长，导致帧频越慢，因此建议使用设备默认设置，以 Voluson™ E10 为例，不要超过 CRI 5。对于一些容易发生侧壁回声失落的病灶，如类圆形的子宫肌瘤，启动 CRI 会进一步削弱病灶后方的组织显示，影响穿透力。如图 1-2-16 所示，没有启动 CRI 前，侧壁声影垂直向下，圆形反射体后方回声正常，启动 CRI 后，侧壁声影在多个方向重叠，在反射体后方形成复合声影，影响正常组织观察。腔内探头是小凸阵探头，CRI 不容易形成复合声影，因此对穿透力影响不是很大。

不同厂家该技术的英文名称和级别会不一样（表 1-2-5）。

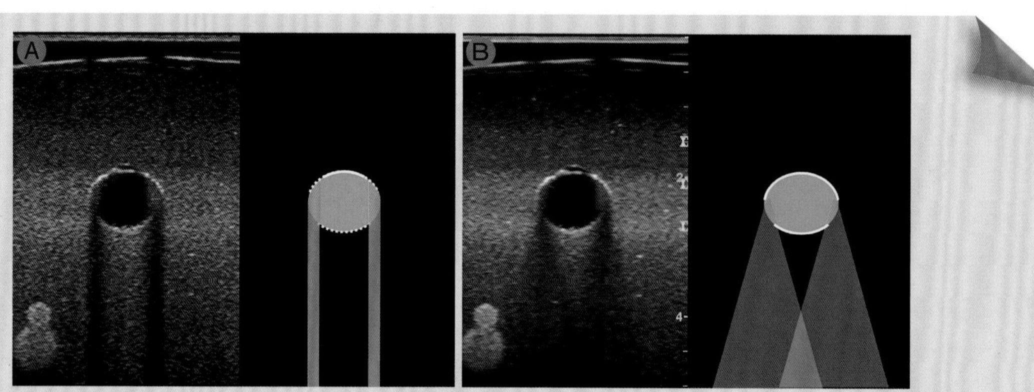

A.CRI关闭，反射体边缘有断续，侧壁回声失落导致的声影明显且垂直向下；B.CRI打开，与图A相比，反射体边缘连续性增加，侧后声影变弱，由于是复合声影，声影区域增大，反射体后方远处的结构被声影遮挡无法显示。

图1-2-16　体模空间复合成像（CRI）

表 1-2-5　同一技术不同制造商的英文名称

技术	制造商对技术的英文命名
空间复合成像	CRI，CrossXBeam，SonoCT，iBeam，OmniBeam，XView，SonoMB，ApliPurE
斑点消除成像	SRI，SRI HD，XRes，iClear，MView，SCI，SonoHD，ApliPure+，TeraVision，SRF

斑点消除成像（speckle reduction imaging, SRI）是一种消除超声图像声学斑点的后处理图像优化技术。

超声图像中有很多随机产生的斑点（speckle）噪声，降低了对比分辨力和细微分辨力，干扰了我们对图像的识别（图 1-2-17）。斑点消除成像技术把图像分为组织和噪声两部分来进行处理，组织部分保留回声强度趋势并增强边缘，噪声部分抑制随机变化的斑点，同时保留回声强度特征（图 1-2-18）。

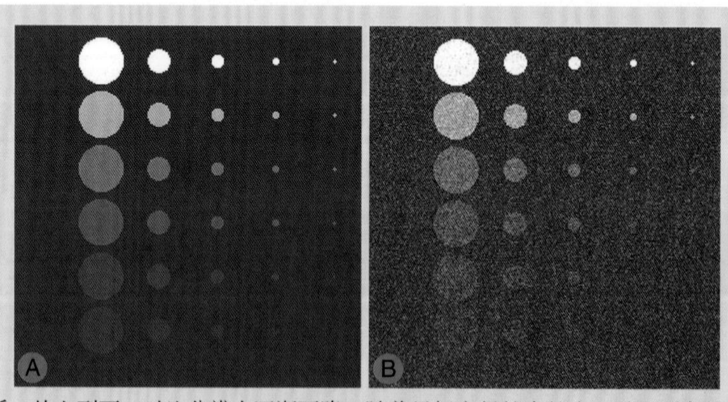

A.对比分辨力的高低，从上到下，对比分辨力逐渐下降，随着目标变得越来越小，需要更高的对比分辨力才可以识别更小的目标；B.噪声对对比分辨力和细微分辨力的影响，和图A相比，增加噪声之后，同样的目标对比分辨力和细微分辨力都降低了。

图1-2-17　对比分辨率的高低

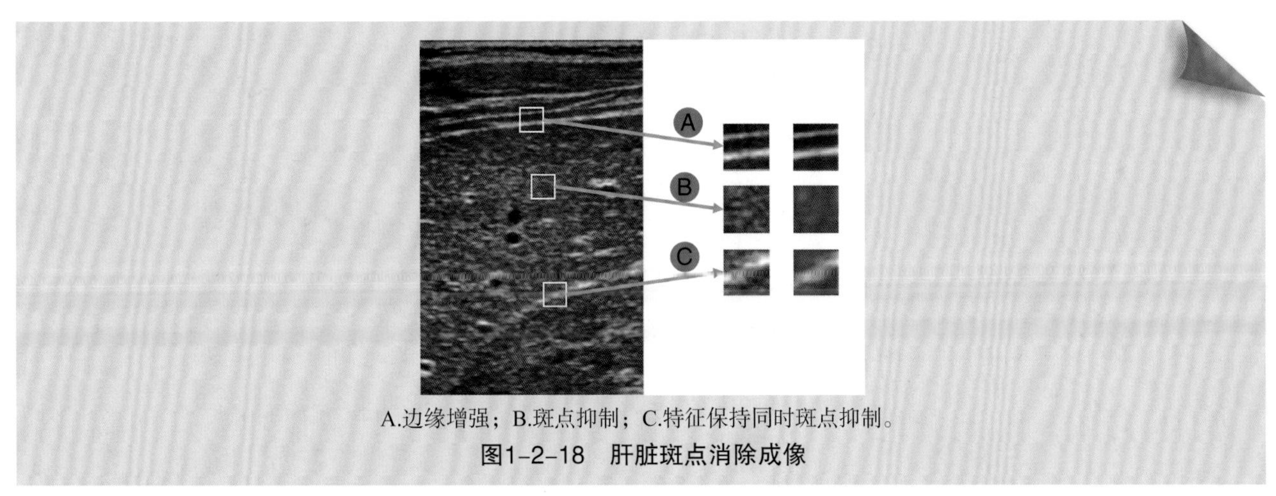

A.边缘增强；B.斑点抑制；C.特征保持同时斑点抑制。

图1-2-18 肝脏斑点消除成像

SRI 多级可调，可选择不同程度的抑制效果。SRI 联合 CRI 使用，能大大增加信噪比（signal to noise ratio），提高对比分辨力（图 1-2-19）。不同厂家该技术的英文名称和级别会不一样（表 1-2-5）。

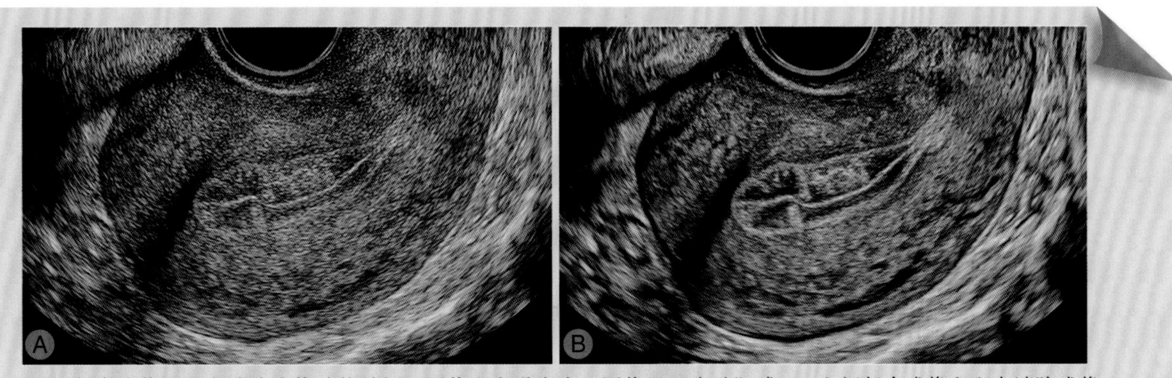

A.空间复合成像和斑点消除成像功能关闭，图像斑点噪声多，图像呈“磨砂”感；B.空间复合成像和斑点消除成像启动，图像斑点噪声明显降低，子宫及内膜的边界和内膜息肉的细节变清晰，对比分辨力增加。

图1-2-19 经阴道子宫扫查

帧平均也是一种噪声抑制技术，详细见本节“一、时间分辨力优化”部分。和斑点消除成像抑制静态噪声不一样，帧平均更多的是抑制随机的动态闪烁噪声，它的最大效果是使图像变得平稳不闪烁，对新型号高端机器来说，帧平均对对比分辨力的改善有限。

灰阶图（gray map）是把不同强度的回声信号重新进行灰阶分配，从而达到突出感兴趣强度回声区域的目的。灰阶图是后处理参数，在设备上用数字序号或 Gamma 曲线来表示，变换灰阶图，可以观察到屏幕上的灰标也会发生相应变化。

经典的灰阶图 / Gamma 曲线有（图 1-2-20，图 1-2-21）：

- 等比直线，回声越强图像越白（亮），成等比例变化。
- 正 S 型曲线，强 / 弱回声区被压缩，图像变“硬”，对比度增强。
- 反 S 型曲线，中等回声被压缩，强 / 弱回声分配到大部分的灰阶，图像变“柔和”，对比度下降；一般设备都有预设好的灰阶图。
- 正 C 型曲线，强回声被压缩，中低回声被放大，图像突出中低回声结构，细节增加，噪声也增加。
- 反 C 型曲线，中低回声被压缩，强回声被放大，图像中低回声结构的细节减少，噪声得到抑制，强回声边界增强。

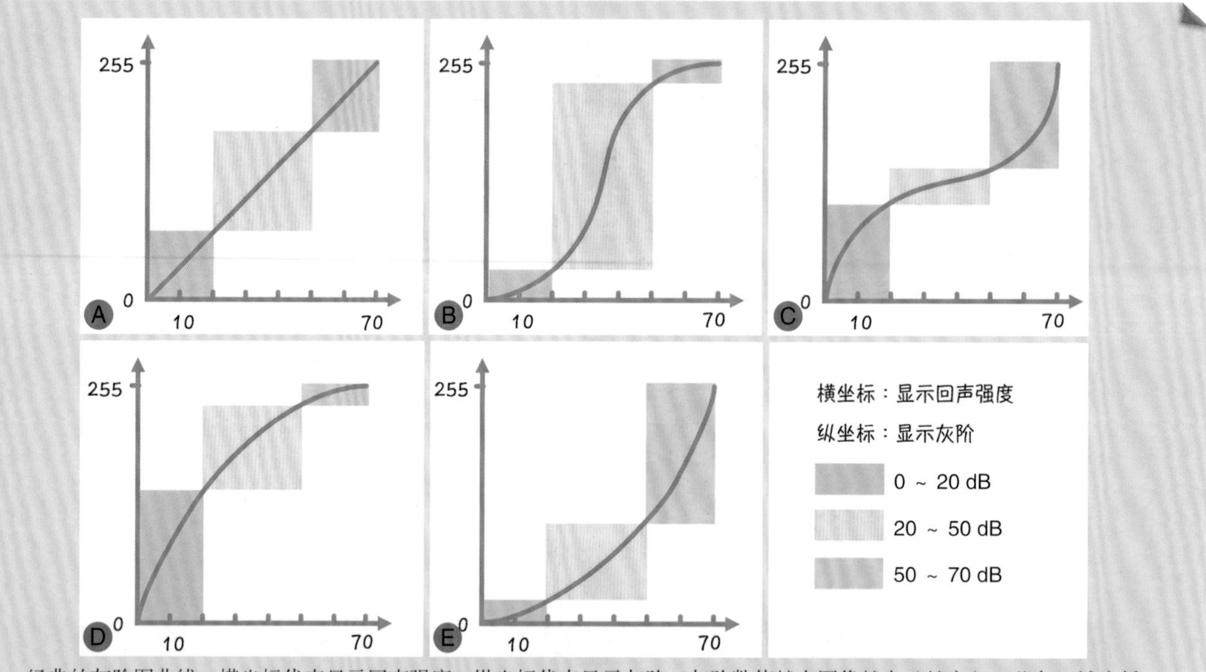

经典的灰阶图曲线，横坐标代表显示回声强度，纵坐标代表显示灰阶，灰阶数值越大图像越白（越亮），蓝色区域为低回声灰阶变化区，黄色区域为中回声灰阶变化区，红色区域为高回声灰阶变化区。A.等比直线，回声强度对应的灰阶等比例变化；B.正S型曲线，20 dB以下和50 dB以上回声只分配到很小范围的灰阶，和图A相比，同样位置强回声更白，弱回声更黑，图像对比度增加；C.反S型曲线，20 dB以下和50 dB以上回声分配到很大范围的灰阶，和图A相比，同样位置强回声更黑，弱回声更白，图像对比度下降；D.正C型曲线，50 dB以下回声分配到很大范围的灰阶，和图A相比，中低回声区更白，图像整体变亮；E.反C型曲线，50 dB以下回声分配到很小范围的灰阶，和图A相比，中低回声区更黑，图像整体变暗，突出高回声。

图1-2-20　经典的灰阶图曲线

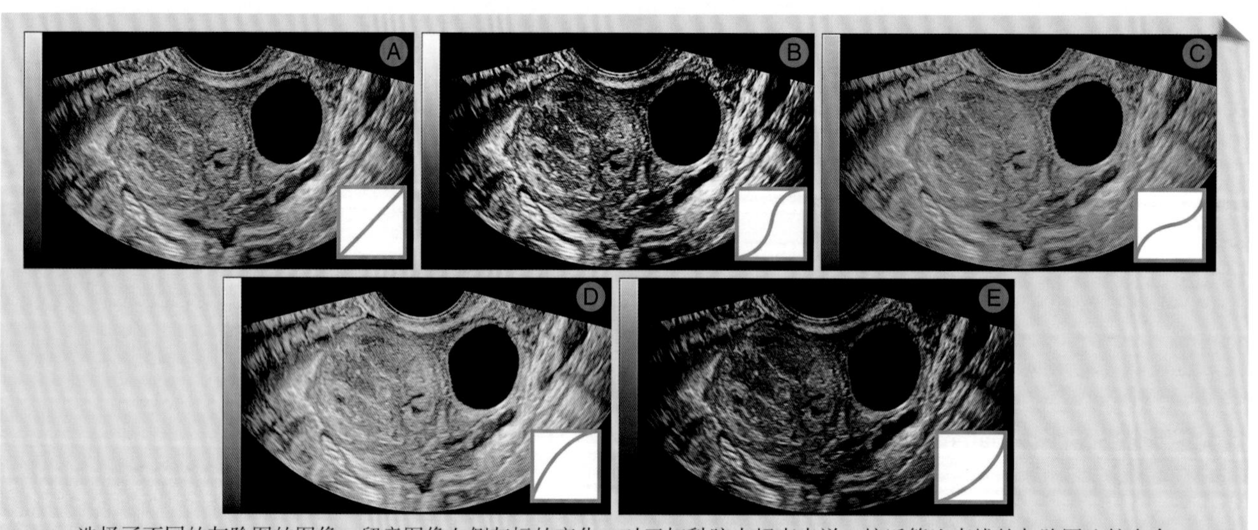

选择了不同的灰阶图的图像，留意图像左侧灰标的变化。对于妇科腔内超声来说，接近等比直线的灰阶图比较有合适的对比分辨力。A.选择等比直线灰阶图，图像强弱回声的灰阶过度比较自然；B.选择正S型曲线灰阶图，图像对比度增大；C.选择反S型曲线灰阶图，图像对比度下降；D.选择正C型曲线灰阶图，图像中低回声增强；E.选择反C型曲线灰阶图，图像中低回声减弱。

图1-2-21　经阴道卵巢包块扫查

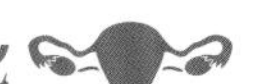

Gamma 曲线弧度的变化，拐点位置的变化，都可以得出不同的灰阶图，一些设备甚至可以自定义灰阶图，从而增强或减弱某一部分强度的回声。如 GE Voluson™ E10，灰阶图有 18 种，自定义 3 种，用户可以根据自己的喜好选择或自定义不同的灰阶图，一般妇科腔内扫查选 7 号灰阶图（图 1-2-22）。

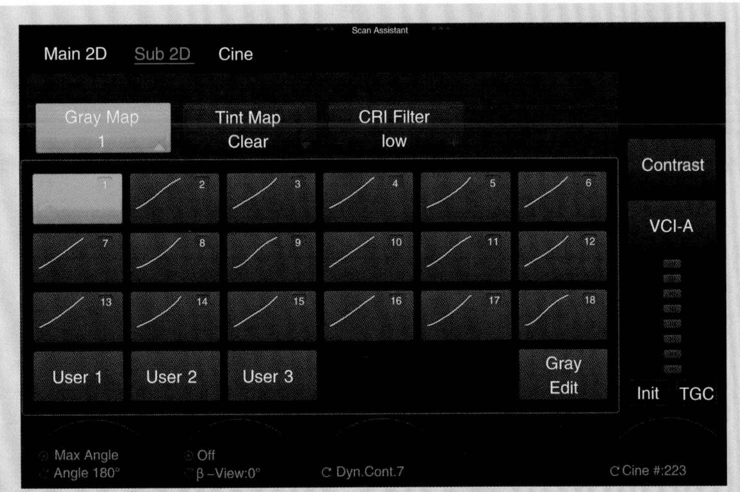

图中1是等比直线；图中2、4、9、11、16、18是正S型曲线，不同程度增加对比度；图中3、6、12是反S型曲线，对比度下降；图中7和10是正C型曲线，稍微增强中低回声；图中5、8、13、14、15、17是反C型曲线，不同程度抑制中低回声噪声。

图1-2-22　Voluson™ E10灰阶图选择菜单

伪彩（B Color，Color Scale，Tint Map）也叫彩阶图，是一种后处理形式，它将图像上不同的回声强度用彩色编码显示，而不是灰度，即用不同的颜色代替灰度，分配给不同的回声强度。因为人的眼睛可以分辨出比灰度更多的颜色，对伪彩图像具有更好的对比灵敏度，特别是一些微弱的信号用彩色显示比用灰度显示更容易被人眼所感知，可以在更大的动态范围内识别出微小结构。图 1-2-23 列出了同一幅图像使用不同伪彩图的效果。其中，橘黄伪彩图像，中低强度回声区编码为暗黄色到橘黄色，最强回声区是亮黄色，最弱回声区是黑色；黄色伪彩图像的彩色过渡和橘黄伪彩图类似，但是最弱回声区是用暗黄色代替了黑色，即最微弱的回声都会有颜色，人眼将更容易识别，缺点是噪声也会相应带上颜色。

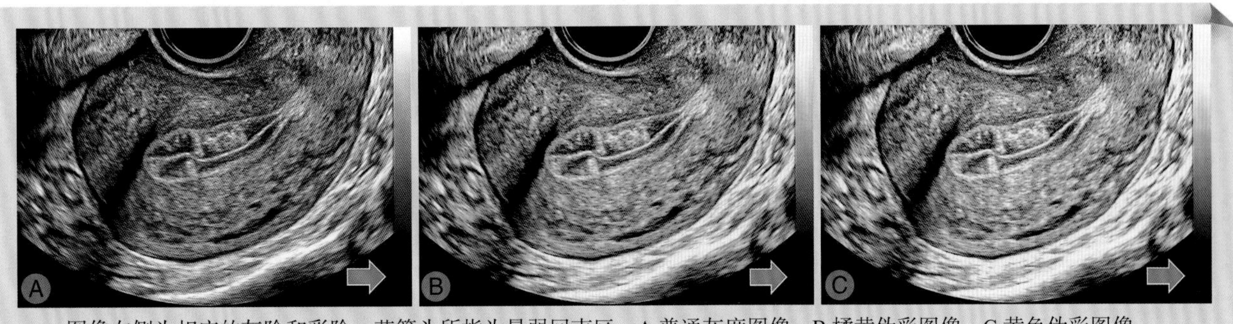

图像右侧为相应的灰阶和彩阶，蓝箭头所指为最弱回声区。A.普通灰度图像；B.橘黄伪彩图像；C.黄色伪彩图像。

图1-2-23　经阴道子宫扫查

四、穿透力优化

对于妇科超声来说，穿透力下降通常是遇到了高衰减的组织结构，例如大的肿瘤、子宫腺肌病等；或者是遇到离探头表面很远的结构，例如贴在腹壁的子宫、中位子宫等。妇科超声图像的穿透力优化分几个方面，包括探头选择、手法调整、选择对的扫查条件和调整参数。

1. 探头选择

当遇到经阴道扫查无法穿透的情况，可以改用经腹部扫查，详细见本章第一节“5. 探头类型”部分。

2. 手法调整

有时候穿透力不足是因为观察目标被阻挡，如折叠的宫颈容易阻挡内膜的观察，这个时候，应该对手法做出调整，避免宫颈折叠，详细见本节“五、降低伪像的影响”。

3. 扫查条件

部分设备上，有专门的高穿透力条件，选择这些条件，图像优化事半功倍，因为设备的参数都会以穿透力为优先进行预先设置，如图 1–2–24 所示，蓝色圆圈的条件就是高穿透力条件。

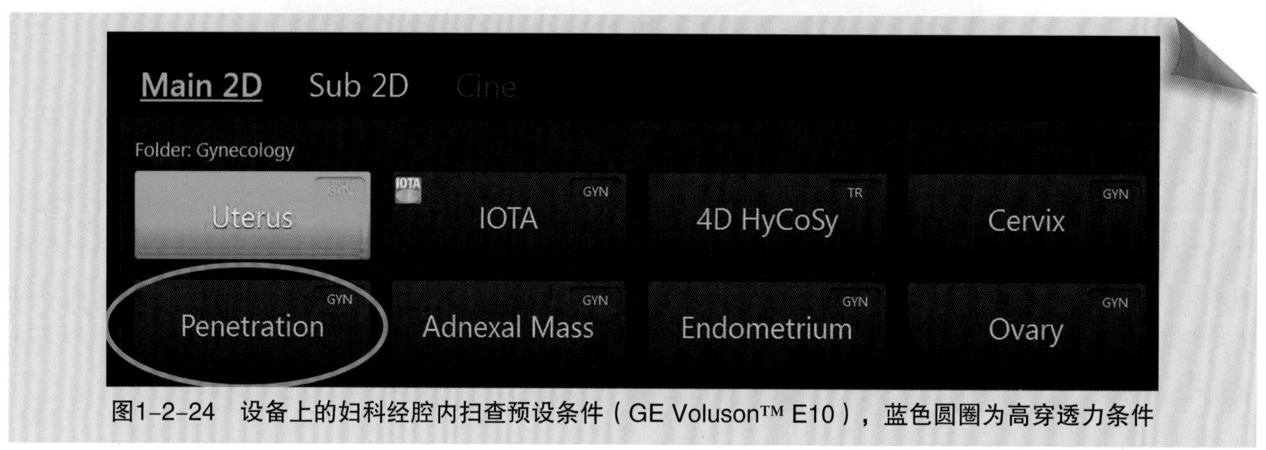

图1–2–24　设备上的妇科经腔内扫查预设条件（GE Voluson™ E10），蓝色圆圈为高穿透力条件

4. 设备参数调整

如果设备没有高穿透力的条件，那就需要进行参数的调整，影响穿透力的参数通常同时影响细微分辨力、帧频等，表 1–2–6 列出了设备上会影响妇科超声图像穿透力的参数，其中增益、时间增益、谐波是最常用的参数。

表 1–2–6　影响 B 模式图像穿透力的参数

参数	穿透力升高	穿透力降低
增益	升高	降低
时间增益补偿	远场升高	远场降低
声输出	升高	降低
谐波	关闭	启动
频率	降低	升高
声影消除技术*	启动	关闭
空间复合成像*	关闭	启动
编码激励*	启动	关闭

注：带 * 参数部分机器支持可调。

增益在本节“三、对比分辨力优化”部分已提及过，增加增益可以提高弱回声的显示亮度，远场回声经过衰减，返回信号都比较弱，因此增加增益能有效提高远场回声的显示率。增益有时候也称为总增益，就是因为它影响的是从近场到远场的整幅图像，通常远场能看清时，近场图像就会过亮。为了让整个图像更加均匀一致，可以选择单独增加远场的增益，近场的增益不增加，这个时候就要调整时间增益补偿（time gain compensation，TGC），也叫深度增益补偿（depth gain compensation，DGC）。TGC 让增益可以按照深度分段调节，当图像远场发生衰减而近场没问题时，可以把 TGC 调整到向右倾斜的状态，只增加远场的增益（图 1–2–25）。

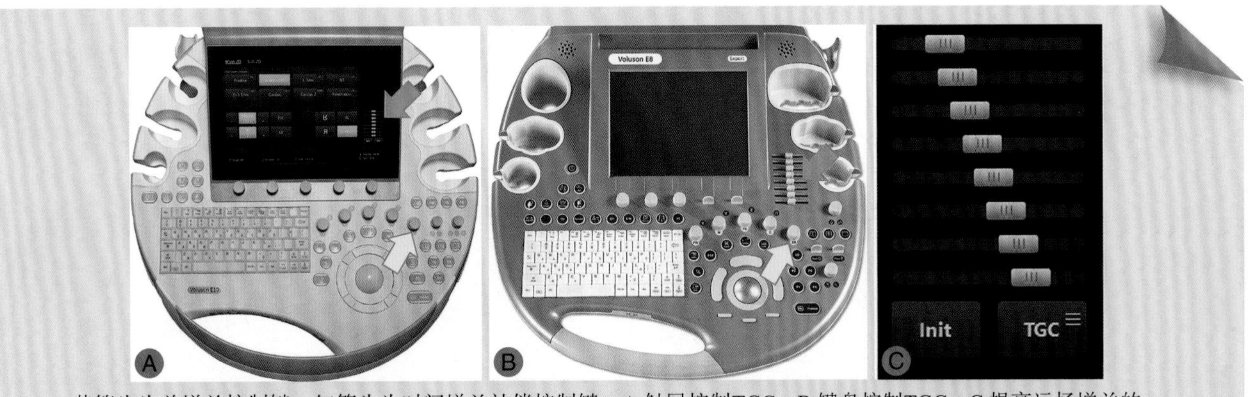

黄箭头为总增益控制键，红箭头为时间增益补偿控制键。A.触屏控制TGC；B.键盘控制TGC；C.提高远场增益的TGC位置。

图1–2–25　增益控制面板

声输出（acoustic output，AO）就是设备的声输出功率，数值越大，声能越大，机械指数（mechanical index，MI）和热指数（thermal index，TI）也会越大，穿透力越高，因此在妇科超声一般都是调到最高。但如果是妊娠子宫的检查，那么 AO 应该适当调低，保证 MI 和 TI 在一个安全范围，根据不同的安全指南，一般是低于 0.7 ～ 1.0。

谐波在本节“二、细微分辨力优化”部分已经详细说明，值得一提的是，打开谐波后，频率会提升近一倍，因此穿透力相应也会下降一半，所以关闭谐波会明显增加穿透力（图 1–2–26）。

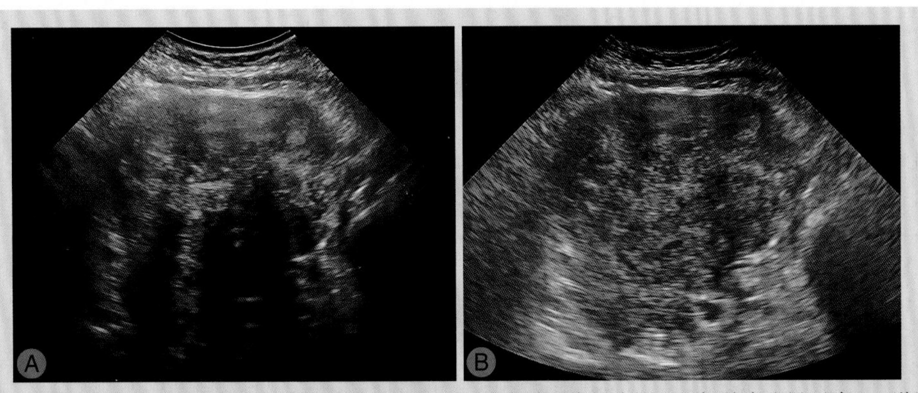

A.谐波打开，由于肿瘤对声波的吸收，导致肿瘤后方发生严重衰减而产生声影，远场肿瘤边界不清；B.谐波关闭，衰减减少，穿透力增加，远场肿瘤边界变得清晰。

图1–2–26　经腹子宫附件肿瘤扫查

频率在本节“二、细微分辨力优化”部分已经详细说明。无论是在基波还是谐波状态，频率越低，穿透力越好。

声影消除（shadow reduction）技术是一项最新的图像预处理技术，设备根据当前的频率自动微调整频率和带宽，降低声影的影响，达到增加穿透力的目的，详细见本节“五、降低伪像的影响”的病例描述（图 1-2-31）。

空间复合成像对穿透力的影响见本节“三、对比分辨力优化”部分。

编码激励（coded excitation，CE）是一种使用复杂的编码脉冲序列代替单个脉冲激励换能器发射超声波的成像技术。长脉冲序列能够增加信号的平均声功率，并且解码器对接收回来的脉冲序列进行解码叠加成单个脉冲，该单个脉冲的振幅是脉冲序列中每个脉冲单元幅度之和，从而使该技术增加了对深处微弱回声的灵敏性。因此，启动 CE 可以大大增加穿透力。由于每次激励都不是一个脉冲，所以图像帧频会明显下降，需要利用缩小扫查角度等方式提高帧频进行平衡。CE 用于经腹妇科超声扫查效果比较明显（图 1-2-27）。

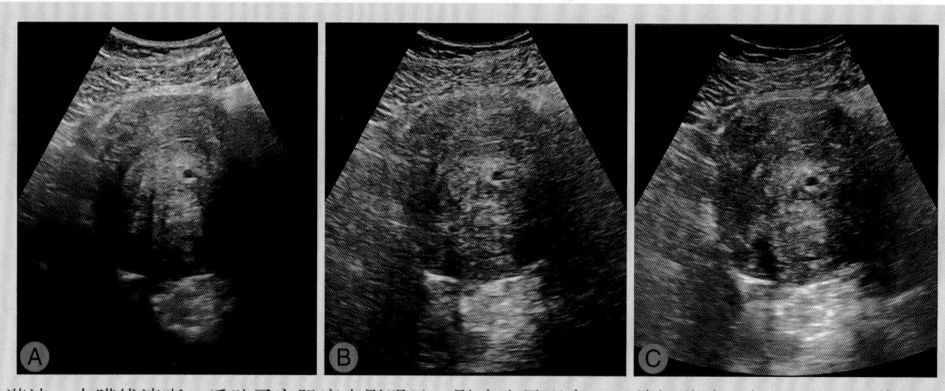

A.启动谐波，内膜线清晰，后壁子宫肌瘤声影明显，影响边界观察；B.关闭谐波，与图A相比图像细微分辨率下降，但肌瘤声影明显减少。肌瘤边界勉强可见；C.启动CE，与图A相比，穿透力明显增加，肌瘤声影减少，细微分辨力和对比分辨力明显比图B要好。

图1-2-27　经腹子宫肌瘤扫查

五、降低伪像影响

二维妇科超声扫查常见的伪像有栅瓣伪像、声影伪像。伪像对图像的质量影响非常大，通常可以借助一些手法、技巧和特殊参数来降低伪像对图像的影响。

妇科超声分经腹超声和经腔内超声。经腹超声应该尽量要求患者充盈膀胱后再行检查，而经腔内超声检查则应排空膀胱再行检查，否则充盈的膀胱会带来栅瓣伪像从而影响图像质量（图 1-2-28）。在经阴道超声检查中，宫颈的折叠会导致内膜显示不佳，因此遇到宫颈折叠时，应该尽量更换探头放置的位置，前位子宫放在前穹隆，后位子宫放在后穹隆来进行子宫成像（图 1-2-29）。

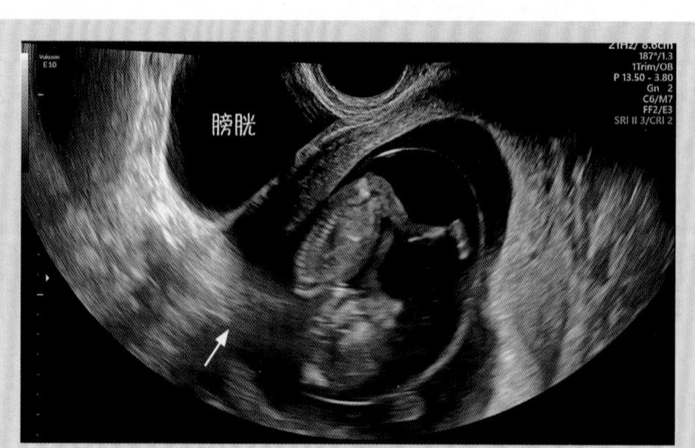

图1-2-28　由充盈膀胱引起的栅瓣伪像（箭头）

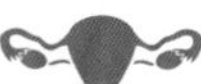

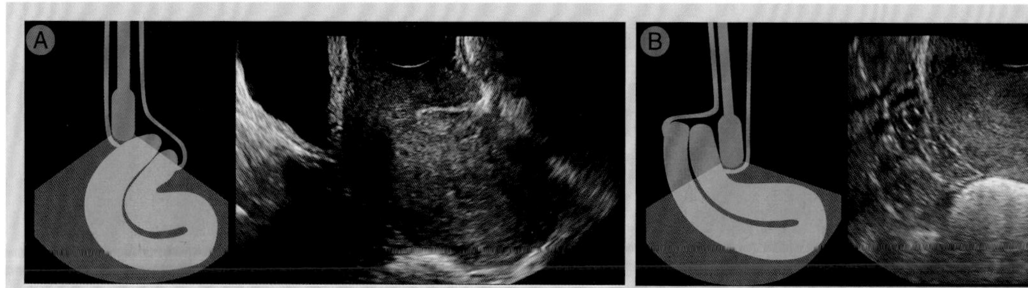

A.探头放在前穹隆导致宫颈折叠，子宫内膜及肌层显示不清；B.更改探头放置位置，放后穹隆进行成像，子宫内膜及肌层显示清晰。

图1-2-29　经阴道子宫成像

经阴道子宫成像，一般患者的体位是屈膝仰卧位（dorsal recumbent position）。但是，当子宫被牵扯靠近腹壁，腔内探头上翘也无法获得完整的子宫成像，或中位子宫图像质量欠佳时，可以尝试让患者取抱膝仰卧位（supine knees to chest position），改变子宫的位置，从而获得更好的图像（图 1-2-30）。另外，还可以通过按压患者的下腹部，改变子宫和附件的位置来获得更好的图像，例如卵巢在距离子宫很远的位置，经阴道扫查不能发现或图像不佳，这时可尝试按压患者下腹部对应位置，让卵巢靠近探头。

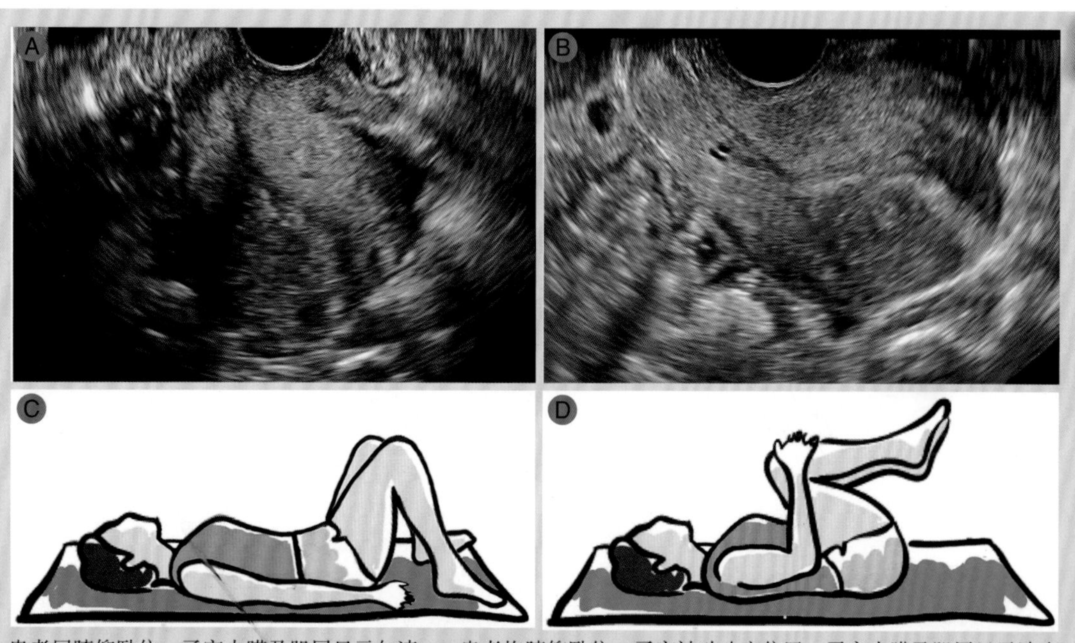

A.患者屈膝仰卧位，子宫内膜及肌层显示欠清；B.患者抱膝仰卧位，子宫被动改变位置，子宫内膜及肌层显示清晰；C.屈膝仰卧位示意图；D.抱膝仰卧位示意图。

图1-2-30　经阴道子宫成像

除了利用手法和体位来消除声影的影响，还可以激活声影消除技术（shadow reduction），针对性地抑制声影对图像的影响，如图 1-2-31 所示，巨大的肌瘤产生了栅栏状的声影，干扰图像的观察，肌瘤后方结构完全显示不清。关闭谐波可以增加穿透力，但是会严重降低细微分辨力。启动声影消除技术后，肌瘤产生的声影减少，同时能保留较好的图像分辨力（图像细节）。

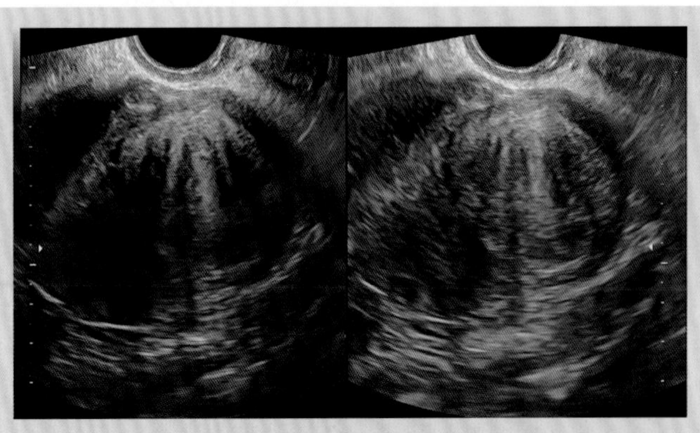

经阴道子宫肌瘤扫查。左侧图像是常规谐波扫查，右侧图像启动了声影消除技术。

图1-2-31　经阴道子宫肌瘤扫查

第三节　彩色多普勒图像优化

本节内容主要是针对妇科超声，其他超声如心血管超声、腹部小器官超声等的血流优化侧重点会有所不同，因此非妇科超声彩色多普勒的优化方法不在本节一一叙述。影响彩色多普勒超声图像质量的主要因素如下：

- 彩色多普勒模式：选择合适的血流模式显示妇科的低速血流。
- 频率：牺牲穿透力换取血流敏感性和细微分辨力。
- 增益：控制血流信号的整体敏感性。
- 脉冲重复频率（也称为量程）：低速血流使用低脉冲重复频率，要减少混迭（aliasing）则使用高脉冲重复频率。
- 彩色取样区域：太大的彩色取样区会降低帧频，影响血流敏感度。

其他因素见表 1-3-1，其列出了彩色多普勒图像可调试的大部分参数。

表 1-3-1　妇科彩色多普勒图像可调试参数

参数	提高帧频	提高低速血流敏感度	减少外溢/噪声	提高细微分辨力	平滑血流	提高穿透力	其他	后处理
彩色多普勒模式	/	能量多普勒 HD-Flow™ Slow*flow**	/	HD-Flow™* Slow*flow** Radiant*flow*™*	/	/	/	否
彩色取样框	变小	变小	/	/	/	/	变小使高速血流和湍流敏感	否
彩色增益	/	升高	降低	/	/	升高	/	否
脉冲重复频率（速度范围）	/	降低	升高	/	/	降低	升高减少混迭	否
壁滤波*	/	降低	升高	/	/	/	/	否
取样包*	降低	升高	/	/	/	/	/	否

续表

参数	提高帧频	提高低速血流敏感度	减少外溢/噪声	提高细微分辨力	平滑血流	提高穿透力	其他	后处理
彩色线密度*	降低	/	/	升高	降低	/	/	否
彩色余晖*	降低	升高	/	/	升高	/	/	否
噪声抑制*	/	降低	升高		/	/	/	否
彩色图	/	选低速图	选透明图*	/	/	/	/	是
方差显示*	/	/	/	/	/	/	湍流敏感	是*
彩色频率*	/	升高	/	升高	/	降低	/	否
平衡*（彩色优先）	/	升高	降低	/	升高	/	/	是
彩色输出功率*	/	升高	降低	/	/	/	/	否
线性滤波*	/	/	/	降低	升高	/	/	否
彩色取样容积*（血流分辨率）	/	降低	/	升高	降低	/	/	否
彩色基线	/	/	/	/	/	/	减少混迭	是
彩色反转	/	/	/	/	/	/	红蓝反转	是

注：表格中间部分为每个参数对应的操作方式。不可后处理的参数为预处理参数，冻结后不可调整，带 * 参数部分机器支持可调。

一、彩色多普勒模式

在调试彩色多普勒参数前，要先选择合适的彩色多普勒模式。常规的彩色多普勒模式包括了传统彩色多普勒成像（color flow mapping，CFM）、能量多普勒成像（power Doppler imaging，PDI）和组织多普勒成像（tissue Doppler imaging，TDI）。新的模式包括了高分辨血流成像（high-definition flow imaging，HD-Flow™）、超低速血流成像（Slow*flow*）、二维立体血流成像（Radiant*flow*™）等（图 1-3-1）。一般扫查或是高速血流，选 CFM 模式；纡曲的血管，无血流方向需求，只检测血流是否存在的选 PDI 模式；带方向的低速血流检测选 HD-Flow™ 模式；无方向的超低速血流选 Slow*flow* 模式。表 1-3-2 列出了不同血流模式所能提供的信息。

表 1-3-2　不同血流模式提供的信息

参数	平均速度	方向	速度离散程度	多普勒信号强度
彩色多普勒成像	O	O	O	X
能量多普勒成像	X	O	X	O
高分辨血流成像	O	O	X	X
超低速血流成像	O	X	X	O
二维立体血流成像	X	X	X	O

注：O 表示可以显示，X 表示不能显示，其中二维立体血流可以和其他血流模式同时使用。

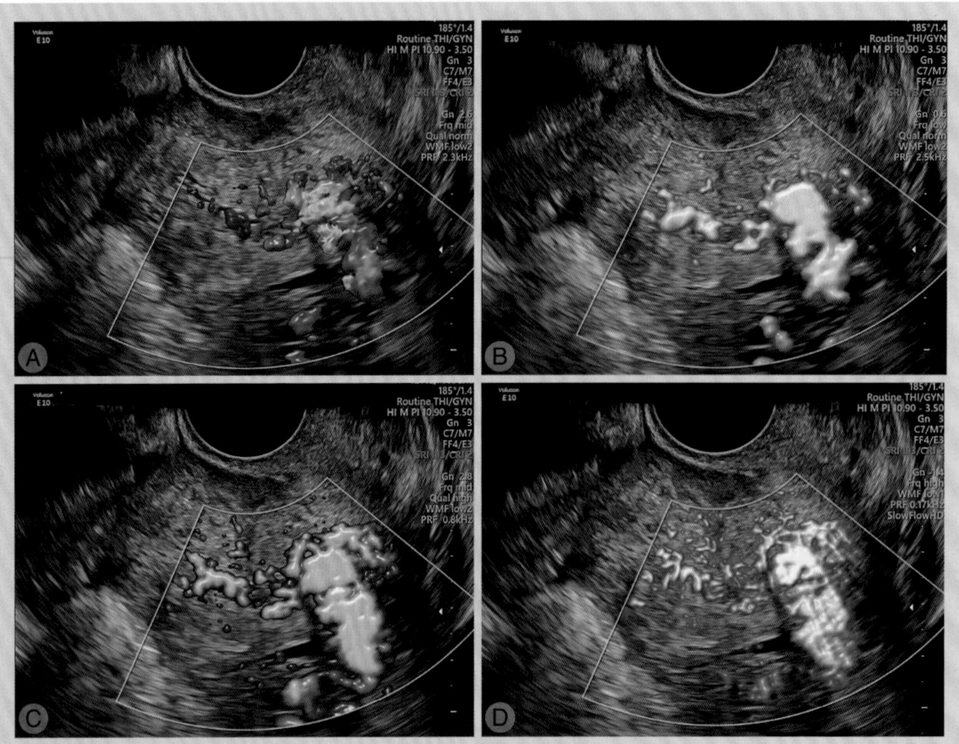

A.传统彩色多普勒CFM模式，速度敏感，高速血流混迭明显，小血管和低速血流敏感度不如图C和图D；B.高分辨血流HD-Flow™模式像，脉冲重复频率和图A一致，高速血流混迭区域显示为一片高亮度，不能区分混迭范围（和图A相比），小血管显示更加细小，不会融合成一团，空间分辨力比图A好，低速血流比图A更敏感；C.能量多普勒PDI模式，无血流方向，无速度高低区别，高速血流区无混迭显示，低速敏感度增加，可显示图A、图B没有的小血管和低速血流；D.超低速血流Slow*flow*模式，无血流方向，高速血流区更加明亮，但是无混迭显示，低速血流敏感度大大增加，可显示更多的细小血管和更加低速的血流。

图1-3-1　经阴道子宫肌瘤血供彩色多普勒成像

英文缩写 CFM、CDI（color Doppler imaging）、CFI（color flow imaging）、CFD（color flow Doppler）、CVI（color velocity imaging）都是指传统彩色多普勒成像。它就是一种利用多普勒原理，把血流以二维的形式显示在屏幕上的技术。CFM 模式允许通过操作员自定义感兴趣区域（region of interest，ROI）或颜色取样框。为了检测和识别血流信号，ROI 内的每根彩色多普勒取样线都会有 100 ~ 400 个采样点（获得血流的位置信息），每个采样点会进行 3 ~ 20 次的重复采样（每条取样线 3 ~ 20 个脉冲），通过自相关技术（autocorrelation technique）计算，获得血流的位置、平均速度、方向、反射信号强度和流速是否混乱等信息。基于平均速度和方向，ROI 内超声回波的多普勒频移被彩色编码。每根扫描线编码形成的彩色像素还需经过插补处理再显示到显示器上。

一帧完整的彩色多普勒图像是通过把彩色多普勒信息叠加到背景的 B 模式图像上获得的（图 1-3-2）。CFM 模式用红蓝表示血流的方向，用明暗代表速度的快慢，用绿色代表是否存在湍流（图 1-3-3）。一般带绿色编码的色标用于心脏血流显示，而妇科血流用不带离散显示的腹部血流色标。CFM 模式有以下优点：

- 显示大小血管的流速和方向。
- 对速度变化敏感，可用方差显示模式显示湍流。
- 更好地区分显示相邻的动脉和静脉。

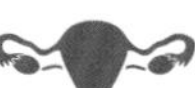

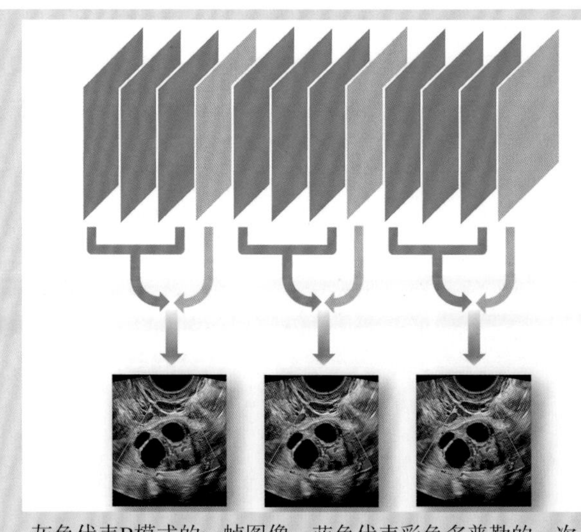

灰色代表B模式的一帧图像，蓝色代表彩色多普勒的一次发射接收，最少3次发射接收（取样包大小=3）后形成一帧彩色图像，然后和一帧B模式图像叠加，生成显示帧。

图1-3-2 常规彩色多普勒成像原理

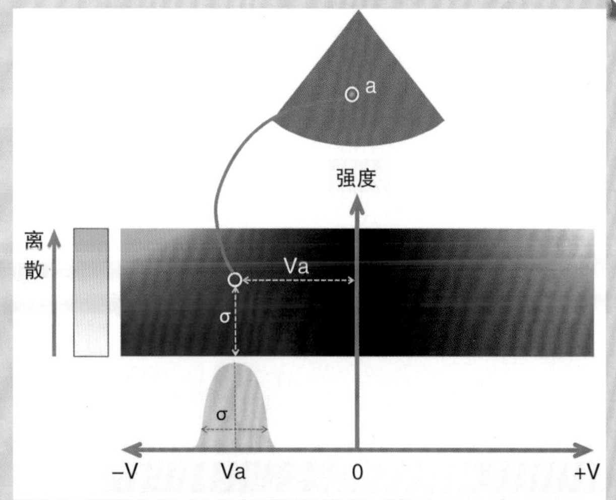

红色代表朝向探头，蓝色代表背离探头，绿色代表速度离散程度。a点血流的颜色取决于该部位血流速度的平均值Va，a点速度的离散（σ）由叠加的绿色表示。

图1-3-3 CFM模式的彩色编码

能量多普勒成像（power Doppler imaging，PDI）通过对多普勒频移信号强度（振幅）进行彩色编码成像。PDI的彩色编码和平均速度不相关，其色标通常是单色的，分明亮和暗淡两端，血管红细胞密度越高，信号强度就越高，颜色就越明亮（图1-3-4）。新的PDI技术支持叠加方向信息进行编码，因此也可以显示红蓝方向。PDI模式有以下优点：

- 不存在混叠和角度依赖性，与CFM模式相比，能检测更低的血流速度。
- 由于从技术上对闪烁噪声进行了权衡，所以对缓慢流动及小血管或深部血流更为敏感。
- 与声束几乎成直角的血流也能被显示，所以显示纡曲的血管连续性更好。

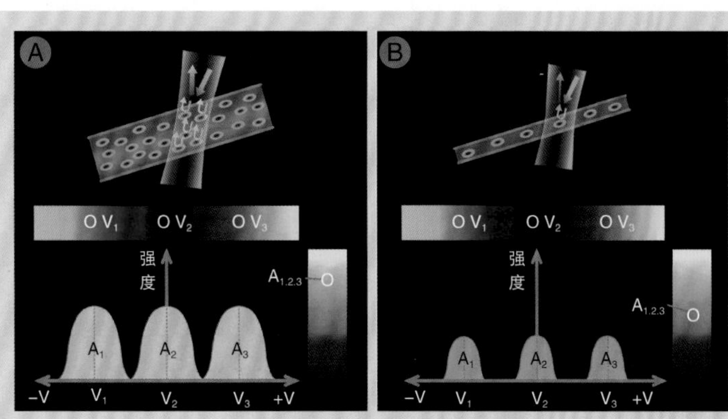

V_1平均速度为负值，V_2平均速度为0，V_3平均速度为正值，它们的速度曲线下面积分别为A_1、A_2、A_3。CFM模式的色标为不带绿色离散的腹部红蓝色标，利用速度和方向进行彩色编码；PDI模式的色标为单色（橘黄）色标，利用信号强度，即速度包络曲线下面积进行编码。A.大血管多普勒信号，CFM模式编码下，V_1显示为蓝色，V_3显示为红色，V_2平均速度为0，因此落在色标的正中间，没有颜色编码；PDI模式编码下，3个位置的信号强度，即曲线下面积A_1、A_2、A_3一样，因此3个位置的彩色编码一样，编码颜色较明亮；B.小血管的多普勒信号，CFM模式编码下，V_1、V_2、V_3的平均速度和方向不变，因此和图A的编码一样；PDI模式编码下，由于信号强度A_1、A_2、A_3比图A小，所以编码颜色相对暗淡。

图1-3-4 PDI模式的彩色编码

高分辨血流成像（high-definition flow imaging，HD-Flow™）是方向性能量多普勒的一种，它在能量多普勒的基础上叠加方向信息，因此它拥有 PDI 一样的低速血流敏感度。同时，HD-Flow™ 的脉冲长度要比传统的多普勒要短，是宽带短脉冲多普勒（图 1–3–5），因此其细微分辨力要比 CFM 和 PDI 好。然而，因为频率成分增加，频移成分也相应增加，所以对速度变化的敏感性要比 CFM 差，反映到彩色编码上就是血流颜色的深浅变化不明显。

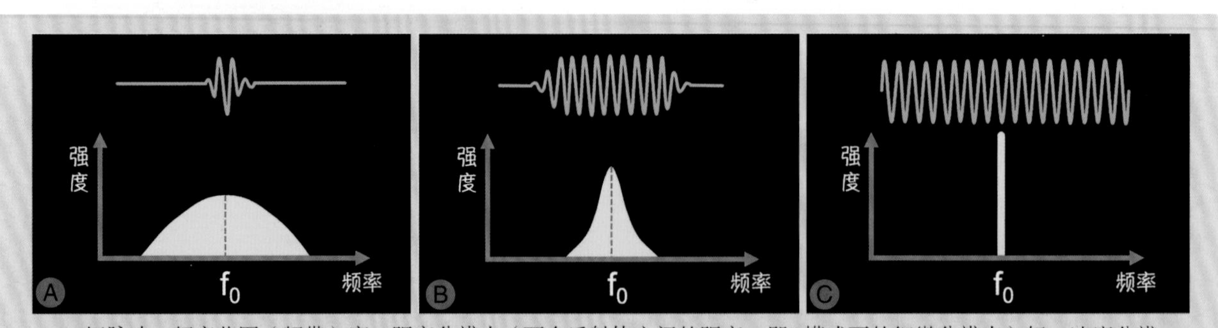

A.短脉冲，频率范围（频带）宽，距离分辨力（两个反射体之间的距离，即B模式下的细微分辨力）好，速度分辨力差；B.长脉冲，频率范围窄，距离分辨力差，速度分辨力好；C.连续波，单一频率，速度分辨力最好，不能分辨距离。

图1–3–5　脉冲的长度和频率范围

超低速血流成像（Slow*flow*）也叫微血流成像（micro vascular imaging，MVI）、超微血管成像（superb microvascular imaging，SMI），是近年来出现的一种针对特别低速血流的彩色多普勒成像技术（图 1–3–6）。

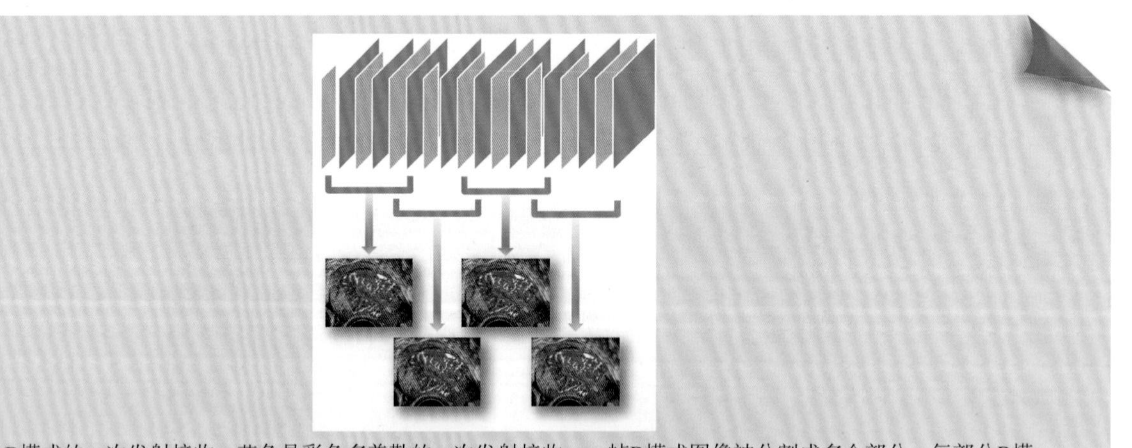

灰色是B模式的一次发射接收，蓝色是彩色多普勒的一次发射接收。一帧B模式图像被分割成多个部分，每部分B模式帧被间隔插入了一次彩色多普勒发射接收，B模式和彩色多普勒的发射接收交替进行，和图1–3–2相比，所用的时间是一样的，但是每次彩色多普勒的发射接收时间间隔变长了，即脉冲重复频率降低了。

图1–3–6　超低速血流成像（Slow*flow*）原理

为了检测极低速度的血流，常规彩色多普勒成像通过降低脉冲重复频率（pulse-repetition frequency，PRF）或增加取样包大小（packet size 或 ensemble length）来达到降低速度量程的目的，这同时带来的是来自静止和缓慢运动组织（包括血管壁）的杂波信号的干扰，如果启动传统的滤波器，在滤掉干扰的同时，又会把相同带宽的超低速血流滤掉。另外，常规彩色多普勒技术，每个取样点的取样包大小是有限的（10 ~ 20），过大的取样包会严重降低帧频，影响图像的时间分辨力。Slow*flow* 为了尽可能多地在同一个位置取样同时又降低 PRF 还不影响帧频，采取了一种交替发射接收的多普勒采样模式。这种方法拆分了 B 模式帧，在每部分 B 模式帧之间间隔发射接收一个彩色帧（取样包大小 =1），每个彩色帧都应用新的过滤算法（通过协方差转换，把干扰信号和超低速血流信号区分开来，只过滤干扰信号，保留超低速血流信

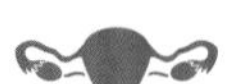

号），并且可以重叠计算。当一个完整的 B 模式帧采集完毕时，由于是和 B 模式帧交替采样，每个彩色帧的每次发射接收时间间隔变长了，这就意味着 PRF 降低了，但采样的时间不变（图 1–3–6）。因此，交替发射的技术允许在降低 PRF、增加彩色帧采样次数的同时不影响图像帧频，但也导致 PRF 和取样包大小不可调整。由于超低速的血流已经到了显示毛细血管级别，血流的方向显示临床意义不大。

Slow*flow* 模式有以下优点（图 1–3–7）：

- 对超低速血流特别敏感，能显示很细微的血管。
- 血管的细微分辨力非常好。
- 显示超低速血流的时候噪声少。

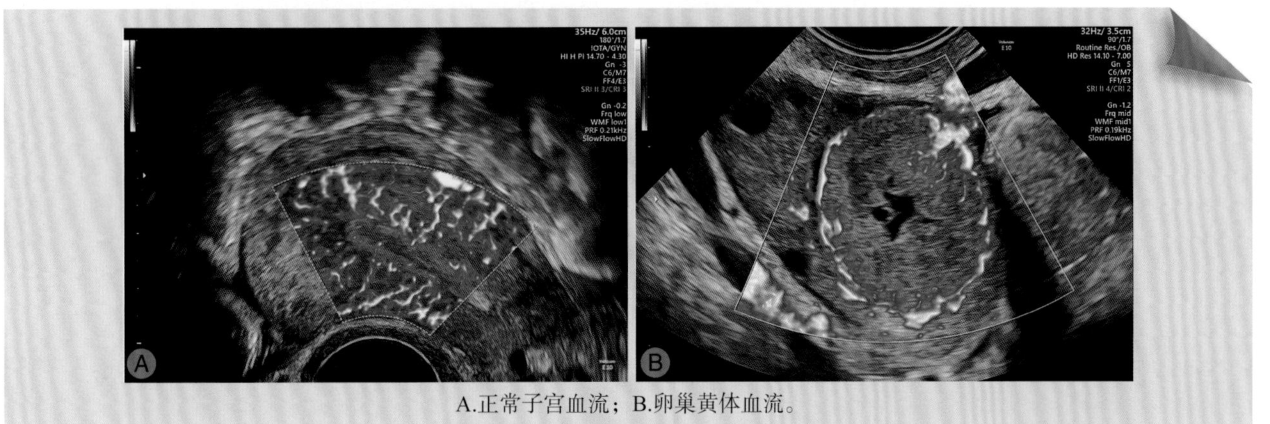

A.正常子宫血流；B.卵巢黄体血流。

图1–3–7　超低速血流Slow*flow*模式

二维立体血流成像（Radiant*flow*™）也被称为“地图样”（topographic）彩色多普勒，是一种先进的可视化技术，它可以提高血管的分离度和纤细度，减少血流外溢。其算法将高度和深度信息添加到 CFM、PDI、HD-Flow™ 或 Slow*flow* 信号中，以提供类似 3D 的血流外观。

传统的血流图像使用颜色来表示血流信号的速度、方向、强度或方差（湍流）等分量，二维立体血流 Radiant*flow*™ 使用高度来表示强度分量，将血流表示为带彩色纹理的曲面（图 1–3–8）。三维可视化技术，如漫反射和镜面反射，是为了提高其可视化效果。Radiant*flow*™ 提供了更高的彩色多普勒信号细微分辨力，并有助于识别小血管中的缓慢血流，这些血流有时很难用传统的可视化技术检测到（图 1–3–9）。

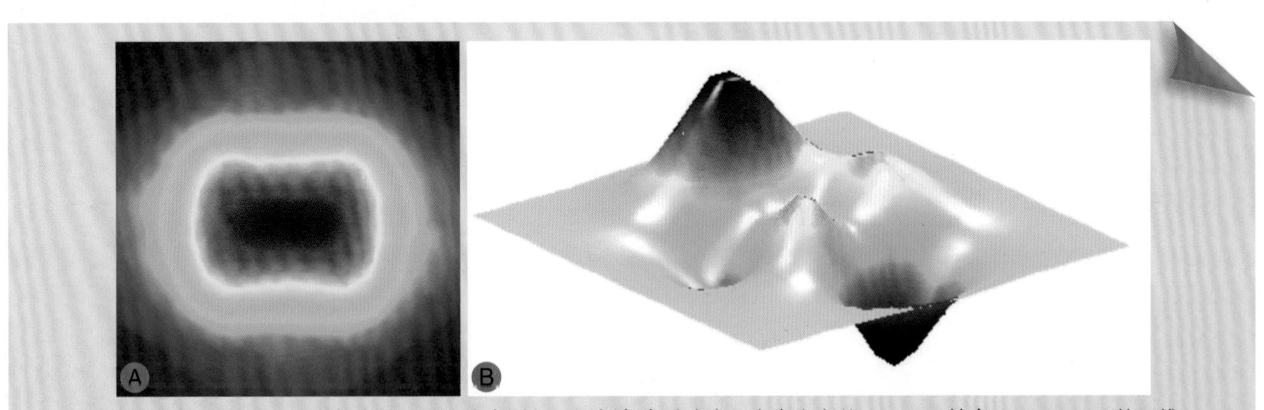

A.传统彩色多普勒CFM彩色编码（平面速度图），用颜色表示速度、方向和方差；B.CFM结合Radiant*flow*™的三维立体彩色编码，除了用颜色表示速度、方向和方差以外，还用高度表示信号强度。

图1–3–8　二维立体血流模式（Radiant*flow*™）的彩色编码

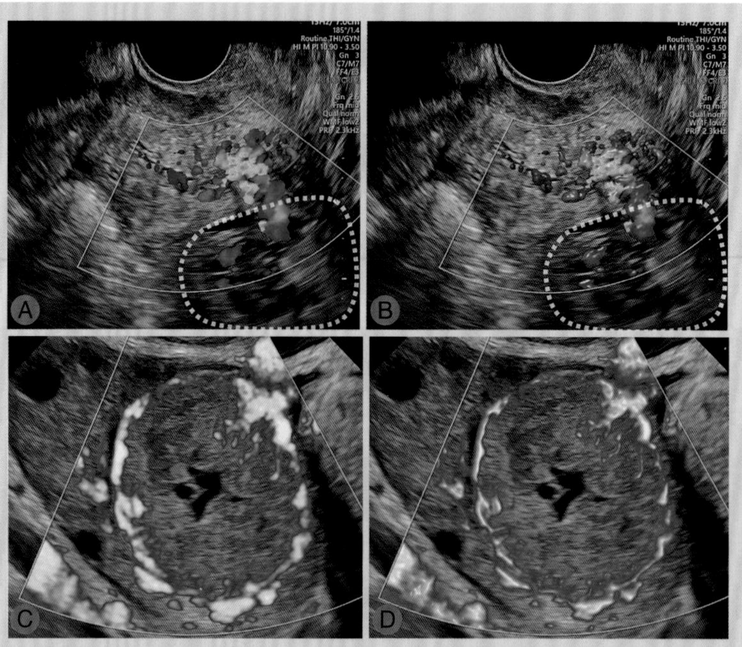

A.经阴道大型子宫肌瘤血供彩色多普勒成像，虚线区域是浆膜下肌瘤的一部分；B.在图A的基础上增加二维立体血流模式，血管的分界更加清楚；C.卵巢黄体超低速血流成像；D.在图C的基础上增加二维立体血流模式，血流外溢减少，血管更加纤细，丝丝分明。

图1-3-9　彩色多普勒普通模式和二维立体血流模式

二、血流敏感性优化

血流敏感性（color sensitivity）通常指对血流速度变化的敏感度，当设备检查到有多普勒频移时，才能分辨是有动态的血流还是静止的组织，才会对检测到的信号进行彩色编码。血流敏感性优化包括针对低速血流、高速血流、湍流、反流敏感性的优化，对于妇科超声来说，重点是对低速血流的敏感性进行优化。表 1-3-3 是提高低速血流敏感度的彩色血流参数，由于低速血流敏感度和血流外溢程度之间是彼此制约的，很多参数都会对这两项造成影响，因此放在一起列出。

表 1-3-3　影响低速血流敏感度和血流外溢的参数

参数	提高低速血流敏感度	减少外溢	后处理
彩色模式	能量多普勒/HD-Flow™/Slow*flow**	Radiant*flow*™*	否
彩色取样框	变小	/	否
彩色声输出*	升高	降低	否
彩色增益	升高	降低	否
脉冲重复频率	降低	升高	否
壁滤波	降低	升高	否
取样包大小	升高	/	否
平衡*（彩色优先）	升高	降低	是
彩色余晖*	升高	/	否
噪声抑制*	降低	升高	否
彩色取样容积*（血流分辨率）	降低	升高	否

续表

参数	提高低速血流敏感度	减少外溢	后处理
彩色图	选低速图	选透明图*	是
彩色频率*	升高	/	否

注：不可后处理的参数为预处理参数，冻结后不可调整。带 * 参数部分机器支持可调。

妇科血流超声成像常规用 CFM 模式已经可以很好地展示，但如果对低速血流甚至是超低速血流有特别需求，那么就应该选择 PDI、HD-Flow™ 或 Slow*flow* 模式。

彩色取样框（region of interest，ROI 或 color box）就是对感兴趣区域进行彩色多普勒取样而不是整个 B 模式区域进行取样。ROI 越小，帧频越快，对搏动性血流的敏感度也相应提高（图 1–3–10）。

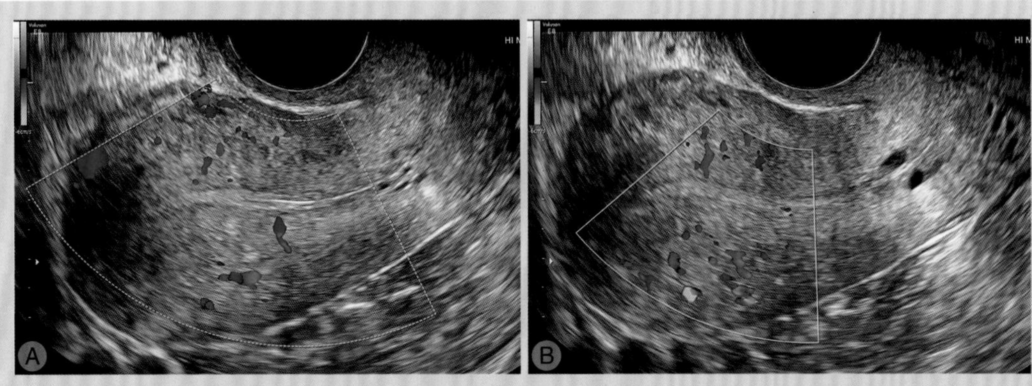

缩小彩色取样框后（图B），和图A的大取样框相比，搏动性血流敏感性增加。

图1–3–10 取样框大小对彩色多普勒图像的影响

彩色声输出（acoustic output，AO）和 B 模式声输出一样，控制彩色多普勒模式下的能量输出。数值越大，对低速血流越敏感，但同时噪声也会增加，MI 和 TI 也相应增大。对于常规妇科检查，AO 可以设置到最大，但是妊娠子宫需要控制 MI 和 TI 在 0.7 ~ 1.0 之间。

彩色增益（color gain）升高，可以更好地显示低速血流，但是过高的增益会带来外溢和闪烁伪像（图 1–3–11）。不同的病灶由于受到深度，位置等的影响，同样的彩色增益值会表现出都不一样的血流敏感度。要达到最佳的血流敏感度，彩色增益可以按照以下步骤调整：

（1）提高彩色增益，直到出现闪烁伪像。

（2）慢慢降低彩色增益，直到闪烁伪像刚好消失。

（3）如果觉得血流还是外溢，接下来需要升高脉冲重复频率（PRF）。

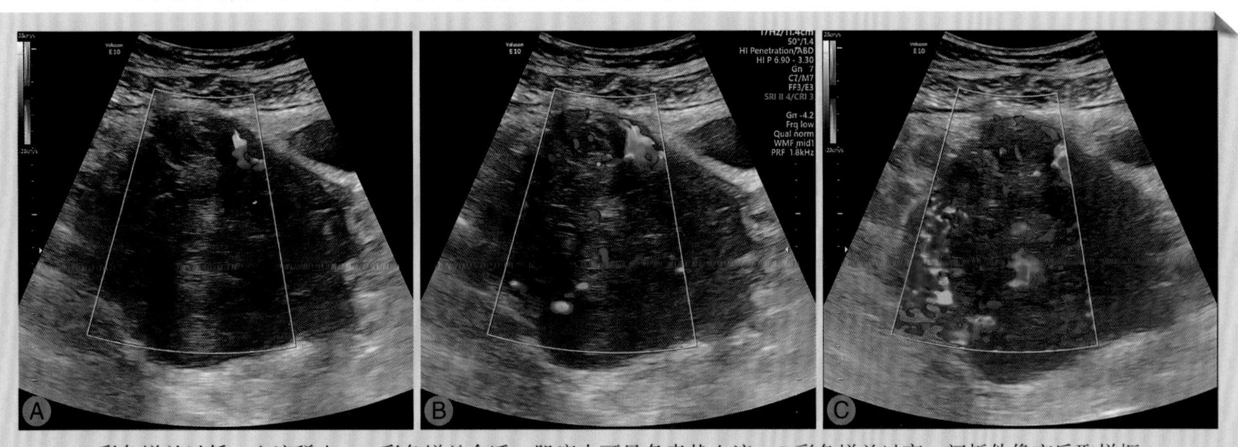

A.彩色增益过低，血流稀少；B.彩色增益合适，肌瘤内可见条索状血流；C.彩色增益过高，闪烁伪像充斥取样框。

图1–3–11 彩色增益对彩色多普勒图像的影响

脉冲重复频率（pulse-repetition frequency，PRF）指单位时间内的脉冲数，为脉冲重复周期的倒数，一般为 0.3 ~ 12 kHz。PRF 是彩色血流优化的一个重要的参数，由于它直接影响血流速度的量程，有些设备也叫速度（velocity）或量程（scale）。脉冲多普勒最大和最小检测速度公式如图 1-3-12 所示，从公式 1 可知，PRF 越大，可检测的最大速度就越大，对低速血流越不敏感；从公式 2 可知，PRF 越小，可检测的最小速度就越小，对低速血流越敏感，但容易造成混迭（aliasing）或血流外溢（图 1-3-13）。调节 PRF 在色标图上显示的速度范围也会发生变化。

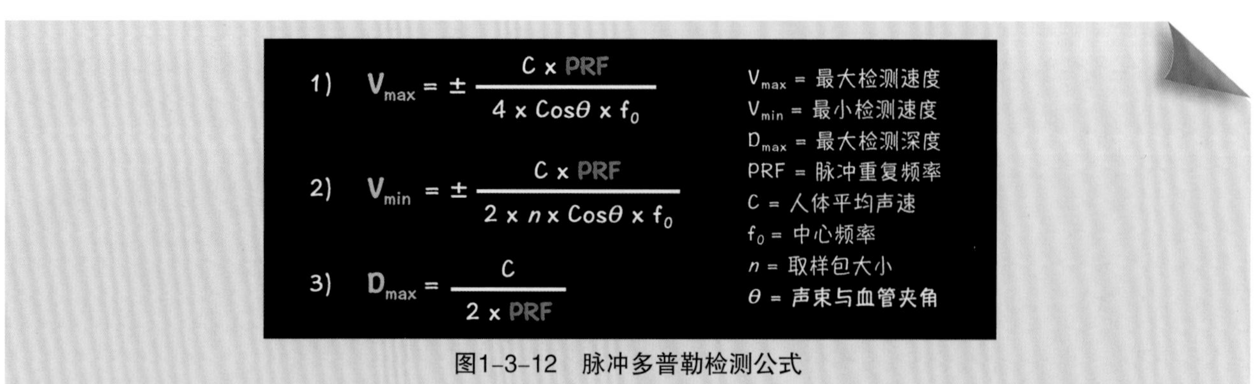

图1-3-12　脉冲多普勒检测公式

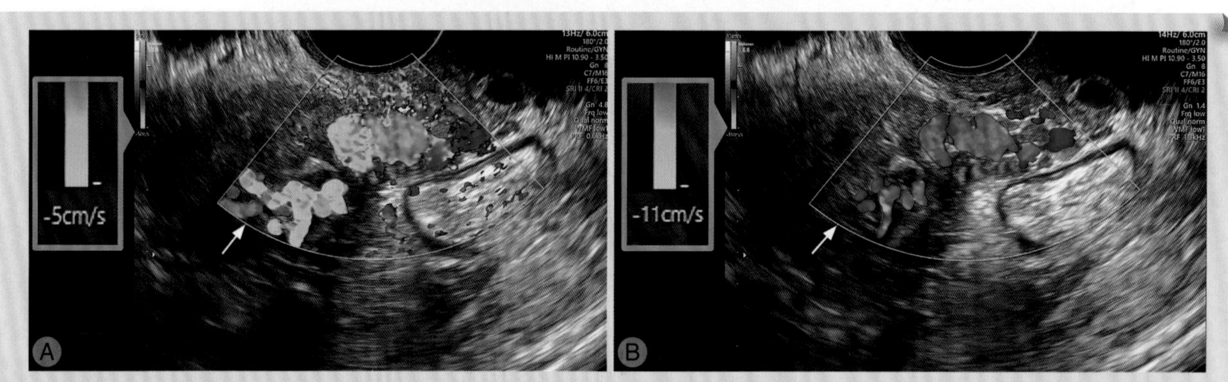

A.低PRF，流速范围 ± 5 cm/s，血流混迭外溢，闪烁噪声增加，低速血流显示（箭头）；B.提高PRF，流速范围 ± 11 cm/s，血流不外溢，闪烁噪声消失，低速血流不显示（箭头）。

图1-3-13　脉冲重复频率（PRF）对彩色多普勒图像的影响

彩色增益和 PRF 是血流敏感性优化最常用的参数，当需要显示低速血流时，应该优先调试（升高）彩色增益，再调试（降低）PRF 这样可以最大限度地显示低速血流。当血流发生闪烁伪像或者外溢时，同样也应该优先调试（降低）彩色增益，再调试（升高）PRF。两者调试的流程如图 1-3-14 所示。

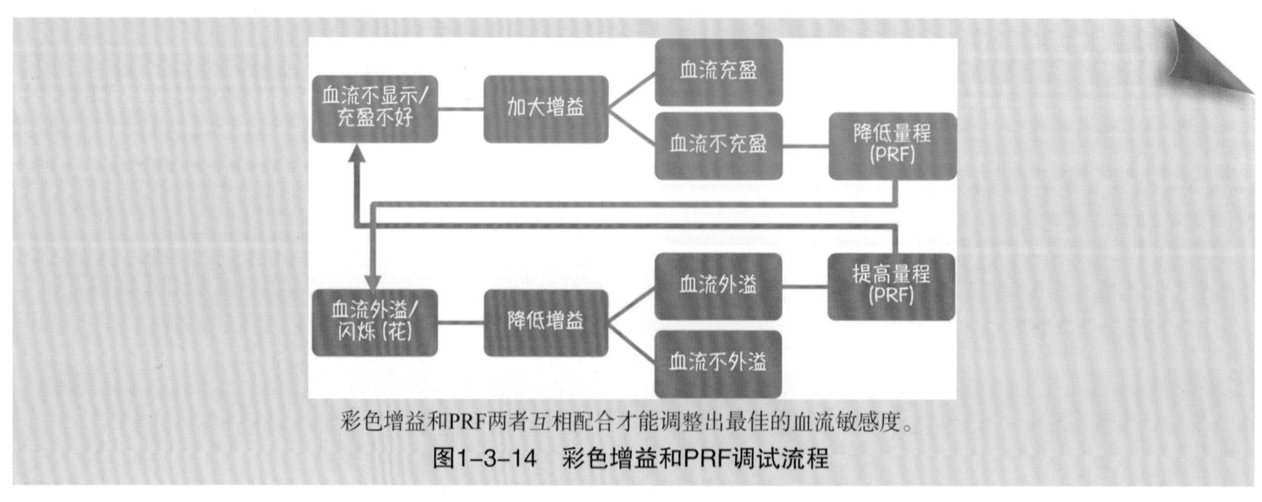

彩色增益和PRF两者互相配合才能调整出最佳的血流敏感度。

图1-3-14　彩色增益和PRF调试流程

壁滤波（wall filter）是一种高通滤波器（high-pass filter），对快速运动变化敏感，用于过滤阈值以下的频移信号。人体内大而运动缓慢的反射体，如血管壁，可以产生反射回声强的低频移信号，而运动快速的血流则产生反射回声弱的高频移信号。壁滤波器应用了活动目标显示技术（moving target indicator，MTI），可以选择性的显示快速运动的血流而不显示慢速运动的组织。如果 MTI 的精确度差，就不能区分组织的运动和血液流动，组织也会染上颜色，增加取样包大小，可提高 MTI 滤波器的识别精确度（同时帧频会下降）。

壁滤波过高，低速血流就会被滤掉，过低就会残留组织（血管壁或瓣膜运动）的反射信号，速度平均值也会降低，颜色变暗淡。对于妇科检查来说，通常不会像心血管检查那样存在大而缓慢的运动反射体，因此，壁滤波可以尽量调低以显示低速血流，但同时外溢和闪烁伪像也会增加（图 1-3-15）。

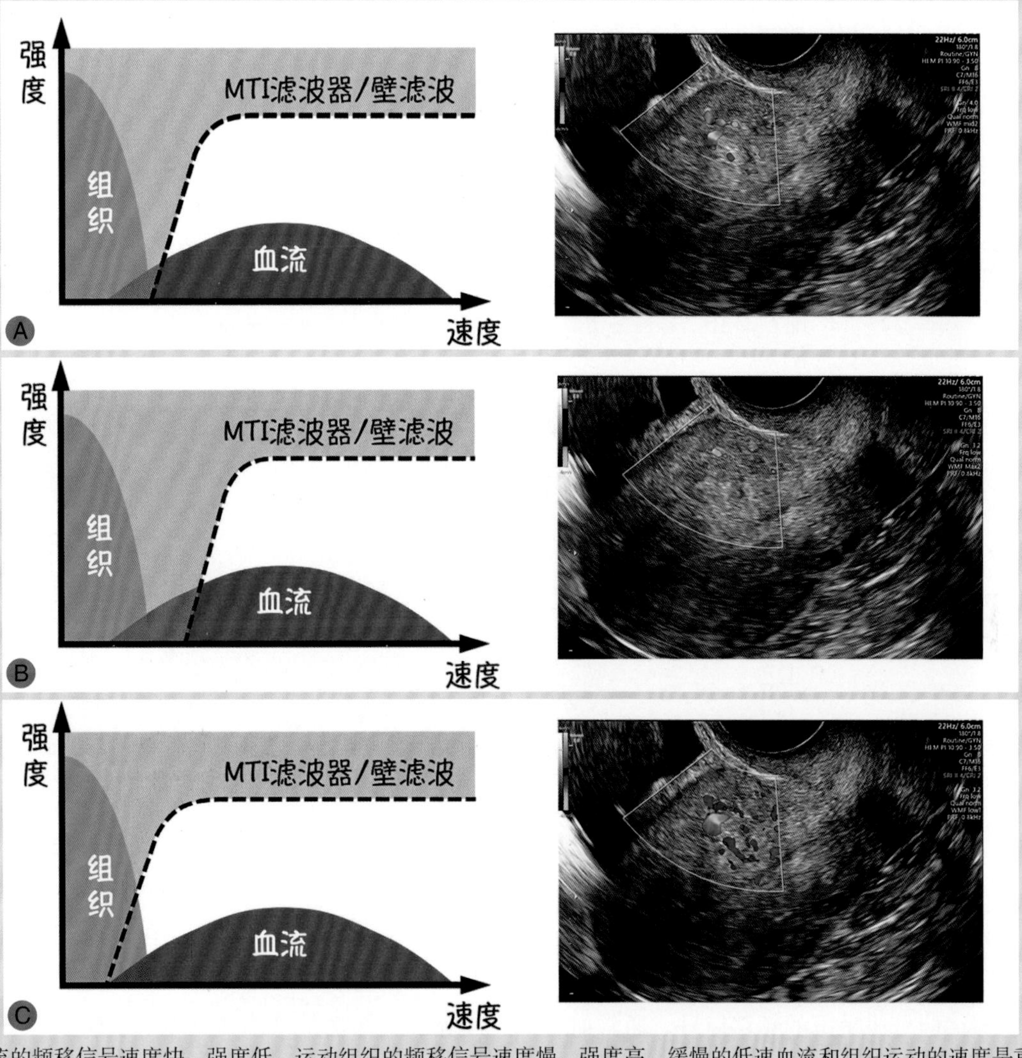

血流的频移信号速度快、强度低，运动组织的频移信号速度慢、强度高，缓慢的低速血流和组织运动的速度是重叠的。A.常规壁滤波阈值，除了滤掉组织和闪烁伪像以外，还会滤掉部分低速血流；B.过高壁滤波阈值，甚至滤掉正常的血流信号；C.低壁滤波阈值，低速血流完整显示，但组织运动的信号也会部分保留，容易血流外溢。妇科超声并没有大而缓慢运动的组织，因此这部分信号多来源于闪烁噪声。

图1-3-15　壁滤波对彩色多普勒图像的影响

取样包（packet size）大小也叫集合长度（ensemble length），是指彩色多普勒每根扫描线上脉冲的数量（图 1-3-16）。对于 B 模式图像，每根扫描线是一个脉冲，如果是多焦点，每根扫描线需要多个脉冲。在彩色多普勒成像中，由于自相关（autocorrelation technique）过程中需要多个脉冲，所以彩色多普勒的图像中都包含多个脉冲。一次速度估计至少需要 3 个脉冲（取样包大小 =3），脉冲个数越多，即取样包大小越高，频移信息的准确性越高，对低速血流越敏感，壁滤波精确度也越高，帧频越慢（图 1-3-17）。为了平衡增加取样包大小带来的帧频下降，可以通过缩小彩色取样框（ROI）的大小来提高帧频。

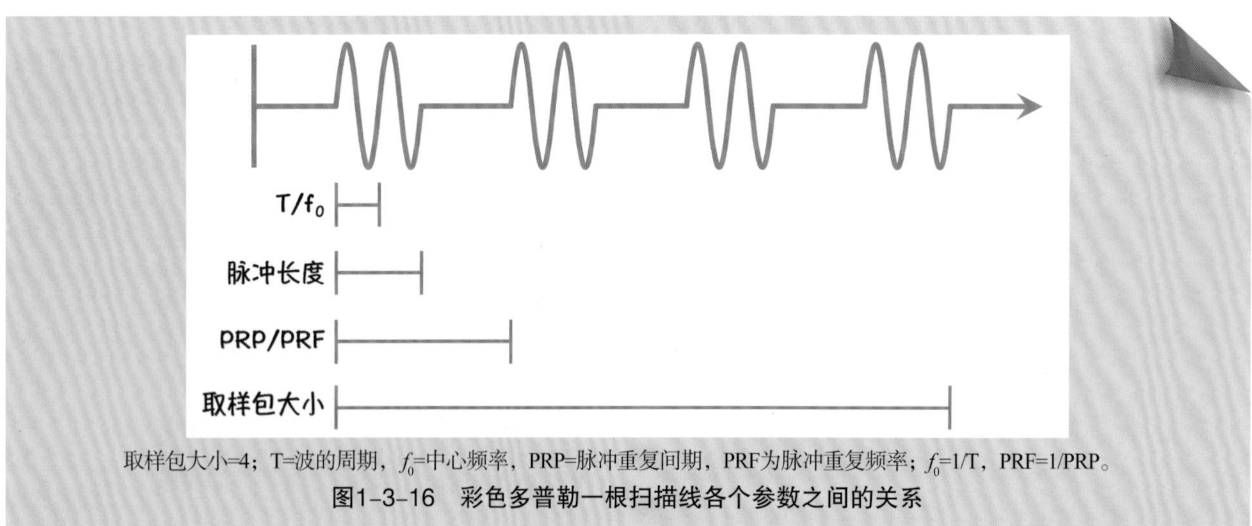

取样包大小=4；T=波的周期，f_0=中心频率，PRP=脉冲重复间期，PRF为脉冲重复频率；f_0=1/T，PRF=1/PRP。

图1-3-16　彩色多普勒一根扫描线各个参数之间的关系

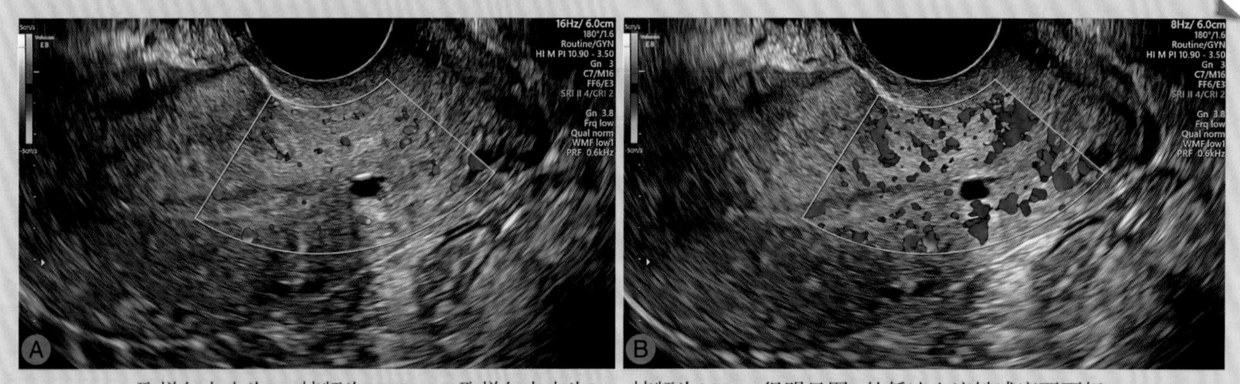

A.取样包大小为7，帧频为16 Hz；B.取样包大小为24，帧频为8 Hz，很明显图B的低速血流敏感度要更好。

图1-3-17　取样包对彩色多普勒图像的影响

平衡（balance）也叫彩色优先（color priority）或阈值（threshold），是决定 B 模式图像和彩色多普勒图像的显示优先级别的一个参数。启动彩色多普勒模式后，彩色多普勒图像是叠加在 B 模式图像上同步显示的，如果在不应该有红细胞的地方（如血管壁、瓣膜）叠加彩色信号，那么就可以认为这些信号来源于组织运动的频移信号或噪声的频移信号。通常血管壁、瓣膜等结构都是呈现高回声的，因此只要设定一个阈值，在这个回声强度阈值以上的不显示彩色，就可以过滤这部分不应该出现的彩色信号，减少外溢。这是一个图像后处理的过程，冻结可调。妇科的低速血流都来源于小血管，在 B 模式图像上不可见，这种细微小血管的低速血流本身要靠外溢才能显示，因此平衡阈值应该尽可能的调高，加强小血管微弱血流信号的显示（图 1-3-18）。

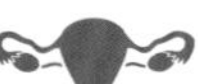

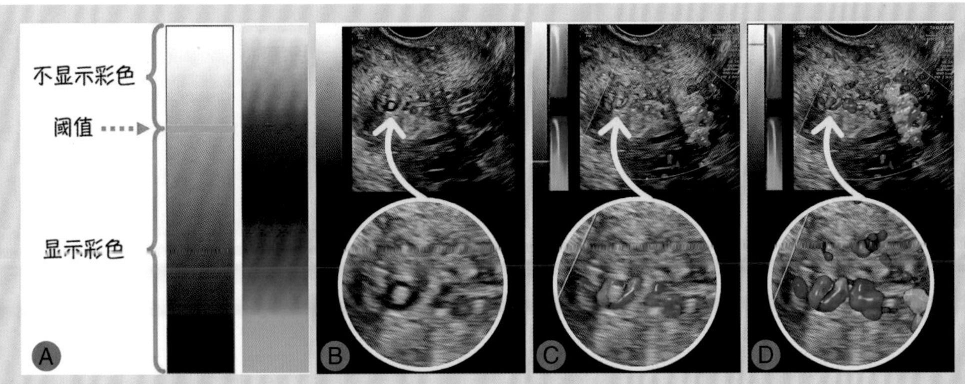

A.彩色多普勒启动后的灰标和色标，灰标上的绿线就是阈值所在位置，绿线以上强度的灰阶图像不叠加彩色多普勒；B.子宫浆膜下肌瘤B模式成像，子宫肌层回声不均匀，肌瘤和肌层交界处供血血管可见，肌层小血管B模式下不可见；C.子宫浆膜下肌瘤彩色多普勒成像，平衡阈值=45，血流不外溢，但肌层小血管血流微不可见；D.同一患者，平衡阈值=225，血流外溢，但肌层小血管血流通过外溢可见。

图1-3-18 平衡对彩色多普勒图像的影响

彩色余晖（color persistence）也叫彩色滞留、彩色暂留、平滑（smoothing）、彩色帧平均（color frame average）。彩色余晖把连续几帧的彩色多普勒信息叠加显示，这意味着当前帧的彩色编码会持续显示到下一帧。彩色余晖越高，持续显示时间越长。这样的好处是不同时间出现的彩色信号可以在同一帧显示，血流连续性增加，微弱信号或快速闪烁信号显示的持续时间加长，获得比较完整连续的血流外观，增加观察者对血流的感知程度。彩色余晖升高，导致彩色像素在屏幕的持续性不是实时的，因此彩色帧频会下降，时间分辨率降低，同时噪声引起的闪烁也会延长，探头移动的时候也会带来大量的噪声。在余晖完全关闭的情况下，彩色血流图像通常具有粒状和强闪烁的外观（图 1-3-19）。

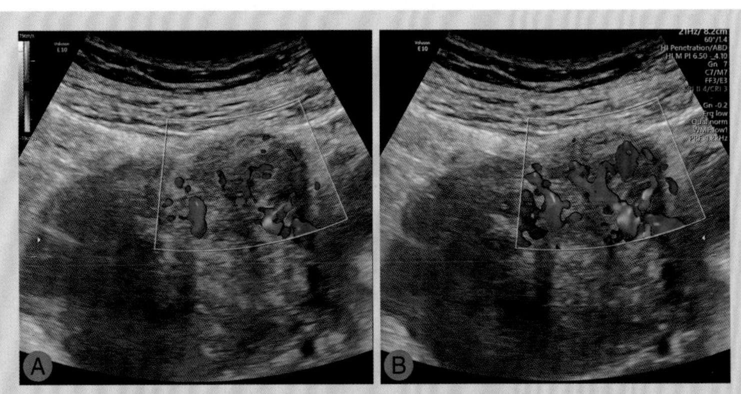

子宫肌瘤经腹彩色多普勒血流成像。A.低余晖，血流呈星点状，不连续；B.高余晖，血流连续性增加，闪烁的细小血流信号被更多的显示在同一帧图像中。

图1-3-19 彩色余晖对彩色多普勒图像的影响

噪声抑制（smooth rise）用于抑制闪烁噪声。该参数越大，规律的闪烁搏动会被抑制而不显示，因此会同时抑制小的低速搏动的血流。降低噪声抑制可以更好地显示微小低速的搏动性血流，但同时也会带来更多的噪声（图 1-3-20）。

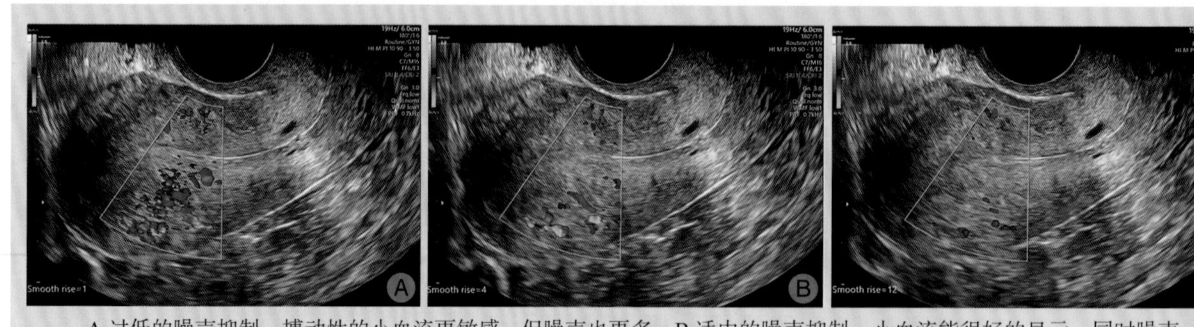

A.过低的噪声抑制，搏动性的小血流更敏感，但噪声也更多；B.适中的噪声抑制，小血流能很好的显示，同时噪声得到抑制；C.过高的噪声抑制，连搏动性的小血流也被抑制不显示。

图1-3-20 噪声抑制对彩色多普勒图像的影响

彩色取样容积（simple volume）也叫血流分辨率（flow resolution），该参数越低，轴向上的彩色样本越大，血流因此轴向溢出，对于低速或微弱的血流来说，反而更敏感（图 1-3-25）。

彩色图（color map）就是用于显示彩色多普勒的彩色编码图。本节“一、彩色多普勒模式”部分已经叙述过彩色图和彩色多普勒信息对应的关系（图 1-3-3，图 1-3-4）。CFM 模式彩色图大致分为两类：一类是显示高速血流的彩色图，如心脏血流彩色图；另一类是显示低速血流的彩色图，如腹部血流彩色图。高速血流彩色图为了抑制运动组织带来的低速频移，减少外溢，突出高速血流，编码的颜色过渡比较大，高速血流编码为特别明亮的颜色，偏低速的血流会被编码为比较暗淡的颜色，特别低速的血流会被编码为黑色，即不显示。因此为了提高低速血流的显示视觉效果，应该选择颜色过渡平缓，低速血流也编码为比较明亮颜色的腹部血流彩色图（图 1-3-21）。PDI 等其他模式的彩色多普勒也有相应的彩色图，但没有专门针对心脏的彩色图。有一些设备还会针对低速血流设置专门的彩色图，这些彩色图的超低速血流区域并不编码为黑色，而是编码为红、蓝两色。如果要低速血流显示更明亮饱满，可以选这些低速血流彩色图。

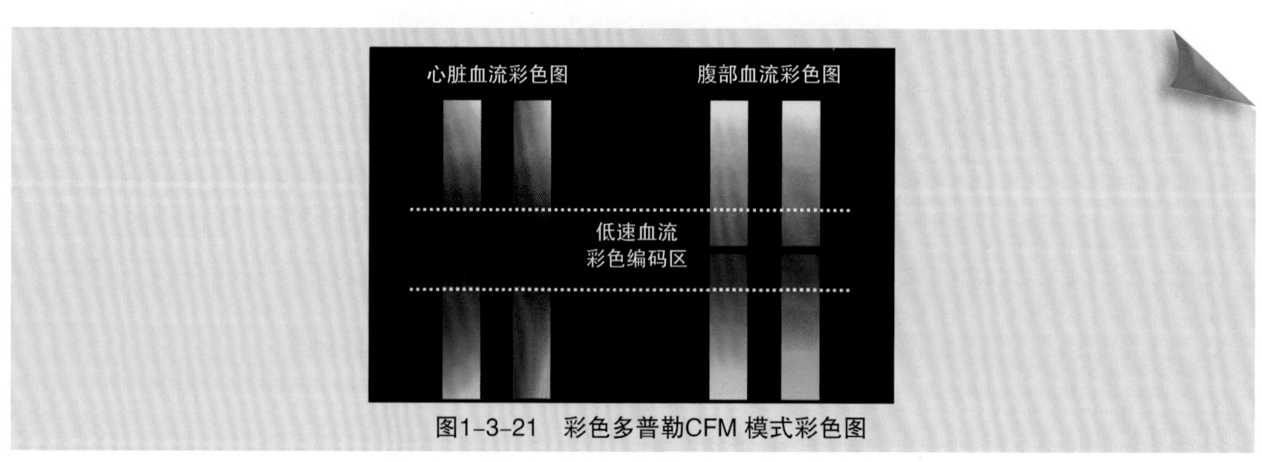

图1-3-21 彩色多普勒CFM 模式彩色图

除了彩色图，有些设备还附带一个透明设置的选项，该选项可以把外溢血流、低速血流或闪烁噪声的彩色编码作透明化编码。该参数并不适合用来显示低速血流，而是适合用于高速血流如心脏血流的显示，可以减少外溢和组织运动的闪烁伪像（图 1-3-22）。

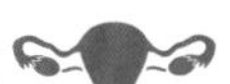

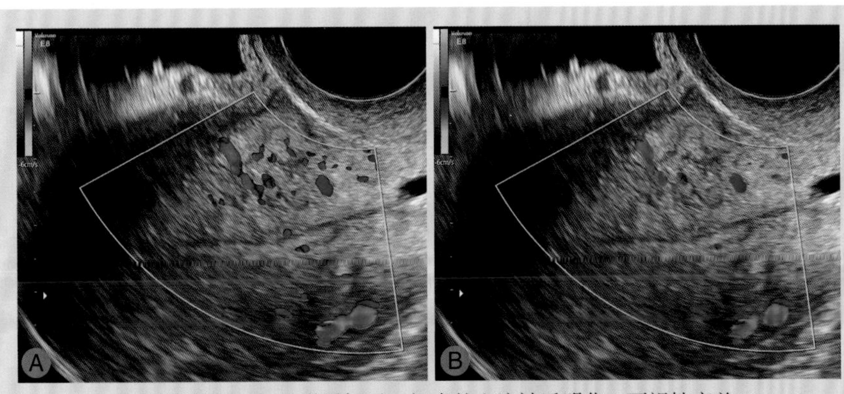

A.透明图关闭；B.透明图打开，细小的血流被透明化，可视性变差。

图1-3-22　透明图对彩色多普勒图像的影响

彩色频率（color frequency）就是彩色多普勒的发射频率。部分设备彩色多普勒的频率和B模式的频率是单独可调的。由图1-3-12公式2可知，频率越高，可检测的最低血流越低，对低速血流越敏感（图1-3-23），同时血流的细微分辨力也会随之增加，但是穿透力会下降，对远场血流的敏感度下降。因此，需要在敏感度、分辨力和穿透力之间找到平衡。一般妇科超声，除非需要检测近场的血流，否则不建议提高频率。

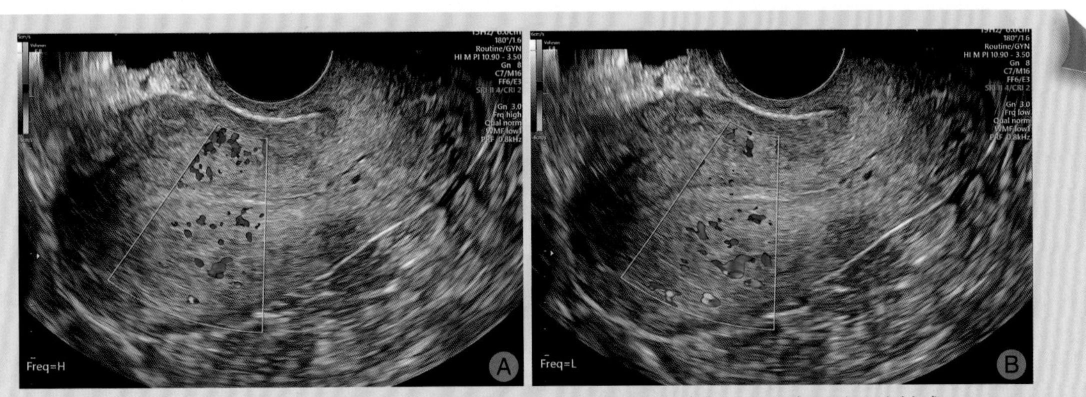

A.彩色多普勒频率高，对子宫前壁血流敏感；B.彩色多普勒频率低，对子宫后壁血流敏感。

图1-3-23　彩色频率对彩色多普勒图像的影响

三、血流细微分辨力优化

与B模式图像一样，彩色多普勒细微分辨力也分为轴向分辨力、侧向分辨力和垂向分辨力，详细原理见本章第二节“二、细微分辨力优化”部分。表1-3-4列出了影响彩色多普勒细微分辨力的参数。

表1-3-4　影响彩色多普勒细微分辨力的参数

参数	提高细微分辨力	后处理
彩色多普勒模式	HD-Flow™* / Slow*flow**/ Radiant*flow*™*	否/否/是
彩色线密度*	升高	否
彩色频率*	升高	否
线性滤波*	降低	否
彩色取样容积*（血流分辨率）	升高	否

注：不可后处理的参数为预处理参数，冻结后不可调整。带*参数部分机器支持可调。

本节“一、彩色多普勒模式”部分已经叙述过，宽带短脉冲的彩色多普勒（如 HD-Flow™）或超低速血流模式（如 Slow*flow*）的细微分辨力比其他彩色多普勒模式要好，因此要提高细微血管的细微分辨力和纤细度，首先要选择这些血流模式。如图 1–3–1 所示，对细小血管的成像，图 D 的 Slow*flow* 模式就要比图 C 的 PDI 模式细微分辨力高。另外，同步使用二维立体血流也有助于提高血流的细微分辨力（图 1–3–8）。

彩色频率见本节“二、血流敏感性优化”部分的叙述。

彩色线密度是每帧扫描线数、视野宽度、扫描格式和阵列中元素数的结果。观察小物体的能力随着扫描线间距的减小而提高。单个像素和扫描线不应被观察者识别。插值试图通过低扫描线密度来掩盖有限采样的影响。线密度升高，可提高血流的侧向分辨力，但是，线密度升高帧频下降（图 1–3–24）。

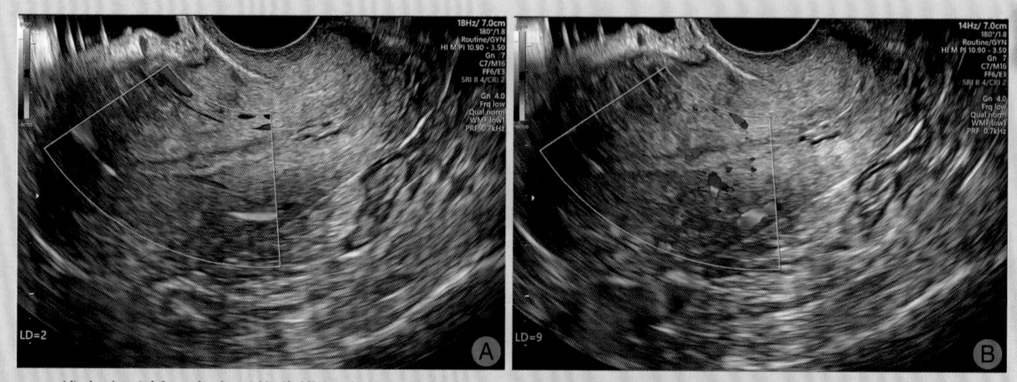

A.线密度过低，完全不能分辨细小的血管结构；B.高线密度，能很好地显示子宫细小的血管。

图1–3–24　彩色线密度对彩色多普勒图像的影响

线性滤波（line filter）也叫空间滤波（spatial filter），通过减少对相邻彩色扫描线（脉冲信号）的加权，提高图像的侧向分辨力。彩色多普勒取样线之间的间隙是通过加权插补的方式填充的，其数值越低，加权越少，侧向分辨力越高，闪烁噪声会增加，线性滤波关闭时，取样线之间无加权插补，血流边缘容易呈现锯齿状；数值越高，侧向分辨力下降，噪声减少，图像更平滑。该参数不影响帧频。

彩色取样容积（simple volume）也叫血流分辨率（flow resolution），该参数调整彩色像素的轴向采样深度，控制彩色血流的轴向分辨力。该参数值越高，轴向上的彩色样本越短，轴向分辨力越高，反之轴向上的彩色样本越大，轴向分辨力越低，血流外溢，但是血流越平滑。该参数不影响帧频。

通过线性滤波和彩色取样容积的调整，可以在不改变帧频和穿透力的情况下提高彩色血流的侧向分辨力和轴向分辨力。反向调整，可以加强微弱低速血流的显示、平滑血流和减少闪烁伪像，是一对不常用但是很有效的参数（图 1–3–25）。

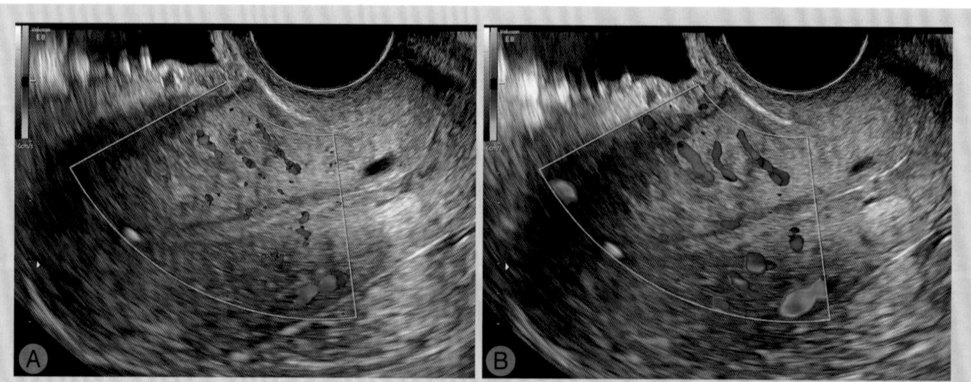

A.线性滤波关闭，彩色取样容积为高，血流呈现星点条索状；B.线性滤波最高，彩色取样容积为低，血流比图A更加粗大平滑，闪烁伪像减少，有更多的低速血流被显示。

图1–3–25　线性滤波和彩色取样容积对彩色多普勒图像的影响

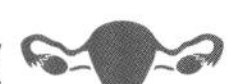

四、血流平滑

血流看起来呈现马赛克样外观，边缘呈锯齿状，这些都是不平滑的表现。影响血流平滑的参数见表1-3-5。妇科血流以微小血管居多，很少出现不平滑的外观，因此很少行针对性的调试，需要针对血流平滑进行调试的一般是心脏血流、颈部血流和四肢大血管血流、腹部大血管血流等。

表 1-3-5　影响彩色多普勒平滑程度的参数

参数	提高血流平滑度	后处理
彩色线密度	降低	否
线性滤波*	升高	否
彩色取样容积*（血流分辨率）	降低	否
彩色余晖	升高	否
平衡*（彩色优先）	升高	是

注：不可后处理的参数为预处理参数，冻结后不可调整。带 * 参数部分机器支持可调。

彩色线密度降低会使血流更加平滑，帧频更高，作用于大血管效果明显，如颈动脉或者心脏血流。对于妇科小血管来说，线密度升高能提高侧向分辨力，因此该参数不适宜降得太低。

线性滤波和彩色取样容积见本节“三、血流细微分辨力优化”部分的叙述。这是一对不影响帧频的参数，常用于平滑血流（图 1-3-25）。

彩色余晖见本节“二、血流敏感性优化”部分的叙述。该参数升高，血流连续性增加，颗粒感降低，也能形成更平滑的外观（图 1-3-19）。

平衡见本节“二、血流敏感性优化”部分的叙述。平衡降低，血流不外溢，但是由于管壁的边缘回声不一致，血流边缘的显示也会不一致，血流外观看起来不平滑，甚至有充盈缺损的感觉。妇科血流的平衡一般调试到最大，以保证最好的敏感度和平滑度（图 1-3-26）。

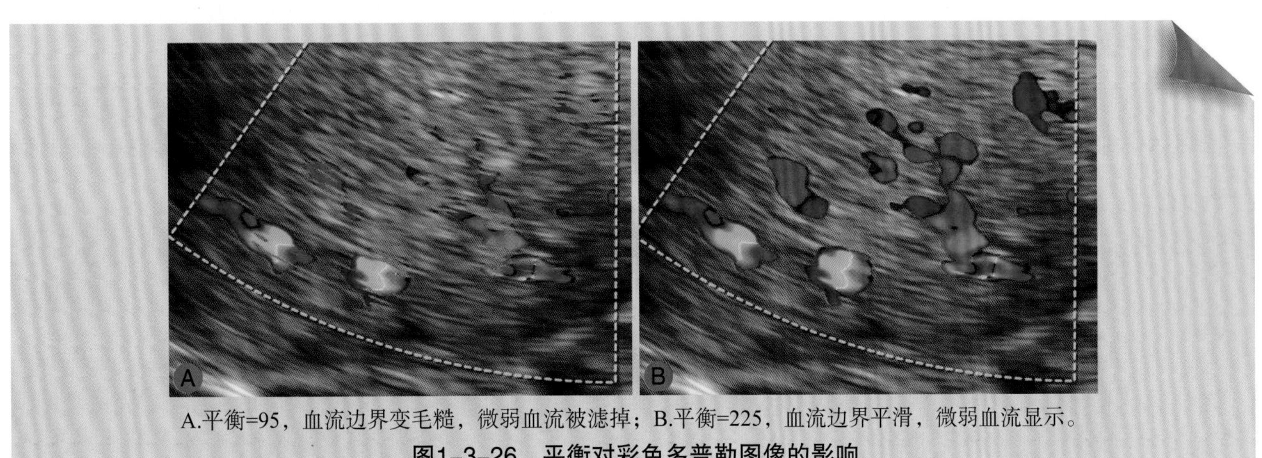

A.平衡=95，血流边界变毛糙，微弱血流被滤掉；B.平衡=225，血流边界平滑，微弱血流显示。

图1-3-26　平衡对彩色多普勒图像的影响

五、穿透力优化

远场的血流不显示，很有可能就是穿透力不足导致的。影响彩色多普勒穿透力的参数见表 1-3-6。

表 1-3-6　影响彩色多普勒穿透力的参数

参数	提高彩色穿透力	后处理
彩色增益	升高	否
脉冲重复频率（速度范围）	降低	否
彩色频率*	降低	否

注：不可后处理的参数为预处理参数，冻结后不可调整。带 * 参数部分机器支持可调。

彩色增益升高，除了提高低速血流的敏感性（详见本节“二、血流敏感性优化”部分），同时也可以提高穿透力。

从图 1-3-12 公式 3 可知，彩色多普勒最大检测深度和脉冲重复频率成反比，脉冲重复频率降低，检测深度增加，低速血流的敏感度提高（详见本节“二、血流敏感性优化”部分）。

彩色频率下降，穿透力增加，但是降低低速血流敏感度和细微分辨力（详见本节“二、血流敏感性优化”部分）。

六、降低彩色伪像的影响

彩色多普勒的常见伪像一般多见的就是镜面伪像（mirror artifact）、混迭（aliasing）和闪烁（flash）噪声。妇科超声几乎不会发生彩色多普勒的镜面伪像，因此重点就是消除混迭伪像和闪烁噪声。表 1-3-3 已经列出了会导致外溢的参数，这些参数同时也是导致闪烁噪声的参数，其中最常用的就是彩色增益和脉冲重复频率（PRF）。

彩色增益降低（图 1-3-11），闪烁噪声减少。

PRF 升高，除了可以减少闪烁噪声，还可以有效消除混迭（图 1-3-13）。另外，彩色取样框偏转也可以消除混迭，但此参数仅用于线阵探头检查时，不用于妇科超声检查。

还有一种闪烁噪声是由设备故障或外界干扰引起的（图 1-3-27），如果无法判断干扰来源，需要联系工程师做专业的检测。来自外界的干扰源有很多，包括但不限于：劣质充电变压器、劣质稳压器、劣质插线板、镇流日光灯、室外高压线路、室内裸露电线、电梯、大型影像设备等。

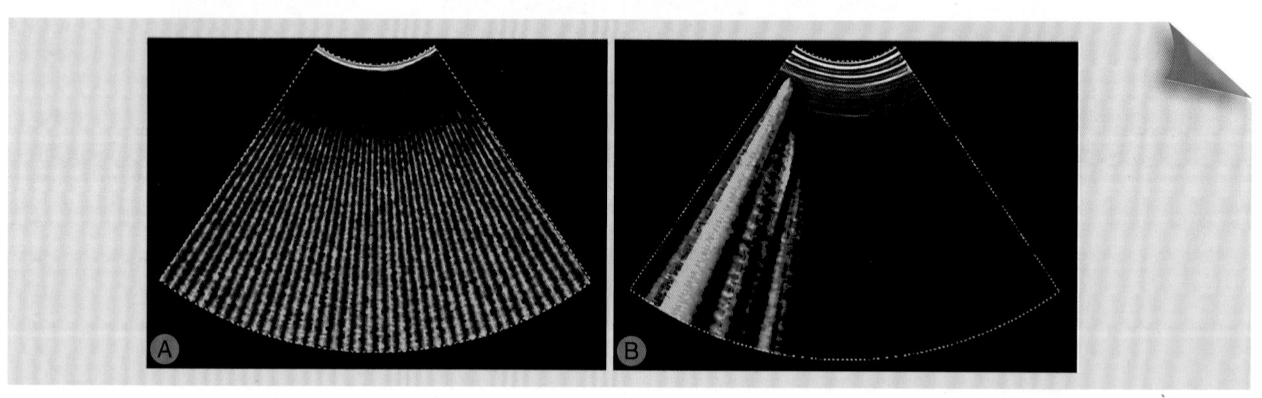

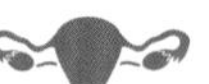

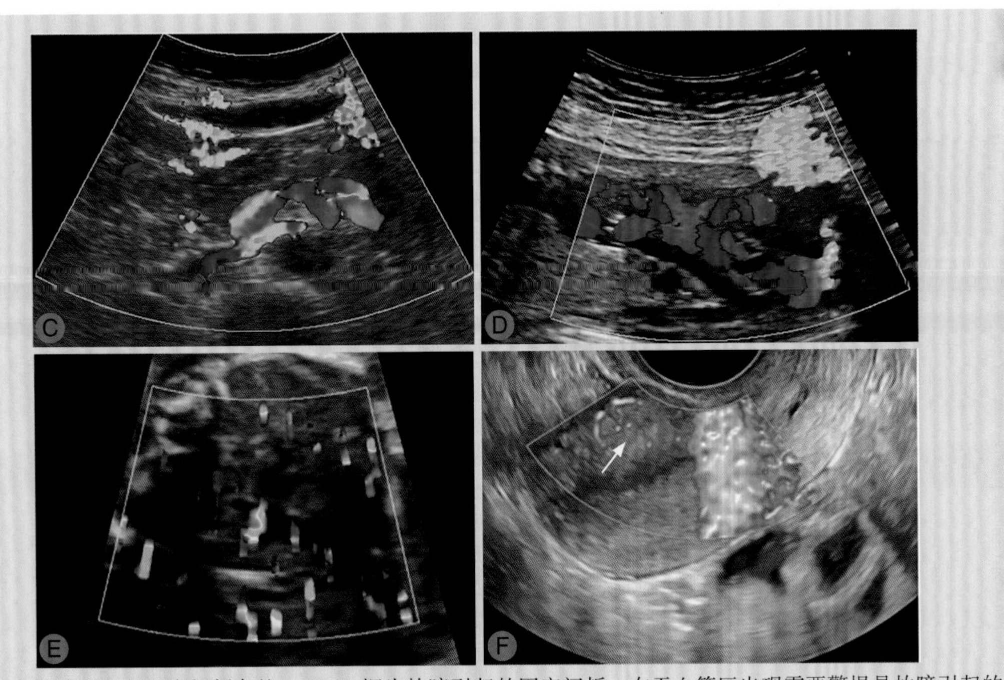

A、B.设备故障引起的固定闪烁条纹；C、D.探头故障引起的固定闪烁，在无血管区出现需要警惕是故障引起的；E.外界干扰引起的“下雨”样闪烁；F.肠道蠕动（箭头）引起的闪烁伪像。

图1-3-27　彩色多普勒的噪声

第四节 频谱多普勒图像优化

一、频谱多普勒图像优化

频谱多普勒（spectral-Doppler）包括脉冲多普勒（pulsed-wave，PW）和连续多普勒（continuous-wave，CW）。妇科超声以脉冲多普勒常用，连续多普勒一般用于心脏血流的检测，不用于低速的妇科血流，因此大部分腔内探头不支持连续多普勒功能。影响脉冲多普勒图像质量的因素见表 1-4-1。

表 1-4-1　影响脉冲多普勒图像质量的因素

参数	作用/影响	后处理
功率	控制安全性	否
增益	影响测量准确性	是*
壁滤波	过滤近基线低速信号	否
脉冲重复频率	控制波形幅度，消除混迭	否
基线	消除混迭	是*
取样容积	影响信号量	否
频率	影响信号敏感度	否
同步	影响信号精确度	否
动态范围	调整波形的对比分辨力	是*
伪彩	调整波形的对比分辨力	是

注：不可后处理的参数为预处理参数，冻结后不可调整。带 * 参数部分机器支持可调。

功率（AO）和增益（gain）：脉冲多普勒比 B 模式的功率更高，在涉及胚胎检查时，应注意安全指标 MI 和 TI，根据不同地区的指南，其数值一般是低于 0.7 ~ 1.0。过低的增益容易低估流速（图 1–4–1）。

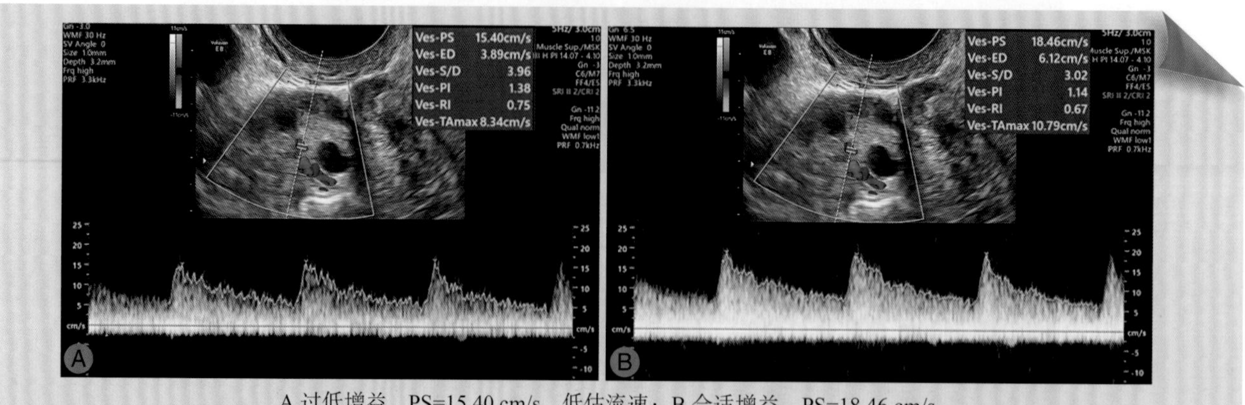

A.过低增益，PS=15.40 cm/s，低估流速；B.合适增益，PS=18.46 cm/s。

图1–4–1　增益对脉冲多普勒的影响

壁滤波（WMF）：和彩色多普勒一样，脉冲多普勒也有壁滤波，其工作原理和彩色多普勒一样，具体表现为过滤靠近基线的低速信号，这些信号有可能来源于噪声信号或者低速血流信号。妇科血流普遍低速，因此壁滤波不宜调得太高（图 1–4–2）。

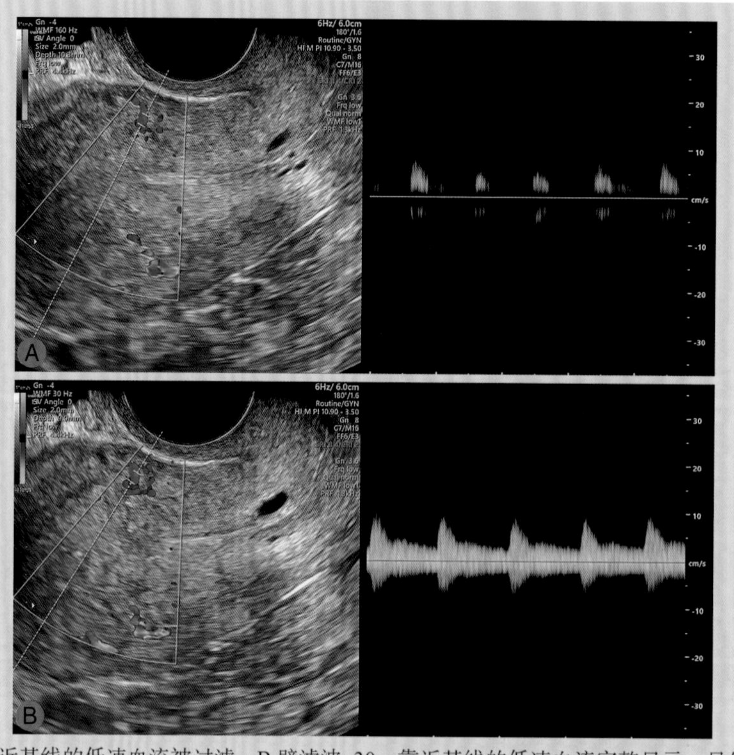

A.壁滤波=160，靠近基线的低速血流被过滤；B.壁滤波=30，靠近基线的低速血流完整显示，虽然频谱内包含部分噪声信号，但是频谱波形完整。

图1–4–2　壁滤波对脉冲多普勒的影响

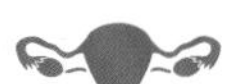

PRF 和基线（零线）：PRF 影响速度范围，妇科血流速度通常比较低，应该使用低 PRF 采样，但如果最大频移超过了 PRF/2（奈奎斯特极限，Nyquist limit），多普勒波形就会发生折返，即混迭。当出现混迭时，应调整基线位置或者提高 PRF。目前很多设备对频谱多普勒都有自动优化功能，只需要按一个按钮即可自动优化波形（图 1–4–3）。

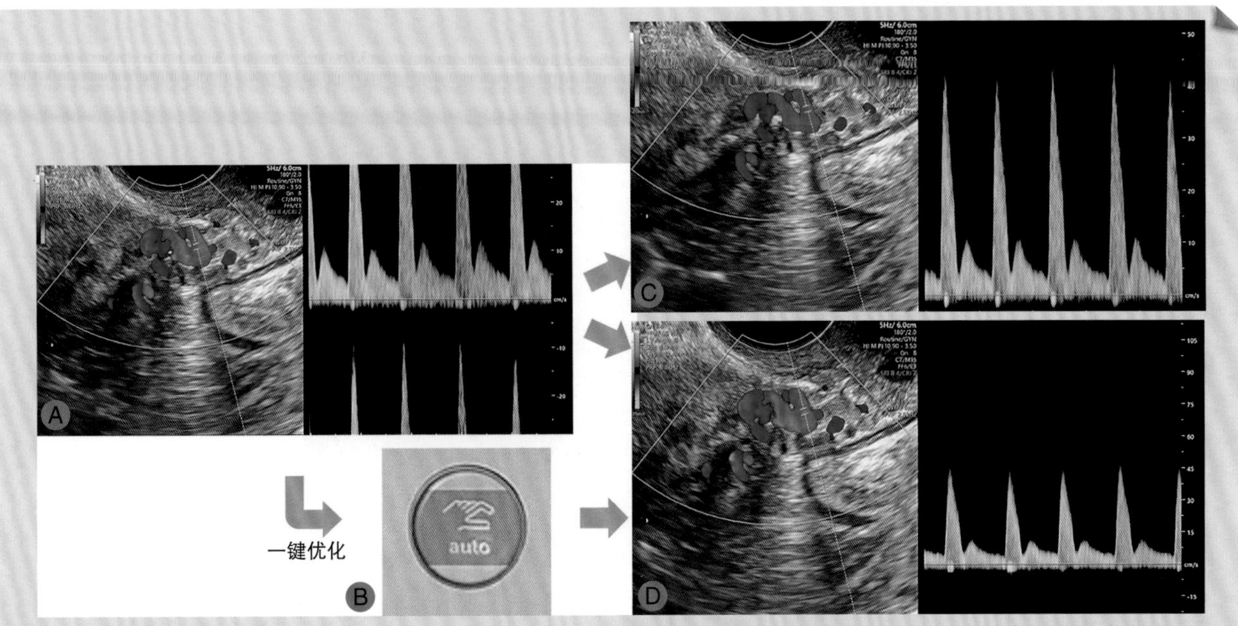

子宫动脉脉冲多普勒，PRF=3.3 kHz，频谱波形发生混迭（图A）。可以用一键优化功能（图B），直接从图A优化为图D。也可以手动调整基线位置（图C）和升高脉冲重复频率（图D）来消除混迭。C.基线往下移动至混迭消失；D.PRF=8.3 kHz。

图1–4–3　基线和脉冲重复频率对脉冲多普勒的影响

取样容积（sample volume，SV）是获取指定区域多普勒信息的三维区域，其大小取决于波束的宽度和取样门宽度（gate size 或 gate length）。波束宽度不可调，因此一般调整的是取样门宽度。如果要测量最高流速，取样门不应该大于血管宽度；如果要测量血流流量，则应覆盖整个血管。大于血管宽度的取样门可能包括来自相邻血管的信号。如果经阴道测量妇科闪烁的微小血流时，探头不稳定，取样位置很容易脱离靶血管，适当把取样门调大一些，小血管不容易脱靶，更容易采集到微弱的频谱信号（图 1–4–4）。

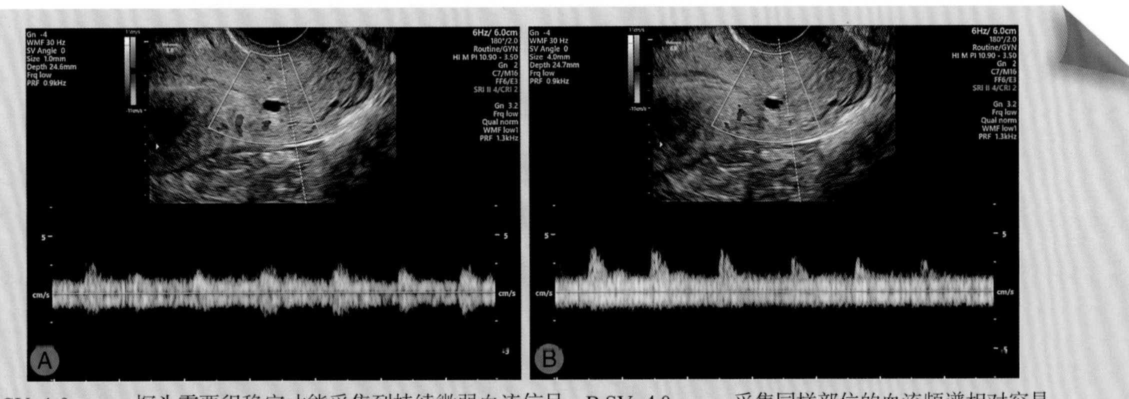

A.SV=1.0 mm，探头需要很稳定才能采集到持续微弱血流信号；B.SV=4.0 mm，采集同样部位的血流频谱相对容易，但是不排除采集到附近的血流信号。

图1–4–4　取样容积（取样门宽度）对脉冲多普勒的影响

脉冲多普勒发射频率原理同彩色多普勒，独立可调，频率越高，检测速度越低，穿透力越差。因此在不同的深度采样时需要调整不同频率才能提高检测的敏感度（图 1-4-5）。

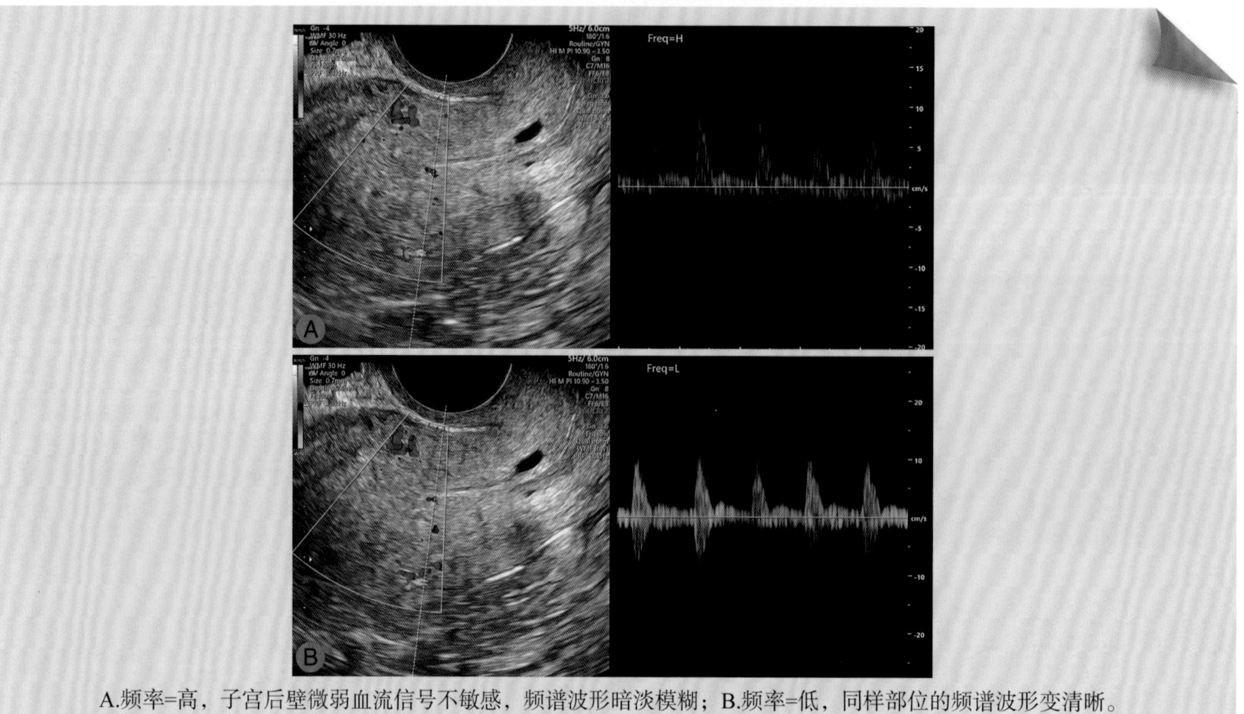

A.频率=高，子宫后壁微弱血流信号不敏感，频谱波形暗淡模糊；B.频率=低，同样部位的频谱波形变清晰。

图1-4-5　频率对脉冲多普勒的影响

同步指 B 模式、彩色多普勒和脉冲多普勒同步实时更新，三种模式同时更新称为三同步，只有 B 模式和脉冲多普勒同时更新称为两同步。三同步时设备需要分别处理三种信号，再实时显示，图像的帧频、分辨力和对信号的敏感度都会下降。妇科脉冲多普勒很少需要实时追踪血流的情况，因此建议关闭三同步，以获得更好的脉冲波形（图 1-4-6）。

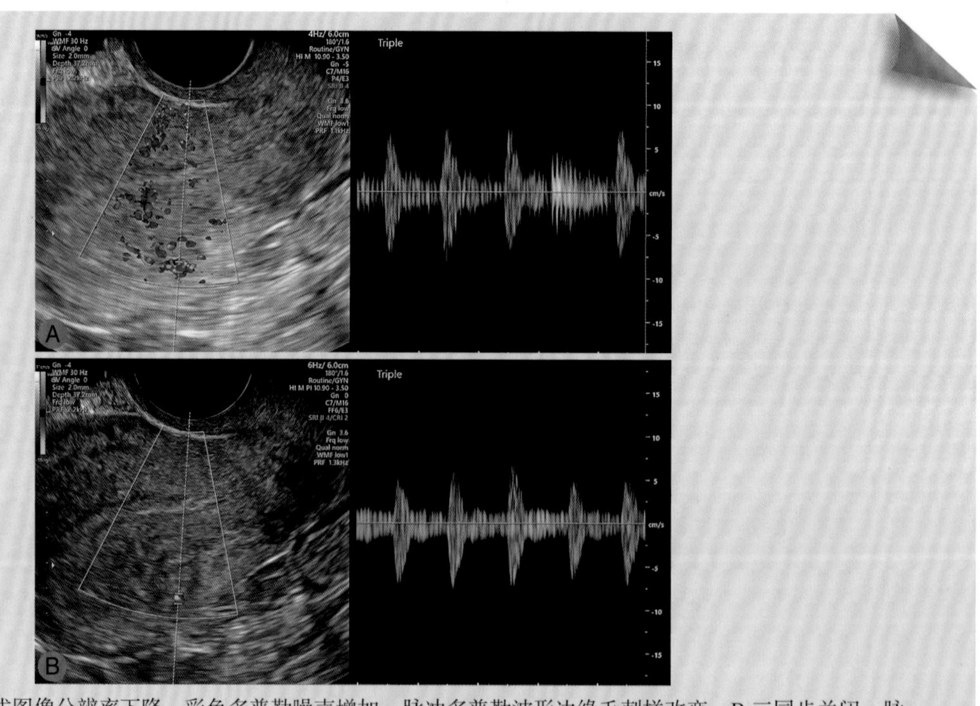

A.三同步打开，B模式图像分辨率下降，彩色多普勒噪声增加，脉冲多普勒波形边缘毛刺样改变；B.三同步关闭，脉冲多普勒波形边缘变平滑。

图1-4-6　同步对脉冲多普勒的影响

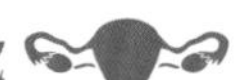

频谱多普勒的动态范围和伪彩对波形的影响同 B 模式。动态范围降低，波形更锐利，动态范围升高则波形更柔和，而添加伪彩可以让波形的对比分辨力提高。

二、频谱多普勒的其他控制参数

脉冲多普勒可调试的参数还有一些是和图像质量无关，但也是必须要知道的，见表 1-4-2。

表 1-4-2　控制脉冲多普勒的一些其他参数

参数	作用/影响	后处理
角度校正	影响测量准确性	是
反转	波形上下反转	是
卷屏速度	控制波形宽窄	是

脉冲多普勒的取样线倾斜也会对波形质量造成影响，此参数仅适用于线阵探头，用于妇科超声检查的凸阵探头并没有此调试选项。虽然凸阵探头的脉冲多普勒取样线不能倾斜，但如果取样线和血流方向形成一定的夹角，为了获得准确的测量值，就需要对脉冲多普勒做角度校正，如果校正的角度和实际角度存在误差，就会影响测量的准确性。如图 1-4-7 所示，取样线和血流方向之间的夹角等于 60°，角度校正存在 5° 的偏差（即 55° 或 65°），那么速度误差将达到 20%。夹角越大，校正角度误差越大，速度误差百分比越大。由于血流方向靠目测校正，很容易产生 5° 的校正误差，因此一般取样线和血流方向的夹角不应该超过 60°。

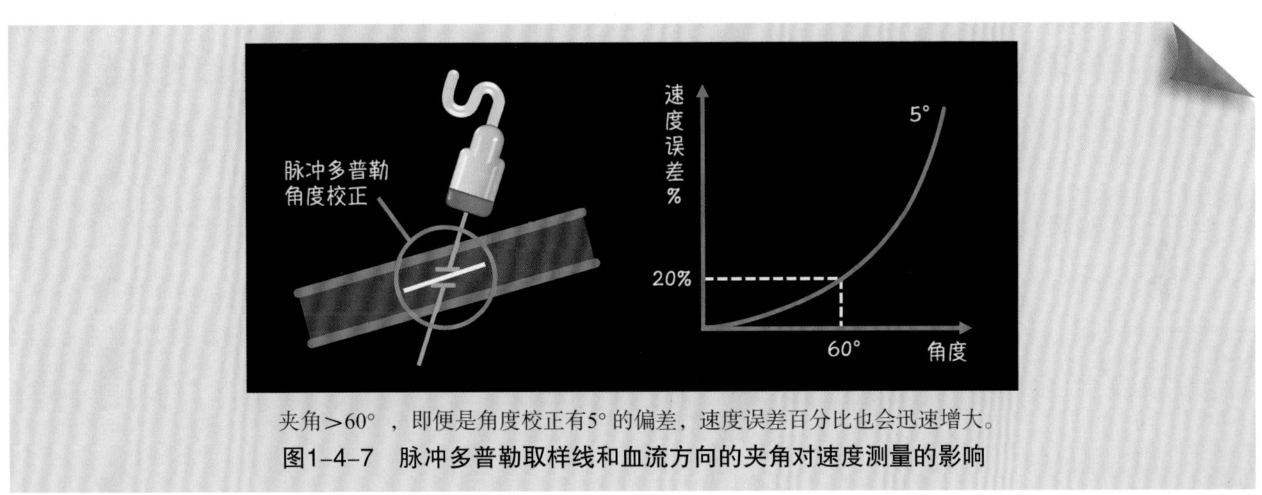

夹角>60°，即便是角度校正有5°的偏差，速度误差百分比也会迅速增大。

图1-4-7　脉冲多普勒取样线和血流方向的夹角对速度测量的影响

反转（invert）指沿基线反转显示频谱多普勒的波形。速度标尺也会相应地改变。必要时使用“反转”来更改波形的显示方向（朝上或朝下）。

卷屏速度（sweep speed）是指波形在屏幕上沿着水平方向展开的速度。增加卷屏速度，可以在每个波形中显示更多细节，降低卷屏速度，可以显示更多的波形周期。妇科脉冲波多普勒对卷屏速度没有特殊要求。一般按照 60 ~ 90 mm/s 的速度，一屏观察到 5 ~ 7 个波形即可。

参考文献

[1] BROWNRIGG D R K. The weighted median filter [J]. Communication of the Association for Computing Machinery, 1984, 27（8）: 807–818.

[2] READ P，MEYER M P. Restoration of motion picture film [M]. Amsterdam：Elsevier，2000.

[3] NEUMEYER D. The Oxford Handbook of Film Music Studies [M].New York Oxford University Press，2014.

[4] TWiT Netcast Network. How 24 FPS Became Standard [R]. 2017.

[5] 徐智章，王怡 . 医学超声术语手册 [M]. 上海：上海科学技术出版社，2009.

[6] 冯若 . 超声手册 [M]. 南京：南京大学出版社，1999.

[7] FREDERICK W. K. Sonography Principles and Instruments [M].10th ed.Amsterdam：Elsevier，2021.

[8] WHEDRICK. Technology for Diagnostic Sonography[M]. Amsterdam：Elsevier，2012.

[9] 冯若 . 超声诊断设备原理与设计 [M]. 北京：中国医药科技出版社，1993.

[10] 甲子乃人 . 超声设备使用入门 [M]. 朱强，译 . 北京：人民军医出版社，2012.

[11] General Electric Company. White paper：Speckle Reduction Imaging [R]. 2003.

[12] The British Medical Ultrasound Society. Guidelines for the safe use of diagnostic ultrasound equipment. Ultrasound，2010，18：52–59.

[13] General Electric Company. White paper：Flow Imaging–LOGIQ E10 Series [R]. 2020.

[14] General Electric Company. Voluson™ E6 / Voluson™ E8 / Voluson™ E10 Instructions for Use H48711FK Revision 4[R]. 2019.

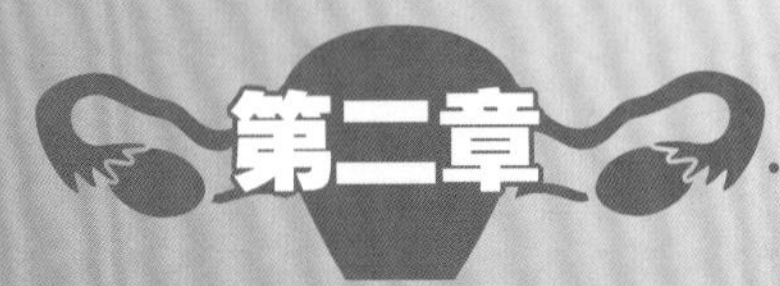

容积超声成像原理与基本操作

第一节 容积超声简介

容积超声的价值正越来越被各个领域的医师所认可和接受。与传统的二维超声相比，容积超声还可以与其他诊断策略和扫描技术相结合并为其提供支持。

二维超声是超声的基本形式，主要用于日常的常规扫描。和传统的二维超声相比较，容积超声本身衍生出更多的其他诊断方法和扫查技巧，如三平面分析，三维（three-dimensional，3D）渲染分析，四维（four-dimensional，4D）动态分析，还包括一些特殊的技术，如 VCI（volume contrast imaging）、VCI-C（VCI-C plane）、TUI（tomographic ultrasound imaging）、OmniView、STIC（spatio-temporal image correlation）、VOCAL（virtual organ computer-aided analysis）和 SonoAVC™（sonography-based automated volume count）等。

容积超声是建立在自动获取一系列二维图像的基础上的，通过特殊的容积探头获得容积数据后，计算机便可以重建出任意切面或渲染出立体的图像，并以多平面模式或不同的渲染模式显示到屏幕上（图 2-1-1，图 2-1-2）。

构成二维图像的基本单元称为像素（pixel），而构成三维空间数据的最小单位称为体素（voxel），是体积元素（volumetric pixel）的简称。

假设一个大立方体被分割成一个个小立方体（voxel 体素），而每一行、每一列、每一个立方体之间的行距和间距彼此都相等。进一步假设，每一个小立方体都是信息的载体，包含不同特性的数值，如在 CT 扫描中，这些值是 Hounsfield 单位，表示身体对于 X 光的不透光性；在超声诊断学中，这些数值代表了不同的灰度值和彩色值信息，表示身体组织的回声强度和彩色多普勒色彩强度。提取加到立方体上的信息并进行数学计算。每一个立方体的空间位置以 X、Y、Z 进行定位。每一点的纵向、横向、冠状方向甚至任一扫描方向的数据都被计算（图 2-1-3）。

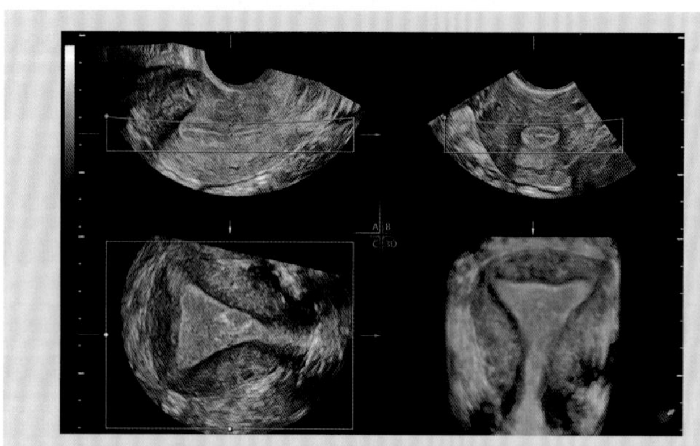
图2-1-1　三平面+立体渲染模式

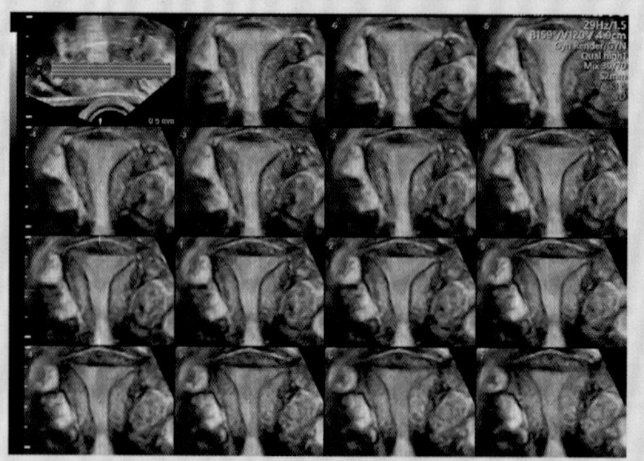
图2-1-2　TUI断层超声成像模式

换句话说，我们采集容积数据后，可随之从三维角度对各个切面进行分析。容积数据内的任一切面、三个正交切面与实时四维图像或渲染的三维图像同步显示，从新的角度显示子宫进而对子宫异常进行诊断。容积模式可帮助我们获取从二维扫描技术上很难获得的切面、平行界面，并保证了这些数据可存储到硬盘上，供任何时间的再分析。采集后容积数据可直接在容积超声系统进行分析，也可以在安装了 4DView 容积数据分析软件的普通电脑上进行分析。

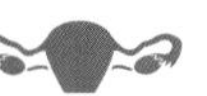

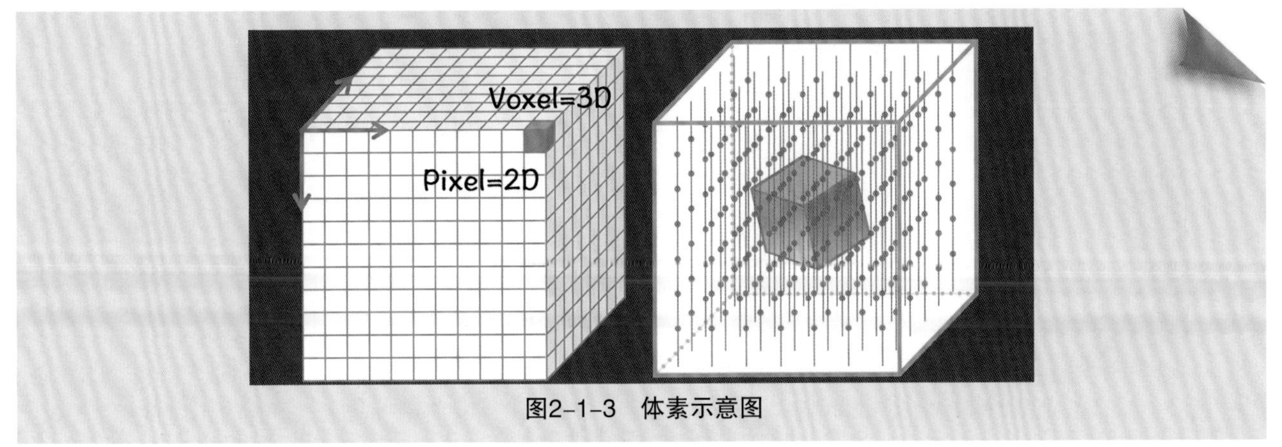

图2-1-3　体素示意图

第二节 容积数据采集

目前应用在临床超声医学的三维采集方法，根据采集方式的不同，可以分为自由臂采集和自动容积采集两大类。

一、自由臂采集

自由臂（free-hand）采集法，不需要特殊的三维探头，只需要普通二维探头即可完成图像的采集。操作者需要手持二维探头在患者身上按照一个方向进行扫查，扫查的过程中仪器按照预设时间间隔采集二维图像，并经过立体渲染显示立体的三维图像（图 2-2-1）。由于是手动扫查，因此扫查的速度不快，这就决定了自由臂三维只可以采集三维，不能采集四维。

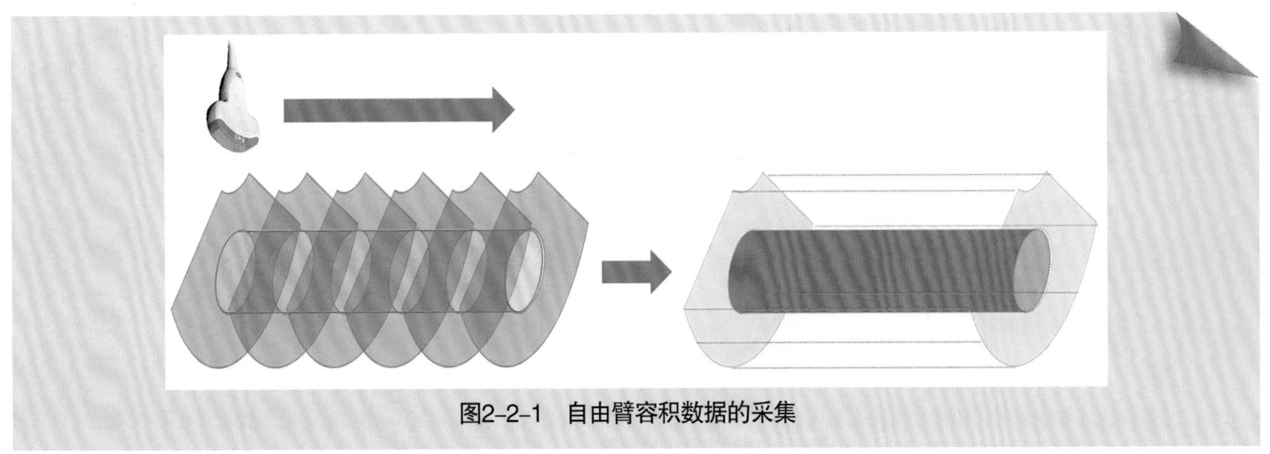

图2-2-1　自由臂容积数据的采集

某些支持自由臂采集的超声设备可以安装一套磁定位装置，该装置在探头上装一个信号传感器，而在扫查部位附近放一个磁场发生器（图 2-2-2）。传感器和磁场发生器都连接超声设备，当探头在进行自由臂采集的时候，磁场发生器可以感应到探头移动的位置、方向和速度，从而渲染出准确的立体三维图像。

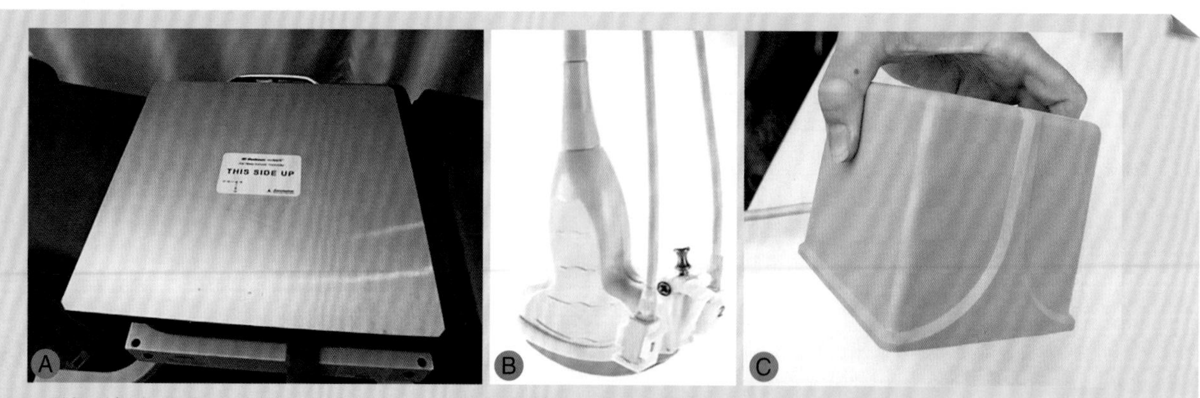

A.平板磁场发生器；B.带外置传感器的探头（最新的磁定位探头内置传感器，外表和一般探头一样）；C.方形磁场发生器。

图2-2-2　自由臂三维磁定位装置

二、自动容积采集

自动容积采集是通过特殊探头来完成的，该探头是专门为二维、三维、动态三维（四维）扫描而设计的。按照探头设计的不同，可以分为机械容积探头和电子容积探头两大类，两类容积探头都不需要人为移动探头来进行三维数据采集（图 2-2-3）。

机械容积探头由机械（外置机械或内置微机械）驱动探头或晶片移动来完成扫描采集，靠机械摆动来控制扫描速度和范围。目前机械容积探头的应用范围有腹部（含妇产科）、经阴道、经直肠、小儿经颅和浅表等。

电子容积探头的阵元超过 5000 个（非电子矩阵探头阵元 1 ~ 960 个），呈矩阵排列，因此也称为电子矩阵容积探头。它由电子电路来控制声波发射顺序来完成扫描采集，靠电子虚拟摆动来控制扫描速度和范围。目前电子容积探头的应用范围有经食管（相控阵）、成年人心脏（相控阵）、腹部（相控阵）、产科（凸阵）等。

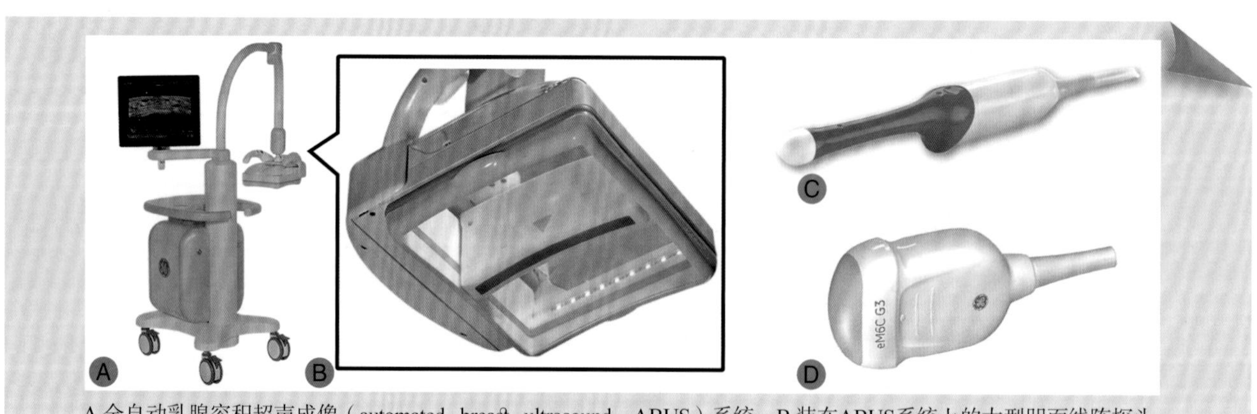

A.全自动乳腺容积超声成像（automated breast ultrasound，ABUS）系统；B.装在ABUS系统上的大型凹面线阵探头，由外置机械臂驱动；C.内置微机械的腔内微凸阵机械容积探头；D.产科（凸阵）曲面电子矩阵容积探头。

图2-2-3　不同类型的三维探头

目前最常用的容积探头是内置微机械的机械容积探头，以下均以该类型探头采集的三维图像为基础进行叙述。使用外置机械臂驱动线阵探头采集的乳腺全容积三维、使用相控矩阵电子容积探头采集的心脏实时三维（四维），从采集到显示模式到数据分析，其原理都跟内置微机械的机械容积探头类似。

容积数据的采集是以在二维图像上叠加方形或扇形的采集框开始的。采集前的起始平面代表了容积的中心平面，采集扫描将从容积的一侧开始，到达另一侧结束（图 2-2-4）。容积采集的范围（容积厚度）由“容积角度”这个参数决定，在容积开始采集后这个参数不可改变。

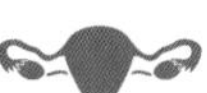

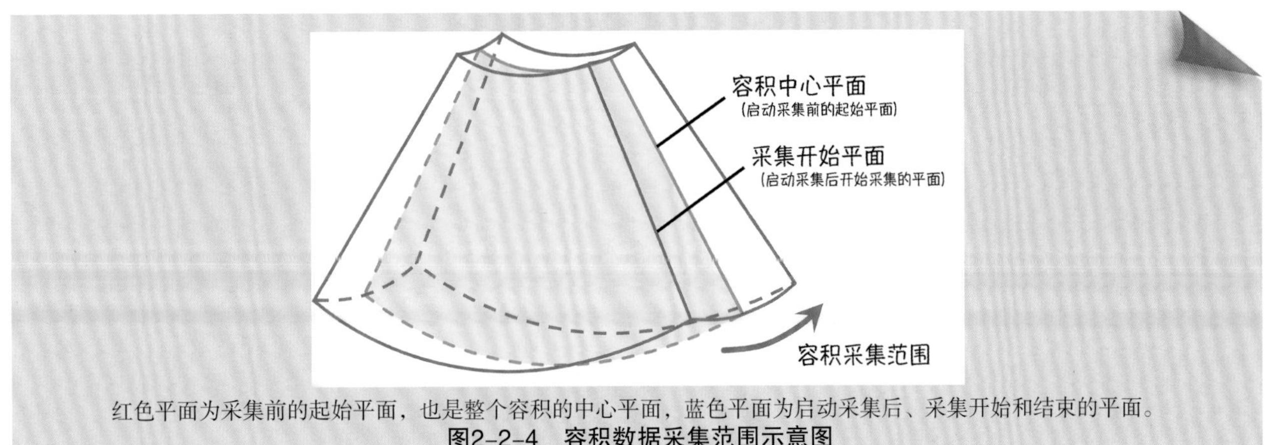

红色平面为采集前的起始平面，也是整个容积的中心平面，蓝色平面为启动采集后、采集开始和结束的平面。

图2-2-4　容积数据采集范围示意图

在扫描过程中，采集框锁定的感兴趣区将保持不变，屏幕上将动态显示实时扫描过程中采集的二维图像。在三维模式中，容积扫描的进度在屏幕的右下角同步显示（容积角度），动态实时更新容积扫描过程中二维图像所在的位置。

扫描时间的长短取决于采集框的大小（深度、范围和容积角度）和容积扫描质量的预设。对于静态三维扫描，要保持探头不动，实时显示扫描的二维帧数以供监测扫描图像的品质。实时四维扫描，连续容积采集不需要保持探头不动。

三、实时四维采集

动态三维成像（real time three-dimensional imaging）俗称四维成像。与静态三维模式（static 3D）不同，动态三维模式是在连续容积采集的同时进行三维立体渲染并行运算，当连续采集显示的速度增加到一定程度，容积帧频逐步提高，便可以获得相对实时的、没有延迟的动态三维图像，也称作实时四维成像（real time four-dimensional imaging）。在实时四维模式中，容积数据的大小和内容由采集取样框的大小和位置决定，四维立体图像的大小和内容则由渲染框的大小和位置决定。启动四维采集后，采集取样框不可改变大小，而渲染框可以实时改变大小并实时自动计算转换，从而获得实时的动态立体图像。冻结后，图像可根据需要调节大小，并在四维电影回放状态下进行电影回放。

四、三维采集步骤

一个常规的三维或四维检查由以下阶段组成。

1. 数据采集

（1）以二维图像定位：尽可能获得最好的二维图像（二维图像是三维或四维图像的基础），如调整增益、调整聚焦等。采集起始切面选择见表 2-2-1。横切面特别宽的子宫，如双角子宫、双子宫、浆膜下肌瘤子宫等，起始切面建议为横切面（图 2-2-5）。

（2）选择 3D 或 4D 模式。

（3）选择正确的 3D 预设（子宫或卵巢）或 4D 预设（HyCoSy 或 STIC）。

（4）调整黄色容积采集框大小（表 2-2-1）。

（5）根据采集框的大小选择合适的容积角度（表 2-2-1）和采集质量。

（6）保持探头不移动（仅 3D 模式），开始容积采集。

表 2-2-1 妇科 3D/4D 采集选项

	常规子宫	横切面宽的子宫	卵巢	子宫输卵管超声造影
起始切面	子宫矢状切面	子宫横切面	卵巢最宽的切面	子宫横切面，与卵巢连线平行
3D/4D模式	3D或自由解剖成像	3D或自由解剖成像	3D	4D或3D
3D/4D预设	子宫	子宫	卵巢	HyCoSy
采集框大小	包括整个子宫	包括整个子宫，左右超出宫底约1 cm	包括整个卵巢	左右最大，深度根据实际情况调整
容积角度	120°	120°	90° ~ 120°	120°
采集质量	中 ~ 高	中 ~ 高	中 ~ 高	低 ~ 中

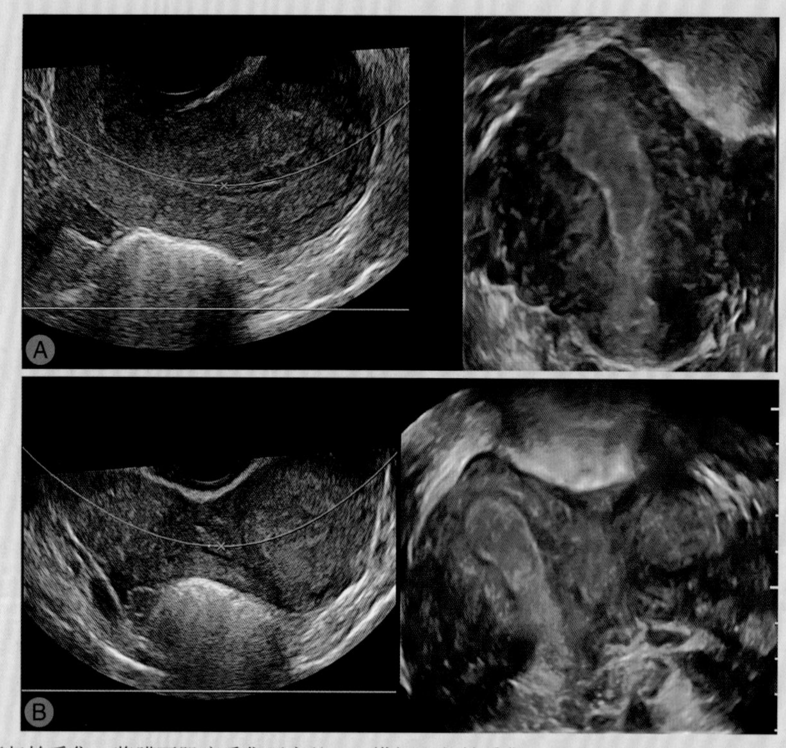

A.正中矢状切面起始采集，浆膜下肌瘤采集不完整；B.横切面起始采集，尽量让肌瘤和子宫同屏，三维图像完整显示子宫和肌瘤的关系。

图2-2-5 子宫三维采集起始切面

2. 数据保存

- 保存、发送容积数据、avi 格式文件。

3. 数据分析

- 多平面容积分析。
- 在容积数据内，3 个可以自由移动的相互垂直的正交平面。
- 3D/4D 数据的立体渲染、表面模式或透视模式。

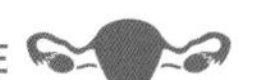

第三节 容积数据存储和导出

一、容积数据的存储

一般设备支持把图像存储成静态或动态图像，除非有特别的设置，否则这些 2D/3D/4D 图像大部分是以原始数据的格式存储在设备里面，允许使用者重新加载进行图像分析。每台设备最少会有一个图像存储键，一些高级的设备甚至会设置 2 ~ 6 个图像传输按钮以分配不同的图像传输方式（图 2–3–1）。表 2–3–1 以 GE 公司 Voluson ™ E10 为例子，列出了图像不同的存储和传输方式的特点。

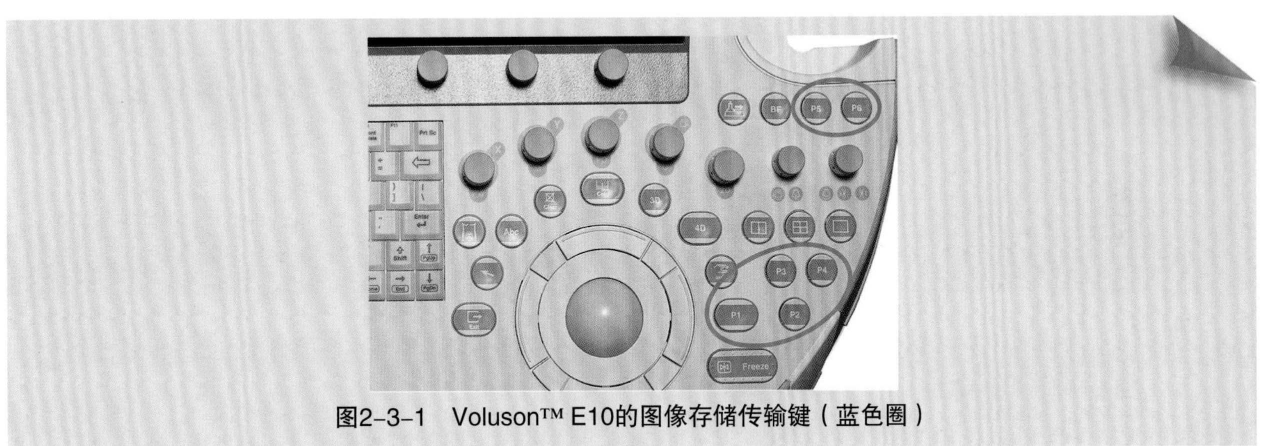

图2–3–1　Voluson™ E10的图像存储传输键（蓝色圈）

存储图像时，都会输入患者的相关信息。为了查询方便，在录入患者 ID 号等标签时，需要有目的地进行关键字编辑，如妇科检查标上“GYN”、输卵管造影检查标上“TUB”等，如果要区分操作者，还需要录入操作员的名字。

高级设备（如 GE 公司 Voluson ™ E10）在存储动态视频（cine）的时候，为了让磁盘空间利用率尽可能高，会有以下一些操作技巧：

- 动态视频存储的默认时长：设备可以设置默认存储时长，以避免动态视频占用太多的存储空间，但是 4D 子宫输卵管超声造影则设置为最长时间。
- 可以手动截取某一段动态视频存储，把多余的视频帧删除。
- 4D 模式下，支持把 4D 图像存为当前帧的 3D 图像。
- 无论是 3D 图像还是 4D 图像，都支持截屏存储，即把容积数据存储为单帧 bmp 格式图像，以节省存储空间。
- 以原始格式存储的图像，可以在超声设备上后处理，以 DICOM 或者截图格式存储的图像不可在超声设备上后处理（表 2–3–1）。

表 2-3-1　不同的图像存储和传输方式

	存储按键	存储介质	再分析*
2D/3D静态图像	P1 ~ P6	本地硬盘（内置）	可以
2D/4D动态视频	P1 ~ P6	本地硬盘（内置）	可以
2D/3D/4D截屏	P1 ~ P6	本地硬盘（内置）	不可以
3D旋转/平移动画视频	P1 ~ P6	本地硬盘（内置）	可以
静态/动态/容积DICOM图像	P1 ~ P6	DICOM工作站	不可以（DICOM图像分析软件可以）
静态jpg图像	P1 ~ P6	U盘，移动硬盘	不可以
动态mp4视频	P1 ~ P6	U盘，移动硬盘	不可以
屏幕录像mp4视频	P1 ~ P6	U盘，移动硬盘，光盘	不可以
快速截屏	截屏按钮	U盘，移动硬盘	不可以
彩色照片	P1 ~ P6	彩色照片打印机	不可以
黑白照片	P1 ~ P6	黑白照片打印机	不可以
静态图像/动态视频	P1 ~ P6	网络邮箱	不可以

注：* 指可在设备上进行再调试和测量等分析操作。

二、容积数据的导出

容积数据一般可以导出为常用的 3 种格式，即电脑可读格式、原始数据格式和 DICOM 格式。高级设备则支持更多的导出选择。表 2-3-2 以 GE 公司 Voluson ™ E10 为例，列出了可以导出的部分图像格式。

导出图像的时候，需要注意选择导出格式的质量。如果要备份数据，或者用离线软件分析（如 4DView），一定要用原始数据格式，否则数据不能再分析。如果导出的图像用于科研、出版或投稿，则需要对图像进行匿名化处理，具体操作应以设备说明为准。

表 2-3-2　常见容积数据的导出格式

	导出格式	打开媒体	再分析*
原始数据	4dv，vol	Voluson™设备或4DView程序	可以再分析，备份数据要用此格式
静态图像	jpg，bmp，tif	PC/MAC电脑读图程序	常规电脑可读格式，不可再分析
动态视频图像	mp4，avi	PC/MAC电脑读图程序	常规电脑可读格式，不可再分析
DICOM图像	dcm，dcm 3D	DICOM工作站或分析软件	只可以用DICOM程序打开分析
3D打印	stl，3mf，obj，ply，xyz	3D打印程序	只可以用3D图像处理程序编辑，不可再分析

注：* 指可在设备上进行再调试和测量等分析操作。

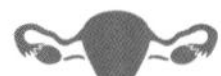

第四节 容积数据的基础分析

采集后容积数据可直接在超声系统进行分析，也可以在安装了 4DView 容积数据分析软件的普通电脑上进行分析。

一、采集后方位的确定

容积数据采集后，解剖结构及方位的不同取决于 B 模式图像方位、三维渲染观察方向和扫描过程中探头位置。

以使用腔内三维探头进行子宫三维成像为例，只要满足以下条件，则子宫的三维立体渲染图像的方位如图 2–4–1 所示，黄色三维立体渲染图像的左侧为患者的右侧：

- 三维探头的探头标记（图 2–4–1）朝向患者腹侧。
- 屏幕二维图像的扇形正向，并且图像标记位于屏幕左侧。
- 三维立体渲染的观察方向为"从上往下"，即左上角 A 平面的渲染框的上缘为绿线。
- 三维立体渲染图像没有发生旋转。

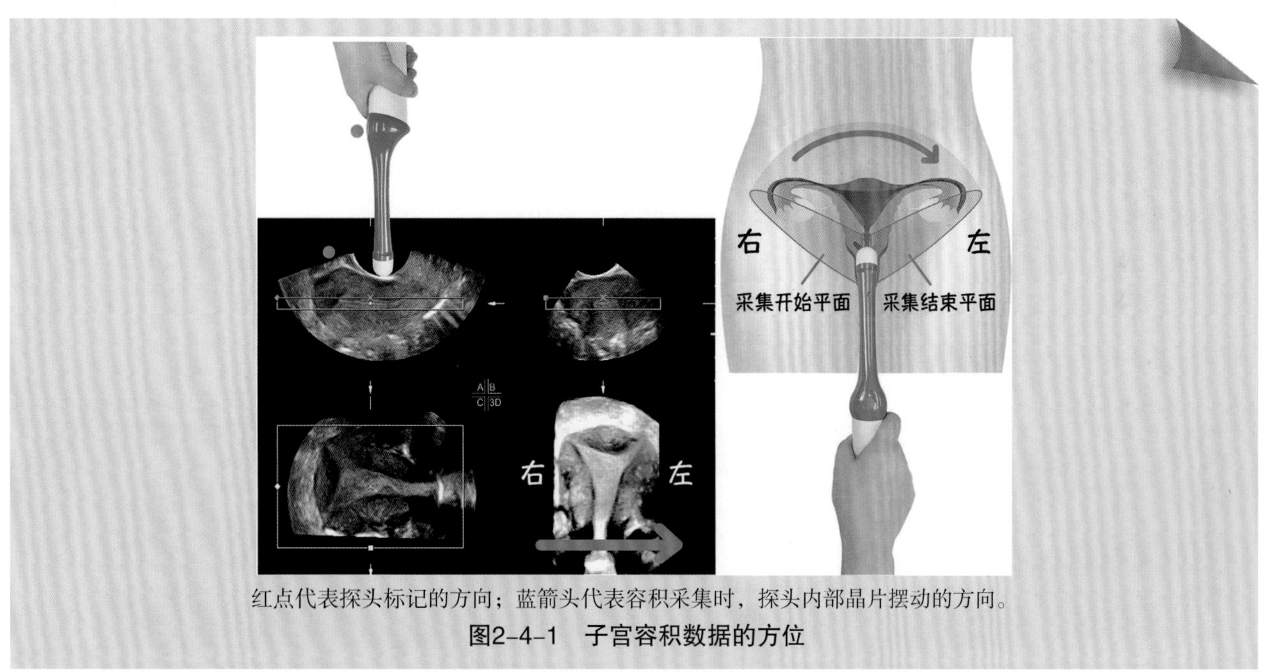

红点代表探头标记的方向；蓝箭头代表容积采集时，探头内部晶片摆动的方向。

图2–4–1　子宫容积数据的方位

三维方位的自动标识：一些三维超声设备具备三维方位的自动标识功能（如 GE 公司的 Voluson ™ E10），只要在机器上标识好探头在人体的方位，那么三维图像就会自动标记上方位，方位随着三维图像的旋转而变化（图 2–4–2）。

人体方位分以下 6 个：

- A——腹侧（anterior /ventral）。
- P——背侧（posterior /dorsal）。
- Cr——头侧（cranial）。
- Ca——尾侧（caudal）。

- R——右侧（right）。
- L——左侧（left）。

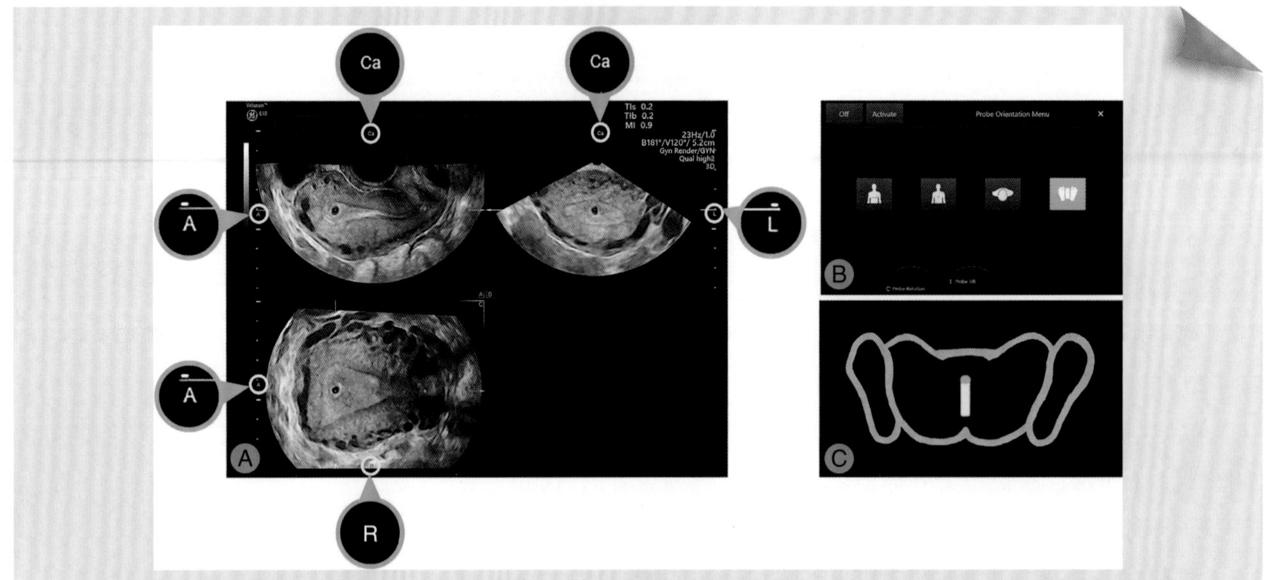

A.标识后三维图像自动标记方位，方位随三维图像旋转而变化，黄色圆圈为方位标记所在位置；B.设置探头位置的菜单，经腔内扫查选择第4个体位标记；C.探头放置在脚端的体位标记，绿色点为探头标记点所在方向。经腔内三维子宫扫查，一般起始平面取子宫的矢状切面，因此探头标记朝向患者腹侧，探头标记可以设置旋转和摆动的角度。A：腹侧，R：右侧，L：左侧，Ca：尾侧。

图2-4-2　三维方位自动标识

二、容积数据的旋转

容积数据采集后，仪器默认以三个正交平面＋立体渲染图像的方式来显示容积数据。三维容积数据可以分别围绕 X 轴、Y 轴、Z 轴进行旋转，三根轴线相互垂直相交于一点上。

启动三维图像单幅显示，当操作旋转控制键时，参考平面内将会插入虚拟的线样 X、Y、Z 轴。X、Y、Z 任一轴可任意旋转。X 轴从左至右水平穿过平面或者容积；Y 轴从上至下垂直穿过平面或者容积；Z 轴从前往后水平穿过平面或者容积（图 2-4-3）。

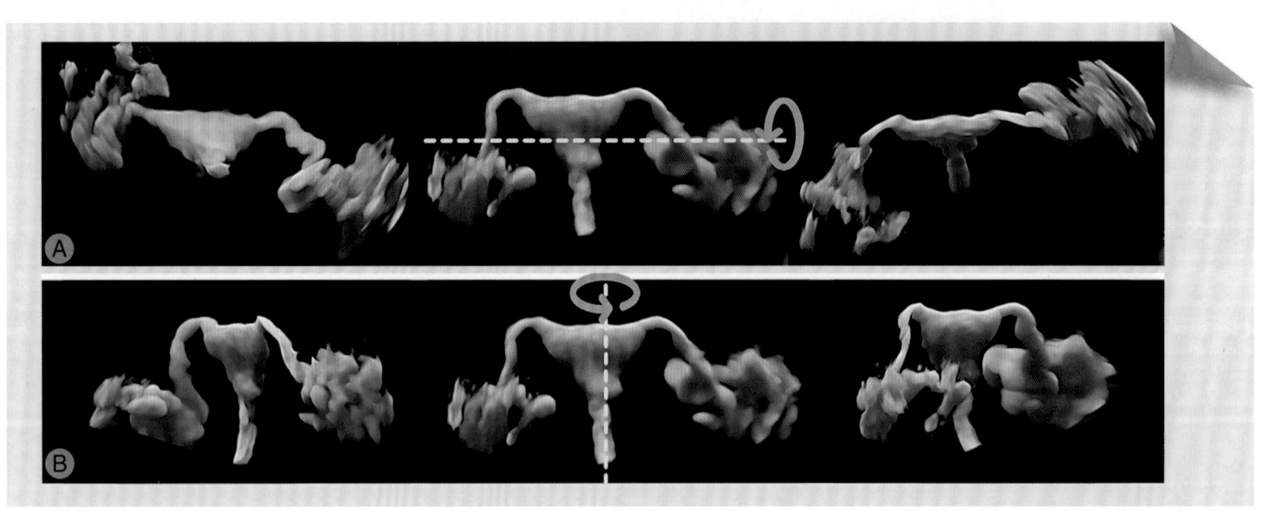

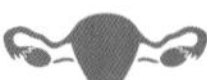

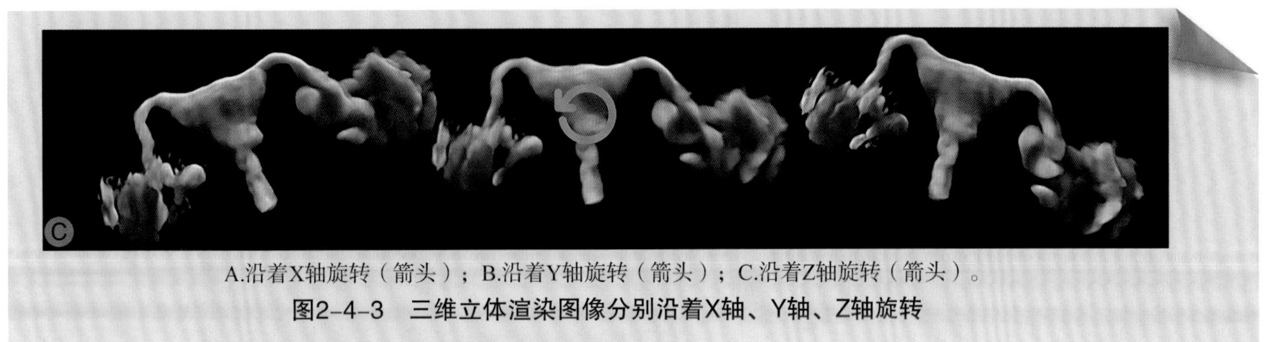

A.沿着X轴旋转（箭头）；B.沿着Y轴旋转（箭头）；C.沿着Z轴旋转（箭头）。

图2-4-3 三维立体渲染图像分别沿着X轴、Y轴、Z轴旋转

启动三平面模式，感兴趣区的中心以一个小点（三个垂直平面的交汇点）表示。当进行旋转操作时，参考图像内将会插入相应的轴线：X 轴呈红色，Y 轴呈蓝色，Z 轴呈黄色。X、Y、Z 任一轴可自由旋转。通过围绕目标参考点旋转平面，可以获得正确或所需的解剖平面。此功能可校正三维数据的位置。

三、三平面模式基础

三平面分析是容积数据分析的基础。在移动参考点、旋转平面的操作下，可获得任意二维超声不能获得的平面，包括 C 平面成像。

三平面模式（multi-plane mode）是指机器只显示容积数据中三个正交平面，三个平面分别被称为 A、B、C 平面（图 2-4-4）。初始状态下，A 平面为容积的中心平面（图 2-2-4），它无限接近三维采集启动前所看见的二维平面；B 平面是 A 平面沿纵轴旋转了 90° 的平面。C 平面是 A 平面沿横轴旋转 90° 的平面，三个平面永远两两垂直。例如，在前位子宫三维成像中，如果 A 平面（图 2-1-1 左上）是子宫的正中矢状切面，那么 B 平面（图 2-1-1 右上）就是子宫的横切面，C 平面（图 2-1-1 左下）就是子宫的冠状面（轴平面）。

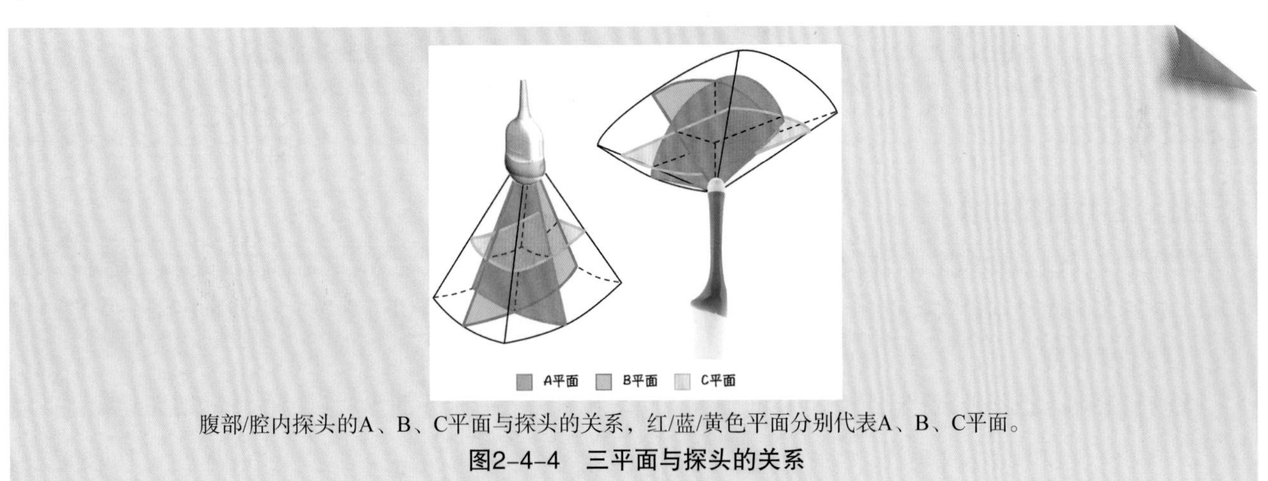

腹部/腔内探头的A、B、C平面与探头的关系，红/蓝/黄色平面分别代表A、B、C平面。

图2-4-4 三平面与探头的关系

A、B、C 三平面之间的方位对应屏幕上的方位如图 2-4-5 所示，三个平面相交的点就是图像上的指示点（图 2-4-5，红色点），通过调节指示点的位置，可以获得容积数据内任意平面图像，同时，沿着与平面相交的轴线（图 2-4-5，红 / 蓝 / 黄线）旋转平面，可以获得容积数据内任意倾斜的平面（图 2-4-7）。要注意的是，A、B、C 三个平面两两相交，永远相互垂直，因此只要一个平面位置发生变化，其他两个平面也会跟随变化，而指示点所在的位置在三个平面中是同一个位置（图 2-4-6）。

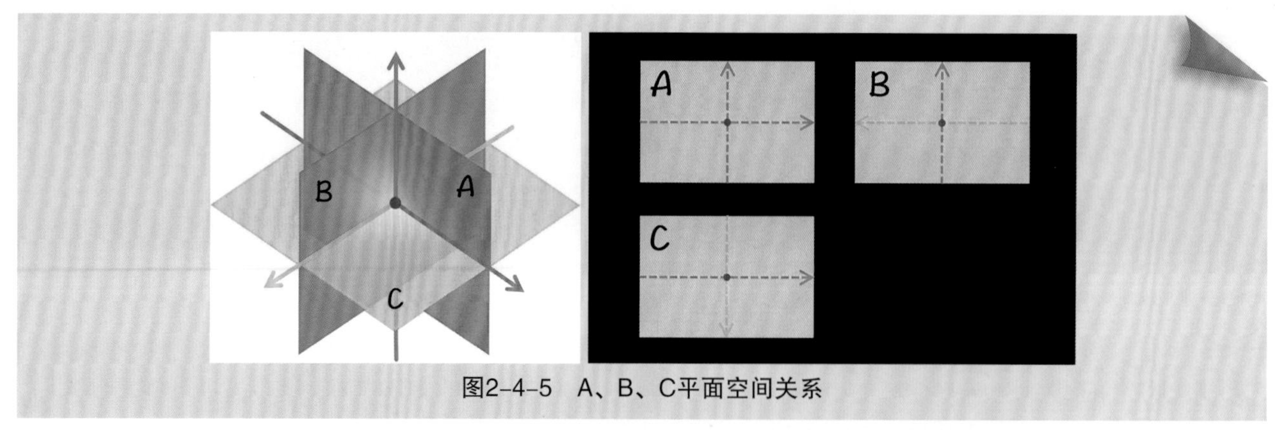

图2-4-5 A、B、C平面空间关系

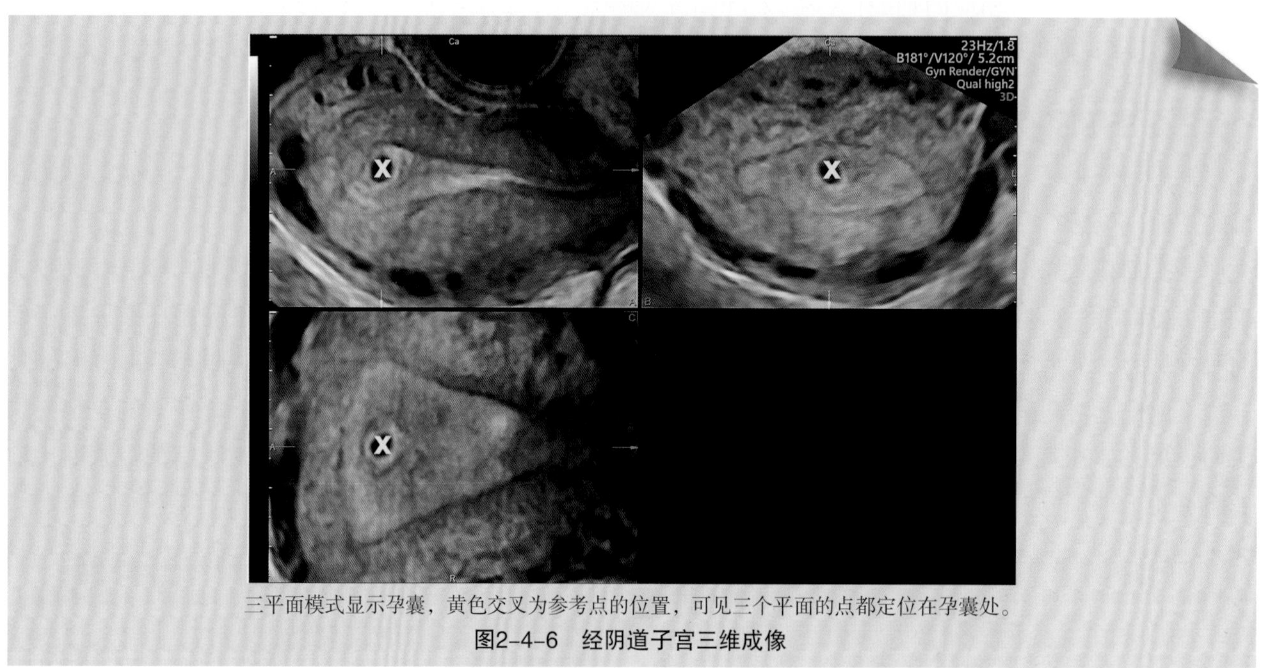

三平面模式显示孕囊，黄色交叉为参考点的位置，可见三个平面的点都定位在孕囊处。

图2-4-6 经阴道子宫三维成像

四、三平面模式操作

本节"三、三平面模式基础"部分已经详细叙述了A、B、C三个平面和X、Y、Z轴之间的关系。采集三维数据后，激活多平面显示模式。选择要进行操作的A、B或C平面，进行以下操作（操作顺序不分先后）：

1. 移动参考点

滚动轨迹球，把参考点移动到感兴趣的位置，同时观察另外两个平面参考点的位置和切面的变化。如果需要利用参考点追踪某一结构，可以在三个平面之间切换移动参考点，达到追踪的目的。

2. 旋转平面

容积数与显示平面相交的平面以2D图像的形式显示在屏幕上（图2-4-7），形成A、B、C三个相互垂直的平面图像。利用X、Y、Z轴旋钮或者利用触摸屏、触控屏幕可以对图像进行旋转。转动任意一个平面，另外两个平面会跟着联动。参考点就是旋转中心，如果希望围绕某个结构旋转，需要把参考点移动至该结构上。任意一个可以想象的平面，都可以通过旋转和移动旋转中心获得。

容积数据沿着X、Y轴转动时，会旋转至屏幕（显示平面）以外，所以图像的解剖结构会不断变化，只有Z轴在转动的时候是在屏幕（显示平面）内旋转，解剖结构不变，因此推荐使用Z轴旋转来观察分析图像（图2-4-7）。

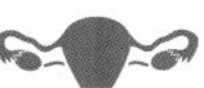

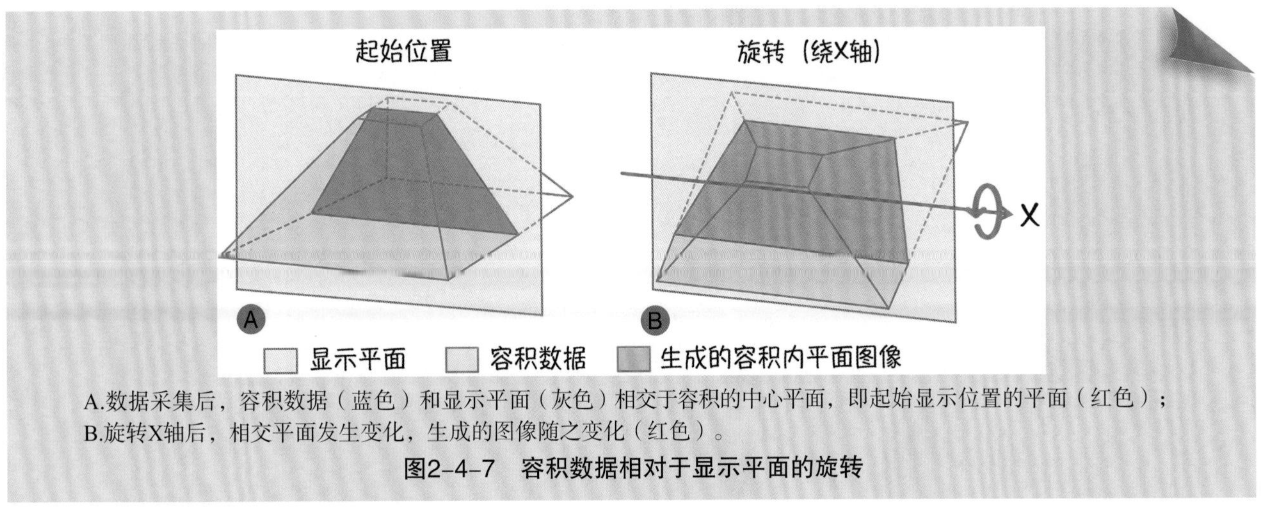

A.数据采集后，容积数据（蓝色）和显示平面（灰色）相交于容积的中心平面，即起始显示位置的平面（红色）；
B.旋转X轴后，相交平面发生变化，生成的图像随之变化（红色）。

图2-4-7　容积数据相对于显示平面的旋转

3. 平移平面

容积数据可以相对显示平面进行前后移动，从而获得一系列相互平行的图像（图 2-4-8）。激活目标平面，使用平移旋钮或者触控屏幕可以进行目标平面的平移操作。目标平面平移后，另外两个平面不会发生变化，但是相交线的位置会发生改变。在目标平面移动参考点后，虽然目标平面不会发生变化，但是另外两个平面会随之发生平行移动的变化。

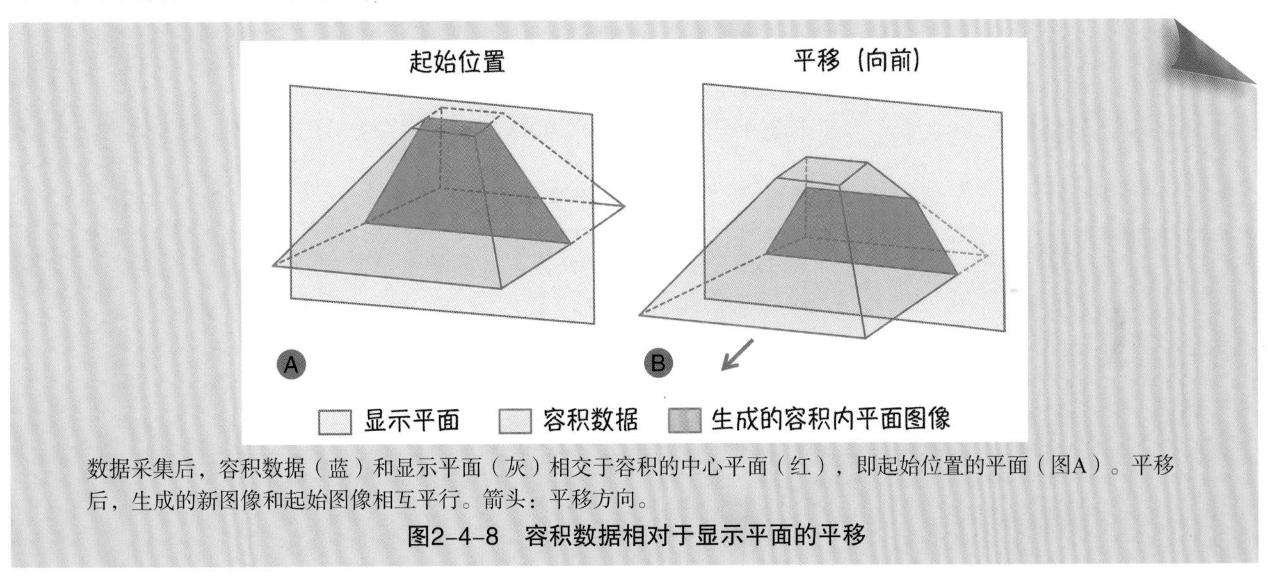

数据采集后，容积数据（蓝）和显示平面（灰）相交于容积的中心平面（红），即起始位置的平面（图A）。平移后，生成的新图像和起始图像相互平行。箭头：平移方向。

图2-4-8　容积数据相对于显示平面的平移

4. 单幅显示

三平面模式可以单幅显示任意一个平面的图像，激活目标平面，点击单幅显示按钮即可。

五、四维图像分析

4D 图像是由多帧连续的 3D 图像组成，因此在停帧的状态下，其分析方法和 3D 图像是一致的。4D 图像独有的分析方法是回放。通过逐帧回放，我们可以获得随着时间变化的 3D 图像，从而进行前后对比，寻找最佳的一帧 3D 图像进行进一步的分析。详见“第三章第八节、实时三维子宫输卵管超声造影的图像处理”部分。

六、三维数据简单测量

无论是在立体渲染的图像上，还是在多平面图像上，操作者都可以进行普通的距离、面积、角度等的二维测量，也可以进行一些特殊的容积测量（图 2-4-9）。表 2-4-1 列出一些常见的三维测量方法。

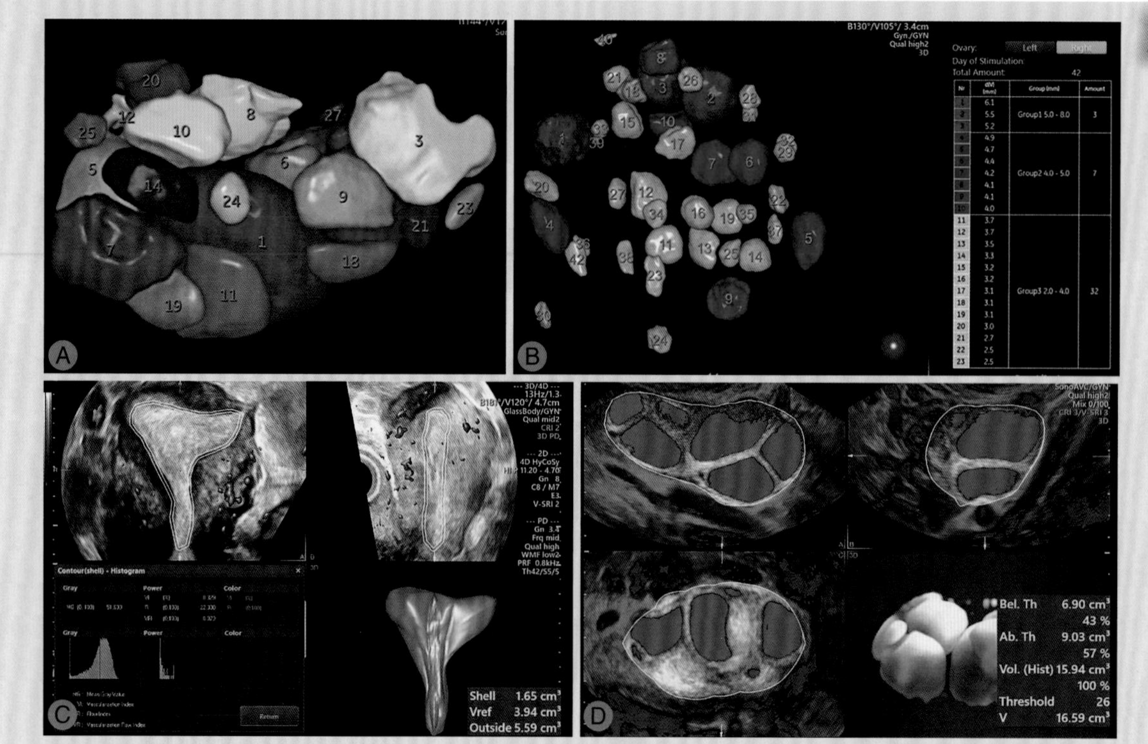

A.SonoAVC™*follicle*智能卵泡测量，计算卵泡个数及大小；B. SonoAVC™*antral*智能窦卵泡测量，计算窦卵泡个数及大小；C.子宫内膜三维血流定量测量，计算内膜血管指数（vascularzation index，VI），血流指数（flow index，FI）和血管血流指数（vascularization flow index，VFI）；D.VOCAL II™测量卵巢体积，卵巢间质体积。

图2-4-9　特殊的容积测量

表 2-4-1　常见三维测量方法

测量名称	测量工具
距离测量	两点间直线距离 / 两直线间垂直距离 / 曲线距离
面积测量	轨迹法 / 椭圆法 / 双径线法
角度测量	三点法 / 双线法
普通体积测量	径线法 / 椭圆法
不规则体积测量	VOCAL II™
三维血流定量（VI，FI，VFI）	VOCAL II™
卵泡测量	SonoAVC™*follicle*
窦卵泡测量	SonoAVC™*antral*
多切面体积测量	3D multiplane

参考文献

[1] 张新玲. 实用盆底超声诊断学 [M]. 北京：人民卫生出版社，2018.

[2] Voluson ™ E6 / Voluson ™ E8 / Voluson ™ E10 Instructions for Use H48711FK Revision 4. GE Healthcare [R]. 2019.

[3] Advanced course inn fetal medicine and gynecology. GE Healthcare [R]. 2016.

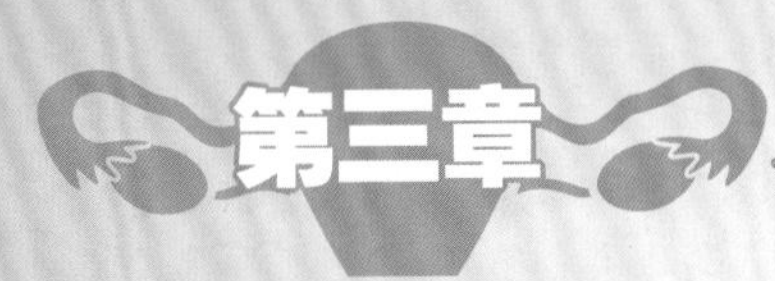

第三章 容积超声成像处理

- 第一节 容积数据的立体渲染
- 第二节 高分辨仿真模式（HD*live*™）
- 第三节 容积对比成像（VCI）
- 第四节 自由解剖成像（OmniView）
- 第五节 断层超声成像（TUI）
- 第六节 三维体积计算Ⅰ：VOCAL
- 第七节 三维体积计算Ⅱ：SonoAVC™
- 第八节 实时三维子宫输卵管超声造影的图像处理
- 第九节 三维子宫输卵管超声造影的图像处理

容积数据采集后，三维超声仪器可以用不同的显示方式把容积数据显示到屏幕上。常见的显示方式有立体渲染（render）、三平面模式（Multi-Plane）、断层超声成像（TUI）、自由解剖成像（OmniView）、容积对比成像（VCI）等。一般情况下，仪器默认以三个正交平面 + 立体渲染图像的方式来显示容积数据（图 2–1–1）。

对于妇科成像，容积超声的优势在于可以利用三维超声任意切面成像方式获取子宫的冠状面，不论是在实时采集还是离线分析都可以做到这一点。采用存储动态的 4D 数据，通过回放键选择所需的容积帧，利用渲染模式来显示输卵管的空间形态信息（图 3–1）。

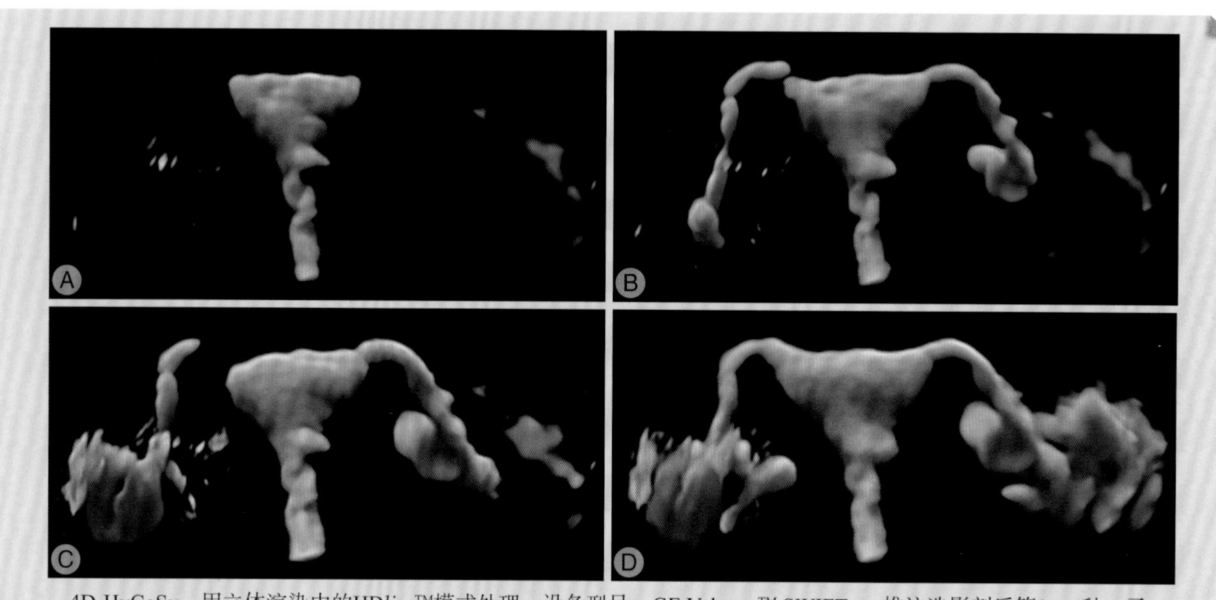

4D-HyCoSy，用立体渲染中的HD*live*™模式处理，设备型号：GE Voluson™ SWIFT+。推注造影剂后第3～6秒，子宫显影（图A）；第7～9秒，双侧输卵管显影（图B）；第10～29秒，造影剂从双侧输卵管先后喷出并朝盆腔弥散（图C、图D）。

图3–1　不同时相的4D子宫输卵管超声造影

第一节 容积数据的立体渲染

一、简介

立体渲染（render）是一个基于 3D 或 4D 原始数据，对体素（voxel）进行可视化渲染的过程。像素（pixel）是二维图像的最小信息单位；体素是 3D 容积数据中最小的信息单位。

早期的三维仪器，渲染一幅 3D 图像需要大约 30 秒。而现今，如此耗时的 3D 数据运算已不再是我们的工作障碍，随着计算机技术的快速发展，渲染速度以百位数级别增加。现在，一幅 3D 图像的渲染运算耗时减至不到 0.1 秒。因此，我们完全可以说 3D 渲染是一种实时的信息传递，也就是我们常说的实时 4D。

立体渲染的软件包提供了对容积数据的灰阶（gray）、彩色 / 能量多普勒（color）及玻璃体模式（glass body）渲染的交互式表面和透视模式显示。该软件包内置在三维超声仪器的系统内，无须外部的硬件支持。

“交互”意味着每一步操作和调节都会实时改变渲染的结果。基于探头、采集方式和采集取样框大小的不同，快速的硬件和智能的软件，使机器每秒钟能计算 5 ～ 1000 个容积。

二、立体渲染的原理

立体渲染是一种算法程序，用于显示通过 2D 扫查采样获得的容积数据中的某些 3D 结构。不同的算法程序会显示出不同的表面或内部效果。不同于平面几何信息（如边缘、线条等）是基于像素的分析，立体渲染是对 3D 数据（容积块）“投影路径”上的体素进行分析（图 3-1-1）。渲染（计算）法则、表面（surface）或透视（transparent）模式，决定了 3D 结构的显示形式，也就是说容积数据是以软组织模式或骨骼模式显示。通常我们用表面纹理（surface texture）模式来显示子宫内膜冠状面，用梯度亮度（gradient light）模式或 HD*live* ™模式来显示 4D 子宫输卵管超声造影。

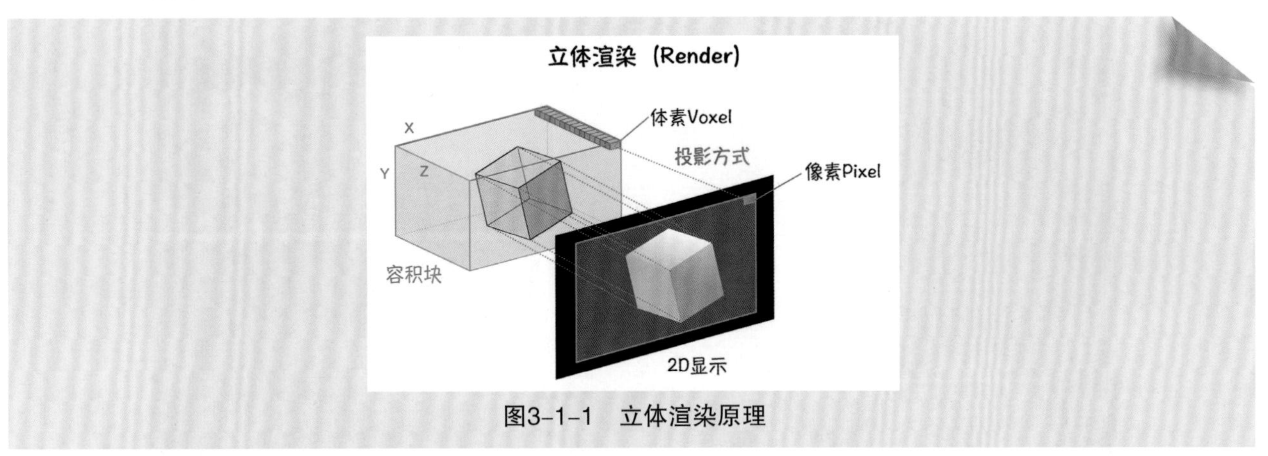

图3-1-1　立体渲染原理

三、渲染框和观察方向

渲染感兴趣区和三维开始采集时的数据采集区域是两个概念。数据采集区域是指整个容积数据的大小，它由开始采集之前的采集框大小和容积角度大小共同决定（图 3-1-2A）。渲染感兴趣区是指，采集容积数据并选择 Render 模式时渲染框内的数据区（图 3-1-2B）。渲染程序只会处理区域内体素的信息，因此，超出渲染框的结构将不被显示。渲染框的位置和大小可以通过 A、B 和 C 三个正交平面来校准。操作者可以调整渲染框的大小和位置。

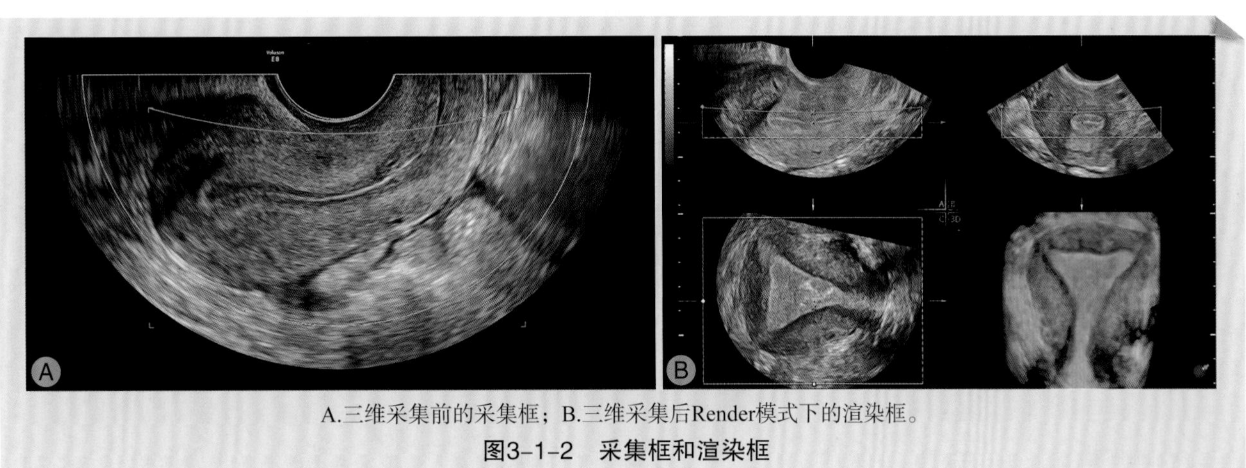

A.三维采集前的采集框；B.三维采集后Render模式下的渲染框。

图3-1-2　采集框和渲染框

1. 绿线

- 绿线所在的位置是渲染重建运算开始的地方。
- 数据采集完成后，也可以调整渲染框的大小，这对于消除伪像很有用。
- 渲染框外的信息将不参与渲染重建的过程。
- 消除伪像后，系统只对有用的组织信息进行渲染重建。

2. 观察方向

渲染框除了确定 3D 渲染的感兴趣区，还确定了穿过容积数据的视图方向。3D 图像的观察方向有 6 个，分别是从上往下、从下往上、从左往右、从右往左、从前往后、从后往前（图 3-1-3A）。以 A 平面的绿线作为参考，绿线所在的方向为 3D 图像的观察方向。最常用的是从上往下，A 平面的绿线在上方，而 4D-HyCoSy 用的是从前往后看，A 平面没有绿线，C 平面的绿线在上方（图 3-1-3B，图 3-1-3C）。

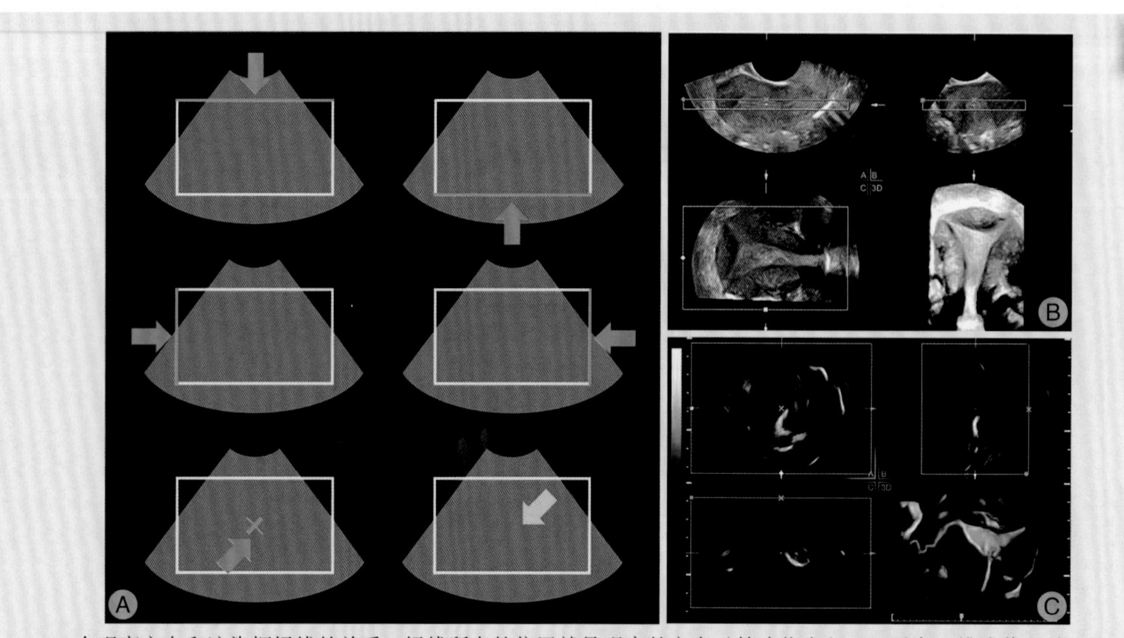

A.6个观察方向和渲染框绿线的关系，绿线所在的位置就是观察的方向（箭头指向）；B.子宫三维成像，从上往下看；C.4D-HyCoSy，从前往后看。

图3-1-3　渲染框决定观察方向

四、渲染模式分类及应用

不同的立体渲染算法会有不同的效果，根据不同的算法，可以分三大类：表面模式、透视模式、HD*live*™模式。三类型的模式都可以作用于灰阶容积数据和彩色多普勒容积数据。表 3-1-1 列出了常用的渲染模式及其分类（以 GE 公司 Voluson™ 系列四维超声诊断系统为例）。

表 3-1-1　常用渲染模式分类

灰阶数据			彩色数据		
常规模式（Gray）/ 反转模式（Inversion）			彩色模式（Color）/ 玻璃体模式（Glass body）		
表面	透视	HDlive™	表面	透视	HDlive™
梯度亮度（Gradient Light）	最大模式（Maximum）	HD*live*™ 纹理	梯度模式（Gradient）	最大模式（Maximum）	HD*live*™血流
表面平滑（Surface Smooth）	x光（X-Ray）	HD*live*™ 平滑	表面模式（Surface）	x光（X-Ray）	HD*live*™工作室（HD*live*™ Studio）
表面纹理（Surface Texture）	最小模式（Minimum）	HD*live*™工作室（HD*live*™ Studio）			
亮度（Light）					

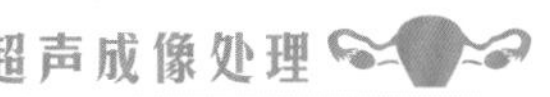

表面模式（surface mode）：只显示渲染框内表面的体素信息，内部的体素信息不显示。结构回声差异越大，表面边界越清晰。如胎儿的表面，有无回声的羊水衬托会更加清晰；子宫的冠状面，内膜回声越强，渲染出来的边界越清晰。常见的表面模式有梯度亮度模式、表面纹理模式、表面平滑模式等（表 3–1–2，图 3–1–4）。

透视模式（transparent mode）：显示渲染框内所有体素的信息，根据体素内回声的强度来决定显示的次序，会显示出不同高低回声优先的图像。常见的表面模式有最大模式（骨骼模式）、最小模式、X 光模式（表 3–1–2，图 3–1–4）。

HD*live*™模式：显示渲染框内所有体素的信息，同时包含表面和内部的轮廓信息。可通过调节光源的方向改变虚拟光源的透照方向，获得立体感更加强烈、细节更丰富的图像，也可通过调节轮廓剪影（silhouette）的级别，获得显示容积内外结构轮廓的图像（表 3–1–2，图 3–1–4）。

反转模式（inversion）：用于灰阶数据成像，它的原理是反转 3D 图像的灰阶值，使低回声（低于阈值）显示为高回声；而高回声的区域（高于阈值）则不显示，结果是无回声结构呈现实心样图像。反转模式的渲染方法和灰阶模式是一样的，都有表面、透视、HD*live*™模式。该模式多用于显示无回声结构，如卵泡、输卵管积水等（表 3–1–2）。

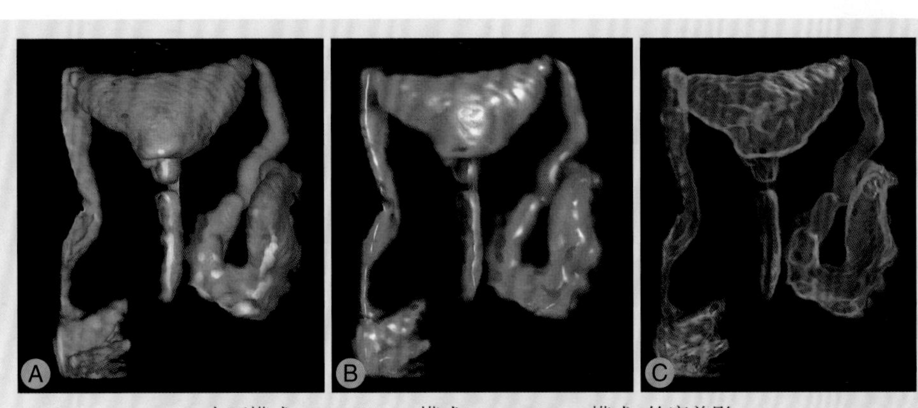

A.表面模式；B.HD*live*™模式；C.HD*live*™模式+轮廓剪影。

图3–1–4　彩色HyCoSy模式

表 3-1-2　灰阶容积数据的立体渲染模式

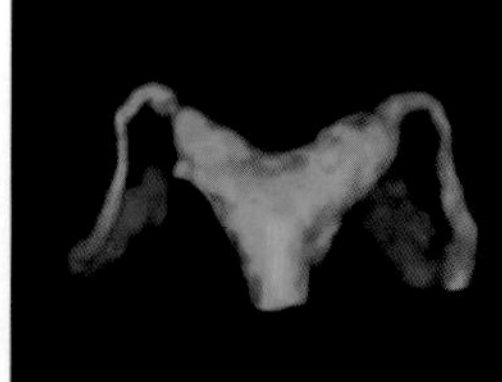	梯度亮度模式（Gradient Light）：越正对着观察者的结构表现为越亮，越偏离观察者的结构表现为越暗，如同被正前方一点光源照射的效果。立体感比较强，边界比较清晰。 常用于显示：子宫输卵管超声造影（HyCoSy）、胎儿面部、胎儿四肢、脐带、外生殖器、胎儿心脏STIC等。 左图显示HyCoSy，使用100%比例的梯度亮度模式+深度渲染。
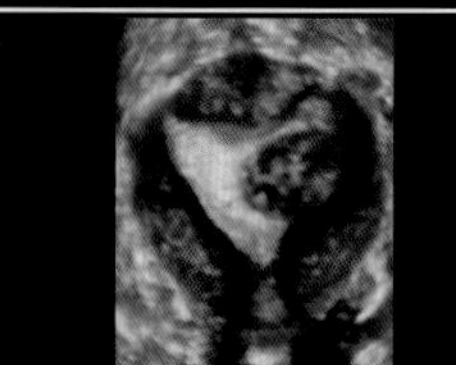	表面纹理模式（Surface Texture）：表面灰阶值等于原始扫描灰阶值。显示纹理和细微结构比较清晰。 常用于显示：子宫内膜、盆底裂孔、早孕胎儿、膀胱、胆囊内壁、乳腺、肌肉骨骼等。 左图显示子宫冠状面平面，使用100%比例的表面纹理模式。
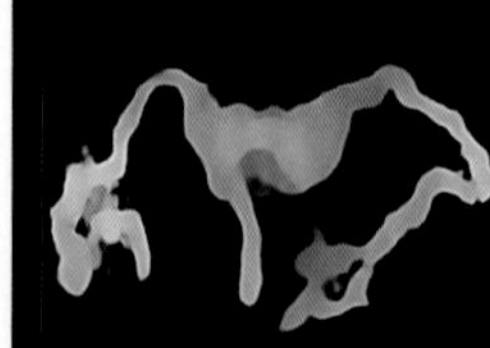	亮度模式（Light）：所有结构包括噪声均模拟表面自发光的效果，对于细小的结构如纤细的输卵管能显示得非常清楚，但立体感欠佳。越靠近观察者的结构越亮，越远离观察者的结构越暗。 常用于显示：HyCoSy、胎儿心脏STIC（反转）等。左图显示HyCoSy，使用100%比例的梯度亮度模式。 左图显示HyCoSy，使用100%比例的亮度模式。
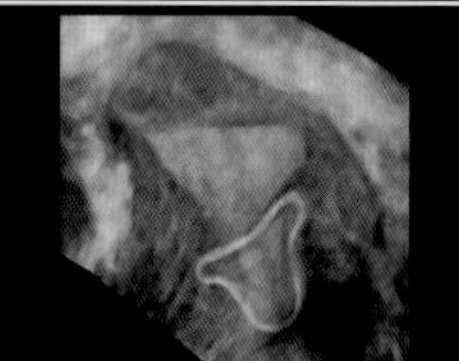	最大模式（Maximum）：优先显示渲染框内的最大灰阶值（最高回声）。 常用于显示：骨骼结构（如颅缝、鼻骨、四肢骨骼、脊柱等）、节育器等。 左图显示宫腔节育器异位，使用100%比例的最大模式。
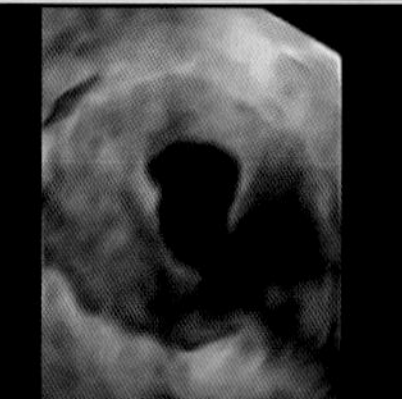	最小模式（Minimum）：优先显示渲染框内的最小灰阶值（最低回声）。 常用于显示：宫腔水造影、卵泡、输卵管积水、空腔结构（胃泡、脑泡等）等。 左图显示四维宫腔水造影成像，最小模式可实时观察整个宫腔灌注的范围，其双侧宫角粘连导致没有灌注。
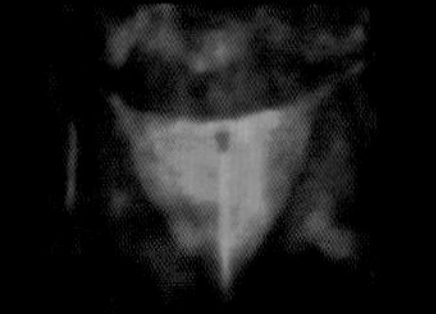	X光模式（X-Ray）：显示渲染框内所有灰阶值的平均值。用于显示拥有多种回声的结构效果很好。 常用于显示：子宫内膜、宫内节育器、膈肌、小脑蚓部、胼胝体、盆底裂孔等。 左图显示宫内节育器和双侧输卵管间质部冠状面，使用100%比例的X光模式。
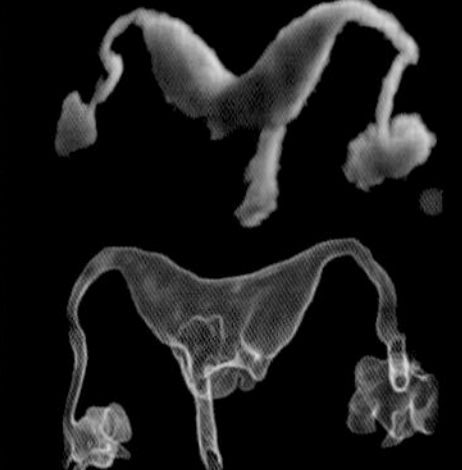	HD*live*™模式：处理渲染框内所有体素的信息，并根据光源位置、轮廓化程度来显示图像的透光程度和轮廓化程度，同时结构的透光度也随着光源的位置发生改变。 常用于显示：脑泡、胃泡、脐带、晶状体和玻璃体、脊柱、卵巢肿瘤等。 左图上显示HyCoSy，光源在容积右侧，轮廓剪影（Silhouette）值是0。 左图下显示HyCoSy，光源在容积左侧，轮廓剪影（Silhouette）值是100。
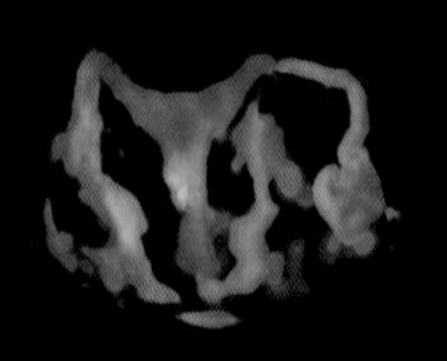	HD*live*™工作室模式（HD*live*™ Studio）：拥有三光源的仿真成像，光源可选择：定向光、点状光和聚光灯光。拥有更加逼真的光影效果，细节突出。 常用于显示：任意表面模式和HD*live*™模式可显示的结构。 左图显示HyCoSy及盆腔造影剂弥散情况，使用了两个定向光、一个点状光，共三个光源从三个方向照射。
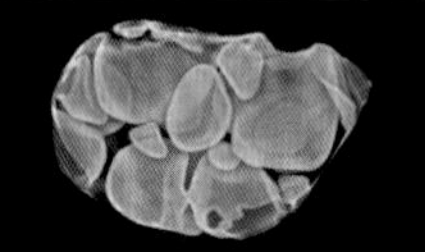	反转模式（Inversion）：黑白反转显示，把空腔的内表面显示出来。 常用于显示：卵泡、宫腔水造影、输卵管积水等。 左图显示应激卵泡，使用了HDlive™模式+轮廓剪影（Silhouette），轮廓剪影值是60。

两种模式能同步计算并实时混合显示。调整两种模式的混合比例可以得到不同的渲染效果（图 3-1-5）。以下是灰阶渲染模式的一些使用提示：

- 表面模式：表面模式的渲染需要在渲染开始的区域和表面结构之间充满低回声区。使用阈值（threshold）控制键来删除围绕在表面的低回声噪声，如子宫负性造影 3D 成像显示宫腔息肉。
- 最大投照模式：要避免强回声伪像，因为这些伪像也可在三维图像上显示。使用较小的渲染框显示高回声结构，如宫内节育器。
- X 光模式：当采用 X 光模式时，容积内的所有灰阶值都会被显示出来。为了增强感兴趣区内结构的对比分辨力，感兴趣区的厚度要尽可能薄。
- 最小投照模式：最小投照模式的渲染需要避开因衰减而引起的声影或类似暗区，因为这些伪像也会一起被显示。
- HD*live* ™模式：采用 HD*live* ™模式后，投照光源的方向可以任意变化，不同方向的光源照射可显示不同的结构细节。同时，轮廓剪影（silhouette）只在 HD*live* ™模式启动后才可以调节。

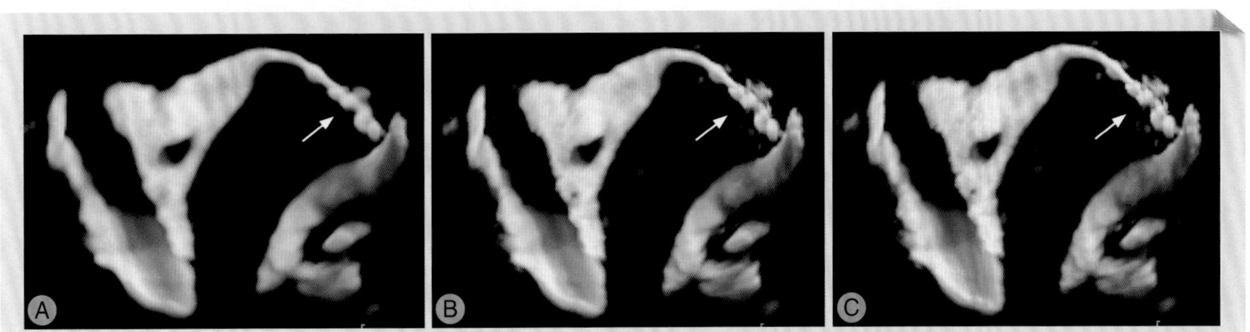

4D-HyCoSy，HD*live*™平滑和HD*live*™纹理两个模式按不同比例混合。留意不同比例对图像的影响（箭头）。A.100%平滑模式，图像非常光滑，输卵管也非常光滑；B.50%光滑模式+50%纹理模式，图像变得没那么光滑，局部输卵管（箭头）可见毛糙感；C.100%纹理模式，图像整体细节增加，噪声也稍微增加，局部输卵管质感增强（箭头）。

图3-1-5 两种渲染模式的混合应用

玻璃体模式（glass body）用于彩色 3D 的显示，它支持同时显示灰阶信号和彩色信号，并且可以调试灰阶信号和彩色信号的显示比例，通常用于显示带血供的组织结构或用于彩色 HyCoSy（图 3-1-6）。以下是使用玻璃体模式的一些提示：

- 当使用玻璃体模式时，灰阶信号和彩色信号的优先显示比例可以调整。
- 当 100% 优先显示彩色时，无论彩色信号在整个容积的前面还是中间还是后面，都把彩色信号显示在最前面，用于显示整体血流分布。
- 当 100% 优先显示组织时，彩色信号完全不显示。
- 当灰阶和彩色各占 50% 的比例时，能显示组织和血流或造影剂之间的前后关系。用于区分表面血管和内部血管。

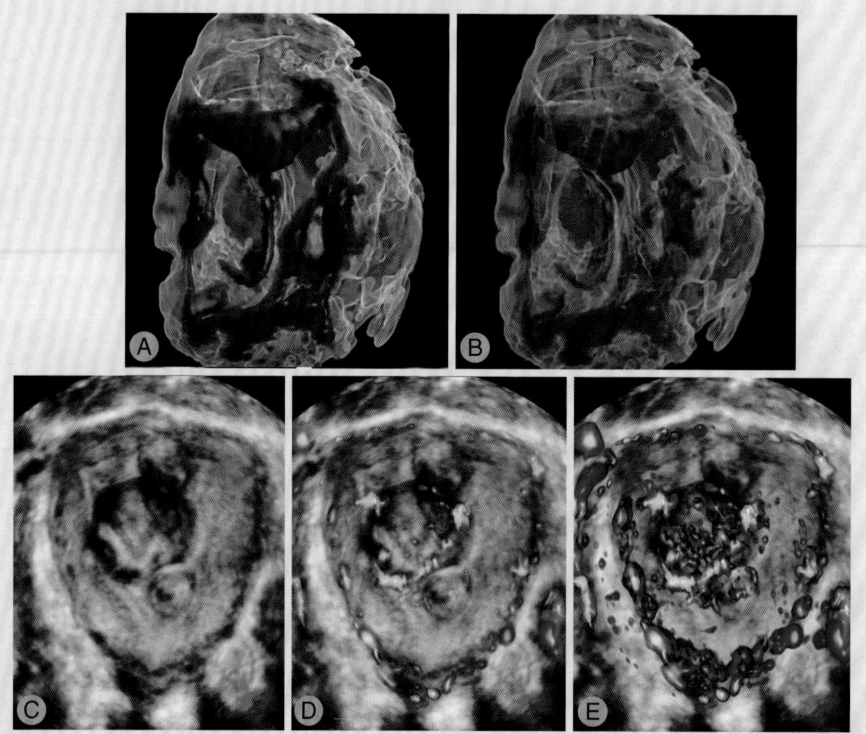

A、B.3D彩色HyCoSy。A.彩色信号100%优先显示，彩色的造影剂完全显示在灰阶信号前面；B.彩色信号50%优先显示，部分灰阶在造影剂之前显示，灰阶组织信号和彩色造影剂信号里外分明。C ~ E.子宫肌瘤3D彩色多普勒成像。C.灰阶信号100%优先显示，图像看不见任何血管；D.彩色信号50%优先显示，肌瘤外部和内部，前方和后方的血流得以区分；E.彩色信号100%优先显示，肌瘤内外前后的血管全部显示在子宫前方，有血供很丰富的错觉。

图3-1-6　灰阶信号和彩色信号的显示优先级别

五、阈值、透明度、亮度和对比度

1. 阈值

超声 3D 图像中的阈值一般指的是灰阶阈值（gray threshold, gray thresh.），指设定一个临界值，低于临界值的灰阶信号将不会被渲染显示。可以理解阈值为 3D 滤波器，过滤阈值以下的低回声。

通常子宫输卵管超声造影时组织区域会有一些肠道气体或散射伪像产生干扰。当阈值为 0 时，这些伪像都会被显示。阈值作为滤波的作用将会删除这些偏低回声或噪声，使感兴趣结构清晰不被遮挡（图 3-1-7）。

阈值功能仅用于表面模式，不适用于透视模式。在调节阈值时，A、B、C 三个平面中所有低于此水平的信号都将以较短的时间间隔增强显示为粉红色，表示被过滤的区域。一般子宫输卵管超声造影的阈值设置在 20 ~ 35 之间。在新型号机器中（如 GE 公司的 Voluson™ E10），直接降低 2D 增益也能达到过滤噪声的效果。

降低增益或者升高阈值也会过滤纤细的输卵管信号，因此要谨慎调整阈值以显示纤细输卵管，同时需要配合魔术剪去除多余的信号。

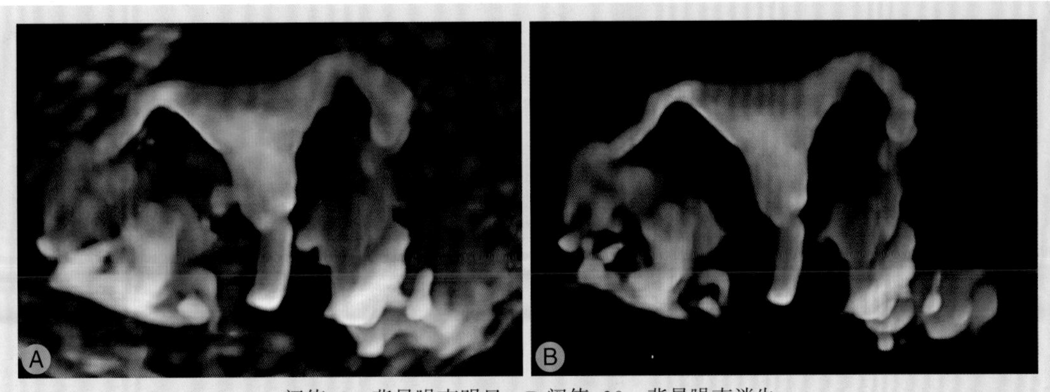

A.阈值=9，背景噪声明显；B.阈值=30，背景噪声消失。

图3-1-7　阈值对3D-HyCoSy影响

2. 透明度

透明度（transparency gray，Transp.G.）作用于表面模式和 HD*live* ™模式，起到透明化灰阶体素的作用。数值越高透明度越高。和轮廓剪影作用于结构中间的透明效果不一样，透明度作用于结构边界，即数值越大边界越透明。当轮廓剪影数值增大，结构中间变透明时，相对的透明度数值要调低，否则结构内部和边界会被同时透明处理，图像会变得很灰暗（图 3-1-8）。彩色体素也有相应的透明度参数，渲染效果和灰阶体素一样。

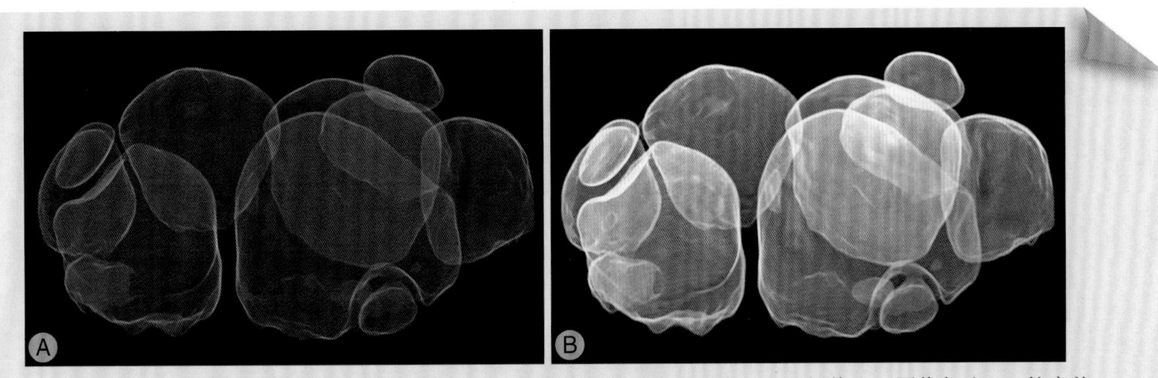

卵泡3D成像，反转模式+HD*live*™模式+轮廓剪影。A.轮廓剪影=100，透明度=100，阈值=0，图像灰暗；B.轮廓剪影=100，透明度=20，阈值=0，图像明亮。

图3-1-8　透明度对3D图像的影响

3. 亮度和对比度

3D 图像的亮度和对比度与 B 模式图像的效果是一样的，可以增强 3D 图像的对比分辨力和细微分辨力。该参数作用于容积数据的表面模式和透视模式，不用于 HD*live* ™模式和多平面模式。

六、动态深度渲染

传统的 3D 图像都是金黄色的，当纡曲的输卵管的走向前后重叠时，虽然可以通过旋转 3D 图像来判断输卵管的走向，但是从正面看过去的时候，有时候比较难以区分前后（以显示平面为界面）。使用亮度模式（light）可以让明暗随前后深度变化而变化，但是亮度（Light）模式立体感不够强。解决的办法是使用带光源的 HD*live* ™模式或使用动态深度渲染。

动态深度渲染（depth coloring）对每个体素根据不同的深度进行彩色编码，加强 3D 图像的深度位置感觉，使观察者更容易理解 3D 图像结构的前后关系（图 3-1-9）。该参数只作用于表面模式。

动态深度渲染支持调整起始深度（start）（0 ～ 100）和颜色饱和度（span）（0 ～ 100）。

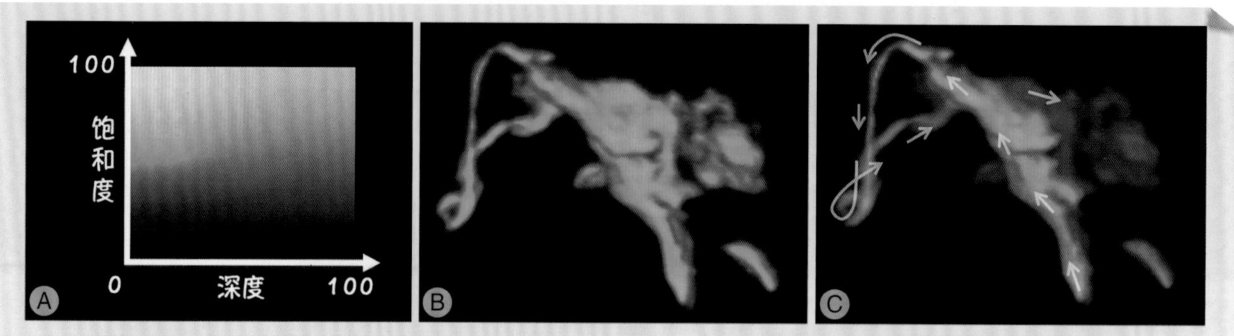

A.动态深度渲染彩色编码，横坐标数值越大深度越深，颜色越蓝，数字越小深度越浅，颜色越黄；纵坐标数值越大饱和度越高，颜色越鲜艳，数字越小饱和度越低，颜色越暗淡；B.单侧3D-HyCoSy，表面模式，从正面看，无法分清宫腔和输卵管；C.启动动态深度渲染，宫腔的一部分在前方，显示为黄色，造影剂在后方喷出显示为深蓝色，输卵管走行的轨迹清晰可见（箭头）。

图3-1-9　动态深度渲染对3D图像的影响

七、魔术剪

魔术剪（magic cut）允许用户把不需要显示的部分剪切掉（图3-1-10）。如果同时有3D彩色数据，则允许只剪切灰阶数据或只剪切彩色数据或同时剪切灰阶和彩色数据（图3-1-11）。魔术剪还支持擦除功能，即可自定义剪切的深度，擦掉表面，留下内部信息。

魔术剪技术使操作医师以理想角度无障碍观察临床3D图像，获得具有临床诊断价值的信息。

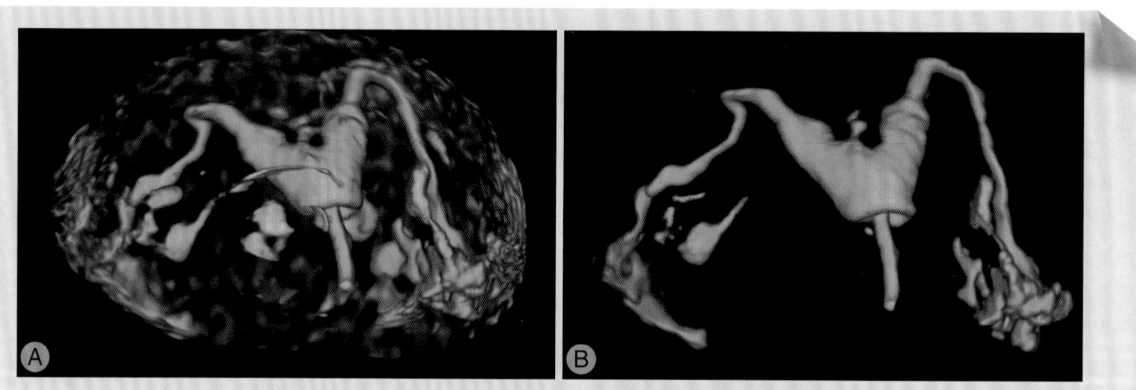

4D-HyCoSy A.造影后，图像受到背景、噪声和肠气的干扰；B.运用魔术剪把背景和肠气、噪声去除，图像变得更加清晰干净。

图3-1-10　灰阶魔术剪的应用

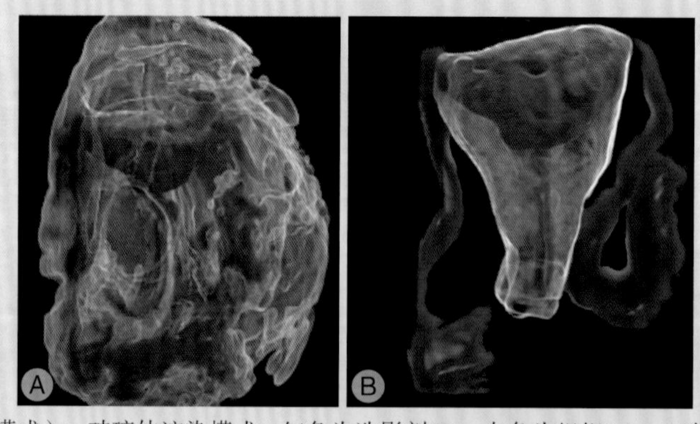

彩色3D-HyCoSy（CCIS模式），玻璃体渲染模式，红色为造影剂3D，白色为组织3D。A.造影后，玻璃体模式同时显示灰阶和彩色3D信息，只能看见彩色的造影信号在杂乱的组织信号内；B.运用魔术剪，把多余的彩色信号去除，只留下宫腔和输卵管，再把多余的组织去除，只留下子宫，剪切后的图像输卵管和子宫之间的关系清晰明了。

图3-1-11　彩色魔术剪的应用

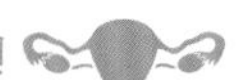

可在魔术剪的菜单（图 3-1-12）上选择魔术剪的模式、类型、剪切深度和撤回操作。

1. 剪切模式

- 自由曲线内（trace inside）：剪切随意形状范围内的信号。
- 自由曲线外（trace outside）：剪切随意形状范围外的信号。
- 框内（box inside）：剪切方框内的所有信号。
- 框外（box outside）：剪切方框外的所有信号。
- 小橡皮擦（eraser small）：剪切细的自由曲线覆盖的所有信号。
- 大橡皮擦（eraser big）：剪切粗的自由曲线覆盖的所有信号。

2. 剪切类型

此选项仅在 3D 彩色玻璃体模式中可用。

- 灰阶 + 彩色（gray+color）：同时剪切灰阶和彩色信号。
- 仅灰阶（gray only）：仅剪切灰阶信号。
- 仅彩色（color only）：仅剪切彩色信号。

3. 剪切深度

- 完整（full）：剪切整个深度的所有信号。
- 定义（defined）：剪切自定义深度的信号。

4. 撤回剪切

- 所有（all）：撤回所有剪切操作。
- 前一次（last）：仅撤回前一次剪切操作。

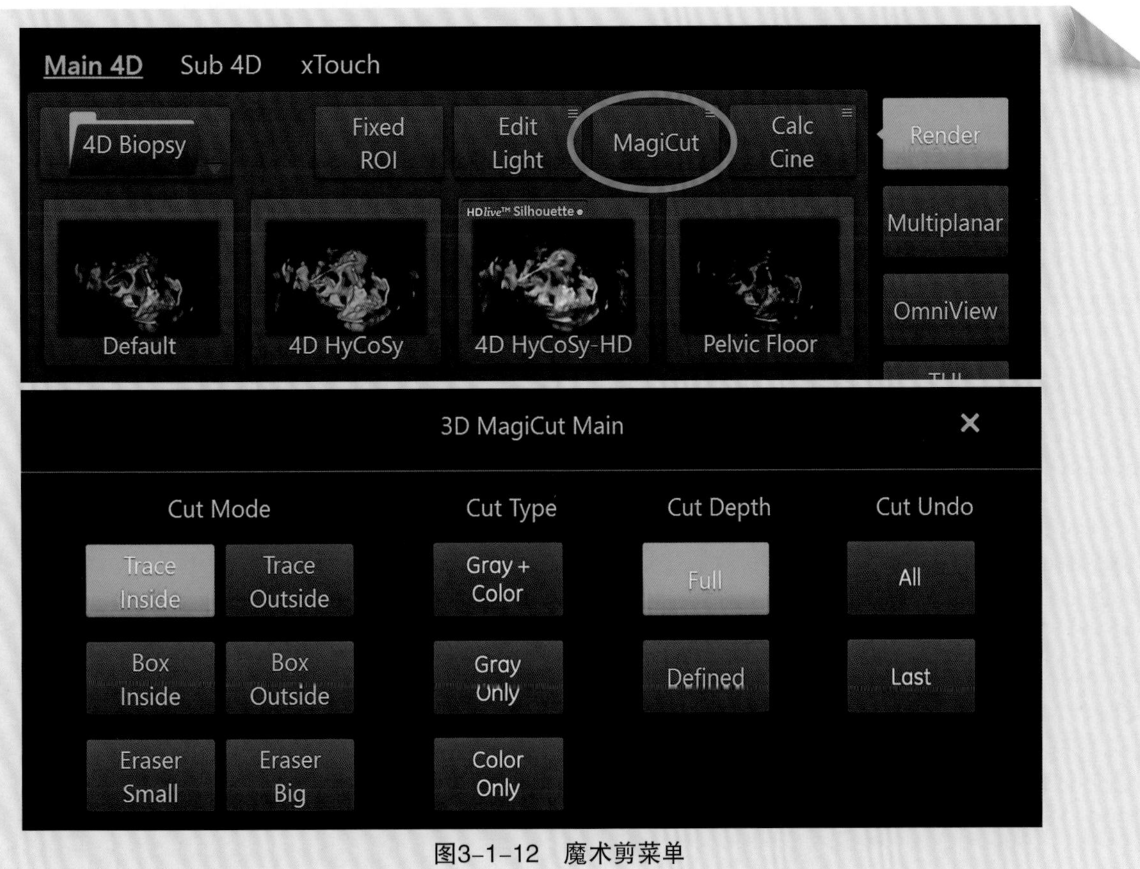

图3-1-12　魔术剪菜单

第二节 高分辨仿真模式（HD*live*™）

一、简介

高分辨仿真模式（HD*live*™）是一种模拟次表面散射的仿真渲染模式。传统的表面成像，会模拟三维数据前方有一个不可移动的光源。而 HD*live*™模式所使用的虚拟光源可以在 3D 图像周围任意移动，从侧面照亮各种结构，由此产生的虚拟高亮区、阴影区与表面颜色混合显示，增强了 3D 图像细节的立体感。虚拟光源的位置用一个图形图标指示，此图标位于渲染 3D 或 4D 图像的右下角。

该算法结合了表面模式和透视模式，所处理的容积数据包括了渲染框内所有体素的信息。通过调节轮廓剪影（silhouette）的级别透明化图像，即可获得显示容积结构内外轮廓的图像。当轮廓剪影为 0 时，为表面模式，当轮廓剪影大于 0 时，图像会逐渐透明化。同时配合透明度的调节，可以获得轮廓清晰的透明图像（图 3-1-8）。

HD*live* ™可自定义调节虚拟光源的投照方向，增强纵深效果，获得立体感更加强烈、细节更丰富和更逼真的图像（图 3-2-2C）。

二、HD*live* ™工作室和多光源

HD*live* ™工作室（HD*live* ™ studio）在 HD*live* ™的基础上，光源从一个增加到三个，每个光源独立可调，并且具有三种不同的投照光线类型（定向光、点状光和聚光灯光）可选择（图 3-2-1），该特殊的渲染功能拥有更加逼真的光影效果，细节突出（图 3-2-2D）。

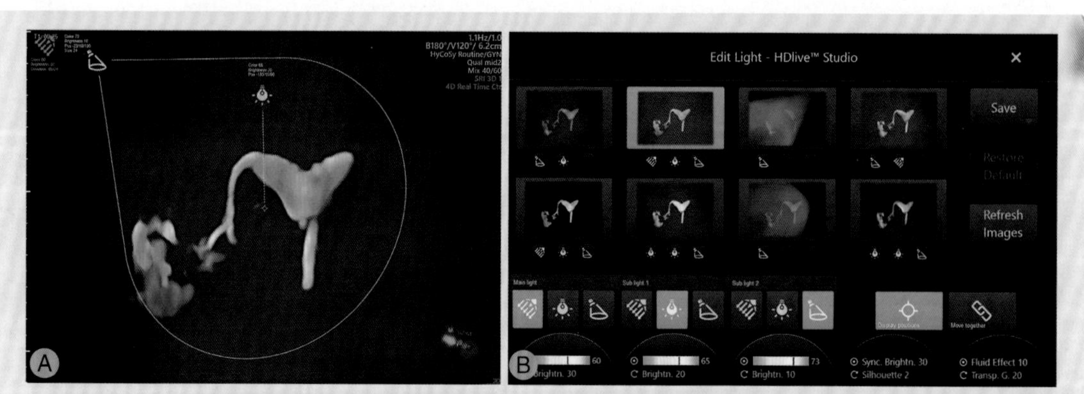

A.三个光源在屏幕上的位置和类型；B.三光源设置菜单，可设置的参数包括光源开关、类型、色温、亮度、聚光区域、照射距离、是否同步移动等。

图3-2-1　HD*live*™工作室三光源系统

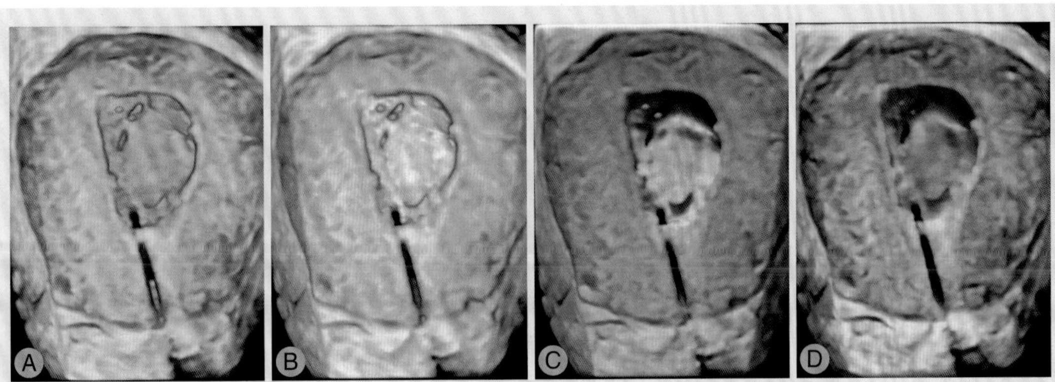

A.常规表面模式，可见宫腔突出息肉，立体感一般，和插管之间的分界不清，子宫肌层细节丰富；B.HD*live*™模式，光源正面照射，图像更加逼真，息肉立体感比图A好，和插管之间的分界隐约可见，子宫肌层细节不如图A；C.HD*live*™模式，光源从左侧照射，息肉立体感更好，和插管之间的分界清晰可见。子宫肌层细节不如图A；D.HD*live*™工作室模式，三光源从3个方向照射，图像逼真，息肉立体感很好，和插管之间的分界清晰，子宫肌层细节比图A好。

图3-2-2 子宫息肉三维成像，多种表面模式对比

三、操作方法

要激活 HD*live* ™模式或 HD*live* ™工作室，可按照以下步骤操作（以 GE 公司 Voluson™ E10 为例）（图 3-2-3）：

（1）选择模式，选择文件夹（图 3-2-3，1）；

（2）选择 HD*live* ™文件夹（图 3-2-3，2）；

（3）选择带有 HD*live* ™ Studio 标识（图 3-2-3，方框）的预设启动 HD*live* ™工作室（图 3-2-3，3）或选择其他 HD*live* ™模式的预设条件。

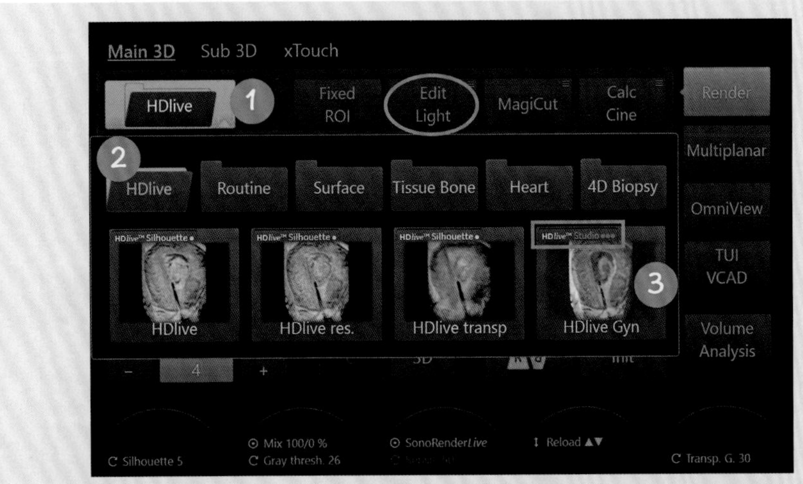

选择HD*live*™模式步骤（数字），方框为渲染模式的标识，圆圈为启动光源调整按钮。

图3-2-3 渲染模式主菜单

要调整光源，可按照以下步骤：

（1）点击编辑光源（Edit Light）按钮（图 3-2-3，圆圈）。

（2）滚动轨迹球即可随意移动光源位置（图 3-2-4）。

（3）在触摸屏的光源编辑界面还可以开（绿色）/ 关（灰色）不同的光源，选择光线类型、更改光源位置并保存为光源预设（最多 8 个）。

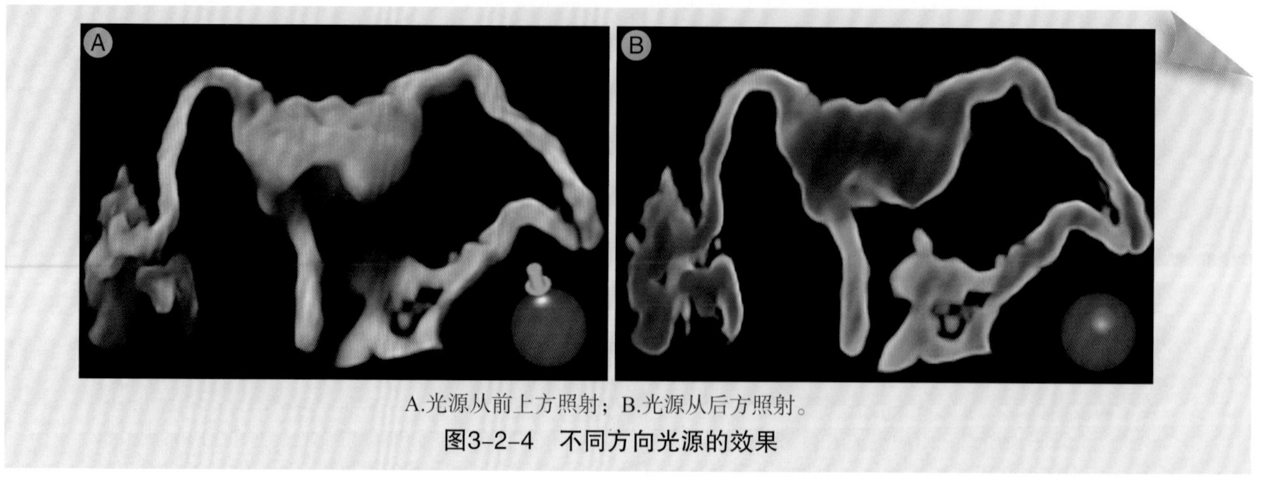

A.光源从前上方照射；B.光源从后方照射。

图3-2-4　不同方向光源的效果

四、HD*live*™ 模式的典型应用示例

HD*live* ™模式可用于输卵管、子宫、卵巢、早孕胚胎、胎儿的面部及四肢等表面或液性暗区成像。图 3-2-5 展示了 HD*live* ™模式在妇科的不同应用。

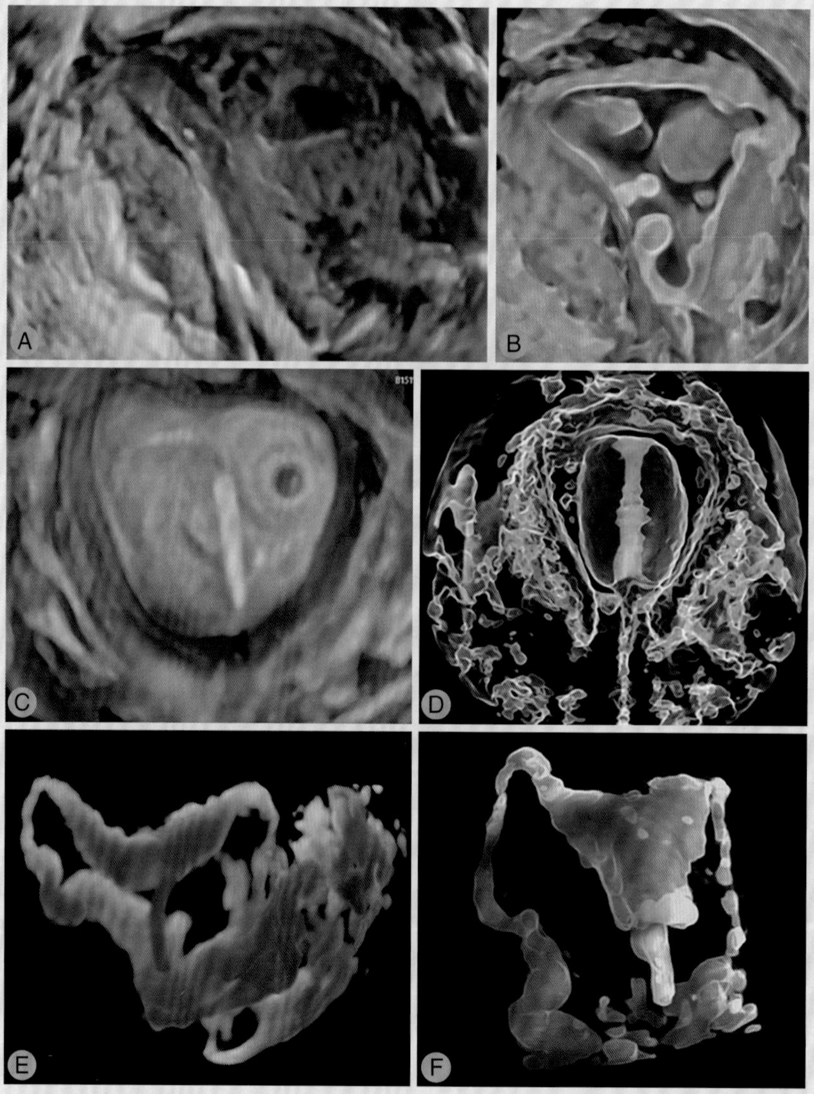

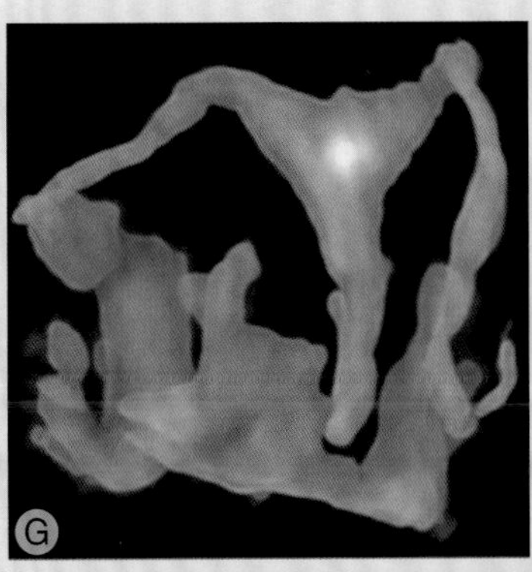

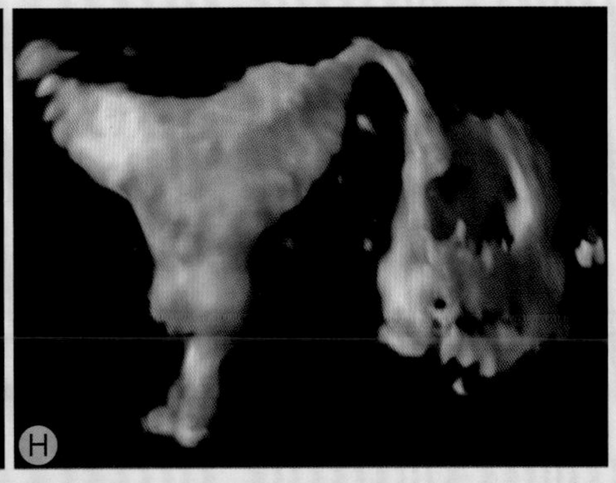

在设备上，轮廓剪影=Silhouette，透明度=Transp.G.，阈值=Gray Thresh.。A.Robert子宫，HD*live*™模式+侧向光源照射；B.子宫息肉，HD*live*™模式+轮廓剪影100+透明度20+阈值0+侧向光源照射；C.节育器妊娠子宫，HD*live*™工作室模式+侧向光源照射；D.宫腔球囊扩张术，HD*live*™模式+轮廓剪影100+透明度20；E.HyCoSy，HD*live*™模式+背侧光源照射；F.HyCoSy，HD*live*™模式+轮廓剪影50+侧向光源照射；G.HyCoSy，HD*live*™工作室模式+三光源照射；H.HyCoSy，HD*live*™模式+侧向光源照射。

图3-2-5　HD*live*™应用

五、结论

高分辨仿真模式 HD*live*™ 有以下特点：

- 具有更加逼真的效果、更加丰富的细节，有助于观察结构的细微变化。
- 逼真的皮肤效果——可自由移动的光源。
- 光可穿透组织——轮廓剪影（silhouette）工具。
- 三光源系统——HD*live*™ 工作室——专家模式。
- 逼真的锐利阴影和柔和阴影。
- 逼真的皮肤效果——次表面散射。
- 高动态范围成像，因此后期处理可增强效果。

第三节　容积对比成像（VCI）

一、简介

容积对比成像（volume contrast image，VCI）是一种独特的超声 3D 图像后处理工具，它利用切片成像技术对 3D/4D 容积数据进行剖面优化成像，可以实时或非实时获取高对比度分辨力的 2D 图像，为提高对比分辨力和降低噪声提供了一种新的方法。结合 VCI 容积对比成像技术后，剖面性的 3D 成像，如三平面成像、断层超声成像（TUI）、自由解剖成像（OmniView）等都可以被优化。

二、容积对比成像的原理

在启动 VCI 后，系统按照用户自定义的切片厚度进行渲染成像，厚度 1 ~ 20 mm 可调。同时，机器对该切片数据进行立体渲染投影（图 3-3-1）。最终我们可以获得一个没有斑点噪声和高组织对比度的剖面图像。

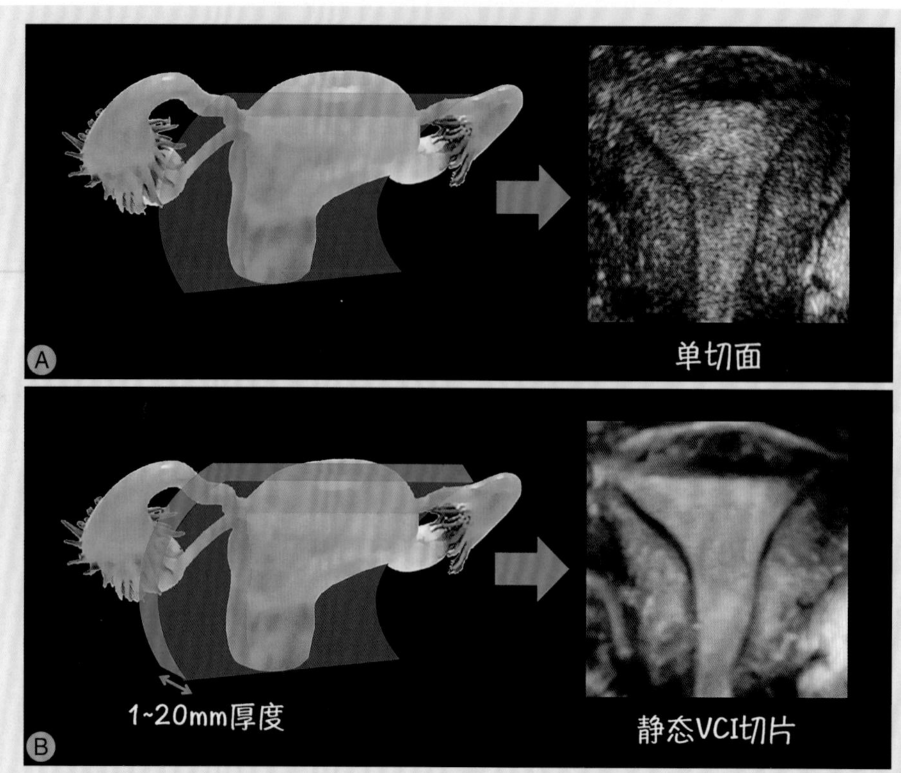

A.传统切面法获得的单切面图像；B.容积对比成像VCI，获得一个切片厚度的容积数据的投影图像，同时减低图像噪声提高对比分辨率。

图3-3-1　子宫冠状面3D成像

这种对比分辨力和信噪比的提升更有利于寻找器官的弥漫性病变。一些检查部位（如腔内检查）的C平面，不可能用传统的B模式超声来获得，而用3D成像结合VCI技术则能进一步提供更多的形态学诊断信息（图3-3-2）。

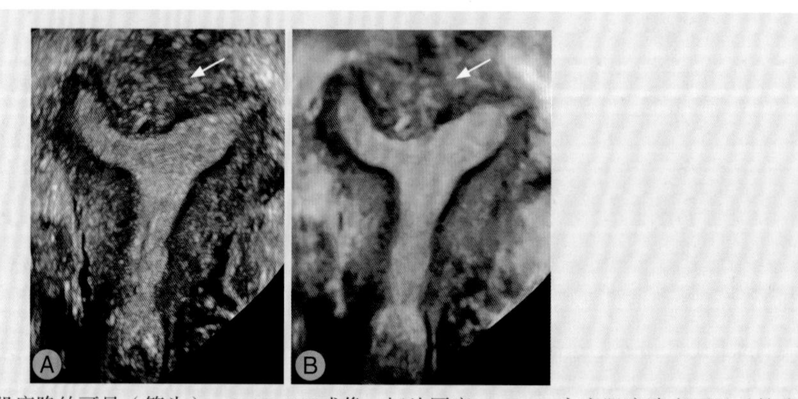

A.3D单切面成像，宫底肌瘤隐约可见（箭头）；B.3D VCI成像，切片厚度=5 mm，宫底肌瘤清晰可见（箭头）。

图3-3-2　子宫冠状面3D成像

尽管VCI图像看起来没有立体感，像一幅2D图像，但实际上由于存在一定厚度的切片信息，它也可以像3D图像一样选择不同的渲染模式。不同的组织和孕周，切片厚度和渲染模式的选择都不尽相同，从而获得不同的效果（表3-3-1）。

表 3-3-1 不同应用对应 VCI 切片厚度和渲染模式

应用		VCI切片厚度	立体渲染模式
第一孕期（<20周）		1 ~ 2 mm	X光模式 / 最小模式
第二孕期（20 ~ 30周）	颅脑	2 ~ 4 mm	X光模式
	肺	2 ~ 4 mm	X光模式
	肾	1 ~ 3 mm	X光模式 / 最小模式
	脊柱	20 mm	最大模式
子宫、卵巢		2 ~ 5 mm	X光模式 / 表面模式

三、静态容积对比成像（静态 VCI）

静态 VCI 支持采集后或重新加载的容积数据，其分辨率比实时 VCI 更好，妇科领域常用于优化 B 模式下不能获取的子宫冠状面。

常用妇科临床应用有评估子宫形态、子宫内膜病变、子宫结合带、子宫肌瘤等。

静态 VCI 可以用于彩色多普勒 3D 成像（图 3-3-3）。

操作步骤如下（以 GE 公司 Voluson ™ E10 为例）：

（1）采集三维容积数据（灰阶或者彩色）。

（2）切换到多平面模式、断层超声模式或自由解剖成像。

（3）启动 VCI，选择 VCI 相对应的预设条件，如子宫内膜预设，软组织预设等。

（4）根据需要调整 VCI 的切片厚度，如子宫内膜厚度一般设为 2 ~ 5 mm。

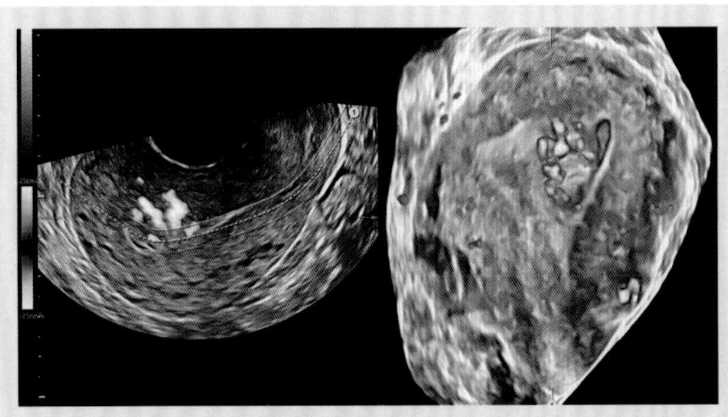

自由解剖模式+VCI（右），切片厚度=5 mm，从子宫冠状面对息肉血流进行渲染。

图3-3-3 内膜息肉彩色多普勒3D成像

四、VCI-A 和 VCI-OmniView（实时 VCI）

VCI 可以用于实时扫查，它通过设置一个小的扫描角，实时获得一个相对高容积帧频的 VCI 图像。

VCI-A 是针对主扫描方向（A 平面）的实时成像，在 B 模式扫查时即可启动而不需要进入 4D 状态，直接实时同步优化 2D 图像的对比分辨力和信噪比（图 3-3-4）。操作步骤如下：

（1）在 B 模式扫查主菜单激活 VCI-A。

（2）选择预设条件，如子宫或内膜等。

（3）调整 VCI 的切片厚度。

（4）可以同屏对比或单幅成像。

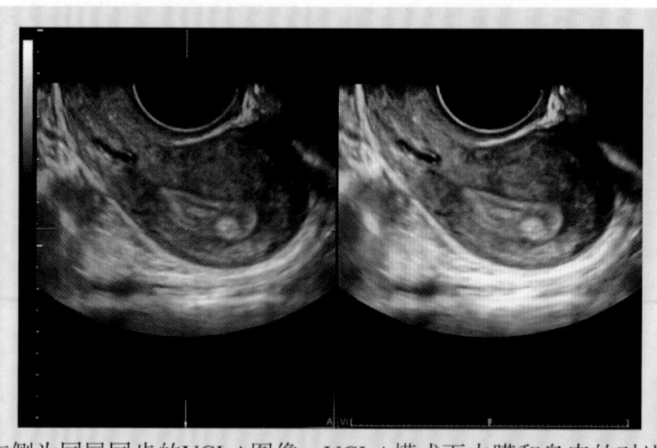

左侧为B模式图像，右侧为同屏同步的VCI-A图像，VCI-A模式下内膜和息肉的对比分辨力都明显提高。

图3-3-4 内膜息肉VCI-A成像

VCI 除了支持实时在主扫描方向（A 平面）上成像外，还支持在实时冠状平面（VCI-OmniView）上成像，实时模式不支持彩色多普勒。在 OmniView 采集启动后，可以显示由自定义参考线生成的剖面，因此也可显示特殊冠状面。参考线可以是直线、弧线、多点曲线或自由曲线（详细见第三章第四节），配合 VCI 功能一起使用，可以得到斑点图案较少且组织对比度大大提高的图像。

实时 VCI 的基础是 4D 采集，它只是作为快速获得更加清晰的 2D 图像的临时工具。子宫畸形、肌瘤位置、节育环位置等的快速评估时，使用实时 VCI 会更加快速，但其细微分辨力还是不如基于 3D 采集的静态 VCI，因此，想要获得最佳的多平面图像，还是应该使用静态 VCI。

五、结论

VCI 具有以下优势：

- 出色的成像模式，体现软组织细微差异。
- 改善了对大小、边界和内部结构的评估。
- 能提高 2D 图像的对比分辨力，减少斑点噪声，这对困难成像患者非常有用。
- 厚切片可以使用不同的渲染模式（如 X 光与表面），成像非常适合软组织结构。
- 当关注的结构不在同一个平面的时候，厚切片有机会让我们同时观察到所有结构。
- 静态 VCI 比动态 VCI 细微分辨力和对比分辨力更高。

第四节 自由解剖成像（OmniView）

一、简介

第二章所提到的“三平面模式”，是利用直线对三维原始立体数据进行切割，形成正交平面（A、B、C 平面）或平行平面（断层超声成像 TUI）来进行观察和分析。而自由解剖成像（OmniView）则提供曲线切割工具，使操作者可以沿着不同的曲线对三维原始立体数据进行切割，甚至可以沿着不规则的曲线进行切割。切割后可以得到任意曲面的直接投影或拉伸投影图像（图 3-4-1）。

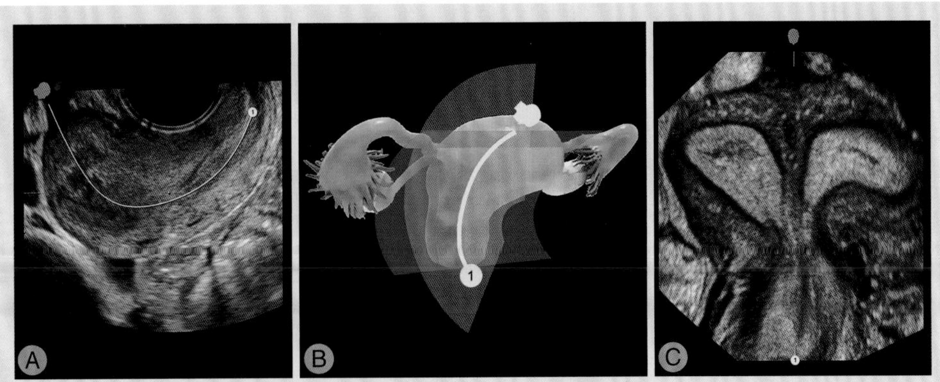

A.切割参考平面，黄线为切割参考线；B.切割参考线（黄线）在容积里的位置，蓝色曲面为参考线延伸出来的切面，该面垂直于参考平面（灰色平面）；C.子宫冠状面，由图B的蓝色曲面拉伸投影获得。

图3-4-1　完全纵隔子宫自由解剖成像

一般情况下，人体组织器官有各种形状，有时候平面图像并不能提供充分的解剖信息，一个典型的例子是子宫，三维超声可用于显示子宫的冠状切面，从而对子宫畸形的观察和分类提供有效的依据，但子宫不是一个平面，特别是子宫畸形时，平面并不能显示所有的信息，这个时候需要曲面来对子宫进行成像显（图 3-4-2）。又例如，对复杂的早孕胚胎脑泡结构进行三维成像，展开投影的方式能显示完整的脑泡结构（图 3-4-3）。

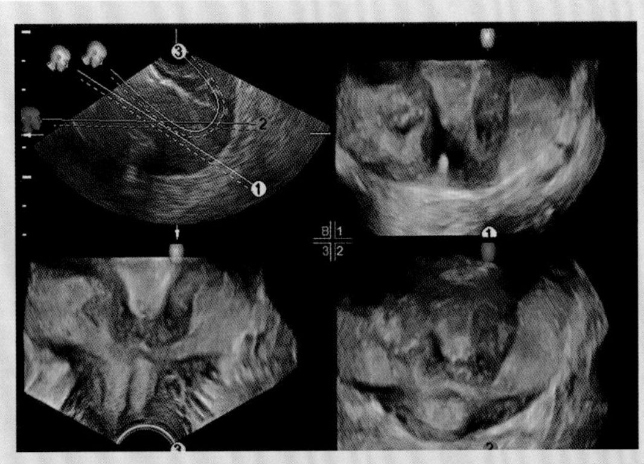

自由解剖成像+VCI，切片厚度=2 mm。左上图，切割依据；右上图，直线1对子宫进行切割成像，只能看到分开的宫体的冠状面，宫颈不能显示；右下图，直线2对子宫进行切割成像，显示部分宫体冠状面和宫颈的横切面；左下图，多点曲线（Polyline）3对子宫进行切割，得到子宫的冠状面，同时显示子宫体和宫颈。

图3-4-2　完全双角子宫3D成像

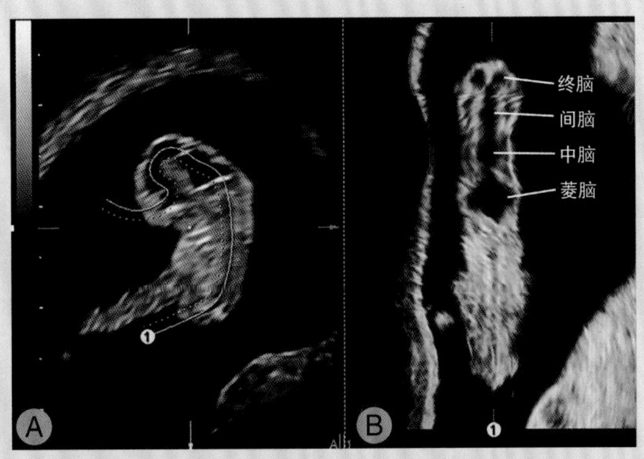

使用自由解剖成像中的多点曲线（Polyline）工具，对8周胎儿的脑泡进行成像。A.多点曲线延着胎儿矢状切面的脑泡进行描画；B.不同一个平面的脑泡和拉伸投影到一个平面上的图像。

图3-4-3　早孕胚胎脑泡结构3D成像

二、操作方法

自由解剖成像（OmniView）提供 4 种切割工具，分别是：直线（line）、弧线（curve）、多点曲线（Polyline）、自由曲线（trace）。可以同时描画 3 条切割参考线（图 3-4-2）。OmniView 的基本操作步骤如下（以 GE 公司 Voluson ™ E10 为例）：

（1）采集三维容积数据后，选择 OmniView 模式。

（2）选择 VCI 及其预设条件，条件内包括了 VCI 模式、厚度、旋转等预设。

（3）选择参考平面（A、B 或 C 平面）。

（4）选择切割工具，在参考平面上描画出切割参考线。

（5）屏幕右侧同步显示成像结果。

（6）旋转 X、Y、Z 轴调整图像的位置。

（7）如果要画第 2、第 3 条参考线，激活 4 幅显示，然后在触摸屏激活第 2 或第 3 条参考线，重复 4 ~ 6 步。

智能子宫成像

为了简化子宫冠状面成像的操作流程，可以启动智能子宫成像，操作步骤如下（图 3-4-4）（以 GE 公司 Voluson ™ E10 为例）：

（1）选择 3D（图 3-4-4A）。

（2）选择智能子宫成像（Uterine Trace）（图 3-4-4B）。

（3）在触摸屏上沿着内膜画切割参考线（图 3-4-4C）。

（4）参考线画完后，采集自动开始并对子宫冠状面成像（图 3-4-4D）。

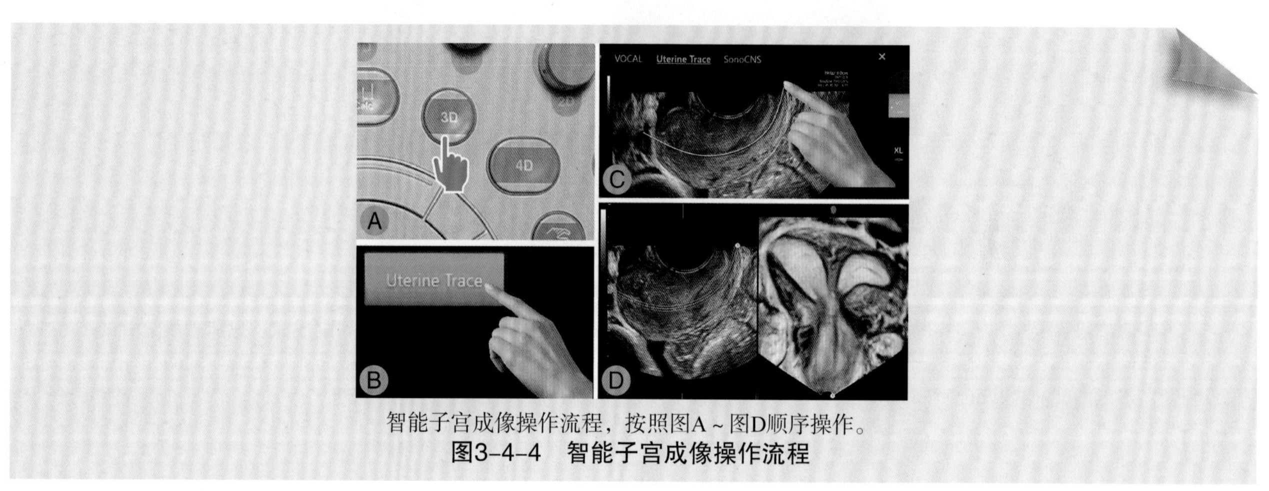

智能子宫成像操作流程，按照图A ~ 图D顺序操作。

图3-4-4　智能子宫成像操作流程

三、自由解剖成像典型应用示例

自由解剖成像在妇科常用于子宫冠状面成像，用于评估子宫畸形、子宫肌瘤、宫内节育环、异位妊娠、内膜息肉、宫腔粘连等，通常会联合 VCI 来使用。

1. 子宫畸形

几乎所有的子宫畸形都可以用三维超声来进行诊断。文献报道，利用三维超声对子宫的冠状面进行成像，和 MRI 相比，子宫畸形诊断的符合率高达 90% 甚至 100%。自由解剖成像使一些诊断困难的子宫畸形更加容易成像。如图 3-4-5 所示的双子宫，两个子宫相互垂直旋转并且宫颈弯曲，单平面的二维扫查很难窥探其全貌，要靠医师的想象力。利用三维自由解剖成像，把两个子宫分别成像，利用弯曲的曲线，尽可能地把两个子宫在一个画面中显示。图 3-4-6 展示了各种子宫畸形的自由解剖成像。

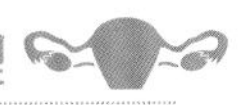

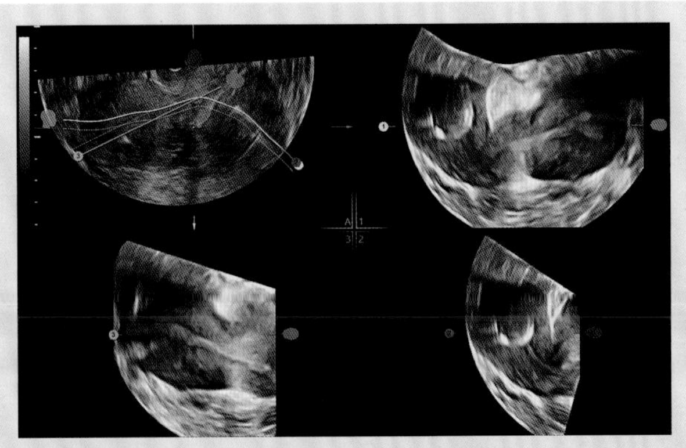

三根切割线分别在不同部位进行切割，利用曲线（黄线）切割把两个子宫尽量完整的显示在同一画面，用直线（红、蓝线）单独切割两个子宫，使每个子宫都可以展示全貌。

图3-4-5　双子宫自由解剖成像

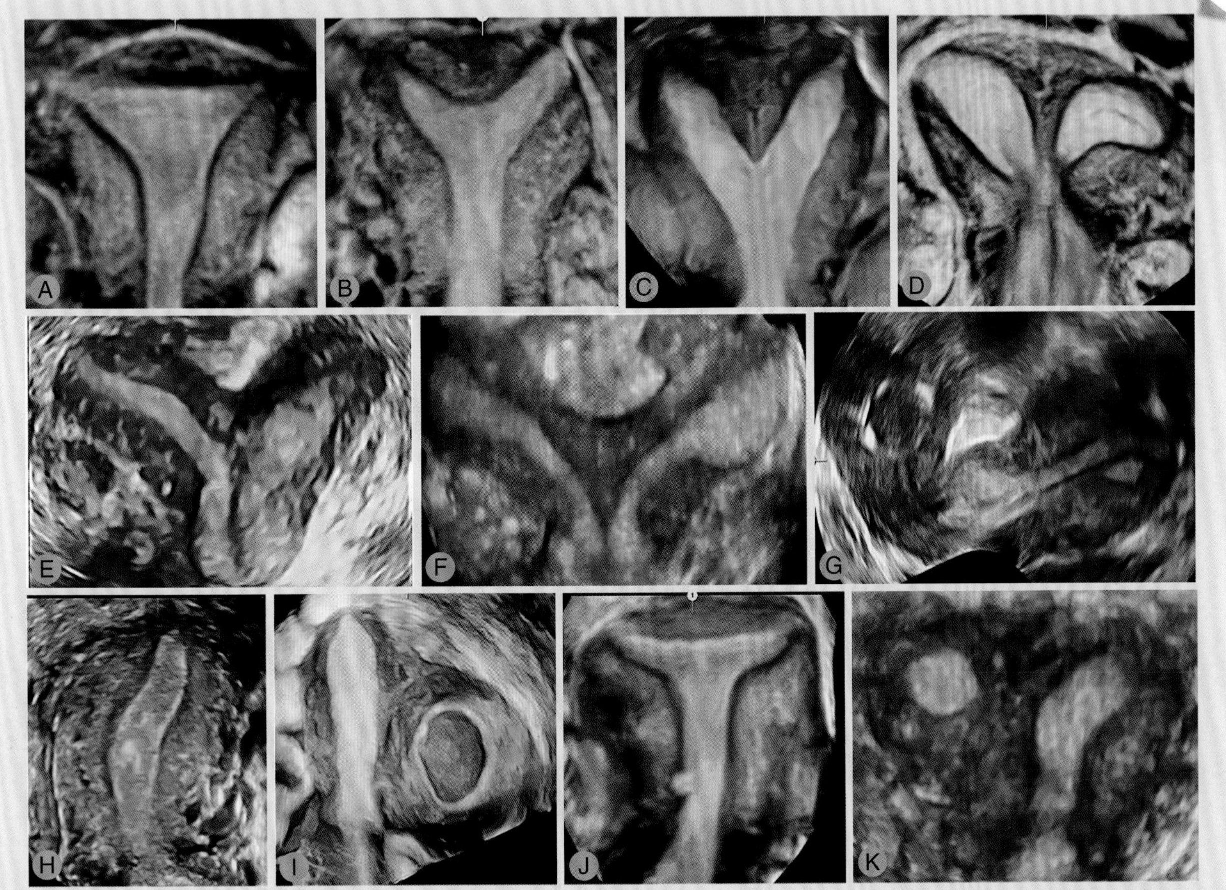

A.正常子宫；B.弓形子宫；C.部分纵隔子宫；D.完全纵隔子宫；E.部分双角子宫；F.完全双角子宫；G.双子宫；H.单角子宫；I.残角子宫，残角侧妊娠；J.T型子宫；K.Robert子宫。

图3-4-6　子宫冠状面自由解剖成像

2. 子宫肌瘤

使用自由解剖成像，可以在冠状面评估子宫肌瘤的位置，为临床处理提供更加可靠的依据。国际妇产科协会（Federation International of Gynecology and Obstetrics，FIGO）把子宫肌瘤分为8类，图3-4-7展示了不同类型子宫肌瘤的冠状面位置。

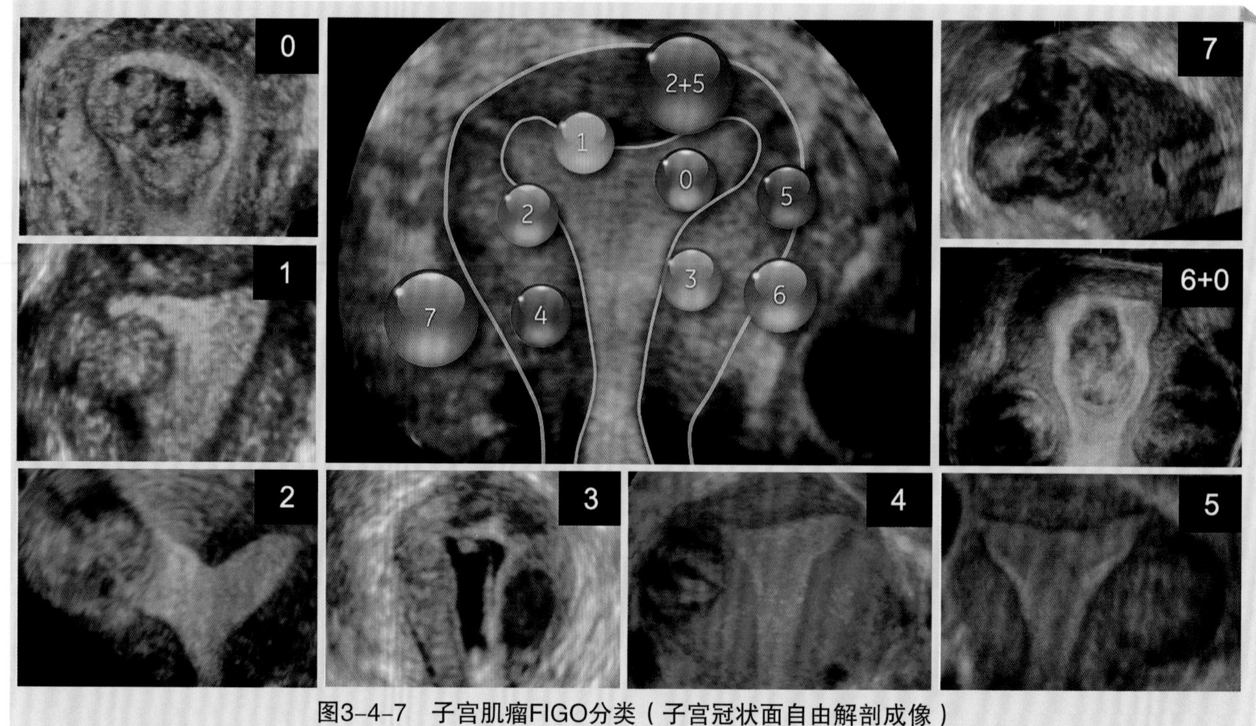

图3-4-7　子宫肌瘤FIGO分类（子宫冠状面自由解剖成像）

四、结论

自由解剖成像有以下特点：

- 3D / 4D 工具。
- 允许对任何形状和任何可想象出的切面进行成像并观察其解剖结构。
- 是检查弯曲或不规则形状等复杂结构的绝佳方法。

自由解剖成像有以下潜在优势：

- 减少对 X、Y、Z 轴的操作。
- 可获得任意切面图像，不再局限于正交平面。
- 简单的“描迹”，即可轻松显示冠状面。

第五节　断层超声成像（TUI）

一、简介

除了常规的三平面显示方式，三维超声还提供了不同的多平面显示方式，断层超声成像（tomographic ultrasound imaging，TUI）便是其中一种。它以多个连续平行平面的模式来显示容积数据，其显示的方式与 CT /MRI 类似（图 3-5-1）。其中，平面的层数、层间距、位置、倾斜度等参数均可任意调节。

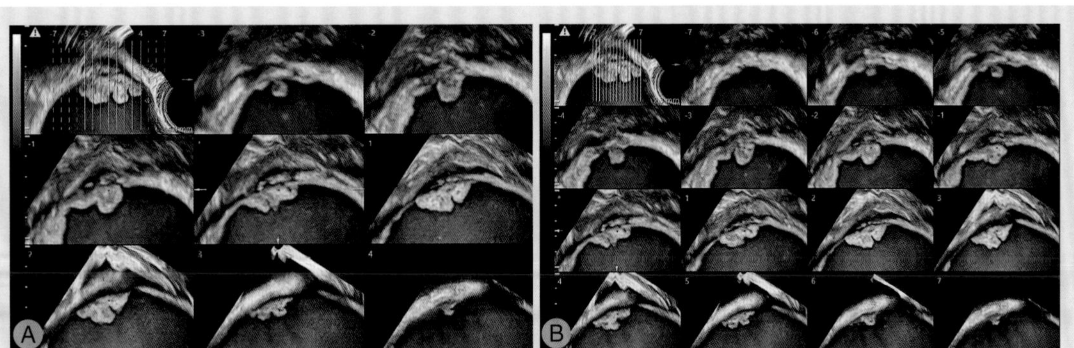

A.9幅显示，层间距=4.0 mm；B.16幅显示，层间距=2.3 mm。

图3-5-1　卵巢肿瘤TUI成像

二、操作方法

TUI 最少可以显示单幅图像（逐层显示），最多可以同时显示 16 ~ 25 幅图像（图 3-5-1B）。TUI 可以应用于灰阶或彩色三维数据，可以和 VCI 结合使用（推荐）。TUI 的基本操作步骤如下（以 GE 公司 Voluson ™ E10 为例）：

（1）采集 3D 或 4D 数据后，选择 TUI。

（2）选择显示层数，常用是 9 层。层数太少信息量不够，太多会导致图像过小不利于观察。

（3）调整层间距，一般根据目标区域的大小来调整。如内膜厚 5 mm，那么层间距可以设为 0.5 mm；肌瘤直径 5 cm，那么层间距可以设为 5 mm。

（4）启动 VCI 增加细节显示。一般 VCI 切片厚度设为 1 mm。

（5）根据需要可以选择 A、B 或 C 平面的 TUI。

三、断层超声成像的典型应用示例

在妇科超声中，TUI 多用于观察宫腔粘连、子宫肌瘤、子宫腺肌病、卵巢肿瘤等（图 3-5-2）。

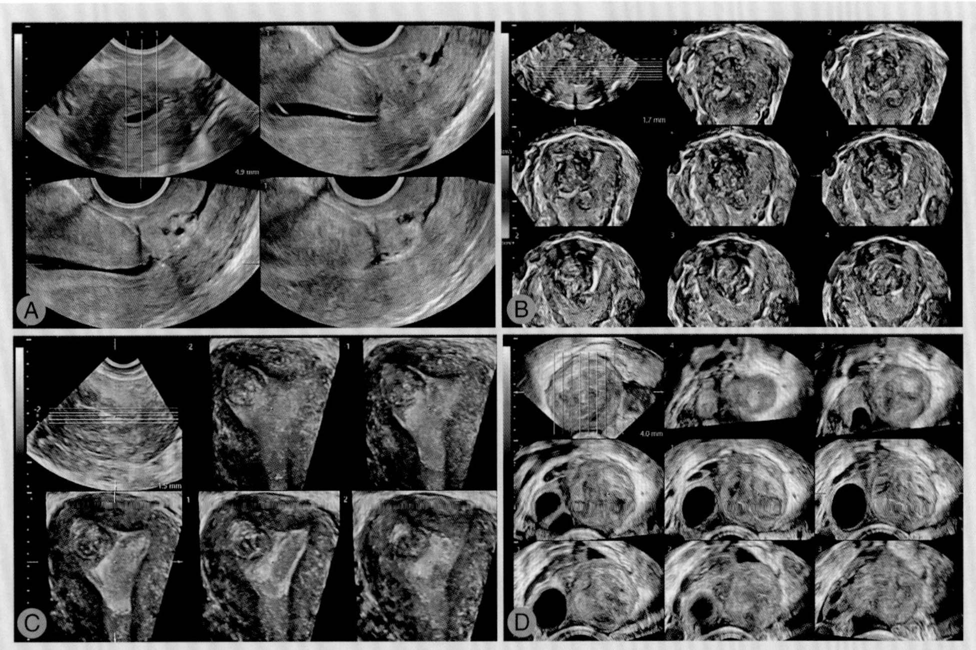

A.瘢痕子宫，4幅显示，层间距=4.9 mm；B.子宫肌瘤血流，9幅显示，层间距=1.7 mm；C.子宫肌瘤，6幅显示，层间距=1.5 mm；D.卵巢肿瘤，9幅显示，层间距=4.0 mm。

图3-5-2　TUI的应用

四、结论

TUI 有以下特点：

- 输出模式与 MRI、CT 扫描成像输出模式相同，呈现特定器官或区域的多层序列图像。
- 简化了动态研究的分析和记录，可同屏显示同一容积数据集的多幅图像。
- 可以调整平行切面的数量和各切面之间的层间距。
- 显示方式与其他影像方式（如 CT 或 MRI）显示数据的方式一致。

第六节 三维体积计算 I：VOCAL

一、简介

VOCAL（virtual organ computer-aided analysis）是一种基于三维、四维数据的体积计算工具。VOCAL 的体积计算和二维超声的体积计算是完全不同的，它以三维数据的基本体积单位体素为基础计算体积。

VOCAL 的工作原理是通过一组沿着固定轴旋转的、描迹了轮廓线的二维图像进行重构（二维轮廓线的三维三角形网格化）三维表面模型，同时计算表面模型包裹下所有体素的体积（图 3-6-1）。旋转的角度越小，描迹的轮廓线越密，越能接近真实体积，对不规则的体积计算越准确。

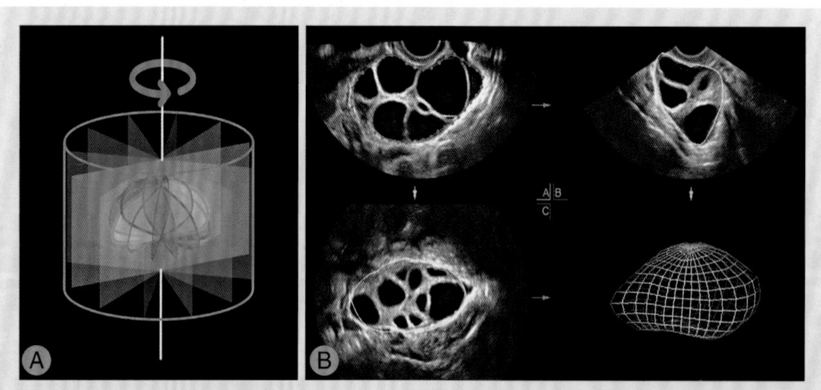

A.VOCAL成像示意图，圆柱体为模拟三维数据，蓝色平面为沿着圆柱体中心旋转排列的面，红色描线是二维平面上描迹的轮廓线。平面旋转的角度越小，描迹的轮廓线越密，越能接近真实体积；B.卵巢VOCAL成像，右下角为网格化表面模式。

图3-6-1　VOCAL成像

VOCAL 支持计算不规则的实心体积、空心壳体体积、阈值体积，结合能量多普勒，可以进行三维血流定量分析。VOCAL 描迹轮廓线的方式一共有 4 种，分别是手动描迹（manual trace）、跟踪描迹（trace finder）、半自动跟踪描迹（semi-auto）、自动球体（sphere）。最常用的是手动描迹，多用于软组织等实心结构；其次是自动球体，多用于小范围快速取样进行三维血管定量分析（图 3-6-2）。

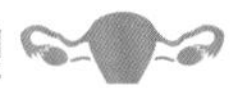

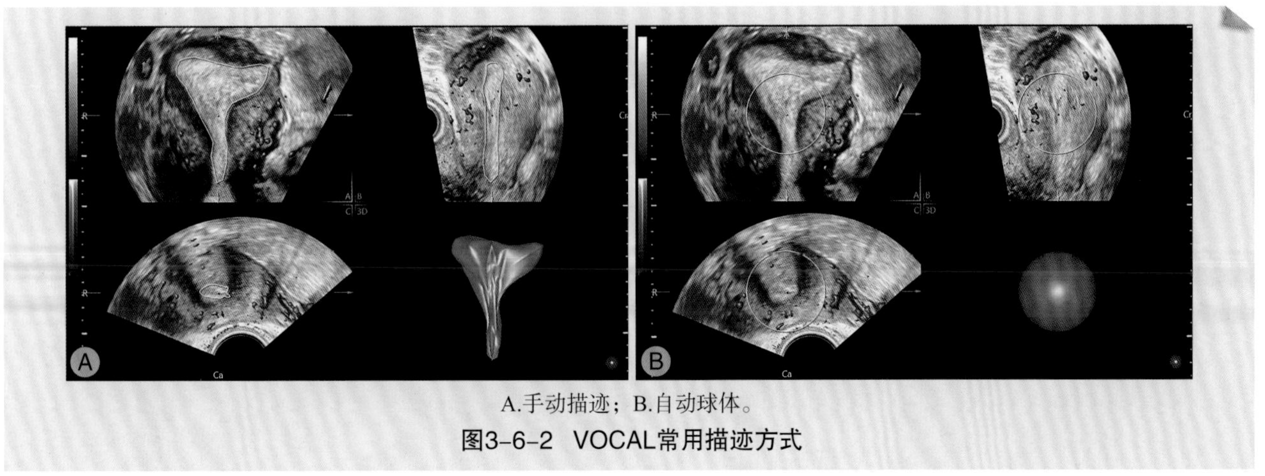
A.手动描迹；B.自动球体。

图3-6-2　VOCAL常用描迹方式

二、操作方法

VOCAL 手动描迹的操作步骤如下（以 GE 公司 Voluson ™ E10 为例）：

（1）采集三维数据后，进入容积分析菜单，选择“VOCAL”（图 3–6–3，1 2）。

（2）选择手动描迹，选择描迹参考平面，选择步长 30° （图 3–6–3，3 4 5）。步长越小，描迹次数越多，体积越精准。30° 步长描迹 6 次，6° 步长描迹 30 次。

（3）把要描迹的结构的长轴放到旋转轴的中间。注意旋转轴不能穿过结构两次，否则会导致描迹失败（图 3–6–4）。

（4）点击开始按钮（图 3–6–3，6），开始在屏幕上描迹。

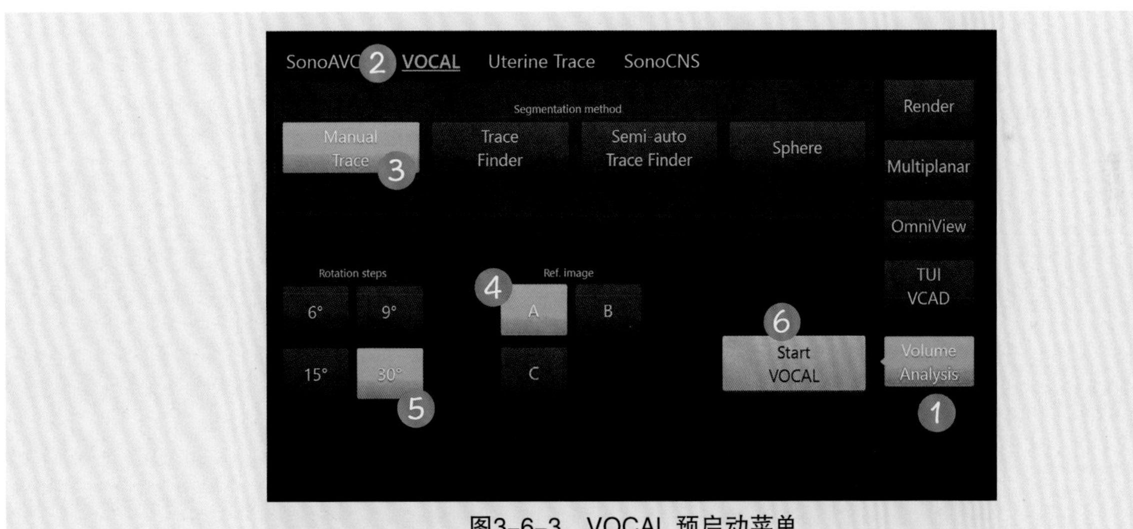

图3-6-3　VOCAL 预启动菜单

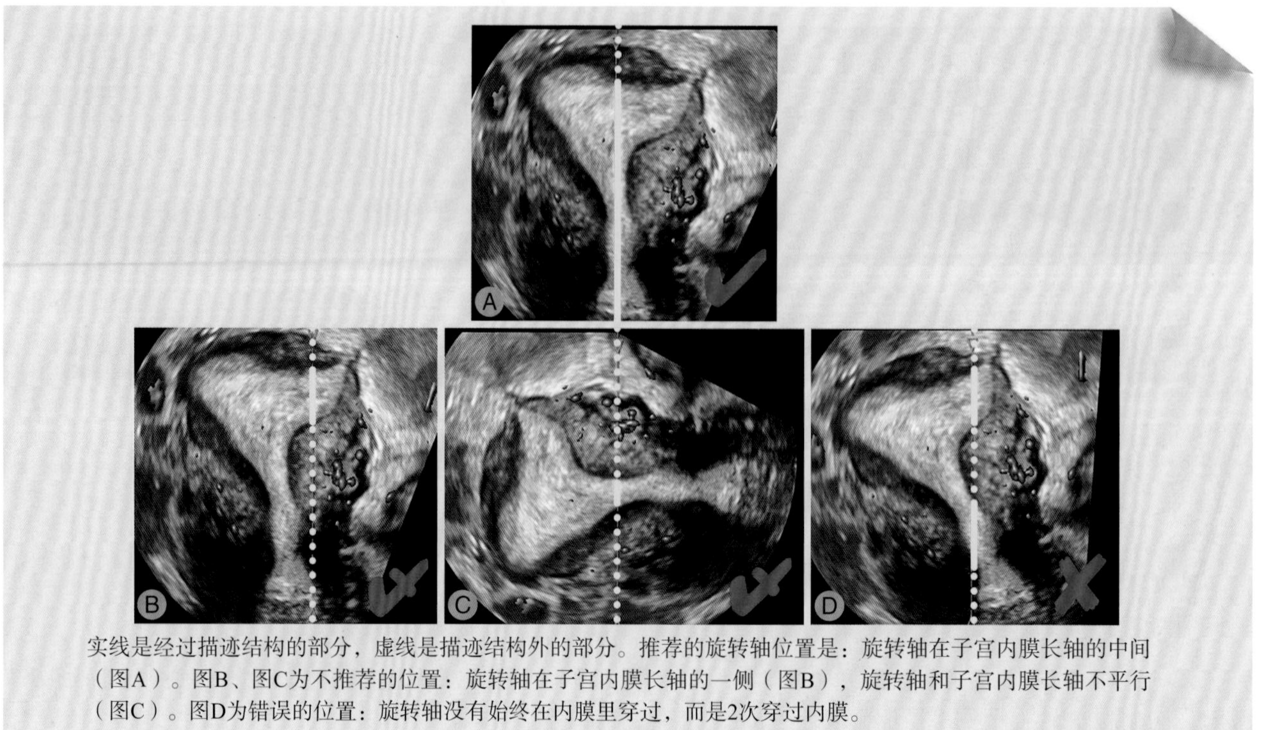

实线是经过描迹结构的部分，虚线是描迹结构外的部分。推荐的旋转轴位置是：旋转轴在子宫内膜长轴的中间（图A）。图B、图C为不推荐的位置：旋转轴在子宫内膜长轴的一侧（图B），旋转轴和子宫内膜长轴不平行（图C）。图D为错误的位置：旋转轴没有始终在内膜里穿过，而是2次穿过内膜。

图3-6-4　描迹子宫内膜时VOCAL旋转轴的位置

（5）描迹好之后点击下一步（Next），平面会自动旋转，继续描迹。

（6）描迹结束后点击完成（Done），进入壳体编辑菜单（图 3-6-5）。如果计算空心壳体体积，则前往下一步，否则前往第 9 步。

（7）选择壳体的种类并调整壳的厚度（图 3-6-5，❶❷）。壳的分类如图 3-6-6 所示。

（8）点击“Activate”刷新计算（图 3-6-5，❸），程序会给出包括壳体体积在内的计算结果。

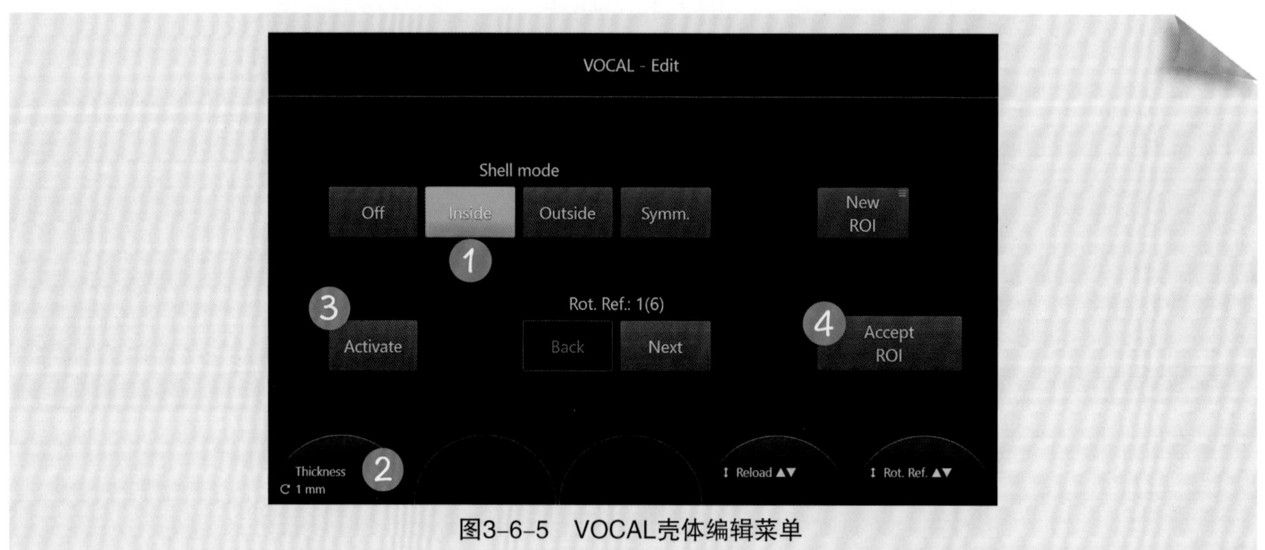

图3-6-5　VOCAL壳体编辑菜单

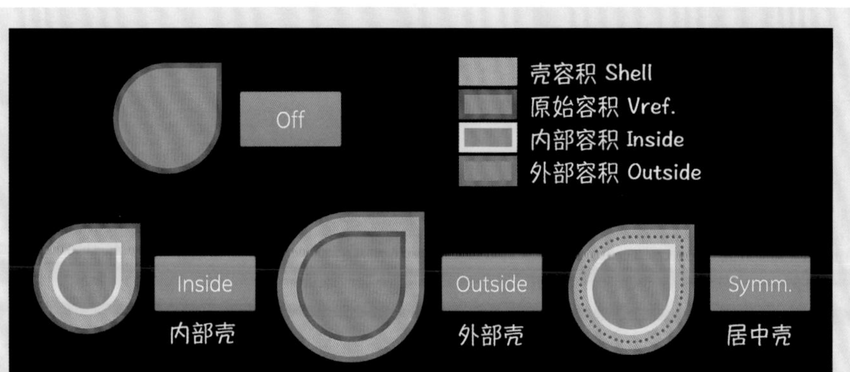

当不选择计算壳体体积时，程序计算的是描迹线内的实心体积。选择内部壳，计算向内扩展一定厚度的壳的体积；选择外部壳，计算向外扩展一定厚度的壳的体积；选择居中壳，计算以描迹线为中心，内外同时扩展到一定厚度的壳的体积。

图3-6-6　VOCAL壳体体积计算种类

（9）点击接受描迹结果（图 3-6-5，4），进入 VOCAL 主菜单。可以选择渲染模式（图 3-6-7）、阈值体积计算（Threshold Volume）（图 3-6-9B）、容积直方图（Volume Histogram）（图 3-6-9A）。

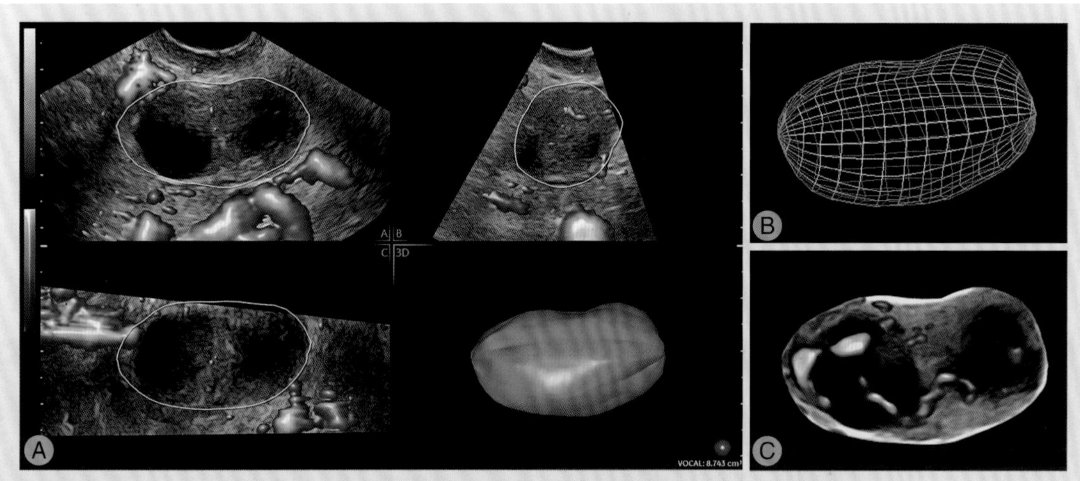

A.VOCAL模式；B.网格模式；C.玻璃体模式（灰阶：最小模式，彩色：梯度亮度模式，彩色显示比例90%）。

图3-6-7　VOCAL的渲染模式

三、VOCAL 的临床应用

在妇科领域，VOCAL 多用于计算肿瘤体积、卵巢体积、内膜体积、卵巢储备功能、内膜容受性等。

除了测量不规则体积，在采集能量多普勒三维数据后，VOCAL 下的容积直方图（volume histogram）还可以计算描迹区域或壳的血管指数（VI）、血流指数（FI）、血管血流指数（VFI）。阈值体积（threshold volume）则是通过调整阈值，可以算出阈值以上和阈值以下的体积。

1. 子宫内膜的测量

（1）可用 VOCAL 测量子宫内膜血流的三维能量多普勒（3D PD），展示内膜容受性 / 内膜对胚胎移植的支持程度（图 3-6-8）。

（2）激活能量多普勒，获取容积数据。选择 VOCAL，手动描迹子宫内膜轮廓。

（3）平行于上述子宫内膜轮廓，向内取 1 mm 厚度的容积，约是子宫内膜基底层容积。

（4）选择容积直方图，可以得到 VI、FI、VFI。

（5）可用于获取支持胚胎着床和早期发育所需的子宫内膜内的血流信息。

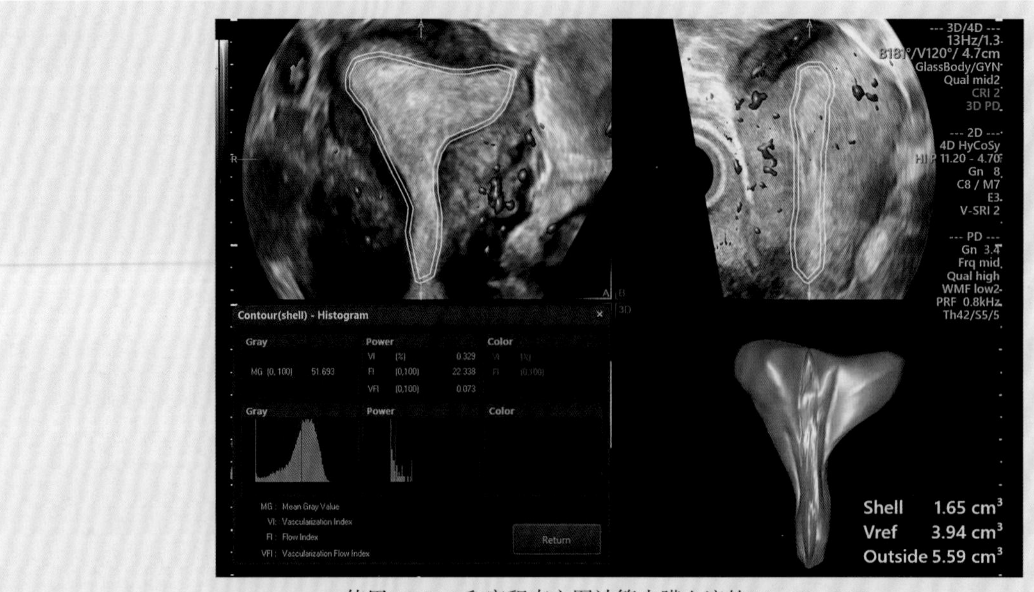

使用VOCAL和容积直方图计算内膜血流的VI、FI、VFI。

图3-6-8 子宫内膜血流三维能量多普勒（3D PD）定量分析

2. 卵巢测量

（1）可用 VOCAL 测量卵巢体积、卵巢间质体积和卵巢血流三维能量多普勒（3D PD），从而评估卵巢的储备功能。

（2）激活能量多普勒，获取容积数据。选择 VOCAL，手动描迹卵巢轮廓。

（3）选择容积直方图，可以得到 VI、FI、VFI。

（4）选择阈值体积，可以得到卵巢间质体积（图 3-6-9）。

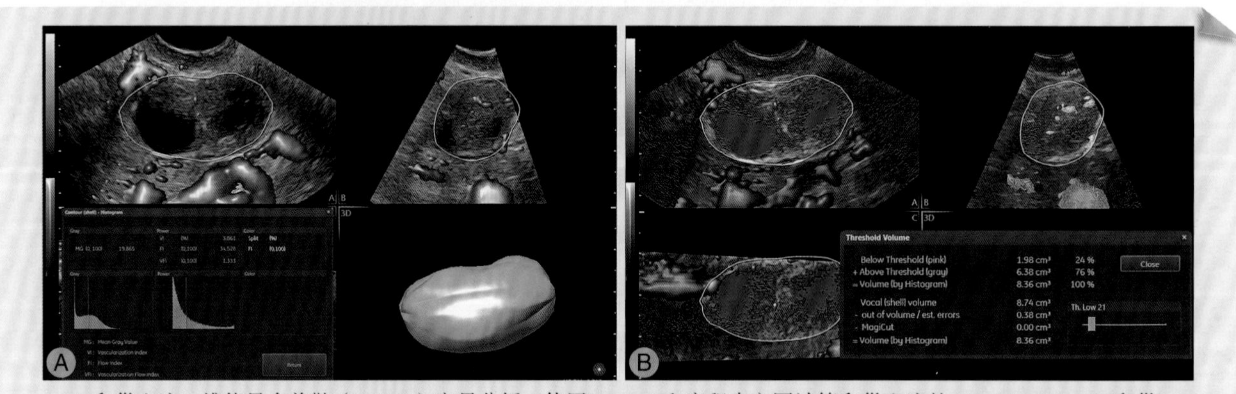

A.卵巢血流三维能量多普勒（3D PD）定量分析。使用VOCAL和容积直方图计算卵巢血流的VI、FI、VFI；B.卵巢体积计算，使用阈值体积可以计算卵巢体积、描迹线内阈值以下体积（粉红色区域，相当于低于阈值的卵泡区域）和阈值以上体积（非粉红色区域，相当于卵巢间质部区域）。

图3-6-9 卵巢三维定量分析

3. 血流容积直方图定量

血流容积直方图（volume histogram）定量需要采集能量多普勒的三维数据，如果存在壳，那么只计算壳内的血管，不计算描迹线内的所有血管（图 3-6-10）。计算的结果如下：

（1）MG（平均灰度）：量化感兴趣区中从黑到白的灰阶信息，量化为 0 ~ 100。

（2）VI（血管指数）：通过计算感兴趣区域内彩色体素与总体素的比值获得，即血管密度，代表有血管存在。

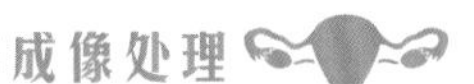

（3）FI（血流指数）：通过计算加权彩色强度总和与彩色体素的比值获得，平均了能量多普勒信号，即血流平均强度。

（4）VFI（血管血流指数）：通过计算加权彩色强度总和与彩色灰阶总体素比值获得，评估血管存在和血流的灌注情况。

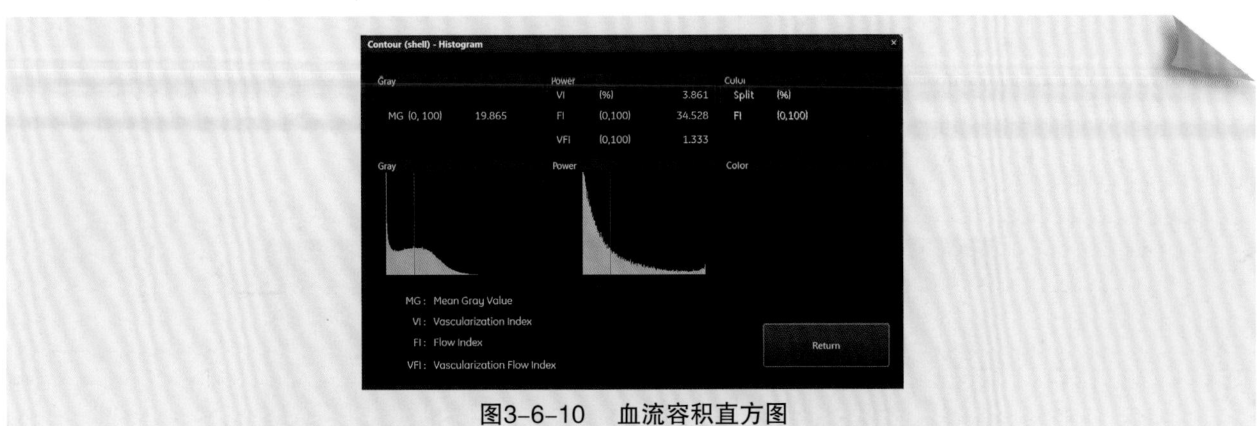

图3-6-10　血流容积直方图

使用4DView容积数据分析软件，除了可以计算描迹线内和壳体的血流，还可以不启动VOCAL工具，在多平面模式下快速获得感兴趣区的二维血流的MG和VI、FI、VFI值（图3-6-11）。

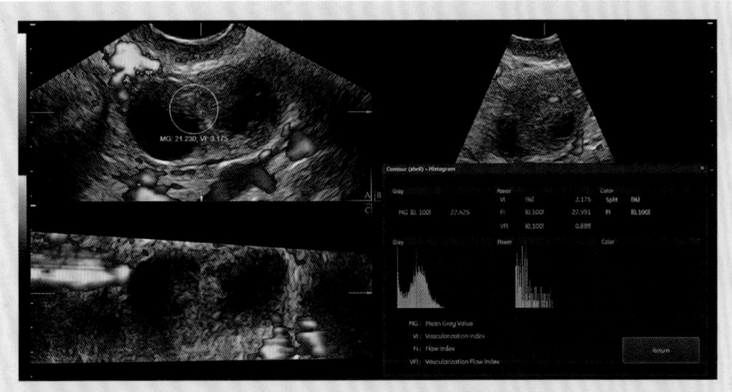

采集3D PD后，启动三平面模式，启动二维血流直方图，随着感兴趣区的移动，可以实时获得MG和VI值，确认后可以获得MG、VI、FI、VFI值。

图3-6-11　二维血流直方图

四、结论

VOCAL体积计算有以下特点：

（1）相比二维的三经线均值体积法，VOCAL可获得更精准的体积。

（2）可以选择测量精准度（旋转角度越小，描迹的切面数越多；反之旋转角度越大，描迹的切面数越少）。

（3）目前在肿瘤学和围产医学中用于计算器官或病变的精准体积。

（4）可与能量多普勒一起使用，获得血流容积直方图，在妇科生殖领域用于内膜容受性和卵巢储备功能的评估。

第七节 三维体积计算Ⅱ：SonoAVC™

SonoAVC™（sonography-based automated volume count）是一种基于三维、四维数据自动体积计算工具。它会对低回声的液性暗区进行自动识别和计算，针对不同的液性暗区，SonoAVC™ 有三种计算方法：智能卵泡计算、智能窦卵泡计算、智能液性暗区计算（图 3-7-1）。

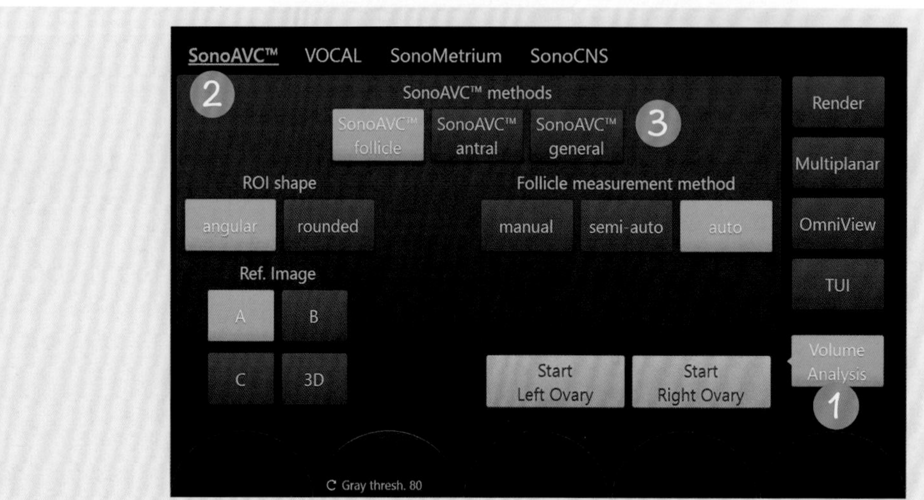

采集容积数据后，依次选择“容积分析”，“Sono AVC™”，“计算方法”启动计算。

图3-7-1 SonoAVC™菜单

一、智能卵泡计算

智能卵泡计算（SonoAVC™*follicle*）可以自动计算卵泡的数量、大小、径线、体积、并可以自动按大小降序排列，自动分拣优势卵泡和劣势卵泡，并把结果放入卵泡监测报告（图 3-7-2）。

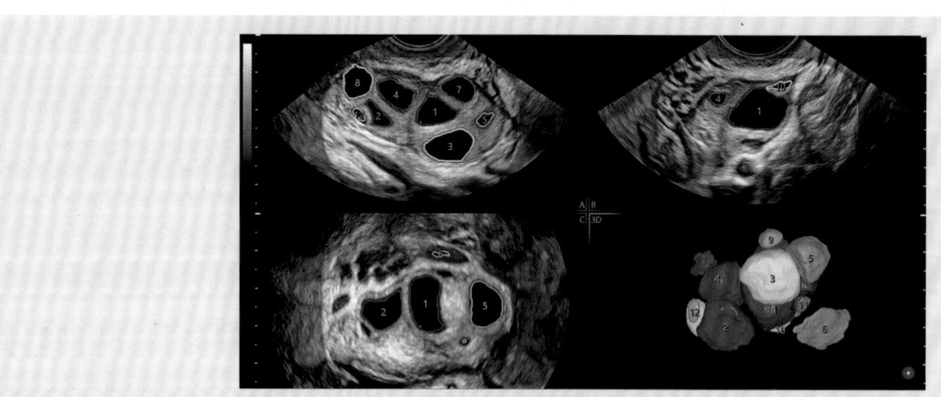

图3-7-2 智能卵泡测量SonoAVC™*follicle*

1. 特点

- 三维自动工具，用于快速显示、计数和测量卵泡。
- 在用户自定义的感兴趣区内自动计算低回声结构的数目和体积，有助于加速卵泡评估，并提高检查质量。
- 获得“等容积球体”的卵泡直径。

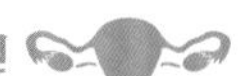

2. 潜在优势

- 可以自动计算一个扫描容积内低回声结构的数目和体积。
- 帮助优化卵泡评估的工作流程。
- 减少不同用户之间/用户自身（测量数据）的可变性。
- 提高工作量和患者扫查量：可以于患者离开后应用，因此可以只简单地获取容积数据就让患者离开。
- 优秀的医患沟通工具。
- 由于卵泡处于压力状态下，最大径线可因受压而改变。“等容积球体”的卵泡直径 = 如果卵泡在无压力状态下，呈现为球体时的直径。

3. 技巧

- 提高对比分辨率的二维图像，其成功率更高。
- 尽量把卵巢包绕在感兴趣区内，尽量减少对周围组织的包绕。

4. 智能卵泡计算的测量结果

自动计算感兴趣区内每个卵泡的多个容积参数（图 3-7-3）。

- X、Y、Z 径线（长、高、宽）。
- Mean d：卵泡平均径线。
- V：卵泡体积。
- d（V）：等容积球体卵泡直径。指一个标准球体的直径，是在球体的体积等于计算出的卵泡体积条件下的直径。
- 可以将测量值显示在卵泡周期监测图中，周期监测图为用户提供了每个卵巢中卵泡的数量和大小的总体情况（图 3-7-4）。
- 周期监测图在 X 轴显示促排卵的天数，Y 轴显示平均卵泡直径（mn. d）、卵泡体积（V）或者等容积球体的直径 [d（V）]。
- 从左侧菜单中选择出希望标记的测量值。

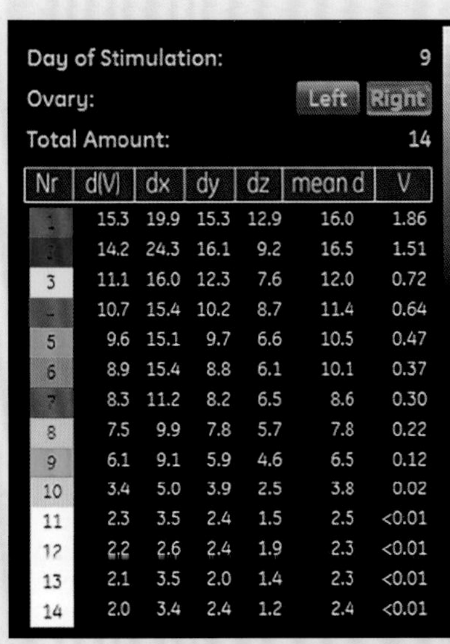

Day of Stimulation: 9
Ovary: Left Right
Total Amount: 14

Nr	d(V)	dx	dy	dz	mean d	V
1	15.3	19.9	15.3	12.9	16.0	1.86
2	14.2	24.3	16.1	9.2	16.5	1.51
3	11.1	16.0	12.3	7.6	12.0	0.72
4	10.7	15.4	10.2	8.7	11.4	0.64
5	9.6	15.1	9.7	6.6	10.5	0.47
6	8.9	15.4	8.8	6.1	10.1	0.37
7	8.3	11.2	8.2	6.5	8.6	0.30
8	7.5	9.9	7.8	5.7	7.8	0.22
9	6.1	9.1	5.9	4.6	6.5	0.12
10	3.4	5.0	3.9	2.5	3.8	0.02
11	2.3	3.5	2.4	1.5	2.5	<0.01
12	2.2	2.6	2.4	1.9	2.3	<0.01
13	2.1	3.5	2.0	1.4	2.3	<0.01
14	2.0	3.4	2.4	1.2	2.4	<0.01

图3-7-3 智能卵泡计算的测量结果

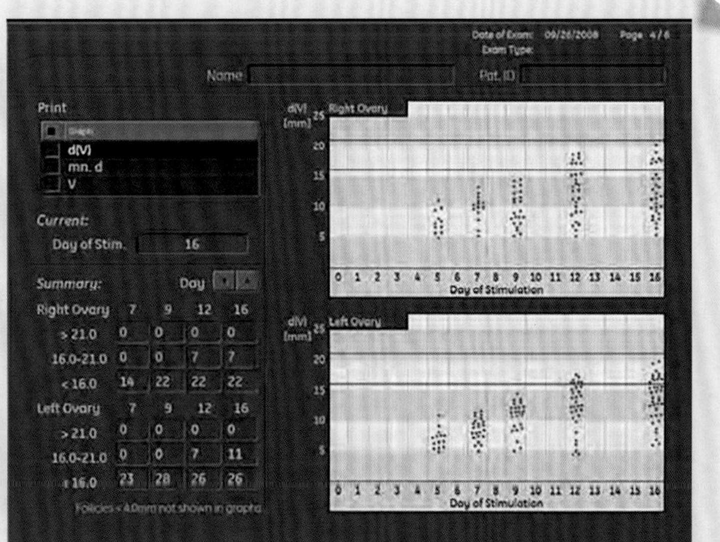

图表左侧是双侧卵巢不同大小的卵泡在每个用药天数的数量。

图3-7-4 卵泡周期检测图

二、智能窦卵泡计算

智能窦卵泡计算（SonoAVC^{TM}*antral*）和智能卵泡计算类似，但对窦卵泡更加敏感。计算结果会显示在右侧监视器区域中，依据自定义的组别分别列出每组的卵泡总数（图 3-7-5）。

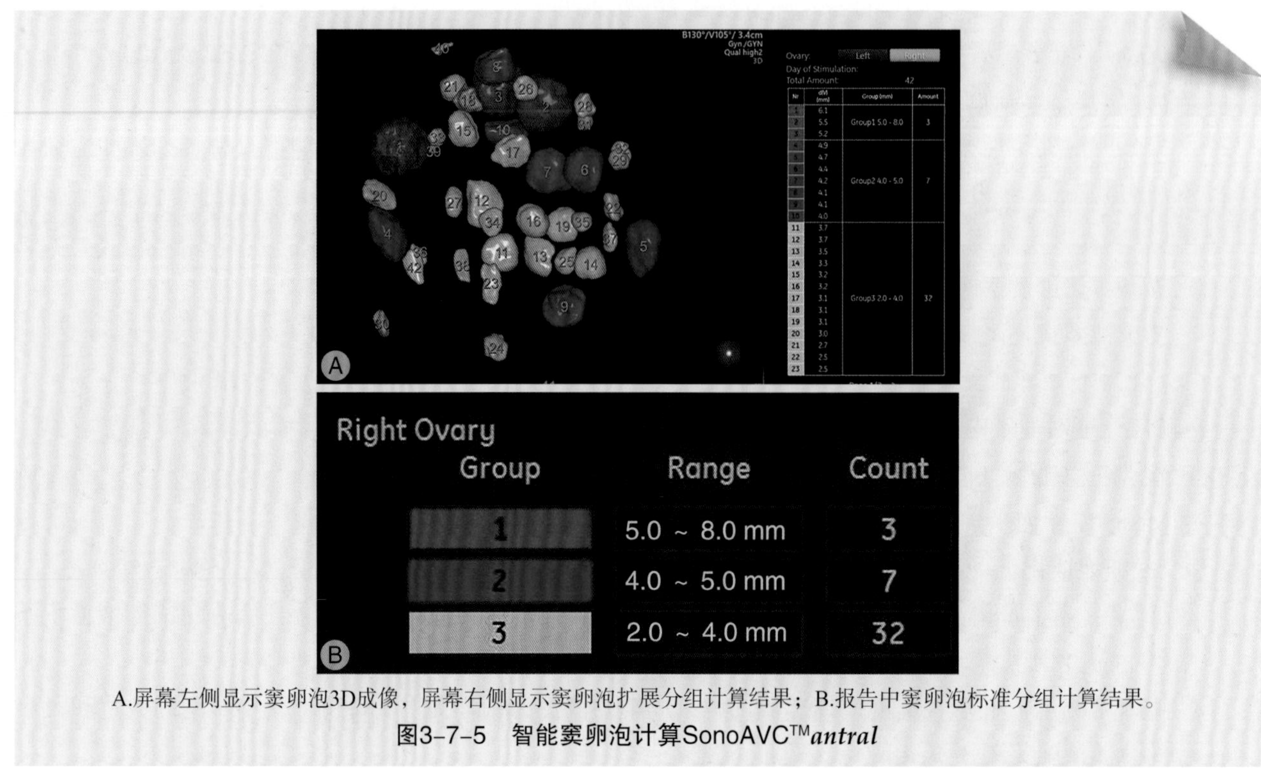

A.屏幕左侧显示窦卵泡3D成像，屏幕右侧显示窦卵泡扩展分组计算结果；B.报告中窦卵泡标准分组计算结果。

图3-7-5　智能窦卵泡计算SonoAVC^{TM}*antral*

三、智能液性暗区计算

智能液性暗区计算（SonoAVC^{TM}*general*）可以计算任意液性暗区的体积，支持合并或者切割不同区域的暗区。点击液性暗区，程序将自动在整个感兴趣区内寻找相连的液性暗区并进行计算体积（图 3-7-6）。

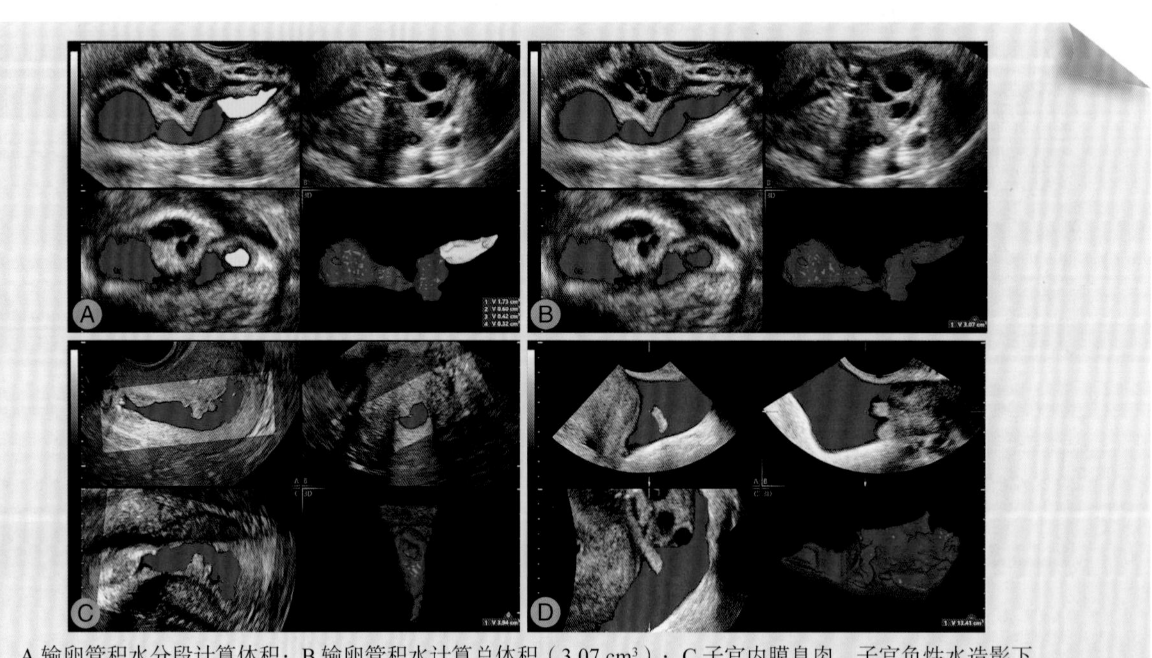

A.输卵管积水分段计算体积；B.输卵管积水计算总体积（3.07 cm^3）；C.子宫内膜息肉，子宫负性水造影下的宫腔容积计算（3.94 cm^3）；D.卵巢旁包裹性积液体积计算（13.41 cm^3）。

图3-7-6　智能液性暗区计算SonoAVC^{TM}*general*

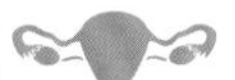

第八节
实时三维子宫输卵管超声造影的图像处理

一、简介

子宫输卵管超声造影（hysterosalpingo contrast sonography，HyCoSy）分为二维、三维和实时三维几种模式，实时3D-HyCoSy俗称4D-HyCoSy。相对于3D-HyCoSy而言，4D-HyCoSy更容易掌握，信息量更多，因此笔者推荐初学者首先学4D-HyCoSy。处理4D-HyCoSy图像，关键步骤在回放、旋转和魔术剪。

二、操作方法

4D-HyCoSy图像处理的基本步骤如下（以GE公司Voluson ™ E10为例）：

（1）单幅显示，然后旋转X轴，把宫底旋至朝上，不要用快速旋转180°的方法，否则左右会反转（图3-8-1）。

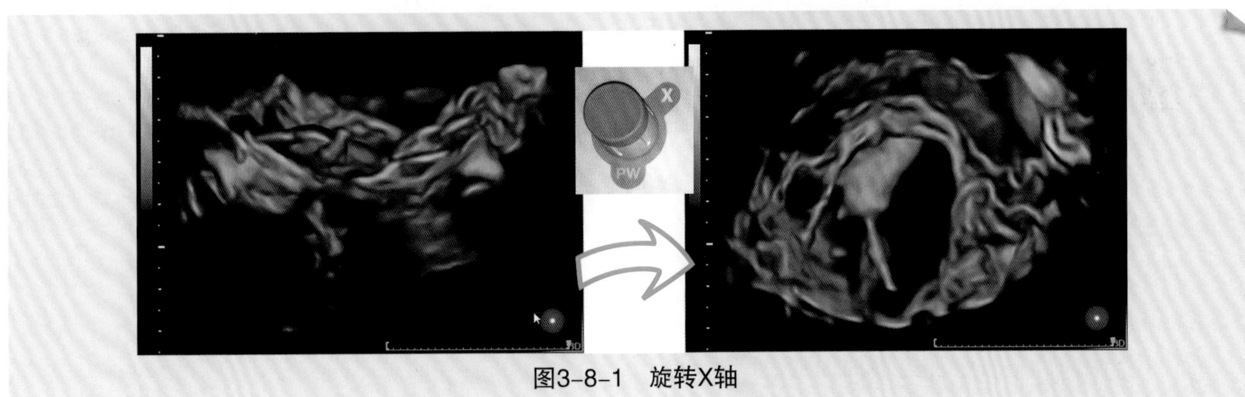

图3-8-1　旋转X轴

（2）用轨迹球回放4D电影，确定子宫输卵管的位置，判断双侧输卵管是否显影、是否喷出及弥散情况（图3-8-2）。首先出现的是造影管，不是输卵管。

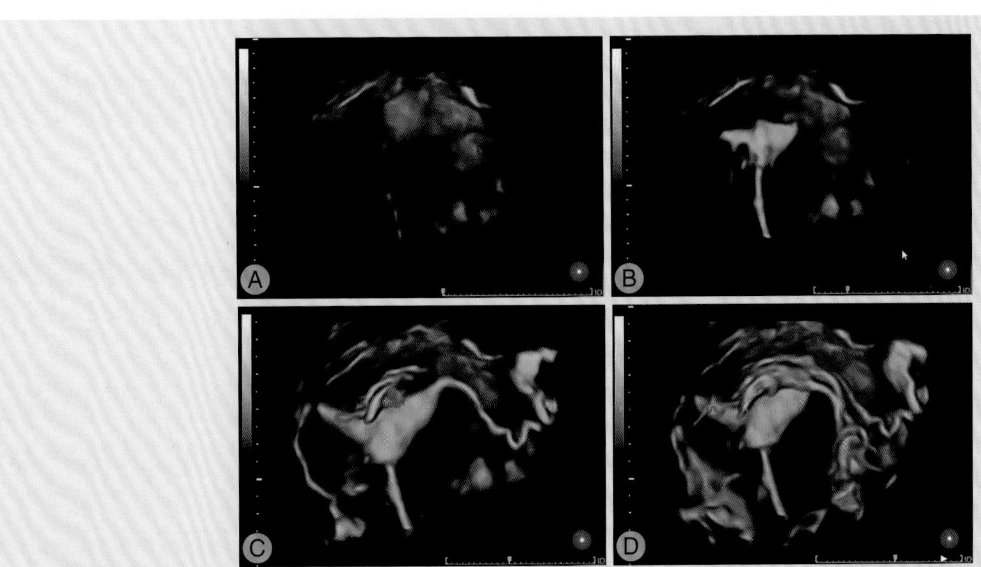

A.第1帧，造影剂进入前；B.第7帧，造影管和宫腔显影；C.第13帧，双侧输卵管显影；D.第22帧，宫底逆流出现。

图3-8-2　4D-HyCoSy电影回放

（3）调整增益：如果输卵管太细看不清楚，可以旋转 2D 旋钮把图像的增益逐步增大（图 3-8-3）。

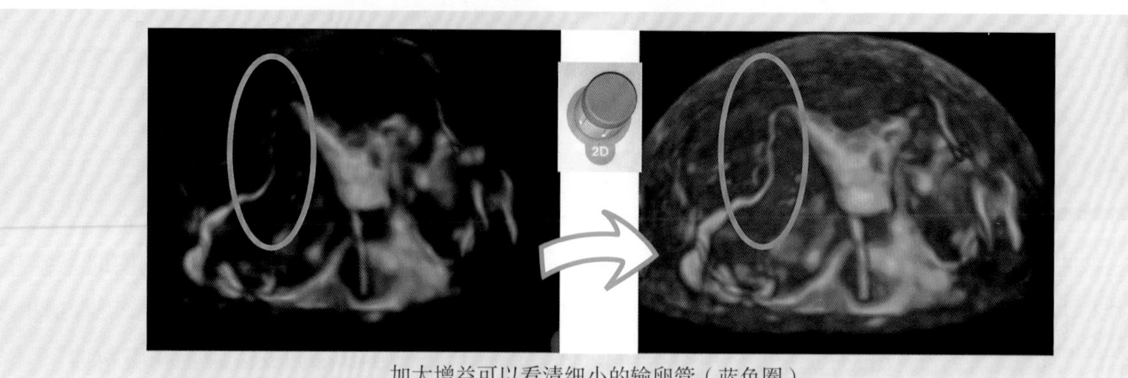

加大增益可以看清细小的输卵管（蓝色圈）

图3-8-3　4D-HyCoSy增益调整

（4）旋转 X、Y、Z 轴，可看清楚输卵管的走向（图 3-8-4）。

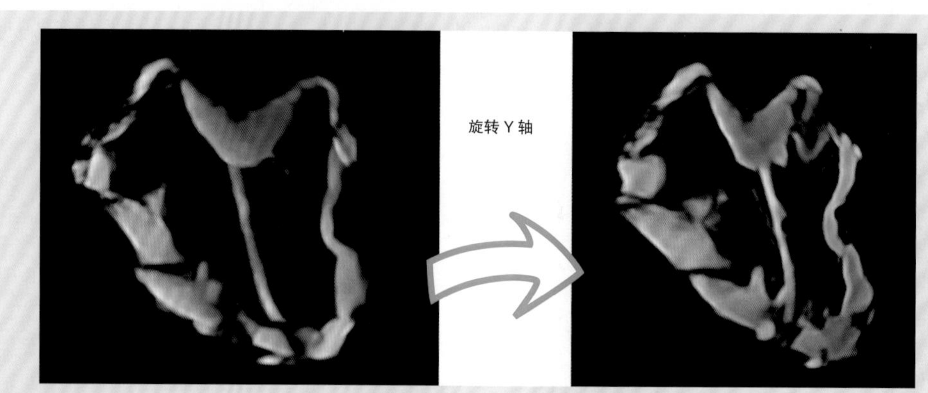

图3-8-4　旋转Y轴后，可见左侧输卵管弯曲

（5）用魔术剪（magic cut）剪掉周围没用的杂乱信号。

1）选择触摸屏上的“Magic Cut”，进入魔术剪模式。

2）再选择“Inside Contour”。

3）旋转图像，剪切感兴趣区以外的部分。

4）把光标放在需要包围的起始位置，按轨迹球右键确认。

5）移动轨迹球，把要剪切的部分包围起来，最后按轨迹球右键确认，即可把包围的部分剪切掉。

6）重复步骤 3）~ 5），反复多次剪切。

（6）选择渲染模式（见本章第一节“四、渲染模式分类及应用”部分）。

（7）保存图像（见第二章第三节“一、容积数据的存储”部分）。

如果需要保存单帧图像用于报告和展示，那么只需要处理一帧图像即可；如果需要保存一段好的电影用于展示，那么就需要注意以下事项：

- 在按保存键前，探头不要晃动。
- 做造影的过程不要调整增益。
- 使用魔术剪时必须反复回放确认要剪切的部位在每一帧里都是可以去除的，否则会导致某一帧输卵管或子宫被切除的情况。
- 电影片段可以只截取中间一段。
- 如果没有办法获得一段好的电影，为了能跟临床更好地沟通，可以多处理几个不同时段的单帧 3D 图像，如图 3-8-2 所示。

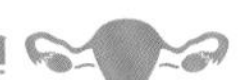

第九节
三维子宫输卵管超声造影的图像处理

一、简介

3D-HyCoSy 的图像有两种情况，一种是注射造影剂后直接采集的 3D 图像，另一种是先做 4D-HyCoSy，再补充做 3D 的图像。前者的图像是造影剂盆腔弥散前的图像，后者是盆腔弥散后的图像。两者的处理方式会有一些差别。

二、操作方法

1. 盆腔弥散前

弥散前采集的 3D-HyCoSy 图像相对会比较干净，处理步骤和 4D-HyCoSy 相比，只是少了第二步电影回放，其他步骤一样。

2. 盆腔弥散后

弥散后采集 3D-HyCoSy 图像主要有两个目的，一个是作为 4D-HyCoSy 的补充（图 3–9–1），查漏补缺，另一个是采集盆腔弥散 3D-HyCoSy 数据。

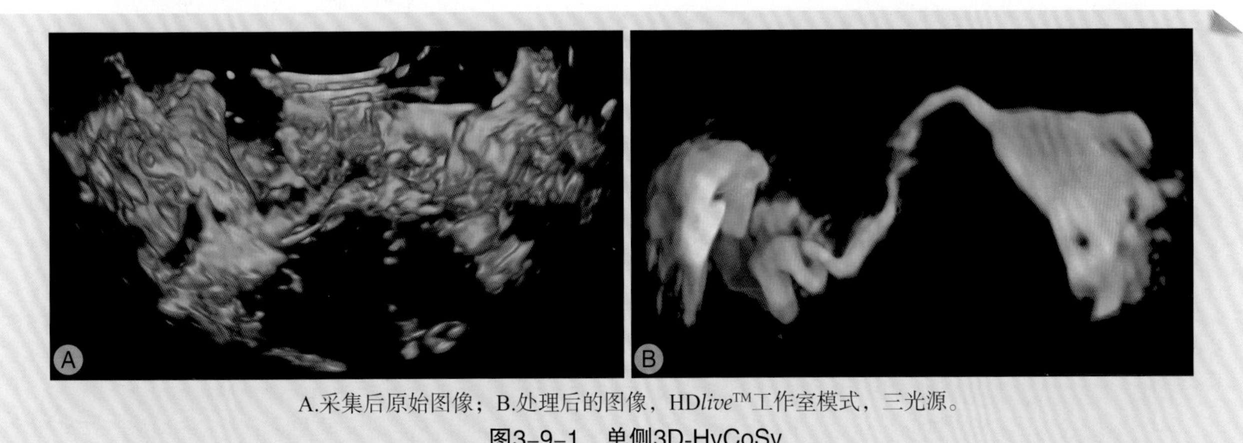

A.采集后原始图像；B.处理后的图像，HD*live*™工作室模式，三光源。

图3–9–1　单侧3D-HyCoSy

对于要查漏补缺的数据，由于采集时不一定会双侧输卵管同时采集，重点还是在观察有缺漏的那一侧输卵管。以 GE 公司 Voluson ™ E10 为例，推荐处理步骤如下（以下示意图来源于同一个三维数据）:

（1）旋转三维数据（先转 X 轴），找到造影管的位置（图 3–9–2）。

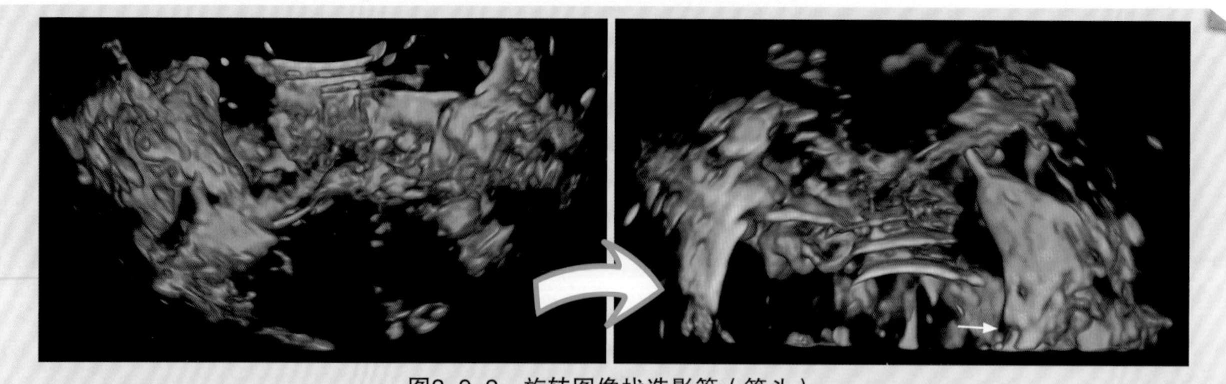

图3-9-2　旋转图像找造影管（箭头）

（2）如果已经能识别输卵管，直接使用魔术剪剪除不要的部分，否则进入下一步。

（3）启动魔术剪，边旋转边剪掉干扰输卵管观察的造影剂和噪声，暴露输卵管。

1）旋转图像，使造影管朝向屏幕，剪掉子宫前方的干扰，注意避开可能是输卵管的结构（当盆腔弥散后，从造影管朝子宫底方向看是干扰相对少的观察窗）（图 3-9-3）。

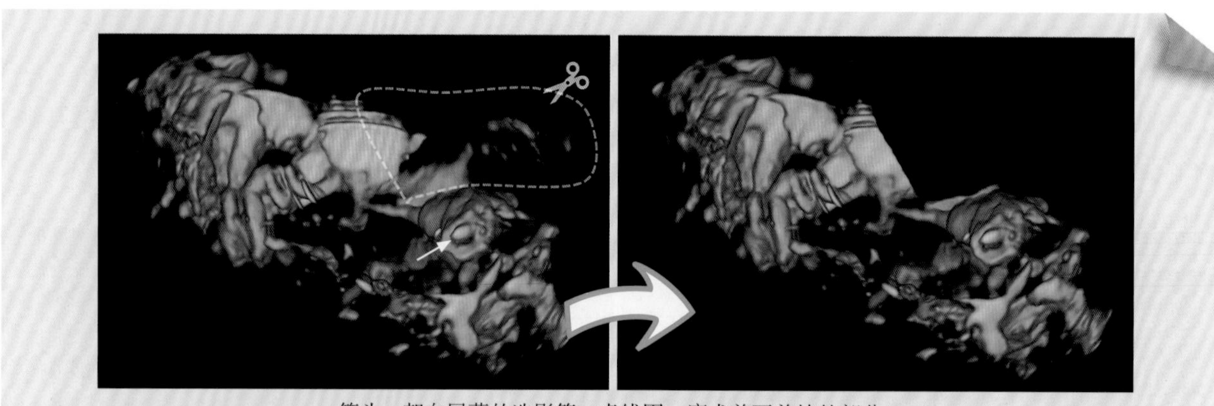

箭头：朝向屏幕的造影管。虚线圈：魔术剪要剪掉的部分。

图3-9-3　魔术剪处理3D-HyCoSy图像

2）旋转 X 轴竖起子宫，剪掉宫底的干扰，注意避开可能是输卵管的结构（图 3-9-4）。

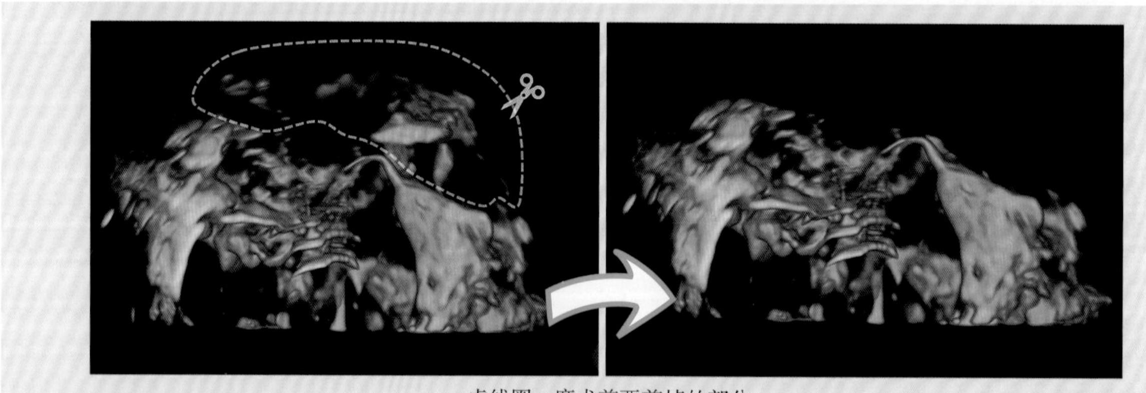

虚线圈：魔术剪要剪掉的部分。

图3-9-4　魔术剪处理3D-HyCoSy图像

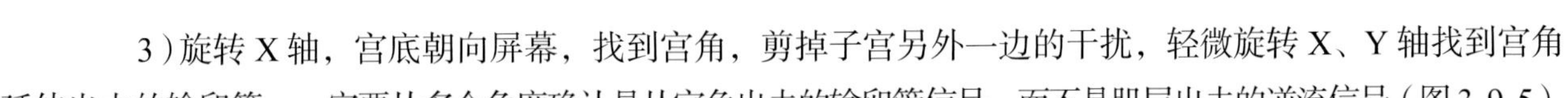

3）旋转 X 轴，宫底朝向屏幕，找到宫角，剪掉子宫另外一边的干扰，轻微旋转 X、Y 轴找到宫角延伸出去的输卵管，一定要从多个角度确认是从宫角出去的输卵管信号，而不是肌层出去的逆流信号（图 3-9-5）。

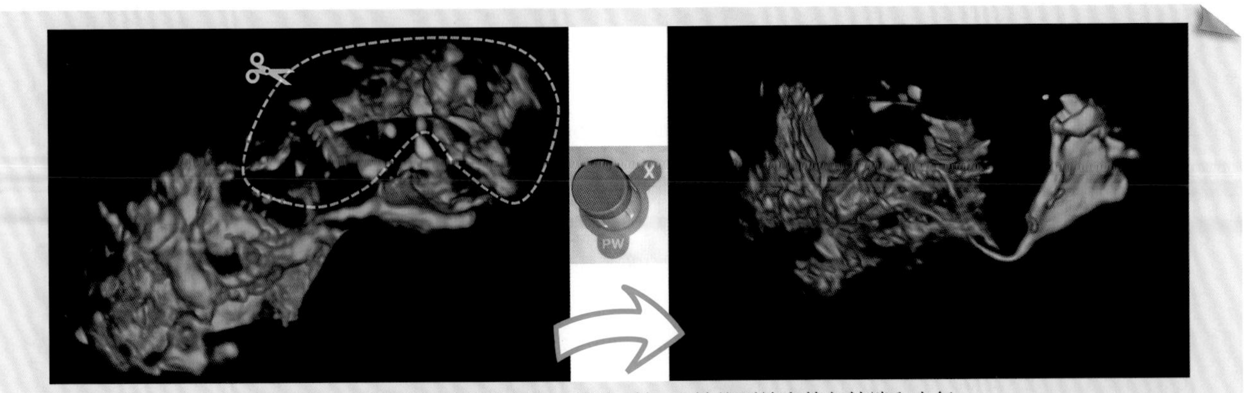

虚线圈：魔术剪要剪掉的部分。旋转X轴、Y轴找到输卵管起始端和走行。

图3-9-5 魔术剪处理3D-HyCoSy图像

4）看清输卵管走行后，修剪输卵管周围的无用信号，充分暴露输卵管（图 3-9-6）。

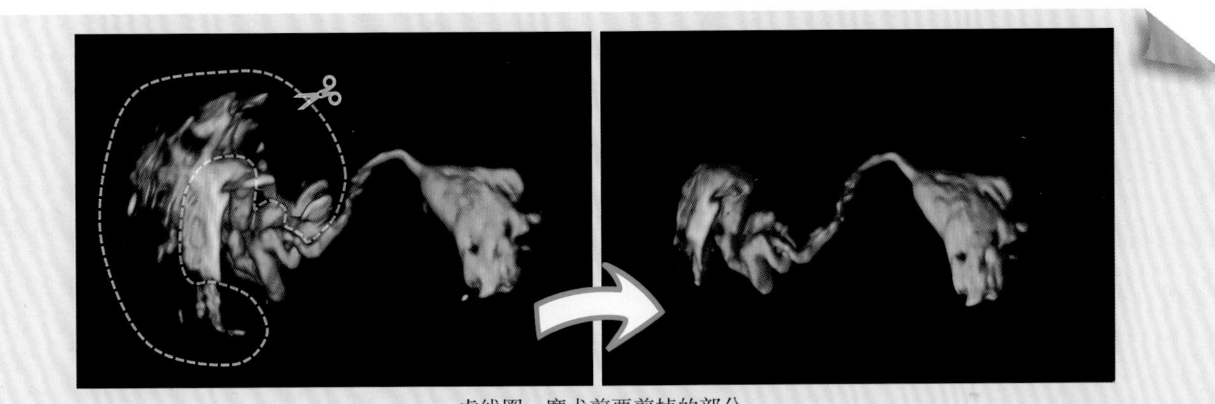

虚线圈：魔术剪要剪掉的部分。

图3-9-6 魔术剪处理3D-HyCoSy图像

（4）选择合适的渲染模式（图 3-9-1B）。

（5）保存图像。

如果目的是要观察盆腔弥散的，那么围绕子宫四周有可能是造影剂，通过旋转找到子宫位置和方向，用魔术剪剪掉子宫前面的遮挡即可（图 3-9-7）。

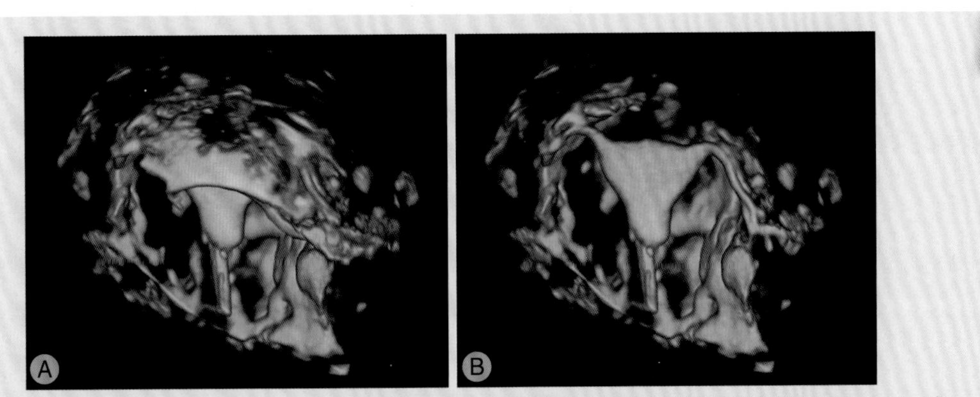

A.数据采集后，子宫前方被伪像和弥散造影剂信号遮挡；B.子宫前方伪像和部分造影剂剪切后，显示子宫和弥散造影剂的关系。

图3-9-7 盆腔弥散3D成像

参考文献

[1] 张新玲. 实用盆底超声诊断学 [M]. 北京：人民卫生出版社，2018.

[2] Voluson ™ E6 / Voluson ™ E8 / Voluson ™ E10 Instructions for Use H48711FK Revision 4. GE Healthcare [R]. 2019.

[3] Advanced course inn fetal medicine and gynecology. GE Healthcare [R]. 2016.

[4] LUDWIN A，LUDWIN I，MARTINS W P. Robert' s uterus：modern imaging techniques and ultrasound–guided hysteroscopic treatment without laparoscopy or laparotomy [J]. Ultrasound Obstetric Gynecology，2016；48（4）：526–529.

[5] LUDWIN A，MARTINS W P. LUDWIN I. Ultrasound–guided repeat intrauterine balloon dilatation for prevention of adhesions[J]. Ultrasound Obstetric Gynecology，2019；54：566–568.

[6] GRAUPERA B，PASCUAL M A，et al. Accuracy of three–dimensional ultrasound compared with magnetic resonance imaging in diagnosis of Müllerian duct anomalies using ESHRE–ESGE consensus on the classification of congenital anomalies of the female genital tract[J]. Ultrasound Obstetric Gynecology，2015，46：616–622.

[7] MUNRO M G，CRITCHLEY H O，BRODER M S，et al. FIGO classification system（PALM–COEIN）for causes of abnormal uterine bleeding in nongravid women of reproductive age[J].（2011）International Journal of Gynecology & Obstetrics. 113（1）：3. doi：10.1016/j.ijgo.2010.11.011.

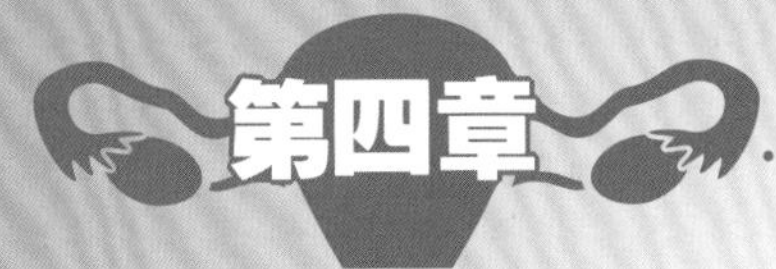

第四章 子宫输卵管超声造影基础

第一节 输卵管解剖学、组织学和生理功能

输卵管（fallopian tube）是女性生殖系统的重要组成部分，不仅是卵子和精子的通道及结合场所，亦是受精卵运行至子宫腔的唯一通道。受卵巢内分泌激素的调控，输卵管形态和功能发生周期性变化，具有复杂和精细的生理功能，在捡拾卵子、精子获能、卵子受精、受精卵的输送及早期胚胎的生存和发育中起着重要作用。因此，输卵管的正常结构与功能，在生殖过程中意义重大。

一、子宫、输卵管解剖学

（一）子宫、输卵管位置与形态

子宫位于盆腔的中央，呈前后略扁的倒置梨形，前面是膀胱，后方为直肠，下端接阴道，两侧有输卵管和卵巢。输卵管为一对细长、弯曲、柔软的肌性管状器官，分别位于子宫两侧，内侧与子宫角相连通，外端游离呈伞状覆盖于卵巢上（图 4–1–1）。输卵管活动度较大，不仅随子宫位置的改变而摆动，还存在自身的蠕动和收缩。输卵管的支撑结构为输卵管壶腹部和卵巢上极向骨盆侧壁延伸的阔韧带部分，称为卵巢悬韧带（suspensory ligament of ovary），亦称为骨盆漏斗韧带（infundibulopelvic ligament）。输卵管以下、卵巢附着处以上的阔韧带称为输卵管系膜，内含结缔组织及中肾管遗迹（图 4–1–2）。

盆腔毗邻结构中，左侧输卵管与小肠、乙状结肠相邻，右侧输卵管与小肠、阑尾接近（图 4–1–3）。

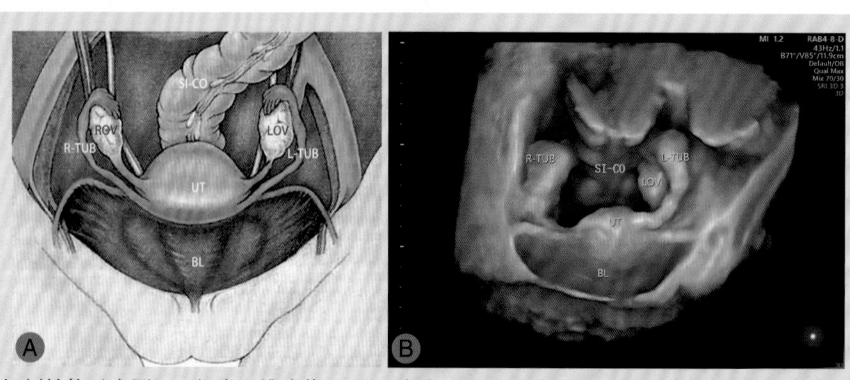

A.盆腔脏器解剖结构示意图；B.超声三维成像。BL：膀胱；UT：子宫；R-TUB：右侧输卵管；L-TUB：左侧输卵管；LOV：左侧卵巢；SI-CO：乙状结肠。

图4–1–1　盆腔解剖示意图与超声三维成像对照

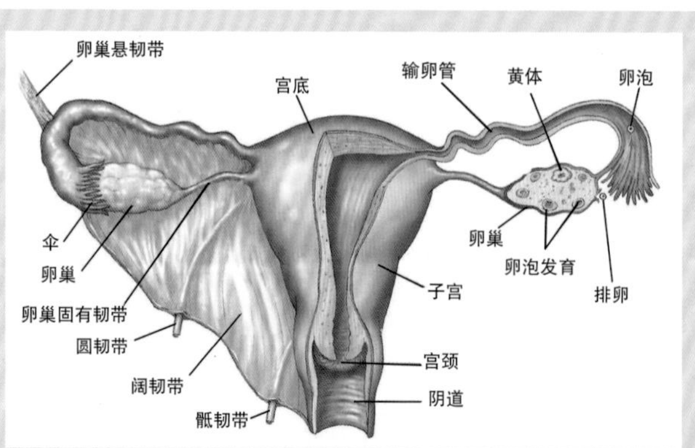

输卵管起自宫角，止于卵巢，游离缘支撑结构为卵巢悬韧带。

图4–1–2　子宫输卵管解剖结构示意图

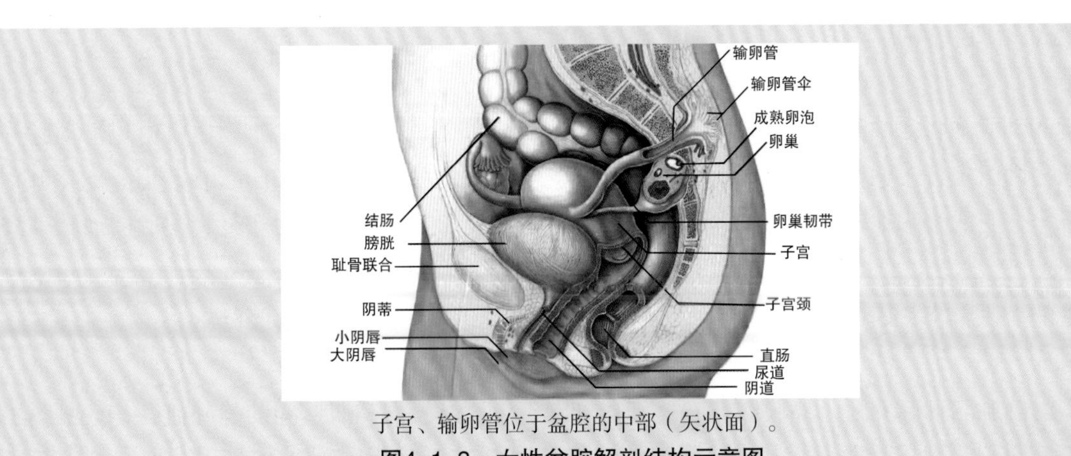

子宫、输卵管位于盆腔的中部（矢状面）。

图4-1-3 女性盆腔解剖结构示意图

输卵管存在内、外两侧开口，一侧是子宫角部宫腔内的内侧开口，也称输卵管子宫口，另一侧为腹腔内的外侧开口，也称输卵管腹腔口。腹腔通过输卵管经宫腔、宫颈向下至阴道与外界潜在相通。育龄期女性输卵管长度为 8 ~ 14 cm，由内向外分为四部分，依次为间质部、峡部、壶腹部和伞部（图 4-1-4）。

（1）间质部：间质部（interstitial portion）潜行于子宫角部的肌壁内，起始于输卵管子宫口，斜直或弯曲上行至子宫底部，然后侧行而出子宫壁，间质部长约 1 cm，管腔最窄，管径为 0.5 ~ 1.0 mm。

（2）峡部：峡部（isthmic portion）为间质部向远段延伸的部分，从子宫角水平向外延伸，连接输卵管壶腹部，峡部长 2 ~ 3 cm，占输卵管全长约 1/3，肌层最厚，细而较直，管径为 0.9 ~ 2.0 mm，为输卵管结扎和吻合的部位。

（3）壶腹部：壶腹部（ampulla portion）为峡部向外延伸的膨大部分，壶腹部长 5 ~ 8 cm，占输卵管全长的 1/2 以上，与峡部连接处管径仅 1 ~ 2mm，近伞部增宽达 10 mm 以上，壶腹部管壁较薄，管腔宽大且弯曲，内含 4 ~ 5 个纵嵴，内膜绒毛丰富，有利于受精及早期囊胚的发育和转运，也是异位妊娠最常见的部位。

（4）伞部：伞部（fimbrial portion）为输卵管最外端，长 1 ~ 1.5 cm，向外逐渐膨大，呈漏斗状，中央的开口为输卵管腹腔口，游离于腹腔，输卵管腹腔口周缘有多个呈放射状排列的指状不规则突起，覆盖于卵巢的表面，具有拾卵功能，称输卵管伞。伞端主要由黏膜组成，其中较大的伞有纵行黏膜皱襞，向内移行至漏斗黏膜皱襞。输卵管伞中较长的突起与卵巢输卵管端接触，称为卵巢伞。

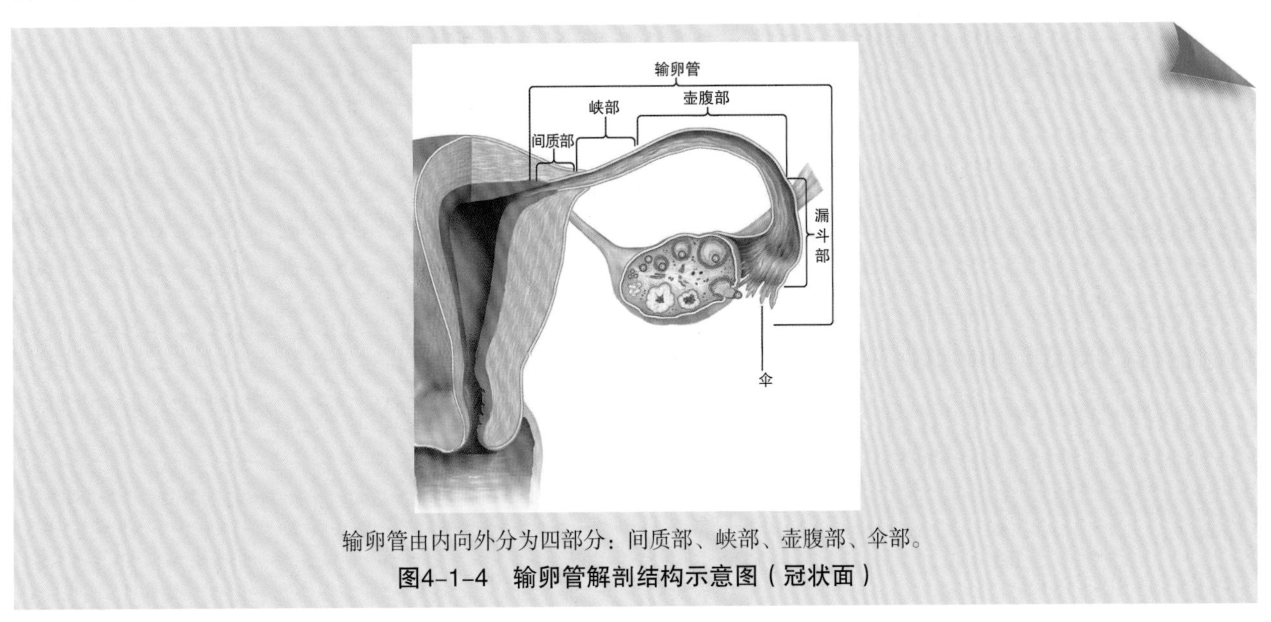

输卵管由内向外分为四部分：间质部、峡部、壶腹部、伞部。

图4-1-4 输卵管解剖结构示意图（冠状面）

（二）输卵管血液供应

1. 动脉

输卵管的动脉血供来自于子宫动脉和卵巢动脉分支，输卵管间质部内侧 2/3 段血供由子宫动脉分支供应，其他部分则由走行于输卵管系膜内的卵巢动脉分支供应，各分支再发出 20 ~ 30 条小分支并分布于输卵管管壁，小分支的末端在输卵管系膜内相互吻合，最后在输卵管黏膜、肌层和浆膜层形成动脉 – 静脉间毛细血管网。

输卵管的血供丰富，因此成为以血行播散方式为主的结核杆菌最易侵犯的部位。

2. 静脉

输卵管的静脉与动脉并行。黏膜皱襞间毛细血管网引流至黏膜层和肌层间的静脉血管丛，黏膜层和肌层毛细血管网引流至肌层静脉血管丛，浆膜层毛细血管网引流至浆膜血管丛。最后静脉丛在浆膜下汇合，汇入子宫静脉和卵巢静脉引流（图 4–1–5，图 4–1–6）。

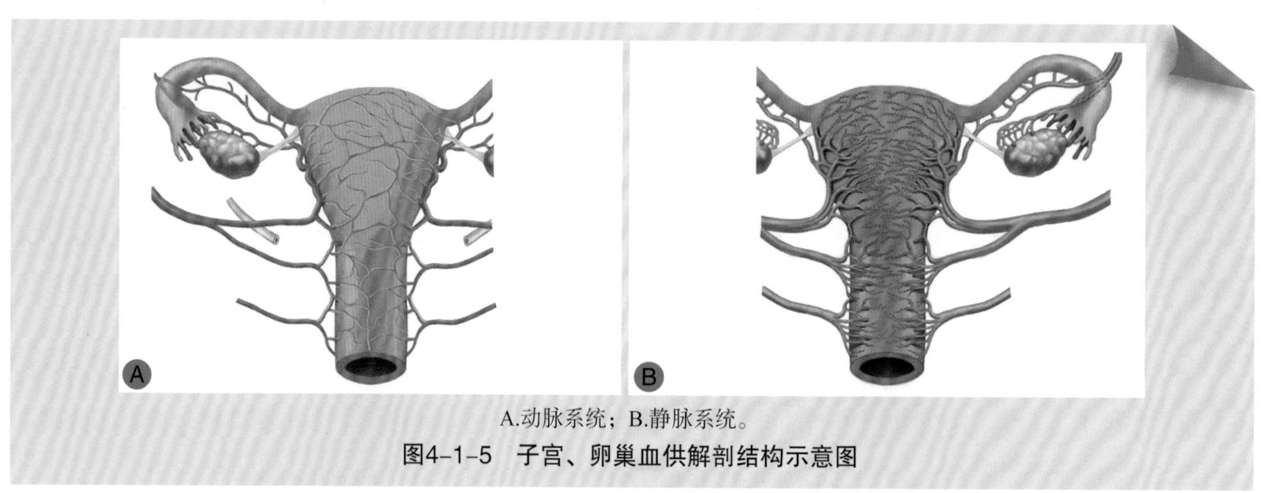

A.动脉系统；B.静脉系统。

图4–1–5　子宫、卵巢血供解剖结构示意图

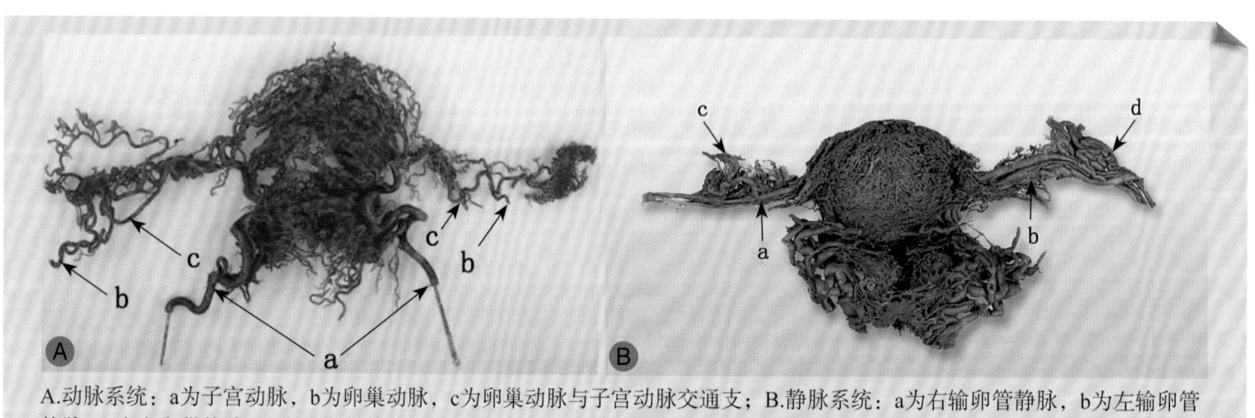

A.动脉系统：a为子宫动脉，b为卵巢动脉，c为卵巢动脉与子宫动脉交通支；B.静脉系统：a为右输卵管静脉，b为左输卵管静脉，c为右卵巢静脉，d为左卵巢静脉。

图4–1–6　子宫动脉、静脉血管网铸型

右卵巢静脉汇入下腔静脉，左卵巢静脉汇入左肾静脉。因肾静脉管壁薄弱，大都无静脉瓣结构，血流相对缓慢，容易发生回流受阻，故左侧盆腔静脉曲张较常见。

盆腔静脉数目比动脉多，且在相应器官及其周围形成相互吻合的静脉丛，因此盆腔感染易发生蔓延。

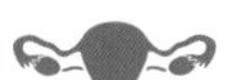

（三）输卵管淋巴引流

输卵管淋巴丰富，相互吻合沟通，于系膜内汇合至卵巢下静脉丛，大部分汇入腰淋巴组（也称腹主动脉旁淋巴组），小部分汇入髂内外淋巴结。当发生感染或恶性肿瘤时，往往沿回流的淋巴管扩散或转移（图 4-1-7）。

（四）输卵管神经支配

输卵管受交感神经和副交感神经共同支配，少数神经与输卵管血管伴行，大多数神经分布在输卵管肌层中，各个节段分布不一。支配输卵管的交感神经来自胸Ⅹ、Ⅺ、Ⅻ及腰Ⅰ、Ⅱ神经，副交感神经来源有卵巢神经丛分出的迷走神经纤维及由骶Ⅱ、Ⅲ、Ⅳ发出的副交感神经所组成的盆神经（图 4-1-8）。

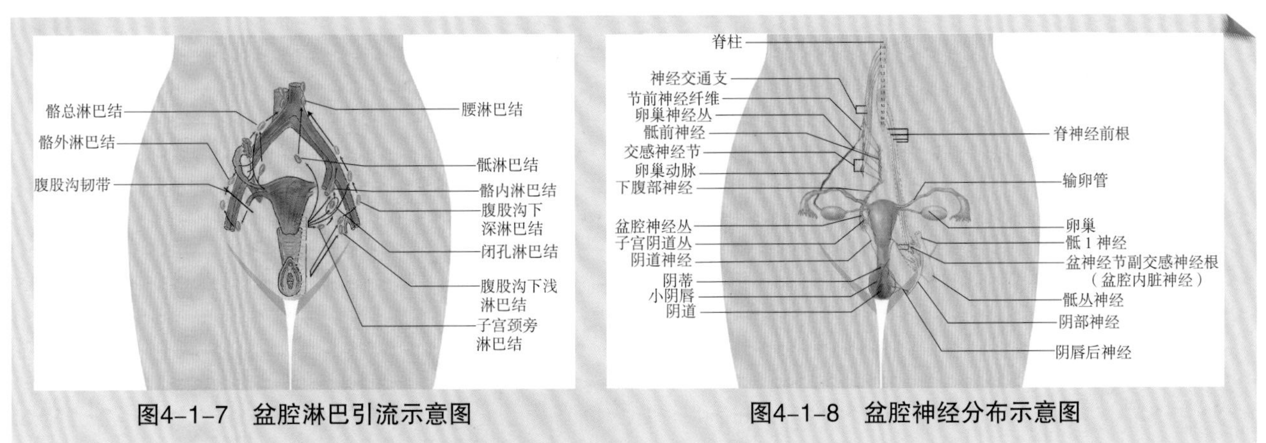

图4-1-7　盆腔淋巴引流示意图　　图4-1-8　盆腔神经分布示意图

输卵管有 α 和 β 两种肾上腺素能受体，一般 α 受体起兴奋作用，而 β 受体具有抑制作用。受体的兴奋程度取决于血液中雌激素和黄体酮的水平，雌激素可增加 α 受体的敏感度，黄体酮可增加 β 受体的敏感度。在输卵管壶腹部，肌层中主要是数量极少的以血管舒缩为主的神经，而峡部神经总数则明显增加，主要位于肥厚的环形肌层内，越接近输卵管间质部，神经纤维则越来越少。交感神经及副交感神经共同调节输卵管运动，若两者出现不平衡可能会干扰输卵管的正常运动，在异位妊娠的发病中发挥作用。

二、输卵管组织学

输卵管壁由 3 层构成，由内向外依次为黏膜层、肌层和浆膜层（图 4-1-9A，图 4-1-9B，表 4-1-1）。

表 4-1-1　输卵管各部肌层、黏膜及皱褶分布

输卵管各部	肌层厚度	黏膜层厚度	皱襞	管腔内径	括约功能
间质部	较厚		最少		部分
峡部	最厚		少而浅	最小	明显
壶腹部	较薄	最厚	最多	逐渐增大	/
漏斗部	最薄		多	最大	/

（一）输卵管黏膜层

黏膜层包括上皮层和其下的纤维结缔组织层，后者又称为固有膜。黏膜层沿输卵管长轴向管腔突出许多皱襞，每个皱襞又有二级或三级分支突起。因此，在输卵管横切面上，输卵管腔被无数的皱襞所占据。各部位黏膜层的厚度和皱襞的多少不一：壶腹部黏膜层最厚、皱襞最多，在该部管腔纵横曲折，有似迷路；峡部皱襞少而浅；间质部则更加短少。

1. 上皮黏膜层

上皮黏膜层由单层高柱状细胞构成，斜切面可见假复层，壶腹部细胞最高。

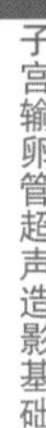

上皮细胞根据结构的不同分为：纤毛细胞、无纤毛细胞、楔形细胞和未分化细胞 4 种类型，前两种为主要功能细胞。

（1）纤毛细胞：纤毛细胞高且宽，胞质灰白、反光，含有粗细均匀的颗粒，细胞核较大，呈卵圆形，其长轴常与细胞长轴垂直。电镜下可见纤毛细胞胞质中有糙面内质网和脂粒，线粒体较大，每个纤毛细胞游离面含有 200 ～ 300 根纤毛，每根纤毛与位于细胞膜下方的基础小体相连接，纤毛的表层是由细胞膜延续而来的薄膜，纤毛内部充满均匀的胞质，中央细丝附在中央鞘上，纤毛细长，为 7 ～ 8 μm，纤毛往往融合成片附着在细胞表面（图 4–1–9C，图 4–1–9D）。

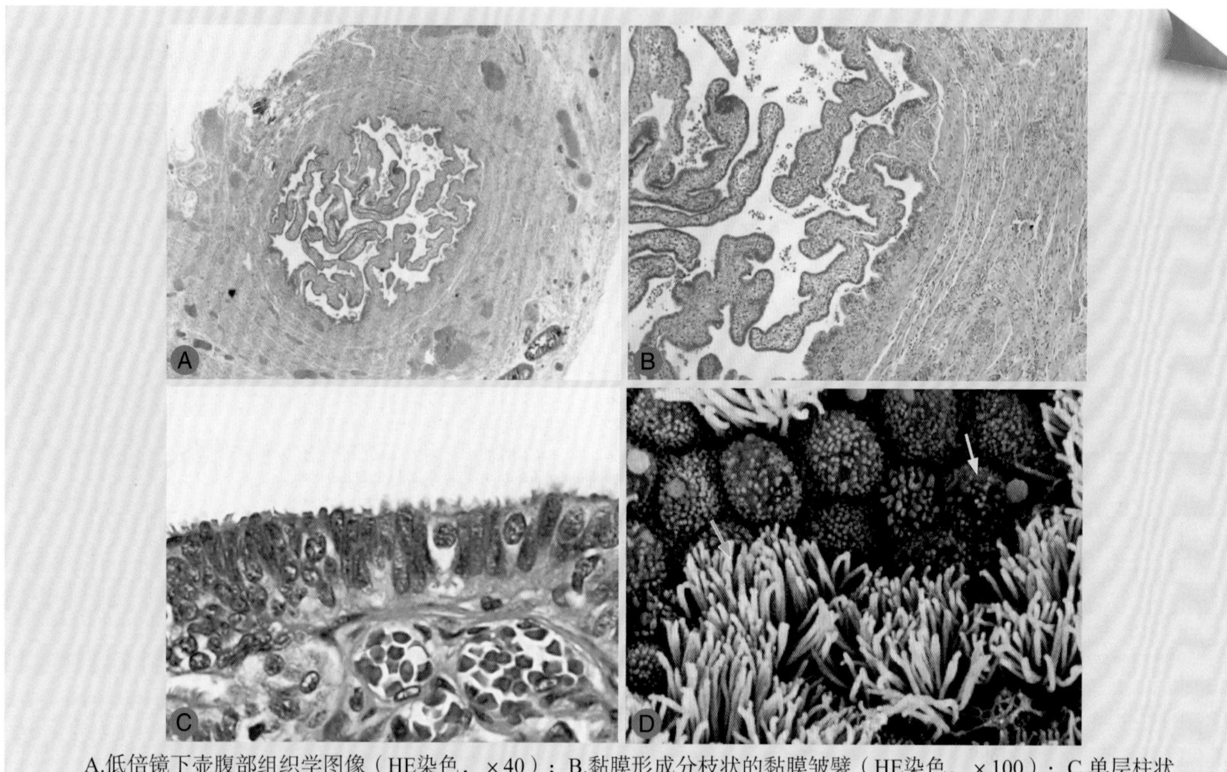

A.低倍镜下壶腹部组织学图像（HE染色，×40）；B.黏膜形成分枝状的黏膜皱襞（HE染色，×100）；C.单层柱状上皮由纤毛细胞和分泌细胞组成（HE染色，×400）；D.电子显微镜照片：绿箭头示柱状细胞表面的纤毛，黄箭头示分泌细胞，表面可见橙色分泌物，维持潮湿环境并为卵子提供营养。

图4–1–9　输卵管组织学结构

纤毛细胞的数量在输卵管各部的分布不同：伞部黏膜上皮细胞中纤毛细胞最多，占 60% 以上，输卵管蠕动结合纤毛的定向摆动指向宫腔，共同形成伞部的拾卵作用；壶腹部管腔充满了复杂皱襞的黏膜，黏膜为单层上皮，纤毛细胞占 40% ～ 60%，且富含朝向宫腔摆动的微纤毛，适合精卵结合及输送；而峡部黏膜皱襞明显减少，纤毛细胞仅占上皮细胞总数的 20% ～ 30%，因此孕卵在峡部内活动较慢，适合其继续分裂发育，当与子宫内膜内分泌同步时才进入宫腔着床。

（2）无纤毛细胞：亦称分泌细胞。顶部较宽，胞质染色深且布满微细颗粒，细胞核呈卵圆形，染色深，核染色体致密。颗粒内容物为蛋白质、氨基酸、碳水化合物和各种营养物质，其分泌物参与构成输卵管液。分泌细胞在上皮皱襞的底部及皱襞间较为明显，顶部表面有胞质形成的微绒毛突起。

分泌细胞在黄体期向输卵管腔皱襞表面移行，排出浆液作为卵子漂游的载体。也有学说认为它们共同作用于精子输送和卵子激活。

（3）楔形细胞：特点是细胞核像被挤压在细胞间，染色深而狭长，仅含少量或无细胞质，其顶缘有胞质形成的微绒毛突起。在月经前期及月经期，楔形细胞较多且明显，有人认为楔形细胞是分泌细胞的分泌后状态。

（4）未分化细胞：又称游走细胞，位于上皮深部，细胞呈小圆形，与白细胞大小相仿，胞质少且明亮，细胞核位居中央且染色较深。

2. 纤维结缔组织层（固有膜）

纤维结缔组织层为一层由细纤维所组成的疏松结缔组织，内有许多未分化细胞、肥大细胞及少量散在的平滑肌细胞。由于输卵管缺乏黏膜肌层，故固有膜直接移行于肌膜的结缔组织。固有膜内有血管、淋巴管网和无髓鞘神经，壶腹部固有膜内血管丰富。输卵管妊娠时，固有膜内的结缔组织可转化为蜕膜细胞。

（二）输卵管肌层

输卵管壁肌层与子宫肌层相接，子宫最内层的纵行肌至输卵管峡部消失。输卵管肌层由 3 层无明显分界的平滑肌组成：内层为最厚的固有肌层，肌束呈螺旋形交织，其下无基底膜，直接与黏膜细胞下的纤维结缔组织层（固有膜）接触；中层为肌纤维构成的网状结构，其中伴有血管，这种血管周围的肌纤维进入固有肌层内；外层为纵行的浆膜下肌层。

输卵管肌层的结构和厚度，随不同部位而异，从伞部到子宫峡部肌层越来越厚（图 4-1-10）。

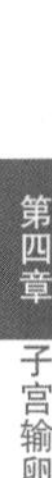

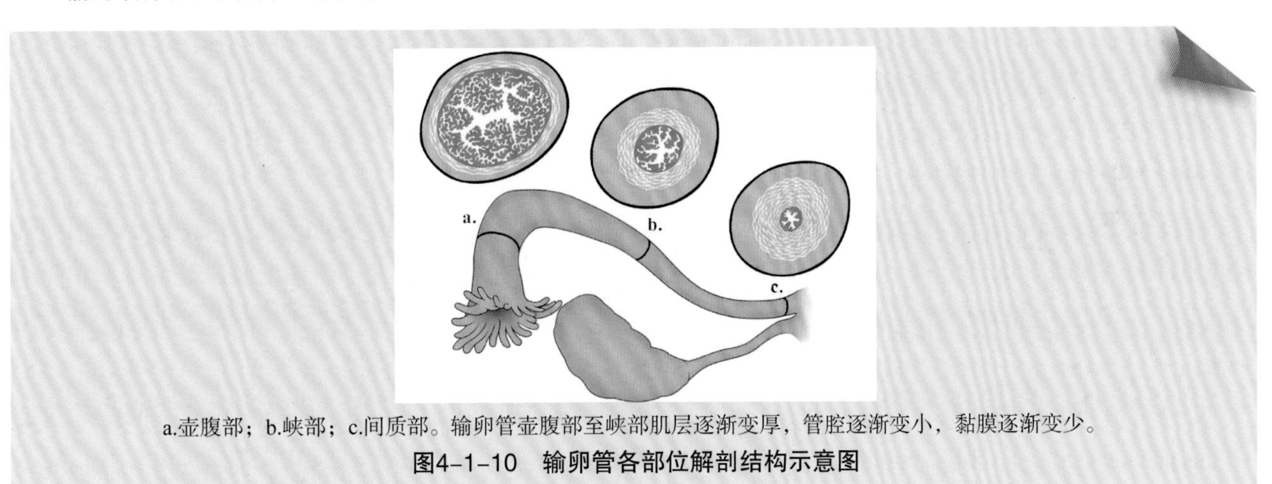

a.壶腹部；b.峡部；c.间质部。输卵管壶腹部至峡部肌层逐渐变厚，管腔逐渐变小，黏膜逐渐变少。

图4-1-10 输卵管各部位解剖结构示意图

（1）间质部：最内层被纵行肌包围，形成明显的肌束环。当中层的肌纤维网中充满血液时，可迫使间质部管腔闭合，从而使间质部和子宫峡部连接部具有一定的括约功能。

（2）峡部：肌层最厚且管腔最细，肌层随峡部移行至壶腹部逐渐变薄，管壁也由硬变软，从而形成峡部－壶腹连接部，具有明显的括约功能。

（3）壶腹部：固有肌层较薄且无明显的内纵行肌束，仅见散在的肌束分散在上皮的固有膜内，固有肌层的环形肌与外纵行肌相互交织在一起。

（4）漏斗部：肌层最薄，只有散在的肌细胞而无纵行的浆膜下肌层，其上皮的固有膜中含有大量血管，其周围有肌束包绕。

（三）输卵管浆膜层

输卵管浆膜层由阔韧带腹膜两叶的延伸包裹而形成，由间皮和富含血管的疏松结缔组织组成。

三、输卵管生理功能

输卵管在月经周期中的不同时间内会发生相应的变化，这种周期性变化包括形态和功能两方面。

1. 形态变化

（1）卵泡期：受雌激素影响，黏膜上皮纤毛细胞生长，体积宽大；而无纤毛细胞细小，细胞内无分泌颗粒。

（2）黄体期：在孕激素影响下，纤毛细胞生长受抑制变得短小，含有大量糖原的无纤毛细胞突出于表面，成为分泌细胞，为卵子提供运输和种植前所需的营养物质。

受高水平雌激素的作用，输卵管蠕动的方向由近段向远段，可推动精子从子宫角向输卵管壶腹部移动。同时，借助峡部内膜分泌较多向腹腔方向移动的液体，使精子进一步向壶腹部运行。输卵管壶腹部大量皱襞的阻碍，便于精子与卵子在此处停留、受精。最终，受精卵在孕激素的作用下，借助输卵管的蠕动收缩和纤毛的摆动，向宫腔方向移动。

输卵管肌层的节律收缩随月经周期和妊娠的不同时相发生改变，且各部的收缩频率和强度也明显不同。月经期间输卵管收缩强而频发，排卵前减弱，收缩频率和强度在卵子运送时达到最大，而到妊娠期则最慢、最弱。收缩方向主要由伞部向峡部蠕动，但在增生期也可出现逆蠕动。因此，输卵管肌层的收缩有协助拾卵、运送受精卵及一定程度的阻止经血逆流和宫腔内感染向腹腔内扩散的作用。

2. 功能表现

（1）卵子的捡拾：伞部是捡拾卵子并向宫腔方向运输的部位。排卵后，输卵管及系膜受卵巢雌激素的影响在卵巢周围出现有节律的收缩，牵引输卵管弯曲、伞部充血并广泛张开，于卵巢表面形成包裹囊；输卵管肌肉的收缩及输卵管伞端的摆动产生的负压将卵子吸入输卵管，再通过纤毛的摆动移向输卵管口。在输卵管捡拾卵子的过程中，输卵管肌肉的收缩起主要作用。

（2）卵子的运输：卵细胞进入输卵管后，悬浮于输卵管上皮分泌细胞分泌的液体内，排卵后 30 小时卵子到达壶腹部 – 峡部连接处。

（3）精子的运输：进入阴道的精子借助于漏斗状宫角括约肌松弛及肌肉蠕动的吸引，将精子由输卵管的间质部吸入峡部，大部分精子被阻滞在输卵管峡部的近段并在此获能，发生顶体反应，等待排卵和受精的机会。一旦发生排卵，精子即从峡部缓慢地释放到壶腹部，并提供一定数量最有活力的精子以供受精。

（4）受精卵的转运和发育：精卵结合发生在壶腹部。受精 30 小时后，受精卵随着输卵管的蠕动及纤毛的摆动向子宫腔方向推移，与此同时，受精卵不断地进行细胞的有丝分裂（卵裂）。转运期间，受精卵分裂的部分营养来自内在物质供给，部分营养来自输卵管液。受精卵分裂为桑葚胚（16 个卵裂球）时到达间质部，受精后第 5 ～ 6 天卵裂为 100 个细胞的早期囊胚进入宫腔，受精 11 ～ 12 天晚期囊胚着床（图 4–1–11）。

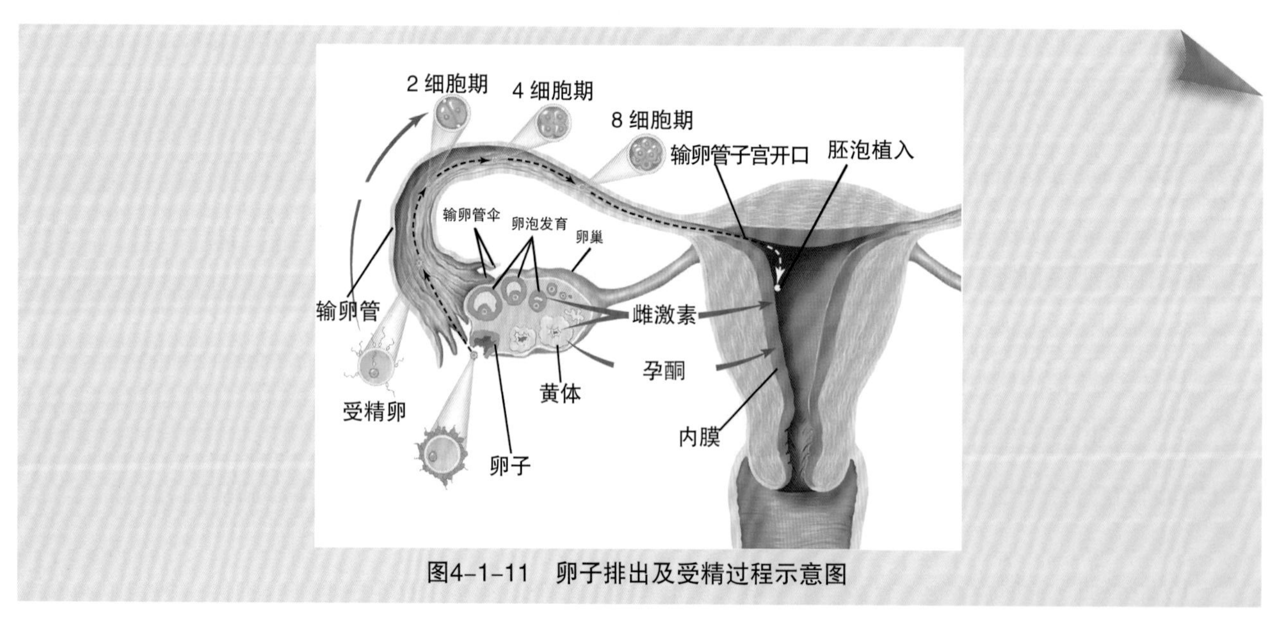

图4–1–11　卵子排出及受精过程示意图

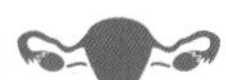

第二节 输卵管病理学

输卵管病变按发生部位的不同可分为以下三类：近段病变，如闭锁性纤维症、结节性输卵管炎、输卵管息肉、角部纤维化；中部病变，如输卵管妊娠或绝育造成的部分缺失、先天性发育异常；远段病变，包括非闭锁性病变，如输卵管周围粘连、伞端内聚、微小病变（盆腔子宫内膜异位症为主要原因），以及闭锁性病变，如输卵管薄壁积液、输卵管厚壁积液（细菌性损伤为主要原因）等。

按发生机制可分为：先天性发育异常、非肿瘤性病变、肿瘤性病变等。

一、输卵管先天性发育异常

女性生殖器官（包括输卵管在内）的发育均来源于原始性腺的发育和内外生殖器始基的衍化。在人类胚胎发育过程中，原始性腺的形成大约在胚胎 6 周前，处于性未分化阶段的胚胎具有两对纵行的管道，即中肾管（Wolffian duct）、中肾旁管（paramesonephric duct，又称米勒管）。当原始性腺逐渐发育后，内、外生殖器官随着性腺的发育向着女性或男性的不同方向衍化。胚胎 10 周左右，女性胚胎的中肾管开始退化并断裂，中肾旁管头部衍化为输卵管，中段融合衍化为子宫底部及体部，底段衍化为宫颈管（图 4-2-1）。

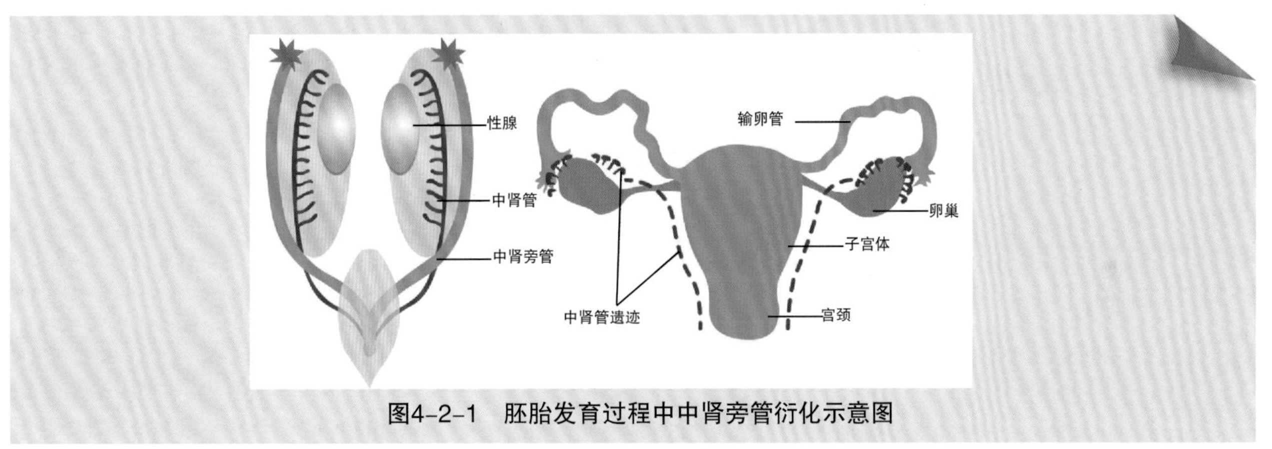

图4-2-1 胚胎发育过程中中肾旁管衍化示意图

中肾旁管头部发育受阻导致输卵管先天性发育异常，常与子宫发育异常同时存在，主要表现如下：

（1）双侧输卵管缺失：双侧中肾旁管均未发育或发育受阻，常伴有先天性无子宫和无阴道或残基子宫。胎儿时期多伴其他严重畸形，难以成活，但也有少数双侧输卵管缺失而子宫与卵巢发育正常的报道（图 4-2-2）。

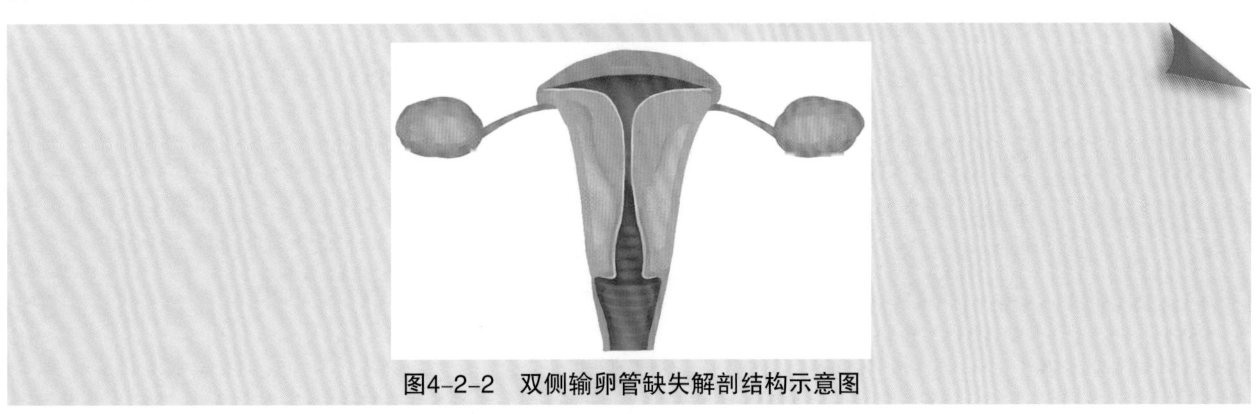
图4-2-2 双侧输卵管缺失解剖结构示意图

（2）单侧输卵管缺失：一侧中肾旁管未发育，常伴有同侧子宫、卵巢缺如及同侧肾和输尿管发育异常。对侧中肾旁管发育完好，形成单角子宫伴一条发育正常的输卵管（图 4–2–3）。

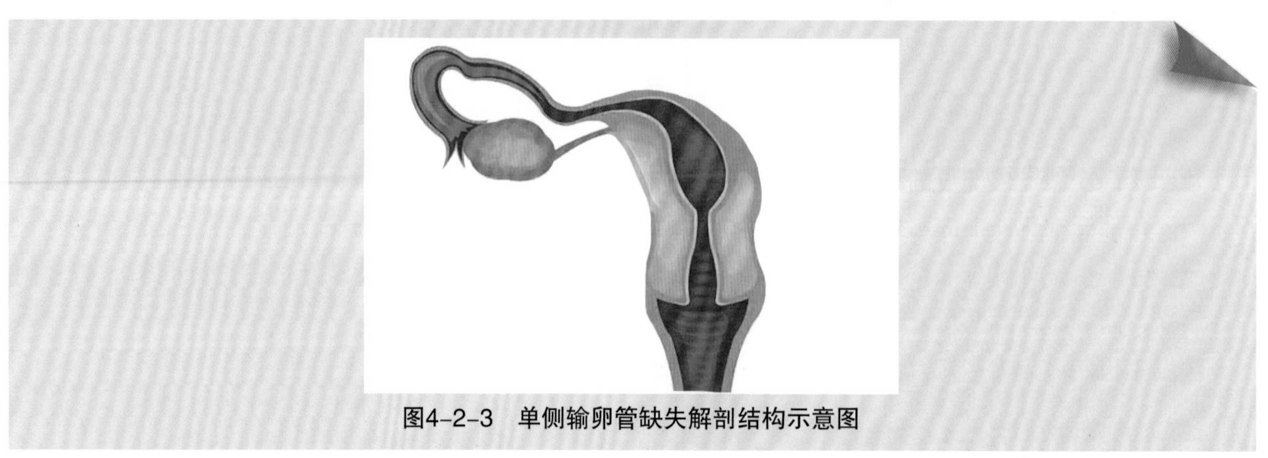

图4–2–3　单侧输卵管缺失解剖结构示意图

（3）副输卵管：此类型是发育异常中较常见的一种，发病机制尚不明确，可为单侧或双侧。在正常输卵管附近有一小型输卵管，外观呈茎状，可具有伞部，近侧端有管腔与主输卵管管腔相通或不相通。副输卵管可影响输卵管伞端正常拾卵能力，可能成为不孕原因或诱发宫外孕，因此应予以切除，进行修复、重建（图 4–2–4）。

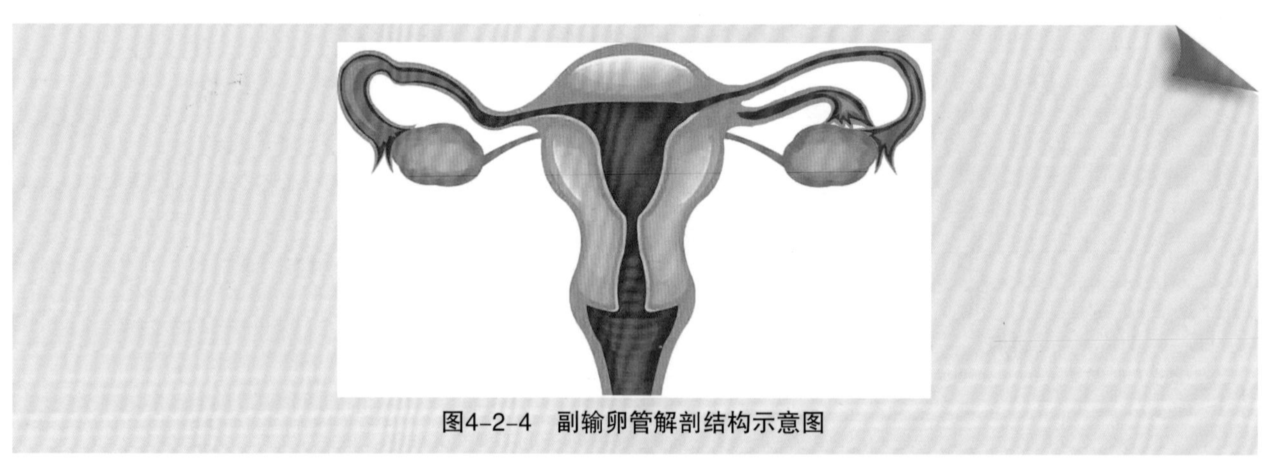

图4–2–4　副输卵管解剖结构示意图

（4）重复输卵管：子宫的单侧或者双侧存在两条发育正常或发育异常的输卵管，多在宫角汇合后与宫腔相通。重复输卵管一般无临床表现，常于输卵管手术或者腹腔镜手术时发现（图 4–2–5）。

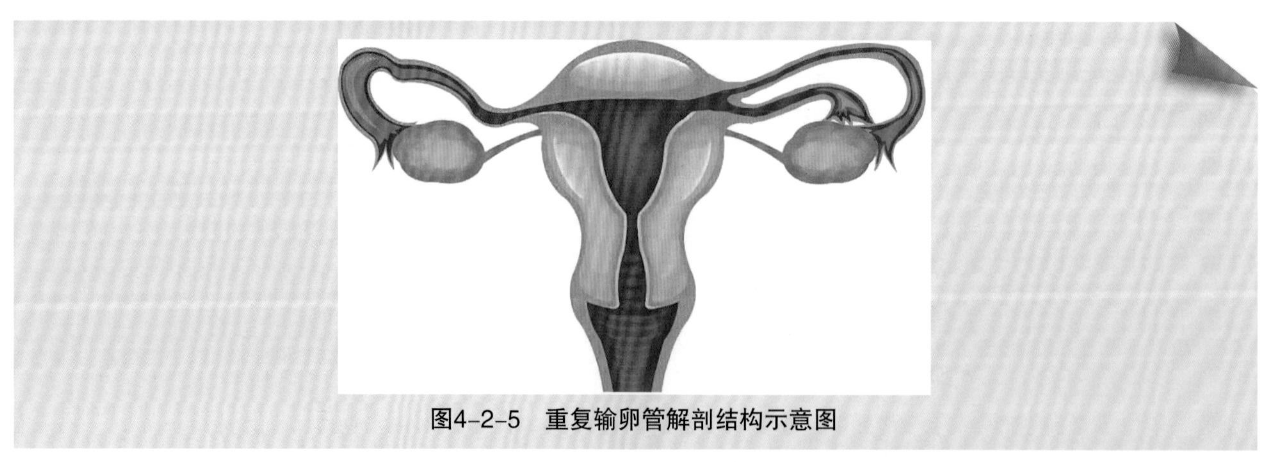

图4–2–5　重复输卵管解剖结构示意图

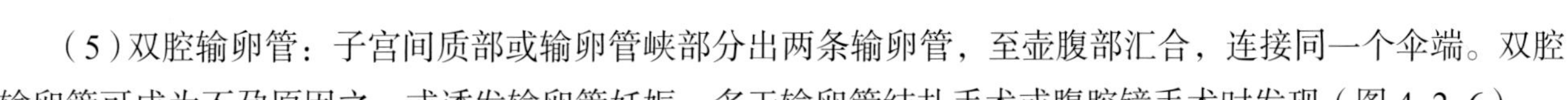
（5）双腔输卵管：子宫间质部或输卵管峡部分出两条输卵管，至壶腹部汇合，连接同一个伞端。双腔输卵管可成为不孕原因之一或诱发输卵管妊娠，多于输卵管结扎手术或腹腔镜手术时发现（图 4-2-6）。

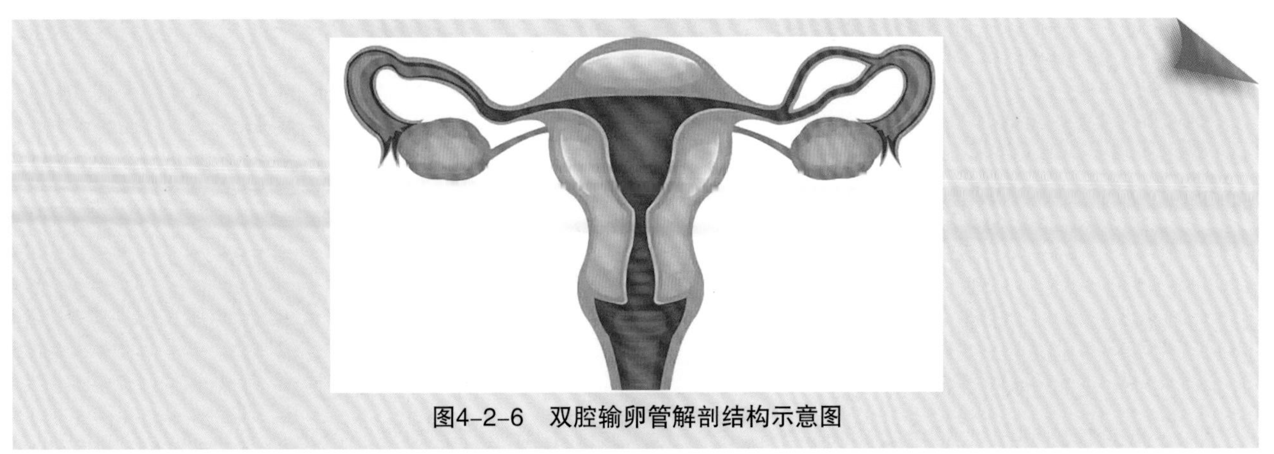
图4-2-6　双腔输卵管解剖结构示意图

（6）输卵管发育不全：此类型是最常见的输卵管发育异常，也称幼稚输卵管，多因输卵管发育早期受到不同程度的阻碍或抑制导致未发育完全，可与性腺发育不全、两性畸形及其他生殖道畸形并存。发育不全的输卵管外形纤细、走行纡曲、管腔狭窄，伴有不同程度的肌肉发育不全，因此常导致输卵管拾卵和运输功能障碍，从而引起不孕或者输卵管妊娠（图 4-2-7）。

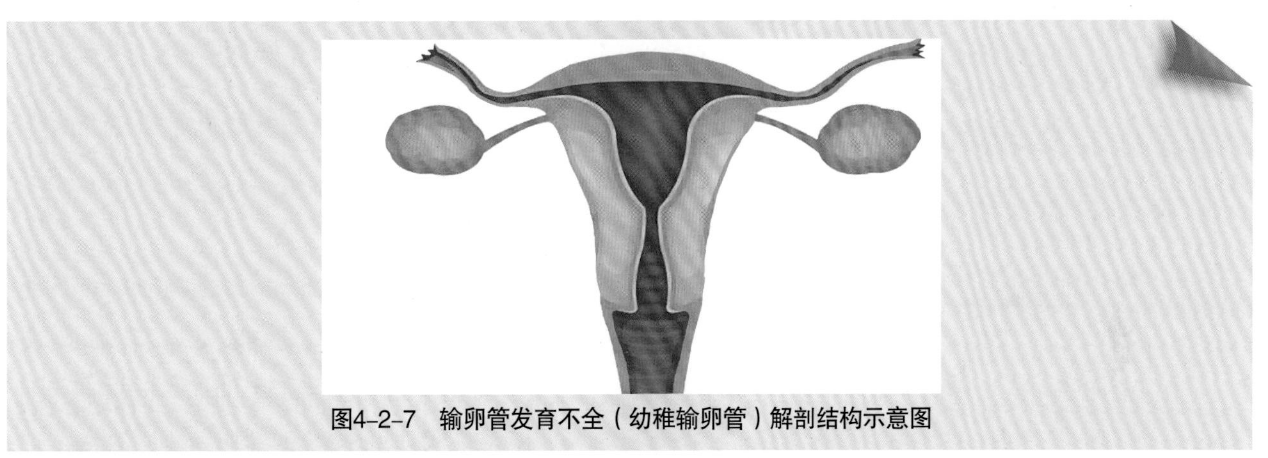
图4-2-7　输卵管发育不全（幼稚输卵管）解剖结构示意图

（7）输卵管中部节段状缺失：输卵管近段与远段不相连，类似输卵管结扎手术状态（图 4-2-8）。

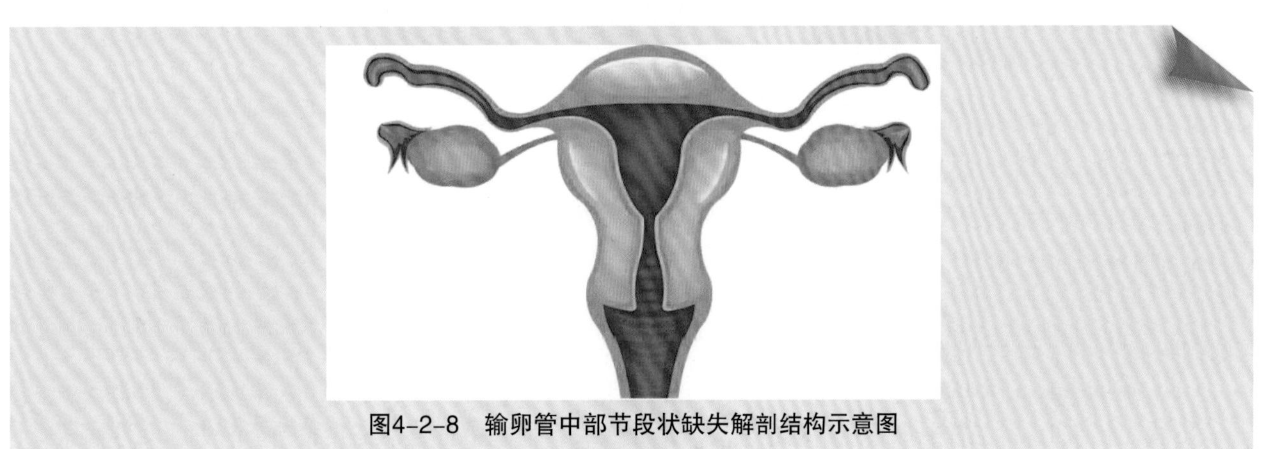
图4-2-8　输卵管中部节段状缺失解剖结构示意图

（8）输卵管缩短、蜷曲或呈囊袋状：多见于女性在孕期有服用己烯雌酚的用药史（图 4-2-9）。

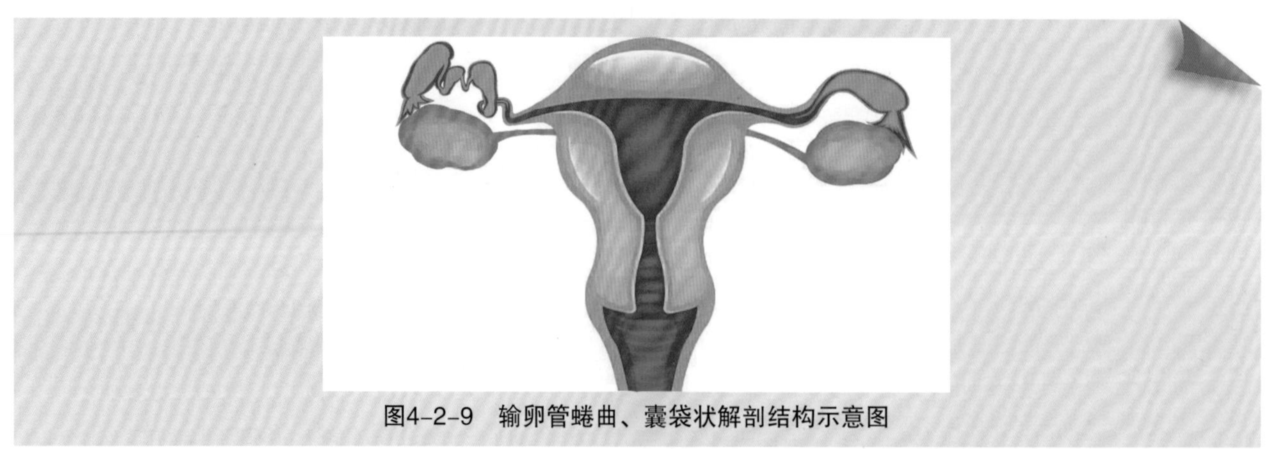

图4-2-9 输卵管蜷曲、囊袋状解剖结构示意图

（9）输卵管副开口：副开口可为一个或者多个，多位于输卵管壶腹部，可单侧发生或者双侧同时发生，副开口大小不一，边缘多被发育不良的伞端包绕，形成花冠状漏斗，可与主输卵管相通，易发生异位妊娠（图 4-2-10）。

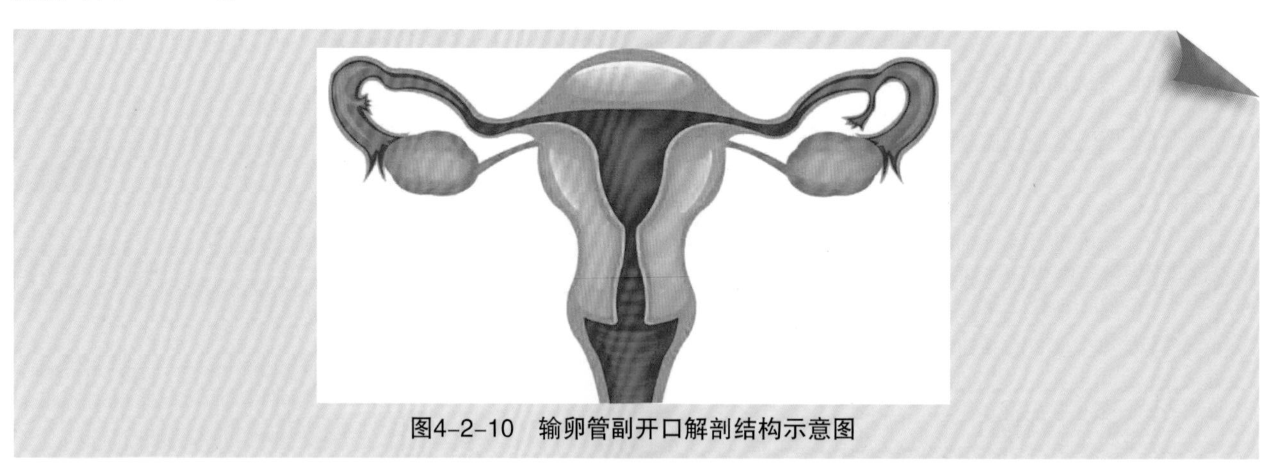

图4-2-10 输卵管副开口解剖结构示意图

（10）输卵管憩室：发生机制尚不明确，多位于壶腹部，易发生异位妊娠（图 4-2-11）。

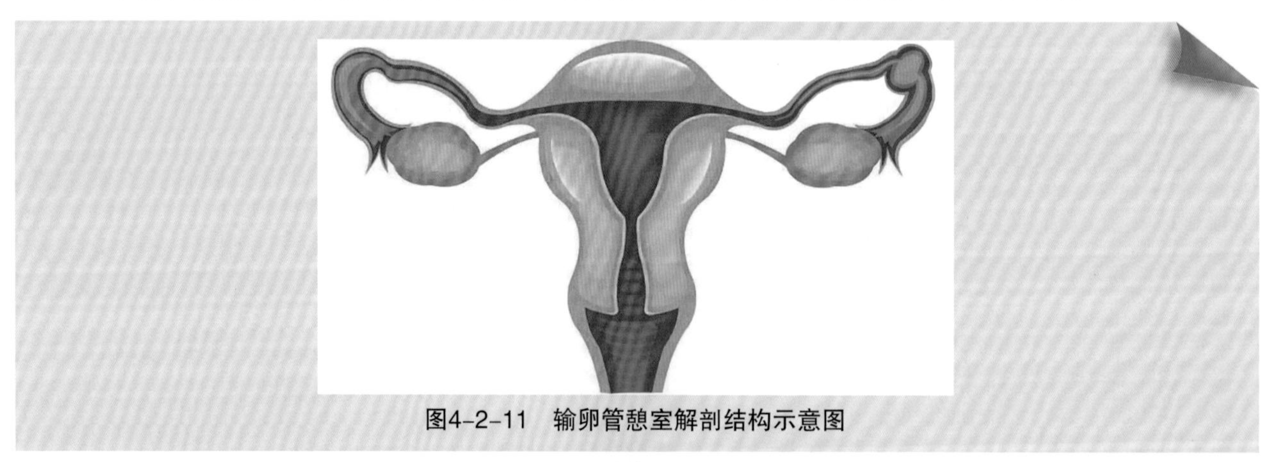

图4-2-11 输卵管憩室解剖结构示意图

（11）输卵管复合畸形：输卵管发育异常的同时伴有两个或两个以上的畸形。

虽然在胚胎 10 周左右中肾管开始停止发育、退化断裂，但是中肾管系统并非完全消失，女性输尿管、膀胱三角及相邻的尿道系统均是由中肾管系统衍化而来，而中肾管系统头部小管在成年女性的子宫阔韧带内、子宫颈侧旁、阴道侧旁等部位成为残迹而遗留下来。中肾管遗迹在正常情况下稳定不变，少数情况下有可能发展形成中肾管囊肿，极少数情况下发生上皮生长形成肿瘤，甚至发生恶变。

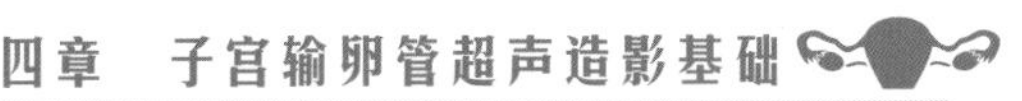

若中肾管不退化或退化不良，阔韧带与输卵管间的盲端可能产生积液，当积液逐渐增多时，盲端扩大形成输卵管系膜囊肿，因其位置接近卵巢或输卵管且又在阔韧带内，故又称卵巢旁囊肿、卵巢冠囊肿、输卵管旁囊肿或阔韧带囊肿。此类囊肿多位于输卵管伞端边缘，有蒂与输卵管相连，多数呈细小透明囊泡，但有少数直径可达 10 余厘米（图 4–2–12）。

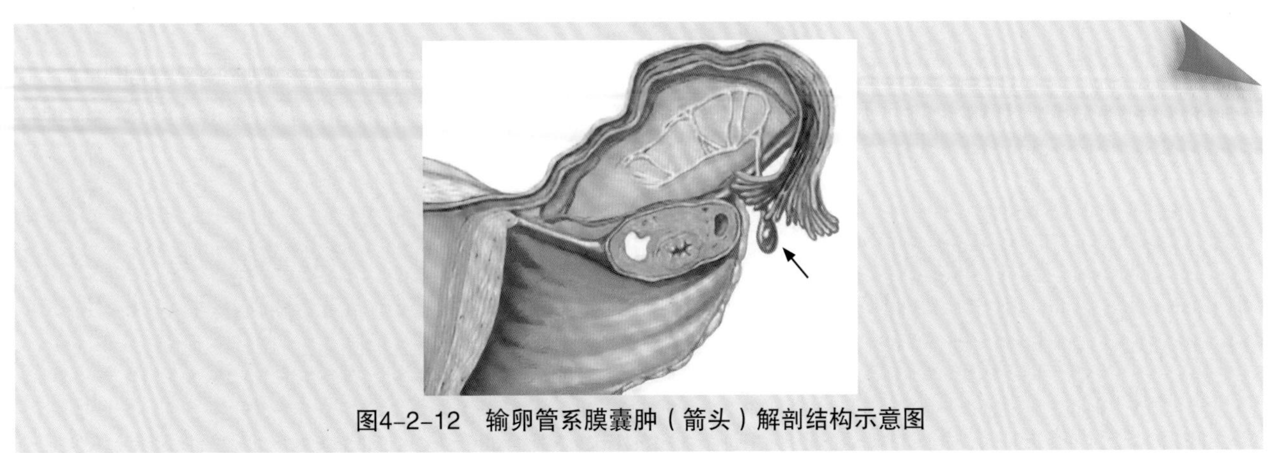

图4–2–12　输卵管系膜囊肿（箭头）解剖结构示意图

二、输卵管炎性病变

盆腔炎性疾病（pelvic inflammatory diease，PID）为女性上生殖道的一组感染性疾病，主要包括子宫内膜炎（endometritis）、输卵管炎（salpingitis）、输卵管卵巢脓肿（tubo-ovarian abscess，TOA）、盆腔腹膜炎（peritonitis）。炎症可局限于一个部位亦可同时累及多个部位，其中以输卵管炎、输卵管卵巢脓肿最常见。输卵管炎根据病因分为非特异性炎症和特异性炎症（结核），以非特异性炎症多见。

非特异性炎症常见于性活跃的生育期女性，多发生于月经后、不洁性生活后、产后、流产后或妇科手术操作后等；初潮前、无性生活和绝经后女性少见，即使发生，也常是邻近器官炎症的扩散导致。炎症如未得到及时、彻底的治疗，反复发作可导致不孕、输卵管妊娠、慢性盆腔炎等，严重影响女性生殖健康。

特异性炎症即输卵管结核，是由结核分枝杆菌侵入机体后所致的变态反应性病变，为全身结核的一种临床表现，常继发于全身其他部位的结核如肺结核、肠结核、腹膜结核等，多见于 20 ~ 40 岁女性，也可见于绝经后的老年女性。输卵管结核占女性生殖器结核的 90% ~ 100%，即几乎所有的生殖器结核均累及输卵管，其中 80% ~ 90% 的输卵管结核为双侧输卵管受累，但双侧的病变程度可能不同。

（一）输卵管的自然防御功能

输卵管黏膜上皮细胞的纤毛向宫腔方向摆动及输卵管的蠕动可阻止病原体侵入，输卵管分泌液内含有乳铁蛋白、溶菌酶，可清除偶尔进入输卵管的病原体。

当女性生殖道的自然防御功能遭到破坏或机体免疫功能降低、内分泌功能发生变化、外源性病原体侵入时，均可导致输卵管炎性疾病的发生。

（二）病原体

输卵管炎性疾病的病原体根据来源可分为外源性和内源性，两种病原体可单独存在，但以混合感染较常见。

外源性病原体主要为性传播疾病的病原体，如淋病奈瑟球菌、沙眼衣原体、支原体等，还有结核杆菌、真菌及寄生虫等。

内源性病原体来自寄居于阴道内的微生物群，包括需氧菌和厌氧菌，主要的需氧菌及兼性厌氧菌有金黄色葡萄球菌、溶血性链球菌、大肠埃希菌等，厌氧菌有脆弱杆菌、消化球菌、消化链球菌等。

（三）感染途径

1. 沿生殖道黏膜上行蔓延

病原体沿子宫颈黏膜、子宫内膜蔓延至输卵管黏膜，如淋病奈瑟球菌、沙眼衣原体及葡萄球菌等（图 4–2–13A）。

2. 经淋巴系统蔓延

病原体经外阴、阴道、宫颈及宫体创伤处的淋巴管播散至子宫旁结缔组织，从浆膜层侵入输卵管，导致输卵管间质炎症，如链球菌、大肠埃希菌、厌氧菌等（图 4–2–13B）。消化道结核也可通过淋巴管传播感染输卵管，但较少见。

3. 经血液循环传播

病原体先侵入人体其他系统，再经血液循环感染输卵管，如结核杆菌。结核杆菌感染肺部后，约 1 年内可感染内生殖器，由于输卵管黏膜有利于结核杆菌的潜伏感染，结核杆菌首先侵犯输卵管，然后依次扩散至子宫内膜、卵巢等。

4. 直接蔓延

腹腔、盆腔邻近脏器感染直接蔓延，如阑尾炎可引起右侧输卵管炎，腹膜结核、肠结核可直接蔓延至输卵管。

5. 性交传播

性交传播罕见，如男性泌尿系结核，通过性交传播上行感染。

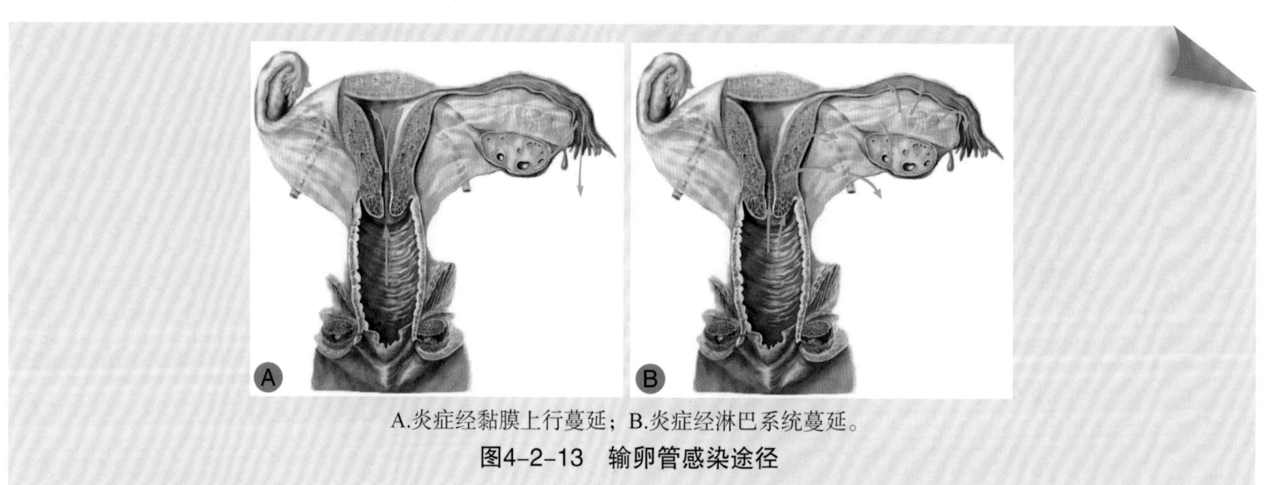

A.炎症经黏膜上行蔓延；B.炎症经淋巴系统蔓延。

图4–2–13　输卵管感染途径

（四）病变特点

1. 输卵管炎类型

输卵管炎根据感染时间可分为急性输卵管炎和慢性输卵管炎两种。

（1）急性输卵管炎：急性输卵管炎（acute salpingitis）由于病原体（多为淋病奈瑟球菌、葡萄球菌及链球菌等化脓性细菌）自阴道上行至子宫内膜和输卵管邻近组织，导致炎症发生，常累及卵巢或盆腔其他器官组织，引起输卵管积脓、盆腔积脓或输卵管卵巢脓肿形成。因病原体传播途径不同而有以下不同的病变特点。

1）炎症经子宫内膜蔓延：首先引起输卵管黏膜炎、黏膜肿胀、间质水肿及充血、大量中性粒细胞浸润及纤维素渗出等，导致输卵管上皮发生退行性变或成片脱落，引起黏膜互相粘连或伞端粘连，从而发生管腔及伞端闭锁，如有脓液积聚于管腔内则形成输卵管积脓。淋病奈瑟球菌及大肠埃希菌等病原体除可直接引起输卵管上皮损伤外，其细胞壁多糖等内毒素可引起输卵管纤毛大量脱落，导致输卵管运输功能减退、丧失。沙眼衣原体的热休克蛋白与输卵管热休克蛋白有相似性，感染后引起的交叉免疫反应可损伤输

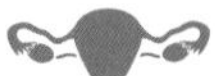

卵管，导致严重的输卵管黏膜结构及功能破坏，并引起盆腔广泛膜样粘连（图 4–2–14）。

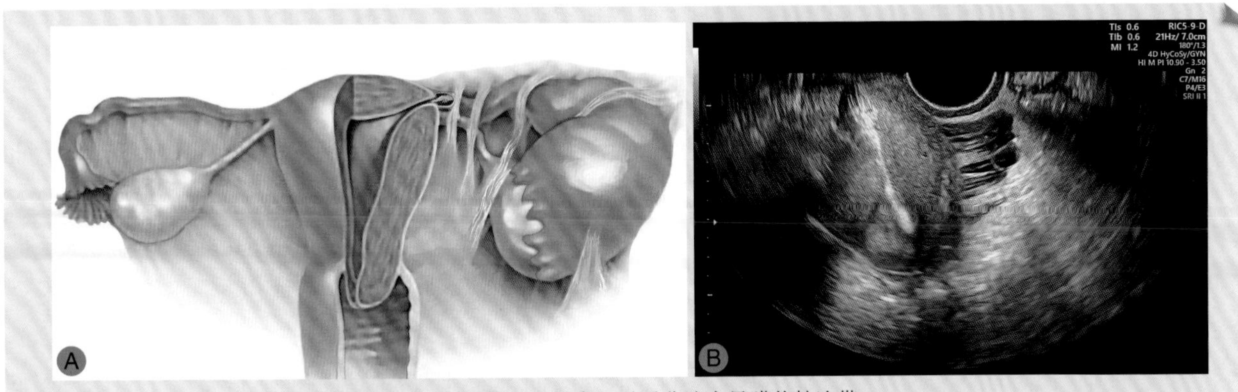

A.盆腔粘连示意图；B.超声显示后盆腔大量膜状粘连带。

图4–2–14　盆腔多发膜样粘连

2）炎症通过宫旁结缔组织蔓延：首先侵犯输卵管浆膜层，发生输卵管周围炎，然后累及肌层，黏膜层可不受累或受累较轻。病变以输卵管间质炎为主，管腔常因肌层增厚而缩窄，但仍能保持通畅。轻者输卵管仅有轻度充血、肿胀、稍增粗，严重者输卵管明显增粗、弯曲，纤维素性脓性渗出物增多，形成周围组织粘连或输卵管卵巢脓肿，伞端拾卵功能降低，进而导致继发性不孕症的发生。

（2）慢性输卵管炎：慢性输卵管炎（chronic salpingitis）多由于急性输卵管炎未能及时治愈，病情反复引起，也可因急性炎症发病较为隐匿且无急性盆腔炎病史，未能及时诊治导致。病变特点如下：

1）输卵管积水或输卵管卵巢囊肿：输卵管积脓或输卵管卵巢脓肿的脓液逐渐吸收后，脓腔内积留清亮液体，形成输卵管积水或输卵管卵巢囊肿。

2）滤泡性输卵管炎：慢性输卵管炎有时继发黏膜皱襞粘连、增生、间质纤维化，并有慢性炎症细胞浸润，由于黏膜皱襞粘连可形成多房性积脓或积水，多房性结构似腺滤泡，故称为滤泡性输卵管炎。

3）慢性间质性输卵管炎：输卵管各层组织被慢性炎症细胞浸润，管壁增厚，输卵管常有不同程度增粗和黏膜皱襞粗糙，伞端常伴有不同程度粘连闭锁。镜下黏膜皱襞间质和黏膜上皮增生及化生，间质常有较明显的纤维肌组织增生，构成腺肌瘤样结构。

4）肝周围炎：肝周围炎（Fitz-Hugh-Curtis 综合征）常由淋病奈瑟球菌及衣原体感染引起，5% ~ 10% 可出现输卵管炎，表现为肝包膜炎症而无肝实质损害，肝包膜上有脓性或纤维渗出物与前腹壁腹膜之间形成松软粘连，晚期形成琴弦样粘连。临床表现先为下腹痛，后出现右上腹疼痛，以吸气时明显，或下腹痛与右上腹疼痛同时出现，可放射至右肩（图 4–2–15）。

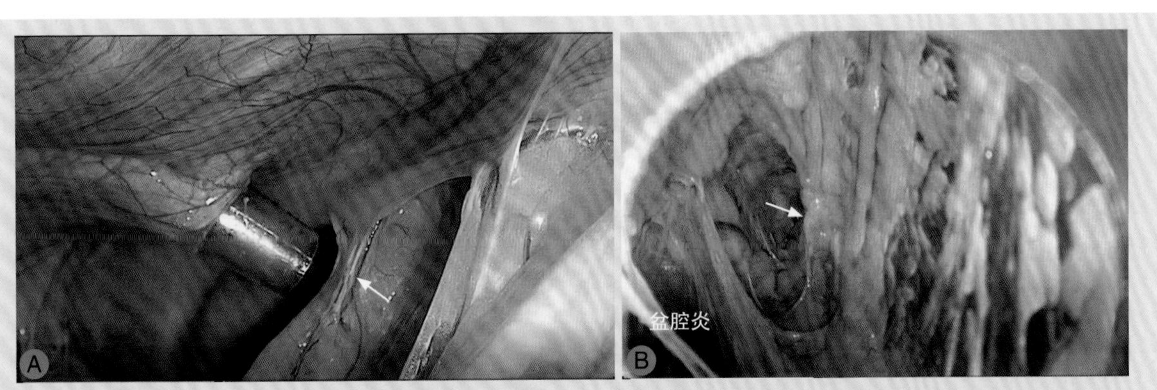

患者38岁，孕2产0，人工流产2次，不孕11年。

A.脐部腹腔镜穿刺套管（trocar）处大网膜与上腹膜致密粘连带（箭头）；B.反麦氏点处致密粘连带（箭头）。

图4–2–15　盆腔炎性疾病后遗症

（3）致病菌损伤机制如下。

1）沙眼衣原体（chlamydia trachomatis，CT）感染：根据 2008 年 WHO 报道，全球每年有 1.05 亿沙眼衣原体感染的新增病例。在我国，CT 感染率为 2% ~ 8%，且数量增加迅速。CT 感染与急性盆腔疾病、输卵管源性不孕、异位妊娠相关。75% ~ 90% 患者感染后无症状，未治疗。20% ~ 40% 未治疗患者发展为子宫内膜炎、输卵管炎、盆腔炎。约 25% 的患者治疗后重复感染。CT 上行至输卵管，黏附于输卵管上皮，通过胞饮作用吞噬，在细胞内逃避了宿主的免疫系统的识别，而得以繁殖复制。CT 被释放至输卵管腔内，使更多的上皮细胞感染，通过宿主针对衣原体抗原的炎性反应导致组织损伤，反复感染可形成输卵管严重损伤，如产生瘢痕、输卵管远段梗阻、管周粘连等。CT 感染在腹腔镜下表现为多重膜性纤维包裹，输卵管伞端黏膜受侵犯少，造影下可见薄壁积水，术后自然妊娠率高。

2）支原体（mycoplasma）感染：与人类有关的支原体有四种，分别为肺炎支原体、解脲支原体、人型支原体、生殖器支原体，后三种容易引起泌尿生殖道感染。女性感染，其男性伴侣患非淋菌性尿道炎概率约为 56%，男性患非淋菌性尿道炎，其女性伴侣感染率约为 32%。支原体常从盆腔炎患者的下生殖道采集得到，从输卵管炎的输卵管或腹腔中获得少，支原体阳性的盆腔炎患者中，多数都伴有其他微生物阳性。支原体可能更像是共生的微生物，而非导致急性盆腔炎的病原体，因此很少导致严重的输卵管损伤。支原体感染以输卵管内膜破坏为主要特点，造影表现为输卵管纤细、纡曲、僵硬、不全阻塞，输卵管边缘不光滑，输卵管伞部周围粘连、积水，盆腔造影剂弥散差等（图 4-2-16）。

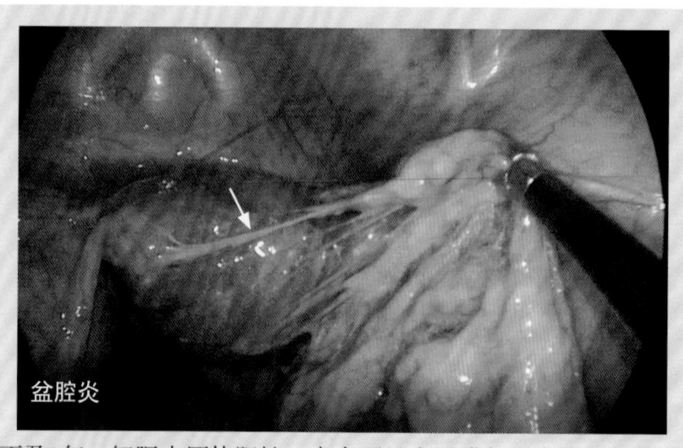

患者30岁，不孕3年，解脲支原体阳性，术中可见大网膜与子宫底部粘连带（箭头）。

图4-2-16　支原体感染

3）淋病奈瑟球菌（neisseria gonorrhoeae，NG）感染：是常见的性传播疾病之一，俗称淋病。病原体沿宫颈感染蔓延，66% ~ 77% 淋病输卵管炎是在月经末期发病，月经 7 天内可从输卵管内培养出淋球菌。NG 与输卵管黏膜的无纤毛细胞黏附、穿透上皮细胞，释放的脂多糖及表面的多聚糖可以损伤输卵管纤毛细胞，导致纤毛细胞脱落。纤毛细胞脱落为淋球菌感染的特征性表现。

4）细菌感染：细菌的来源普遍认为是下生殖道上行感染，可能是直接蔓延，特别是随经血逆流入输卵管。急性中性粒细胞炎症造成输卵管内膜损伤、产生脓液。早期伞端开放时可导致盆腔腹膜炎、周围脏器受损。后期伞端闭锁后可形成输卵管积脓、输卵管卵巢脓肿。细菌感染时输卵管三层结构都会受累，组织修复过程中经历去除坏死细胞、生成纤维细胞，最终至瘢痕形成。

5）结核分枝杆菌（tubercle bacillus，TB）感染：由 TB 引起的女性生殖器炎症称为生殖器结核，又称结核性盆腔炎。生殖器结核是全身结核的一个表现，常继发于身体其他部位，如肺结核、肠结核、腹膜结核、肠系膜淋巴结的结核病灶。患肺结核后 1 年内可致女性生殖系统感染，90% ~ 100% 输卵管受累，50% ~ 80% 子宫内膜受累，20% ~ 30% 卵巢受累，10% ~ 20% 宫颈受累，处于潜伏性结核菌感染时，结核菌可能已经侵犯了输卵管。输卵管结核根据病理变化分为三种：①粟粒性输卵管结核：外观上常未见

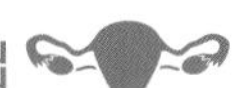

明显的异常，切开输卵管后，有时可发现黏膜上存有小的结节；②渗出性输卵管结核：大量的渗出物使输卵管膨大，管壁变苍白，管腔内常有大量的干酪样坏死物质并存，合并继发感染时，则可以形成输卵管脓肿；③增殖性输卵管结核：由于纤维组织增生，输卵管管壁增厚、变弯曲或呈结节状，肿胀和增厚的部分互相间隔，常使输卵管成为“串珠样”。输卵管伞端的管口可因粘连而封闭，管腔内也可有不规则的狭窄或憩室形成。输卵管与其周围的组织之间常可形成牢固的粘连（图 4–2–17）。腹腔镜下输卵管卵巢结核形态学特点包括：①输卵管肿胀、硬化、纡曲、僵直，与卵巢及周围组织粘连成块；②以输卵管为中心形成盆腔广泛多层次粘连；③结核特异性病理改变，包括粟粒样结节、干酪样坏死物、干酪球、钙化灶；④输卵管瘘管，断裂。

治疗需要手术果断切除，防止影响宫腔。

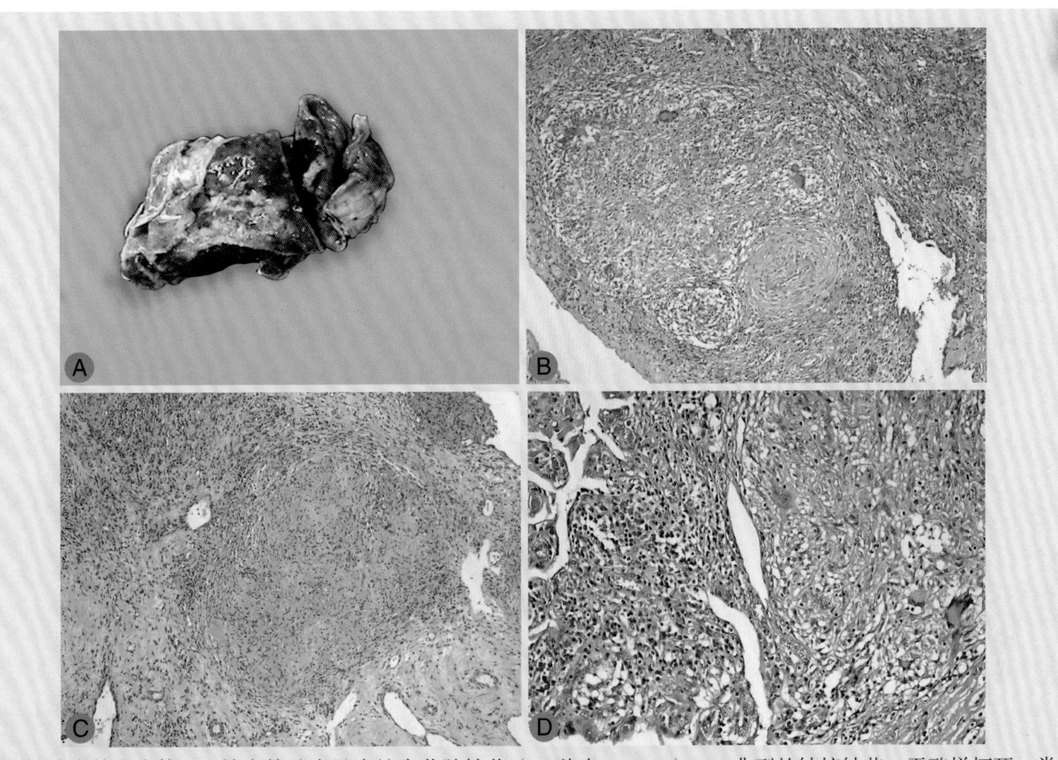

A.结核性输卵管炎大体；B.输卵管壁内见多灶肉芽肿结节（HE染色，×40）；C.典型的结核结节：干酪样坏死、类上皮样细胞和多核巨细胞（HE染色，×40）；D.由类上皮样细胞和多核巨细胞组成的肉芽肿结节（HE染色，×100）。

图4–2–17 输卵管结核

2. 输卵管积水分类及输卵管病变评分系统

（1）Brosens Ivo 分类标准：依据输卵管镜下表现将输卵管积水分为三类：①单纯性积液：输卵管管壁薄、积液透声好，管腔为单一管腔，管腔黏膜皱褶扁平、游离，黏膜无粘连；②囊性输卵管积液：输卵管管壁薄，输卵管黏膜存在局灶或广泛粘连；③厚壁输卵管积液：壶腹部输卵管管壁厚度超过 2 mm，无黏膜皱褶或皱襞纤维化。

（2）Hulka 评分系统：1982 年 Hulka 最先提出了一个完整的输卵管评分雏形，在此之后的半个世纪，各方学者不断提出、修改、完善输卵管评分，希望得到一个统一、全面、可靠的评估方法，从而更有益于患者的治疗，缩短治疗、痊愈时间，以获得有效妊娠。1982 年 Hulka 提出的输卵管评分系统标准根据卵巢受累程度、粘连性质、输卵管伞端及峡部通畅程度等方面对输卵管损伤程度进行评估（表 4–2–1）。该评分系统观察项目较全面，但过于简单，同时缺少对输卵管本身损伤程度的描述。

表 4-2-1 Hulka 输卵管评分系统

项目	分级	描述
粘连程度	第1阶段	粘连覆盖卵巢表面<50%
	第2阶段	粘连覆盖卵巢表面>50%
粘连性质	A型	膜状粘连，无血管粘连附着，易分离
	B型	致密粘连，有血管粘连附着，不易分离
输卵管伞端情况	O型	伞端存在，不需行输卵管造口术
	F型	伞端闭塞，需行输卵管造口术
输卵管峡部情况	O型	峡部存在
	Ⅰ型	子宫输卵管交界处或峡部闭塞，双侧附件可分离（根据优势侧分组）

（3）修订后 AFS 分期系统：1985 年美国生育协会针对附件粘连提出修订后 AFS 分期系统（revised-the American Fertility Society classification of adnexal adhesions，r-AFS）。r-AFS 根据术中所见评分，将分数相加后将子宫内膜异位症（endometriosis，EMS）分为 4 期：Ⅰ期 1 ~ 5 分；Ⅱ期 6 ~ 15 分；Ⅲ期 16 ~ 40 分；Ⅳ期> 41 分。该系统为子宫内膜异位症的评分，直接应用于输卵管性不孕症（tubal factor infertility，TFI）仍有争议，但在评价输卵管周围粘连方面仍有一定参考价值（表 4-2-2，表 4-2-3）。

表 4-2-2 r-AFS 分期系统评分（1）

粘连深度及范围		内膜异位部位		
		腹膜	左侧卵巢	右侧卵巢
浅表	<1 cm	1	1	1
	1 ~ 3 cm	2	2	2
	>3 cm	4	4	4
深部	<1 cm	2	4	4
	1 ~ 3 cm	4	16	16
	>3 cm	6	20	20

表 4-2-3 r-AFS 分期系统评分（2）

粘连性状及范围	粘连部位				
	左侧卵巢	右侧卵巢	左侧输卵管	右侧输卵管	直肠子宫陷凹封闭
膜状<1/3	1	1	1	1	/
1/3 ~ 2/3	2	2	2	2	/
>2/3	4	4	4	4	/
致密<1/3	4	4	4*	4*	/

续表

粘连性状及范围	粘连部位				
	左侧卵巢	右侧卵巢	左侧输卵管	右侧输卵管	直肠子宫陷凹封闭
1/3 ~ 2/3	8	8	8*	8*	/
>2/3	16	16	16	16	/
部分	/	/	/	/	4
完全	/	/	/	/	40

注：* 若输卵管完全被包裹改计为 16 分。

（4）1986 年 Mage 等制订的标准：根据输卵管管腔阻塞与否、管壁内的黏膜状况及管壁僵硬程度三项指标进行评分，将输卵管病变划分为Ⅰ期、Ⅱ期、Ⅲ期、Ⅳ期（表 4-2-4）。既往研究认为，与输卵管整形术预后可能的相关因素包括管壁的厚度、管壁内黏膜皱褶多少及是否存在粘连，其中管腔黏膜的状态与术后妊娠率和积水复发率最为相关。需要指出的是，该评分标准中并没有考虑到输卵管周围粘连情况。对于输卵管周围粘连与术后妊娠率的关系，目前研究结果尚不一致。有研究认同两者存在的相关性，但另有研究却得到相反的结论，认为输卵管周围炎症或手术等医源性因素也可以造成输卵管远段粘连，但是病变往往从浆膜层开始；相反，积水病变发生于黏膜层，粘连形成机制不同，输卵管周围粘连整形术的预后远好于积水病变，因此否认了术后妊娠率与输卵管周围粘连的相关性。通过对输卵管积水病变评价后发现，Ⅰ期、Ⅱ期病变手术效果明显好于Ⅲ期、Ⅳ期，宫内妊娠率高，异位妊娠发生率低。

表 4-2-4　输卵管远段损伤分级标准

输卵管部位	输卵管状态	评分（分）
管腔	部分阻塞	2
	完全阻塞	5
黏膜	皱襞正常	0
	皱襞减少	5
	皱襞缺失	10
管壁	正常	0
	薄壁	5
	厚壁或僵硬	10

注：Ⅰ期 2 ~ 5 分；Ⅱ期 7 ~ 10 分；Ⅲ期 12 ~ 15 分；Ⅳ期≥ 15 分。

总体来说，输卵管整形术预后良好的特征包括管腔黏膜丰富、管腔扩张< 3 cm 及完好保留的丰富的输卵管系膜；预后差的远段病变特点为输卵管周围广泛而致密的粘连、管腔黏膜稀疏或完全消失、管壁纤维增厚、血管淋巴增生严重。根据上述特点，术者在术中可以准确评估输卵管积水的严重程度并个性化选择手术的方式。如积水病变程度为Ⅳ期，整形术后妊娠率低，复发率高，建议患者切除输卵管；如患者坚决要求保留输卵管期待自然妊娠（未婚患者或者出于某些宗教信仰等特殊原因），则充分交代积水复发后将极大程度的降低体外受精（in vitro fertilization，IVF）成功率，且术后发生异位妊娠的可能性增大，可能

需要再次手术切除输卵管。多项研究结果证实此种评估结果与妊娠结局具有密切相关性，目前在我国及其他国家广泛使用。

（5）美国生殖医学学会（American Society for Reproductive Medicine，ASRM）对盆腔及输卵管病变分度法（1990年）：ASRM提出盆腔及输卵管病变分度法（表4-2-5）。该评分的优势在于对输卵管积水程度的具体分度，对输卵管周围粘连情况详细分级，虽然目前对该分度法术后妊娠率的研究较少，但在输卵管周围粘连的评分中仍有借鉴价值。

表4-2-5　1990 ASRM对输卵管盆腔病变进行分度

程度	输卵管积水直径	输卵管伞端	粘连情况	术前HSG
轻度	无积水或积水＜1.5 cm	可见	输卵管或卵巢周围无明显粘连	形态正常
中度	1.5～3.0 cm	伞端结构需要辨认	输卵管或卵巢周围有粘连，但尚不固定，子宫直肠陷窝有少许粘连	正常或轻度异常
重度	＞3.0 cm	闭锁不可见	盆腔或附件区致密粘连，子宫直肠陷窝封闭或盆腔粘连严重致使盆腔内脏器难以辨认	异常

（6）Hull and Rutherford分类法（2002年）：Jenkins与Rutherford提出“Hull and Rutherford（H&R）分类法”，其分类标准如下（表4-2-6）。

表4-2-6　Hull and Rutherford分类法（2002年）

分级	级别名称	描述
1	轻度（Ⅰ级）	输卵管近段阻塞，但输卵管无纤维化
		输卵管远段阻塞，但输卵管无扩张，输卵管黏膜正常
		输卵管与卵巢间膜状粘连
2	中度（Ⅱ级）	单侧输卵管严重病变
		另一侧输卵管无或有微小病变
		输卵管及（或）卵巢有致密粘连，但为局限性
3	重度（Ⅲ级）	双侧输卵管阻塞
		广泛纤维化、致密粘连
		输卵管增粗＞1.5 cm
		黏膜不正常

（7）EMS生育指数术中探查评分系统：2010年Adamson等提出EMS生育指数术中探查（endometriosis fertility index，EFI）评分系统，术中按功能受损程度将输卵管腔、输卵管伞端及卵巢各分为四级，随访术后妊娠率。该系统同样为EMS评分系统，是否可直接应用于输卵管性不孕中尚无理论依据。输卵管评分标准（单侧输卵管）：①功能正常：输卵管活动不受限，无粘连，伞端结构正常，输卵管通畅；②轻度功能受损：伞端结构正常，有轻微可分离的粘连，输卵管通畅或加压后通畅；③中度功能受损：分离粘连后可见正常的输卵管伞端，粘连重，可分离，输卵管通畅或加压后通畅；④重度功能受损：伞端结构消失，粘连重，输卵管不通但成形术或造口术后通畅；⑤功能丧失：输卵管不通。这是输卵管最低功能评分系统（least function scoring system，LF），能反映输卵管的功能状态，主要评分指标为输卵管通畅性、输卵管活动度、输卵管伞端结构及输卵管粘连程度。

 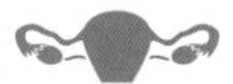

（8）盆腔粘连度评定法：孙爱军等对 2004—2006 年就诊于北京协和医院妇产科的 319 例不孕症患者行腹腔镜手术，根据术中情况提出新的盆腔粘连度评定方法（表 4-2-7），但未对术后妊娠率进行随访研究。

表 4-2-7　盆腔粘连评分

盆腔情况	评分			
	0	1	2	3
粘连范围	无	2 ~ 6 cm	6 ~ 10 cm	>10 cm
粘连性质	无粘连	疏松	中度	重度
卵巢粘连	无	单侧	双侧	/
输卵管粘连	无	单侧	双侧	/
伞端闭锁	无	单侧	双侧	/
子宫直肠窝封闭	无	部分	完全	/

注：* 分数相加，轻度病变组为 2 ~ 5 分，中度病变组为 6 ~ 9 分，重度病变组为 10 ~ 14 分。

（9）来佩琍主编的《妇科疾病诊断标准》对外周输卵管闭塞时输卵管损害的分级方法如下（表 4-2-8）。

表 4-2-8　输卵管闭塞时输卵管损害的分级方法

分期	输卵管积水	输卵管伞端	输卵管周围粘连情况	肌层纤维化
I级	<15mm	外翻	无输卵管周围粘连	无纤维化
II级	15 ~ 30 mm	部分保留	输卵管周围粘连，不固定	轻度纤维化
III级	>30mm	包埋，分离后见伞端皱襞缺失<1/2	输卵管部分固定	中度纤维化
IV级	>30mm	无输卵管伞或输卵管伞包埋，分离后见伞端皱襞缺失>1/2或完全消失	输卵管固定	明显纤维化

（五）临床表现

急、慢性输卵管炎均有压痛、反跳痛，疼痛为持续性，活动或性交后加重。慢性炎症多有隐性不适感，可伴有痛经和不同程度下腹坠胀和疼痛、腰骶酸痛。急性炎症伴有发热、寒战、阴道分泌物增多、附件区包块、月经不调等。若有输卵管炎的症状及体征，并同时有右上腹疼痛者，应怀疑有肝周围炎。输卵管结核多无明显症状，常于因不孕就诊时发现，可表现为下腹坠痛、全身消耗症状，在未侵及子宫内膜时较少出现月经异常。部分患者出现下腹坠痛是因为病变引起广泛粘连或形成结核性输卵管卵巢脓肿。

患者体征差异较大，轻者无明显异常发现，或妇科检查仅发现附件区压痛。若为单纯输卵管炎，可在子宫一侧或两侧触及条索状增粗的输卵管，有轻度压痛。若为输卵管积脓或输卵管卵巢脓肿，可触及包块且压痛明显，活动多受限。

三、输卵管子宫内膜异位症

异位的子宫内膜组织可位于输卵管黏膜或肌层、浆膜甚至系膜内。有报道显示，约 10% 的子宫内膜异位症发生于输卵管，可能是月经期子宫内膜逆流至输卵管腔内并植入输卵管壁而形成，也可能是体腔上皮转化而成。常见的类型是输卵管浆膜和浆膜下的子宫内膜异位，反复出血和纤维化导致输卵管扭曲及变形；另一种相对少见的类型是管腔内的子宫内膜异位，病灶在输卵管峡部或间质部时，造成管腔完全或不完全阻塞。此外，子宫内膜异位症中前列腺素的增加也可使输卵管蠕动异常，致经血中的内膜碎片逆流而滞留在输卵管腔内。上述病变均可影响输卵管正常功能及通畅性，从而导致不孕。

研究报道，子宫内膜异位症引起输卵管各部位功能障碍的主要原因是微小病变，包括近段管腔间歇性开放与关闭的异常状态，以及远段周围轻微炎症，如炎性滤泡、伞端内聚、输卵管囊性变、输卵管副开口、憩室等。

四、输卵管妊娠

受精卵因某些原因在输卵管受阻而在输卵管的某一部位着床、发育，称为输卵管妊娠，占异位妊娠的 95%。发生部位以壶腹部最多，占 50% ~ 70%，其次为峡部，占 25% ~ 30%，伞部和间质部较为少见。发病原因包括输卵管炎性病变、输卵管发育异常或功能异常、辅助生殖技术、输卵管妊娠史或手术史等，其中最常见的病因是输卵管炎。典型症状为停经后阴道流血及腹痛。

根据妊娠部位及病情的不同可选择的处理方式有：药物治疗及输卵管切开取胚术、输卵管节段性切除吻合术、妊娠病灶伞端挤出术、宫角楔形切除术等。输卵管妊娠在进行治疗处理后，其形态及通畅性会产生一定的改变。如药物治疗后，外观形态恢复良好，但内部坏死的妊娠组织未必能够完全吸收，且因孕囊种植处输卵管内膜遭到破坏，可能形成管腔粘连导致输卵管阻塞。不同的手术方式会造成不同的影响，如手术切口愈合不佳形成瘘口或出现术区粘连继而导致梗阻积水。

五、输卵管扭转

单纯输卵管扭转发病率约为 1 /150 万，多单侧发生，以右侧多见，原因可能是左侧有乙状结肠导致输卵管位置变化空间相对较小，在一定程度上阻止左侧输卵管扭转。发病原因包括：①输卵管自身发育异常，即输卵管过长或输卵管系膜过长；②输卵管积水、输卵管系膜囊肿、卵巢囊肿及妊娠、输卵管结扎等；③剧烈活动及体位变化。

输卵管扭转多发生于育龄期女性，主要表现为腹痛，大多数为持续性下腹痛伴有阵发性加重，部分患者有恶心、呕吐等症状。查体下腹压痛，妇科查体可触及附件区包块，并有压痛。因其发病症状及体征与卵巢囊肿蒂扭转极为相似，常误诊为卵巢囊肿蒂扭转。也有部分患者无临床症状，在其他妇科疾病手术中偶然发现。

六、输卵管良性肿瘤

输卵管良性肿瘤极为少见，文献报道多为小数量病例报道或个案报道，故较难估计输卵管良性肿瘤的发病率。

输卵管良性肿瘤的组织类型繁多，其中腺瘤样瘤相对多见，其他如乳头状瘤、血管瘤、平滑肌瘤、脂肪瘤等均极罕见。由于肿瘤体积小，无症状，术前难以诊断，预后良好。

七、输卵管恶性肿瘤

输卵管恶性肿瘤有原发性和继发性两种。绝大多数为继发性，占输卵管恶性肿瘤的 80% ~ 90%，原发灶多位于宫体和卵巢，少数由宫颈癌、直肠癌或乳腺癌转移而来，转移途径主要有直接蔓延及淋巴结转

 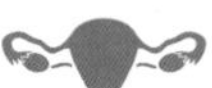

移。病灶首先侵犯输卵管浆膜层，组织形态与原发灶相同。症状、体征和治疗方式取决于原发灶，预后不良。

输卵管恶性肿瘤早期时多无症状，随病情进展可出现阴道排液、腹痛和盆腔肿块，称为“三联症”。约 50% 的患者有阴道排液，多呈间歇型，排出液体呈黄色水样、淡血水或黏液样，无臭味；也可表现为月经间期或绝经后阴道不规则少量出血。患侧下腹钝痛，有时呈阵发性绞痛，阴道排液后可缓解。妇科检查时可触及一侧或双侧输卵管增粗或肿块，有轻度触痛，少数患者可自己摸到腹内肿块。

参考文献

[1] 刘吉斌，王金锐 . 超声造影显像 [M].1 版 . 北京：科学技术文献出版社，2010.

[2] 周永昌，郭万学 . 超声医学 [M]. 6 版 . 北京：人民军医出版社，2011.

[3] 乐杰 . 妇产科学 [M].7 版 . 北京：人民卫生出版社，2008.

[4] 金政 . 组织胚胎学 [M]. 3 版 . 北京：人民军医出版社，2009.

[5] 罗丽兰 . 不孕与不育 [M]. 北京：人民卫生出版社，1998.

[6] 丰有吉，沈铿 . 妇产科学 [M].2 版 . 北京：人民卫生出版社，2008.

[7] 石一复 . 输卵管疾病 [M]. 北京：人民军医出版社，2009.

[8] 郭丽娜 . 妇产疾病诊断病理学 [M].2 版 . 北京：人民卫生出版社，2014.

[9] 周力学．高效子宫输卵管动态三维超声造影 [M]．北京．科学技术文献出版社，2016.

[10] 温凯辉，梁志清 . 输卵管手术图谱 [M]. 北京：人民军医出版社，2010.

[11] 白银．腹腔镜手术及子宫输卵管造影在输卵管性不孕症诊治中的应用 [D]．吉林大学，2016.

[12] 彭超男，王建萍，杨晓丽，等．输卵管阻塞性不孕症患者输卵管通畅性影响因素分析 [J]．山西医药杂志，2020，49（8）：969–971.

[13] 张红霞，金娅，杨蕊，等．输卵管扭转的临床特点分析 [J]. 中国微创外科杂志，2019，19（8）：696–698.

[14] 黄薇，沈利聪 . 输卵管性不孕的手术治疗 [J]. 实用妇产科杂志，2011，27（8）：568–570.

[15] 孙爱军，黄坚，周远征，等 . 不孕患者不同程度盆腔粘连的相关因素探讨 [J]. 生殖医学杂志，2007，16（3）：145–149.

[16] 宋小磊 . 子宫静脉血管网数字化三维模型的初步研究 [D]. 南方医科大学，2011.

[17] 宋小磊，热娜，佘义梅，等．剖宫产术后子宫瘢痕妊娠动脉血管网数字化三维重建及测量 [J]．中国数字医学，2020，15（3）：6–9.

[18] 宋小磊，热娜，佘义梅，等．基于 MRI 数据数字化三维重建技术在剖宫产瘢痕妊娠诊断中应用及临床意义 [J]．实用妇科内分泌电子杂志，2019，6（22）：14–16.

[19] 宋小磊，热娜，柯妍，等．CT 薄层扫描技术在剖宫产瘢痕妊娠个体化治疗中的应用价值 [J]．影像研究与医学应用，2019，3（10）：15–17.

[20] 罗小琼，凌燕兰，罗小花，等．1834 例女性不孕症病因分析 [J]．右江医学，2017，45（4）：483–486.

[21] 陈银华．女性不孕不育症相关因素与病因探讨 [J]．深圳中西医结合杂志，2017，27（7）：77–78.

[22] 胡立娟．妇女不孕不育症相关因素及诊治 [J]．实用妇科内分泌杂志（电子版）．2016（4）：117–118.

[23] HULKA J F. Adnexal adhesions：a prognostic staging and classification system based on a five-year survey of fertility surgery results at Chapel Hill，North Carolina[J]. Am J Obstet Gynecol，1982，144（2）：141–148.

[24] DYER S J，TREGONING S K. Laparoscopic reconstructive tubal surgery in a tertiary referral centre–a review of 177 cases[J]. S Afr Med J，2000，90（10）：1015–1019.

[25] RUTHERFORD A J，JENKINS J M. Hull and Rutherford classification of infertility[J]. Hum Fertility，2002，5（1）：41–45.

[26] AKANDE V A, CSHILL D J, WARDLE P G, et al. The predictive value of the "Hull&Rutherford" classification for tubal damage[J]. BJOG, 2004, 111 : 1236 –1241.

[27] ADAMSON G D, PASTA D J. Endometriosis fertility index: the new, validated endometriosis staging system[J]. Fertil Steril, 2010, 94 (5): 1609–1615.

[28] CHEN C, HUANG L, LIU P, et a1. Neurovascular quantitative study of the uterosacral l igament related to nerve-sparing radical hysterectomy[J]. Eur J Obstet Gynecol Reprod Bi01. 2014, 172 : 74–79.

[29] PELMAN S, HERTWECK P, FALLAT M E.Paratubal and tubal abnormalities.[J].Seminars in pediatric surgery 2005, 2 (2): 45–46.

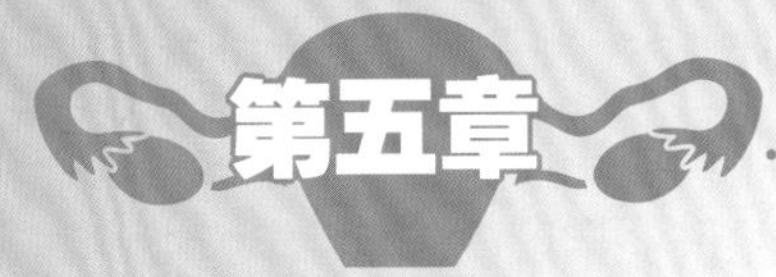

子宫输卵管超声造影准备

第一节 女性不孕症的评价

WHO 对不孕症的定义为：一对配偶未采取避孕措施，有规律性生活至少 12 个月未能获得临床妊娠。不孕症是一种低生育力状态，严重危害育龄期女性的生殖健康，影响 10% ~ 15% 的育龄夫妇（我国不孕症发病率为 12% ~ 18%）。流行病学调查研究显示，约 85% 的夫妇可在 1 年内获得妊娠，因此推测约 15% 的夫妇可能患有不孕症或仅是生育延迟。根据女方、男方既往有无与配偶的临床妊娠史可分为原发性不孕症和继发性不孕症。根据病因分为女性因素不孕症、男性因素不孕症和不明原因不孕症。1990 年的调查显示，在发达国家女方因素占 31%，男方因素占 22%，男女双方因素占 21%；在发展中国家以亚洲为例，女方因素占 34%，男方因素占 13%，男女双方因素占 24%。近年来，随着循证医学的发展及相关临床证据的丰富，对不孕夫妇推荐的评估范围逐渐缩小到精液分析、排卵功能评估及输卵管通畅性的评估。经过这三方面标准评估，大部分不孕夫妇能找出具体的不孕因素，如排卵障碍、盆腔输卵管因素、男方因素等。2019 年《不明原因不孕症诊断与治疗中国专家共识》指出男性不育作为唯一不孕的因素约占不孕夫妇的 30%，同时合并其他不孕因素的情况占 20% ~ 30%。女性不孕的病因包括排卵障碍、输卵管异常、不明原因的不孕、子宫内膜异位症和其他如免疫学不孕等，排卵功能障碍约占女性不孕的 40%，输卵管性不孕占女性不孕的 25% ~ 35%。经过不孕症常规诊断评估后仍无法确定不孕病因的不孕状态，称为不明原因不孕症，占不孕症的 10% ~ 30%。

人类的生育率是比较低的，在假设能够怀孕的夫妇中，每月的妊娠率最高为 20% ~ 30%。众多的人口统计学及流行病学研究发现，女性生育能力在 40 岁以后，即使排卵及月经周期尚正常，也已开始明显下降。北美的 Hutterites 经典研究数据与其他流行病研究的数据表明，女性生育力高峰在 20 岁左右，于 30 岁开始下降，35 岁以后下降速度增快，40 岁以后生育力大幅下跌，45 岁以后的妊娠罕见。女性生育力随年龄下降的生理学基础涉及几个因素，女性卵细胞和卵泡的数量在胎儿时期即已确定，历经胎儿、出生、成长发育至成年人绝期经的过程中，该数量呈指数曲线下降，且随着年龄增长，剩余卵细胞质量逐渐下降。资料表明，随女性年龄的增加，胚胎出现异常的比例增大、流产率增高，而此现象很大程度归因于卵细胞的异常。30 岁以下的女性自然流产率为 7% ~ 15%，30 ~ 34 岁时为 8% ~ 21%，35 ~ 39 岁时为 17% ~ 28%，40 岁以上为 34% ~ 52%。此外，性生活频率（随年龄增长呈下降趋势）也影响妊娠率。

如果患者年龄较大，或其病史、性生活史、生育史、体检结果提示生殖功能存在障碍时，诊断性检查应立即开始。在没有相关病史和体检结果时，评估和治疗可以在 1 年（35 岁以下）或 6 个月（35 岁以上）开始。如年龄＞ 40 岁，检查和治疗应立即开始。

正式评估的步骤及范围应考虑到患者夫妇的期望、年龄、持续不孕的时间、生活方式和社会习惯、用药史及身体检查所发现的特殊征象等。

1. 相关病史

（1）不孕的持续时间，既往检查及治疗的结果。

（2）月经史：①月经初潮年龄；②周期特点，包括行经时长、周期频率、经量等；③经期不适，如疼痛等。

月经稀发或闭经史有可能提示多囊卵巢综合征的存在；不规律阴道出血不排除子宫内膜息肉或黏膜下肌瘤的可能；清宫术或其他宫腔操作后出现不正常的月经过少需考虑宫腔粘连的可能；长期痛经或盆腔疼

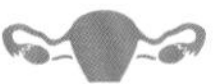

痛不排除子宫内膜异位症的可能。

（3）妊娠史：包括妊娠和分娩次数、妊娠结局和相关并发症等。

（4）曾用的避孕方式。

（5）性生活频率和性功能障碍。

（6）手术史：有无盆腹部手术史、宫腔操作史，包括手术方式与结局、严重的病症或损伤、盆腔炎性疾病、子宫内膜异位症或接触性传染病史。既往有性传播疾病、盆腹腔手术或阑尾穿孔等病史或手术史均提示盆腔可能存在明显粘连，是输卵管梗阻或病变的高危因素。

（7）甲状腺疾病或其他内分泌疾病等：甲状腺功能低下或亢进均可引起不孕，前者常伴随有不同程度的高泌乳素血症。

（8）异常宫颈及后续治疗：宫颈锥切术、宫颈冷冻或 LEEP 治疗等会导致宫颈黏液的生成减少和宫颈狭窄。

（9）目前用药和过敏史：有文献表明，前列腺素抑制剂会对生育结局产生负面影响，特别是围排卵期使用，或使用其他非甾体抗炎药超过 1 周会增加流产风险。

（10）家族史：包括出生缺陷、发育延迟、绝经提前或生育问题、遗传突变或精神发育迟滞的家族成员。具有脆性 X 染色体前突变的女性可能出现卵巢功能早衰，而男性则可能出现学习障碍、发育延迟或自闭症特征。

（11）职业及暴露于已知的环境危害因素：四氯乙烯、甲苯、一氧化氮等浓度超过一定数额，会增加不孕症和（或）流产的风险。

（12）个人生活史：包括年龄、职业、运动、压力、节食或体重改变、吸烟、饮酒、饮用咖啡或使用兴奋剂等。研究表明，女性吸烟者的不孕症风险为非吸烟者的 1.6 倍，酒精与一类特征性胎儿异常（胎儿酒精谱系障碍）有关，特征包括发育迟缓、结构异常、智力与行为异常等。少量摄入咖啡因对生殖功能的影响尚存争议，但回顾性研究发现，大量咖啡因的摄入不仅与不孕症有关，还会增加流产的风险。

2. 体格检查

（1）体重、身体质量指数（body mass index，BMI）、血压、脉搏：BMI 值过高或过低均与生育力下降相关。研究表明，当 BMI $\geqslant$ 27 kg/m^2 时，因不排卵导致不孕的概率提高 3 倍，体重超标会对排卵诱导后的生殖结局产生不利影响，并对胎儿发育产生不良影响。肥胖女性减少 10% 体重就可改善激素水平、月经规律性、排卵及妊娠率。而体重严重低于正常的女性则应积极增重，以减少低体重儿的出生。

（2）甲状腺有无肿大、结节及压痛。

（3）乳腺有无分泌物及特征：乳腺检查的目的在于排查泌乳素瘤，但有文献报道约 50% 有溢乳表现的女性泌乳素水平并不高。

（4）有无雄激素分泌过多的特征：月经不调、痛经和闭经、痤疮、体毛过多、皮肤粗糙等。

（5）阴道或宫颈有无异常及分泌物的特征：筛查生殖道的先天性畸形，如阴道隔膜、先天性阴道闭锁、双宫颈等。

（6）盆腔或腹部有无压痛、器官肿大或存在肿块。

（7）子宫的大小、形状、位置和移动度。

（8）附件区有无肿块或压痛。

（9）子宫直肠陷窝有无肿块、压痛和结节。

3. 诊断性评估

科学合理的检查方法应具有系统、快捷、准确性较高、费用较低、损伤性最小、可发现最常见不孕原因的优点。检查的速度及程度应考虑不孕夫妇的选择、年龄、不孕年限、既往病史及体检特点等。可以通过病史、体格检查及精液分析来评估男性生育能力。病史的重要内容包括婚育史，是否有隐睾症、性功能障碍及内科和外科病史，是否使用某些影响生育的药物、烟草、酒精或毒品等。

女方因素的评估包括以下几个方面：

（1）评估排卵功能：排卵功能为评估女方不孕因素的关键内容。据统计，约 15% 病因明确和约 40% 病因不明的不孕症夫妇中存在女性排卵功能异常，因此，排卵功能的检查是女性不孕诊断和治疗中重要的一环。

评估排卵功能有以下几种方法：

1）了解月经史：每月均来月经的女性（月经周期为 22 ～ 35 天），出现经期痛和经期紧张综合征（如水肿、头痛、乳房触痛）均为排卵的典型表现。子宫异常出血、月经过少（周期超过 35 天）或闭经均为典型的不排卵或排卵少的表现，一般需行进一步的诊断评价。

2）连续基础体温测量：连续基础体温（basal body temperature，BBT）测量为一种简便易行且廉价的排卵记录方法，于每天早上醒来未起床前进行测量。依据是黄体酮的生理作用引起基础体温升高，排卵时卵巢产生黄体酮，可使下丘脑决定的 BBT 升高 0.2 ～ 0.4 ℃，如果没有受孕，月经来潮时 BBT 会很快降至基线。采用 BBT 检测排卵比较耗时且可靠性较差，已不作为大多数女性排卵功能评估的首选方法。

3）血清黄体酮测定：为一种较可靠和客观的间接确定排卵的检测方法。血清黄体酮浓度在卵泡期一般低于 1 ng/mL，至排卵后 7 ～ 8 天达到峰值。黄体酮浓度为 3 ng/mL 时，提示近期有可能排卵。在正常周期变化的范围内，血清黄体酮检测一般在下次月经来临前约 1 周时进行。

4）促黄体生成素测定：通过自测试剂盒进行检测。近月经中期时优势卵泡产生一次促黄体生成素（luteinizing hormone，LH）峰，导致雌激素水平上升。LH 峰的开始是预测即将到来的排卵最为可靠的指标，LH 峰持续时间相对较短，为 48 ～ 50 小时，LH 半衰期短暂，很快从尿中排出，因此尿 LH 浓度上升可提示月经周期有排卵。正常排卵多发生于尿 LH 峰后 14 ～ 26 小时，月经周期规律的女性可通过此法帮助确定未来周期中易受孕的时期。

各产品的准确性、可靠性差异较大，因此可能会产生假阳性或假阴性的结果（据统计，家用试剂盒有 5% ～ 10% 的假阳性率和假阴性率）。

5）经阴道超声监测排卵：可显示优势卵泡的进行性生长过程，通过观察优势卵泡的塌陷或消失、边界由清晰变为模糊不清、内部出现回声、子宫直肠陷窝出现积液等表现，提供间接的排卵和黄体形成的依据。此方法常用来为经其他简单方法不能判断排卵的女性提供排卵的证据。

6）子宫内膜活检：此为确定排卵的间接方法，机制是排卵后黄体分泌的黄体酮促使内膜转变为分泌期，通过了解内膜组织的分泌期状况可判断是否有排卵发生。这项技术可以可靠地评估子宫内膜容受性，虽为一项有创性检查，却仍是评价女性不孕症的标准方法。

7）激素测定：对没有排卵或排卵功能低下的女性可进行血清卵泡刺激素（follicle stimulating hormone，FSH）、促甲状腺激素（thyroid stimulating hormone，TSH）和泌乳素的检测。FSH 过高提示卵巢功能衰竭的可能，多囊卵巢综合征（polycystic ovary syndrome，PCOS）和下丘脑性闭经的患者常表现为 FSH 正常或偏低。TSH 增高提示甲状腺功能减低，而甲状腺功能异常与早期妊娠失败有关。高泌乳素血症常表现为闭经、月经稀少、不孕。

（2）评估卵巢储备功能：卵巢储备功能是指卵巢内存留卵泡的数量和质量，反映女性的生育能力。随着年龄的增长，卵母细胞数量和质量都下降，导致卵巢储备能力降低。

对于存在以下几种情况的女性，可进行卵巢储备功能的评估：① 35 岁以上；②有提前绝经家族史；

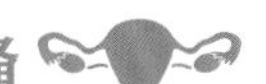

③只有单侧卵巢，或有卵巢手术、化疗、放疗史；④不明原因的不孕；⑤对促排卵药物刺激反应差；⑥计划辅助生殖治疗。

评估方法有以下几种：

1）血清卵泡刺激素（FSH）和雌二醇（E2）测定：于月经第 3 天进行检测。FSH 水平升高与促排卵反应不良及不孕有关；FSH 水平正常而 E2 水平升高，可能与促排卵反应不良、IVF 周期取消率增加及妊娠率降低有关。

2）氯米芬兴奋试验：分别在氯米芬治疗前后测定血清 FSH 水平。治疗后 FSH 水平升高，反映卵巢储备功能降低。

3）经阴道超声进行窦卵泡计数：经阴道超声进行窦卵泡计数（antral follicle counts，AFC）是指超声检查中所见双侧卵巢直径 2 ～ 10 mm 窦卵泡的总数。随年龄增长而减少，可反映卵巢中剩余原始卵泡数，与卵巢对性腺激素的反应呈直接相关。如窦卵泡计数为 3 ～ 6 个，则为数量下降，与 IVF 促排卵反应不良有关，但不能可靠预测不能怀孕。多囊卵巢综合征女性的窦卵泡数增加。

4）血清抗米勒管激素测定：血清抗米勒管激素（anti-Müllerian hormone，AMH）水平在月经周期中及不同月经周期之间的波动幅度小，因此可以在月经周期的任何时间检测。

AMH 水平减低（＜ 1 ng/mL）与促排卵反应不良、胚胎质量差及妊娠结局差有关。服用激素药物（如避孕药）、肥胖及性激素低下时 AMH 下降，PCOS 女性的 AMH 上升，但关于其适当的阈值尚未达成共识。血清 AMH 水平＞ 1.1 ng/mL 表明卵巢储备良好，然而较低水平的 AMH 则提示卵泡池枯竭。AMH 水平＜ 0.15 ng/mL 表明患者将对体外受精反应差。

排除年龄大小及其他导致不孕症的原因，无论采用何种治疗方式，卵巢储备功能低下的女性生殖预后均较差。如果卵巢储备功能正常，则年龄成为影响预后的重要因素。卵巢储备功能评估一般来说是可靠的，可作为预后信息的参考并帮助确定治疗方式，但检查异常不代表不可能妊娠，更不应因此放弃治疗。

（3）宫颈因素的评估

在性交过程中，宫颈黏液会将形态及运动不良的精子阻挡在外，因此检查宫颈黏液中精子数量的性交后试验曾作为不孕症夫妇基本检查中的一项，但其意义一直存在争议，目前已不推荐作为常规检查。

此外，应进行宫颈涂片和衣原体、支原体筛查等，如有病原体感染则应进行相应治疗。

（4）子宫形态及功能评估

1）经阴道二维、三维超声或磁共振检查：可检测子宫位置、大小、形态及病变，如先天性畸形、内膜息肉、肌瘤、子宫腺肌病等。

2）子宫输卵管造影检查（hysterosalpingography，HSG）：可确定宫腔形态及大小，确定是否存在先天性发育异常和其他异常等对生育具有潜在影响的病变。但单纯依靠 HSG 难以鉴别纵隔及双角等先天性子宫畸形。对宫腔内病变（如内膜息肉、黏膜下肌瘤、宫腔粘连）诊断的敏感度及准确性较低，常需进行其他影像学检查（超声或 MRI）或宫腔镜等进一步评估。

3）宫腔负性造影（saline infusion sonohysterography，SIS）：通过生理盐水注入宫腔形成良好透声窗，可敏感发现内膜息肉、黏膜下肌瘤及宫腔粘连，并可清晰显示病变的基底部情况，为临床评估或手术提供精准信息。结合三维成像技术，对子宫发育异常的诊断准确率约为 97.6%。

4）宫腔镜检查：为宫腔病变的明确诊断及治疗的最终手段。因其费用昂贵且为有创性检查方法，所以常被作为在其他创伤性较小的检查（如 HSG、SIS 及 HyCoSy）发现病变后进一步检查和治疗的方法。

（5）输卵管通畅性评估：输卵管性不孕发病率逐年增加，多种因素引起的输卵管机能障碍或阻塞占 30% ～ 40%，占女性不孕的 25% ～ 35% 。输卵管通畅性检验是不孕症检查的重要环节，常用于评估输卵管通畅性的方法有子宫输卵管通液、HSG、HyCoSy 和腹腔镜直视下输卵管通染液。

2018 年中华医学会生殖医学分会专家以公开讨论的方式针对“输卵管性不孕诊治的研究证据”进行评估，最终专家小组成员得出一致性较高的推荐意见。

《输卵管性不孕诊治的中国专家共识》采用推荐意见分级评估、制订及评价方法对证据和推荐意见进行分级，包括以下分级：

1）证据等级：A 级，高质量的证据，包括随机对照的系统评价、随机对照研究、全或无病例；B 级，队列研究的系统评价、队列研究或较差的随机对照研究、结果研究及生态学研究；C 级，病例对照研究的系统评价、病例对照研究；D 级，单个病例系列研究； E 级，未经明确讨论或基于生理学、实验室研究或“第一原则”的专家意见。

2）推荐等级：1 级，有良好和连贯的科学证据支持，强烈推荐或强烈反对；2 级，有限的或不连贯的证据支持，推荐或反对；GPP 级，专家讨论推荐。

专家观点或推荐：①子宫输卵管造影（hysterosalpingography, HSG）是诊断输卵管通畅性的首选（1A）；②子宫输卵管超声造影（hysterosalpingo-contrast sonography, HyCoSy）评估输卵管通畅性有一定价值（2B），该技术的推广尚待进一步验证；③宫腔镜下插管通液可作为排除假性近端梗阻的一种检查方式（GPP）；④腹腔镜下亚甲蓝通液是目前评估输卵管通畅性最准确的方法，但因操作复杂、价格昂贵等原因不作为首选（2B）；⑤输卵管镜可作为评估输卵管功能的补充手段，但作为常规诊断手段证据不足（2D）。

1）HyCoSy：HyCoSy 是近 30 年来新兴的检查手段，具有无创、安全、费用廉价、重复性好等优点，也广泛应用于筛查输卵管的通畅性，且随着新型超声造影剂及超声造影技术的研发，逐渐得到临床的重视。特别是近年来随着特异性超声造影技术和微泡造影剂的发展，经阴道三维子宫输卵管超声造影（transvaginal three-dimensional hysterosalpingo-contrast sonography，TVS 3D-HyCoSy）越来越多的应用于临床。与 HSG 相比，HyCoSy 无放射性，对子宫黏膜下肌瘤、宫腔息肉、宫腔粘连等病变的诊断有更高的敏感度。1984 年 Richman 等首次将葡萄糖与右旋糖酐混合液作为超声造影剂，采用经腹二维超声，评估了 34 例不孕症女性输卵管的通畅性，结果显示 HyCoSy 诊断输卵管通畅的敏感度为 100%，特异度为 96%，诊断效能高于 HSG。但既往 HyCoSy 通常采用的造影剂是葡萄糖、0.9% 氯化钠溶液、过氧化氢或晶氧，造影技术为基波显像，造影方式大多为经腹检查，由于造影剂与组织之间对比效果差，造影剂维持时间短及经腹检查存在气体干扰，该技术的推广应用受到限制。1994 年 Campbell 等应用微泡造影剂 Echovist，采用经阴道二维超声技术，对 600 例患者进行了输卵管通畅性评估，并与 HSG 和腹腔镜直视下输卵管通染液检查结果对照，结果显示其与 HSG 诊断符合率为 84% ~ 91%，与腹腔镜诊断符合率为 81% ~ 93%，此研究结果表明 HyCoSy 是检查不孕症女性输卵管通畅性的一种可靠且易于推广的方法。2009 年我国率先应用微泡造影剂注射用六氟化硫微泡（商品名为声诺维）开展了经阴道三维子宫输卵管超声造影，获得了正常弯曲走行和扭曲、僵硬、纤细、膨大、成角等异常的输卵管空间走行形态，大大提高了输卵管全程的显示率和通畅性评估的准确性。历经 30 余年，HyCoSy 的临床应用有了跨越式的发展，得到了生殖医学领域专家的重视及广泛关注。

2）HSG：HSG 是通过宫腔置管将碘造影剂经导管注入宫腔和输卵管后经 X 线摄片显示宫腔和输卵管形态的方法。该方法于 1909 年 Nemenow 首次使用，经过多次不断改进各种造影剂，在不孕症诊断中应用已近百年，是目前国内公认的首选评估输卵管通畅性的筛查方法。HSG 具有操作便捷、费用低廉等优点。但该方法也存在不足：①对患者具有放射性损伤，增加了患者检查顾虑；②发生造影剂逆流时，有并发肺栓塞的风险；③对于伞端阻塞或积水的输卵管，碘油吸收及排出缓慢，长时间滞留于输卵管内形成慢性刺激，有引起肉芽肿的可能；④研究表明该方法对输卵管近段梗阻诊断敏感度不高。

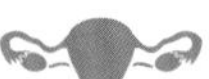

3）腹腔镜下输卵管亚甲蓝通染液术：腹腔镜下输卵管通染液术是在全麻、形成 CO_2 气腹状态下，经腹壁置入腹腔镜并经宫腔置管注入稀释的亚甲蓝液，观察输卵管充盈、形态，伞端有无亚甲蓝液溢出等，判断输卵管通畅性的方法。输卵管通畅为注入亚甲蓝液 10 mL 无阻力，伞端有亚甲蓝液流出。输卵管通而不畅为注入亚甲蓝液 15 ~ 20 mL，有阻力，伞端有少量亚甲蓝液流出。输卵管远段有扩张合并输卵管壁蓝染，判断为伞端狭窄；输卵管无明显扩张和输卵管壁蓝染判断为峡部狭窄。输卵管不通为注入亚甲蓝液阻力大，加大压力推注，伞端无亚甲蓝液流出，输卵管明显扩张则判断为远段阻塞，输卵管无明显扩张则判断为近段阻塞（图 5-1-1）。腹腔镜检查是诊断输卵管通畅性的金标准，优点是图像直观，不仅能观察输卵管通畅性的情况，了解输卵管运动和活动范围，还可观察盆腔粘连程度，既可作为检查手段又可作为治疗手段。但该方法存在不足：一是有创、设备和费用昂贵；二是技术要求高、操作复杂。因此，腹腔镜下输卵管通染液术不是首选的输卵管通畅性的检验方法，不能替代 HSG 或 HyCoSy。

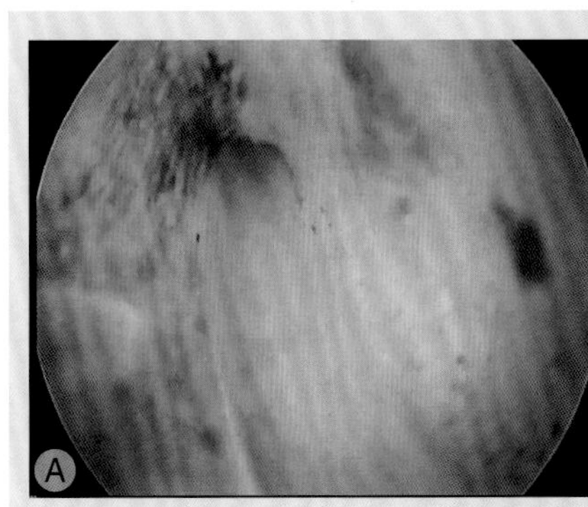

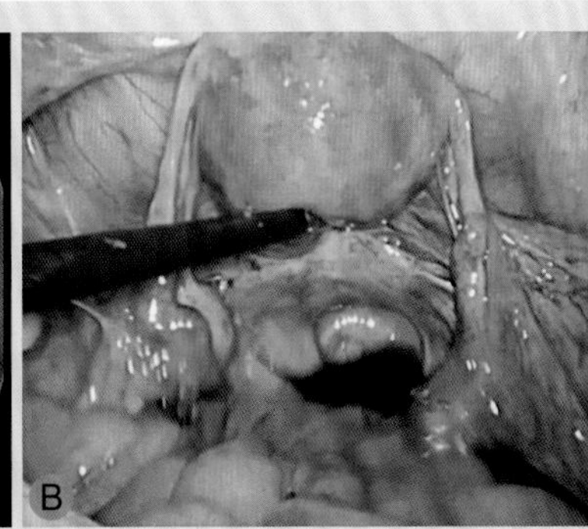

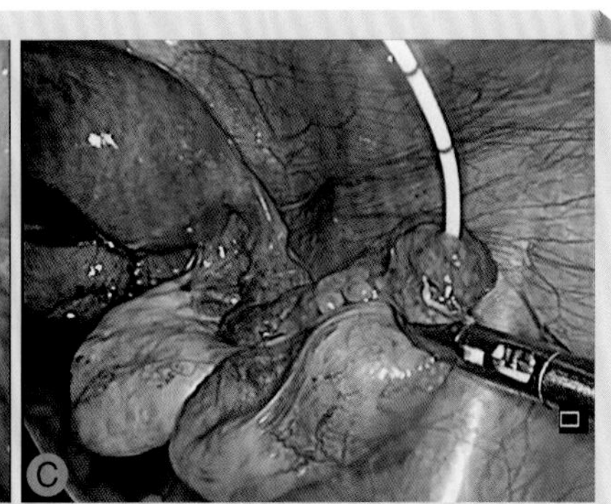

A.宫腔镜下输卵管通液；B.腹腔镜下通液；C.腹腔镜下输卵管逆行通液。

图5-1-1　腹腔镜通染液

4）输卵管通液术：输卵管通液术是通过宫腔置管将生理盐水或特定的混合液经导管注入宫腔和输卵管，根据注入液体阻力的大小和液体反流量的多少判断输卵管通畅性的方法。宫腔容积约为 5 mL，注入液体 20 mL 无阻力，停止注入无液体反流回注射器内或回抽无液体或仅有极少量液体时，判断注入液体经子宫输卵管进入盆腔，认为输卵管通畅；如注入液体阻力大，患者疼痛明显，停止注入时，有 10 mL 以上液体反流回注射器内或回抽液体几乎全反流，则判断输卵管不通；注入液体阻力和液体反流介于二者之间，如阻力中等、反流少量，则判断输卵管通而不畅。输卵管通液术操作简便易行、安全，无须特殊设备，容易普及，大多基层医院均可开展。但该方法存在不足：一是因为操作具有盲目性，不能区分是一侧还是双侧输卵管通畅，也不能判断病变的部位：二是当输卵管积液、宫腔容积增大或发生逆流（液体进入静脉或淋巴管）时，注入液体常无阻力、无明显反流，易误认为输卵管通畅，出现假阴性诊断；三是当输卵管内黏液栓、内膜碎片、小的伞端粘连或输卵管痉挛造成输卵管暂时性阻塞时，不能精确诊断。即便如此，输卵管通液术仍作为初步评估输卵管通畅性的筛选方法并广泛应用于临床。

5）宫腔镜下输卵管插管通液术：2015 年 ASRM 关于女性不孕诊断的共识中提出：宫腔镜下插管通液可以对 HSG 提示的输卵管近段梗阻进行确认和排除。宫腔镜可直接观察到患者的宫腔情况，可在检查的同时给予治疗，合并有宫腔病变的患者可选择宫腔镜下插管通液，评估输卵管通畅性。

6）输卵管镜检查：输卵管镜可了解输卵管内部的黏膜情况，可配合腹腔镜更全面地评估输卵管功能。有研究发现，输卵管镜检查的结果对患者的生育结局有较好的预测，在输卵管病损程度的评估方面输卵管镜与腹腔镜检查有很高的吻合度。但因为输卵管镜检查需要腹腔镜配合进行，对设备要求高，价格昂贵，且缺乏统一的对于输卵管镜下输卵管病变程度的评价标准，目前临床应用较少，循证医学证据不足。

（6）腹膜因素：腹膜因素，如子宫内膜异位症、盆腔或附件粘连都可能导致女性不孕。

1）经阴道超声：可发现未识别的盆腔疾病，如盆腔深部子宫内膜异位症等。

2）腹腔镜：腹腔镜直视下检查盆腔结构是唯一能特异性诊断不孕症腹腔因素的方法。子宫内膜异位症严重程度与不孕症不成正相关，而轻度的子宫内膜异位症影像学检查难以发现。各种原因导致的附件粘连也是女性不孕的危险因素，腹腔镜既为诊断的金标准，又可利用腹腔镜进行松解治疗。对没有盆腔病变或痛经的不孕女性不推荐常规做腹腔镜检查。对于不孕超过 3 年但其他检查没有发现异常的年轻女性可以考虑行诊断性腹腔镜检查。

第二节 子宫输卵管超声造影患者准备

1. 适应证

（1）了解输卵管通畅程度及其形态、阻塞部位。

（2）了解宫腔形态，明确有无子宫畸形及其类型，有无宫腔粘连、子宫黏膜下肌瘤、子宫内膜息肉及异物等。

（3）下腹部手术史（阑尾炎手术、剖宫产等）、盆腔炎史、子宫内膜异位等不孕症患者。

（4）绝育术、再通术或其他术后和药物治疗后进行输卵管通畅性评估。

（5）腹腔镜发现盆腔粘连者。

（6）碘过敏者。

2. 禁忌证

（1）内、外生殖器急性或亚急性炎症。

（2）严重的全身性疾病。

（3）月经期或异常子宫出血。

（4）产后、流产、刮宫术后 6 周内。

（5）盆腔活动性结核。

（6）生殖系统可疑恶性病变。

（7）造影剂过敏史。

3. 检查时机及检查前注意事项

（1）检查适宜时间：月经干净后 3 ~ 7 天，最佳为 5 ~ 7 天，对于月经不规律者可放宽至排卵前。

（2）排除妊娠可能：检查前当月内禁止性生活及 / 或造影前实验室检查排除妊娠可能。

（3）排除急、慢性生殖道炎症：提前进行妇科检查及相关实验室检验：白带悬液检查正常（清洁度Ⅱ度之内），支原体、衣原体、淋病奈瑟球菌阴性。

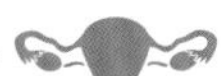

第三节 超声造影仪器及造影剂准备

1. 仪器

（1）超声仪器：具备特异性造影成像技术的彩色多普勒超声仪及具备造影功能的经阴道容积超声探头（图 5-3-1），仪器设置见附录 4。

（2）造影剂注射及测压装置：设置固定的造影剂推注速度。该仪器可实时监测宫腔压力，观察压力变化曲线（X 轴为时间轴，Y 轴为压力值）（图 5-3-2，图 5-3-3）。配合医师诊治，进行安全、有效的辅助诊断。

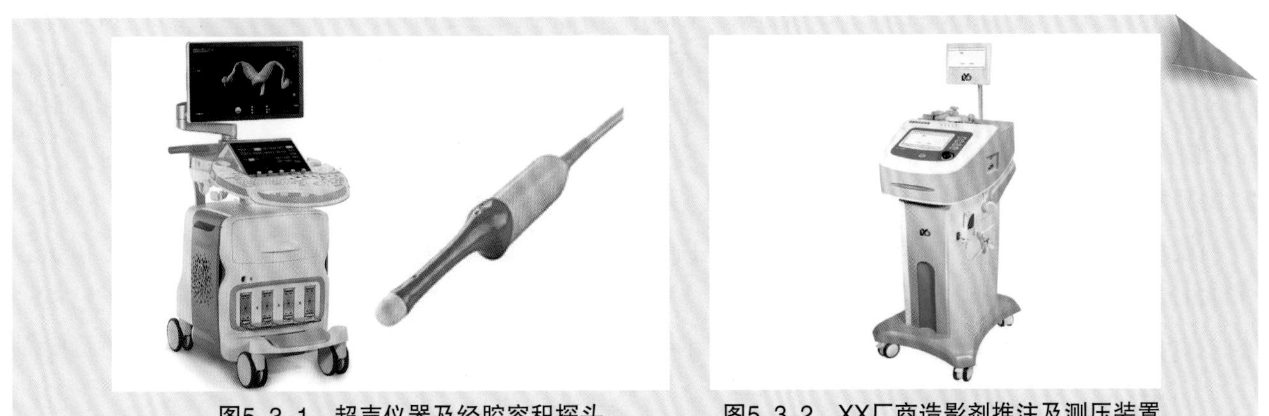

图5-3-1　超声仪器及经腔容积探头　　图5-3-2　XX厂商造影剂推注及测压装置

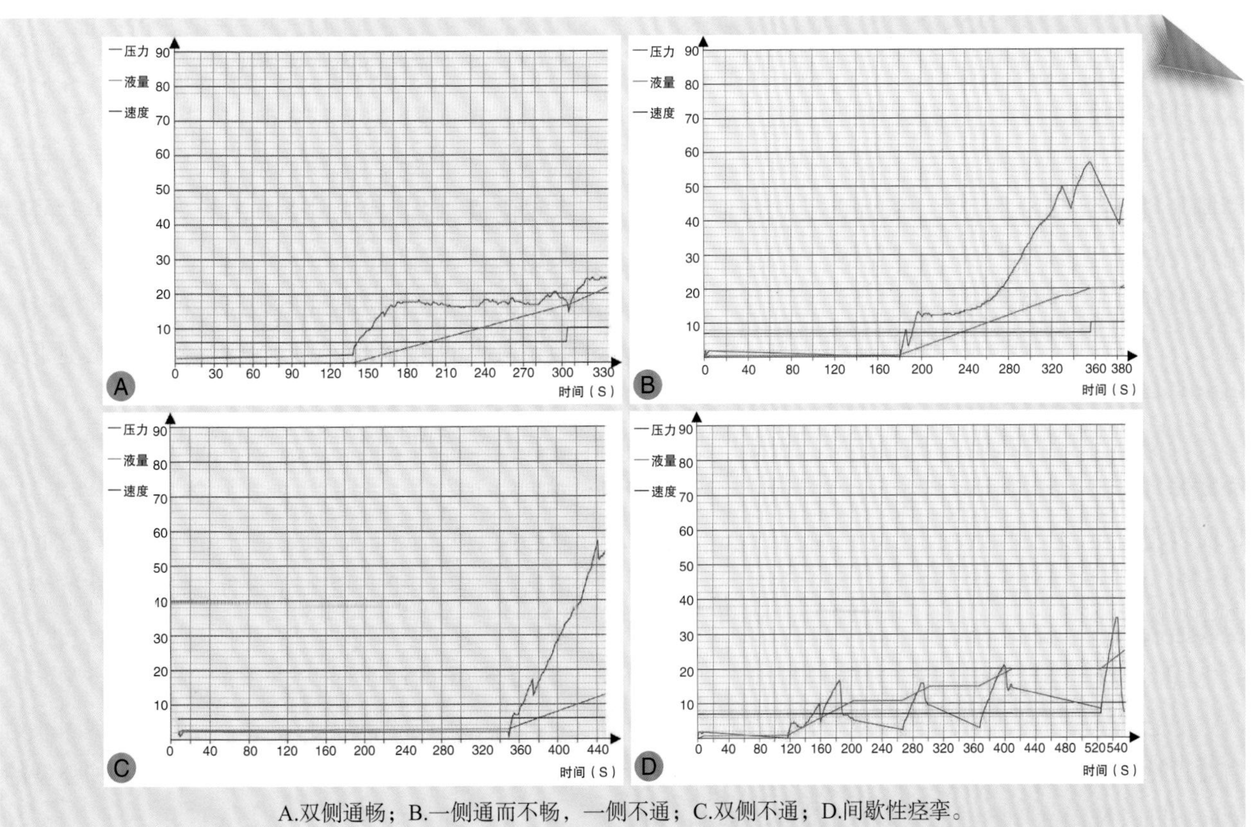

A.双侧通畅；B.一侧通而不畅，一侧不通；C.双侧不通；D.间歇性痉挛。

图5-3-3　输卵管造影压力变化曲线

2. 超声造影剂

造影剂又称对比剂，是影像学中用来帮助或提高影像诊断水平的药物。所谓造影增强方法就是将造影剂注入人体内，借助仪器清晰显示体腔、血管或反映脏器的血流灌注特点，凸显病变位置、形态、边界等，以获得更多诊断信息，达到明确诊断的目的。随着微泡型造影剂和造影谐波技术的发展，超声造影已广泛应用于临床诊断的各个领域，并成为影像医学中不可缺少的重要内容和组成部分。

（1）超声造影剂发展历程

超声造影剂分为负性和正性两种：负性造影剂包括生理盐水、甘露醇、葡萄糖等，正性造影剂包括过氧化氢、晶氧及微泡型造影剂。1968 年，Gramiak 和 Shah 报道在行 X 线主动脉造影时，经左心导管注入振荡生理盐水后在超声心动图上偶然观察到主动脉内“云雾状”回声增强现象。1972 年，Ziskin 提出产生这种现象的原因，认为增强的回声与液体震荡后产生的微气泡有关，超声造影剂的研发也由此开始。20 世纪 70 ~ 80 年代制作的“造影剂”主要是应用手振的靛氰蓝绿、生理盐水、葡萄糖及二氧化碳发泡剂，产生微气泡。由于微气泡直径过大，不能通过肺循环，所以主要还是用来检查先天性心脏病的右心分流、瓣膜反流及右心造影等。国内学者王加恩、王新房利用 5% 碳酸氢钠分别与维生素 C、5% 醋酸、1% 盐酸混合摇匀，从前臂静脉推入，进行右心造影；陆军军医大学（原第三军医大学）新桥医院高云华利用手振 50% 葡萄糖在右心声学造影中的应用等均取得了较好的造影效果。1984 年，Feinstein 利用声振的方法制备出造影剂的微泡可通过肺循环，开创了超声造影剂应用的新局面。

高质量的新型声学造影剂应具有如下特点：①高安全性、低不良反应；②微泡大小均匀，直径$< 10\ \mu m$，可自由通过毛细血管，有类似红细胞的血流动力学特征；③能产生丰富的谐波；④稳定性好。目前已在临床应用的超声造影剂微泡主要是由气体及包裹气体的外壳或膜组成。根据造影剂内填充物的不同将造影剂分为三代。

1）第一代造影剂：造影剂微泡内充填物为空气，以德国拜耳先灵医药的利声显（Levovist）为代表，主要由半乳糖及棕榈酸包裹空气形成，微泡平均直径 1.3 μm。其包裹空气的壳厚、易破，谐振能力差，不够稳定。当气泡不破裂时，谐波很弱，而气泡破裂时谐波很丰富。所以通常采用爆破微泡的方式进行成像，利用爆破瞬间产生的强度较高的谐波。心脏应用时，采用心电触发，腹部应用时，采用手动触发。

2）第二代造影剂：主要由各种材料的壳膜包裹氟碳气体或六氟化硫气体组成微泡的造影剂，以意大利博莱科（Bracco）声诺维（Sonovue）（通用名为注射用六氟化硫，以下称声诺维）为代表，由柔软的磷脂作为壳膜包裹六氟化硫制成微泡，微泡直径 2.5 μm，其内含高密度的惰性气体六氟化锍，稳定性好。造影剂有薄而柔软的外膜，在低声压的作用下，微泡也具有好的谐振特性，振而不破，能产生较强的谐波信号，可以获取较低噪声的实时谐波图像。这种低机械指数（MI）的声束能有效地保存脏器内的微泡不被击破，有利于较长时间扫描各个切面。新一代造影剂的发展，使得实时灰阶灌注成像成为可能。

3）第三代造影剂：目前临床应用的超声造影剂能在血管中保持相对稳定并可顺利通过肺循环，实现全身器官组织、病变回声增强，大大提高了组织显影的清晰度，但作为一种药物递送载体，特异性不强。目前以脂质体为壳膜携带基因或药物靶向治疗即超声介导载药微泡的治疗，以及超声介导靶向载药微泡的治疗成为了第三代造影剂的特点，将造影剂的用途由诊断拓展到治疗。靶向超声造影剂是将特异性抗体或配体连接到声学造影剂表面，依靠抗原 – 抗体或配体 – 受体之间的特异性结合，通过血液循环积聚到特异的靶器官或靶组织，从而使器官或组织在超声影像中得到特异性的增强或起到局部靶向治疗作用。靶向载药微泡能够从分子水平识别并结合于病变部位，可实现微泡与病变部位的特异性结合，同时减轻基因或药物对正常组织的损害，使微泡携带靶向药物或基因对病变部位进行靶向治疗成为了可能。目前各种类型的靶向诊断及靶向治疗的纳米超声造影剂正在研制当中。

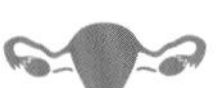

（2）超声造影剂品种及配制

1）声诺维（意大利博莱科公司生产）：常温保存（图 5–3–4）。

配制方法：1 支 59 mg 冻干粉剂注入 0.9% 生理盐水 5 mL 配制震荡成乳白色微泡混悬液，造影时抽取 2.5 ～ 5.0 mL 混悬液与适量生理盐水混合配制成 20 mL 输卵管造影剂（正性造影剂）。

2）雪瑞欣：全氟丙烷人血白蛋白微球（中国湖南康润药业有限公司生产），冷藏保存（图 5–3–5）。

配制方法：取出后双手揉搓 10 余次（恢复常温），造影时抽取 1 ～ 3 mL 药液与适量 0.9% 生理盐水混合配制成 20 mL 输卵管造影剂（正性造影剂）。

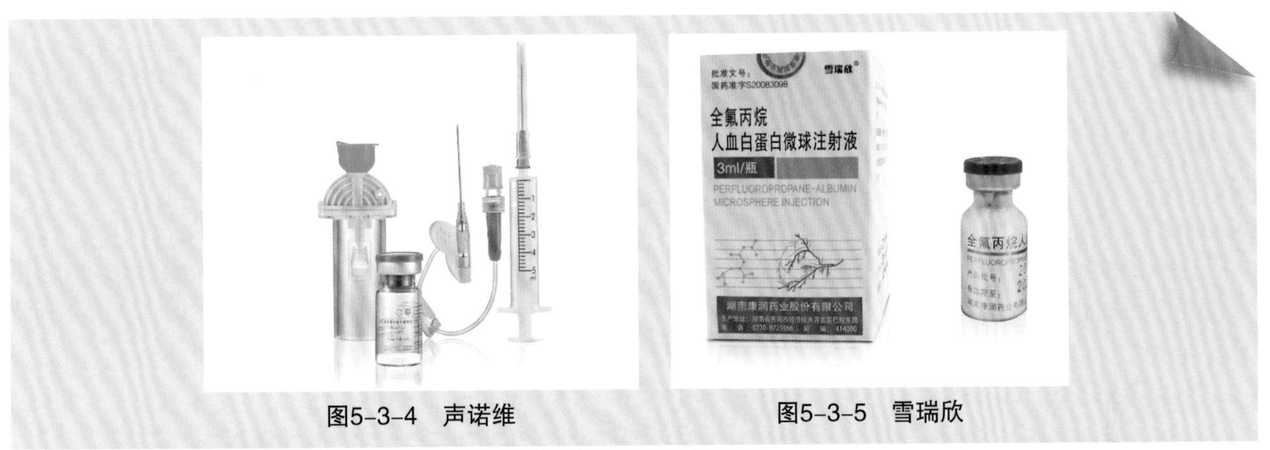

图5–3–4　声诺维　　图5–3–5　雪瑞欣

3）示卓安：通用名为注射用全氟丁烷微球（美国 GE HEALTHCARE AS 生产），以下称示卓安，常温保存（图 5–3–6）。

配制方法：1 支示卓安注入 2 mL 灭菌注射用水，摇晃 1 分钟，充分混匀，配制震荡成乳白色微泡混悬液，造影时抽取 0.5 ～ 2.0 mL 混悬液与适量生理盐水混合配制成 20 mL 输卵管造影剂（正性造影剂）。

4）负性造影剂：0.9% 生理盐水 20 mL（图 5–3–7）。

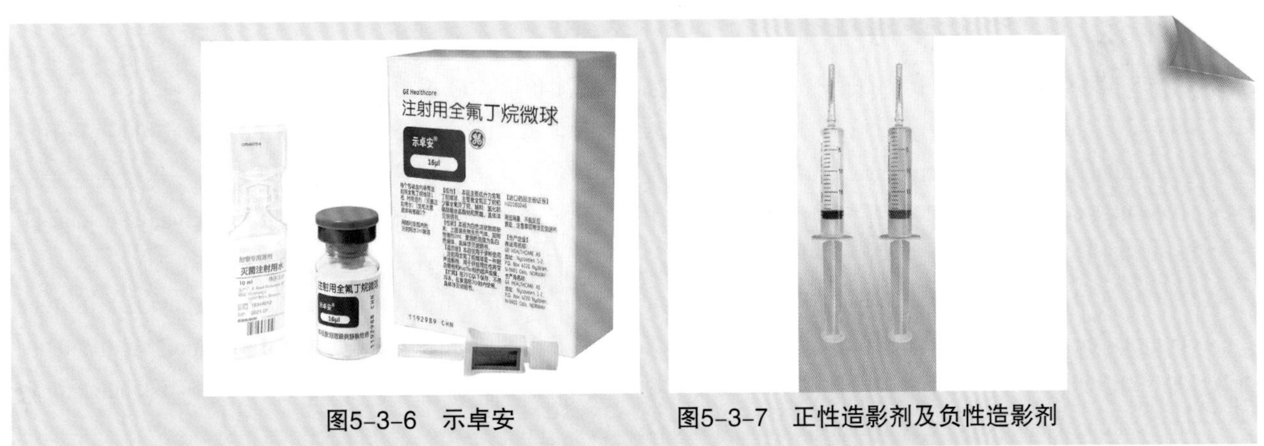

图5–3–6　示卓安　　图5–3–7　正性造影剂及负性造影剂

（3）超声造影剂的代谢和安全

超声造影剂微泡在完成造影增强目的后，微泡往往被网状内皮系统吞噬或被肝窦状隙选择性黏附。在体内的代谢一般分两部分：微球内气体肺呼吸代谢、外壳肝肾代谢。

目前，在临床广泛应用的超声造影诊断中，也存在极少数的不良反应，常见的有注射部位过敏反应、恶心呕吐、寒战等，且多呈自限性。子宫输卵管超声造影为腔道造影，无逆流状态下并不进入血液，目前无文献报道此项检查造影剂导致的过敏反应。

参考文献

[1] 谢幸，孔北华，段涛，等. 妇产科学 [M]. 9 版. 北京：人民卫生出版社，2018.

[2] 什佩罗夫 . 临床妇科内分泌学与不孕 [M]. 李继俊，译 . 济南：山东科学技术出版社，2003.

[3] 罗丽兰 . 不孕与不育 [M]. 北京：人民卫生出版社，1998.

[4] 张燕，杨菁，毛宗福 . 不孕症及其影响因素的流行病学研究概况 [J]. 生殖与避孕，2005，25（9）：63–68.

[5] 林小娜，黄国宁，孙海翔，等. 输卵管性不孕诊治的中国专家共识 [J]. 生殖医学杂志，2018，27（11）：1048–1056.

[6] 杨一华，黄国宁，孙海翔，等. 不明原因不孕症诊断与治疗中国专家共识 [J]. 生殖医学杂志，2019，28（9）：984–992.

[7] 郑荣琴，吕明德 . 超声造影新技术临床应用 [M].1 版 . 广东：广东科技出版社，2007.

[8] 罗丽兰，张青萍，庄凤娣，等 . 子宫输卵管声学造影的研究 [J]. 中华妇产科杂志，1990，25：149.

[9] 王莎莎，李叶阔，程琪，等 . 经阴道三维超声造影重建技术评价输卵管通畅性的初步探讨 [J]. 中国超声医学杂志，2010，26（10）：932–934.

[10] 林小娜，黄国宁，孙海翔，等. 输卵管性不孕诊治的中国专家共识 [J]. 生殖医学杂志，2018，27（11）：1048–1056.

[11] 肖雁冰，王智彪，李发琪 . 新型超声微泡对比剂——SonoVue 的应用进展 [J]. 国外医学临床放射学分会，2005，28（2）：106–110.

[12] TIETZE C. Reproductive Span and Rate of Reproduction Among Hutterite Women[J].1957，8（1）：89–97.

[13] Practice Committee of American Society for Reproductive Medicine. Diagnositc evaluation of the infertile female：a committee opinion[J].Fertil Steril，2015，103（6）：e44–50.

[14] BUCKETT W，SIERRA S. The management of unexplained infertility：an evidence-based guideline from the Canadian Fertility and Andrology Society[J]. RBMO，2019，39（4）：633–640.

[15] MONTOYA J M，BERNAL A，BORRERO C. Diagnostics in assisted human reproduction[J/OL]. Reprod Biomed Online，2002，5（2）：198–210.https://doi.org/10.1016/s1472–6483（10）61624-0.

[16] PAVONE M E，HIRSHFELD-CYTRON J E，KAZER R R. The progressive simplification of the infertility evaluation[J]. Obstet Gynecol Surv，2011，66（1）：31–41.

[17] HONORE G M，HOLDEN A E，SCHENKEN R S. Pathophysiology and management of proximal tubal blockage [J]. Fertil Steril，1999，5：785–795.

[18] FARHI J，HOMBURG R，BEN-HAROUSH A. Male factor infertility may be associated with a low risk for tubal abnormalities [J/OL]. Reprod Biomed Online，2011，22（4）：335–340. https://doi.org/10.1016/j.rbmo.2011.01.003 .

[19] LUTTJEBOER F Y，VERHOEVE H R，van Dessel H J，et al. The value of medical history taking as risk indicator for tuboperitoneal pathology：a systematic review [J].BJOG，2009，116：612–625.

[20] MAHEUX–LACROIX S，BOUTIN A，MOORE L，et al. Hysterosal-pingosonography for diagnosing tubal occlusion in subfertile women：a systematic review with meta-analysis [J].Hum Reprod，2014，29：953–963.

[21] MOL B W，SWART P，BOSSUYT P M，et al. Reproducibility of the interpretation of hysterosalpingography in the diagnosis of tubal pathology[J].Hum Rreprod，1996，11：1204–1208.

[22] WANG Y，QIAN L. Three-or four-dimensional hysterosalpingo contrast sonography for diagnosing tubal patency in infertile females：a systematic review with meta-analysis[J/OL]. Br J Radiol，2016，89（1063）：20151013. https://doi.org/10.1259/bjr.20151013.

[23] SAUNDERS R D，SHWAYDER J M，NAKAJIMA S T. Current methods of tubal patency assessment [J]. Fertil Steril，2011，95：2171–2179.

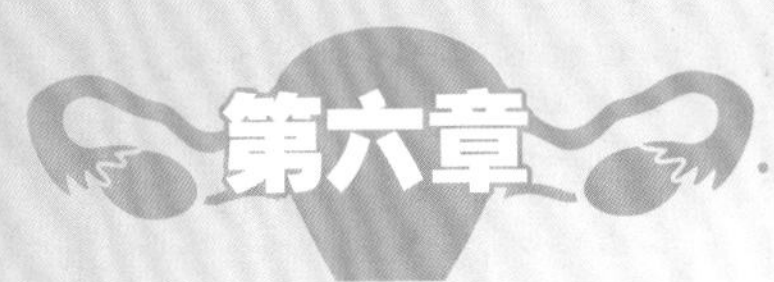

子宫输卵管超声造影检查流程

第一节 三维子宫输卵管超声造影检查流程

进行子宫输卵管超声造影前应使用高频率探头常规经阴道检查子宫、附件，造影过程中正性造影剂与负性造影剂两者联合使用，结合二维、三维及四维超声技术，全面详细地评估患者子宫、输卵管、卵巢、盆腔情况，发现与不孕症相关疾病的影像学特征，提高诊断精准度（图 6-1-1）。

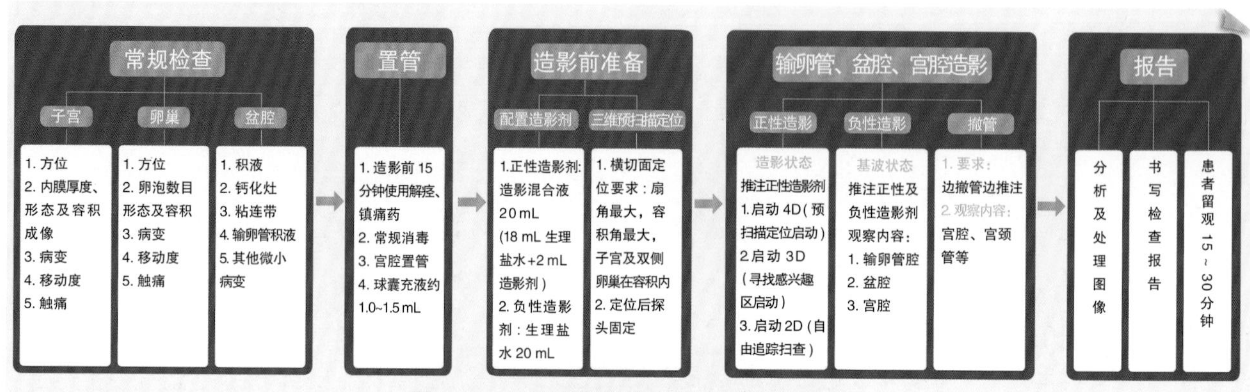

图6-1-1　子宫输卵管超声造影检查流程

一、造影前准备

1. 采集病史

（1）检查前需详细询问以下内容：患者年龄、既往妊娠史及分娩方式、不孕时间、既往病史、相关检查、治疗过程、手术史、过敏史、末次月经及本周期月经干净日期，男方情况等。填写子宫输卵管超声造影患者信息采集卡（附录 1）。

（2）签署知情同意书（附录 1）。

（3）使用解痉、止痛药物，患者更换检查服。

2. 患者与探头准备

（1）铺护理垫，患者平卧于检查床上，采用尽可能舒适的截石位。可以躺在带有脚蹬的妇科检查床上，或者在臀部下方放置垫子，使臀部抬高，双腿外展（尤其对前位子宫患者适度垫高臀部有利于检查）（图 6-1-2）。

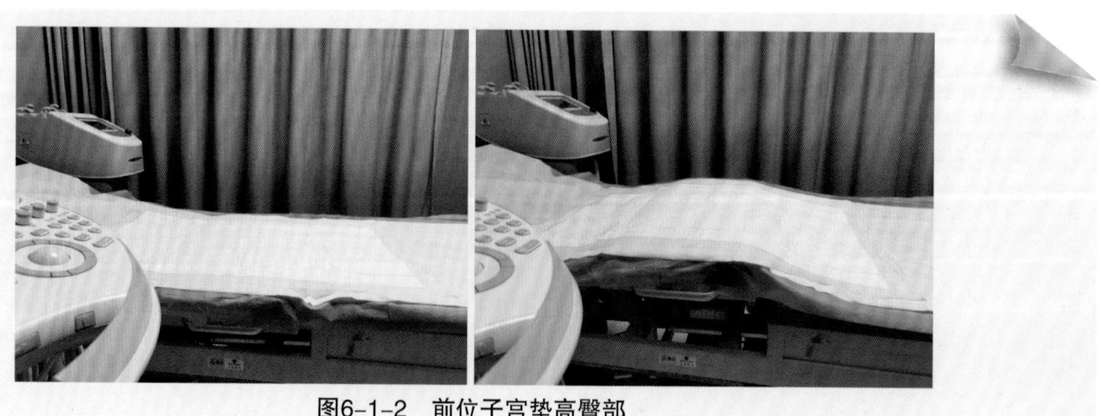

图6-1-2　前位子宫垫高臀部

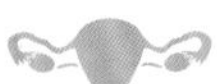

（2）在不同的患者之间，阴道探头应该遵循严格、标准的消毒方案，进行适当消毒。消毒后擦干探头，将少量耦合剂涂在探头套内，或将带有耦合剂的探头套套在探头上。注意减少探头表面的气泡，如果发现有气泡可重新调整探头套。超声医师在探头准备过程和接下来的检查过程都应该戴手套进行。

3. 建档

以下检查仪器操作均以 GE Voluson E8 BT17 版为例讲述。

按模式按钮 Patient ID 硬键打开患者菜单（图 6-1-3）。

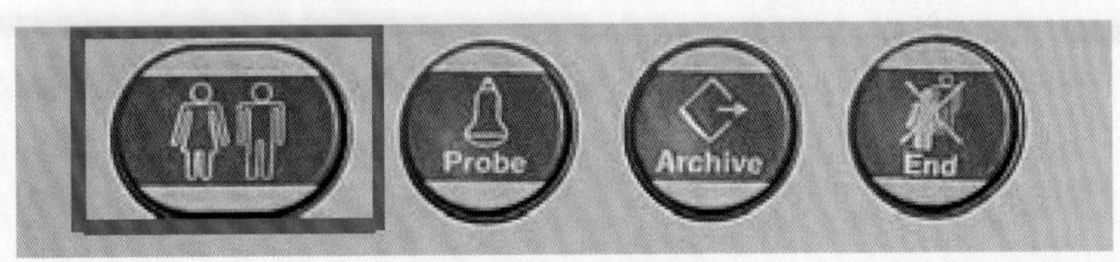

图6-1-3　模式按钮

在患者菜单“Last Name”栏中输入患者信息，如检查类别、姓名、孕产史、不孕年限等；“DOB”栏中输入出生日期；“LMP”栏中输入末次月经等基本信息（图 6-1-4）。

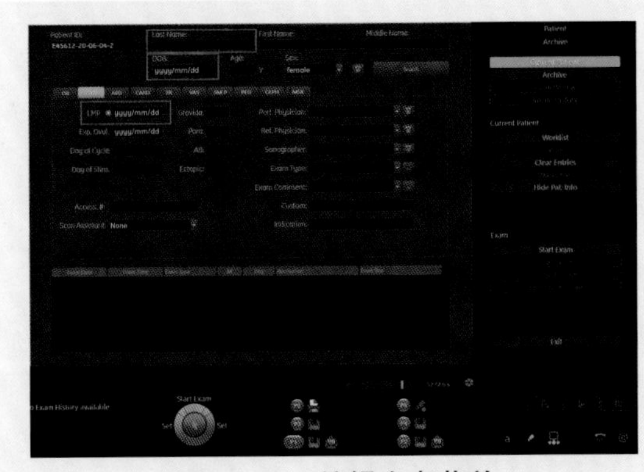

图6-1-4　编辑患者菜单

4. 造影前常规超声检查

（1）子宫检查：实时超声监测下探头横切指向患者骶尾部，观察到肛门括约肌后旋转探头 90°，缓慢将探头放入阴道内，直至穹隆处，在患者耐受范围适度加压，清楚显示盆腔器官。接触位置位于前、后穹隆处，尽可能不正对宫颈外口。通过探头接触位置的调整，使得子宫显示为前位或后位，两侧宫角相对与近场距离较近。部分子宫较大或者剖宫产后宫颈粘连的患者，子宫位置较高，左手可以辅助挤压下腹部，将宫底显示清晰。

1）观察子宫方位（图 6-1-5）。

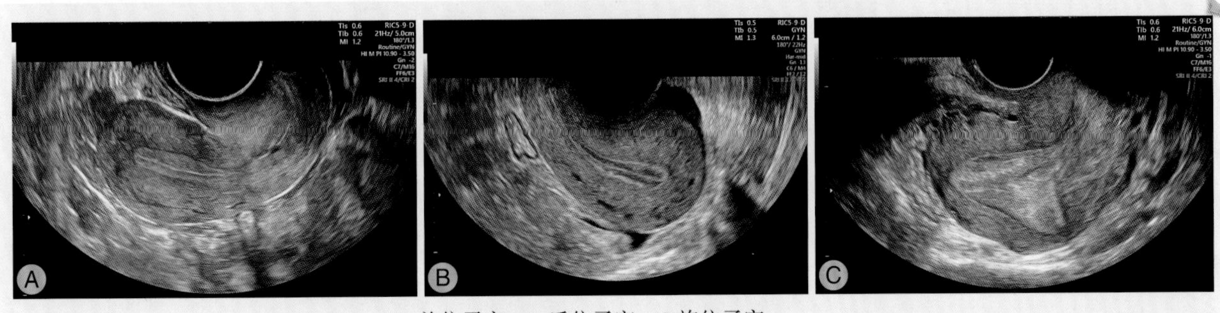

A.前位子宫；B.后位子宫；C.旋位子宫。

图6-1-5　子宫方位

2）观察子宫肌层回声：分辨有无子宫肌瘤、子宫腺肌病、子宫肌层静脉扩张等异常病变（图 6–1–6）。

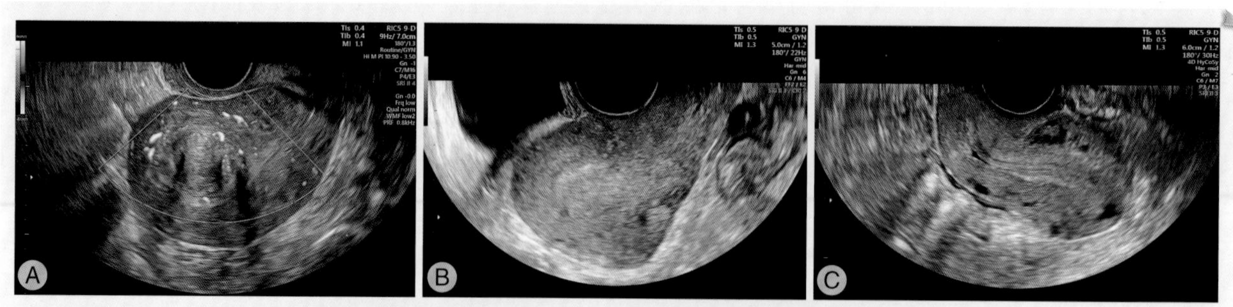

A.子宫肌瘤；B.子宫腺肌病；C.子宫肌层静脉扩张。

图6–1–6　子宫肌层病变

3）观察子宫内膜回声：分辨内膜类型、回声是否均匀、连续性是否完整，有无子宫内膜息肉、宫腔粘连等病变（图 6–1–7）。

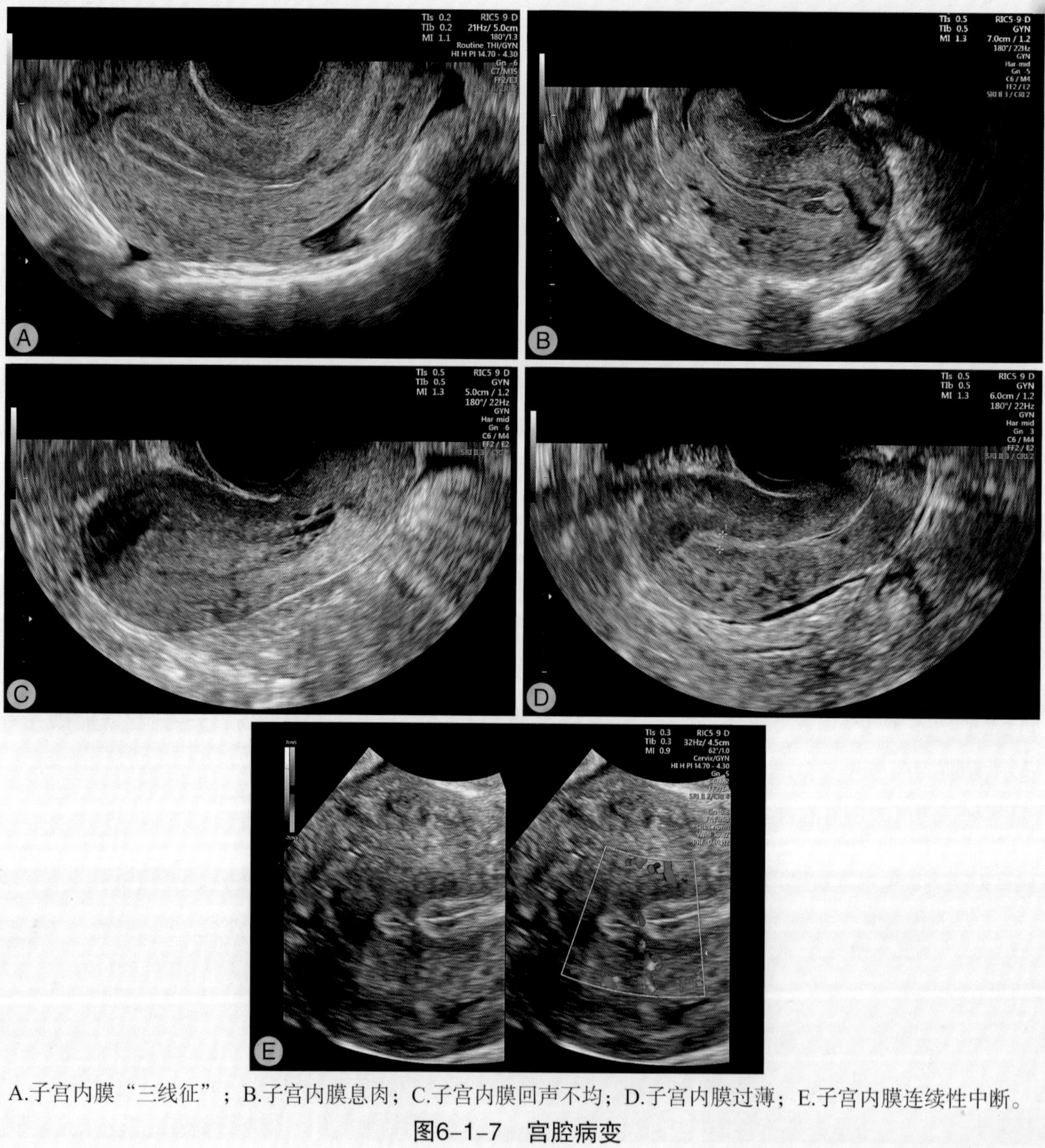

A.子宫内膜“三线征”；B.子宫内膜息肉；C.子宫内膜回声不均；D.子宫内膜过薄；E.子宫内膜连续性中断。

图6–1–7　宫腔病变

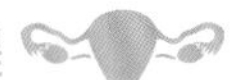

4）宫腔三维成像：观察宫腔形态是否正常，有无子宫畸形、可疑宫腔粘连及子宫内膜息肉等，子宫内膜间质线是否清晰、连续（图 6–1–8，图 6–1–9）。

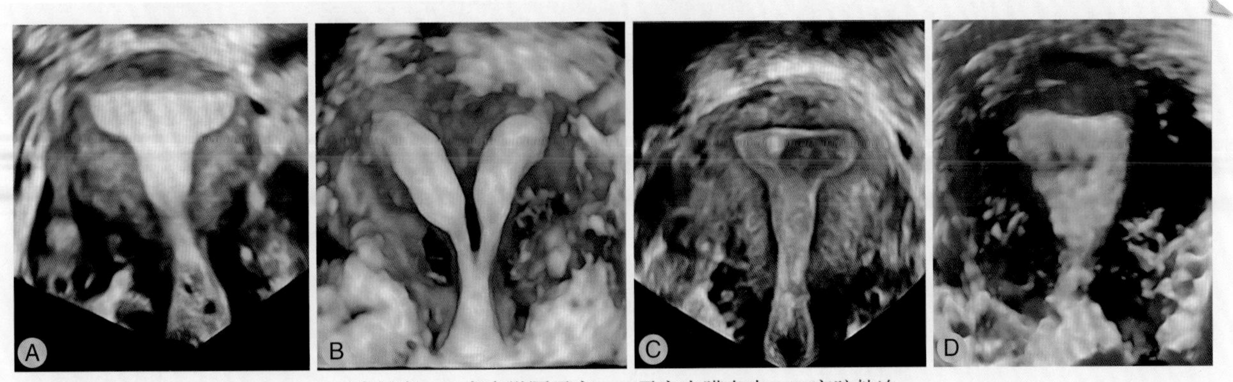

A.正常子宫；B.完全纵隔子宫；C.子宫内膜息肉；D.宫腔粘连。

图6–1–8 宫腔三维成像

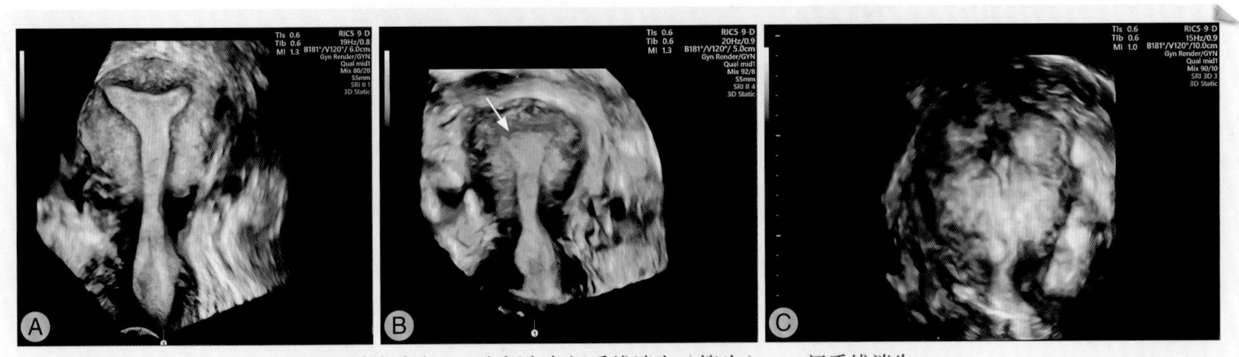

A.间质线清晰；B.右侧宫角间质线消失（箭头）；C.间质线消失。

图6–1–9 宫腔三维成像

5）观察子宫浆膜层：分辨浆膜层是否有回声减低、增厚（图 6–1–10）。

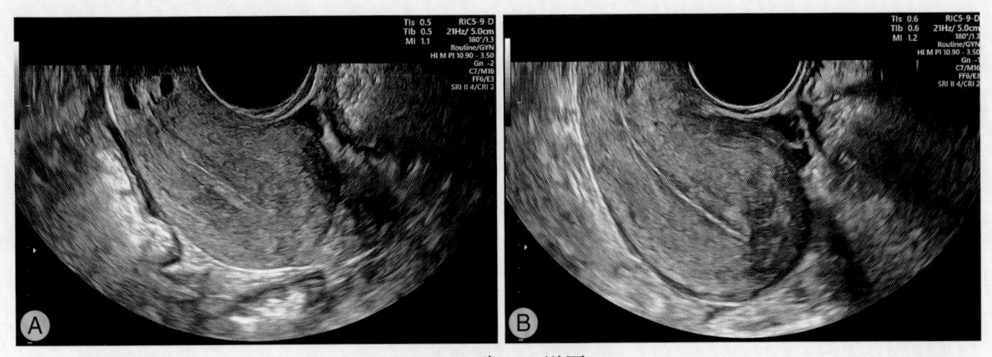

A.正常；B.增厚。

图6–1–10 子宫浆膜层

6）观察子宫“滑动征”：使用探头轻轻推压子宫，观察子宫与周边组织是否存在错位运动，对前盆腔、中盆腔、后盆腔分别判断并询问患者是否有触痛感，特别是后下盆腔骶韧带旁（图 6–1–11）。子宫活动度见视频 6–1–1。

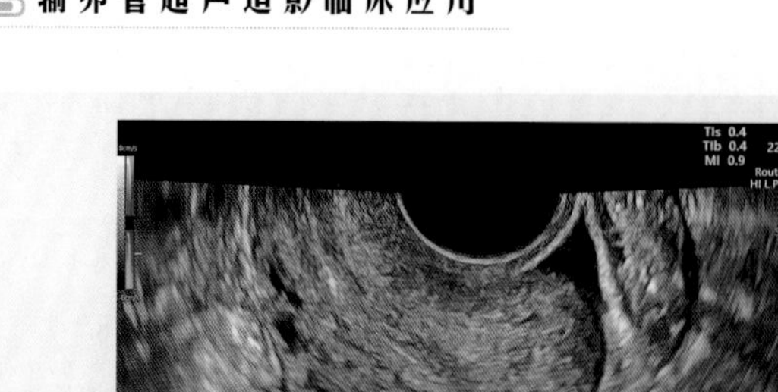
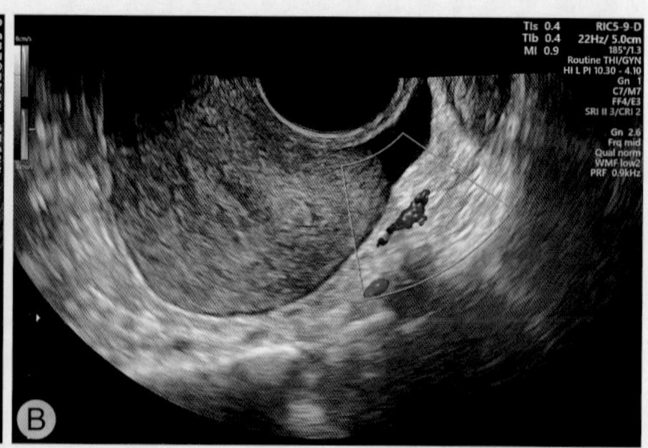

A.加压前子宫与肠管及血管邻近；B.推移后子宫与肠管及血管远离。

图6-1-11 子宫活动度好

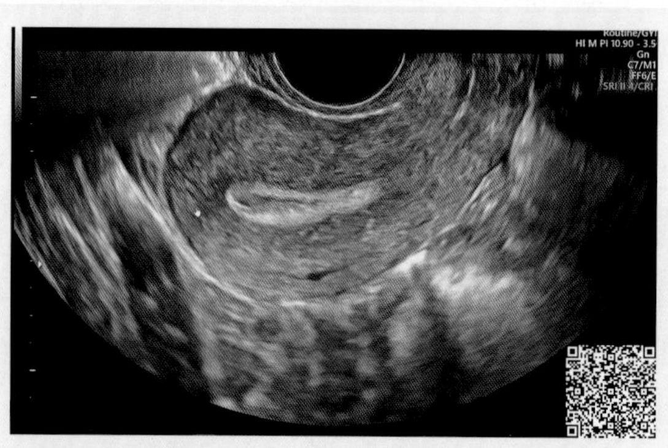

视频6-1-1 子宫活动度

（2）卵巢检查

1）观察卵巢内部及周边：测量窦卵泡数目及最大卵泡数值，观察有无囊、实性占位等病变，卵巢周边有无异常回声（图 6-1-12）。

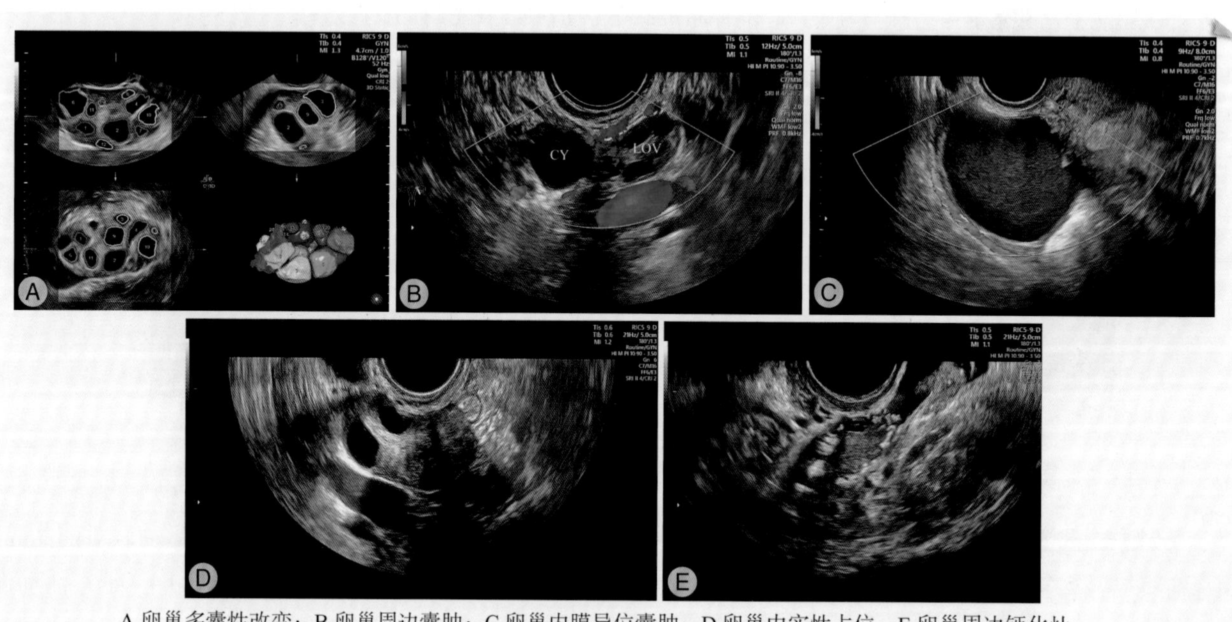

A.卵巢多囊性改变；B.卵巢周边囊肿；C.卵巢内膜异位囊肿；D.卵巢内实性占位；E.卵巢周边钙化灶。CY：囊肿；LOV：左侧卵巢。

图6-1-12 卵巢病变

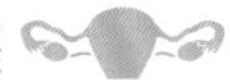

2）观察卵巢位置：以子宫宫腔作为参照，卵巢邻近宫底为上，宫体为中，宫颈为下；宫腔前方为前，与子宫腔同水平为中，子宫腔后方为后；紧邻子宫浆膜层为内，远离子宫浆膜层为外（图 6–1–13）。

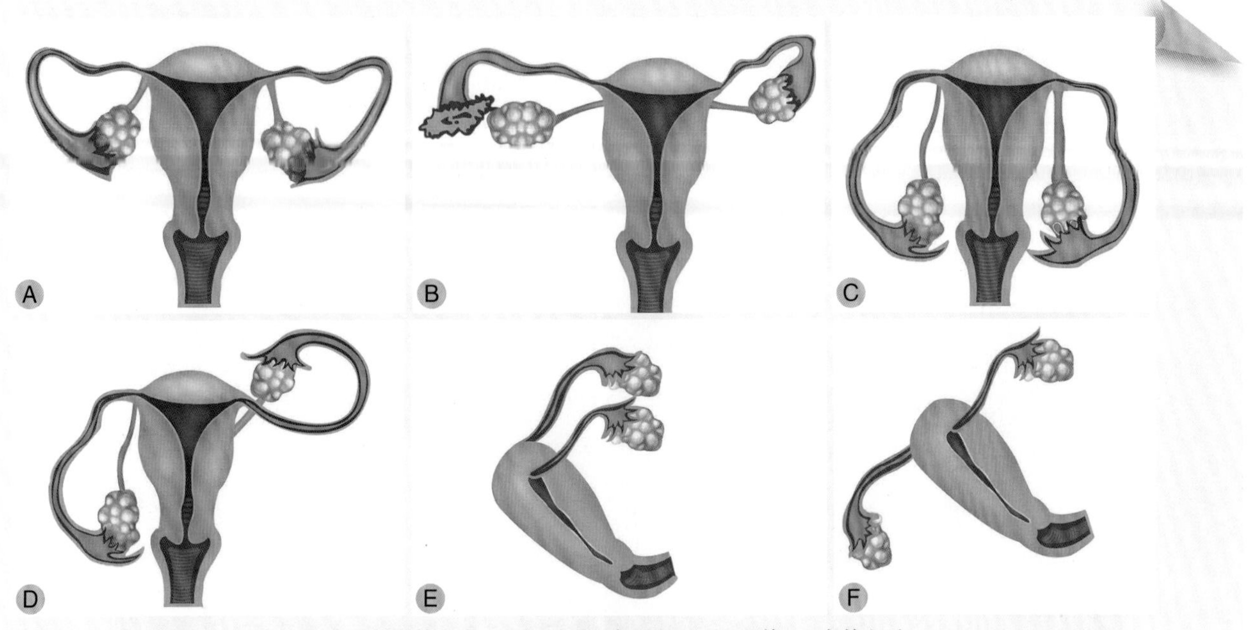

A.双中；B.右外左内；C.双下；D.右下左上；E.双前；F.右前左后。

图6–1–13　子宫与卵巢关系解剖结构示意图

3）观察双侧卵巢“滑动征”：使用探头轻轻推压卵巢，观察卵巢与周边组织是否存在错位运动，并询问患者是否有触痛感（图 6–1–14，视频 6–1–2）。

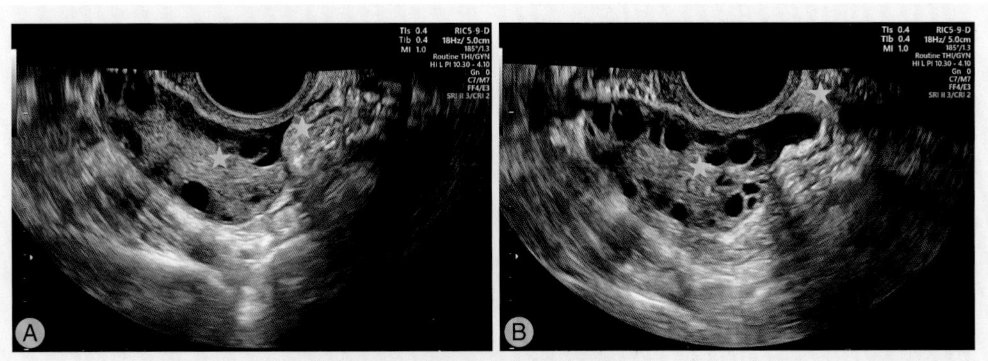

A.加压前卵巢与肠管邻近；B.推移后卵巢与肠管远离（星号间距离增大）。

图6–1–14　卵巢活动度好

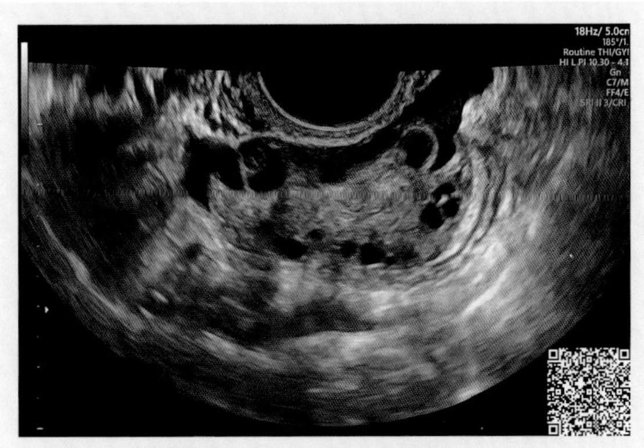

视频6–1–2　卵巢活动度

（3）盆腔检查：观察盆腔是否有游离及包裹性积液、盆腔粘连带、输卵管积液、深部内膜异位症等异常回声（图 6–1–15）。

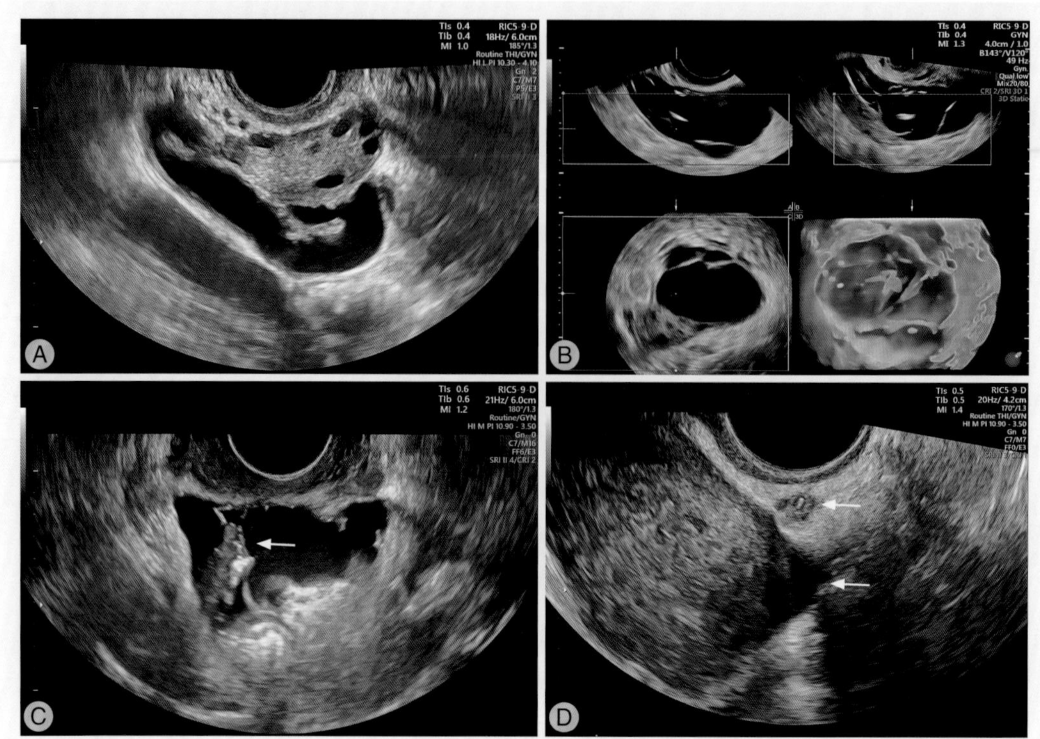

A.输卵管积液；B.盆腔粘连带；C.盆腔积液、粘连带并钙化灶（箭头）；D.盆腔深部内膜异位症病灶（箭头）。

图6–1–15　盆腔病变

5. 宫腔置管

（1）患者取膀胱截石位，常规消毒外阴及大腿根部，铺无菌手术单。

（2）检测造影管的球囊密闭性。置入窥阴器并充分暴露宫颈，常规消毒阴道及宫颈。

（3）将造影管置入宫腔，注入生理盐水 1.0 ~ 1.5 mL 充盈球囊，确保牵拉导管无法脱出。

（4）撤出窥阴器。

注：以上步骤如在妇科完成，可在置管结束后将体外的留置管用医用胶布固定在患者大腿根部，以防行走过程中脱落。

（5）阴道探头套上避孕套并消毒（图 6–1–16）。在实时超声监测下将探头放入阴道，观察球囊大小、位置及导管头位置，在超声引导下调整球囊大小及位置。球囊位于宫腔中下段，以可堵住宫颈内口且不脱管的最小球囊为宜，管头避免插入宫角（图 6–1–17）。

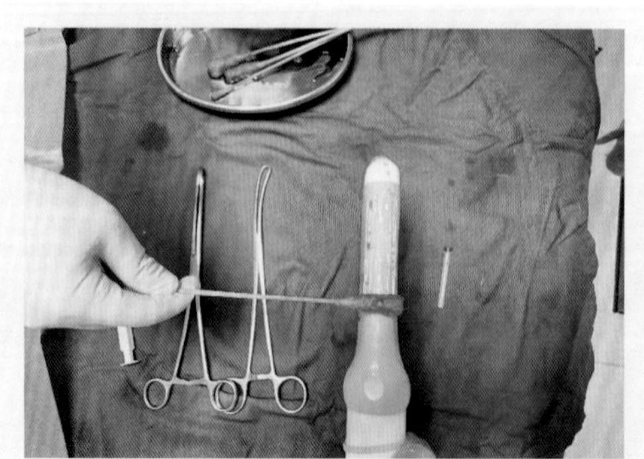
图6–1–16　阴道探头套上避孕套后进行消毒

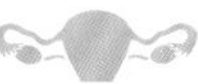

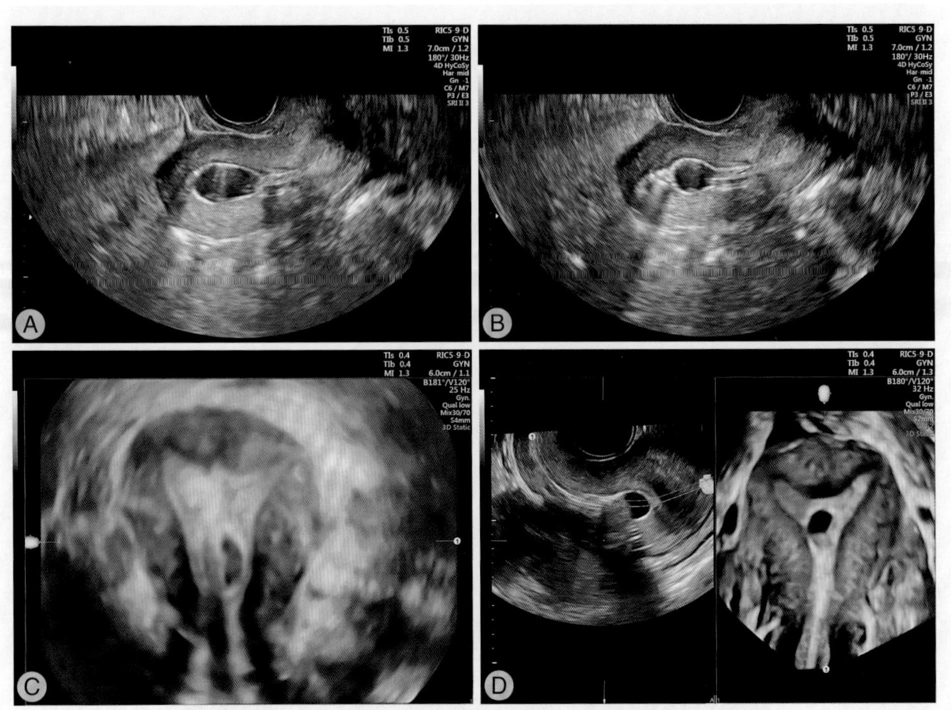

A.球囊过大；B.球囊适中；C.管头位于正中；D.管头位于左宫角。

图6-1-17　球囊大小及位置

6. 配制造影剂

以造影剂声诺维为例，抽取 5 mL 生理盐水注入造影剂干粉瓶内，剧烈震荡 20 秒直至瓶中内容物混合均匀呈乳白色混悬液。使用 2 支 20 mL 注射器分别抽取 20 mL 及 18 mL 生理盐水备用，造影前将已抽取 18 mL 生理盐水的注射器再抽取 2 mL 造影剂混悬液，上下摇晃数次混匀后形成造影剂混合液使用（图 6-1-18）。

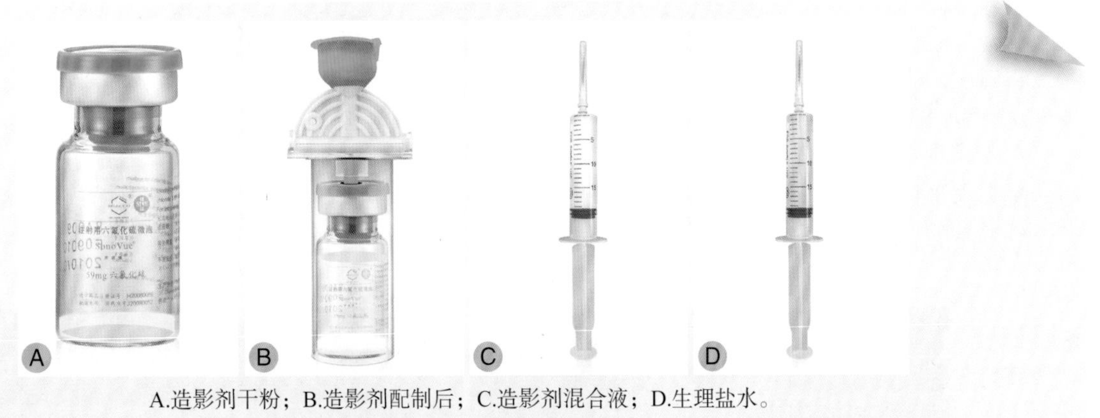

A.造影剂干粉；B.造影剂配制后；C.造影剂混合液；D.生理盐水。

图6-1-18　配制造影剂

7. 压力仪准备

打开压力仪及电脑压力仪软件，将抽取好的造影剂混合液注射器固定在推注装置❶的位置，将 20 mL 生理盐水注射器固定于推注装置❷的位置，调整到推注模式，排空导管内气体备用（图 6-1-19）。

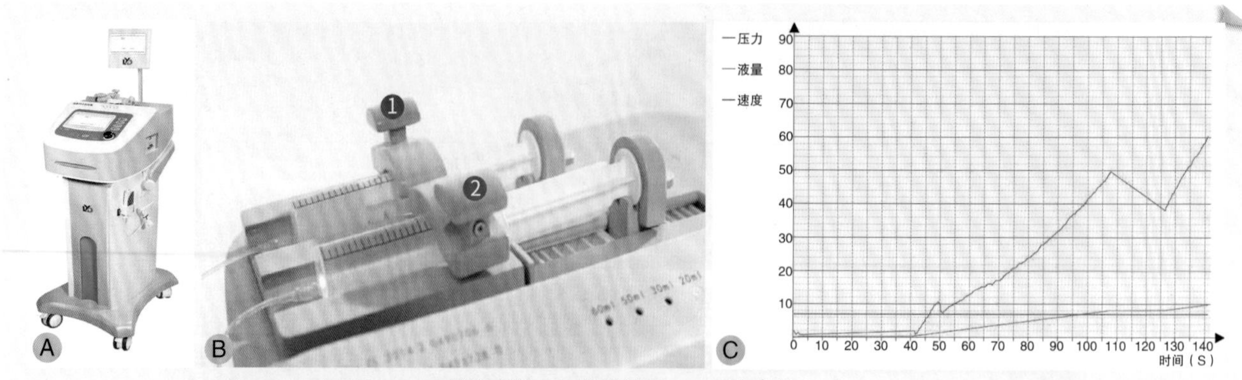

A.推注仪器；B.推注装置；C.压力曲线。

图6-1-19　造影剂注射装置

二、子宫输卵管超声造影

1. 选择造影条件

点击选择预设好的子宫输卵管超声造影条件（图 6-1-20）。

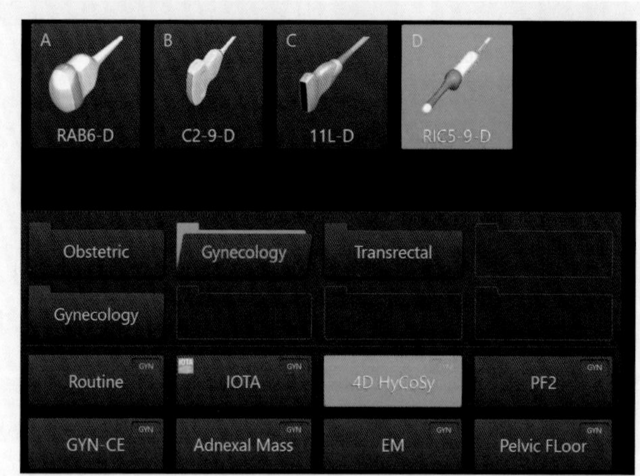

图6-1-20　选择条件

2. 造影前预扫描

探头水平位取患者横切面，确认扇角、容积角为最大，启动三维模式，根据子宫、卵巢的方位调整探头方位及深度，将宫腔、双侧卵巢全部包含在容积扫查范围内（图 6-1-21）。

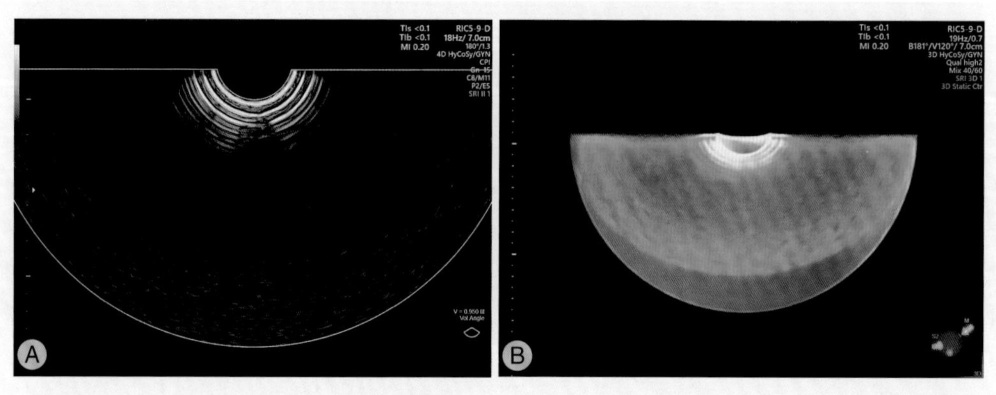

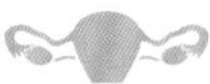

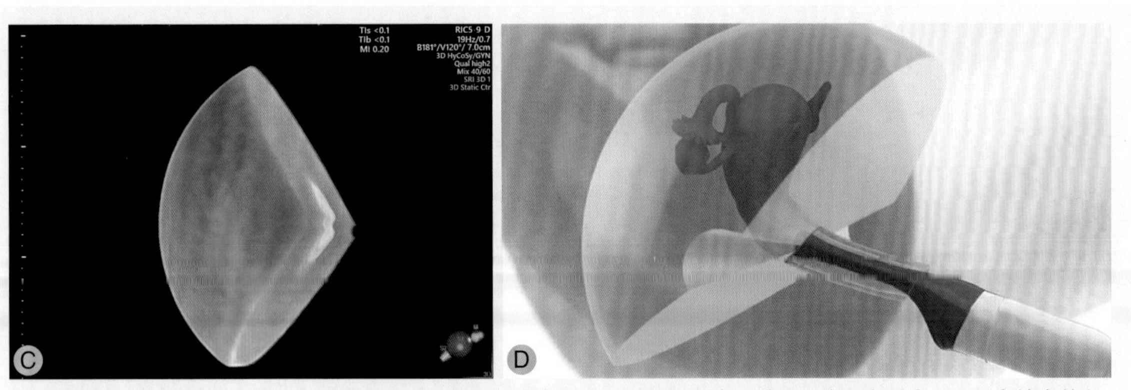

A.造影状态二维显示扇角最大；B.造影状态三维显示扇角最大；C.造影状态三维显示容积角最大；D.子宫输卵管包含于扫查容积范围内。

图6-1-21　采集范围

3. 四维正性输卵管造影

预扫描后保持探头预扫描定位的方位及深度不变，激活造影模式（“Contras”）及时间键（“Clock”）（图 6-1-22），激活四维模式后，按压“Freese”键，启动 4D，点击轨迹球上位键，将 A 平面容积框调至最大，发出指令，助手开始推注造影剂或启动造影剂推注仪器。当导管内造影剂开始显像时，根据子宫方位、输卵管走行适当旋转 X、Y、Z 轴，寻找最佳观察角度，获取满意的图像后按压“P2”键保存动态图像（图 6-1-23）。可重复启动四维键获得多个动态容积造影图像并保存（视频 6-1-3）。

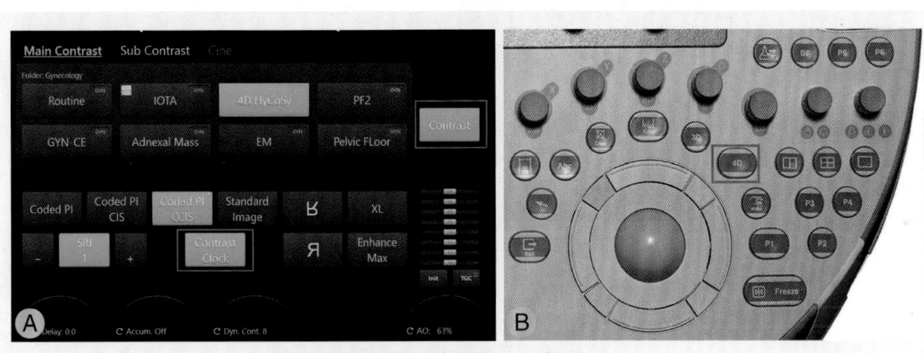

A.激活造影模式及计时键；B.激活4D。

图6-1-22　造影模式

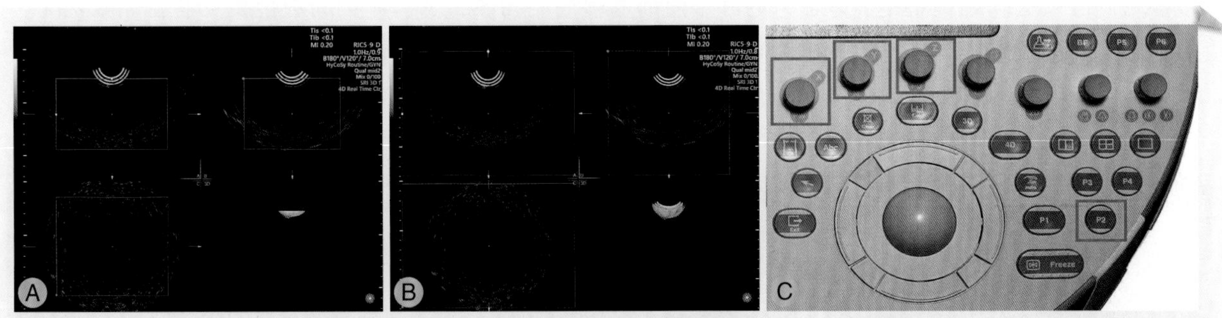

A.容积框初始大小；B.容积框放大；C.X轴、Y轴、Z轴、P2 保存键。

图6-1-23　四维造影及保存按钮

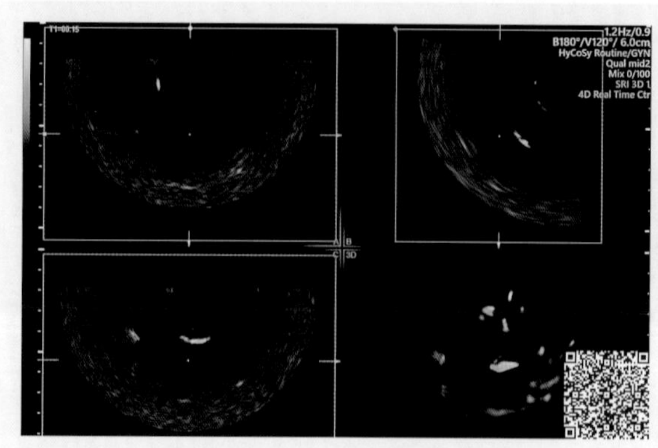

视频6-1-3　四维造影过程

4. 三维正性输卵管造影

造影状态下激活3D，维持造影剂持续缓慢推注，动态扫查观察，选择好感兴趣区后保持探头不动，启动3D获得静态三维造影图像，按压“P1”保存静态图像。可重复启动3D模式获得多个静态容积造影图像并保存（图6-1-24）。

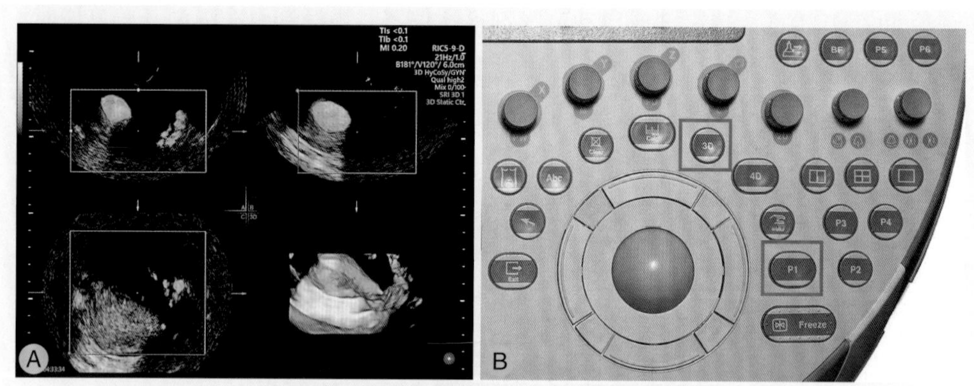

A.三维造影图像；B.3D键（红框）；P1保存键（红框）。

图6-1-24　三维造影图像及保存按钮

5. 二维正性输卵管造影

取消3D或4D模式，在造影状态下进行2D观察。造影剂仍然持续缓慢推注，操作者根据宫角位置、输卵管走行持续追踪观察输卵管形态、走行、内部造影剂流动性、子宫卵巢周边包绕及盆腔弥散状况。可使用CIS模式进行双屏对照观察，亦可使用CCIS模式进行观察（图6-1-25）。

按“P1”保存静态图像，按“P2”保存动态图像。

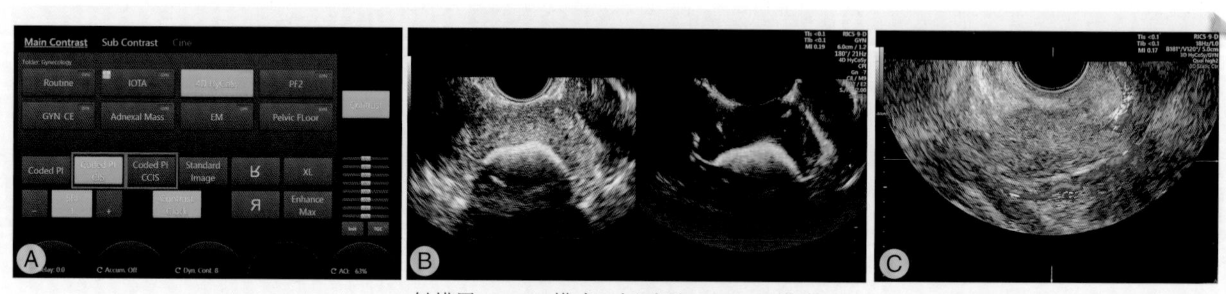

A.触摸屏；B.CIS模式双幅对照；C.CCIS模式。

图6-1-25　谐波显影

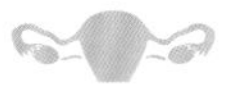

6. 二维负性输卵管造影

取消造影状态，在基波或彩色多普勒血流显像（color Doppler flow imaging，CDFI）状态下进行二维观察，观察输卵管内造影剂的流动性、输卵管走行、输卵管腔是否有膨大、是否有造影剂自伞端溢出、伞端形态及输卵管壁回声等情况（图 6–1–26）。

按“P1”保存静态图像，按“P2”保存动态图像。

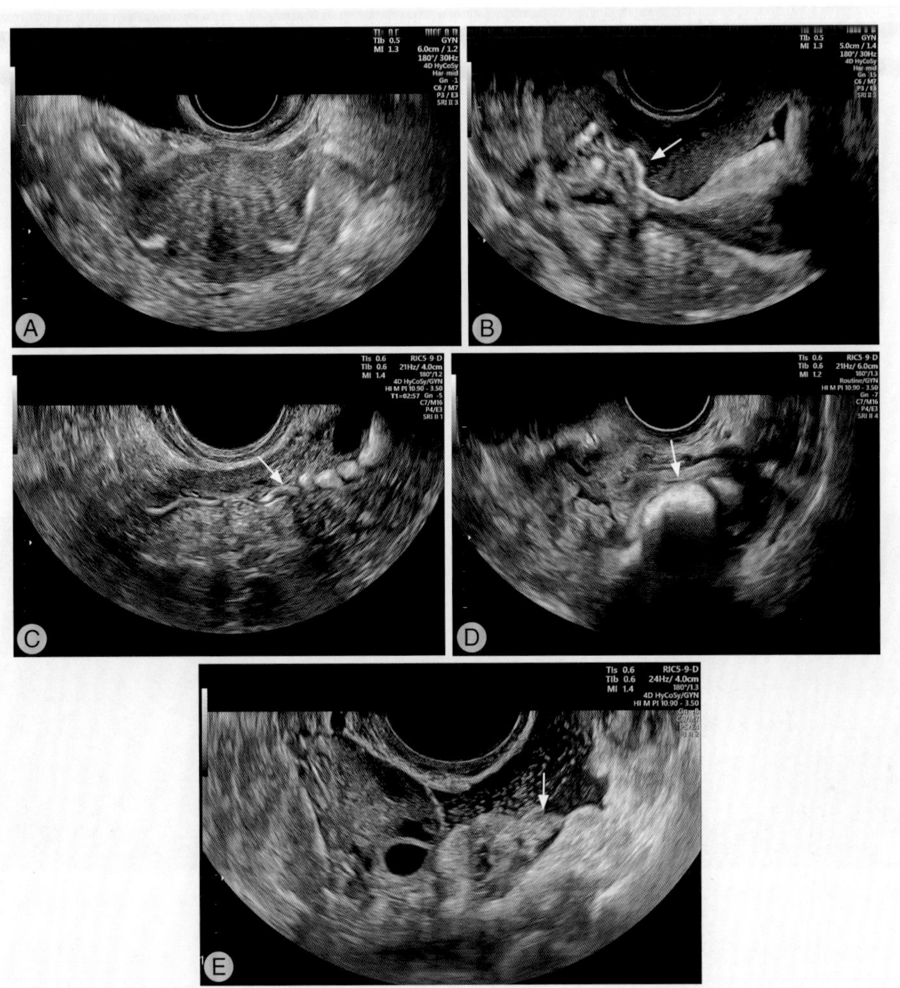

A.横切面宫角处双侧输卵管走行；B.横切面右侧输卵管走行（箭头）；C.旁矢状面左侧输卵管走行（箭头）；D.输卵管膨大、积液（箭头）；E.输卵管伞端形态（箭头）。

图6–1–26　基波观察

不同模式的输卵管造影观察见视频 6–1–4。

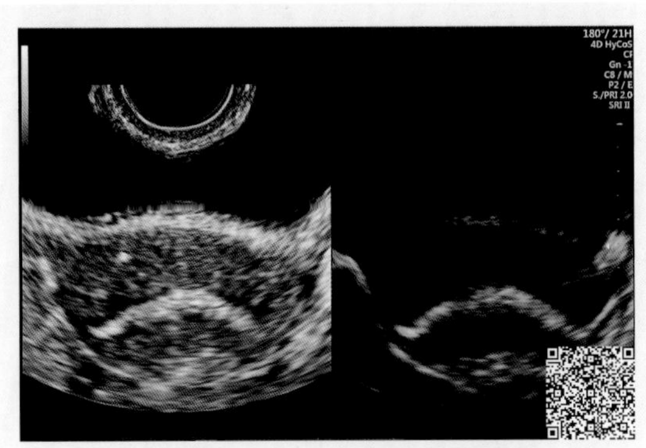

视频6–1–4　不同模式观察

7. 盆腔造影

谐波状态及基波状态下均可观察造影剂在子宫周边、卵巢周边的包绕情况（图 6–1–27）。

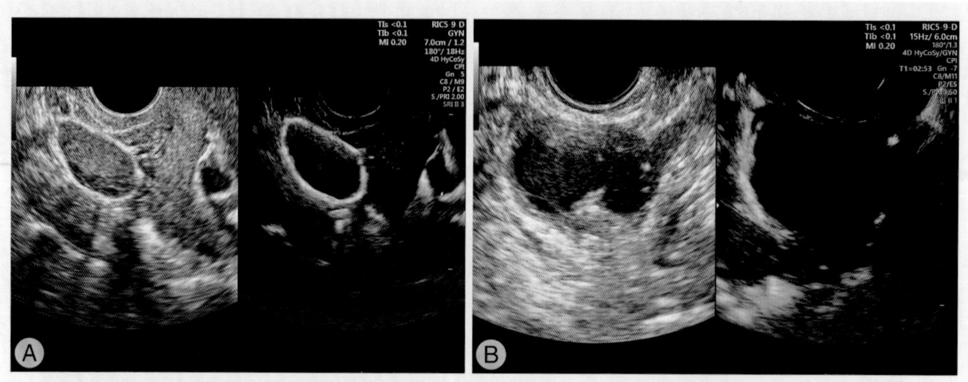

A.卵巢周边造影剂包绕完全；B.卵巢周边造影剂包绕不完全。

图6–1–27　盆腔造影

基波状态下观察盆腔液体在子宫周边、卵巢周边的分布情况，输卵管伞端是否可见，伞端形态是否正常，有无输卵管系膜囊肿或肠系膜囊肿、输卵管周边粘连，盆腔有无粘连带、钙化灶等声像图表现（图 6–1–28）。

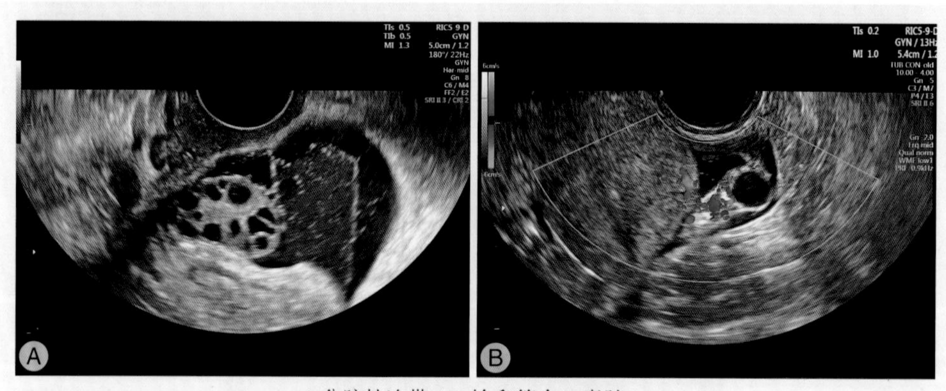

A.盆腔粘连带；B.输卵管伞口囊肿。

图6–1–28　盆腔造影

8. 宫腔造影

缩小球囊，下拉至宫腔下段或宫颈内口处，向导管内推注生理盐水，膨大宫腔，观察子宫内膜厚度及有无异常凸起、膜状或肌性粘连带，剖宫产者需观察憩室形态及残余肌层厚度（图 6–1–29）。

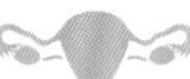

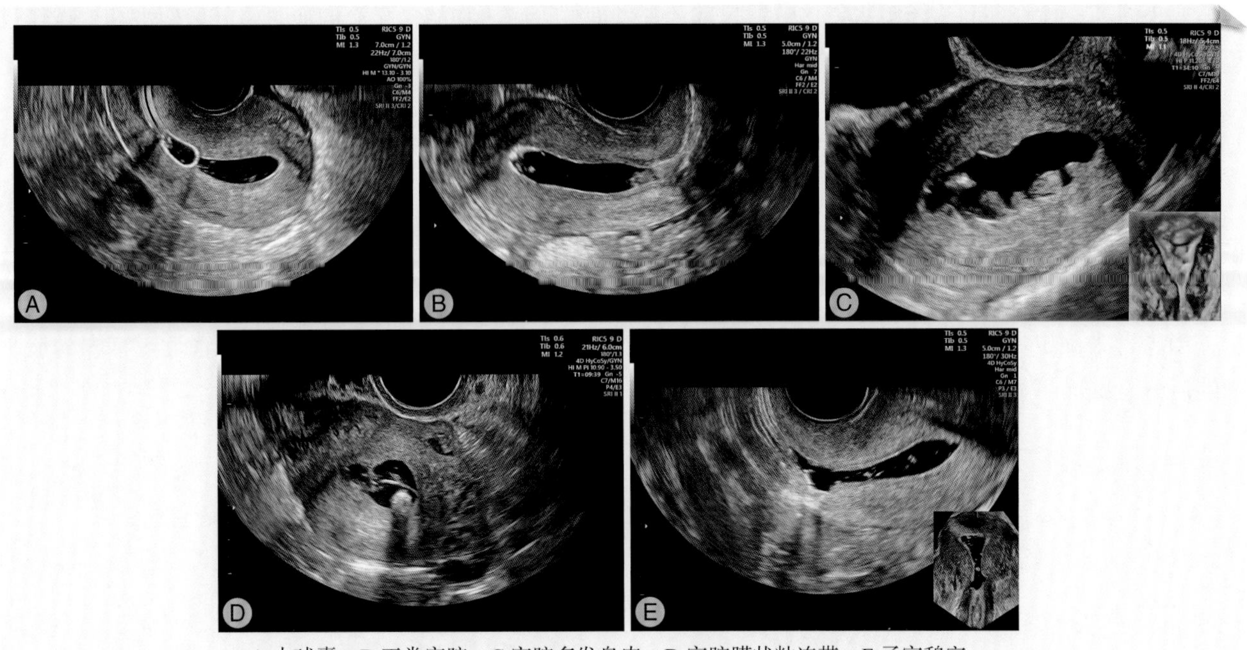

A.小球囊；B.正常宫腔；C.宫腔多发息肉；D.宫腔膜状粘连带；E.子宫憩室。

图6-1-29　宫腔造影

9. 造影结束撤管

放空球囊，边注液边撤管，观察宫腔下段及宫颈管。

负性造影及撤管见视频 6-1-5。

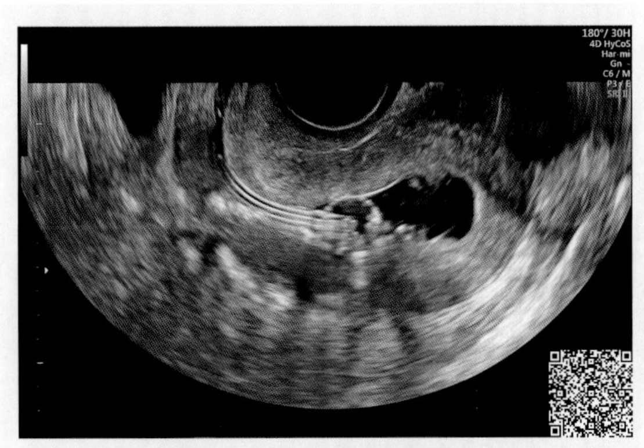

视频6-1-5　负性造影及撤管

三、造影后留观

患者检查后休息 15 ～ 30 分钟，无不适后方可离开。

四、检查技巧

1. 检查前沟通交流

检查前操作者仔细询问病史，有利于对患者进行整体评估。

2. 人文关怀

做好人文关怀，可让患者处于放松状态，不仅利于检查顺利进行，更可减少子宫、输卵管痉挛及不良反应的发生。检查环境舒适、隐蔽性好；检查前让患者更衣，穿着便于操作的套裙；检查前 15 分钟使用解痉、止痛药；检查期间给予暖水袋热敷下腹部、提供抱枕等减压物品；交流沟通时语气亲切平和、操作过程有条不紊，可增强患者信任感及配合程度。为提高患者的舒适度和优化图像质量，检查前应排空膀胱。

3. 常规检查

应在宫腔置管前完成，在患者自然状态下仔细观察子宫、卵巢、盆腔有无病变。

（1）对于子宫的常规检查需包含子宫方位、子宫内膜、子宫肌层、子宫活动度等内容。子宫方位根据宫颈与宫体的位置关系可以判断子宫的倾屈程度，分为前位子宫、平位子宫、后位子宫和旋位子宫（图 6-1-30），尽可能将探头顶端置于穹隆内并适当加压，使得子宫呈前位或后位，更利于造影图像的显示；当患者为旋位子宫时，通常两侧宫角很难显示在同一水平，位于远场的宫角及输卵管近段常因为造影剂的后方衰减而不显示。

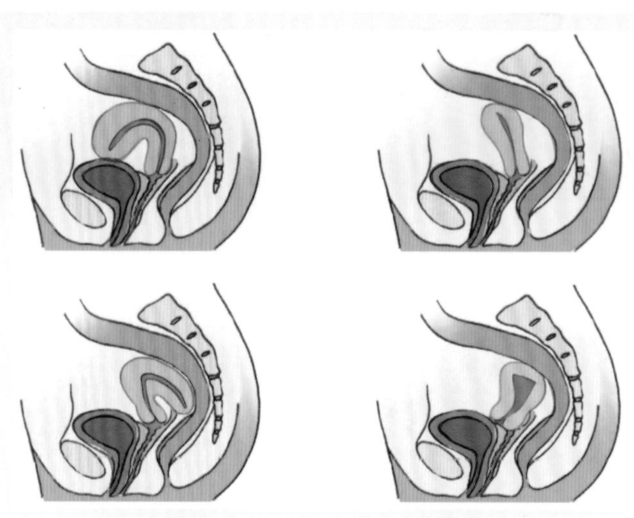

图6-1-30　子宫方位示意图

对于子宫内膜需要观察其厚度及回声类型，如内膜呈高回声，厚度< 5 mm 者逆流发生率较高，尽可能选择月经干净后的 5 ~ 7 天或排卵前进行造影检查。如内膜较厚、回声不均，需考虑是否有子宫内膜息肉的可能。发现子宫内膜回声中断需询问有无宫腔操作史，以区分宫腔粘连、先天性子宫畸形等病变。

宫腔三维成像可以清晰地显示宫腔形态，排查子宫畸形及宫腔粘连，可显示畸形类型、宫腔粘连范围及部位，宫腔三维成像还可以清晰地显示子宫间质线。间质线是否清晰、连续对判断有无子宫腺肌病有很大的帮助。当出现间质线模糊和中断时，需仔细观察相邻肌层回声及有无子宫腺肌病的影像学表现，通常间质线模糊中断处多出现该部位相邻肌层造影剂逆流。

子宫肌层静脉扩张表现为肌层裂隙状无回声，脉冲多普勒可测得低速静脉血流频谱，这种情况出现造影剂肌层逆流可能性大，应尽可能控制较小球囊完成操作，推注造影剂时保持缓慢、低压推注，减少逆流发生。

子宫浆膜层也是需要观察的部位，浆膜层回声减低、增厚通常在有盆腔炎症时出现。子宫肌层腺肌病侵犯浆膜层时也可以导致浆膜层连续性中断，与周边组织分界不清，使用探头轻轻推压子宫，“滑动征”阴性。

在实时超声下通过观察矢状面、横断面不同部位子宫与周边组织的“滑动征”，评估前、中、后盆腔有无粘连。观察前盆腔时，保持探头固定并以左手轻按腹部观察膀胱壁与宫底的“滑动征”；观察后盆腔时轻轻推压探头；观察中盆腔及侧盆腔时探头从子宫侧方轻轻推压，更利于子宫“滑动征”的显示。观察要全面，左侧、中部及右侧盆腔均需观察。后盆腔骶韧带处是子宫深部子宫内膜异位症发生率最高的部位，需重点观察。推压探头的同时询问患者是否有触痛感、有无同房时触痛点，根据患者反应重点观察触痛部位有无异常低回声及“滑动征”是否为阴性。

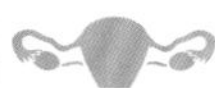

（2）对卵巢的观察内容包括卵泡数目，有无异常回声，卵巢与周边组织活动度及卵巢方位。可通过采集卵巢容积图，存储后在多平面模式，旋转平移键计算卵巢内卵泡数目。除了关注卵巢内部有无异常回声，卵巢周边也需要仔细观察，尤其是周边强回声，与盆腔炎性病变及输卵管的通畅性常有相关性。

评判卵巢方位一般参照宫腔位置，通常用三个方位描述卵巢位置：邻近宫底为上、邻近宫体为中、邻近宫颈为下；宫腔前方为前、与宫腔相平为中、宫腔后方为后；靠近子宫为内、远离子宫为外。判断卵巢方位的目的是预估输卵管远段的位置。

（3）造影前需要仔细观察盆腔有无异常回声，部分盆腔炎患者可有输卵管积液、盆腔粘连带、钙化灶等声像图表现，对输卵管的通畅性均有影响。当患者描述痛经史、同房痛、触痛感时，需仔细寻找盆腔内是否有深部子宫内膜异位症病灶迹象。

4. 宫腔置管

常规检查后进行宫腔置管，导管球囊内注入适量生理盐水，避免球囊后方结构被球囊中的空气声影遮挡。置管后在超声监视下根据宫腔形态调整球囊大小及位置，球囊以占据宫腔 1/2、位于宫腔下段、下拉不脱出、导管头不位于宫角处为宜。日常使用的导管有乳胶导管和硅胶导管，导管材质不同，球囊大小略有区别：乳胶导管质地较软，球囊充盈后常为偏心椭圆形且易变形，球囊需注入液体量稍多，为 1.5 ~ 2.0 mL；硅胶导管材质硬，不易变形，球囊注入液体量 1.0 ~ 1.5 mL 即可。球囊合适大小亦与宫腔大小及宫颈松紧有关，有顺产史或试产史患者宫颈较松，球囊需要略大。如过度前屈或后屈位子宫导管不能通过宫颈内口进入宫腔者，球囊可直接放置在宫颈管内，此时需尽可能充盈球囊，注入液体量约 3.0 mL，确保下拉导管不脱出，但在造影过程中不可下拉导管，以防脱管。通常不推荐球囊位于宫颈管内，以免增加宫颈功能不全的风险。

子宫畸形患者根据畸形情况选择不同置管方式，如不完全纵隔子宫，导管位于宫腔中下段，推注造影剂可以同时充盈双侧宫角；而双宫颈管完全纵隔子宫则需双侧宫腔置管方可进行双侧宫腔、输卵管显影（图 6-1-31）。

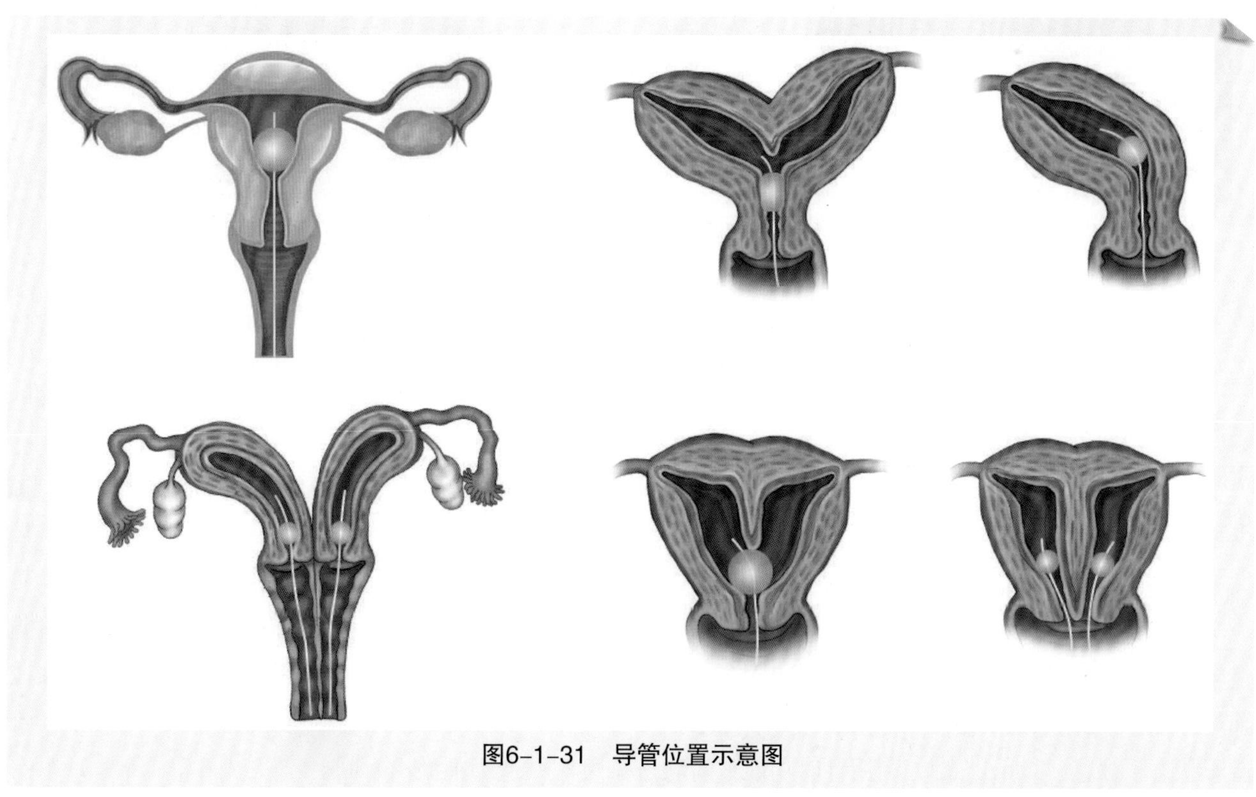

图6-1-31　导管位置示意图

5. 预扫描定位

造影前需进行预扫描定位，目的在于将宫腔、双侧输卵管包含在感兴趣区内。选择横切面，将扇角、容积角均设置为最大，深度调节为包含宫底及卵巢外略有空间，通常为 6 ～ 7 cm。根据子宫及双侧卵巢位置选择起始切面，扫查容积内需要包含宫腔、双侧卵巢。

（1）若双侧卵巢相隔较远，首先确保双侧宫角及一侧卵巢位于扫查容积内，并给对侧预留尽可能多的空间，以显示尽可能长的输卵管。后期可通过三维超声及二维超声补充观察。如卵巢位于下方，探头挤压时需注意是否能完整显示卵巢，如仅显示部分卵巢，输卵管远段及造影剂盆腔弥散可能显示不完全，此时需调整探头深度以避免缺失卵巢影像（图 6–1–32）。

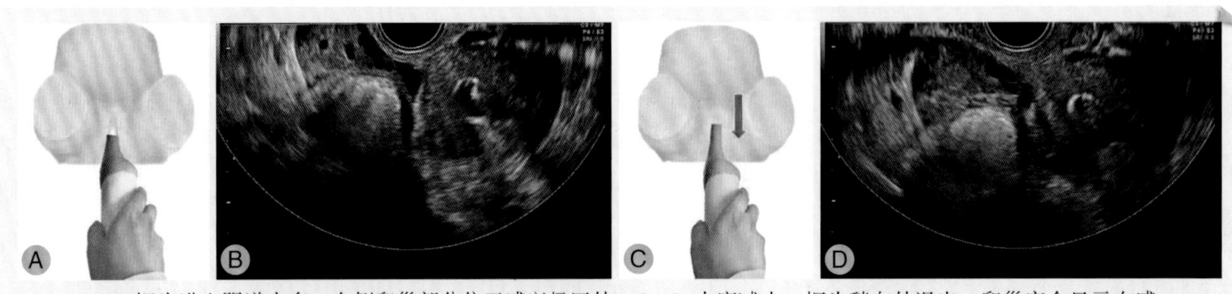

A、B.探头进入阴道内多，右侧卵巢部分位于感兴趣区外；C、D.力度减小，探头稍向外退出，卵巢完全显示在感兴趣区内。

图6–1–32　探头深度

（2）旋位子宫横切面扫查双侧宫角不在同一水平时，需旋转探头，尽可能通过调整使双侧宫角在图像上显示为相同水平（图 6–1–33）。

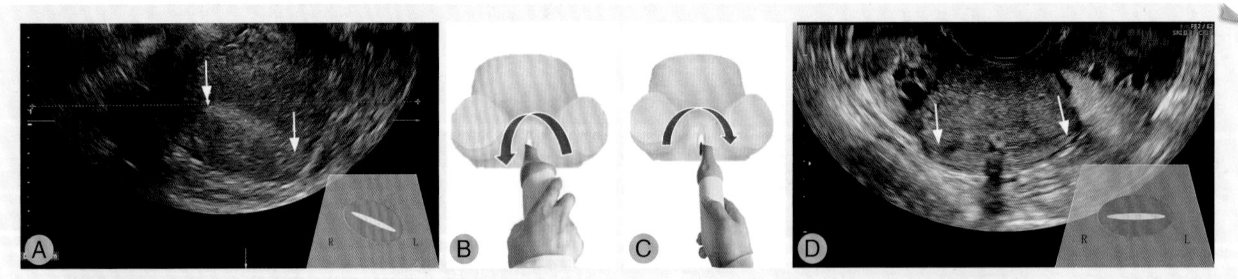

A.横切面两宫角一近场一远场（箭头）；B.左宫角位于远场时，逆时针旋转探头；C.右宫角位于远场时，顺时针旋转探头；D.调整后两宫角同一水平。

图6–1–33　调整双侧宫角为同一水平

（3）前倾前屈子宫二维扫查时，如因床面阻挡无法充分显示宫角，需将患者臀部垫高，以免影响宫角、输卵管近段追踪扫查。

（4）感兴趣区预扫描定位后探头位置及深度需保持不动，操作医师可靠紧患者屈曲下肢作为支撑，减少移动可能性。

6. 造影

预扫描定位后固定探头，进入造影状态，激活四维模式，确认扇角、容积框最大，启动四维模式并调整容积框为最大，旋转 X 轴约 90°，发出指令开始推注造影剂，当导管及宫腔显影后微调 X 轴、Y 轴、Z 轴选择最佳观察角度。旋转 X 轴图像左右不会倒置，旋转 Y 轴、Z 轴 180° 后左右倒置（图 6–1–34）。在造影状态下激活 “Clock” 键，利用计时功能或者轨迹条可观察造影剂溢出时间。

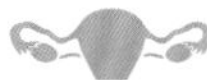

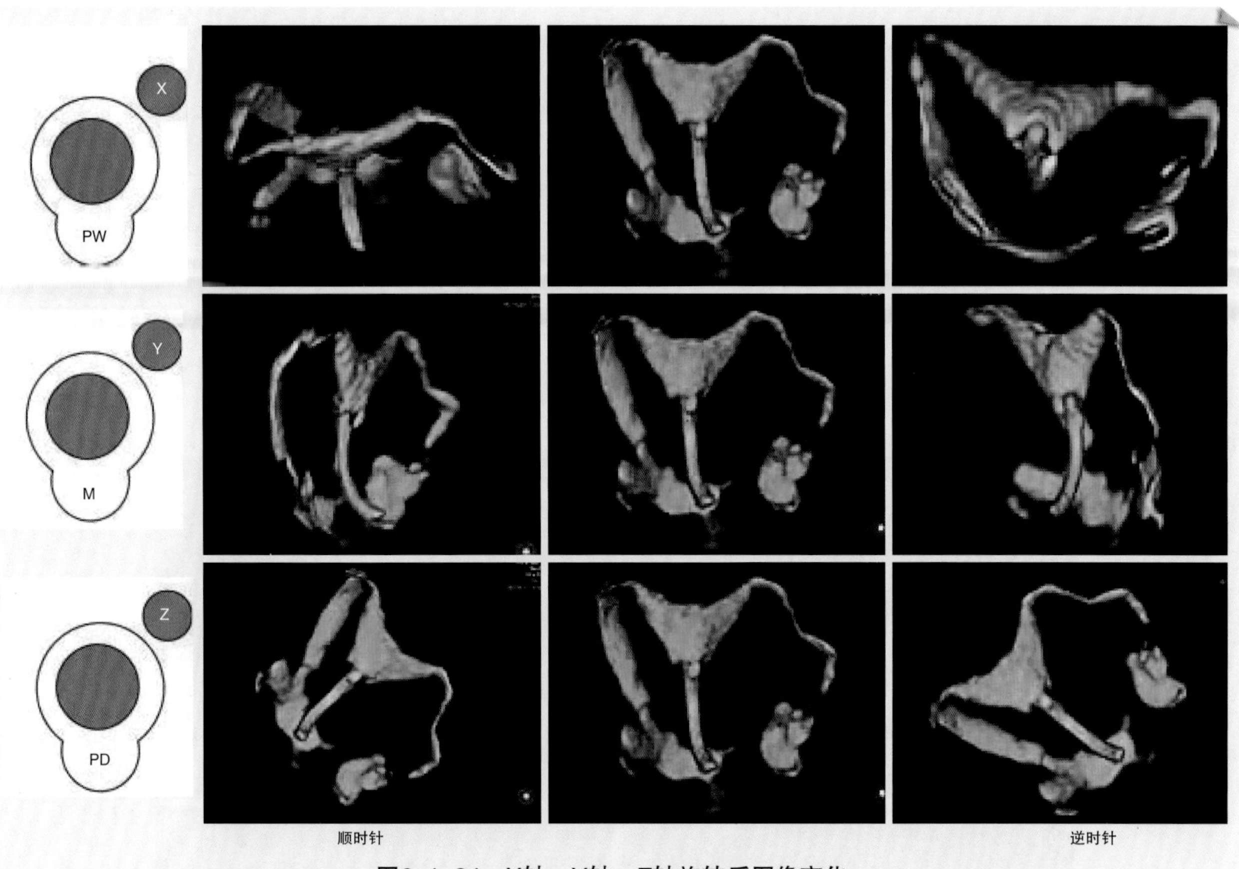

图6-1-34　X轴、Y轴、Z轴旋转后图像变化

（1）造影剂显影首先为导管显影，为确保造影剂无外漏，在造影过程中助手左手靠近外阴口轻轻拉住导管，确保球囊封闭宫颈内口后推注造影剂，造影全过程导管无增粗及“双轨征”。如出现造影剂外漏，确保球囊大小适宜前提下，助手加大力度下拉导管，封闭宫颈内口（图 6-1-35 ~ 图 6-1-38，视频 6-1-6）。

（2）四维造影时探头通常保持不动，如发现输卵管远段丢失，可轻移探头或再次定位后启动扫描。当因输卵管积液范围较大无法包含在内需要在四维下移动探头时，可在预扫描定位时预判探头移动路径。四维存储通常从开始造影至宫腔显影、输卵管显影溢入盆腔并弥散为止，可留取多个动态容积造影图像。

（3）三维造影启动前通过动态二维扫查寻找感兴趣区，可针对宫腔、双侧输卵管，也可针对单侧输卵管或具有特征意义的图像进行采集。因图像质量较高，具有针对性，可作为四维造影的信息补充，此时可为任意切面、合适扇角及容积角，留取多个静态容积造影图像。

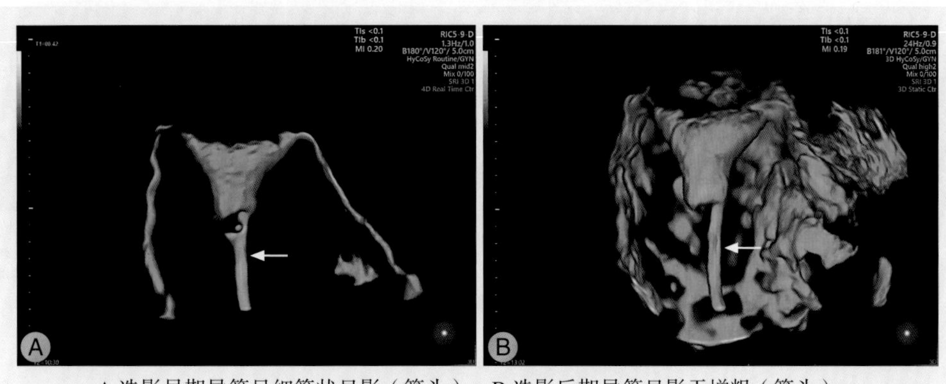

A.造影早期导管呈细管状显影（箭头）；B.造影后期导管显影无增粗（箭头）。

图6-1-35　造影剂无外漏

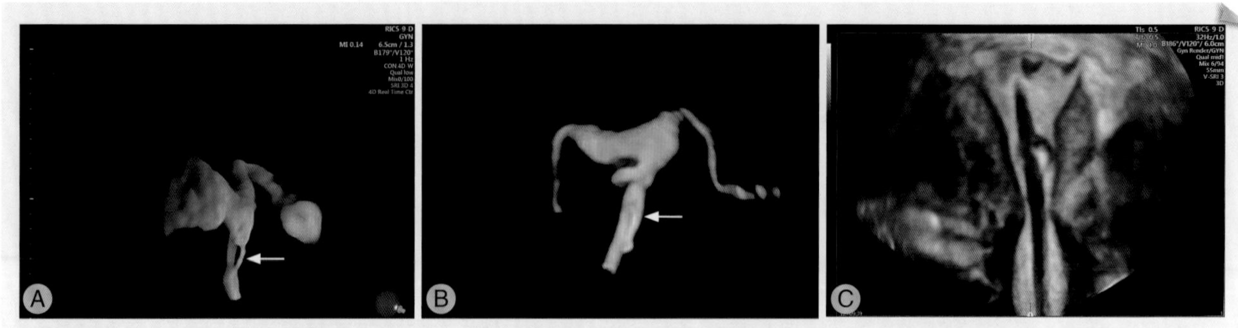

A.造影剂外漏，导管前方“双轨征”（箭头）；B.造影剂外漏，导管左侧“双轨征”（箭头）；C.球囊小，未下拉堵住宫颈内口。

图6-1-36　造影剂外漏

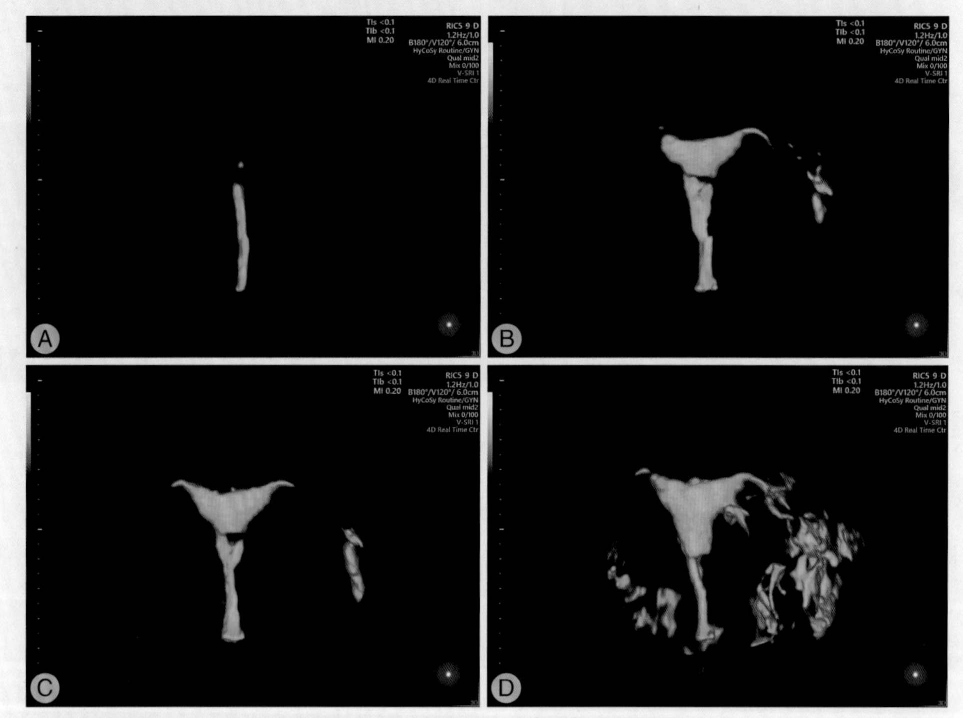

A.造影开始导管显影；B.造影早期造影剂外漏，导管增粗；C.下拉导管外漏减少；D.造影后期无造影剂外漏。

图6-1-37　造影剂外漏

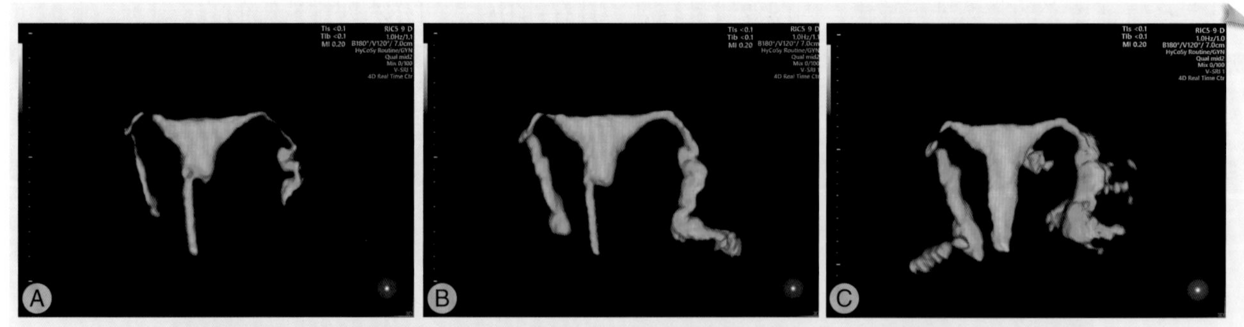

A.造影早期导管显影，无造影剂外漏；B.造影中期导管显影，无造影剂外漏；C.造影后期脱管，压力突然消失，导管不显影。

图6-1-38　脱管

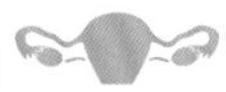

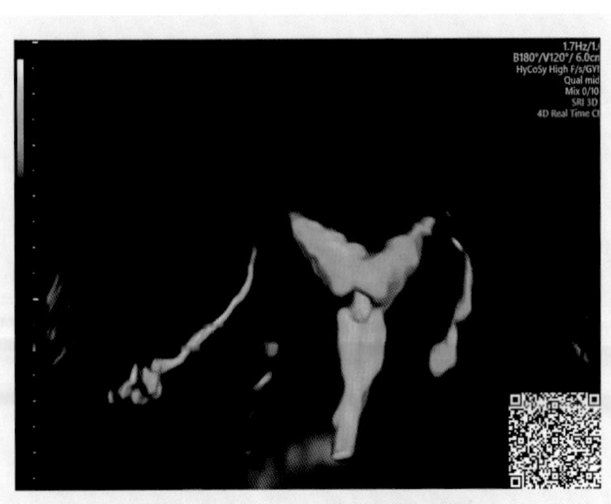

视频6-1-6　造影剂外漏

（4）二维造影可进一步观察造影剂在宫腔、输卵管腔的流动性及盆腔内造影剂弥散状况。助手持续缓慢推注造影剂，操作者自宫角向输卵管远段循序观察，直至追踪至输卵管远段或造影剂弥散进入盆腔。部分输卵管远段积液与溢入盆腔不易区分，可使用 Coped PI CIS 双幅对比观察或取消造影模式，以基波模式观察。

（5）完成正性造影后，在基波模式下继续推注造影剂混合液或生理盐水观察输卵管腔内流动性，观察输卵管有无膨大、管壁情况及输卵管周边病变。当盆腔液体较多，输卵管伞端位于后外盆腔时，部分可观察到伞端形态，持续缓慢推注液体可显示造影剂是否自伞口溢出、溢出部位及形态。当伞口的形态显示较清晰，可见伞口液体溢出时，探头尽可能不动且减少对阴道壁的力度，使盆腔内空间相对较大并减少移动干扰。当输卵管的远段位于前盆腔或卵巢与子宫间、周边有粘连时，即使盆腔液体较多也较难显示伞部形态。通过观察造影剂溢出的位置，可判断输卵管伞端与卵巢的关系是否密切。在 CCIS 模式或基波状态下观察输卵管腔内液体流动性或使用多普勒模式有利于组织结构与造影剂流动情况双重显示。

（6）造影后，盆腔内液体的存在为观察盆腔粘连创造了条件，可适当调整患者呈头高脚低位或者半侧卧位。观察到伞端时轻轻来回推动探头可观察到指状突起的飘动。

（7）宫腔造影时将球囊尽可能缩小或不充盈球囊，以减少对宫腔的遮挡。

使用负性造影剂利于显示宫腔病变，当宫腔内仍残留正性造影剂时可先将造影剂回抽后再注入负性造影剂，静止片刻待宫腔内微气泡减少或消失。残留微气泡较多时可使用彩色多普勒血流模式击破，或将导管向内推送，推注负性造影剂使得宫腔液体外流亦可减少宫腔内微气泡的含量。

进行宫腔造影时，膨大宫腔后助手可保持注射器不推注，维持一定的压力平衡，操作医师使用二维及三维模式迅速扫查宫腔。

当发现宫腔粘连时在患者可耐受的情况下逐渐增大球囊，进行宫腔粘连松解治疗（详见第七章第六节）。

7. 推注造影剂

推注造影剂的时机及速度可影响图像的显示及最终结论的准确度。造影剂需在操作医师进入造影状态，启动四维容积成像并将取样框放大后方可开始推注。如为助手推注，操作医师需发出明确指令。推注时应缓慢低压持续推注，宫腔及输卵管近段显影后如压力小可略提速，使造影剂充盈输卵管腔并保持流动。如压力较大则需缓慢加压，根据显影状况、压力情况及患者反应调整推注速度。出现间歇性痉挛时，推注压力时大时小，可采取脉冲式推注方法，轻揉患者下腹部并分散注意力。造影过程中助手需持续缓慢推注造影剂，宫腔造影时如宫腔已膨大可停止推注，维持注射器活塞位置不变。

8. 选择适当超声检查方式

如遇到子宫下段长、子宫体积大、剖宫产后子宫粘连固定于前腹壁、卵巢或盆腔病变位置较高，超出探头扫查范围时，可改为经腹超声，其较经阴道超声能提供更广的观察空间，但细节显示不如经阴道超声。

9. 图像分析及剪辑

对于四维造影图像的观察及分析采用单幅显示，滚动轨迹球动态观察宫腔、输卵管显影，选择需展示的造影图像，通过旋转 X、Y、Z 轴寻找最佳观察角度及时间点。对于四维造影图像可从后向前处理，以防剪切掉输卵管远段及溢入盆腔造影剂显影。处理图像时，遵循先周边后内部剪切顺序，通过增益调节观察及显示纤细、增粗及逆流显影。通过不同模式显示可有不同效果，详见第三章第九节“二、操作方法”。

第二节 助手职责

一、造影前谈话

1. 查看相关检验或检查结果

检验项目包括：白带悬液（滴虫、霉菌阴性，清洁度“++”以内）、支原体（–）、衣原体（–）、淋病奈瑟球菌（–）、HCG（–）等。

检查项目包括：近期的妇科超声检查，既往 HSG 和（或）HyCoSy 检查、输卵管通液术等。

2. 采集病史

病史内容包括：既往妊娠史及妊娠结局，有无异位妊娠及具体处理方式，有无盆腔疾病及盆腔手术史（如有，需详细了解手术方式或治疗过程）、是否曾进行 HSG、HyCoSy 检查及输卵管通液术，不孕时间，末次月经及干净时间，男方精液检查结果等。

3. 沟通与疏导

内容包括：详细告知此项检查的相关流程、可能发生的不良反应及应对措施等（详见本章第三节）。患者签署知情同意书。

二、准备物品

（1）造影前用品：专用检查服、卫生巾、热水袋、解痉及镇痛药品等。

（2）宫腔置管及造影用品：妇科器械消毒包、消毒物品、各类一次性使用耗材、造影管、造影剂等。

（3）造影后用品：锐器盒、医疗废物垃圾桶等。

三、宫腔置管前准备

（1）嘱患者排空大小便，避免空腹或饮食过饱。

（2）置管前解痉、镇痛：目的在于缓解患者在造影过程中可能出现的不适，避免出现子宫输卵管痉挛，降低不良反应的发生率。于置管前 15 ~ 30 分钟给药（以下药品可单一选择或适当组合）。

1）解痉药品（多为抗胆碱药，用于解除平滑肌痉挛）：如口服消旋山莨菪碱片（654–2）、肌注阿托品或间苯三酚等。

2）镇痛药品（非甾体抗炎药）：如肛塞萘普生栓或双氯芬酸钠栓、口服舒林酸片或胶囊等。

3）局部麻醉药物：如复方利多卡因乳膏、盐酸奥布卡因凝胶等（置管前常规检查时涂抹于避孕套上或置入窥阴器后涂抹阴道壁及宫颈）。

（3）其他准备

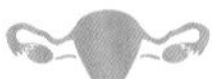

1）更衣：患者更换上干净、宽松的专用检查服。

2）热敷：热水袋置于患者下腹部，缓解置管及造影过程中引起的子宫痉挛等不适。

3）减压：抱枕或减压球，舒缓患者紧张情绪。

四、宫腔置管

1. 物品准备（图 6-2-1）

（1）妇科器械消毒包：弯盘、窥阴器、卵圆钳、宫颈钳、子宫探针及不同型号宫颈扩张器、大棉签或棉球等。

（2）置管用品：造影管、0.9% 注射用生理盐水、5 mL 一次性使用无菌注射器、聚维酮碘抗菌洗液、一次性使用手术单、一次性使用灭菌橡胶手套、一次性使用医用外科口罩、一次性使用帽子等。

（3）妇科检查灯。

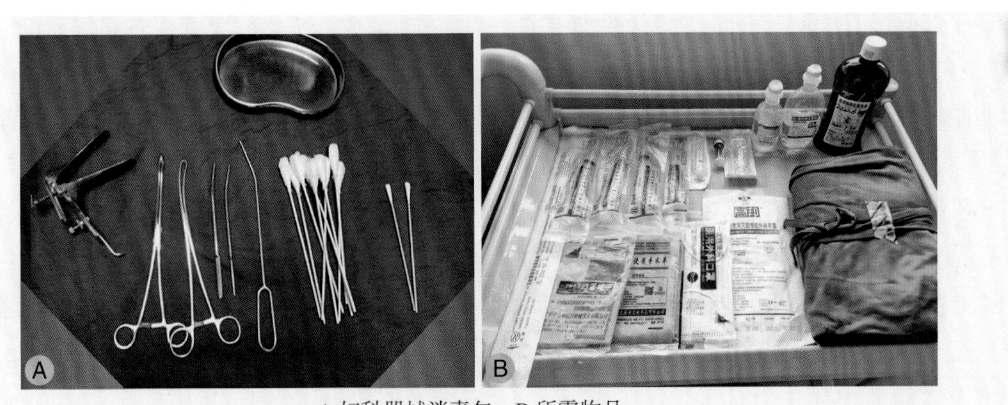

A.妇科器械消毒包；B.所需物品。

图6-2-1　宫腔置管物品

2. 宫腔置管

外阴消毒→铺巾→置入窥阴器→阴道及宫颈消毒→置管→调整球囊。

五、配制造影剂

（1）配制正性造影剂：造影剂混悬液与生理盐水混合配制成 20 mL 造影剂混合液。

（2）配制负性造影剂：0.9% 生理盐水 20 mL 。

（3）注意事项：拆开造影剂包装前必须核查有效期及包装盒密闭性，配制过程中严格遵循无菌原则。

六、推注造影剂

连接造影装置，可选用机器推注（造影剂推注装置）或人工推注，两种方式比较如下：

1. 机器推注

优势：可实现匀速、标准化、数据化，节约人力。

不足：应对个体差异灵活调节性能欠佳，如造影过程中出现脱管等其他意外无法及时处理。

2. 人工推注

优势：操控性及灵活性强，可及时处理各种突发状况；助手在推注过程中可时刻关注患者情况，及早发现及处理不良反应。

不足：操作需经培训、磨合方可达到较理想状态，推注速度过快会增加逆流概率，过慢可影响图像质量；无法量化推注速度及压力。

七、造影结束后工作

（1）安置患者：将患者带至留观室休息 15 ～ 30 分钟，向陪同人员交代注意事项，嘱患者注意保暖，可适当饮用少量温开水，如有不适随时告诉医务人员并采取相应措施。

（2）收拾物品：注射针头收纳至锐器盒，其余一次性耗材统一收纳至医疗废物垃圾桶内；将妇科器械包内物品消洗后晾干打包，按要求送至供应室消毒。

（3）保存压力曲线图像、编辑造影报告。

八、助手操作技巧

1. 宫腔置管注意事项

（1）置管前严格消毒外阴、阴道及宫颈，避免感染。

（2）操作需轻柔，避免造成宫颈黏膜及子宫内膜的损伤。

（3）如置入造影管受阻，可能为以下两种情况：①宫颈较紧（无孕产史或仅为剖宫产史），可使用子宫探针或扩宫器轻柔扩张子宫颈内口后再行操作；②屈曲位子宫，可使用宫颈钳钳夹宫颈并轻微后拉，减小宫体屈曲幅度以利于造影管进入宫腔，或直接将球囊置于宫颈管内充盈 2.0 ～ 3.0 mL（患者最大耐受程度），外拉无脱管。

（4）非必要时尽量避免使用宫颈钳、探针、扩宫器等器械，以减少不必要的出血、损伤及不适感。

（5）关于球囊

1）密闭性检测：球囊出现破损时球囊内液体外漏，不能持续封闭宫腔，导致造影剂外漏及脱管，无法顺利完成造影。置管前需进行球囊检测，方法为经球囊充液腔注入约 2 mL 液体，静置约 3 秒，观察球囊有无漏液及大小有无变化（图 6–2–2）。此步骤放在阴道放置窥阴器前，可缩短窥阴器留置时间，减少患者不适感。

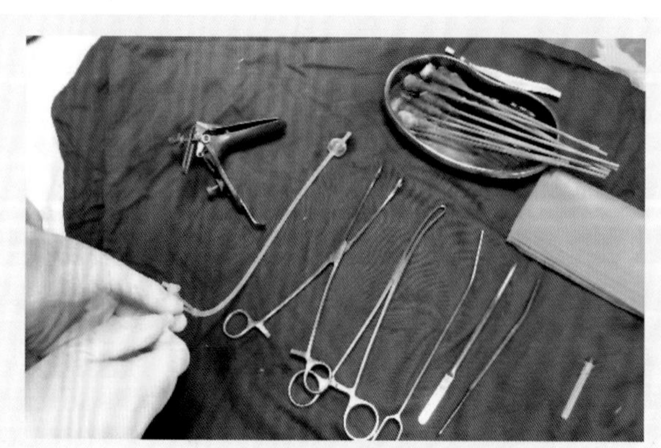

图6–2–2　置管前球囊密闭性测试

2）球囊充盈速度及大小：造影管进入宫腔，尽量抽出球囊中空气后再注入适量生理盐水，避免球囊内气体干扰后方组织结构。避免注液速度过快，以防球囊体积瞬时增大，宫腔压力快速上升，极易引起子宫痉挛，不仅导致患者疼痛及恐慌，更会因子宫输卵管痉挛影响造影的顺利进行。因此，充盈球囊速度应适当缓慢。球囊注液量建议 0.8 ～ 1.5 mL，如使用乳胶管（弹性大，易变形脱管）或患者有生育史尤其是阴道分娩史或基础检查宫腔三维成像显示宫颈管较宽，可适当充盈至 2.0 ～ 2.5 mL（图 6–2–3）。如患者疼痛明显，可先将球囊缩小，待其疼痛稍减轻后再调整球囊。

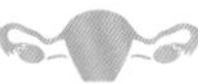

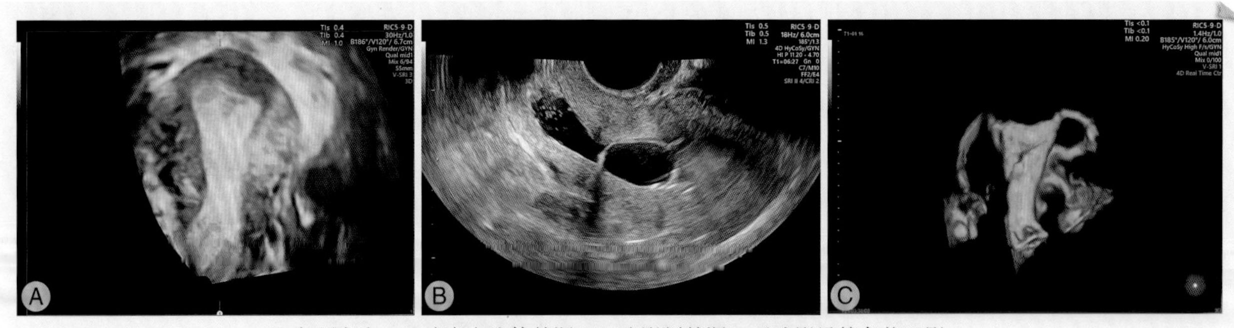

A.宫颈宽大；B.球囊大液体外漏；C.造影剂外漏，无造影导管条状显影。

图6-2-3　宫颈功能不全

3）球囊的调整及固定：造影前检查者需再次超声观察球囊的位置、大小及管头方位。根据患者的宫腔大小、生育史、助手下拉球囊等情况判断球囊大小、导管头是否需要调整。如球囊过大、位置过深，容易使造影导管管头插入一侧宫角（图 6-2-4A）。管头位于宫角处易导致宫角痉挛，造成该侧输卵管近段阻塞的假象。相应调整球囊大小，尽可能使球囊位于宫腔中下 1/3 ~ 1/2，并用左手拇指及示指或中指捏持造影管外露部分，在超声引导下稍用力下拉，使管头远离宫角（图 6-2-4B）。外拉导管时左手示指轻触固定于患者外阴部，此动作维持至正性造影结束。示指接触外阴部可起到良好固定维持作用，减少造影过程中可能出现球囊堵闭不佳引起造影液外漏或者拉力过大导致球囊脱落的情况（图 6-2-4C）。造影过程中发现一侧输卵管显影良好，一侧输卵管完全不显影，需重新观察导管头是否位于未显影侧宫角，遇此情况需重新调整管头位置。将球囊液体抽出，旋转导管后再次充盈球囊，使管头离开未显影侧宫角，再次进行造影检查（视频 6-2-1）。

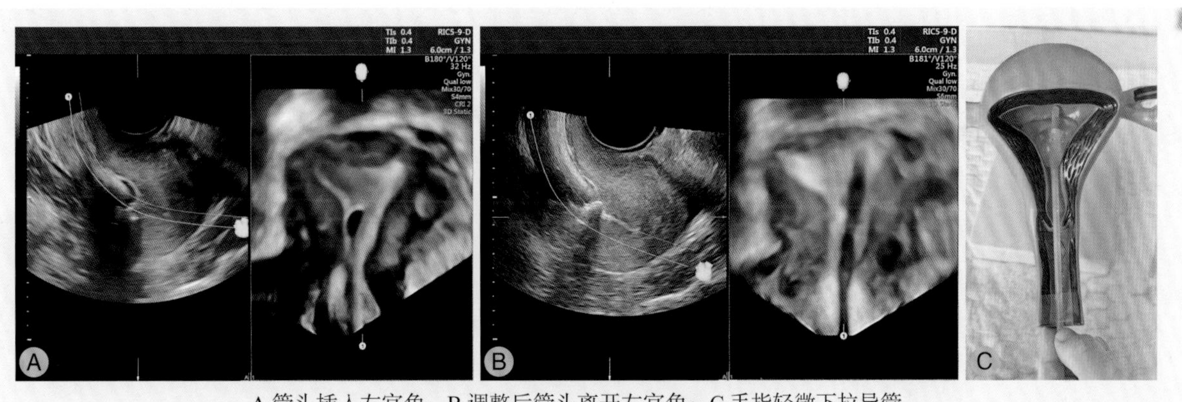

A.管头插入左宫角；B.调整后管头离开左宫角；C.手指轻微下拉导管。

图6-2-4　导管头位置

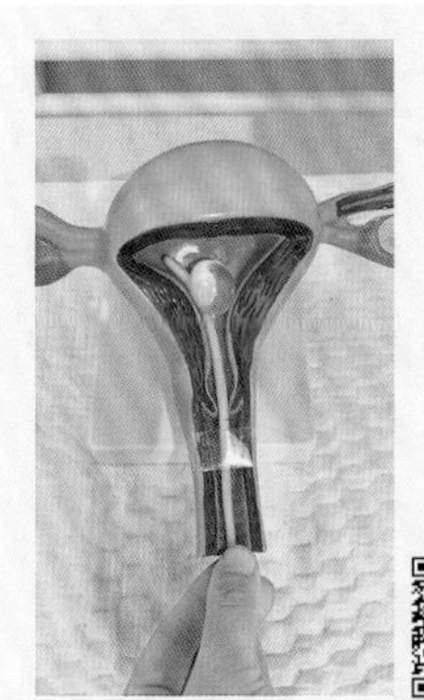

视频6-2-1　调整管头位置

（6）造影管排气及置入：造影前需将造影管内空气排净，以免空气进入宫腔、腹腔甚至血管。如选用造影管为注液腔内无导丝的类型，在置入宫腔前应先用生理盐水充盈注液管腔以排出空气；如造影管有导丝无法事先排气，则在推注造影剂前尽可能进行回抽。

卵圆钳夹持造影管送入宫腔，夹持位置约与球囊下方持平（图 6-2-5）。插管动作需轻柔，无法再进入时可稍微后退以避免管头长时间触及宫底，减少可能会引起的患者疼痛或血管迷走神经反应的因素。

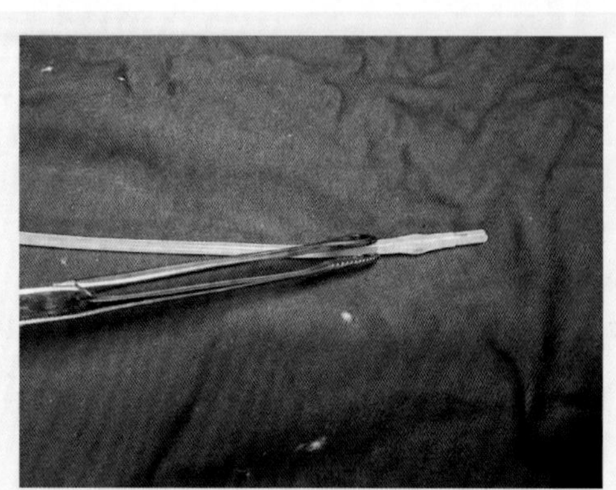

图6-2-5　卵圆钳夹持造影管

2. 子宫输卵管超声造影导管的选择

目前临床用于子宫输卵管超声造影的导管（以下简称"造影管"）为双腔管，由导管、球囊、塞阀组成，其材质、管径、球囊形状、头端长度和开孔数目，均会影响 HyCoSy 结果。

（1）材质：乳胶、硅胶、硅橡胶等（图 6-2-6）。乳胶管较软，对于宫口紧或子宫呈屈曲位的情况，较难插管。硅胶管相对较硬，特别是部分注液腔内带有导丝的造影管，插管难度相对较低。

（2）管径：一般以 8 Fr ~ 12 Fr 号为宜，乳胶管质地较软，通常选用 12 Fr；硅胶管及带导丝的硅橡胶管较硬，可选择 8 Fr、10 Fr、12 Fr。对于年轻、宫口紧、精神紧张的患者，选择较细的造影管（如 8 Fr 号），以减轻患者的痛苦和插管的阻力。

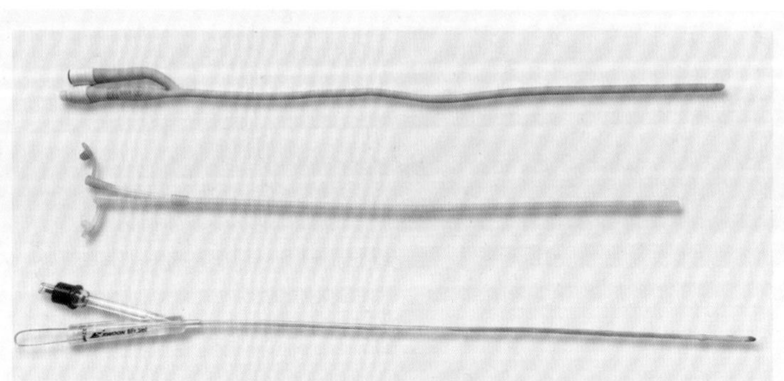

由上到下依次排列的为乳胶导管（较软）、硅胶导管（较硬）、带导丝的硅橡胶导管。

图6-2-6　不同材质的造影管

（3）球囊形状及大小：注入气体或液体使球囊充盈，可呈现长椭圆形、圆形、扁圆形，位置居中或出现侧偏（图 6-2-7）。如球囊长径＞横径，呈椭圆形，当宫腔压力过大或造影管被过度牵拉时乳胶材质管则易变形，从而增加脱管的风险。如球囊横径＞长径，呈扁球形，硅胶或硅橡胶材质不易变形，堵闭宫腔效果较好，且不易脱管。如球囊充盈后偏于造影管一侧，易引起管头侧偏进入一侧宫角，可能导致该侧输卵管痉挛或出现不显影的假象。

（4）头端长度：不同类型造影管球囊至顶端距离不同（图 6-2-8），管头较长易插入一侧宫角或抵住宫腔底部，可能引起同侧输卵管不显影，造成输卵管近段阻塞的假象。

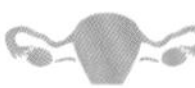

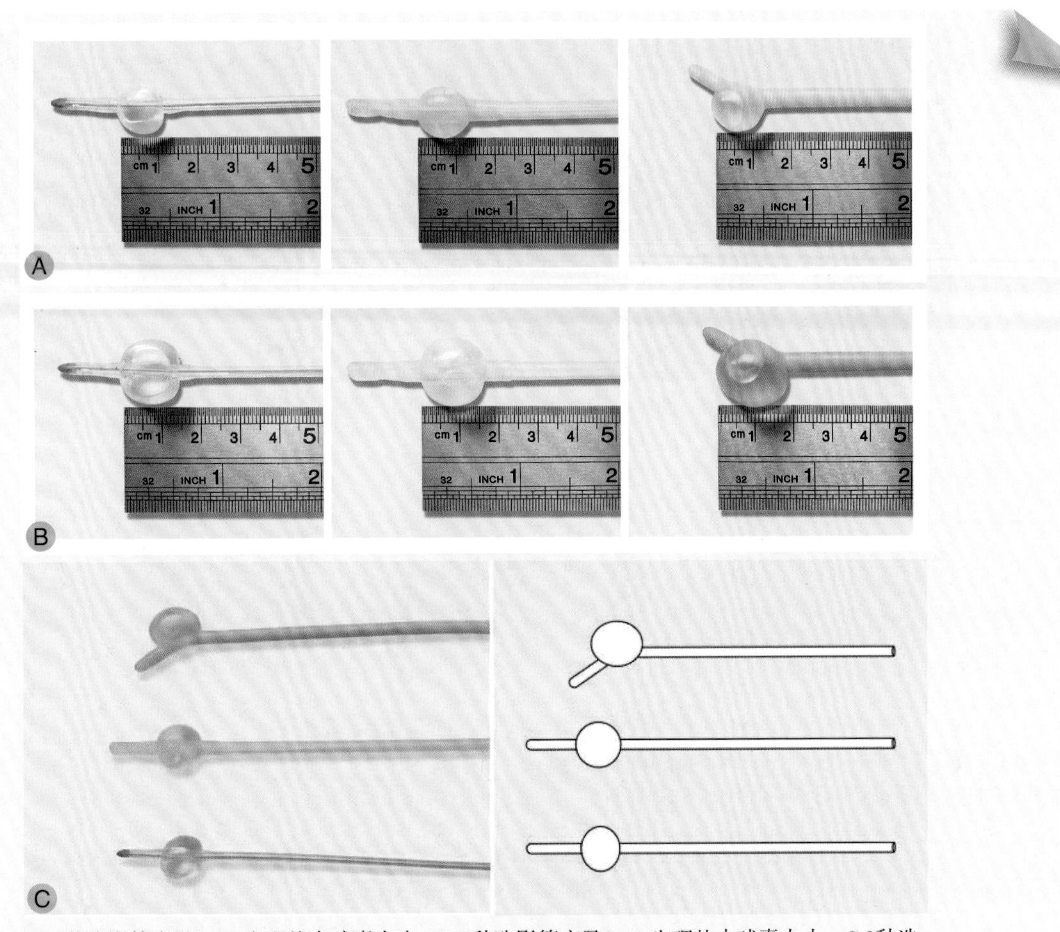

A.3种造影管充盈1 mL生理盐水球囊大小；B.3种造影管充盈2 mL生理盐水球囊大小；C.3种造影管球囊形态及导管头方位。

图6-2-7　球囊大小及形状

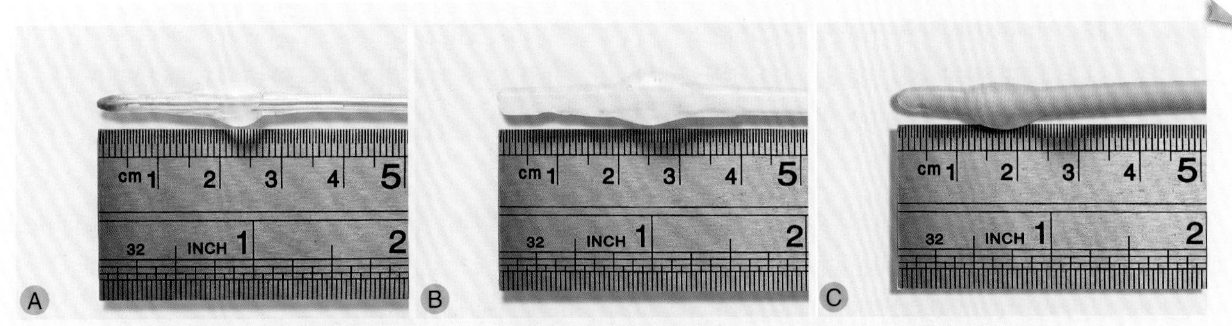

A.造影管1：头端长度约19 mm；B.造影管2：头端长度约20 mm；C.造影管3：头端长度约12 mm。

图6-2-8　造影管管头

（5）开孔数目：单一侧孔、双侧开孔（图 6-2-9）。单一侧孔的造影管，被黏液、宫腔内膜碎片或血凝块堵塞孔口的可能性大，导致液体无法推进或宫腔冲洗时无法回抽宫腔液体。双侧开孔可降低堵孔风险。

（6）球囊充液阀：常见两种，一种为阀门式，一种为带帽式（图 6-2-10）。

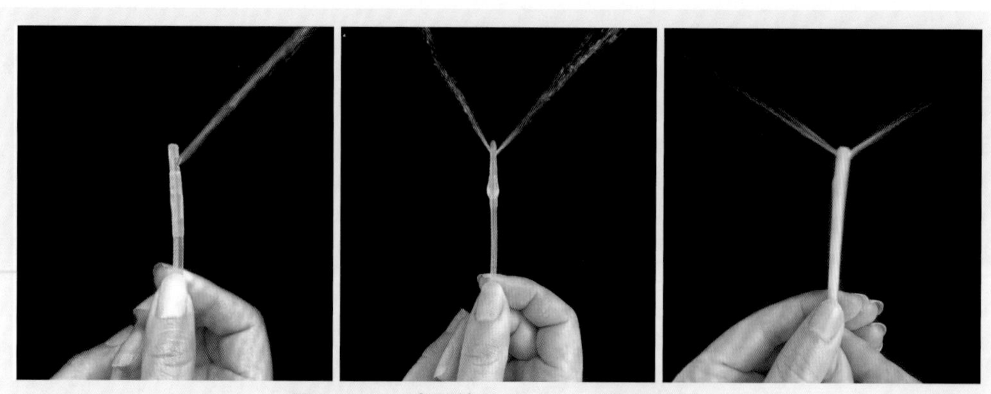

图6-2-9　造影管单侧开口、双侧开口

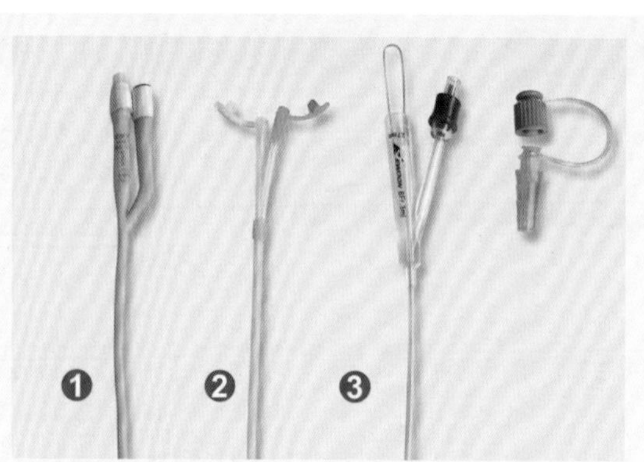

造影管1及造影管3为阀门式，造影管2为带帽式。

图6-2-10　球囊充液阀

使用阀门式，接上注射器后推注可向球囊内注入气体或液体，停止推注时需迅速拔出注射器，否则球囊内液体可回流，导致球囊无法达到理想大小。

使用带帽式，接上注射器即可轻松推注，停止注液后夹闭充起腔，将帽塞塞紧。可采用拇指、示指夹紧，折叠管腔，卵圆钳夹闭等方式夹闭充起腔。

选择子宫输卵管超声造影导管时，应选用双侧开孔、开孔处至头端顶部距离较短、球囊呈扁圆形、粗细适中的硅胶及硅橡胶造影管可降低导管所致输卵管近段痉挛的假阳性。

3. 推注造影剂注意事项

（1）开始时注液速度不宜过快，避免出现宫腔压力快速增加，导致子宫输卵管痉挛及逆流的发生（如使用造影剂推液装置，可将速度设置为 7 mL/min）。

（2）造影过程中如出现显影不佳且推注压力较小时，可适当增加注液速度。

（3）阻力增大、推注困难时可采用脉冲式推注，但需在患者耐受范围内。

（4）如造影前期即出现大量逆流影响观察，可停止注液，让患者稍做休息后再次造影，采取缓慢匀速推注。

（5）后期进行宫腔负性造影（水造影）前需将球囊缩小并向后撤，位于宫颈内口处，尽量充分暴露宫腔。此时捏持导管的手指稍向下用力，维持小球囊位于宫颈内口原位不动，不可过度用力下拉。

（6）撤管时将球囊内液体完全放出，边推注生理盐水边后退，以便观察宫腔下段及宫颈管。

九、造影不良反应及相应措施

不良反应分非药物性不良反应和药物性不良反应，非药物性不良反应根据人工流产综合征的标准判定，药物性不良反应判定参照造影剂使用说明书。

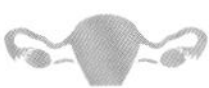

1. 人工流产综合征

由于宫颈、子宫壁受到机械性刺激或宫腔压力过高，引起迷走神经兴奋，释放大量乙酰胆碱对心血管系统产生一系列影响及脑血管供血不足。表现为造影过程中或造影后，患者出现恶心、呕吐、头晕、气喘、面色苍白、大汗淋漓、血压下降、心律不齐、胸闷等症状，严重者还可能出现休克。这与受检者情绪紧张有关，与宫颈管扩张困难、术者操作粗暴、过高负压和强烈的子宫收缩等因素有关。

按患者症状分为：轻度反应，仅有下腹坠胀感或隐痛，可伴恶心；中度反应，痛感明显，能耐受，可伴恶心、呕吐；重度反应，痛感较重，常有恶心、呕吐、出冷汗、脸色苍白、血压下降、脉搏减慢等表现。

预防措施：宫腔置管动作轻柔，尽量避免使用宫颈钳钳夹及牵拉，减轻对子宫颈口和子宫的刺激强度；球囊充盈多为 1.0 ~ 1.5 mL，以达到不脱管时的最小状态为准；术前使用解痉药物。

处理措施：一旦发生人工流产综合征，应积极给予对症治疗。症状轻者可嘱其平卧休息，注意保暖，按压合谷穴和内关穴，或可给予吸氧等措施，多数患者可自行缓解；症状重者需静脉注射阿托品 0.5mg，并做好相应的抢救准备。

2. 药物性不良反应

药物性不良反应即造影剂过敏反应，轻度过敏反应可出现荨麻疹、胸闷、气短、恶心、头晕、面部潮红等；重度过敏反应可出现大片皮疹、皮下或黏膜下水肿、喉头水肿、支气管痉挛、呼吸困难、过敏性休克。

处理措施：按照造影剂过敏反应常规处理，使用抗过敏药物如盐酸异丙嗪、地塞米松等，必要时吸氧、维持呼吸和循环功能。

3. 腹痛

术中及术后可能出现轻至中度的腹部及盆腔疼痛，与术中操作刺激子宫内膜、注入造影剂后子宫及输卵管扩张等相关。一般持续 15 分钟至数小时后消失。

疼痛评估方法如下。

（1）通常使用视觉模拟评分法（visual analogue scale，VAS），患者在医师解释和指导下做出评分（图 6-2-11），于检查结束时及结束后 15 ~ 30 分钟时分别记录。

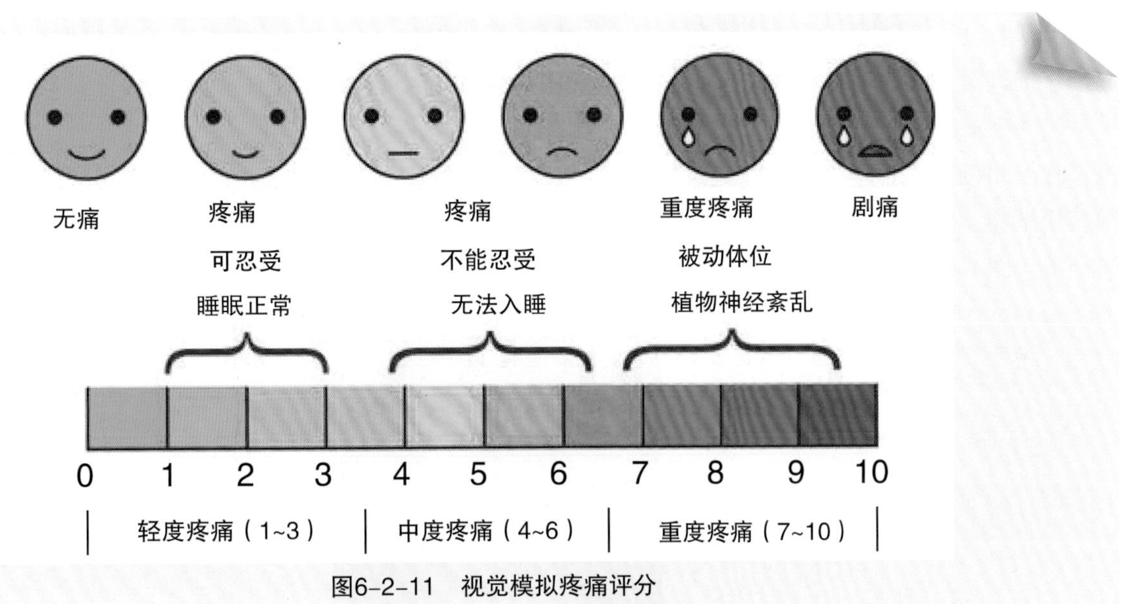

图6-2-11　视觉模拟疼痛评分

（2）也可按世界卫生组织标准及临床表现分为 4 级。

0 级：无痛，安静合作。

Ⅰ级：轻微疼痛，能忍受。

Ⅱ级：中度疼痛，难忍受，呻吟不安。

Ⅲ级：严重疼痛，不能忍受，叫喊，不合作。

VAS 0 ～ 10 评分的分级与其对应，0 级相当于无痛，1 ～ 3 分相当于Ⅰ级疼痛，4 ～ 6 分相当于Ⅱ级疼痛，7 ～ 10 分相当Ⅲ级疼痛。

处理措施：术中及术后腹部热敷。

4. 阴道流血

造影后可出现数日少量阴道出血，出血量一般少于月经量，无须特殊处理。如出血量较多、持续时间较长则需复诊。

5. 生殖道及盆腔感染

造影后出现急性阴道炎或盆腔炎的症状，如白带异常、腰腹部持续性疼痛、发热等。

处理措施：严格执行无菌操作，术后常规使用抗生素 3 天。

第三节 沟通与疏导

子宫输卵管超声造影过程中，患者与检查者、操作助手自始至终处于“亲密”共处的状态，良好的沟通交流会给患者形成正向引导，营造安全、舒适、轻松检查氛围，降低患者不适感及假阳性发生率。谨记“有时去治愈，常常去帮助，总是去安慰”，造影前及造影过程中与患者进行良好的沟通及心理疏导，是超声医师及操作助手均需了解甚至掌握的一门“学问”。

（1）沟通与疏导的目的在于尊重患者的知情权及选择权，缓解紧张及焦虑情绪，构建良好心理状态，有助于促进医患间的理解与信任，减轻造影过程中患者的身心痛苦，从而全面保证检查安全、顺利完成。

（2）造影前应告知患者子宫输卵管超声造影技术的成熟性及优势，介绍造影具体流程，包括各个步骤的操作及目的、过程中可能会出现的不良反应（如疼痛等），以及医务人员会采取怎样的应对措施（插管前使用解痉、镇痛药物，暖水袋，减压抱枕等）去避免或减轻患者的不适甚至痛苦，告知造影后相关注意事项等（图 6-3-1）。

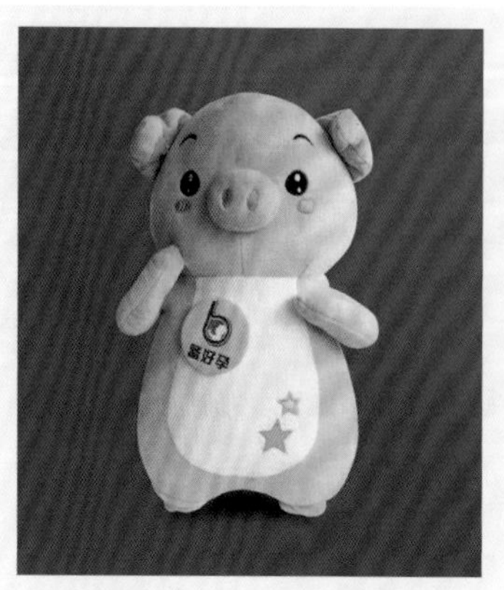

图6-3-1　减压抱枕

（3）与受检查者沟通时，注意目光交流，语气应亲切、真诚，语速不宜过快。言语中建议多用“我们”，而不是“你”，让患者有归属感与亲切感，有利于引导其更好地配合；在了解病情时应注意保护患者的隐私，注重对方感受，鼓励其坚强、积极乐观面对。

造影过程中应避免零交流状态，沉着冷静、有条不紊的操作及操作助手与患者主动交谈，密切关注患者均有助于患者克服焦虑甚至恐惧。操作过程中可让患者屈曲的双腿分别倚靠在超声医师及操作助手身侧，一来可缓解长期姿势固定引起的疲劳导致的不由自主颤抖，二来让患者更有安全感。

（4）造影结束后将患者妥善安置到休息场所，嘱其平卧或静坐 15 ~ 30 分钟，热敷下腹部或适量饮用温开水，明确告知大多数的不适感在休息后即可消失。若有疼痛、胸闷等症状，可嘱家属帮忙按压合谷穴并给予吸氧等，如出现严重不良反应则需立即与医务人员联系并接受相应处理。

（5）出具检查报告时应适当对结果进行解释，语气坚定而充满信心、观点鲜明等言行能增强患者安全感和信任感。耐心回答患者对造影结果的相关问题，细致交代造影后注意事项，尽量做到让患者检查结束离开时心无疑虑，“带着微笑与感激”为对医务人员工作的最大的肯定。

参考文献

[1] 李胜光，王锦琰 . 恐惧与疼痛 [J]. 中国疼痛医学杂志，2007，13：321–332.

[2] 王瑞，王金萍，陈晓艺. 实时三维子宫输卵管超声造影检查过程中发生中重度疼痛的影响因素 [J]. 第二军医大学学报，2019，40（8）：923–928.

[3] 欧阳振波，唐怡欣，陈春林，刘萍 . 子宫输卵管造影相关疼痛的研究进展 [J]. 中国疼痛医学杂志，2013，19（12）：751–754.

[4] 王小倩，孙志伟，王琳，等. 经阴道实时三维子宫输卵管超声造影耐受性及造影相关疼痛因素分析 [J]. 临床超声医学杂志，2018，20（6）：417–419.

[5] 王浩，彭鹏，徐丽娜. HSG 的耐受性及相关疼痛的评估 [J]. 山西医药杂志，2018，47（3）：323–325.

[6] AHMAD G，ATTARBASHI S，O' FLYNN H，et al. Pain relief in office gynaecology：a systematic review and meta-analysis[J]. Eur J Obstet Gynecol Reprod Biol，2011，155（1）：3–13.

[7] GUPTA N，GHOSH B，MITTAL S，et al. Comparison of oral naproxen and intrauterine lignocaine instillation for pain relief during hysterosalpingography[J].Int J Gynaecol Obstet，2008，102（3）：284–286.

[8] TUR-KASPA I.Fear no pain：uterine cavity and tubal patency assessment tests should be pain free[J].Ultrasound Obstet Gynecol，2012，39（3）：247–251.

[9] SAVELLI L，POLLASTRI P，GUERRINI M，et al.Tolerability，sideeffects，and complications of hysterosalpingocontrast sonog–raphy（HyCoSy）[J].Ertil Steril，2009，92（4）：1481–1486.

[10] HASSA H，OGE T，AYDIN Y，et al.Comparison of nonsteroidal anti–inflammatory drugs and misoprostol for pain relief during and after hysterosalpingography：prospective，randomized，controlled trial[J].J Minim Invasive Gynecol，2014，21（5）：762–766.

[11] UNLU B S，YILMAZER M，KOKEN G，et al.Comparison of four different pain relief methods during hysterosalpingography：A randomized controlled study[J].Pain Res Manag，2015，20（2）：107–111.

[12] LA FIANZA A，DELLAFIORE C，TRAVAINI D，et al.Effectiveness of asingle education and counseling intervention in reducing anxi–ety in women undergoing hysterosalpingography：A randomized controlled trial[J].Sci World J，2014，2014：598293. https：//doi.org/10.1155/2014/598293.

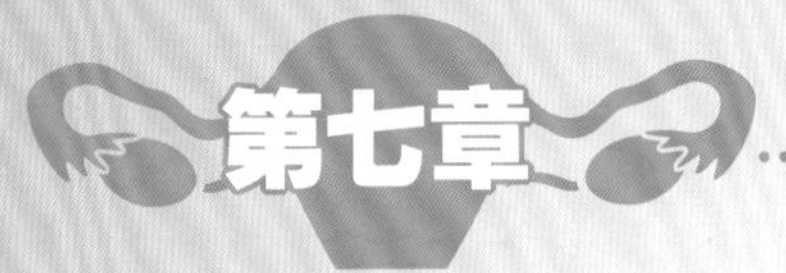

第七章 三维子宫输卵管超声造影的临床应用

- 第一节　基础超声检查
- 第二节　宫腔造影
- 第三节　三维子宫输卵管超声造影
- 第四节　盆腔造影
- 第五节　子宫输卵管逆流
- 第六节　子宫输卵管超声造影治疗及疗效评估
- 第七节　特殊疾病与子宫输卵管超声造影表现

第一节 基础超声检查

超声检查是女性生殖系统检查优选的影像学方法，对于女性不孕症，主要依靠具有较高频率和较高分辨率的经阴道超声检查评价子宫、卵巢、输卵管。子宫输卵管超声造影（HyCoSy）是指在超声监视下，通过向宫腔注入对比剂，实时观察对比剂通过宫腔、输卵管腔时的流动及进入盆腔后的分布情况，以判断输卵管通畅性，同时观察子宫、卵巢及盆腔病变，综合评估女性生殖系统的一项检查技术。目前多采用经阴道三维子宫输卵管超声造影方法评估输卵管通畅性。

3D-HyCoSy 采用四维、三维、二维等不同成像方式，在谐波模式及基波模式下依次向子宫腔内注入正性、负性超声造影剂，获得宫腔、输卵管腔容积及二维图像，根据宫腔、输卵管腔声像图特征及造影剂溢入盆腔情况，判断宫腔病变、输卵管通畅性及盆腔病变。造影过程共分三个时相：宫腔显影相、输卵管显影相及盆腔显影相。造影前需进行常规超声检查进行初步判断。

造影前基础超声检查主要是识别可能影响生育能力的疾病，包括先天性子宫畸形、子宫内膜息肉、宫腔粘连、黏膜下肌瘤、输卵管积液等。超声也用于评估可能与不孕症相关的潜在疾病，如子宫内膜异位症、多囊卵巢综合征和卵巢储备功能减退等。基础检查还可为下一步造影做好准备，比如评估阴道长度可以帮助选择窥阴器的型号，根据子宫位置、大小、是否有畸形等情况选择造影导管的类型，参照宫腔大小对球囊进行调整，了解是否有子宫内膜异位症、宫腔粘连、盆腔粘连等病变影响输卵管通畅性的预估。对疑似宫腔异常、子宫腺肌病的病例，三维超声的子宫冠状切面成像是对二维超声的有效补充手段（图 7-1-1）。

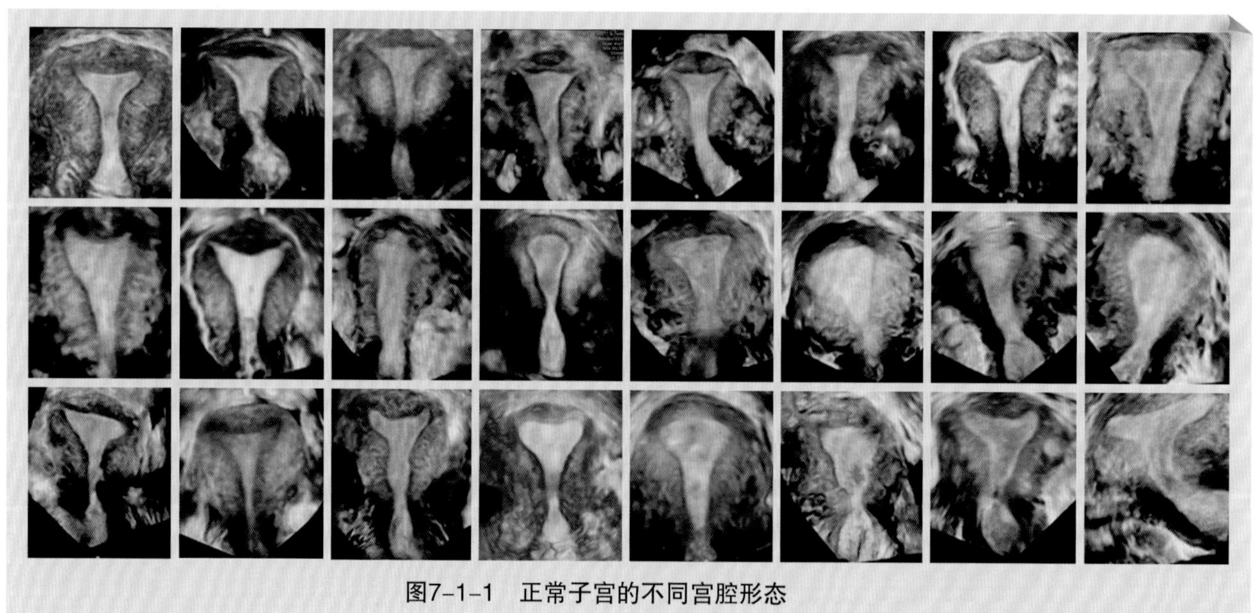

图7-1-1 正常子宫的不同宫腔形态

一、超声评估子宫

1. 子宫内膜

子宫内膜由浅部的功能层和深部的基底层构成。子宫内膜的厚度及回声随月经周期发生周期性改变。在月经期和增殖早期，子宫内膜厚度通常＜ 4 mm，呈均匀高回声。在增殖中晚期（第 8 ~第 14 天），子宫内膜功能层受雌激素作用增生变厚，与基底层相比回声变得更低，此时内膜形成“三线征”，在排卵时厚度

多数可达 12 ~ 13 mm（正常范围 10 ~ 16 mm）。进入分泌期（第 15 ~第 28 天）后，内膜功能层在孕激素的作用下增厚、变软、水肿，腺上皮分泌富含糖原的液体，螺旋动脉扭曲，进而内膜功能层回声增强，呈现与基底层回声相等的高回声。在分泌晚期，子宫内膜回声均匀，厚度可达 16 ~ 18 mm（图 7–1–2，图 7–1–3）。

子宫内膜厚度的测量：在正中矢状切面上垂直于内膜长轴，取内膜最厚处测量内膜前后层，即“双层”厚度。子宫内膜两层之间的界面表现为中央连续的高回声细线。中央线的弯曲、中断或内膜回声不均可能预示着潜在的宫腔内病变，如子宫内膜息肉、宫腔粘连、黏膜下肌瘤等。进行子宫输卵管超声造影检查应在月经周期第 7 ~第 14 天的增殖期进行，此时多为“三线征”，部分因为宫腔病变导致内膜增厚、回声异常，确认无排卵、未孕，符合造影适应证则可进行造影。

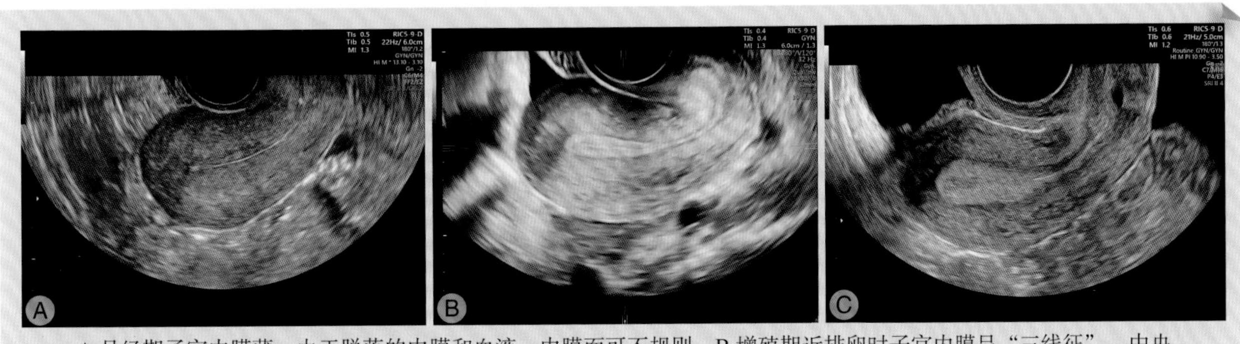

A.月经期子宫内膜薄，由于脱落的内膜和血液，内膜面可不规则；B.增殖期近排卵时子宫内膜呈“三线征”，中央高回声细线为闭合的宫腔，周围低回声为子宫内膜功能层，外侧高回声细线为子宫内膜基底层；C.分泌期子宫内膜最厚，回声增高，为扩张和扭曲的腺体内充填分泌物所致。

图7–1–2　子宫内膜在月经周期的变化

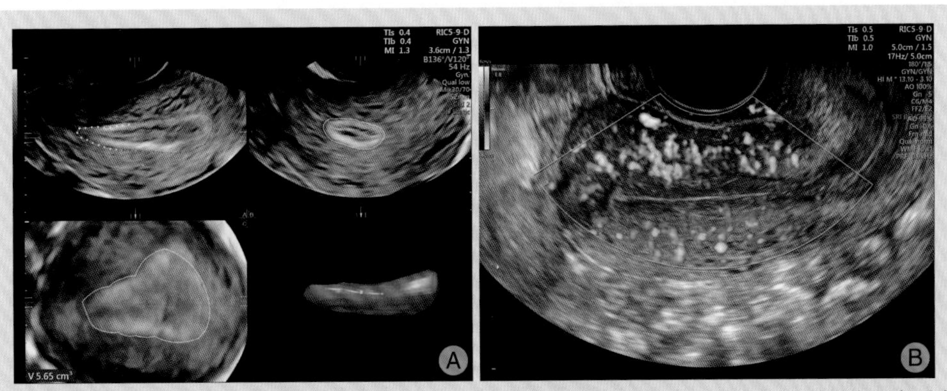

A.使用不规则体积计算技术（VOCAL）计算子宫内膜体积；B.采用高频、高分辨率经阴道探头观察子宫内膜及内膜下细微结构和血流信息。

图7–1–3　子宫内膜体积及血流成像

（1）子宫内膜增生

子宫内膜增生（endometrial hyperplasia，EH）为无拮抗的雌激素刺激导致子宫内膜腺体增生。子宫内膜增生可见于慢性无排卵状态、使用无拮抗的外源性雌激素、服用他莫昔芬、肥胖和患有分泌雌激素的卵巢肿瘤等情况。多见于青春期和更年期患者，可引起无排卵型功能性子宫出血。

子宫内膜增生超声表现：子宫内膜增厚，典型表现为子宫内膜呈弥漫性、均匀性高回声，与子宫肌层界限清晰，可伴有局部囊性改变，为扩张的子宫内膜腺体（图 7–1–4）。子宫内膜局灶性增厚较难诊断，可表现为子宫内膜中央线弯曲，宫腔造影对诊断有帮助。

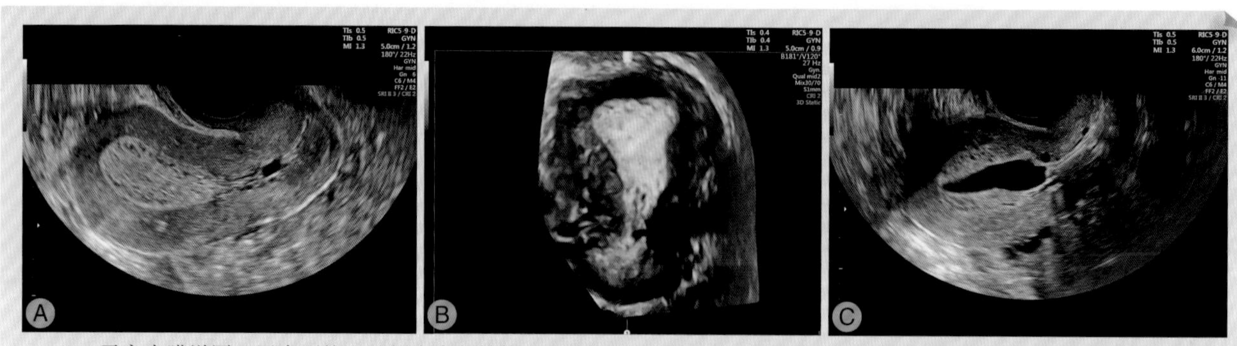

A.子宫内膜增厚，回声不均，见细小囊状结构，呈蜂窝状；B.宫腔三维成像显示内膜小囊样改变；C.宫腔负性造影，子宫内膜均匀增厚。

图7-1-4　子宫内膜增生

（2）子宫内膜息肉

子宫内膜息肉（endometrial polyps，EP）是一种增生性疾病，是由于子宫内膜腺体和纤维间质局限性增生隆起而形成的瘤样病变，由致密的纤维或平滑肌组织和紊乱的子宫内膜腺体组成，并非真正的肿瘤。患者可无症状，子宫内膜息肉可引起育龄期女性功能失调性子宫出血和30%绝经后女性阴道出血。息肉可自发消退，尤其是体积较小（＜1 cm）和无症状的绝经后女性。子宫内膜息肉可以无蒂或带蒂，20%多发性，大小从1 mm到几厘米不等。＞1 cm被认为是大息肉，息肉的最大横径大于基底部径线为带蒂息肉，带蒂息肉具有内含血管的纤维蒂，最常见于子宫角或基底部。息肉内部的囊肿是扩张的子宫内膜腺体。

子宫内膜息肉超声表现：子宫内膜弥漫性或局限性增厚，息肉多呈高回声，部分内有囊性结构，子宫内膜与肌层的界限完整、清晰。CDFI显示血管蒂有助于息肉的诊断，单根滋养动脉是功能性息肉的典型表现，但仅一半的息肉可显示血流信号（图7-1-5）。

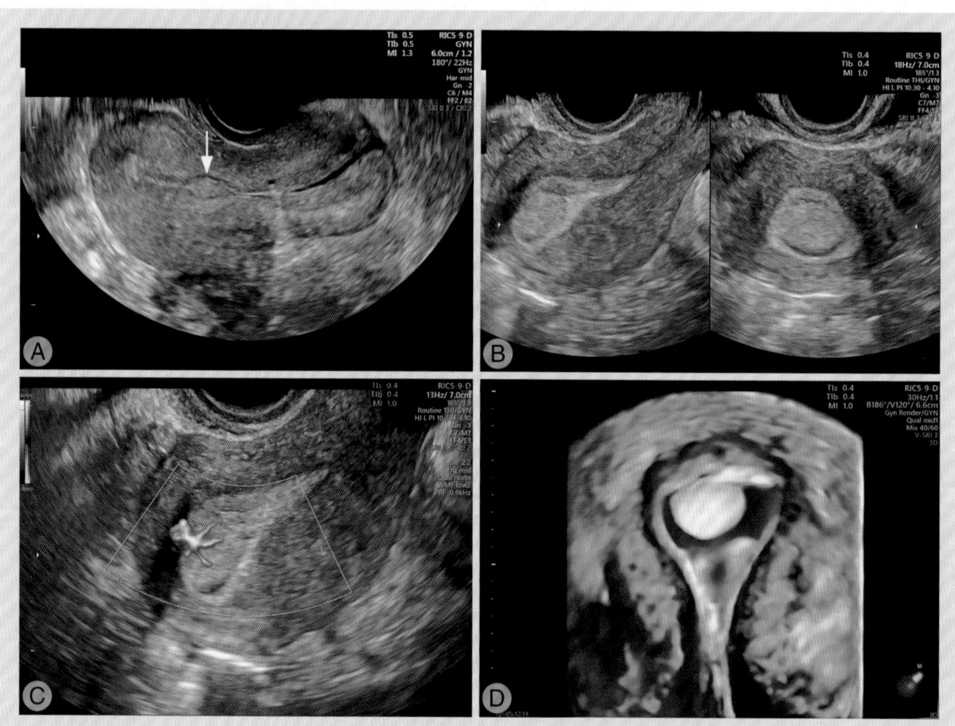

A.子宫内膜回声中断，宫腔中段见一椭圆形等回声病变（箭头）；B.宫腔内椭圆形高回声病变；C.CDFI显示宫腔病变内见分支状血流信号，来自前壁；D.宫腔负性造影三维成像HD*live*™模式显示宫腔内类圆形息肉。

图7-1-5　子宫内膜息肉

（3）先天性子宫畸形（congenital uterine anomaly，CUA）

中肾旁管是成对的胚胎期结构，通常在妊娠6周~11周融合，形成子宫、输卵管、宫颈和大部分阴道上部。然而，普通人群中0.1%~10.0%会因融合失败或管道发育异常而导致各种畸形。患者常因闭经、腹痛、流产、不孕、早产等就诊而被诊断。据统计，目前多达25%的不孕和自然流产的女性存在中肾旁管畸形，其中30%~50%的女性伴有肾发育异常。子宫轮廓和宫腔形态是诊断子宫畸形的关键影像学依据，超声可清晰显示子宫大小、形态和宫腔形态，尤其是经阴道三维超声不仅可重建子宫体及宫颈的冠状切面图像，获得子宫畸形形态学分析的最佳平面，还可清晰显示宫颈到宫底部和宫角的内膜形态，从而全面了解子宫形态与宫腔内结构关系，为子宫畸形的诊断和鉴别诊断提供准确信息。

有许多关于中肾旁管畸形的分类，目前应用最为广泛的和最著名的仍为1988年美国生育协会（American Fertility Society，AFS）的分类标准，中肾旁管发育异常分为Ⅰ~Ⅶ级（图7-1-6）。

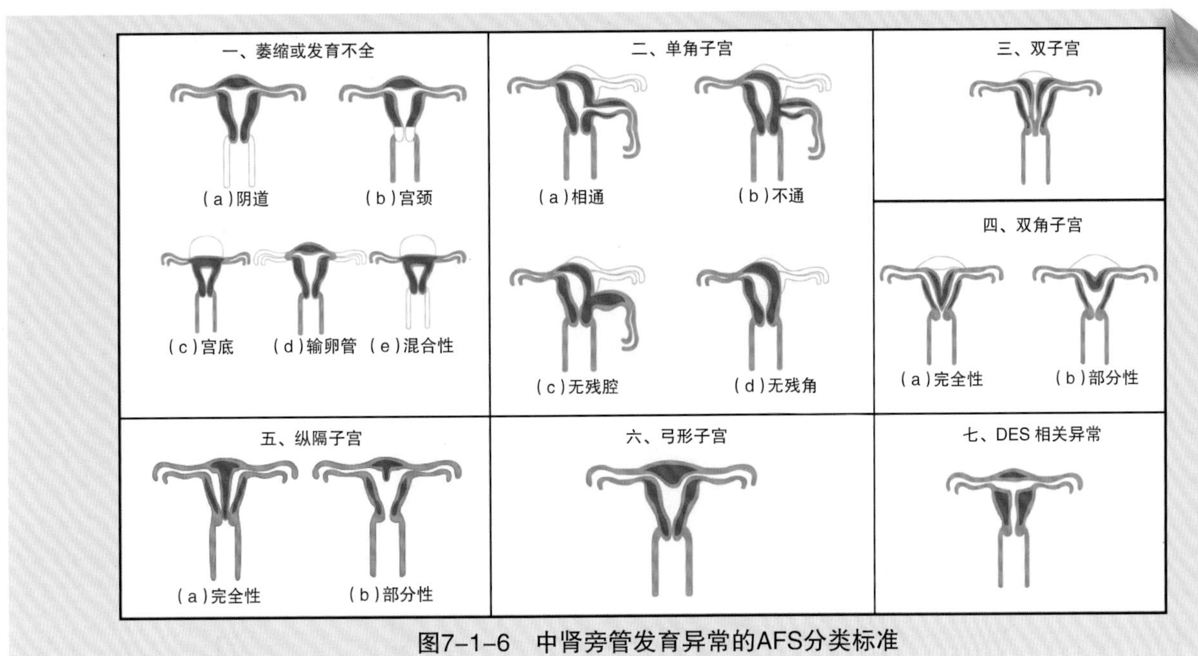

图7-1-6　中肾旁管发育异常的AFS分类标准

Ⅰ型：子宫发育不良。早期中肾旁管发育障碍可导致近段2/3的阴道、宫颈和子宫发育不全或不发育，称为先天性无阴道综合征（mayer-rokitansky-küster-hauser syndrome，MRKH），占中肾旁管异常的5%~10%。患者通常在青春期出现原发性闭经，卵巢正常，但输卵管可能闭锁，子宫通常异常。阴道发育不全，可以从完全缺如到呈盲袋状不等。相关的肾脏发育异常很常见，特别是肾缺如或肾异位。中肾旁管发育受阻也可导致子宫不发育或发育不全，可表现为阴道、宫颈、宫底、输卵管的异常或多部位的不发育或发育不全。

子宫发育不良超声表现（图7-1-7）：①先天性无子宫，膀胱后方未探及子宫回声，如果合并无阴道，则阴道内气体强回声线消失；②始基子宫，于膀胱后方探及细条状肌性回声，无子宫内膜；③幼稚子宫，子宫体积小于正常，体部较小，宫颈较长，育龄期两者比例约为1∶1或2∶3等。

Ⅱ型：单角子宫。单侧中肾旁管部分或完全不发育可导致单角子宫伴单侧输卵管，约占所有中肾旁管发育异常的4.4%，36%~40%的患者合并泌尿系统畸形。单角子宫女性发生子宫内膜异位症、早产和胎儿臀先露的风险较高。一项研究表明，单角子宫异位妊娠率为2.7%，早期妊娠流产率为24.3%，中期妊娠流产率为9.7%，早产率为20.1%，胎死率为3.8%，活产率为51.5%。部分对侧可见一残角，残角内可有内膜，也可无内膜，残角可与健侧的宫腔相通，也可不相通。如果有内膜残角与单角子宫宫腔不相通，可能会引起经血逆流，导致子宫内膜异位症。残角子宫内的异位妊娠较少见，可长到较大孕周导致大出血，危及生命。单角子宫常易误诊为小子宫，三维超声冠状切面可以帮助诊断。

单角子宫超声表现：子宫体积略小或正常，宫腔内膜呈管状或香蕉形，偏向一侧（图 7-1-8），另一侧可见残角或无残角，残角内可有积血。

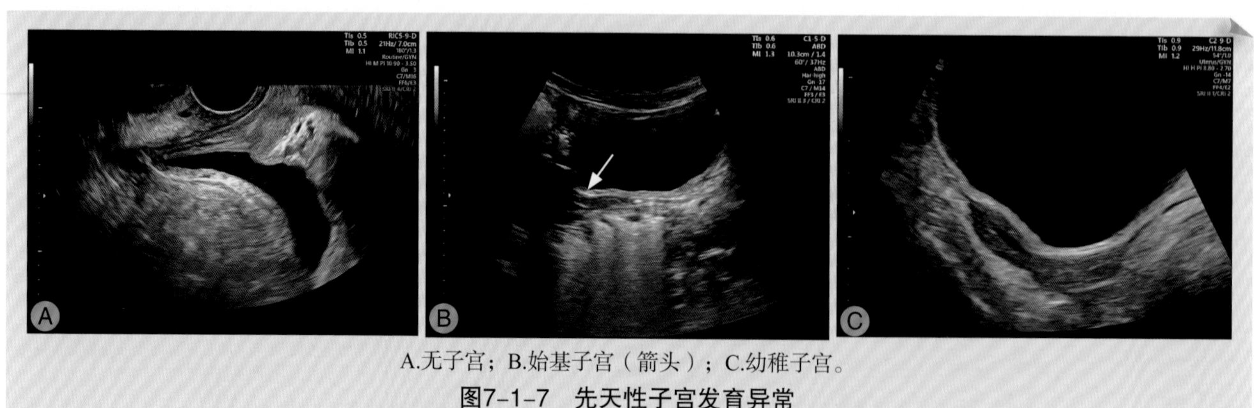

A.无子宫；B.始基子宫（箭头）；C.幼稚子宫。

图7-1-7　先天性子宫发育异常

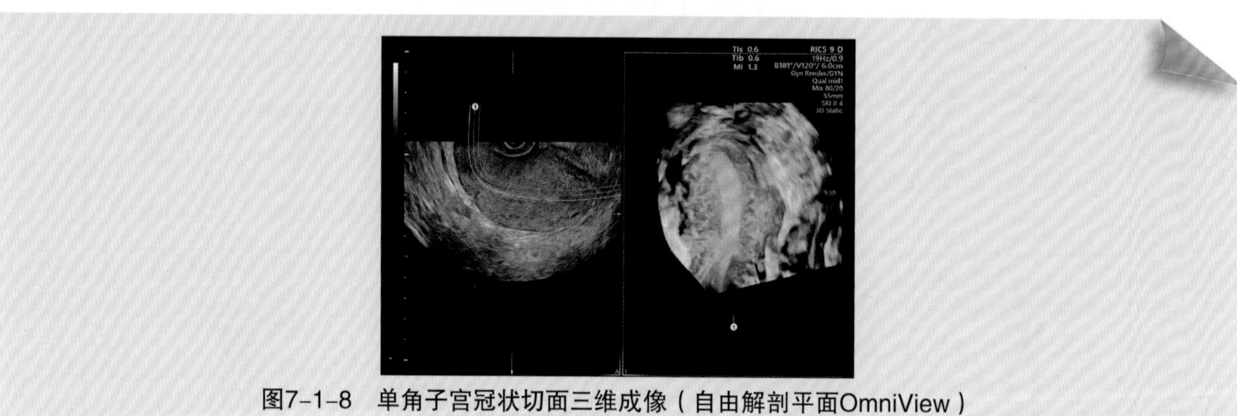

图7-1-8　单角子宫冠状切面三维成像（自由解剖平面OmniView）

Ⅲ型：双子宫。中肾旁管完全未融合，导致两个独立子宫的发育，每个子宫都有各自的宫颈，称为双子宫，在所有中肾旁管异常中约占 5%。双子宫伴发阴道纵隔或阴道斜隔很常见，阴道斜隔可导致阴道积血、痛经、盆腔包块、盆腔疼痛等症状。

双子宫超声表现：横切面显示两个子宫，两者之间有深裂隙，两宫角分离较远，纵切面见两个狭长的宫体及两个独立的宫颈，可伴有双阴道或阴道斜隔。三维超声显示两个独立的子宫内膜和宫颈，宫腔呈“双香蕉”形（图 7-1-9）。

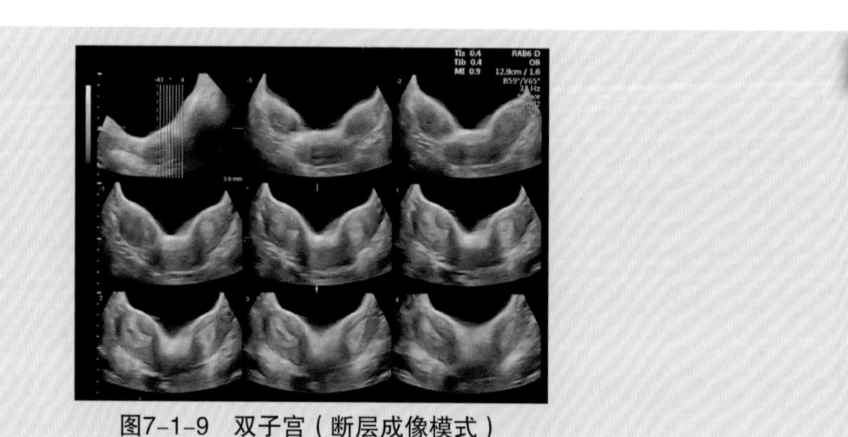

图7-1-9　双子宫（断层成像模式）

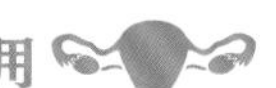

Ⅳ型：双角子宫。双侧中肾旁管部分融合而宫底不完全融合导致双角子宫和单宫颈，约占所有中肾旁管发育异常的 10%。

双角子宫超声表现：横切面显示子宫底较宽，宫底部浆膜面见明显凹陷，切迹深度＞ 1 cm，宫底部两宫角呈分叶状，两宫角间距一般＞ 4 cm。宫底部凹陷深度达到宫颈内口或以下水平，为完全双角子宫；宫底部凹陷深度达宫颈内口以上水平，为不完全双角子宫（图 7–1–10）。

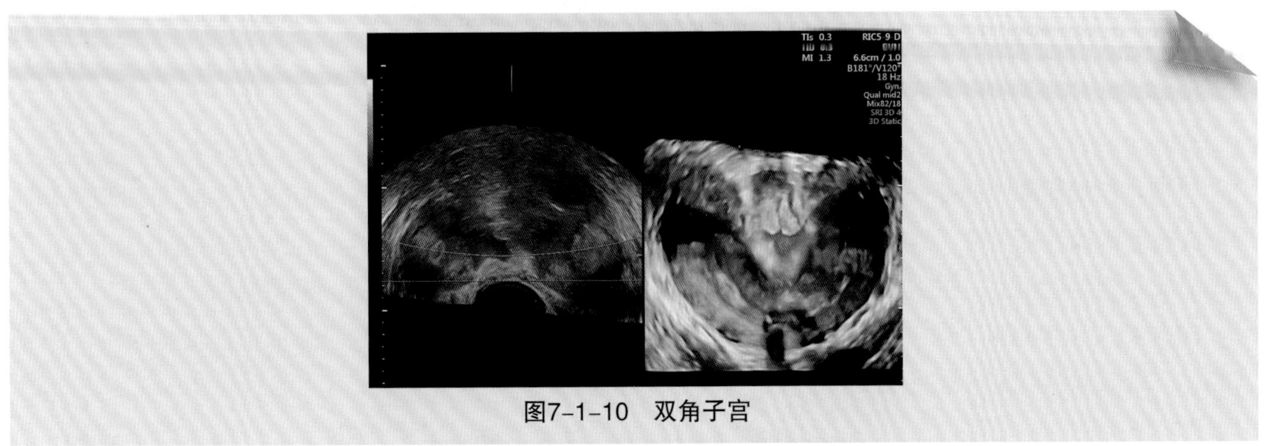

图7–1–10　双角子宫

Ⅴ型：纵隔子宫。中肾旁管完全融合后，纵隔吸收障碍，导致纵隔子宫的形成，这是最常见的一种中肾旁管发育异常，约占 55%。

纵隔子宫超声表现：横切面显示宫底较宽，两宫腔间的宫底轮廓可为凸起、扁平或轻微凹陷，凹陷深度＜ 1 cm。宫腔内见低回声肌性分隔与宫底部肌层相延续，纵隔长度＞ 1 cm，其两侧有各自的子宫内膜，内膜形态呈梭形，与双角子宫相似，两宫角间距一般＜ 4 cm。纵隔可为不完全性、完全性，不完全纵隔子宫内膜在宫颈内口以上任何部位相互融合，呈“Y”形，两侧宫角处内膜顶点与凹陷最低点连线之间的夹角＜ 90°，两宫腔于子宫下段近内口处相通；完全纵隔子宫内膜达宫颈内口或以下水平，两宫腔互不相通（图 7–1–11），部分可见双宫颈管。

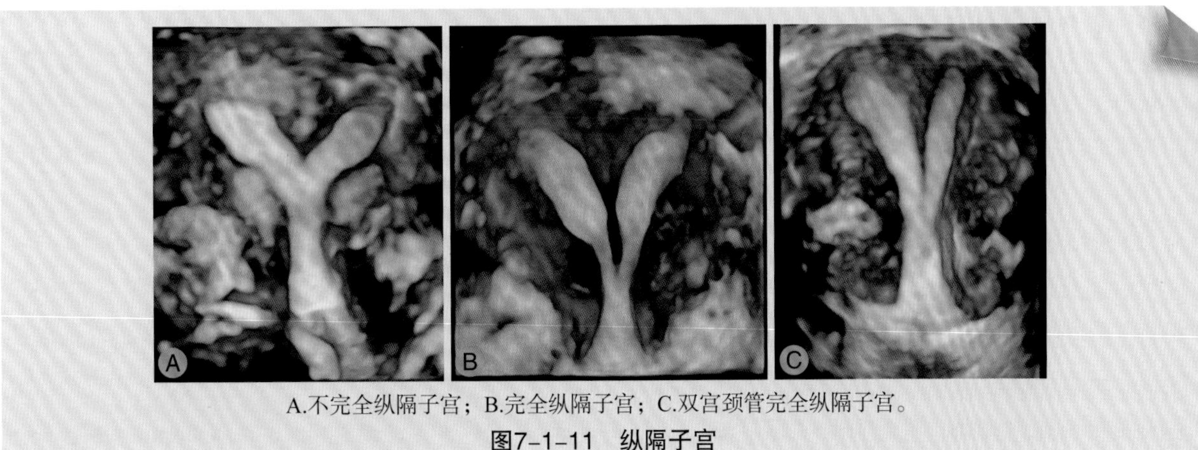

A.不完全纵隔子宫；B.完全纵隔子宫；C.双宫颈管完全纵隔子宫。

图7–1–11　纵隔子宫

Ⅵ型：弓形子宫。为正常变异，宫底部增厚的肌层轻微压向宫腔，导致宫腔底部凹陷，约占中肾旁管异常 10%。

弓状子宫超声表现：横切面显示宫底部外侧缘轻微凹陷或平坦，宫底部肌层增厚并凸向宫腔面，内膜呈弧形内凹，呈浅“V”形，内凹深度在 5～10 mm，两侧宫角处内膜顶点与凹陷最低点连线之间的夹角（两侧内膜夹角）＞ 90°（图 7–1–12）。

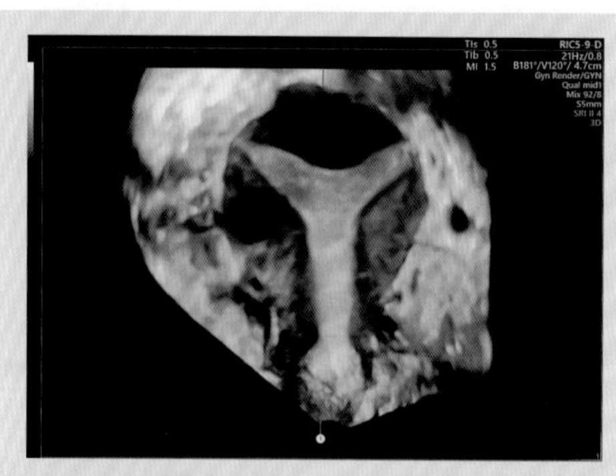

图7-1-12　弓形子宫

Ⅶ型：己烯雌酚（diethylstilbestrol，DES）相关异常。胎儿期在宫内受母体 DES 的影响可出现子宫肌层形成收缩带样发育异常，宫腔呈"T"形改变，或宫腔上端缩窄，下 2/3 增宽，可伴有阴道形成不全、阴道纵隔或一侧阴道闭锁，亦称 DES 相关异常。青春期后易发生较严重的子宫内膜异位症。

DES 相关异常超声表现：子宫内膜呈不规则"T"形小子宫。二维超声较难显示子宫收缩带和"T"形宫腔，三维成像可以显示宫腔内膜形态异常（图 7-1-13）。

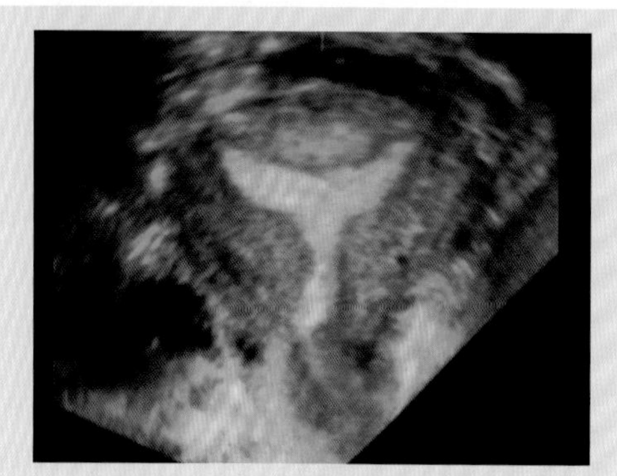

图7-1-13　DES相关异常

因先天性子宫畸形会导致不孕或在妊娠过程中出现流产、早产、胎位异常及产后胎盘滞留等不良妊娠结局，早期对子宫畸形进行分型诊断并进行针对性治疗，对改善患者不良妊娠结局有重要临床意义。纵隔子宫及双角子宫可能是所有子宫发育异常中最容易导致流产的两种类型。国外研究显示，纵隔子宫妊娠结局中自然流产约占 79%，导致流产的原因可能是纵隔组织上血管分布稀少影响胎盘形成，或宫腔内压力改变等。宫腔镜子宫纵隔切除术能明显降低术后流产率、提高活产率。

（4）宫腔粘连

宫腔粘连又称 Asherman 综合征，由于子宫内膜基底层损伤导致宫壁相互粘连，宫腔部分或全部闭塞，进而影响育龄女性月经及生育功能。宫腔粘连大多数发生在宫腔操作如诊刮术后，但也可能发生在放置宫内节育器、子宫动脉栓塞术、放射治疗、妊娠或内膜炎后，子宫内膜基底层破坏，引起宫腔部分或全部粘连。临床症状表现为腹痛、月经过少、反复流产、继发性闭经、不孕等，高达 43% 的 Asherman 综合征患者主诉妊娠困难或反复早期流产。宫腔粘连造成宫腔形态异常，子宫内膜功能降低，干扰受精卵着床及植入；另外，若粘连堵塞输卵管口，则阻碍精子与卵子结合。

宫腔粘连的诊断和分类缺乏国际通用的标准分类方法，但应用较多的有欧洲妇科内镜协会的分类方法和美国不育症协会的分类方法。按欧洲妇科内镜协会的分类如下：

- Ⅰ度：宫腔内多处有纤细的膜样粘连带，两侧宫角及输卵管开口正常。
- Ⅱ度：子宫前后壁间有致密的纤维束粘连，两侧宫角及输卵管开口可见。
- Ⅲ度：纤维索状粘连致部分宫腔及一侧宫角闭锁。

- Ⅳ度：纤维索状粘连致部分宫腔及双侧宫角闭锁。
- V_a 度：粘连带瘢痕化致宫腔极度变形及狭窄。
- V_b 度：粘连带瘢痕化致宫腔完全消失。

Ⅰ～Ⅱ度粘连为轻度粘连，Ⅲ度粘连为中度粘连，Ⅳ～Ⅴ度粘连为重度粘连。

目前认为宫腔镜是诊断宫腔粘连的金标准，既往宫腔粘连主要依靠 HSG 和宫腔镜检查。随着阴道超声的发展，超声也广泛应用于宫腔粘连的诊断和筛查，特别是经阴道三维超声应用弥补了二维超声的不足，提高了宫腔粘连诊断的准确性。

宫腔粘连超声表现：子宫内膜厚薄不均，宫腔粘连处内膜菲薄，中央线连续性中断、消失，粘连以外内膜回声正常。宫腔有积血或积液时，显示宫腔分离或宫腔内有无回声区。宫腔广泛粘连时宫腔内膜菲薄、呈线状、连续性中断，无周期性改变，或为不规则高回声。宫腔冠状面三维成像有助于呈现宫腔粘连的位置、面积及形态（图 7-1-14，图 7-1-15，视频 7-1-1）。

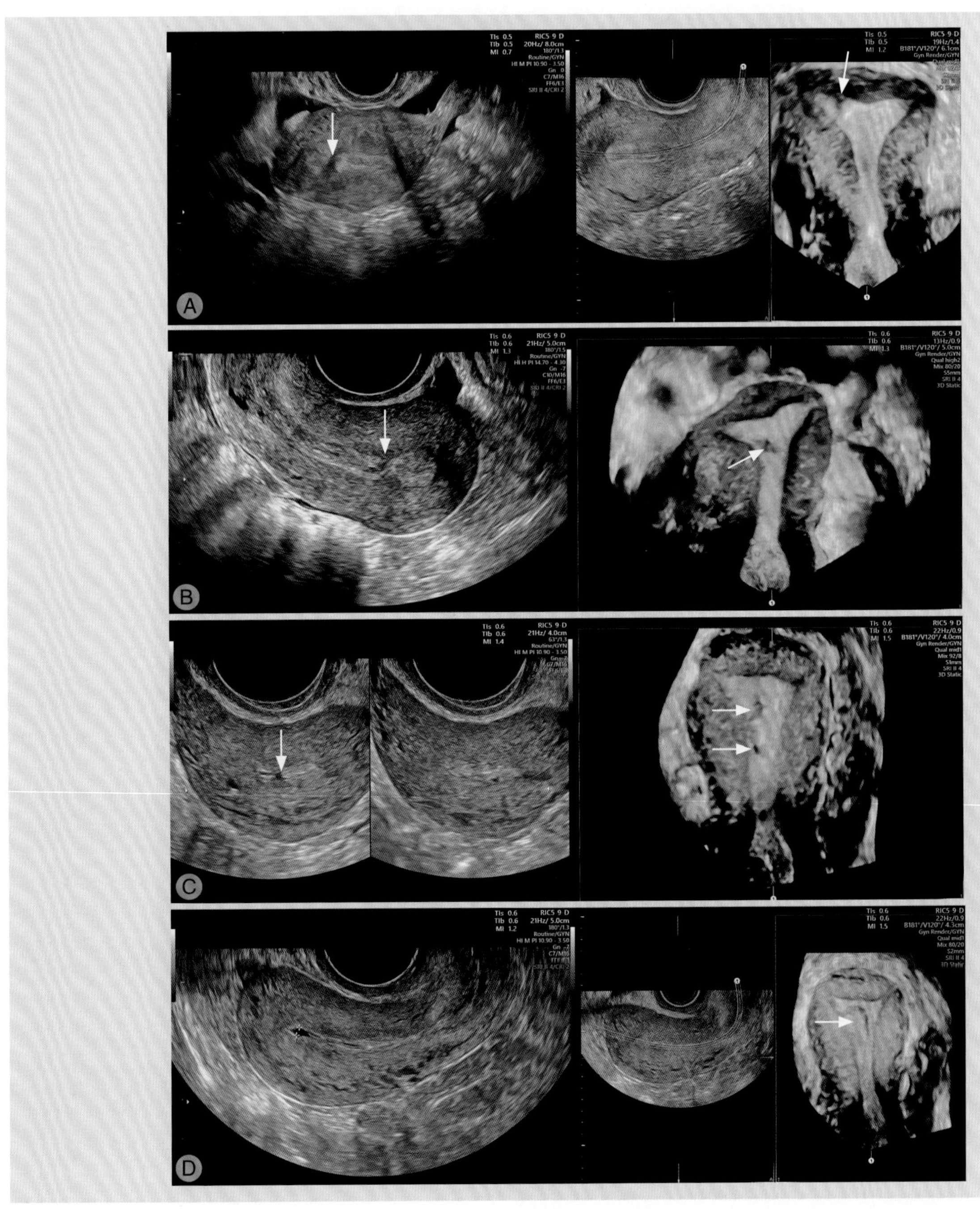

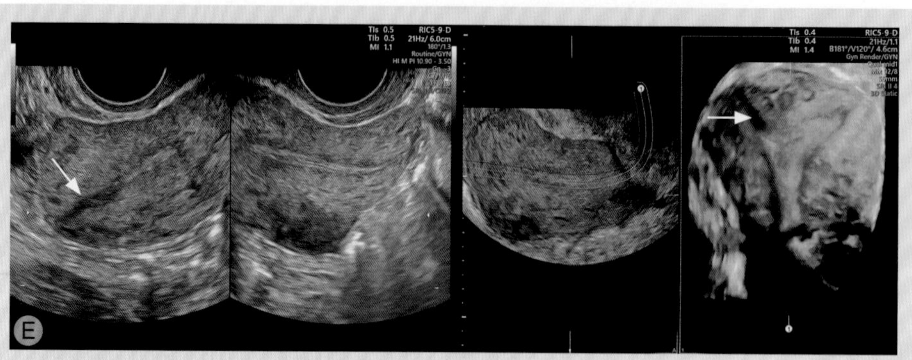

A.右侧宫角粘连（箭头）；B.宫腔上段粘连（箭头）；C.宫腔中部多处粘连（箭头）；D.宫腔中部片状粘连（箭头）；E.右侧宫角粘连（箭头）。

图 7-1-14　宫腔粘连

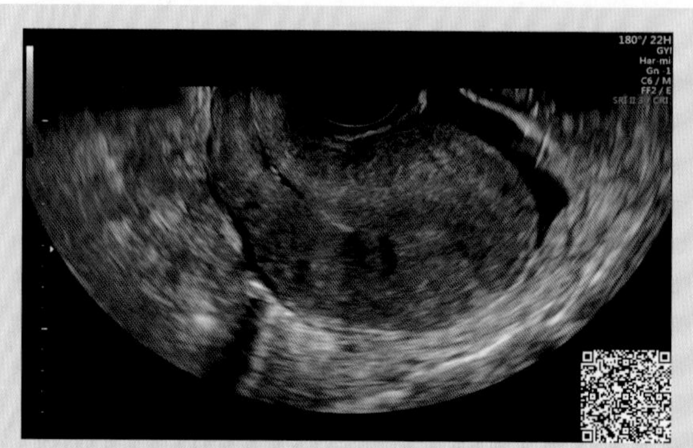

视频7-1-1　宫腔粘连

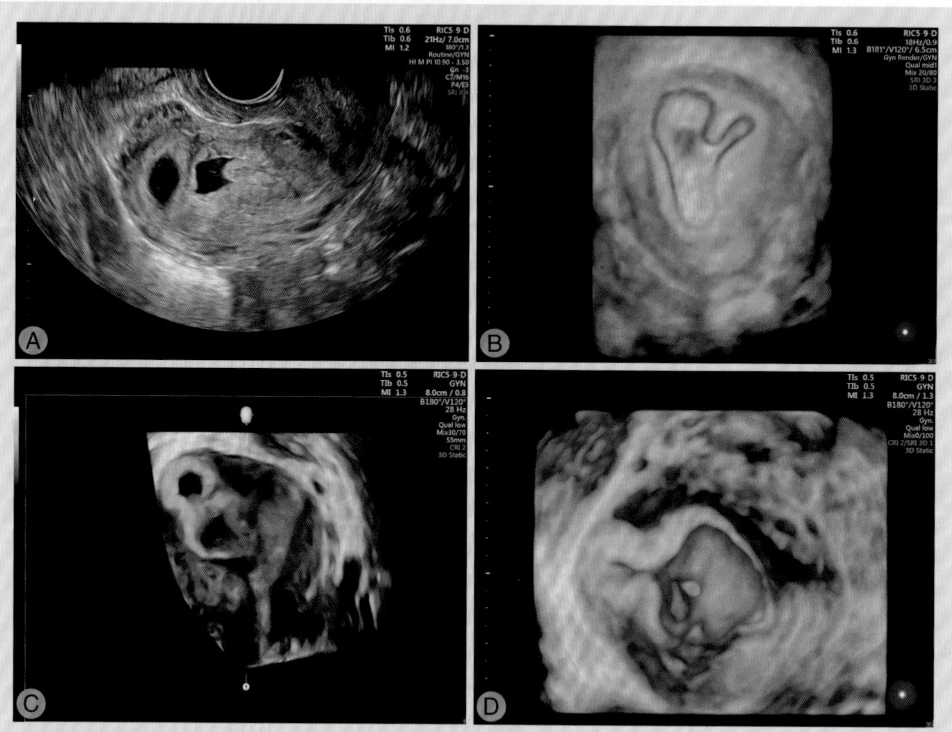

A、B.患者27岁宫腔粘连术后妊娠，宫内孕囊形态异常，前后壁肌层局部相连呈低回声带（图A），三维成像显示孕囊形态异常，局部凹陷（图B）；C、D.患者29岁宫腔粘连术后妊娠，子宫冠状面三维成像，孕囊位于右侧宫角，呈哑铃形（图C），三维成像孕囊形态不规则，局部缩窄（图D）。

图7-1-15　宫腔粘连合并宫腔内早孕

 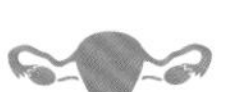

2. 子宫肌瘤

子宫肌瘤（myoma of uterus）是良性平滑肌肿瘤，内含数量不等的纤维组织，为女性生殖道中最常见的肿瘤。据报道，子宫肌瘤在育龄女性中发病率高达60%，在女性一生中发病率高达80%。合并子宫肌瘤的亚裔不孕女性占5%～10%，其中仅因子宫肌瘤造成不孕的占2%～3%。危险因素包括肥胖、月经初潮年龄较早和饮食富含红肉，可能有遗传倾向。子宫肌瘤的生长依赖于激素水平，因其含有比子宫肌层更多的雌激素和孕激素受体。绝大多数肌瘤位于肌壁间、黏膜下和浆膜下。这些肿瘤常为多发并导致子宫增大，子宫浆膜呈分叶状。临床症状主要与位置和大小有关，多表现为：触及盆腔包块、子宫增大、盆腔疼痛、贫血、功能失调性子宫出血等。黏膜下肌瘤可表现为月经过多、月经频发甚至贫血，最终需要切除治疗。

超声检查需识别与记录主要肌瘤的位置，尤其是其与宫腔和子宫下段的关系。挤压或凸入宫腔的子宫肌瘤（黏膜下肌瘤）压迫内膜干扰受精卵着床，降低了子宫内膜容受性，可能对妊娠有不利影响，也可导致输卵管和宫颈管机械性梗阻。黏膜下肌瘤患者的早孕期妊娠丢失率增加，而切除黏膜下肌瘤后生育能力增加。因此在不孕症患者造影前需仔细评估是否存在黏膜下肌瘤。浆膜下肌瘤似乎并不影响妊娠率，肌壁间肌瘤对妊娠的影响还不清楚，有研究提示，肌壁间肌瘤对子宫蠕动有不利影响，而过频的子宫蠕动与妊娠率降低相关，患有肌壁间肌瘤的患者有较高的流产率。三维超声有助于显示瘤体的位置，生理盐水灌注声学造影可提供更精确的宫腔信息，并提示可能存在的黏膜下肌瘤。

子宫肌瘤超声表现：边界清晰的实性包块，内部回声多样性，但大多数呈低回声。直径较大的肌瘤超声显示为不均质回声，可呈典型的漩涡结构、边缘折射、后伴声影和局部区域钙化灶或囊性无回声。黏膜下肌瘤超声表现：子宫大小可正常，宫腔线弯曲变形，宫腔内见低或中等回声团块，形态多呈椭圆形，边界较清晰，内回声均匀；基底部内膜连续中断，带蒂的肌瘤可脱入宫颈管内；CDFI于基底部内可探及条状血流信号，与子宫肌壁相连；脉冲多普勒显示为动、静脉血流，动脉血流阻力指数中等（图7-1-16）。

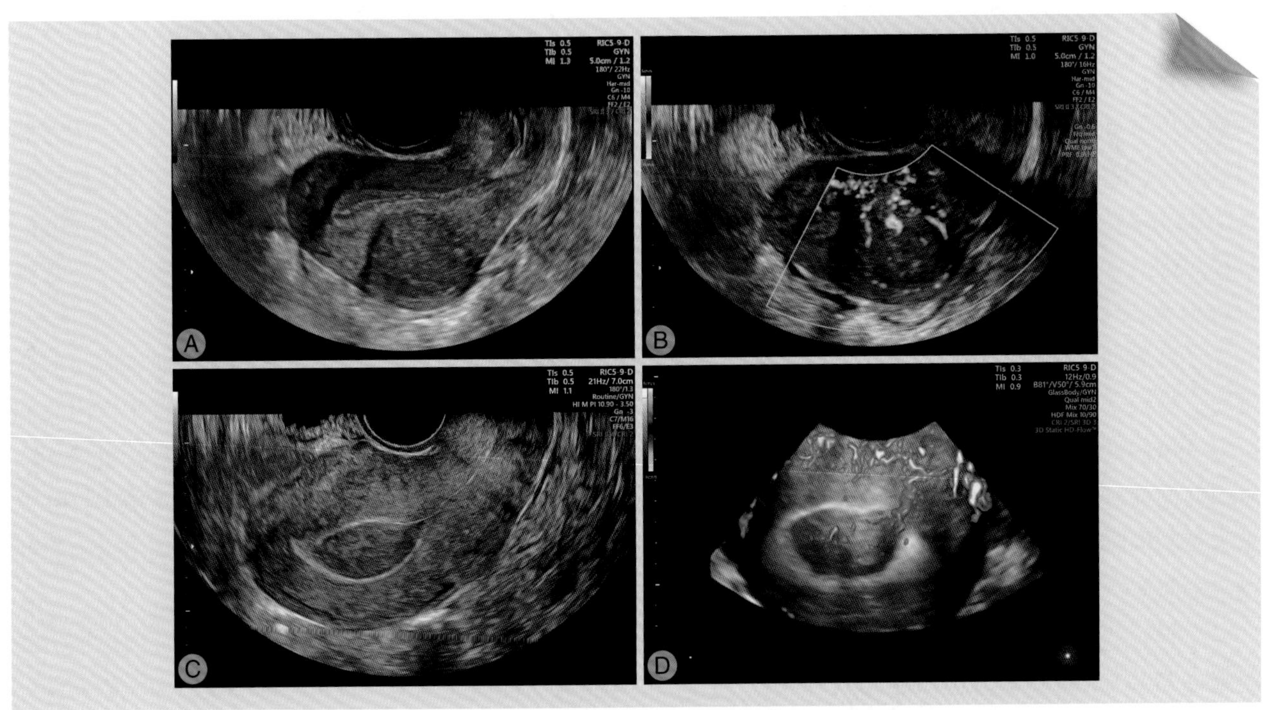

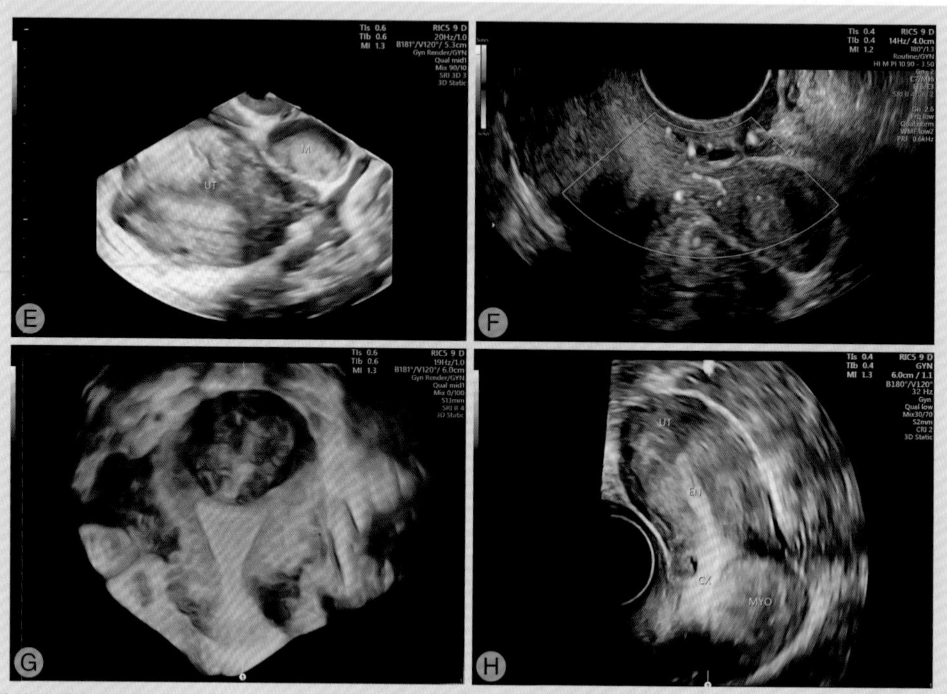

A.子宫后壁肌壁间肌瘤；B.CDFI显示肌瘤周边环绕血流信号，内部散在血流信号；C.子宫黏膜下肌瘤，二维超声显示宫腔内实性等回声团块；D.CDFI显示团块内丰富血流信号自宫底肌层进入；E.左侧浆膜下子宫肌瘤；F.浆膜下肌瘤血供来源于子宫左侧壁；G.三维子宫冠状面成像显示宫底肌层子宫肌瘤；H.三维子宫矢状面成像显示宫颈后壁肌瘤。

图7-1-16　子宫肌瘤

3. 子宫腺肌病

子宫腺肌病（adenomyosis，AM）是子宫内膜腺体和间质侵入邻近子宫肌层所致。发病机制较为公认的有两种：一种是子宫内膜与肌层交界处基底膜有缺陷或缺失；另一种是子宫内膜通过淋巴管或血管途径迁移。可能的风险因素包括子宫创伤，如分娩、放置宫内节育器、慢性子宫内膜炎和雌激素过多。子宫腺肌病在一般女性人群中发病率为 20%～30%，呈上升趋势，高达 70% 的子宫切除标本中可发现该病。常见于中年经产妇，在未产或绝经后患者中非常少见。多数患者无症状，常见的症状包括子宫压痛、痛经、月经过多、子宫增大。子宫腺肌病与子宫内膜异位症密切相关，在 36 岁以下的患者中尤为多见。子宫腺肌病患者临床妊娠率下降，早期妊娠丢失风险升高。

子宫腺肌病影像学特征源于子宫肌层内存在异位的内膜腺体，以及周围密集包裹的平滑肌细胞呈间质反应，导致子宫呈球形增大，不形成孤立的肿块或轮廓变形。子宫内膜从基底层侵入肌层导致子宫内膜回声复合体假性增宽，侵入内膜组织的肌层回声不均，表现为回声增强或减低。低回声条纹放射状贯穿病变组织并向后延伸，是大量平滑肌肥大引起的边缘声影。子宫内膜下肌层常出现小囊样无回声，病理检查显示为子宫内膜腺体扩张，特别是在月经周期的分泌期。高回声病灶可为线状或结节状，直接从子宫内膜伸入子宫肌层，被认为是异位的子宫内膜组织。

子宫腺肌病超声表现：子宫呈球形增大，肌层回声不均匀，肌壁间可见细小无回声暗区。内膜下声晕增厚且不规则，可呈弥漫性或局限性，内膜与肌层界限不清晰，间质线消失。也可表现为子宫肌层不对称性增厚，肌层回声不均，内膜下肌层囊肿、结节或条纹状回声，贯穿肌层的栅栏样放射状暗纹（图 7-1-17A，图 7-1-17B）。子宫大小和内部回声随月经周期常有变化。

局灶性子宫腺肌病声像图表现不典型，为子宫肌层内局灶性不均匀回声区，边界不清，其内可有圆形或类圆形无回声区。当子宫腺肌病合并子宫肌瘤与局灶性子宫腺肌病难以区分时，经静脉子宫声学造影对鉴别诊断有帮助，注射造影剂后子宫肌瘤为自包膜向内部增强，包膜消退晚于内部，而子宫腺肌病为弥漫性增强（图 7–1–17C，图 7–1–17D）。CDFI 显示子宫腺肌病病变区布满弥漫性增生的血管，血流分布紊乱，无肿块周围环状血流环绕现象，此点与子宫肌瘤的血流分布特征不同（图 7–1–17E，图 7–1–17F）。

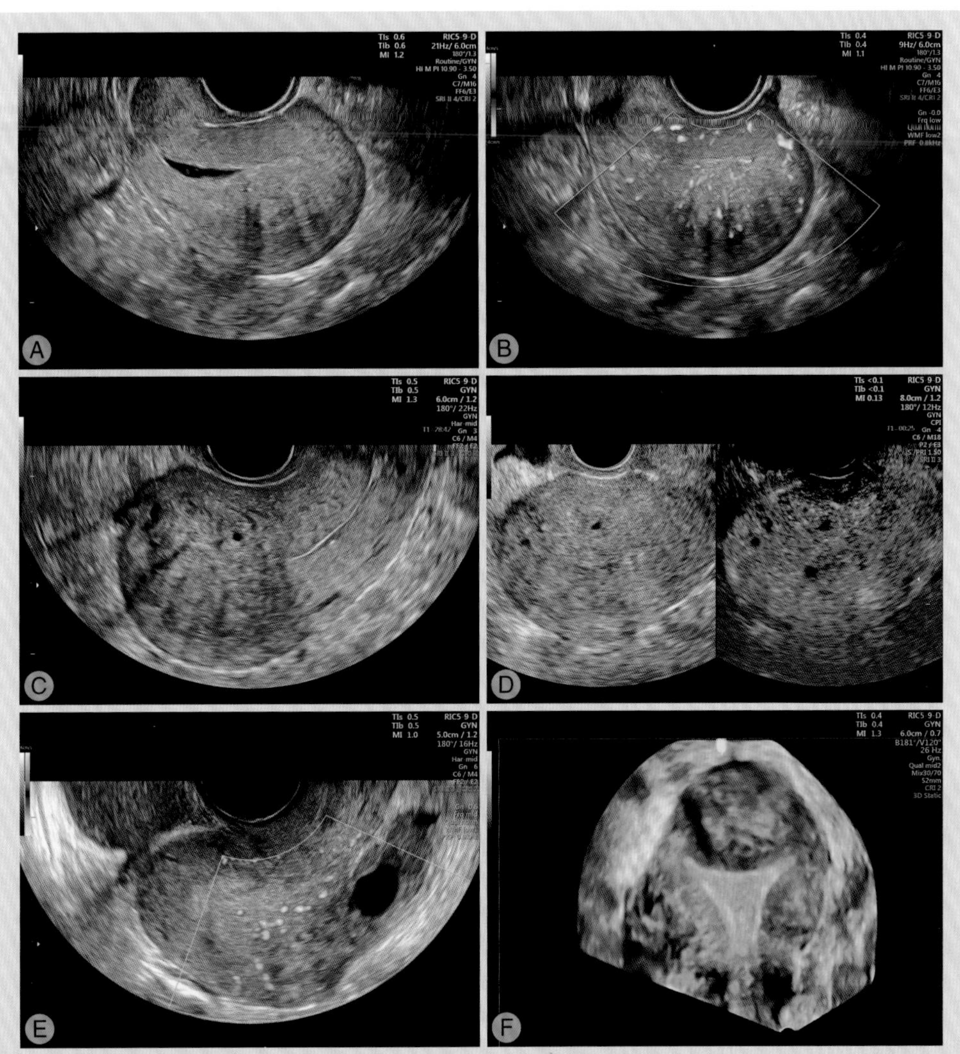

A.后位子宫，子宫前壁肌层回声不均，前后壁子宫肌层不对称，肌层栅栏样声影；B.前壁肌层低回声区血流分布紊乱；C.宫底肌层回声减低不均、见细小无回声及栅栏样声影；D.超声造影显示弥漫性增强，内有细小无增强区；E.子宫后壁增厚，后壁肌层不规则低回声区，与浆膜外低回声区延续，分界不清，血流分布紊乱；F.宫底局限性低回声，有成团趋势。

图7–1–17　子宫腺肌病

4. 子宫瘢痕憩室

子宫瘢痕憩室（cesarean scar diverticulum，CSD）是剖宫产术后远期并发症之一，指剖宫产术后子宫切口愈合不良，瘢痕处肌层变薄，形成与宫腔相通的凹陷或腔隙，导致部分患者出现一系列相关的临床症状。子宫瘢痕憩室不仅是孕期子宫瘢痕撕裂的高危因素，也是引起女性不孕的因素之一。瘢痕憩室处经血容易淤积，淤积的经血易引起宫颈黏液栓和妨碍精子通过宫颈管，影响胚胎种植，或胚胎种植于瘢痕憩室内，发生胎盘植入，引起瘢痕破裂出血。主要临床症状为异常阴道流血、继发性不孕、慢性盆腔炎、经期腹痛等。

子宫瘢痕憩室超声表现：剖宫产切口愈合良好时，非妊娠期超声显示瘢痕呈细条状等回声或低回声，可有声影，局部有或无内膜回声。形成瘢痕憩室时，超声显示切口区域局部呈半圆形、三角形或不规则形无回声或低回声，有经血残留于憩室内时，可呈等回声改变，内回声略不均匀，局部残余肌层明显变薄或回声缺失，浆膜层平整或向外凸出（图 7–1–18）。三维成像有助于观察憩室整体形态，宫腔造影有助于诊断。

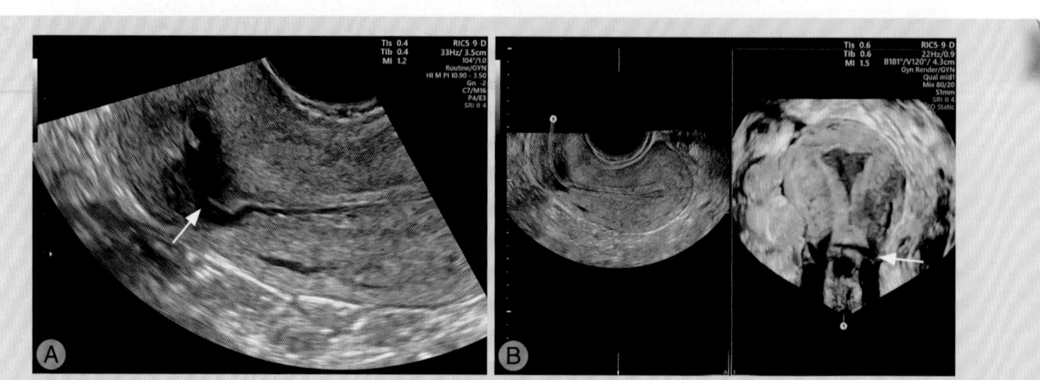

A.经阴道二维超声显示子宫前壁下段三角形无回声，肌层部分缺失（箭头）；B.宫腔三维成像显示子宫下段横向无回声区为肌层缺失部位（箭头）。

图7–1–18　子宫瘢痕憩室

5. 超声评估子宫操作技巧

（1）先将探头放置在阴道外口处，横切扫查，指向背侧观察肛门括约肌横断面及外阴处软组织，90°旋转探头，缓慢进入阴道，观察阴道壁、阴道内是否有异常回声。此手法不容易漏诊阴道壁囊肿、阴道壁钙化灶及脱落到阴道内的黏膜下肌瘤（图 7–1–19）。

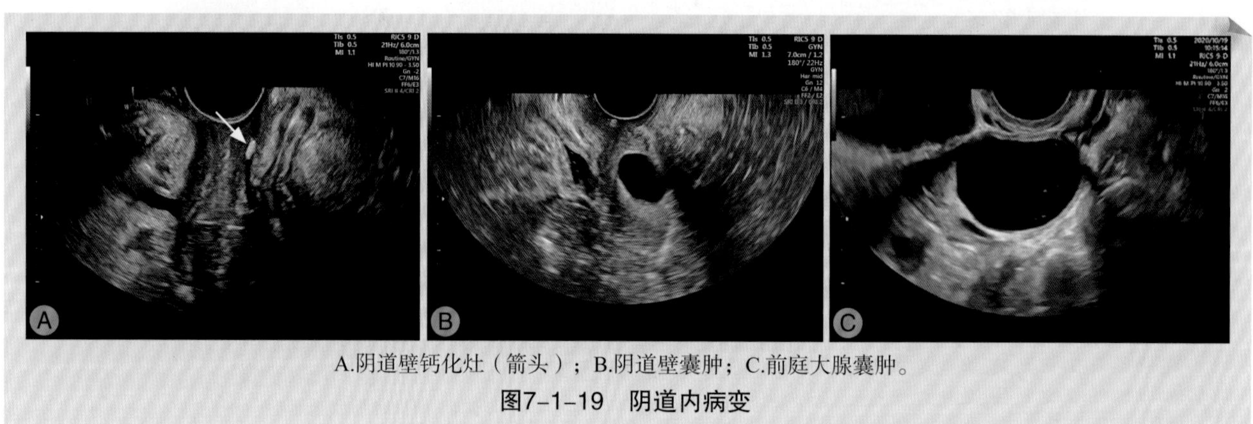

A.阴道壁钙化灶（箭头）；B.阴道壁囊肿；C.前庭大腺囊肿。

图7–1–19　阴道内病变

（2）子宫内膜厚度的测量应在正中矢状面，如果成像倾斜或太靠近宫角会导致子宫内膜厚度被高估，图像是否为正中矢状面可根据子宫内膜与宫颈管黏膜是否相连来进行判断。如果子宫内膜出现不对称形状，如三角形、球状、椭圆形或圆柱形，成像切面可能偏离了正中轴线。

（3）评估在矢状面和横断面上都需进行。对于子宫肌层需仔细观察是否回声不均，并询问病史及临床症状，排除局灶性子宫腺肌病的存在。

（4）三维冠状面宫腔成像对明确子宫发育异常的分类极有帮助，可直接观察宫底部轮廓、宫腔形态、两宫角间隔，同时评估宫腔内部形态及子宫外部轮廓，尤其是对于分类从弓形子宫到双子宫的先天性子宫畸形优势明显。自由解剖平面更加容易顺应解剖结构，获得宫腔冠状面的真实切面，便于测量。

（5）子宫三维成像采集起始切面应为子宫正中矢状面，当双子宫正中矢状面不足以包含双侧子宫时，可采用横切面作为起始切面采集，此时左右范围更广，利于双侧子宫包含在同一容积框内。如果高度怀疑子宫发育异常但未能确诊，在分泌期重复二维和三维成像可能有帮助，因为此期子宫内膜增厚并且呈高回声，更易于观察。

（6）三维冠状面宫腔成像对诊断宫腔粘连同样有很大的帮助，可以更加明显地显示宫腔粘连的部位、范围及面积。

（7）三维容积成像有助于展示瘤体的中心位置，对子宫肌瘤与子宫内膜、肌层、浆膜的关系可立体展示，有助于医师与患者的沟通及术式的选择。

（8）三维容积成像对于子宫瘢痕憩室同样适用，特别对于不对称的憩室，在多平面模式中可以更好地观察憩室的范围、径线、残余肌层厚度。对于憩室的观察为月经后期或增殖早期憩室部位内膜较薄时最佳。

（9）子宫活动度的判断是基础检查中的重要环节，尤其适用于可疑子宫内膜异位症的患者。对于前盆腔需用手在腹部加压，中后盆腔探头直接轻轻推压，在实时超声图像中观察子宫活动状态。观察不仅需要在矢状切面进行，横切面下的左侧盆腔、中部盆腔、右侧盆腔均需进行判断，同时询问有无触痛感。盆腔无粘连时，子宫与周边组织活动性好，“滑动征”阳性；盆腔粘连时，子宫与周边组织活动性差，出现同步移动，“滑动征”阴性。可以使用弹性成像帮助诊断（图 7-1-20）。

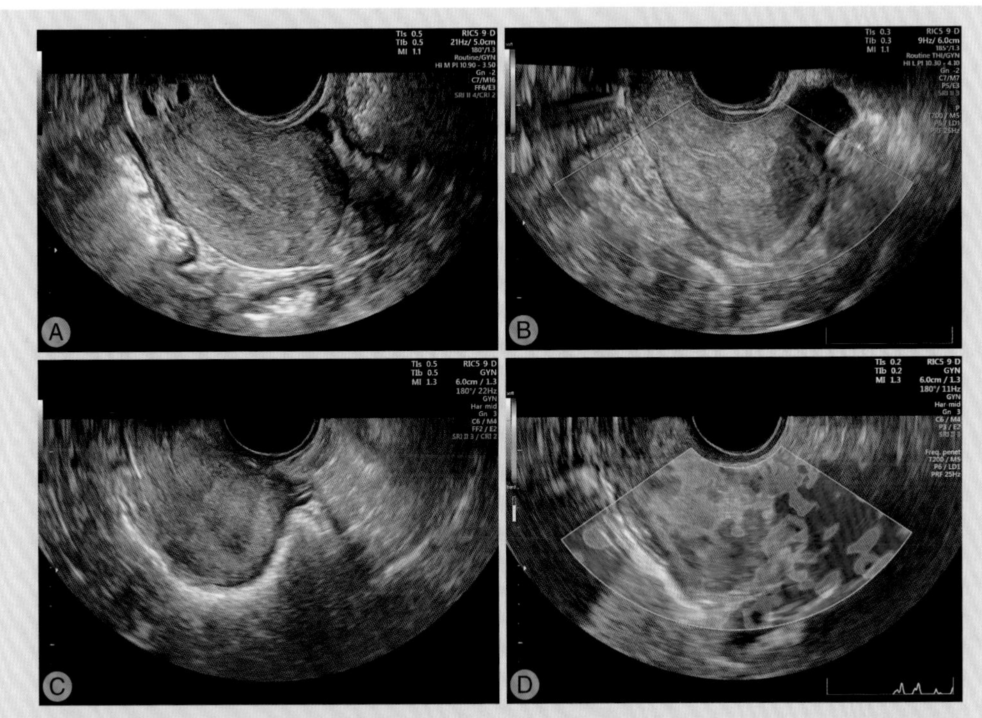

A.后位子宫，子宫浆膜层正常；B.弹性成像显示子宫与周边组织间纤细红色弧线状结构；C.盆腔粘连患者宫底及后壁浆膜层回声减低、增厚且厚薄不均；D.弹性成像显示宫底及后壁无完整红色弧线状结构。

图7-1-20　盆腔粘连弹性成像

（10）子宫浆膜层在盆腔炎性病变的时候可出现增厚、回声减低。盆腔内存在少量液体时部分可发现膜状粘连带，此时子宫活动度未必会受到明显影响（图 7-1-21）。

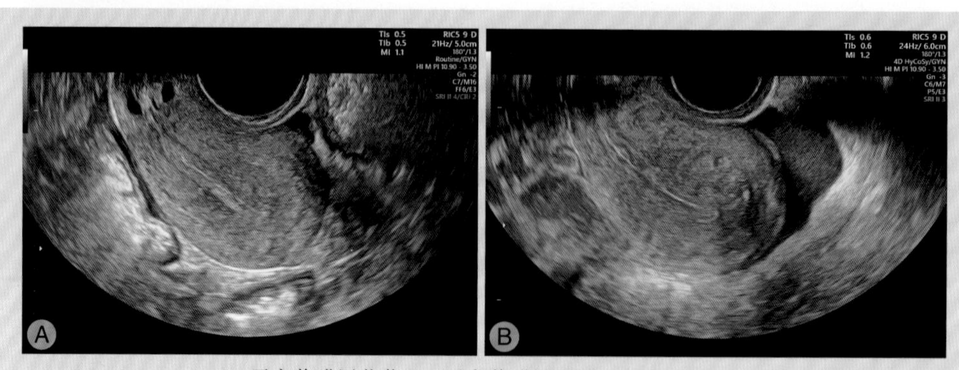

A.子宫浆膜层菲薄；B.子宫浆膜层增厚，回声减低。

图7-1-21　子宫浆膜层

二、超声评估卵巢

通过基础超声检查进行卵巢评估并筛查有无异常。在月经周期的早期阶段，正常卵巢内显示多个窦卵泡，其径线为 2 ~ 9 mm。窦卵泡计数与生育力、卵巢刺激反应和妊娠率密切相关。在月经第 2 ~第 4 天扫查，发现窦卵泡计数低至 4 ~ 10 个提示卵巢储备功能减退，对预测助孕治疗结局有一定意义。卵巢储备功能减退的高危因素包括年龄超过 35 岁、单侧卵巢、既往盆腔放射治疗或化疗，以及家族中存在早绝经个体等情况。

经阴道超声检查需评估卵巢的活动性。正常卵巢活动性好，无论用超声探头直接推压或用手在患者腹部加压，均能使卵巢在实时超声图像中呈现滑动状态，如果卵巢始终固定在某一位置，提示盆腔粘连可能，多与子宫内膜异位症、既往手术史、感染相关。这些粘连可能影响输卵管通畅性及伞端开口的拾卵功能。

1. 多囊卵巢综合征

多囊卵巢综合征（polycystic ovary syndrome ，PCOS）是育龄期妇女不排卵的最常见原因，又称为 Stein-Leventhal 综合征，是一种女性内分泌疾病，主要是由内分泌紊乱导致长期无排卵和雄激素分泌过盛引起。典型临床表现为闭经、多毛和肥胖，但仅有半数患者表现为此三联症。PCOS 患者发生无排卵和不孕症的风险增加。

PCOS 的诊断一直是本领域专家争论的焦点，目前全球较为公认的标准为 2013 年由欧洲人类生殖与胚胎学会 / 美国生殖医学学会（ESHRE/ASRM）共同制订的鹿特丹诊断标准，分为以下三条，三条中符合两条，并排除其他疾病即可诊断。

（1）稀发排卵或无排卵：①初潮 2 ~ 3 年不能建立规律月经；闭经（停经时间超过 3 个以往月经周期或≥ 6 个月）；月经稀发，即周期≥ 35 天及每年≥ 3 个月不排卵者；②月经规律并不能作为判断有排卵的证据；③基础体温（BBT）、超声监测排卵、月经后半期黄体酮测定等方法有助于判断是否有排卵。

（2）高雄激素血症和（或）高雄激素体征：①临床表现：痤疮（复发性痤疮，常位于额、双颊、鼻及下颌等部位）、多毛（上唇、下颌、乳晕周围、下腹正中线等部位出现粗硬毛发）；②生化指标：总睾酮、游离睾酮指数或游离睾酮高于实验室参考正常值。

（3）超声诊断标准：一侧或双侧卵巢中直径 2 ~ 9 mm 的卵泡≥ 12 个，和（或）卵巢体积≥ 10 mL。

随着超声设备与技术的飞速发展，图像质量及分辨率的提高，健康女性正常卵巢内常可发现≥ 12 个小卵泡，因此过于依赖鹿特丹标准可能导致 PCOS 过度诊断。一个鹿特丹标准的改良研究提示：采用最先进、高分辨率超声设备时，PCOS 诊断阈值可提高至≥ 25 个小卵泡。需要注意的是，PCOS 是临床诊断，而超声表现不应该与其他标准分离，否则将导致诊断敏感度和特异度下降。

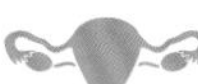

PCOS 超声表现：卵巢体积增大，卵巢包膜可增厚，外周多发小卵泡，卵泡排列于卵巢周边或分布于整个卵巢，卵巢间质回声增强。有研究显示，97% 的多囊卵巢患者有多个闭锁卵泡，64% 患者卵巢包膜增厚（图 7–1–22）。

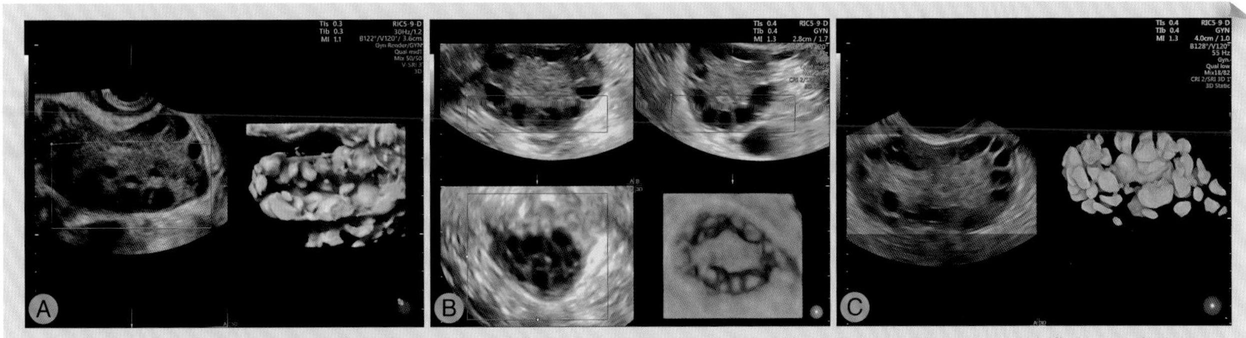

A.卵巢三维容积成像显示卵泡数目增多，外周多发小卵泡；B.卵巢三维容积成像Rander模式下的反转模式显示卵泡数目；C.卵巢三维容积成像Rander模式下的反转模式及透明模式显示卵泡数目。

图7–1–22　多囊卵巢

2. 早发性卵巢功能不全

卵巢早衰（premature ovarian failure，POF）是指卵巢功能衰竭所导致的 40 岁之前即闭经的现象。发病率为 0.3% ~ 3%，占原发性闭经的 20% ~ 25%，继发性闭经的 10% ~ 20%。为提早诊断及让患病女性尽早接受相关治疗，卵巢早衰的名称在 2016 年被更改为早发性卵巢功能不全（premature ovarian insufficiency，POI）。大多数 POI 病因不明，目前发现的病因有遗传因素、免疫因素和医源性因素等。有研究资料显示染色体突变，如卵泡刺激素（FSH）、黄体生成素（LH）及其受体变异，17α – 羟化酶、17– 碳链裂解酶、20– 碳链裂解酶等缺乏引起代谢异常或药物作用、物理化学性损害、手术、放疗、化疗等因素损伤卵巢，病毒感染及免疫性因素等是可能的原因。这些因素会使卵巢先天性卵细胞数量减少，或使其闭锁加速，或被直接破坏，导致卵泡过早用尽。

POI 的典型临床表现为过早绝经、高促性腺激素、低雌激素血症。患者在 40 岁以前出现月经紊乱或停经 4 个月以上，如月经稀发、经期缩短、经量减少甚至闭经，或月经规律者突然不来月经；原发性或继发性不孕，以继发性多见；由于早绝经，可出现绝经期表现，如潮红、烘热、出汗、情绪改变、感觉异常、失眠、记忆力减退、老年性阴道炎、生殖器官萎缩等；部分可伴发自身免疫性疾病的临床表现，如桥本甲状腺炎、重症肌无力、系统性红斑狼疮等相应症状与体征；间隔 4 周以上至少 2 次 FSH 水平＞ 25 U/L；基础体温单相，宫颈黏液评分低，阴道脱落细胞学检查提示雌激素水平低落。

POI 的诊断标准：女性在＜ 40 岁时出现≥ 4 个月的停经或月经稀发，并有连续 2 次间隔 4 周以上的 FSH ＞ 25 U/L 即可诊断为 POI。辅助参考指标：血清 AMH ＜ 1.1 ng/mL；经阴道超声检查示双侧卵巢体积较正常小，双侧卵巢直径 2 ~ 10 mm 的窦状卵泡数之和＜ 5 个。

POI 超声表现：子宫体积小，双侧卵巢测值小于生育期妇女，内无卵泡回声或双侧卵巢内直径 2 ~ 10 mm 的窦状卵泡数之和＜ 5 ~ 7 个，连续监测未见卵泡发育（图 7–1–23）。CDFI 显示卵巢内血流信号明显减少。

3. 排卵监测

超声在检查卵泡发育过程中扮演重要角色，在月经周期中一般于月经第 10 天开始监测。卵泡期卵巢内见多个圆形有一定张力的无回声卵泡，随着卵泡的生长发育通常仅有一个卵泡发育成优势卵泡，直径达 15 mm，闭锁卵泡的直径＜ 15 mm。观察到优势卵泡后最佳监测频率应每天 1 次，卵泡平均以每日 2 mm 的速度增长，排卵前直径达 18 ~ 20 mm 并明显突出于卵巢表面，优势卵泡直径达到 20 mm 时，排卵即将发生。CDFI 显示优势卵泡周围环状血流信号，呈低阻力型。约 20% 的成熟卵泡在排卵前 1 天，可见点状

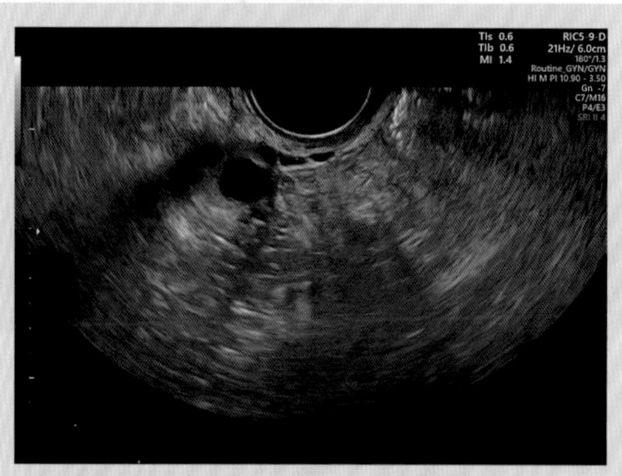

患者31岁，原发性不孕，不孕6个月。

图7-1-23　卵泡数量少

实性回声卵丘图像表现，预测排卵将发生在24小时内。卵丘的出现意味着卵泡排卵过程即将开始，是超声观察排卵的较为可靠的指标。排卵后，卵丘消失，卵泡边缘皱缩，内可见细小点状稍高回声，则进入黄体期。黄体大多呈均匀等回声结构，周围可见环绕血流信号。

卵泡直径≤ 12 mm，可3～7天复查1次，卵泡直径＞ 15 mm时，应每天监测1次直至排卵。药物诱导周期要求提前1～2天监测卵泡发育。《中国妇科超声检查指南》指出自然周期卵泡生长率1.7～3.0 mm/d，也有其他专家认为从月经第5天到排卵前，主卵泡平均每天增长1.5 mm，第10天到排卵前平均每天增长1.2 mm，排卵前4天平均每天增长1.9 mm，至卵泡发育成熟，排卵时卵泡直径约20 mm。

卵泡发育异常超声表现如下（图7-1-24）：

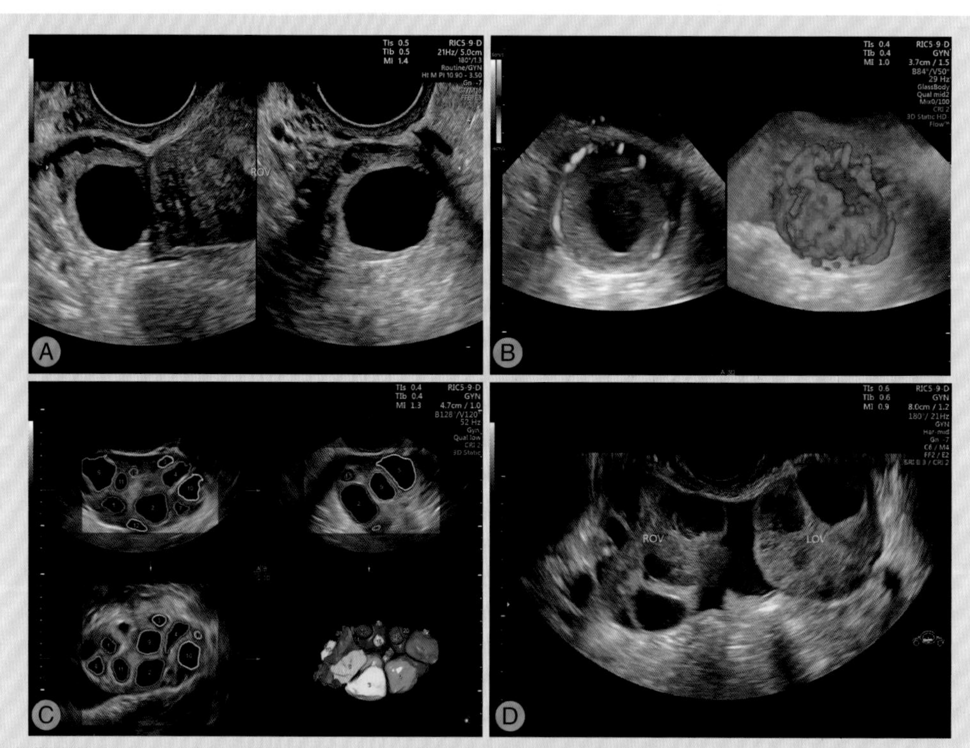

A.右侧卵巢优势卵泡；B.排卵后黄体囊肿，周边环状血流信号；C.卵巢多囊性改变，右下角为SonoAVC模式；D.卵巢过度刺激综合征。ROV：右侧卵巢；LOV：左侧卵巢。

图7-1-24　卵泡

（1）卵泡发育不良：卵巢形态可正常，血雌激素水平正常，但超声检查未见明显的优势卵泡。连续观察，卵泡不随卵巢周期变化而逐渐长大。

（2）闭锁卵泡：卵泡后期超声检查发现较大的优势卵泡（直径≥ 22 mm），壁薄、张力低，患者雌激素水平低下，不发生排卵。

（3）未破卵泡黄素化综合征：卵泡增大至 18 ~ 24 mm 后 48 小时不破裂，或 HCG 肌注后 48 小时卵泡仍没有塌陷或消失，反而继续增长，卵泡持续存在或增大，卵泡内可出现点状均匀的中强度回声，或卵泡张力较大，内呈囊实性或网格状回声。不破裂卵泡黄素化速度快，有的增大至直径 7 ~ 8 cm，经期可消失，有的持续存在 2 ~ 3 个月。子宫直肠陷窝未见明显液体潴留。

（4）出血性无排卵卵泡：优势卵泡长至较正常排卵前卵泡大而无排卵，因卵泡壁毛细血管血液溢至卵泡腔内，卵泡壁未明显黄体化，壁较薄，呈高回声。

（5）卵泡发育异常的无排卵性不孕症，卵巢动脉 PI 及 RI 值一直维持在较高水平，PI 在 3.0 ~ 3.5，RI ＞ 0.95。

（6）多囊卵巢：卵巢增大，多为双侧性，2003 年鹿特丹的多囊卵巢超声标准是卵巢体积≥ 10 cm^3[体积 = 0.5 × 长（cm）× 宽（cm）× 厚（cm）]。卵巢被膜回声增强、增厚，与周围组织分界清楚；每个超声切面见到≥ 12 个卵泡，卵泡直径 2 ~ 10 mm，多数＜ 6 mm；卵泡在卵被膜下沿卵巢的周边呈车轮样排列或整个卵巢均为小卵泡。卵巢实质部分增多、回声增强；由于不排卵，超声动态观察中无典型卵泡发育成熟和排卵征象。

（7）小卵泡周期：在卵巢周期的连续超声监测中，卵泡大小及平均生长速度明显小于正常周期。排卵前卵泡直径＜ 15 mm，且形态不规则、张力偏低。

（8）大卵泡周期：在卵巢周期中，卵泡直径≥ 30 mm 后才破裂排卵，排出的卵泡过熟（老化），影响受孕。

（9）卵巢过度刺激综合征：双侧卵巢体积明显增大，严重时直径可达 20 cm，卵巢呈多房性囊肿，囊腔大小 2 ~ 6 cm，常因相互挤压而不规则，囊壁薄，囊内有细弱点状回声。可伴有大量盆腹腔积液，严重时可伴胸腔积液。卵巢过度刺激综合征超声分级：轻度，卵巢直径≤ 5 cm；中度，卵巢直径 5 ~ 10 cm；重度，卵巢直径≥ 10 cm。

4. 卵巢单纯性囊肿

卵巢单纯性囊肿在绝经期女性中更多见，发生率为 4% ~ 17%，大部分在超声随访中消失或保持不变，对于绝经期女性，建议对＞ 1 cm 的单纯性卵巢囊肿进行每年 1 次超声随访，对于围绝经期女性建议对最大直径 5 ~ 7 cm 的卵巢囊肿进行每年 1 次超声检查。绝大多数单纯性卵巢囊肿为良性，＞ 7 cm 的单纯性囊肿也可能是良性的，可增加 MRI 检查排查是否遗漏实性成分。

卵巢单纯性囊肿超声表现：卵巢囊肿壁薄、内部呈无回声、后方回声增强，无分隔或无实性成分（图 7-1-25）。卵泡、黄体囊肿、浆液性囊腺瘤均可表现为单纯性囊肿。根据囊肿大小进行随访观察，并需要注意囊壁是否有结节凸起。

黄体由排卵后成熟卵泡的剩余部分演变而来，经过细胞肥大化和囊肿壁血管化的过程，常见于月经周期的分泌期和孕早期。在声像图中，黄体常表现为囊壁相对较厚且回声均匀，其内壁边缘呈不规则、锯齿状表现。CDFI 显示黄体囊壁常可见环状的动脉血流，血流频谱为低阻状态。黄体内部常可见回声，为排卵时内出血的变化，偶尔表现为类似实体包块的均质低回声，超声显示内无血流信号，超声造影可以帮助鉴别诊断。

5. 卵巢出血性囊肿

纤维蛋白分隔和血块凝缩是出血性囊肿的典型特征。纤维蛋白分隔常呈带状、网格状、渔网状、蜘蛛状或海绵状等。血块凝缩可能会与壁结节相混淆，典型超声表现为扇形、凹陷或有直边，但 CDFI 探查不到卵巢囊性病变内部的血流信号（图 7–1–26）。偶尔内部有明显凸起的实性结节，类似于实性瘤样附壁结节，但监测不到血流信号，超声造影显示结节无增强可以帮助鉴别诊断。使用阴道探头对囊肿进行轻度加压推挤，囊内凝血块会随之晃动。如诊断仍不明确，超声随访有助于鉴别诊断出血性囊肿和卵巢肿瘤，出血性囊肿通常在 8 周内消失，卵巢肿瘤则持续存在、增大或内部血流信号发生明显变化。

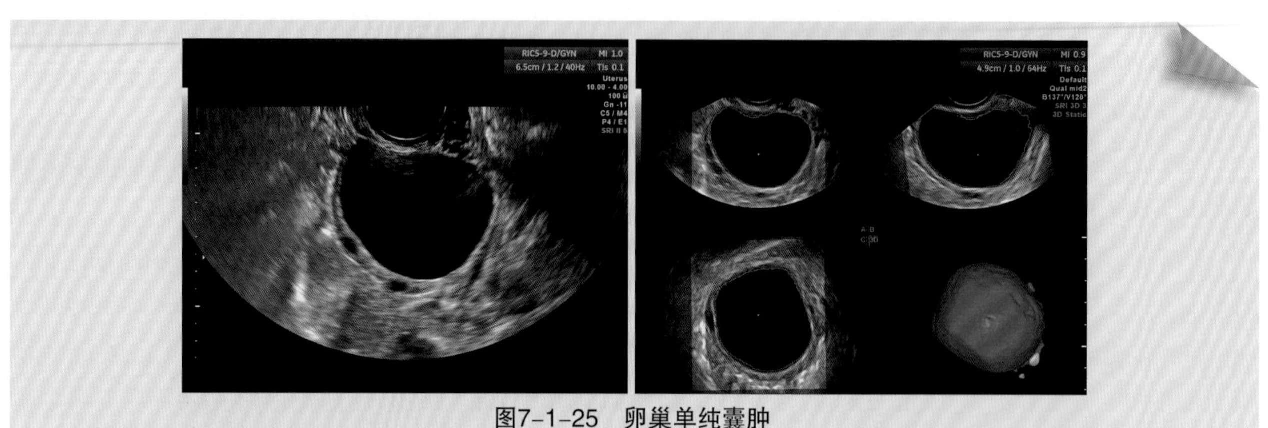

图7–1–25 卵巢单纯囊肿

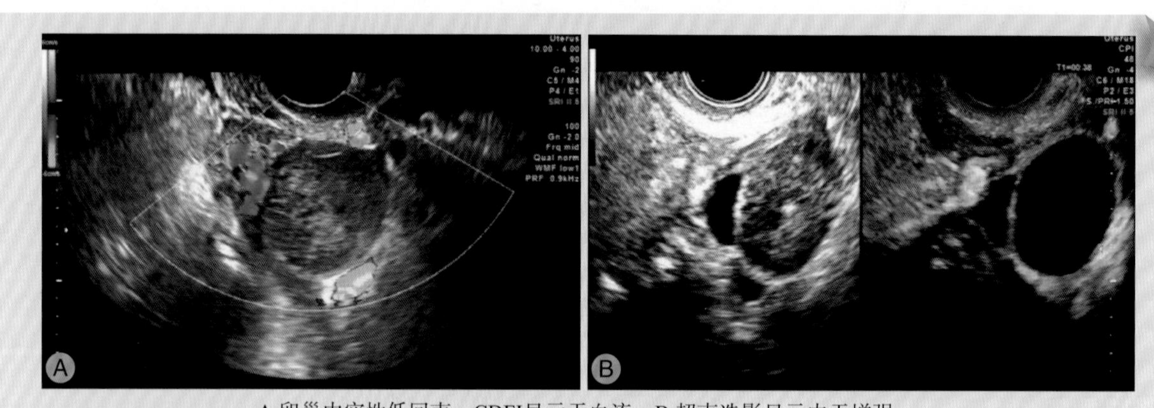

A.卵巢内实性低回声，CDFI显示无血流；B.超声造影显示内无增强。

图7–1–26 出血性囊肿

6. 卵巢皮样囊肿

卵巢成熟性囊性畸胎瘤，也称为皮样囊肿，约占卵巢肿瘤的 20%，其中 15% ~ 25% 为双侧。属于良性生殖细胞肿瘤，至少由三胚层（外胚层、中胚层、内胚层）中的两层构成。大多数患者无症状，常为其他原因妇科检查时或常规超声检查时偶然发现。但较大的皮样囊肿压迫邻近器官时也可出现相应临床症状。皮样囊肿扭转或破裂可导致急腹症，据报道，3.5% 的皮样囊肿会发生蒂扭转，肿块较大更易发生。皮样囊肿可能会增大，但是生长速度缓慢，在绝经前女性中平均每年增长约 1.8 mm。皮样囊肿的恶变率约 2%，应每年进行一次超声随访。

卵巢皮样囊肿的声像图表现多种多样（图 7–1–27），特征性表现有：①局灶性或弥漫性强回声团；②“冰山一角征”，内部为高回声团块伴声影，仅近场部分显示，声影掩盖了声场远段大部分团块结构；③“网片或点线征”：内部散在分布点状、短线样高回声，为与脂质混杂的毛发；④“脂 – 液分层征”，高回声脂质浮在上层，液体位于下层呈无回声，两者之间界限分明，患者体位改变时此界限随之变化；⑤“漂浮球征”：临床少见，囊内充满直径约 1 cm 的单发或多发的高回声球，漂浮于囊液中。高回声球由脂质、软组织、毛发组成，各种成分占比不同，形态、回声有差异。

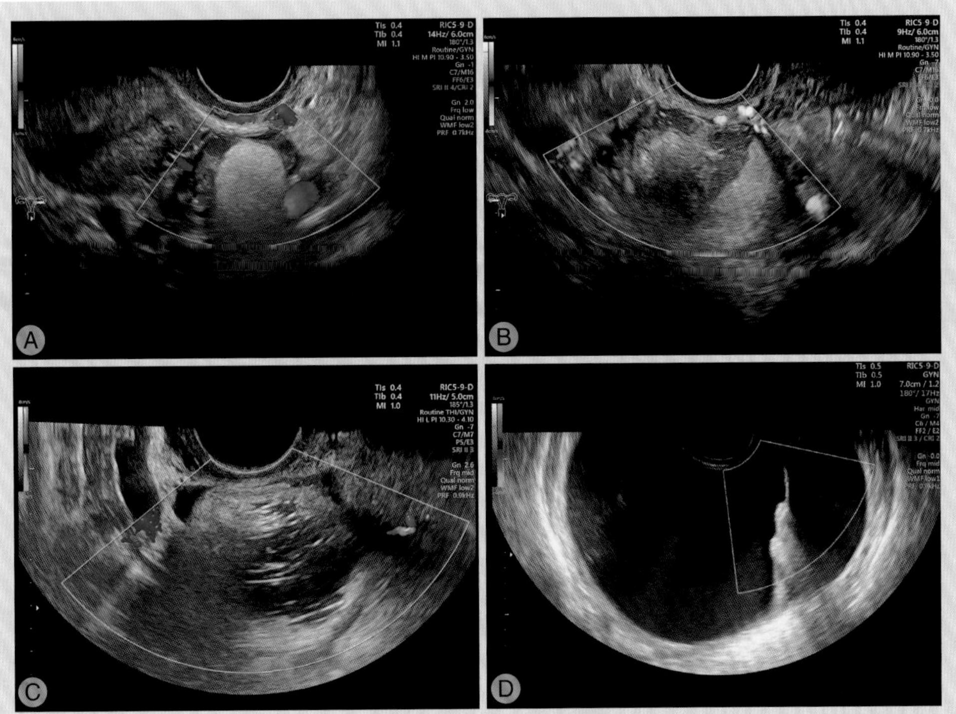

A.卵巢内局灶性高回声团；B.卵巢内混合回声团伴声影；C.卵巢内混合回声团伴“网片征”；D.盆腔巨大以囊性为主的混合回声团。

图7-1-27　皮样囊肿

7. 超声评估卵巢操作技巧

（1）三维成像可以提高超声医师的工作效率并减少测量误差，采集卵巢三维成像在多平面模式使用平移键计算卵泡数目（图 7-1-28）。

（2）采集卵巢三维数据后可以使用 SonoAVC 模式快速获取多个卵泡的最大径线和与之相垂直的另外两个径线，可自动显示其平均值、体积。使用激素治疗后可提供卵泡发育趋势图、受刺激的时间。SonoAVC 同样可以评估其他囊性结构的体积和形态结构（图 7-1-29）。

（3）测量卵巢体积、卵巢占位等使用三维超声更利于寻找目标的最大径线和与之相垂直的另外两个径线，增加测量的准确性和可重复性（图 7-1-30）。

（4）对于卵巢低回声无明显血流信号或囊壁结节不能判断是否有血供时，增加微泡造影剂血行造影，有助于鉴别诊断。

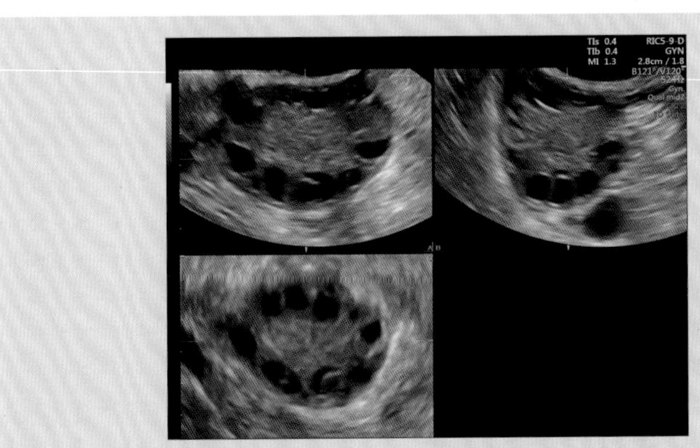

图7-1-28　卵巢三维容积成像多平面模式

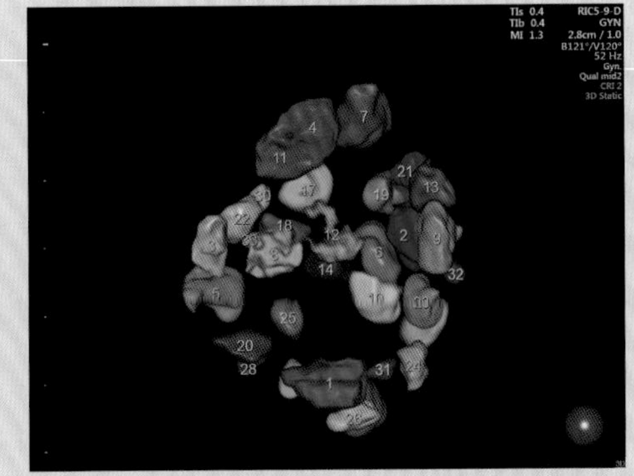

图7-1-29　多囊卵巢的SonoAVC™ follicle体积计算和成像

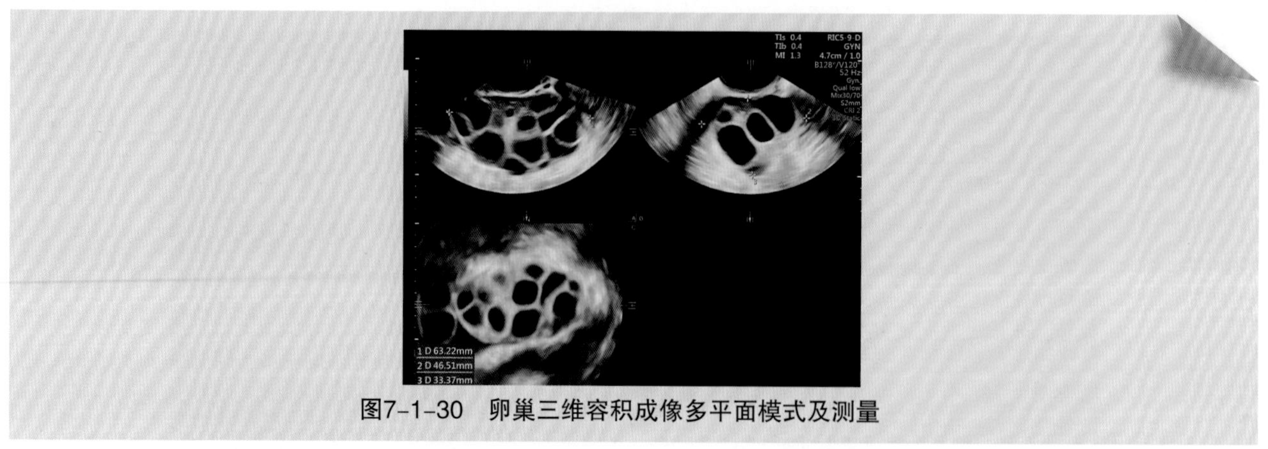

图7-1-30　卵巢三维容积成像多平面模式及测量

三、超声评估盆腔

女性不孕的盆腔因素主要有以下四项：盆腔炎性疾病、手术粘连、子宫内膜异位症及生殖器结核。

1. 盆腔炎

盆腔炎（pelvic inflammatory disease，PID）是微生物从下生殖道上行感染子宫、输卵管和卵巢的一类疾病。感染的过程始于宫颈炎，进展为子宫内膜炎、输卵管炎、输卵管积脓、输卵管卵巢复合体，最终形成输卵管卵巢脓肿。1/3 ~ 1/2 的病例由沙眼衣原体或淋病奈瑟球菌引起。盆腔炎最常见的是多菌种感染，包括阴道菌群、厌氧革兰阴性杆菌和支原体细菌，大部分病例开始时并不是淋球菌和衣原体感染，也可继发于其他感染过程，通常源于胃肠道，包括阑尾炎和憩室炎；症状和体征变化很大，又可与其他疾病重叠，如子宫内膜异位症、阑尾炎、异位妊娠等，临床诊断困难。疼痛是盆腔炎最常见的症状，但有些患者可无疼痛或疼痛轻微。体格检查时，宫颈摇举痛及子宫和附件压痛是典型体征，可有黏液脓性阴道分泌物排出，阴道分泌物镜检见白细胞、红细胞沉降率和 C 反应蛋白升高，部分患者可伴发热。延迟治疗会导致严重生殖和妇科疾病，如不孕、异位妊娠的风险增加、慢性盆腔疼痛、复发性感染。

盆腔超声检查是评估盆腔炎的首选影像学方法，超声图像特征取决于感染的阶段，早期或轻度盆腔炎可能没有任何超声影像学表现。宫腔积液与发热、阴道分泌物、子宫压痛等临床症状息息相关，但是宫腔积液是非特征性表现。宫腔气体提示感染可能性增加，超声表现为强回声点，后伴声影，但也可见于产后或宫腔操作后。子宫直肠窝出现透声差的游离盆腔积液可高度怀疑感染（或出血），但没有特异性。卵巢增大、充血伴多发小囊肿提示卵巢炎。经阴道超声检查时用探头推压子宫、卵巢，盆腔炎患者可有触痛感。

涉及输卵管的盆腔炎表现具有特异性，受感染的输卵管管壁增厚充血。输卵管伞端因炎症堵塞，充满脓液，导致输卵管扩张、积脓。如未经治疗，炎症蔓延至邻近的卵巢时发展为卵巢输卵管复合体即输卵管卵巢相邻粘连，尽管卵巢结构仍可识别，但体积增大、轮廓模糊、血流增多。进一步发展将导致输卵管卵巢脓肿，无法识别正常卵巢，炎性肿块取代卵巢和输卵管，表现为复杂的多房囊性等回声附件肿块，伴“分层征”和厚分隔，CDFI 可见肿块有明显的血流信号（图 7-1-31）。10% ~ 15% 的盆腔炎患者进展成复杂的输卵管卵巢脓肿，破裂可能会导致感染性休克。

盆腔炎常累及双侧附件，偶尔是单侧的。如果是右侧病变，则与化脓穿孔性阑尾炎表现类似，如果是左侧病变，则与穿孔性憩室炎类似，需与上述疾病进行鉴别诊断。

2. 输卵管积液

正常输卵管不能在超声检查中显示，但偶尔可以发现折叠的正常输卵管，尤其是腹腔内存在少量游离液体时更易发现。当输卵管阻塞，输卵管管腔膨胀和积水时，易被超声发现。盆腔炎是输卵管积液（hydrosalpinx）最常见的原因，输卵管炎首先发生的部位为输卵管内膜，内膜肿胀，间质水肿、充血及渗出等，黏膜上皮脱落，使得黏膜相互粘连或输卵管伞端粘连，导致管腔闭锁引起输卵管积液。其他如输卵管结

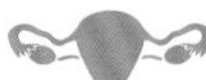

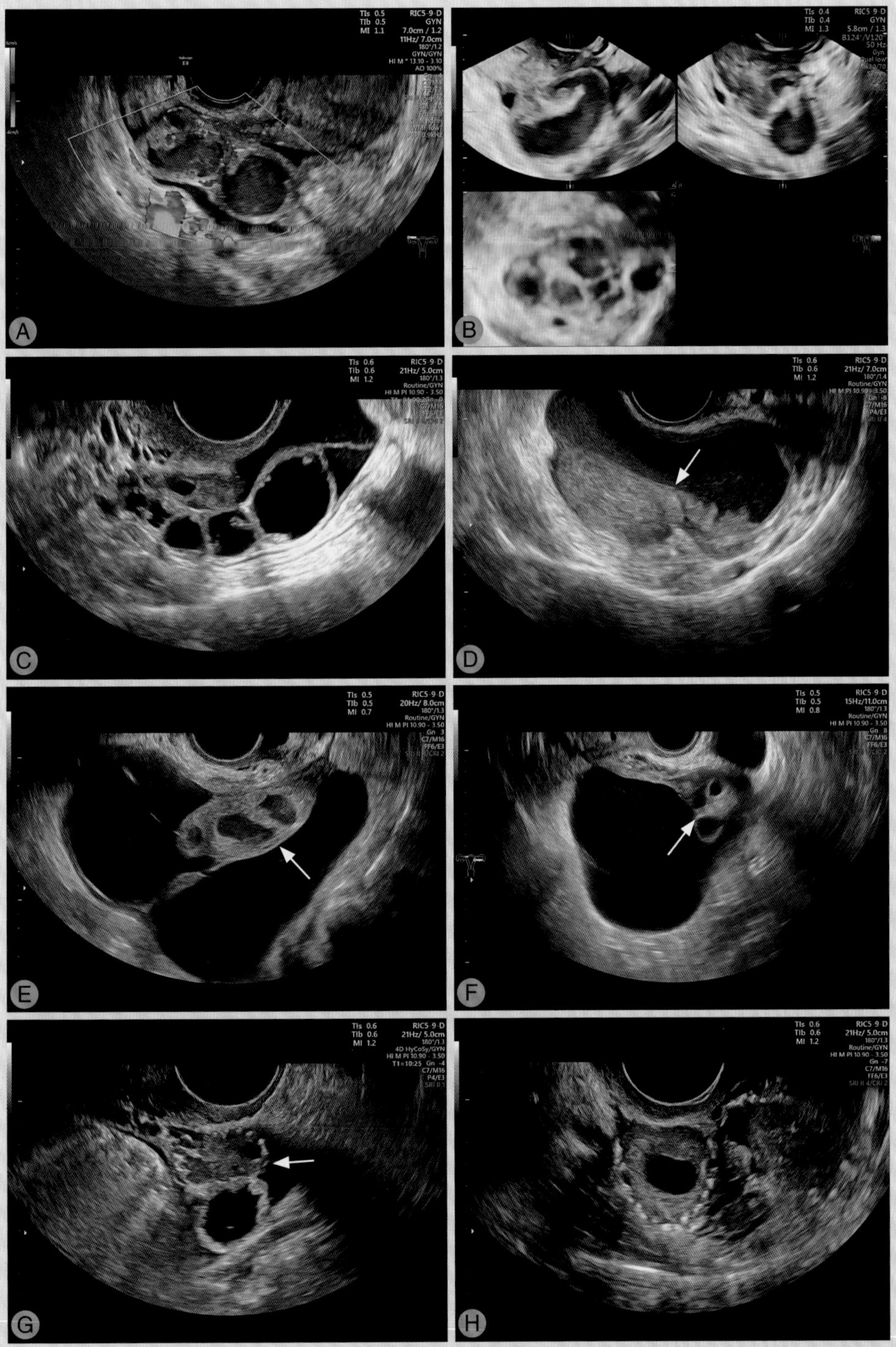

A.输卵管积脓，透声差，管壁血流丰富；B.扩张输卵管三维成像；C.输卵管积液，内液体透声好，内见分隔；D.输卵管积脓，内液体透声差，可见分层（箭头）；E、F.输卵管积脓（箭头）并周边包裹性积液；G.输卵管积液横断面并卵巢周边环形钙化灶（箭头）；H.卵巢周边环形点状钙化灶。

图7-1-31　盆腔炎

扎术、保留输卵管卵巢的子宫切除术、子宫内膜异位症、手术史和恶性肿瘤，也可能出现输卵管积液。

输卵管积液是盆腔疼痛和不孕症的原因之一，当存在输卵管积液时，闭塞的输卵管导致卵母细胞难以进入宫腔，受孕方式一般建议体外受精，但输卵管积液不仅降低体外受精的成功率，还会导致异位妊娠的风险增加。研究显示，积液中存在对发育中的胚胎有毒性作用的成分，因此在进行体外受精前会抽取输卵管积液，或栓塞、切除病变输卵管，以提高妊娠率。

在没有感染的情况下，扩张的输卵管超声表现为“C”形、“U”形或“S”形内无血供的无回声管状结构，通常壁薄。输卵管内皱褶横断面呈2～3 mm的小结节，呈齿轮状，当内部出现粘连时表现为“束腰征”（图7–1–32 A ~图7–1–32E）。

输卵管积脓超声表现为扩张的管状结构内液体和坏死物充填，部分可见“分层征”，即液体和坏死物分层，壁厚并血流信号增多（图7–1–32F）。增厚和发炎的输卵管内皱襞可表现为小的附壁结节，横切面上呈齿轮状（图7–1–32G，图7–1–32H）。

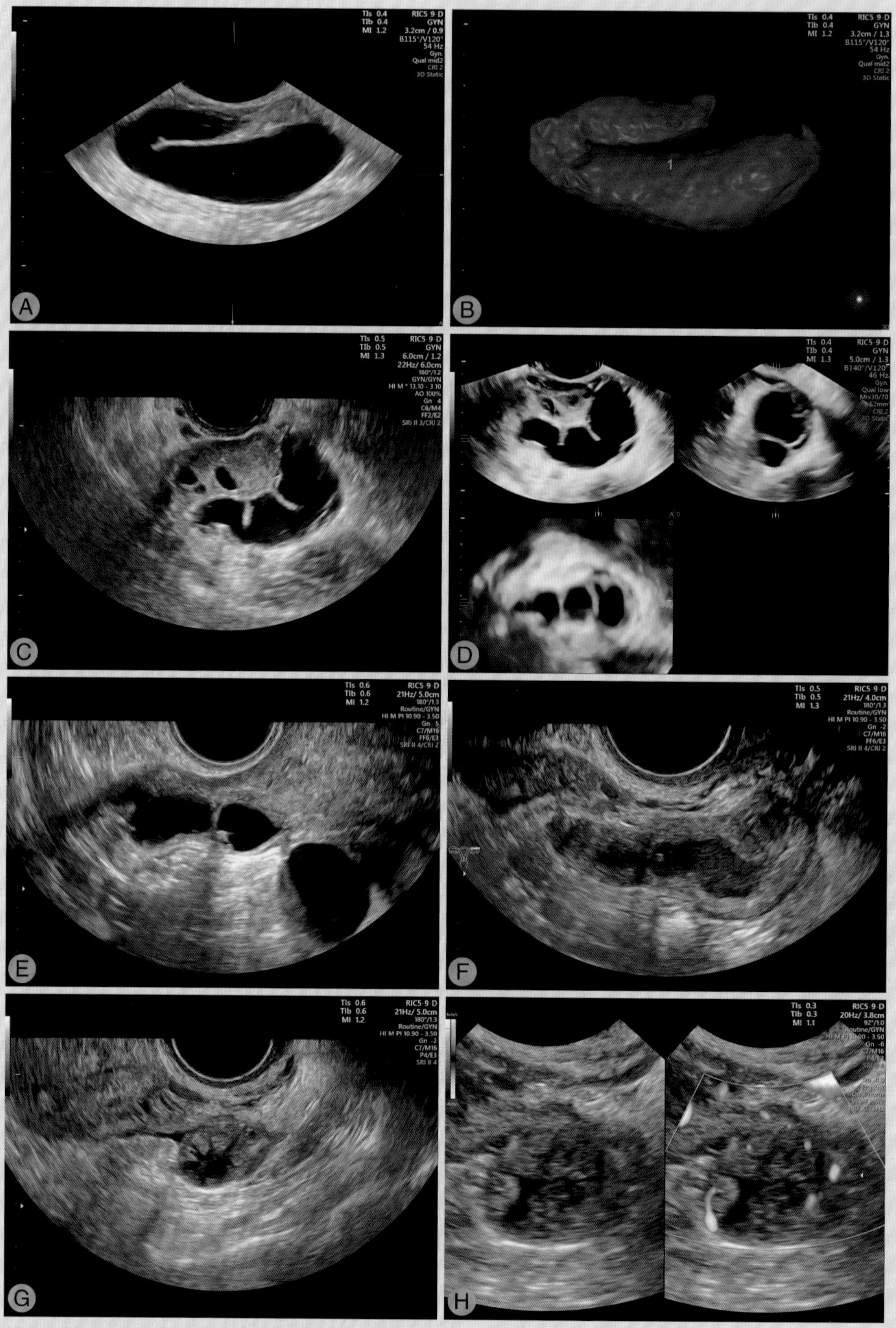

A.单纯性输卵管积液；B.单纯性输卵管积液三维成像反转模式；C.输卵管积液内见皱褶；D.输卵管积液三维成像显示输卵管内积液可连通；E.囊性输卵管积液，内见粘连带；F.输卵管积脓，管壁厚，积液透声差；G.输卵管管壁增厚，内皱褶横断面呈齿轮状；H.增厚的输卵管横断面CDFI显示皱褶上点状血流信号。

图7–1–32　输卵管积液

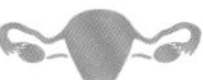

部分患者在排卵期出现输卵管积液，其他时期积液消失，可能与多种原因导致输卵管蠕动功能降低有关（图 7-1-33，视频 7-1-2）。

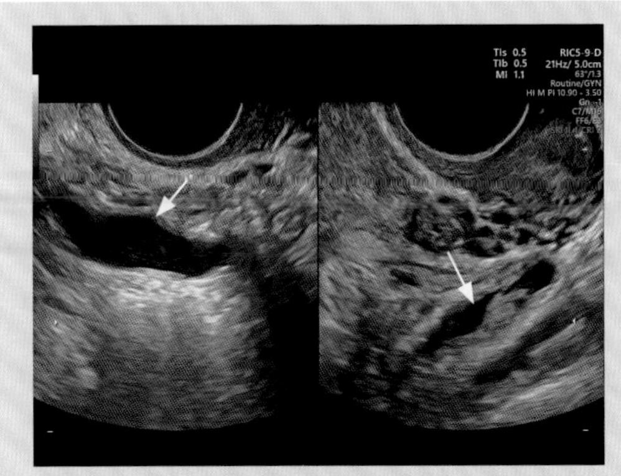
图7-1-33　排卵期输卵管积液（箭头）

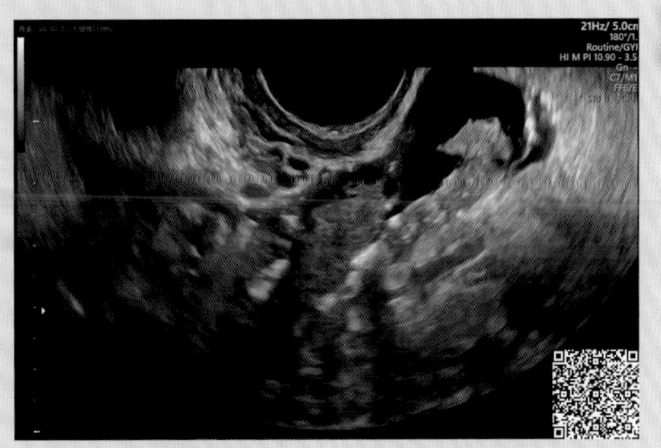
视频7-1-2　输卵管积液

3. 盆腔淤血综合征

盆腔淤血综合征（pelvic congestion syndrome，PCS）是慢性盆腔疼痛的原因之一，卵巢静脉瓣膜功能不全导致盆腔静脉回流障碍，盆腔静脉扩张纡曲。静脉回流障碍，如腹主动脉和肠系膜上动脉压迫左肾静脉（胡桃夹综合征）或右髂总动脉压迫左髂总静脉（May-Thurner 综合征），以及激素因素可导致疼痛性盆腔静脉扩张。患者年龄一般在 20 ~ 40 岁，在长期站立、负重之后或经前期出现盆腔疼痛、压痛、腹胀或下坠等症状加重，但并非所有患有盆腔静脉曲张的患者都会出现疼痛。据统计，有 40% ~ 60% 的盆腔静脉曲张为其他危险因素导致，包括多产、子宫后倾和盆腔手术史。

超声检查显示大量扩张的静脉与卵巢和子宫相邻，直径＞ 5 mm，弓状静脉扩张＞ 5 mm。卵巢静脉扩张＞ 6 mm 伴反流是一个更直观的超声表现（图 7-1-34）。

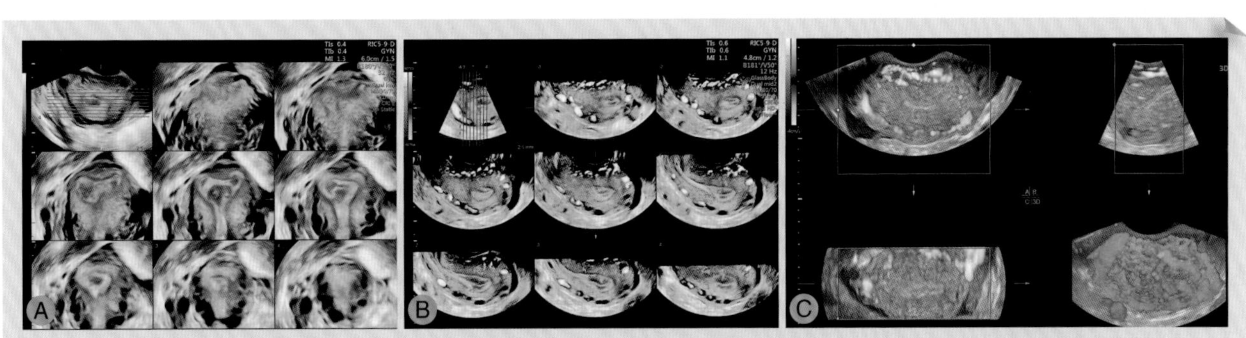

A.子宫冠状面三维成像显示子宫肌层及宫旁大量裂隙状无回声；B.子宫矢状面彩色多普勒三维成像显示子宫肌层裂隙状无回声充满血流信号；C.子宫彩色多普勒三维成像显示子宫肌层丰富血管网。

图7-1-34　盆腔静脉曲张

4. 超声评估盆腔操作技巧

（1）盆腔有少量液体时更有利于盆腔的观察。此时应注意子宫浆膜层是否有增厚，盆腔积液内是否有膜状粘连带、低回声病灶及钙化灶，尤其是卵巢周边的散在点状钙化灶常提示盆腔炎的存在。

（2）部分输卵管积液会远离卵巢，因此不仅要观察卵巢内部回声，更要扩大扫查范围，观察卵巢周边甚至较远的范围。如果卵巢位置较高或气体较多，可用左手辅助挤压腹部。

（3）已发现盆腔子宫内膜异位症的患者，常合并粘连，此时需要利用子宫、卵巢活动性判断粘连部位及程度。

（4）系膜囊肿常位于卵巢旁，应仔细观察其与卵巢的关系，利用挤压法判断是否位于卵巢外。

第二节 宫腔造影

宫腔造影是诊断部分宫腔疾病时以无菌生理盐水为造影剂的宫腔负性造影（saline infusion sonohysterography，SIS），也是可与 HyCoSy 同步进行的正性及负性造影。

SIS 常用于评估各种引起宫腔内突起及宫腔闭合的子宫内膜和肌层病变，通过向宫腔内注入无菌生理盐水（0.9% 氯化钠注射液）使子宫前后内膜层分开，生理盐水形成良好的透声窗，增加病灶与周围组织之间的声阻抗差，从而清晰显示宫腔内病变的位置、数目、大小、范围、基底部与内膜及肌层的关系。

SIS 最常见的适应证包括但不限于以下各项：

（1）子宫异常出血。

（2）子宫肌瘤、息肉和粘连等相关的宫腔异常。

（3）经阴道超声发现异常，包括局限性或弥漫性子宫内膜或宫腔异常。

（4）先天性子宫畸形。

（5）不孕症。

（6）习惯性流产。

在孕期或感染活动期的妇女禁止采用 SIS。由于正常分泌期子宫内膜增厚，与子宫内膜疾病表现相似，故对未绝经女性进行检查时应选择在卵泡期，即月经干净后排卵前。

单独行 SIS 时阴道活动性出血并不是检查禁忌证，因宫腔置管后，在小球囊甚至无球囊状态下，通过实时超声监控，注入少量生理盐水，此时生理盐水通常不进入输卵管腔及盆腔。但出血仍可增加感染风险，并可能导致成像困难，甚至无法诊断，通常不推荐出血期进行检查。

宫腔正性及负性造影作为 HyCoSy 检查中的一部分，禁忌在阴道活动性出血时检查。因 HyCoSy 需观察输卵管通畅性，必须将造影剂注入宫腔后加压使其进入输卵管腔及溢入盆腔，这可将宫腔积血带入输卵管甚至盆腔，故不可选择出血期检查。

HyCoSy 过程中正性及负性宫腔造影对宫腔形态、宫腔病变的诊断准确率高，应常规进行采集、存储、分析。正常宫腔声像图表现：正性造影二维图像显示宫腔内充满造影剂，无充盈缺损；负性造影二维图像显示宫腔面光整，无异常凸起；三维重建图像显示宫腔近似三角形，宫腔底部平整，宫腔面光整。3D-HyCoSy 将 A 平面设置为从前向后观察，宫腔凸面作为观察面，前位子宫为倒三角形，宫底位于近场，宫颈位于远场，凸面对向子宫前壁，凹面对向子宫后壁；后位子宫为正三角形，宫颈位于近场，宫底位于远场，凸面对向子宫后壁，凹面对向子宫前壁。宫腔三维成像中凹面是由造影剂微气泡后方回声衰减所致，以凸面做为观察面可更好地显示输卵管近段形态，有利于对输卵管即刻识别及观察（图 7–2–1）。。

正常宫腔容积为 3 ~ 5 mL，注入造影剂后均匀膨大（图 7–2–2）。过度膨大常与输卵管通畅性有关，输卵管不通或严重通而不畅时宫腔常呈过度膨大状态、形态饱满。宫腔容积过小与子宫畸形、宫腔粘连、子宫内膜过薄、内膜容受性差相关。当子宫肌层有较大范围腺肌病时，肌层硬度增加、顺应性差，膨宫阻力大，尽管宫腔形态正常，但宫腔容积减小，呈扁平状或凹陷状（图 7–2–3）。宫角形态与输卵管通畅性亦相关，较为通畅的输卵管宫角多为锐角；若输卵管通畅性差，压力大，宫角可呈现为钝角；而部分宫角形态为环形缩窄状，称为绞窄型（图 7–2–4）。在造影过程中，宫角形态可随造影剂的推注发生变化。

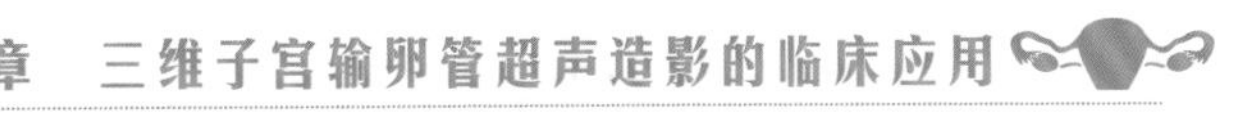

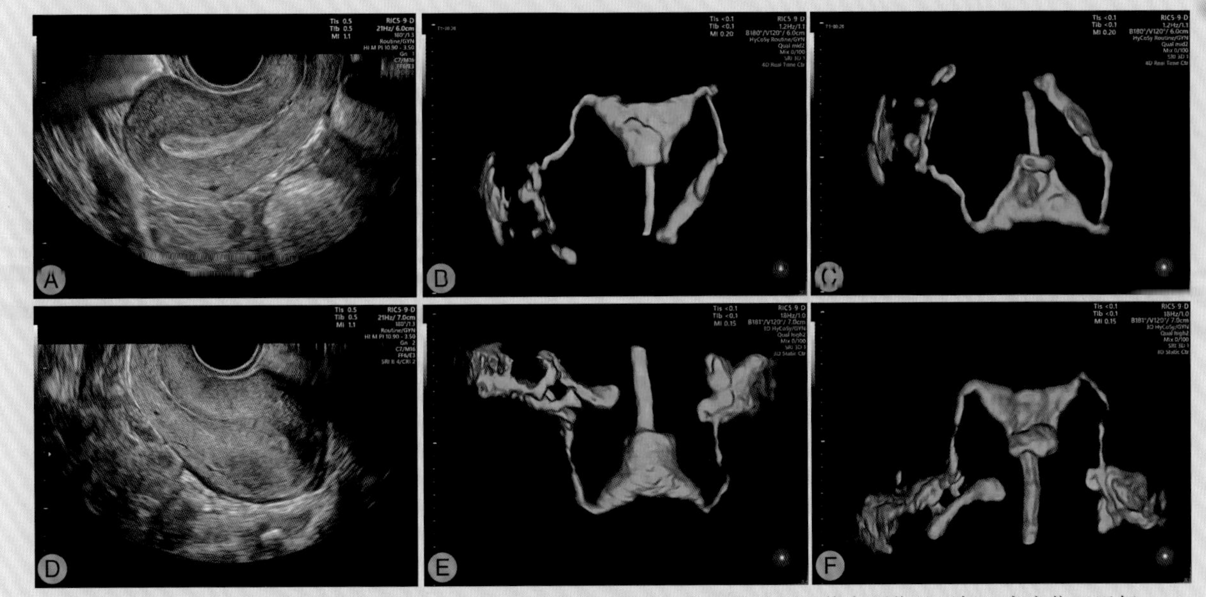

A.前位子宫；B.三维造影图像宫底位于近场，宫颈位于远场；C.三维造影图像宫颈位于近场，宫底位于远场；D.后位子宫；E.三维造影图像宫颈位于近场，宫底位于远场；F.三维造影图像宫底位于近场，宫颈位于远场。

图7-2-1　子宫方位与三维超声造影观察方向

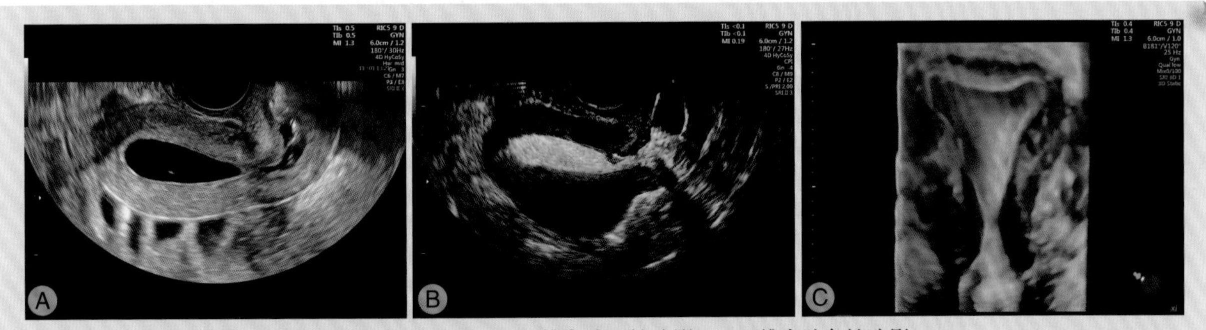

A.二维宫腔负性造影；B.二维宫腔正性造影；C.三维宫腔负性造影。

图7-2-2　宫腔造影（正常宫腔）

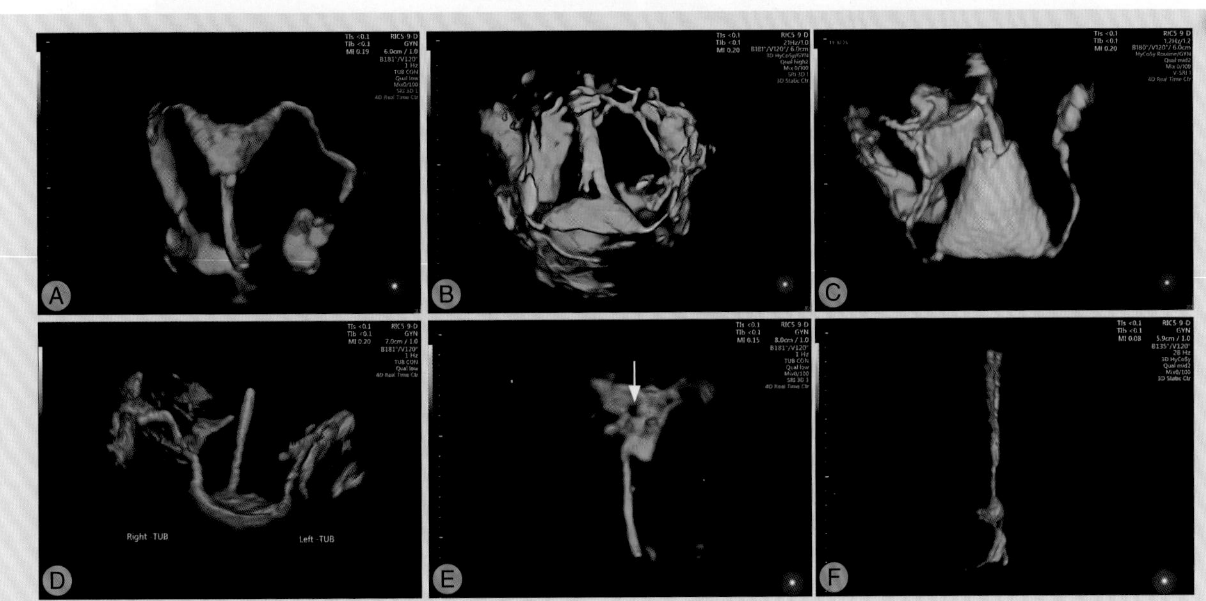

A.宫腔正常；B.宫腔扁平；C.宫腔膨大；D.宫腔凹陷；E.宫腔充盈缺损（冠状面）（箭头）；F.宫腔扁平、狭小（矢状面）

图7-2-3　宫腔容积

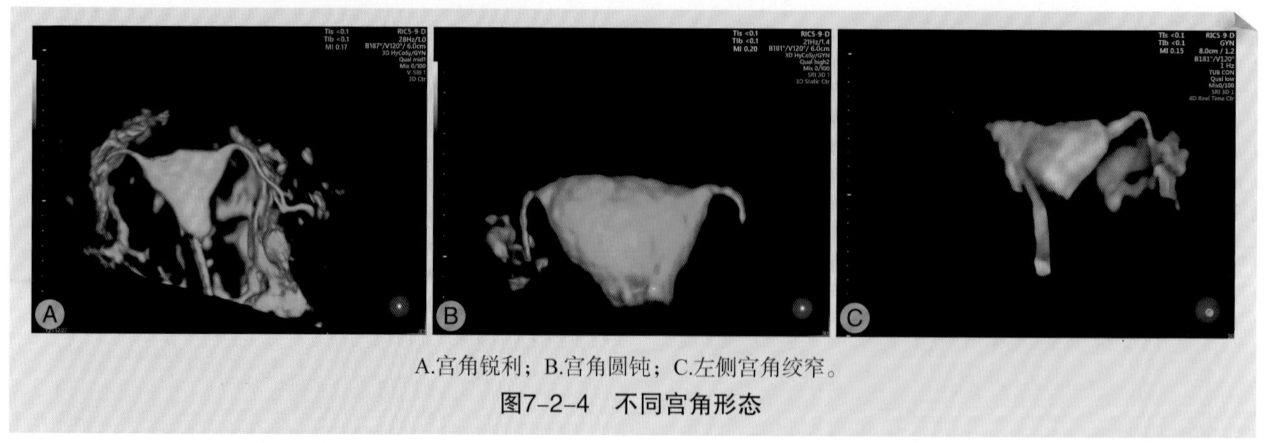

A.宫角锐利；B.宫角圆钝；C.左侧宫角绞窄。

图7-2-4　不同宫角形态

一、先天性子宫畸形

利用三维超声的冠状面评估子宫形态结构是目前诊断子宫畸形的最佳方法，其诊断准确率约 97.6%。宫腔超声造影诊断子宫畸形的准确率约 96.5%，故在造影状态下需结合常规宫腔三维成像综合判断有无子宫发育异常。

1. 单角子宫

单角子宫及残角子宫在宫腔及输卵管造影时表现无差异，需要通过常规超声进行鉴别。

常规超声：单角子宫外形呈梭形，仅见单侧宫角，横径较小，宫腔内膜呈管状，常偏于一侧。残角子宫冠状面显示单一不对称的子宫腔偏向一侧，在其对侧见一肌性突起，其回声与子宫肌层回声相同，中央可有或无内膜回声。

宫腔造影：宫腔呈圆柱状、梭形或香蕉形，单一宫角及相连输卵管多偏向一侧（图 7-2-5）。

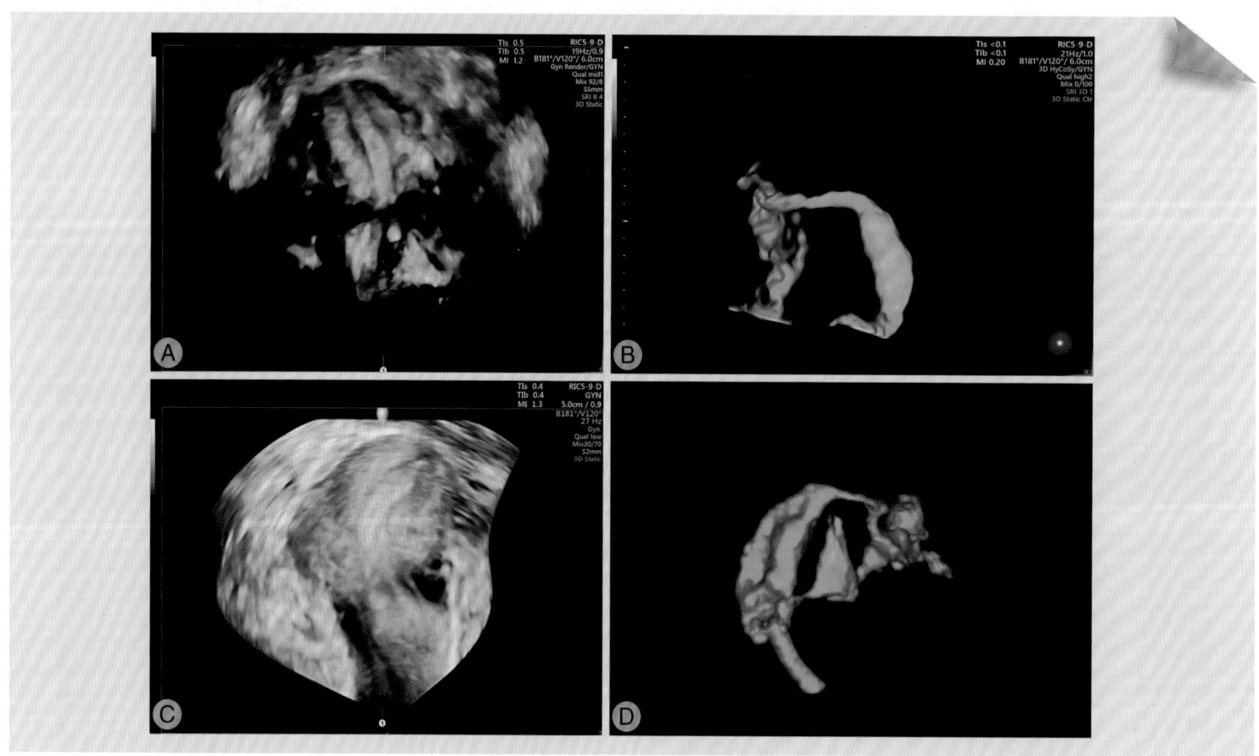

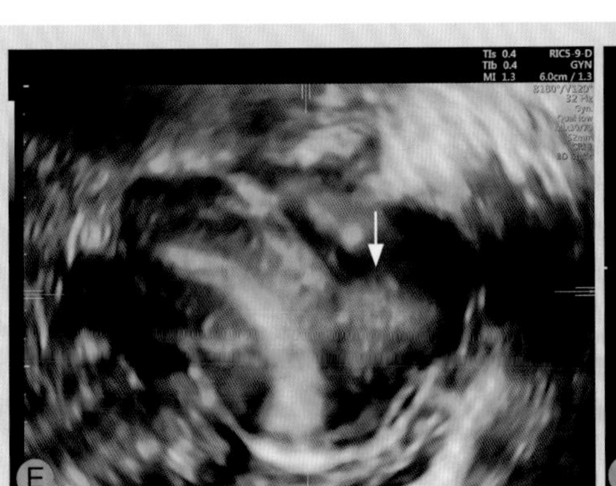

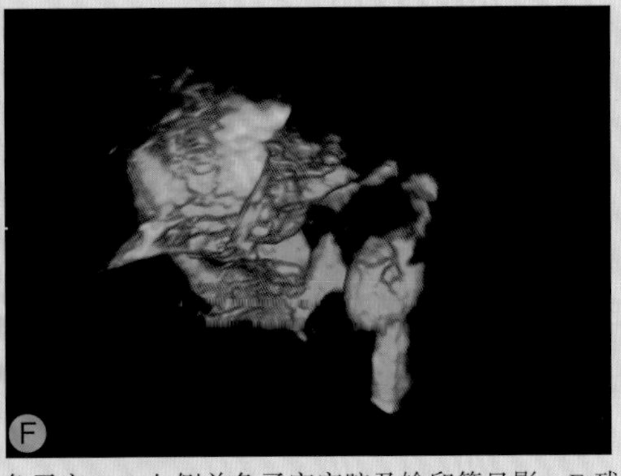

A.单角子宫；B.右侧单角子宫宫腔及输卵管显影；C.单角子宫；D.左侧单角子宫宫腔及输卵管显影；E.残角子宫（箭头：左侧残角）；F.右侧单角子宫宫腔及输卵管显影。

图7-2-5　单角子宫

2. 双子宫

常规超声：连续纵切面扫查，可先后显示两个子宫；横切面扫查时，在宫底水平两个子宫中间有深裂隙，两宫角分离，宫体部水平呈分叶状或哑铃状，有两个子宫内膜及宫颈管回声。

宫腔造影：单侧或双侧宫腔插管造影，两宫腔均呈圆柱状、梭形或香蕉形，一个宫角及相连输卵管显影（图 7-2-6）。

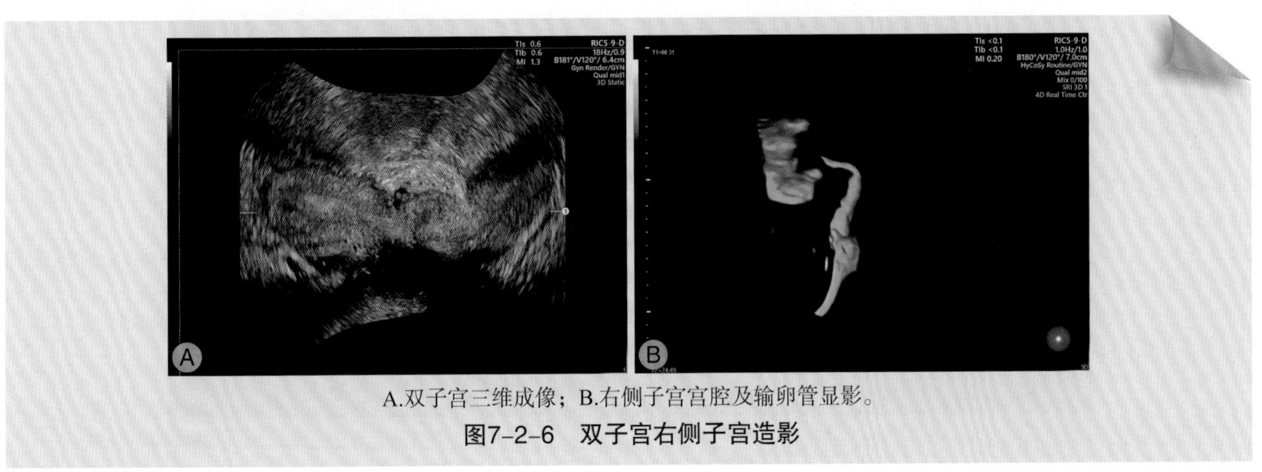

A.双子宫三维成像；B.右侧子宫宫腔及输卵管显影。

图7-2-6　双子宫右侧子宫造影

3. 双角子宫

常规超声：子宫底部凹陷呈双角，凹陷＞1.0 cm或低于输卵管起始部连线0.5 cm以上，宫体下段、宫颈水平横切面表现无异常，双侧分离的内膜连于一个宫颈。

宫腔造影：完全双角子宫宫腔呈“V”形，不完全双角子宫宫腔呈“Y”形，两侧柱形宫腔分离较远，两侧内膜夹角角度＞120°，双侧输卵管可显影。完全双角子宫如插管于一侧宫腔内则单侧宫腔显影，宫腔成像呈圆柱状、梭形或香蕉形，置管侧宫角及相连的输卵管显影（图 7-2-7）。

4. 纵隔子宫

常规超声：子宫横切面宫底较宽，两宫腔间的宫底轮廓凸起、扁平或凹陷深度＜1 cm。宫腔内见低回声肌性分隔与宫底部肌层相延续，纵隔长度＞1 cm，将子宫分成对称或不对称的两部分，其两部分内各有一梭形宫内膜回声。

宫腔造影：不完全纵隔子宫两侧宫腔在下段相互融合呈“Y”形。完全纵隔子宫两侧宫腔在宫颈内口处相互融合，宫腔呈“V”形；纵隔间夹角凹陷＞1 cm，两侧内膜夹角角度＜90°，双侧输卵管可显影（图 7-2-8）。

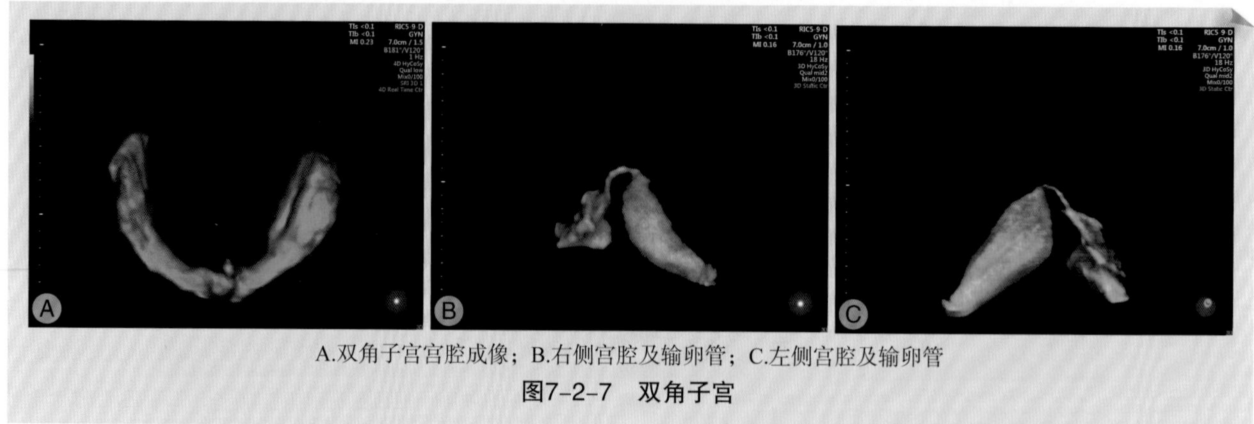

A.双角子宫宫腔成像；B.右侧宫腔及输卵管；C.左侧宫腔及输卵管

图7-2-7　双角子宫

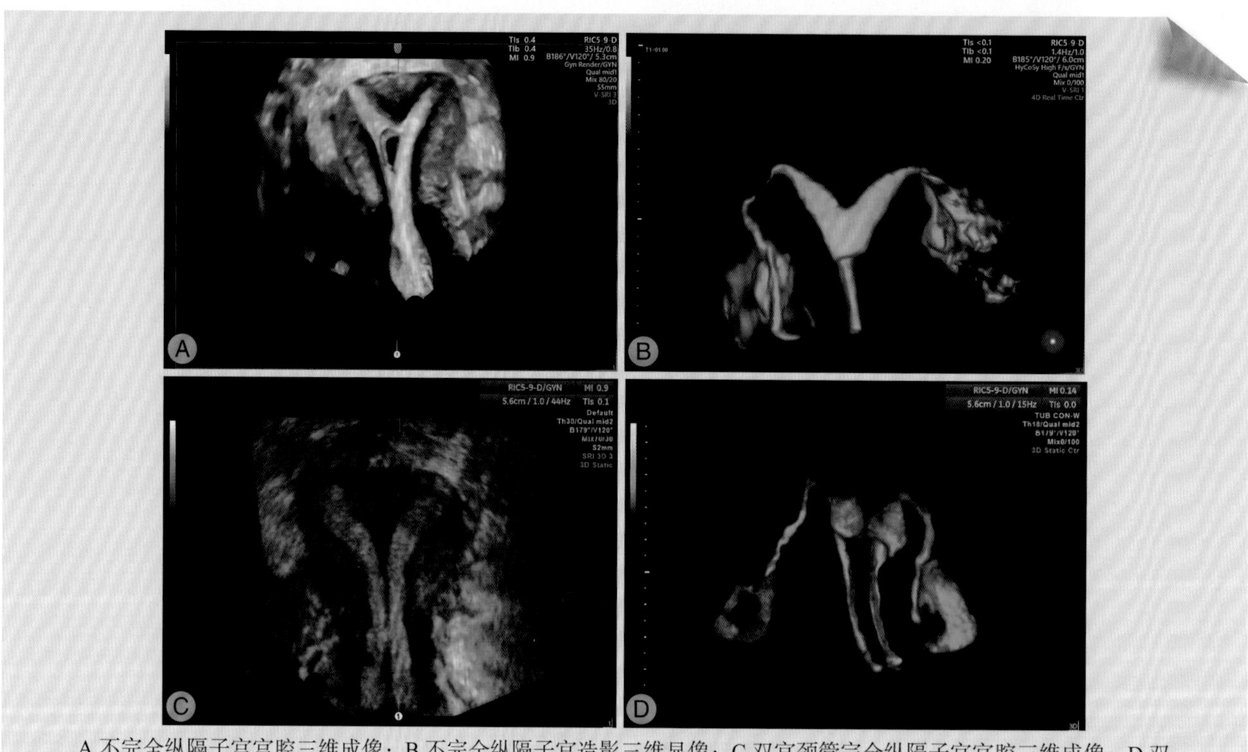

A.不完全纵隔子宫宫腔三维成像；B.不完全纵隔子宫造影三维显像；C.双宫颈管完全纵隔子宫宫腔三维成像；D.双宫颈管完全纵隔子宫造影三维显像。

图7-2-8　纵隔子宫

5. 弓形子宫

常规超声：横切面宫底部外侧缘轻微凹陷或平坦，宫底稍宽，宫底部中央区肌层局限性增厚并稍向宫腔突出，宫底部内膜轻度凹陷或呈弧形，夹角凹陷< 1.0 cm，多为 0.5 ~ 1.0 cm，宫腔呈浅“V”形或马鞍形，两侧内膜夹角角度> 90°。

宫腔造影：与常规超声子宫内膜三维成像形态相似，呈宫底稍凹陷的“V”形或马鞍形，双侧输卵管可显影（图 7-2-9）。

6. DES 相关异常

常规超声：子宫内膜呈不规则“T”形，子宫稍小。

宫腔造影：三维成像显示为“T”形宫腔，双侧输卵管可见（图 7-2-10）。

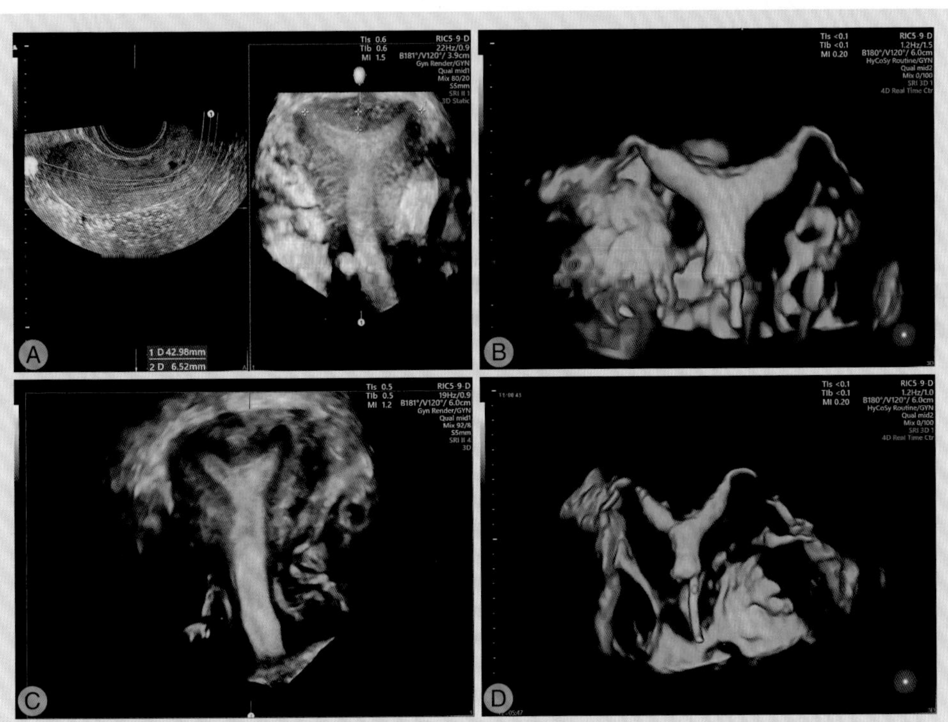

常规超声三维成像及造影显像（图A、图B为同一病例，图C、图D为同一病例）

图7-2-9　弓形子宫

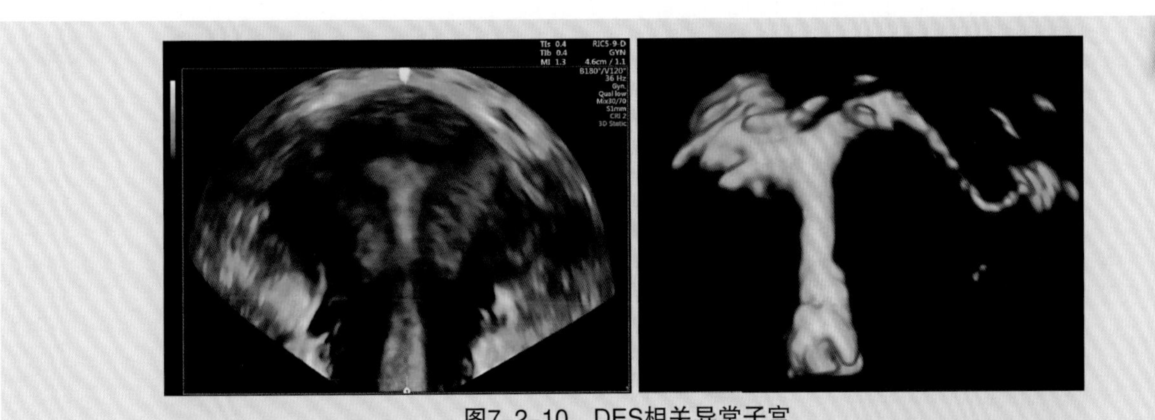

图7-2-10　DES相关异常子宫

二、子宫内膜息肉

经阴道超声是无创评估子宫内膜的首选方法，但由于宫腔处于闭合状态，病灶与内膜之间声阻抗差小、回声接近，且宫腔内病变的声像图表现相似，对疾病的诊断缺乏敏感性及特异性。较大的内膜息肉可发生出血、坏死从而导致回声减低、不均匀或出现无回声。内膜局限性增生与内膜息肉声像图表现容易混淆，造成诊断与鉴别诊断困难，故经阴道超声容易漏诊、误诊，且难以确定宫腔内病变的精确位置。SIS可进一步提高宫腔病变诊断的灵敏性与准确性，提高较小内膜息肉的检出率。有学者根据内膜回声进行分级：若子宫内膜厚度正常、无任何不均匀或不规则区，评为0级；若存在部分而非全部的息肉特征或内膜被肌瘤粘连挤压扭曲而无法准确诊断息肉时，则评为Ⅰ级；若具有全部的息肉超声特征，可明确诊断者，则评为Ⅱ级。该研究统计发现，以宫腔镜和病理结果为最终标准，若以Ⅰ级和Ⅱ级为存在息肉、0级为无息肉，经阴道超声和SIS的诊断敏感性相似，而经阴道超声的特异性和阳性预测值低于SIS；若以Ⅱ级为存在息肉、0级和Ⅰ级为无息肉，经阴道超声和SIS的特异性相似，而经阴道超声的敏感性、阳性预测值和阴性预测值均低于SIS。即使在经阴道超声对息肉诊断信心较高的情况下，其阳性预测值也只有65.2%，明显低于 SIS 的 88.5%。另有文献报道，经阴道超声联合 CDFI 诊断内膜息肉的准确率、特异度、敏感度分别为 78%、80%、75%，漏诊率为 25%，误诊率为 20%；SIS 联合三维能量多普勒（3D-PID）诊断内膜息肉的准确率、特异度、敏感度分别为 98%、97%、98%。即使经阴道超声有信心诊断内膜息肉，也应在进行宫腔镜操作之前先行 SIS 检查，以尽量避免不必要的侵入性操作。

宫腔注液后行二维及三维宫腔成像时，宫腔息肉表现为宫腔内附壁等回声局限性凸起，蒂宽窄不一，表面光整。部分息肉的蒂较宽，超声造影表现为宫腔的不光整，这与炎症或宫腔手术操作等造成的内膜损伤、粘连等改变在鉴别上存在一定困难。

典型宫腔负性造影声像图特征包括（图 7-2-11 ~图 7-2-17）：①宫腔内附壁边界清晰的高回声团块；②团块源自子宫内膜，内或可见小囊肿，并具有内膜 - 肌层界面；③高回声团块在 CDFI 上可见蒂样供养血管血流。

宫腔正性造影声像图特征包括（图 7-2-18 ~图 7-2-20）：①二维超声造影显示宫腔内类圆形、条形充盈缺损；②三维超声造影部分可显示宫腔面不平整，类圆形凹陷。

宫腔病变负性造影显示优于正性造影，虽然正性造影二维模式下可显示充盈缺损，但在三维成像模式下由于前方造影剂声衰减遮挡导致远场宫腔病变显示困难。如前位子宫的前壁息肉宫腔三维成像可有息肉充盈缺损导致的类圆形凹陷（图 7-2-21），但附着于后壁较小的息肉并无类似的充盈缺损表现（图 7-2-22）。同理，宫腔三维成像可显示后位子宫的后壁息肉造成的充盈缺损，而前壁息肉部分无表现。附于远场的息肉样病变较大时，宫腔三维造影可显示为无造影充填的“黑洞征”（图 7-2-25）。

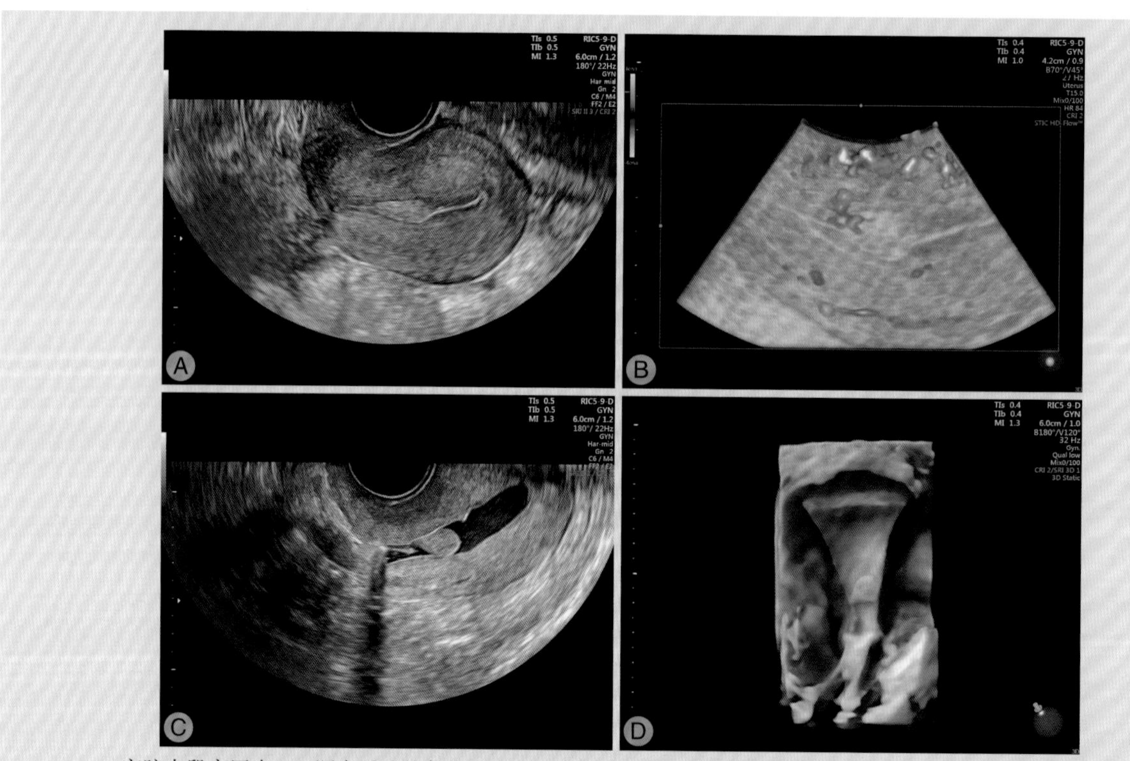

A.宫腔中段高回声；B.源自后壁的条状血流；C.SIS显示附于后壁的带蒂的息肉样凸起；D.SIS宫腔三维成像。

图7-2-11　宫腔单发息肉

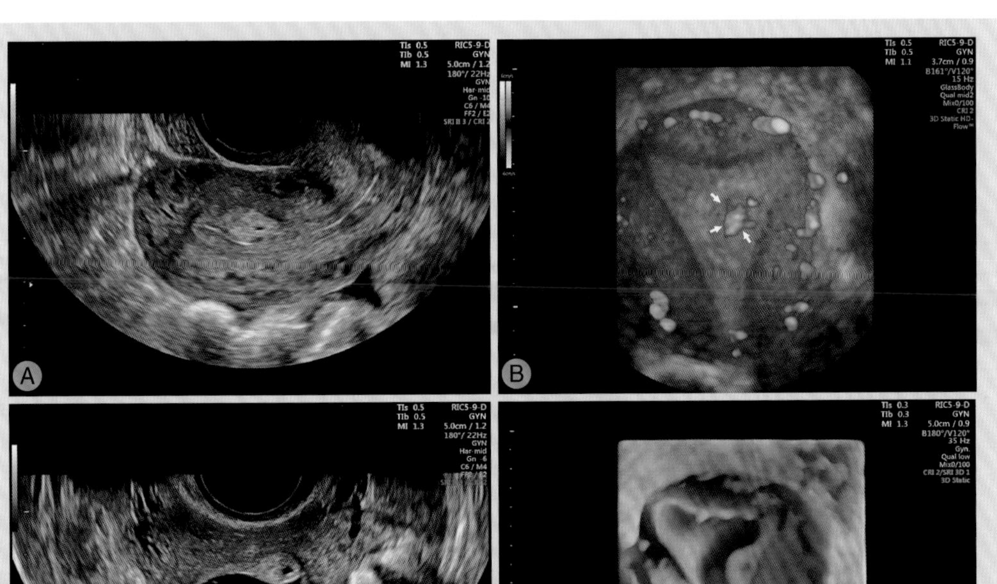

A.宫腔中段高回声合并局灶囊性变；B.CDFI三维成像显示内部供养血管（箭头）；C.SIS显示附于左前壁的无蒂息肉样凸起；D.SIS宫腔三维成像。

图7-2-12　宫腔单发息肉合并囊性变

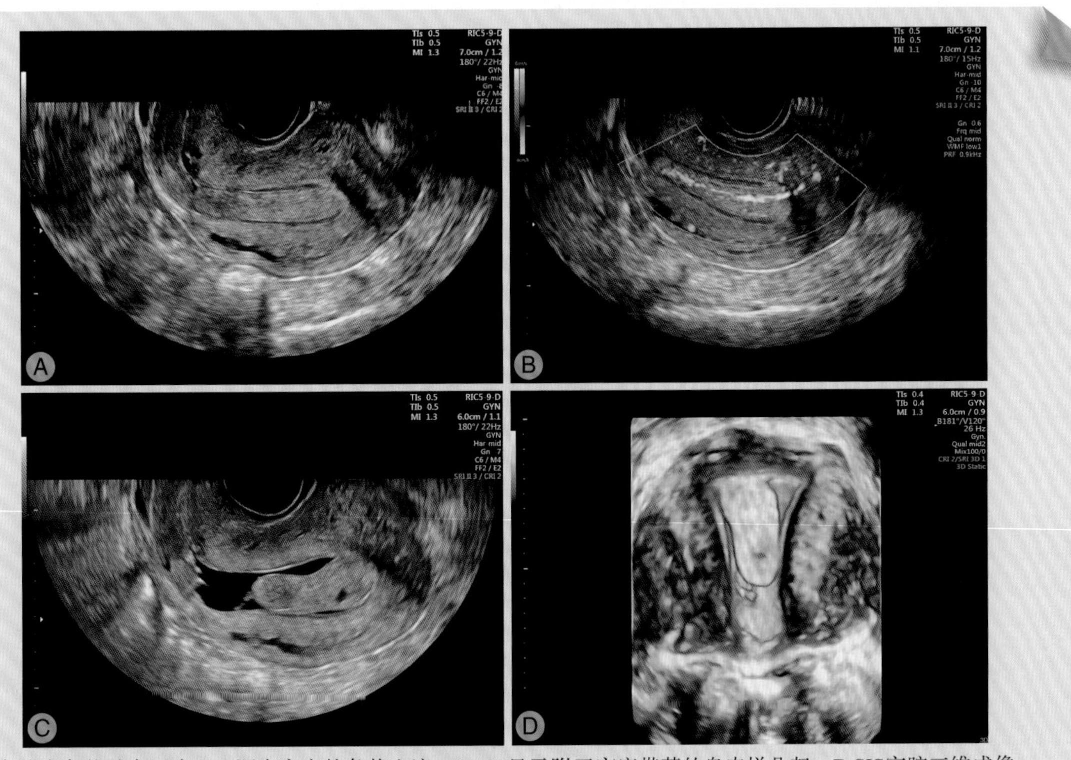

A.宫腔内条状稍高回声；B.源自宫底的条状血流；C.SIS显示附于宫底带蒂的息肉样凸起；D.SIS宫腔三维成像。

图7-2-13　宫腔单发息肉，起源于底部

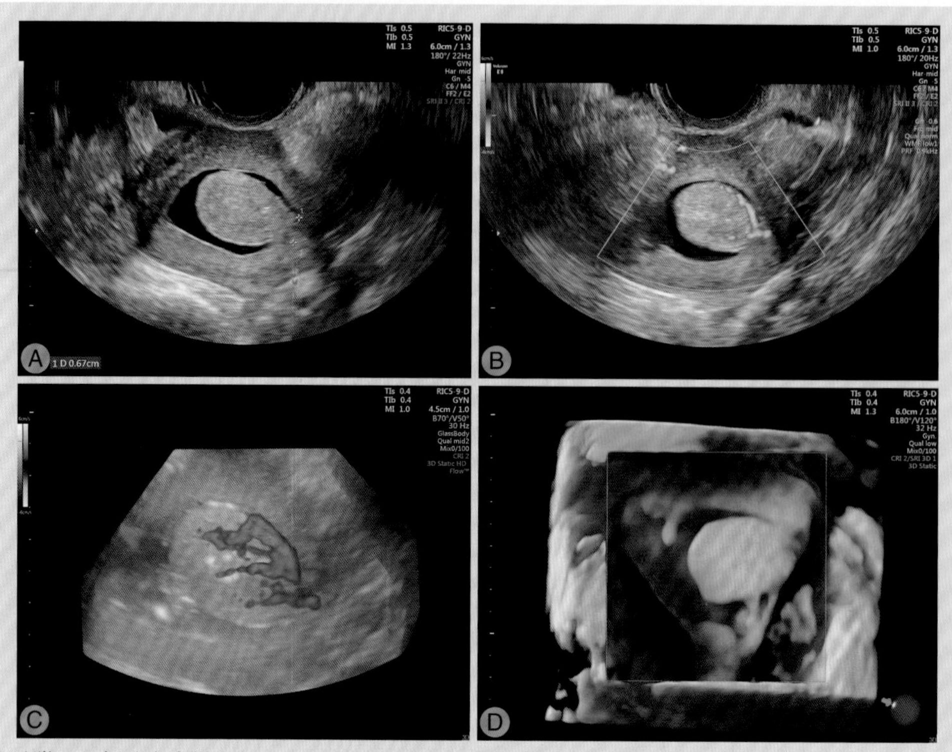

A.SIS显示附于左侧壁息肉样凸起；B.CDFI显示源自左侧壁的条状血流；C.CDFI三维成像显示内分支状血供；D.SIS宫腔三维成像。

图7-2-14　宫腔单发息肉，起源于左侧宫壁

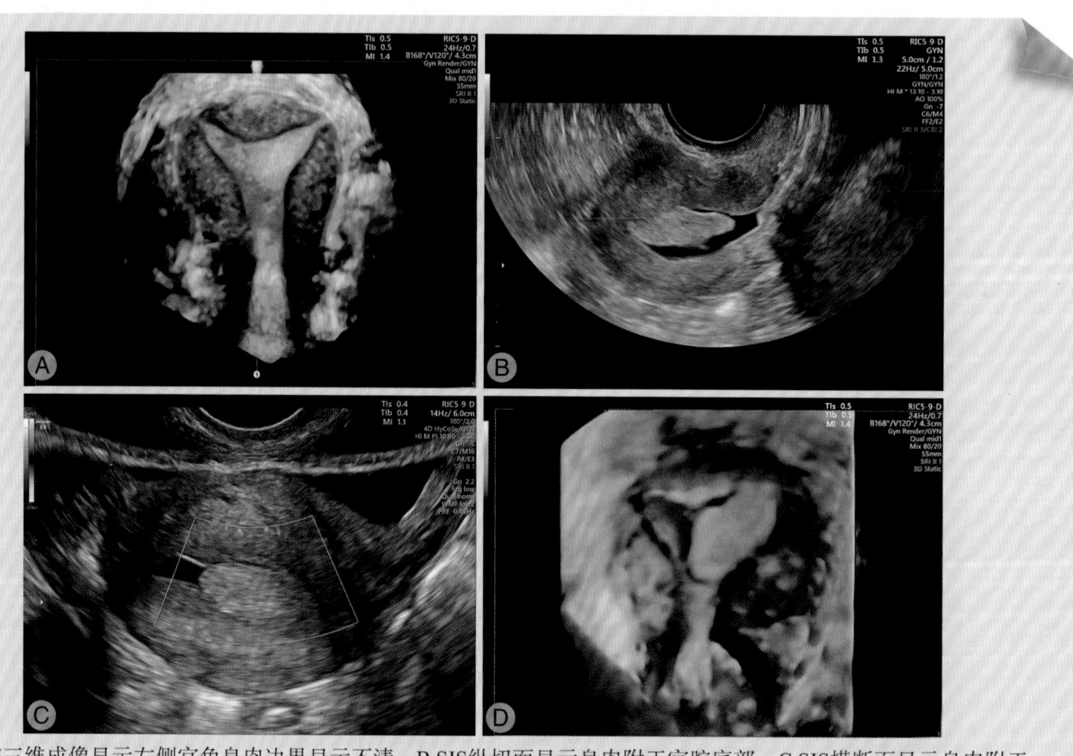

A.宫腔三维成像显示左侧宫角息肉边界显示不清；B.SIS纵切面显示息肉附于宫腔底部；C.SIS横断面显示息肉附于左侧宫角；D.SIS宫腔三维成像显示息肉附于左侧宫角。

图7-2-15　宫角息肉

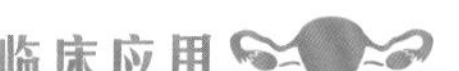

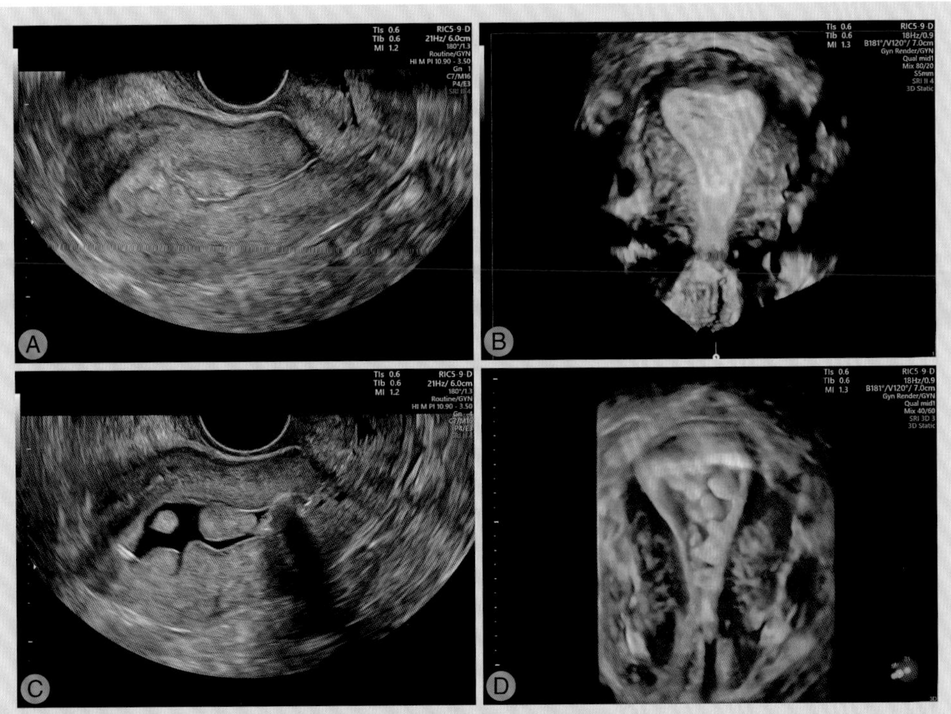

A.子宫内膜回声不均，多发高回声；B.宫腔三维成像显示子宫内膜回声不均；C.SIS显示宫腔前后壁多发息肉；D.SIS宫腔三维成像显示多发息肉（HD*live*™模式）。

图7-2-16　宫腔多发息肉（1）

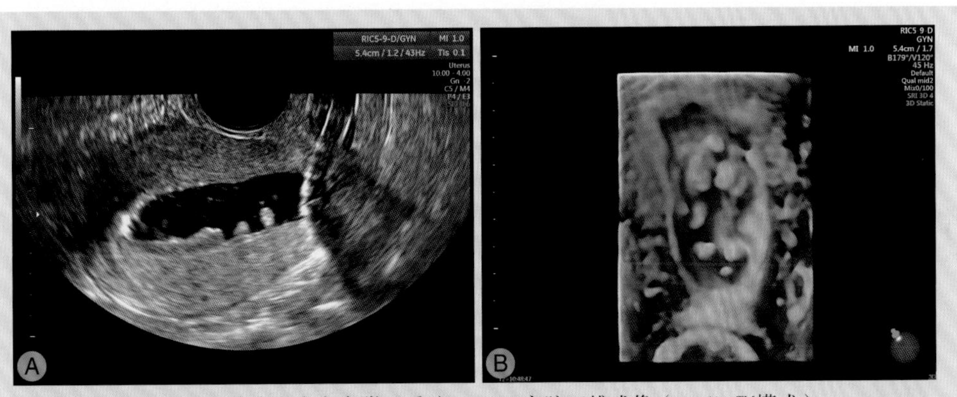

A.SIS显示宫腔多发小息肉附于后壁；B.SIS宫腔三维成像（HD*live*™模式）。

图7-2-17　宫腔多发息肉（2）

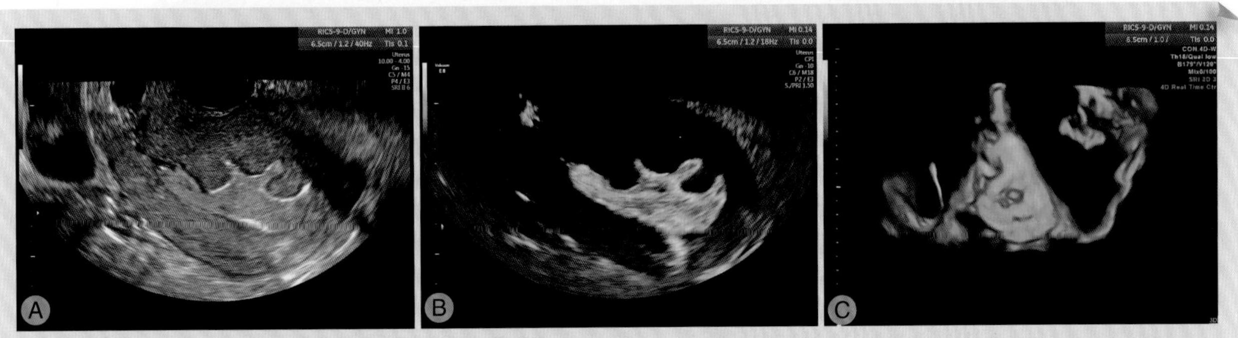

A.SIS显示子宫后壁多发息肉样凸起；B.正性造影二维成像显示宫腔后壁多发充盈缺损；C.正性造影宫腔三维成像显示宫腔多发类圆形凹陷。

图7-2-18　宫腔多发息肉（3）

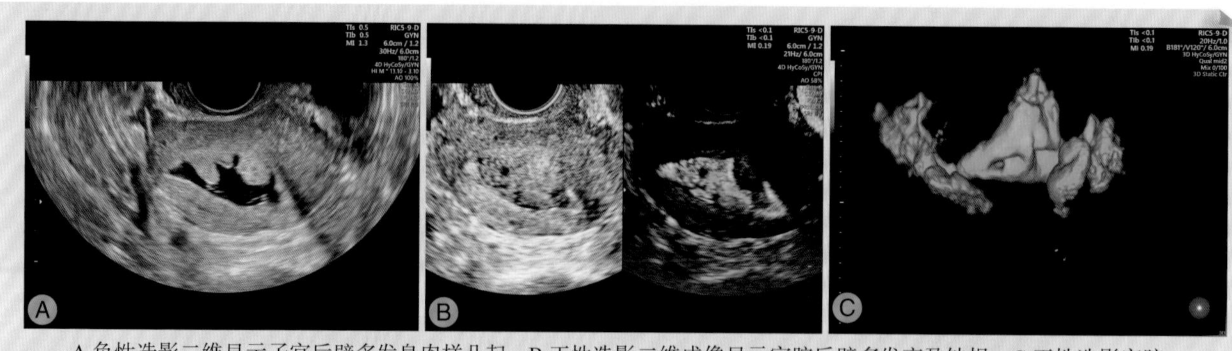

A.负性造影二维显示子宫后壁多发息肉样凸起；B.正性造影二维成像显示宫腔后壁多发充盈缺损；C.正性造影宫腔三维成像显示宫腔多发类圆形凹陷。

图7-2-19　宫腔多发息肉（4）

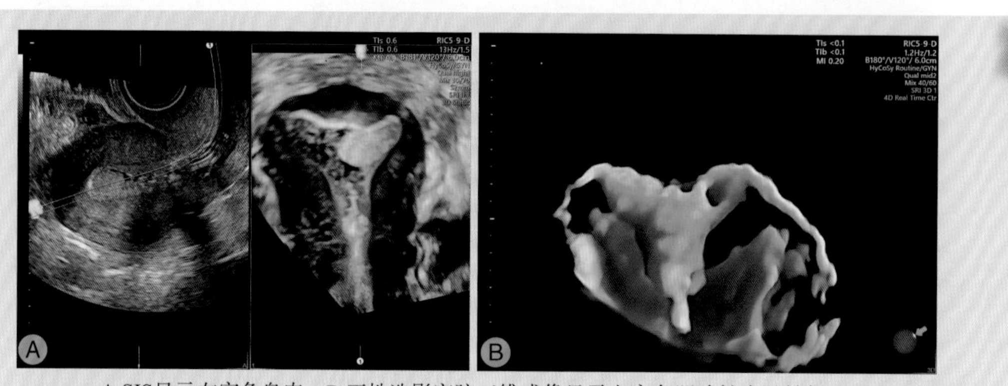

A.SIS显示左宫角息肉；B.正性造影宫腔三维成像显示左宫角凹陷性充盈缺损。

图7-2-20　宫腔息肉

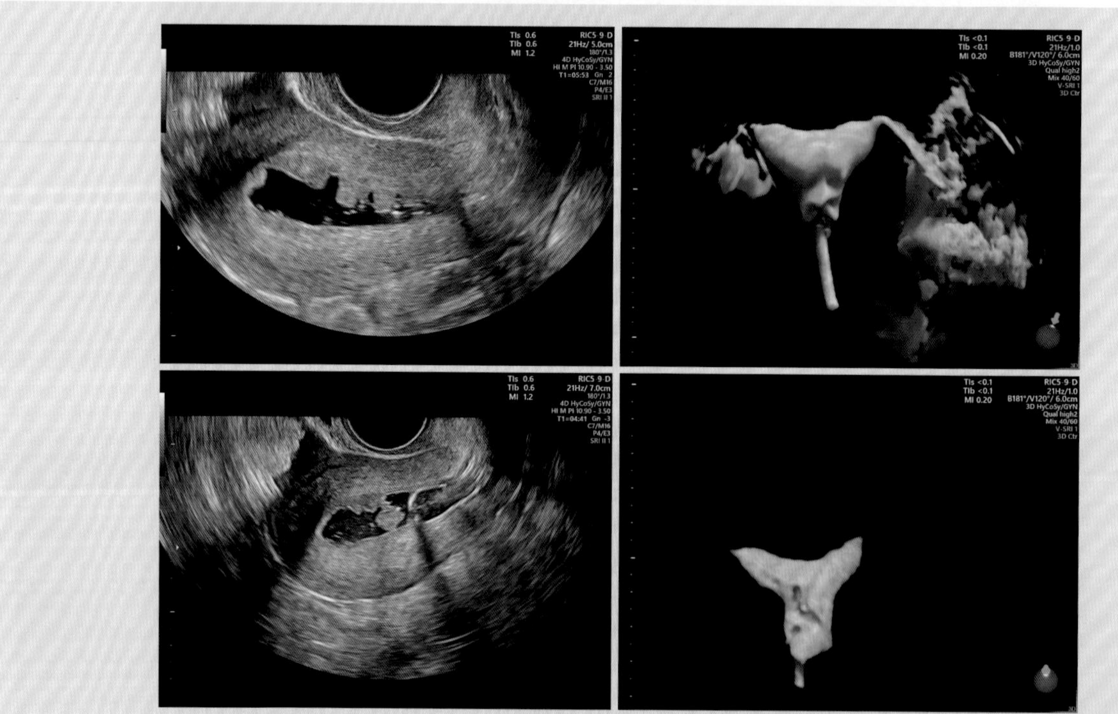

图7-2-21　前位子宫，前壁内膜息肉，宫腔三维成像可见充盈缺损

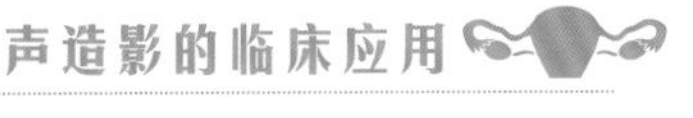

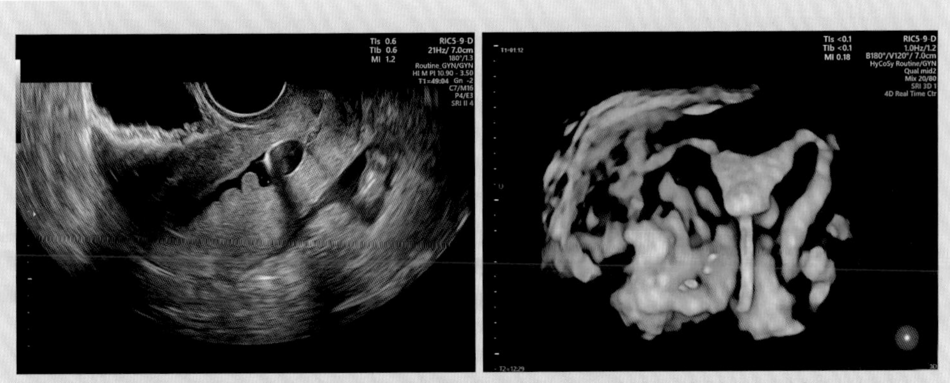

图7-2-22　前位子宫，后壁内膜息肉，宫腔三维成像无充盈缺损

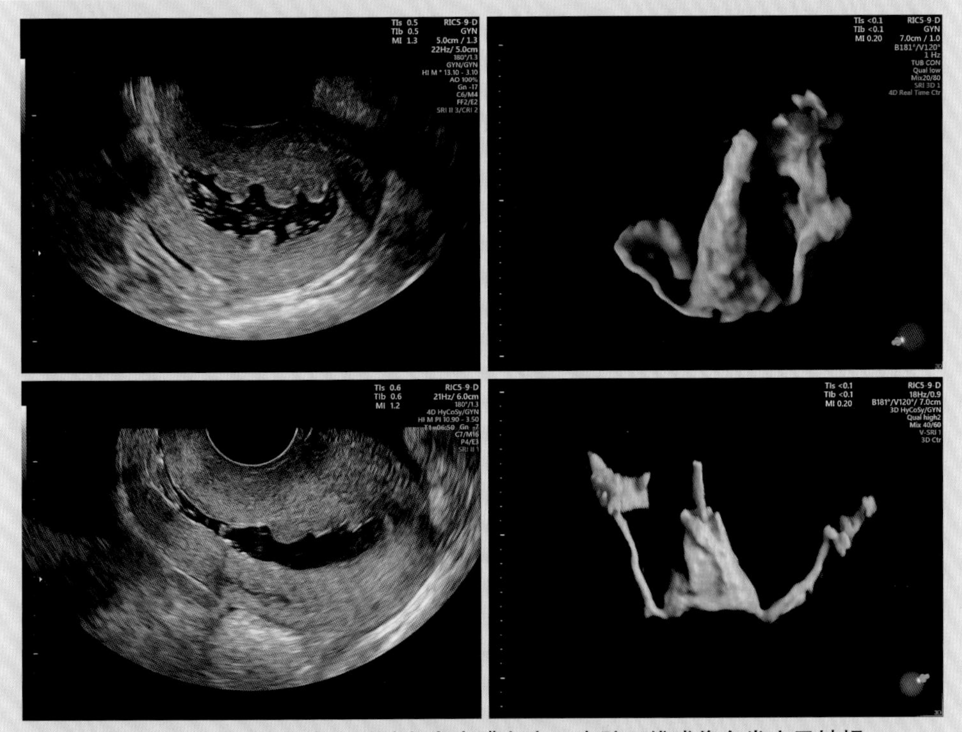

图7-2-23　后位子宫，后壁多发内膜息肉，宫腔三维成像多发充盈缺损

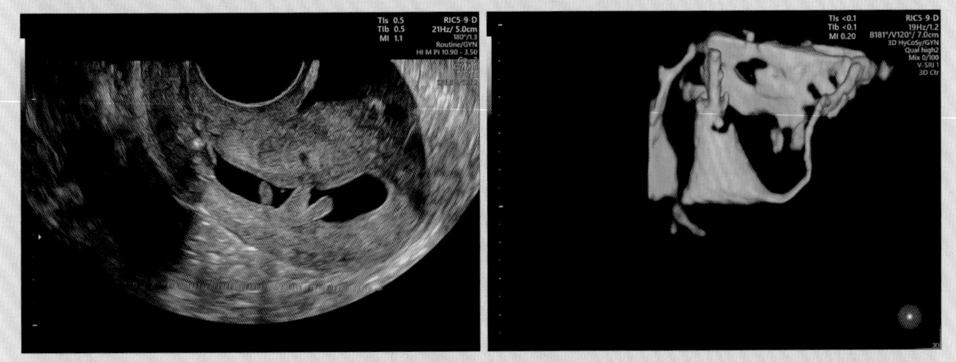

图7-2-24　后位子宫，前壁多发内膜息肉，宫腔三维成像显示无凹陷性充盈缺损

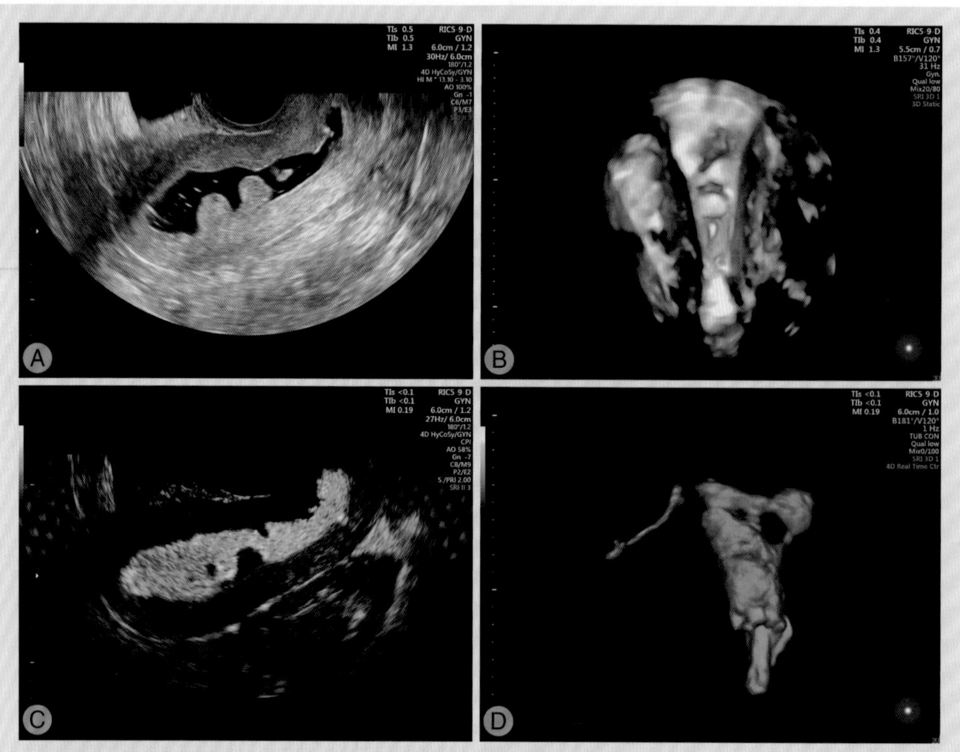

A.前位子宫，宫腔后壁多发息肉；B.SIS宫腔三维成像；C.造影模式二维成像显示宫腔息肉充盈缺损；D.宫腔三维成像显示后壁充盈缺损呈“黑洞征”。

图7-2-25　宫腔多发息肉

部分患者子宫内膜增厚，回声不均，中央线弯曲，SIS 显示为子宫内膜厚薄不均或均匀性增厚，为单纯内膜增生表现，为假阳性病例，SIS 可以良好区分（图 7-2-26，图 7-2-27）。

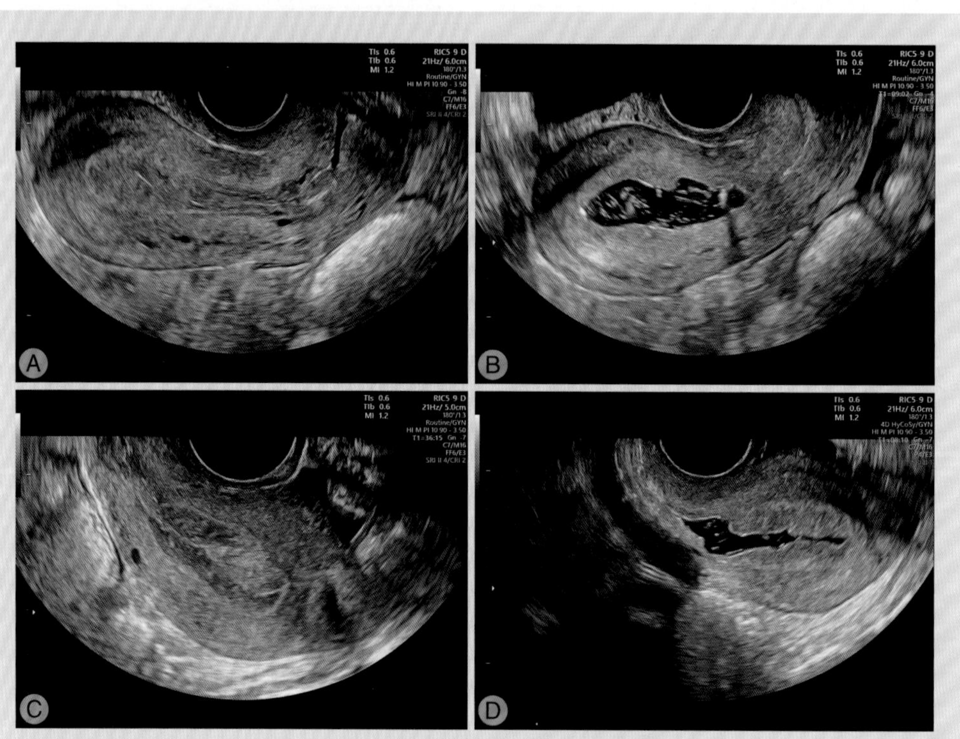

A.子宫内膜增厚，回声不均；B.SIS显示子宫内膜厚薄不均；C.子宫内膜增厚，回声不均；D.SIS显示子宫内膜均匀性增厚。

图7-2-26　子宫内膜增生

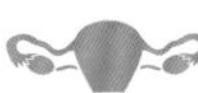

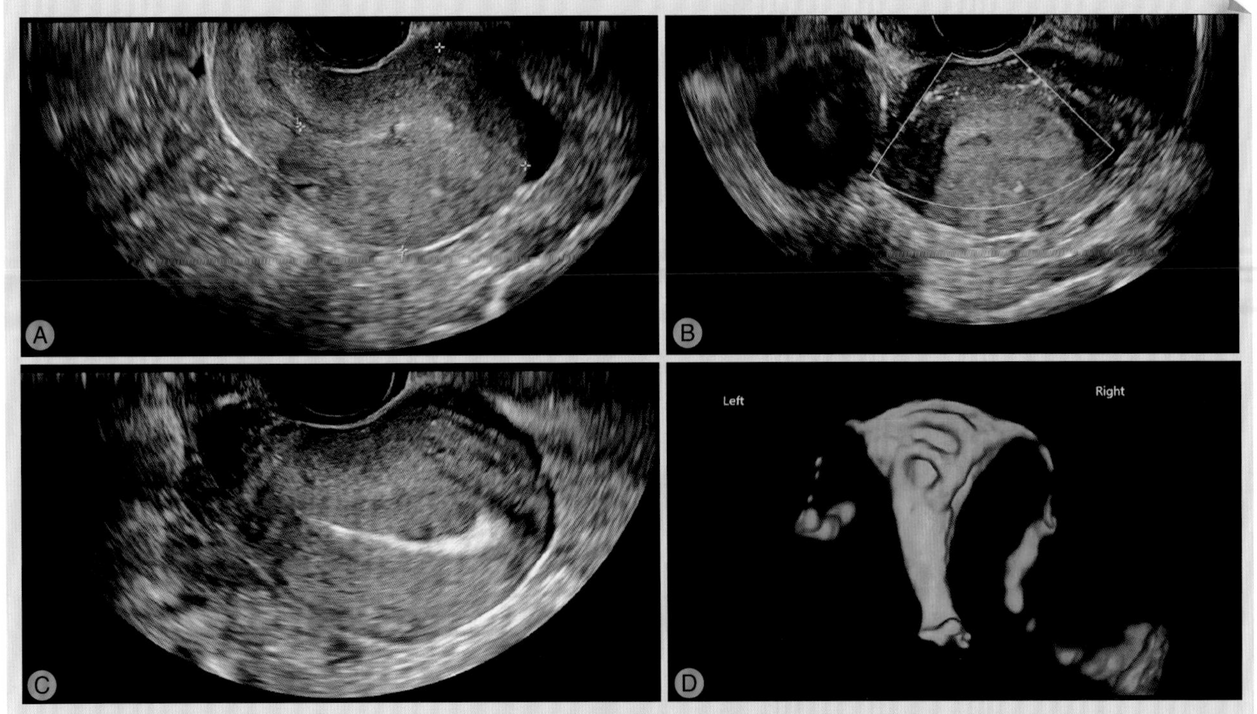

A.子宫前壁腺肌病；B.子宫内膜增厚，回声不均，C.SIS显示子宫后壁内膜增厚；D.宫腔三维成像显示类圆形凹陷。

图7-2-27 子宫腺肌病合并内膜增生

三、子宫肌瘤

子宫平滑肌瘤在超声上表现为局灶性边界清晰的子宫肌层肿块，容易被识别。大多数子宫肌瘤临床无明显症状。黏膜下子宫平滑肌瘤可表现为月经过多、月经频发甚至贫血，需要切除治疗。根据肌瘤与子宫肌层的关系，欧洲妇科内镜协会（European Society for Gynaecological Endoscopy，ESGE）将黏膜下子宫肌瘤分为 3 种类型（图 7-2-28）：0 型，肌瘤有瘤蒂，全部位于子宫腔内未累及肌层；Ⅰ型，肌瘤无瘤蒂，大部分突向宫腔，累及肌层的体积< 50%；Ⅱ型，肌瘤无瘤蒂，小部分突向宫腔，累及肌层的体积≥ 50%。

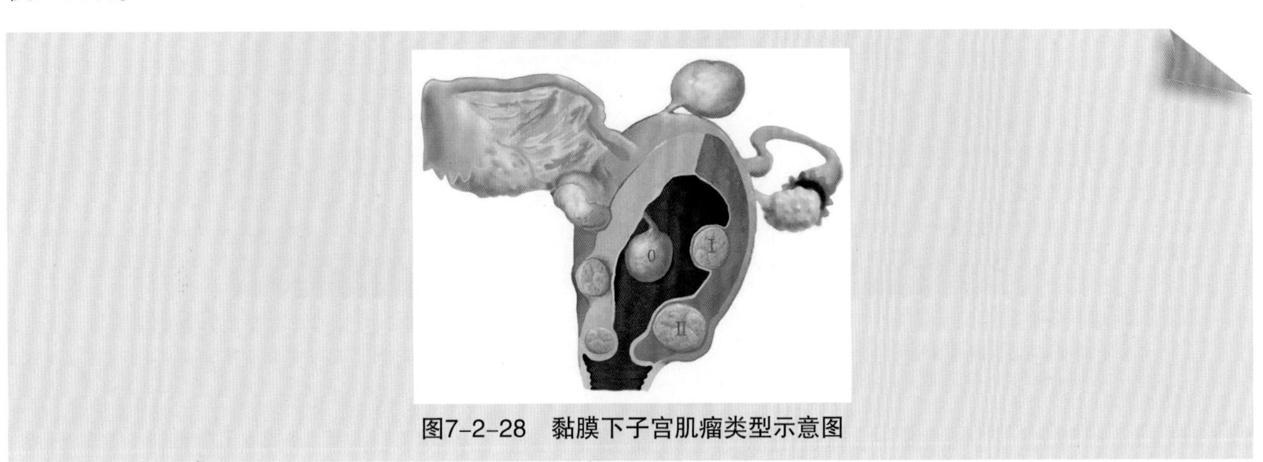

图7-2-28 黏膜下子宫肌瘤类型示意图

黏膜下子宫肌瘤的大小和凸入宫腔的程度决定宫腔镜能否成功切除子宫肌瘤，若瘤体凸入宫腔 50% 或更大范围则较易通过宫腔镜切除。

SIS 被认为是评定肌瘤凸入宫腔程度的最佳方法，有助于术前的评估和手术方案的制订，还可对手术一次性成功的概率进行初步评价。三维宫腔成像判断子宫黏膜下肌瘤的具体位置，肌瘤和子宫内膜的关系，以及肌瘤暴露在子宫腔的大小，被证明同样有效，两者可以结合使用。彩色多普勒超声可帮助判断子宫黏膜下肌瘤血供情况，有助于术中对出血可能性的判断。SIS 可清晰显示黏膜下肌瘤的基底部、表面覆盖的内膜及回声中断的子宫内膜基底层，CDFI 可探及周边环状或半环状血流信号。有研究系统回顾和荟萃分析了二维 SIS 对黏膜下肌瘤的诊断率敏感度和特异度，分别为 82%（95% CI 69 ~ 92）和 100%（95% CI 98 ~ 100）。另有研究对比了二维超声、二维 SIS、三维超声和三维 SIS，发现三维超声优于二维超声。

典型宫腔负性造影声像图特征：宫腔内实性等回声凸起，0 型表现为窄蒂，肌瘤完全位于宫腔内（图 7-2-29）；Ⅰ型为肌瘤宽基底，无明显蒂部回声，肌瘤突入宫腔部分≥ 50%（图 7-2-30）；Ⅱ型为肌瘤突入宫腔部分< 50%，大部分位于子宫肌层，呈丘陵状隆起（图 7-2-31）。

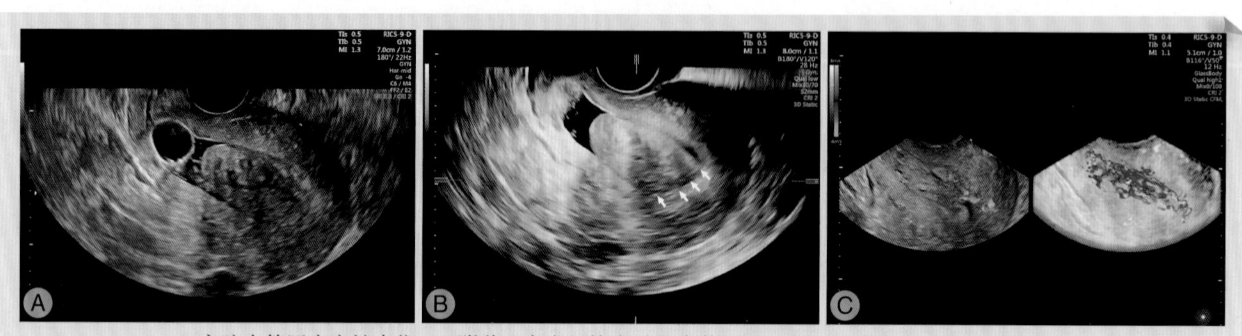

A.SIS宫腔内等回声实性占位；B.附着于宫底，箭头示肌瘤蒂；C.CDFI显示蒂部丰富条状血流信号。

图7-2-29 黏膜下肌瘤（0型）

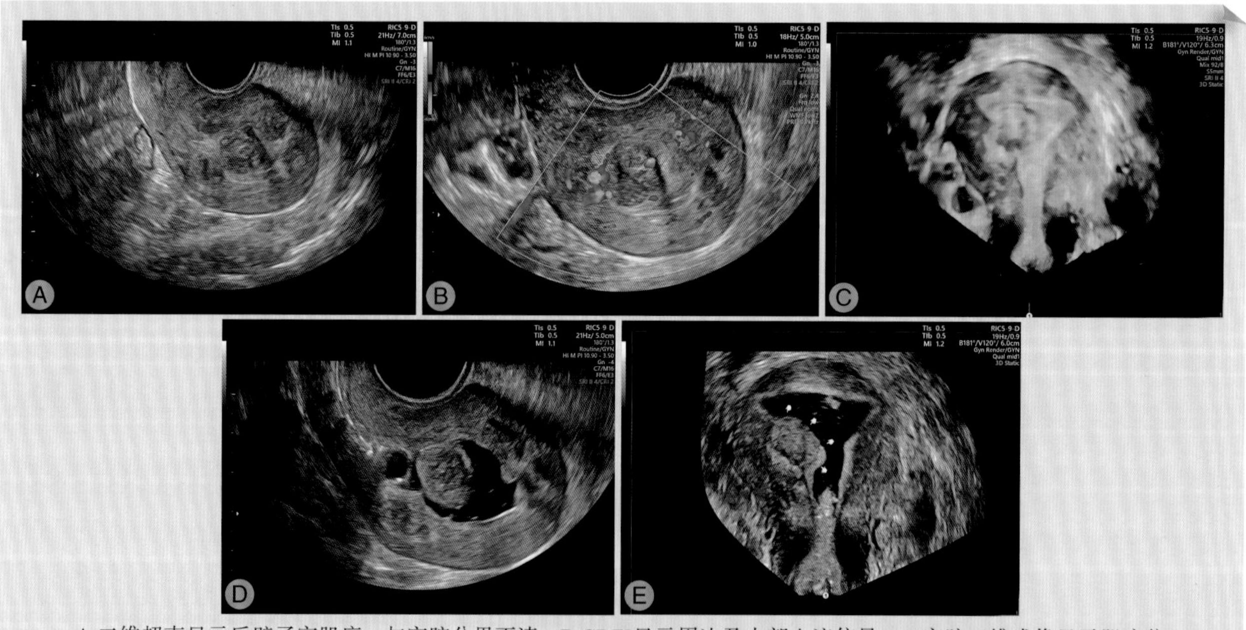

A.二维超声显示后壁子宫肌瘤，与宫腔分界不清；B.CDFI显示周边及内部血流信号；C.宫腔三维成像显示肌瘤位于右侧，部分凸入宫腔；D.SIS显示肌瘤部分位于宫腔内；E.SIS下宫腔三维成像显示肌瘤宽基底，无蒂，大部凸入宫腔，小部分位于右侧壁肌层。

图7-2-30 黏膜下肌瘤（Ⅰ型）

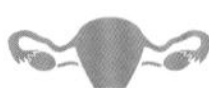

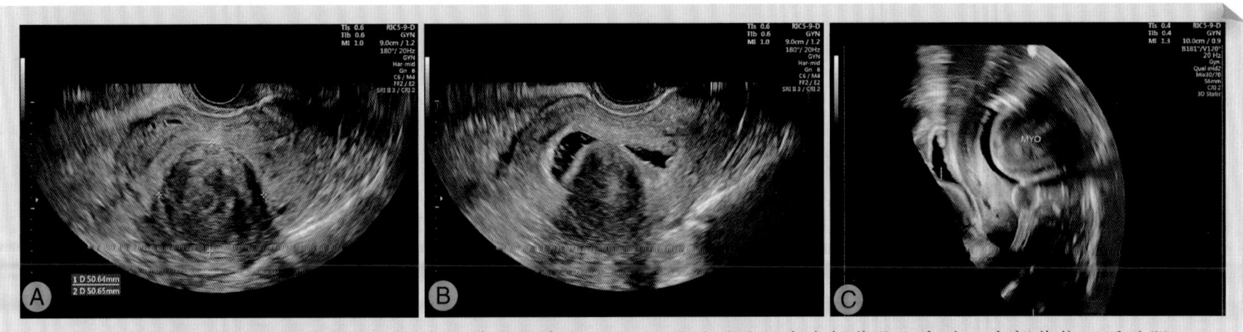

A.二维超声显示后壁子宫肌瘤，与宫腔关系不清晰；B.SIS显示后壁肌瘤小部分凸入宫腔，大部分位于后壁肌层；C.SIS宫腔三维成像矢状面显示子宫肌瘤小部分凸入宫腔 。

图7-2-31　黏膜下肌瘤（Ⅱ型）

四、宫腔粘连

宫腔粘连（Asherman 综合征）是由于子宫内膜基底层损伤导致宫壁相互粘连，宫腔部分或全部闭塞。肌性粘连时超声显示宫腔线连续性中断、消失，而膜状粘连常规超声无法诊断。使用生理盐水的 SIS 不仅可发现肌性粘连，并可显示宫腔膜状粘连。Knopman 和 Copperman 对 54 名女性进行了三维 SIS 检测宫内粘连病例，敏感度 100%，均为子宫镜检查证实。Ludwin 在文章中证明三维 SIS 诊断宫腔粘连的敏感度为 90%。

当发现有宫腔粘连时，应注意内膜的蠕动波，确定粘连带的位置、数目、累及范围。轻型宫腔粘连者常被漏诊，结合 SIS 可提高诊断率。以宫腔镜诊断结果为金标准，宫腔粘连分为三度：①轻度：粘连范围＜ 1/4 宫腔，内膜厚度≥ 5 mm，内膜见不连续低回声区；②中度：粘连范围≥ 1/4 且＜ 1/2 宫腔，内膜厚度≥ 2 mm，内膜可见不连续低回声区或回声带；③重度：粘连范围＞ 1/2 宫腔，内膜厚度＜ 2 mm，且与周围肌层分界不清。根据粘连的位置又可分为三型：①中央型：粘连位于子宫前后壁；②周围型：粘连位于子宫底或侧壁；③混合型：以上两种情况并存。

如果二维声像图出现以下改变，提示可能存在宫腔粘连：①子宫内膜厚度变薄或厚薄不均，边缘呈锯齿状，边界模糊不清；②内膜连续性中断，呈带状低回声；③宫腔积液呈“串珠样”无回声区。

典型宫腔造影声像图特征：①宫腔内等回声、低回声或膜带状高回声连于宫壁间；②起自内膜层或肌层，可呈三角形、线状或不规则形；③ CDFI 显示其上无明显血流信号。

宫腔正性超声造影声像图特征为宫腔形态不规则，内膜面不光整，宫腔内造影剂充填不均匀，呈密集点、片状充盈缺损区或锯齿状。完全粘连时造影显示宫腔容积明显缩小，造影剂仅充填小部分宫腔，宫腔显影呈豆状或不规则条状，宫腔变形；周围型粘连时造影显示宫腔边缘不光整，呈锯齿状或鼠咬状等形态多样不规则充盈缺损；中央型粘连时宫腔内见形态不规则充盈缺损区；混合型粘连时造影显示宫腔中央和周围均有不规则充盈缺损（图 7-2-32 ~图 7-2-38）。

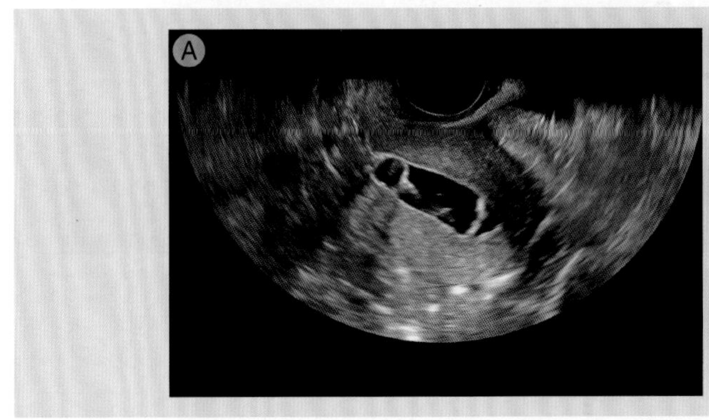

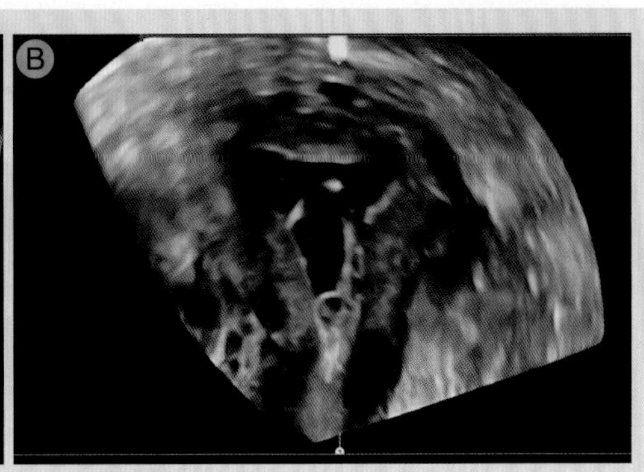

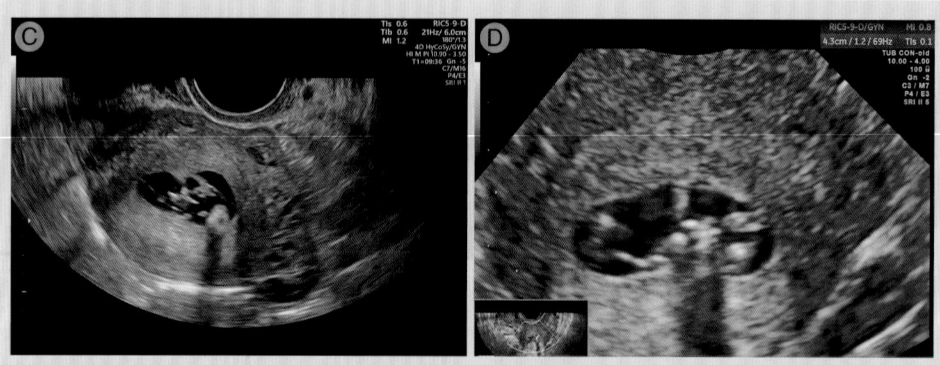

A.宫腔底部单条膜状粘连带；B.SIS宫腔三维成像显示宫腔底部单条膜状粘连带；C.宫腔网状粘连带；D.宫腔网状粘连带。

图7-2-32　宫腔膜状粘连

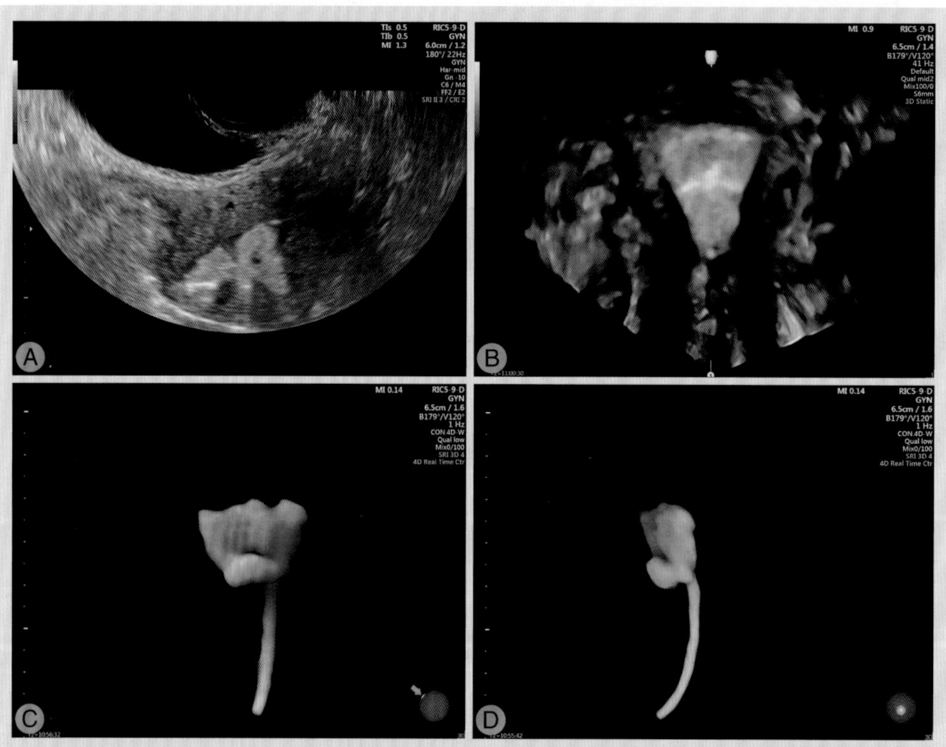

A.SIS显示宫腔底部片状低回声连于侧壁；B.宫腔三维成像显示横向粘连带；C.正性造影宫腔三维成像冠状面显示宫腔中部不规则充盈缺损；D.正性造影宫腔三维成像矢状面显示宫腔不规则凹陷。

图7-2-33　宫腔肌性粘连

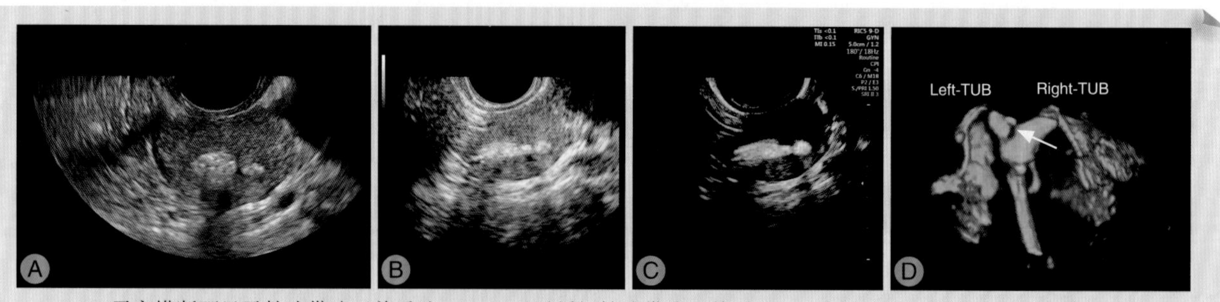

A.SIS子宫横断面显示粘连带连于前后壁；B.SIS显示纤细粘连带连于前后壁；C.宫腔造影二维成像显示宫腔细条状充盈缺损（箭头）；D.宫腔造影三维成像显示左侧宫角条状充盈缺损。Left-TUB：左侧输卵管；Right-TUB：右侧输卵管。

图7-2-34　子宫肌性粘连

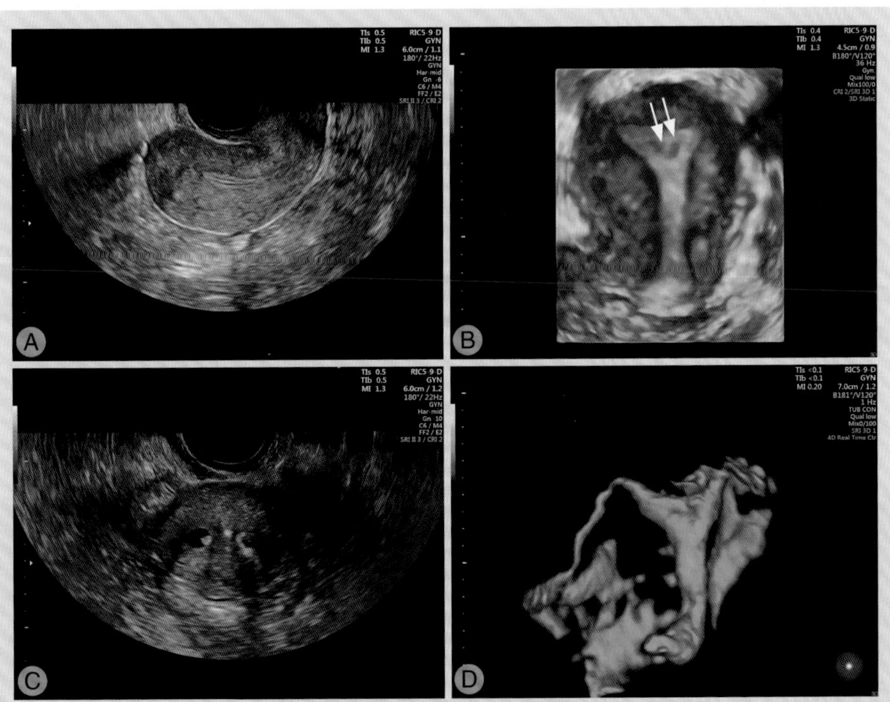

A.二维超声显示近宫底子宫内膜回声中断；B.三维宫腔成像显示宫底内膜片状缺损（箭头）；C.SIS显示宫腔底部低回声肌性粘连带；D.宫腔造影三维成像显示宫底不规则充盈缺损。

图7-2-35　粘连范围

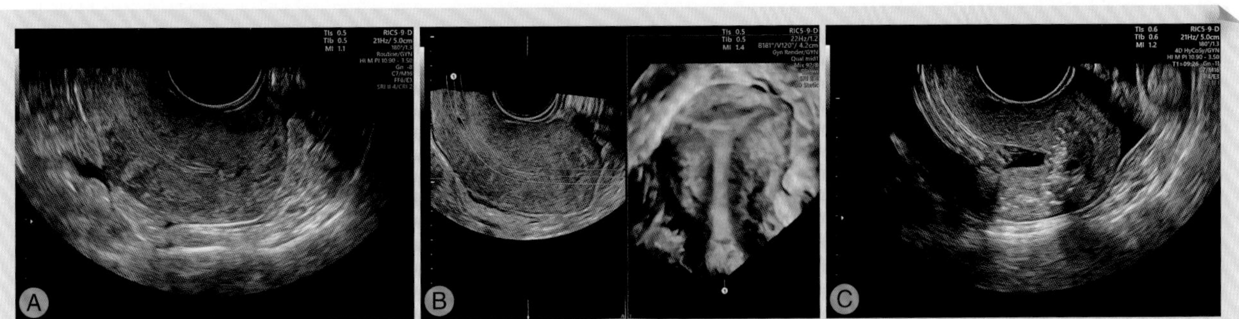

A.二维超声显示子宫内膜回声中断；B.三维宫腔成像显示宫底部内膜缺损；C.SIS显示肌性等回声粘连带连于前后壁并相邻肌层造影剂逆流。

图7-2-36　子宫肌性粘连

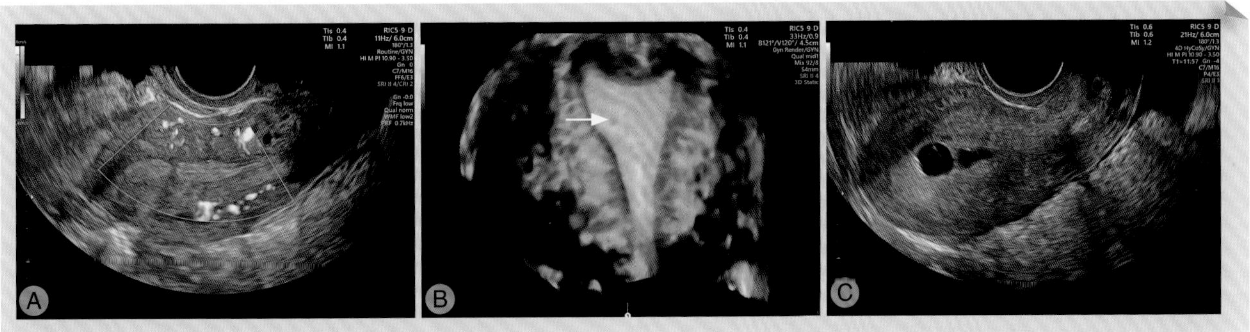

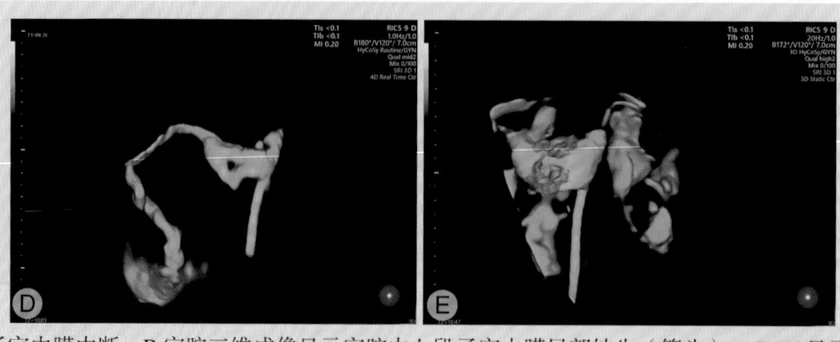

A.宫腔中段子宫内膜中断；B.宫腔三维成像显示宫腔中上段子宫内膜局部缺失（箭头）；C.SIS显示宫腔连于前后壁肌性等回声粘连带；D.宫腔造影三维成像显示宫腔局部充盈缺损；E.宫腔造影三维成像显示宫腔粘连处肌层逆流。

图7-2-37 子宫肌性粘连

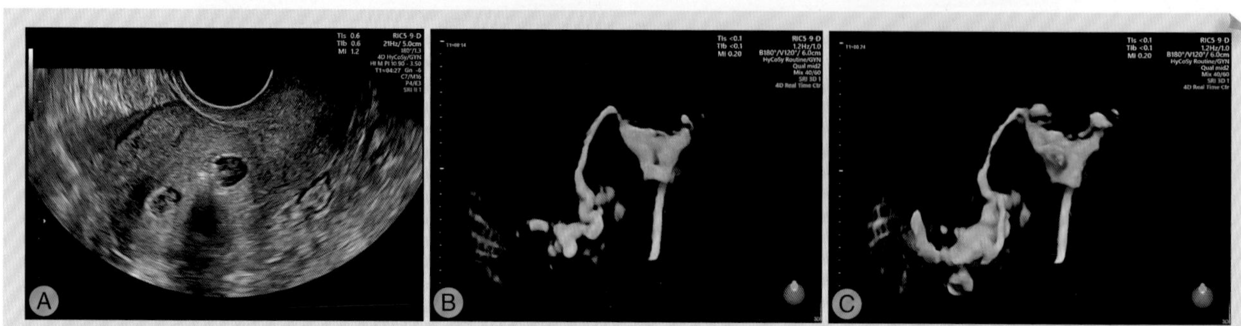

A.SIS显示宫腔大范围等回声肌性粘连带连于前后壁；B.宫腔造影三维成像显示宫腔局部充盈缺损；C.宫腔造影三维成像显示宫腔粘连处肌层逆流。

图7-2-38 子宫肌性粘连

五、子宫憩室

剖宫产术后子宫瘢痕憩室（cesarean scar diverticulum，CSD）又称为剖宫产术后子宫切口缺损（previous cesarean scar defect，PCSD），指剖宫产术后子宫切口愈合不良，子宫瘢痕处肌层变薄，形成与宫腔相通的凹陷或腔隙，导致部分患者出现一系列相关的临床症状，并且再次妊娠时可增加剖宫产术后子宫瘢痕妊娠、大出血、凶险性前置胎盘、子宫破裂等的风险。按形状可分为囊状憩室和细线状憩室；按位置可分为宫腔下段、子宫颈峡部和子宫颈上段；按照大小可分为肌层缺损＜ 80% 的龛影和肌层缺损≥ 80% 的切口裂开。有学者研究表明二维 / 三维组合 SIS 被证明可能是诊断憩室最有益的方法，可以清楚地描绘出缺陷的程度（深度和横向方面），可重复性强。

SIS 声像图特征：前壁下段子宫剖宫产瘢痕处肌层不连续，呈三角形、楔形或不规则形凹陷状。液体充盈情况下可更加清晰显示憩室深度、形态、残余肌层厚度（图 7-2-39，图 7-2-40）。三维正性造影显示

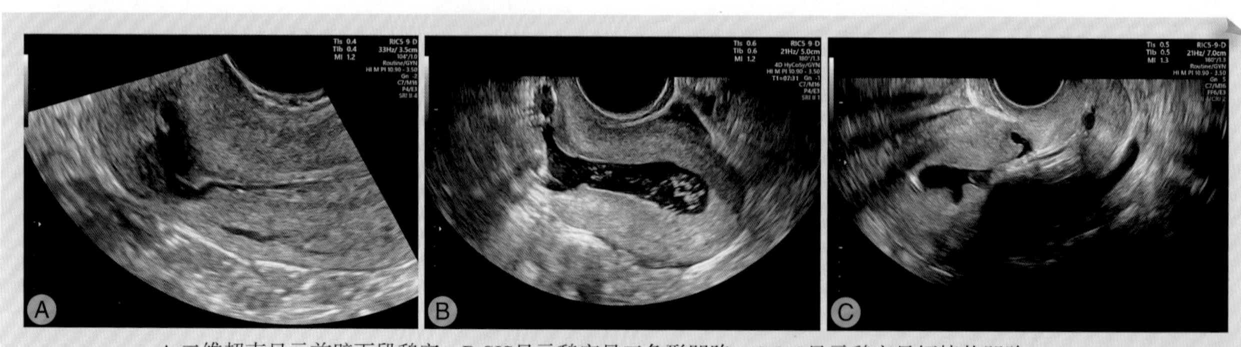

A.二维超声显示前壁下段憩室；B.SIS显示憩室呈三角形凹陷；C.SIS显示憩室呈短棒状凹陷。

图7-2-39 子宫憩室（1）

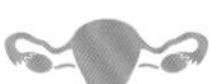

子宫下段宫腔不光整、不连续，前壁瘢痕处造影剂充填，可见局限性扩张或囊样凸起。二维正性造影显示呈三角形、楔形、类圆形或短棒状等增强区（图 7-2-41，图 7-2-42）。

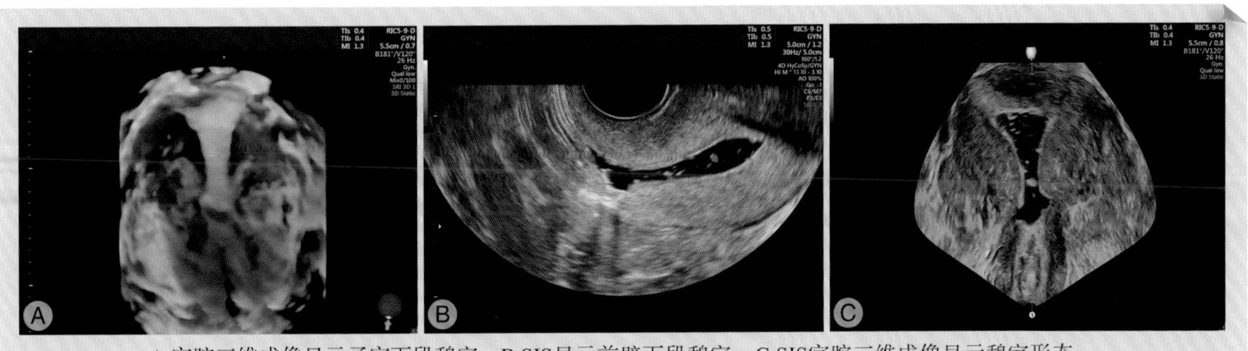

A.宫腔三维成像显示子宫下段憩室；B.SIS显示前壁下段憩室；C.SIS宫腔三维成像显示憩室形态。

图7-2-40　子宫憩室（2）

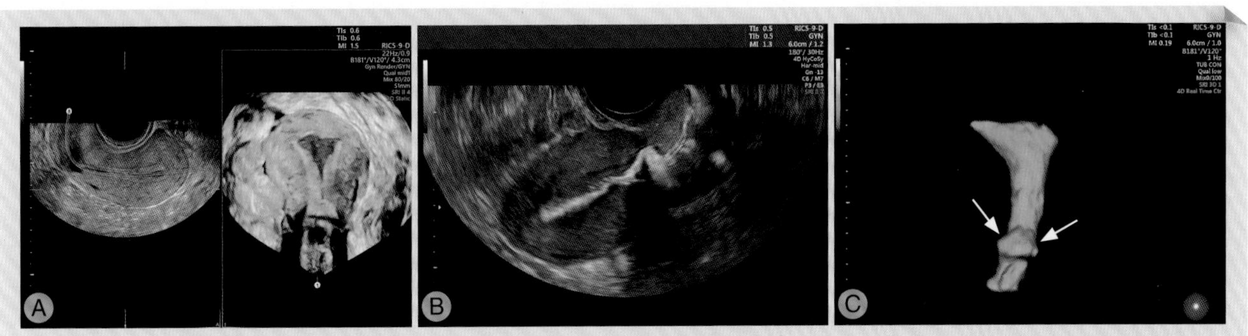

A.宫腔三维成像显示宫腔下段横向憩室；B.SIS显示子宫憩室造影剂充填；C.正性造影宫腔三维成像显示憩室局限性团块状凸起（箭头）。

图7-2-41　子宫憩室（3）

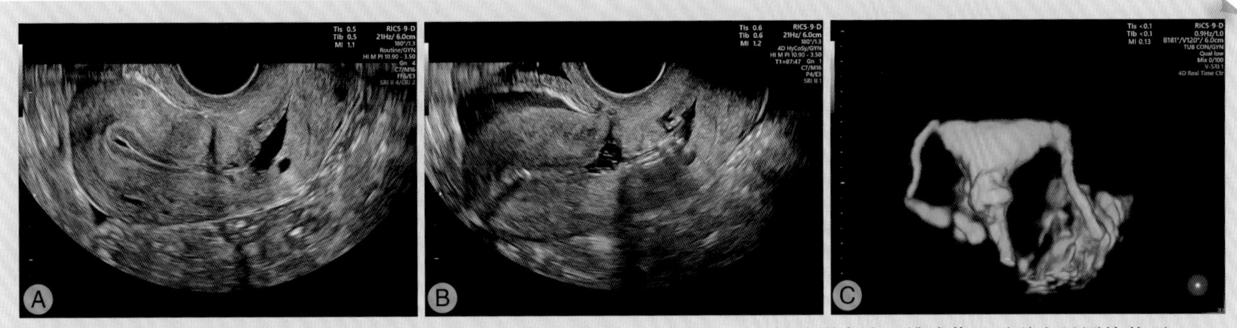

A.二维超声显示前壁瘢痕呈线状低回声；B.SIS显示憩室呈三角形；C.正性造影宫腔三维成像显示憩室呈团块状不规则凸起。

图7-2-42　子宫憩室（4）

六、结论及检查技巧

（1）对于子宫畸形的判断，不应仅根据造影时宫腔显影形态判断，如单角子宫、残角子宫、完全双角子宫、完全纵隔子宫、双子宫的单侧宫腔显影均可表现为圆柱形、梭形宫腔；弓形子宫与纵隔子宫的判断，不应在造影状态下测量，会增加凹陷深度。子宫畸形的判断应在非造影状态下观察宫腔形态，结合宫底浆膜层形态有无凹陷、宫腔冠状面三维成像、SIS 综合判断进行鉴别诊断。

（2）对子宫内膜的观察需全面，纵切面扫查应从一侧宫角至另一侧宫角；横切面扫查应从宫颈至宫底，观察内膜有无连续性中断，回声是否均匀，基底层是否完整连续。彩色多普勒和三维成像有助于评估有无异常。

（3）单纯宫腔造影推荐使用硬材质导管，比如 12 Fr 号硅胶导管；根据宫颈松紧情况，使用小球囊或不使用球囊，减少对宫腔病变的遮挡（图 7-2-43）。

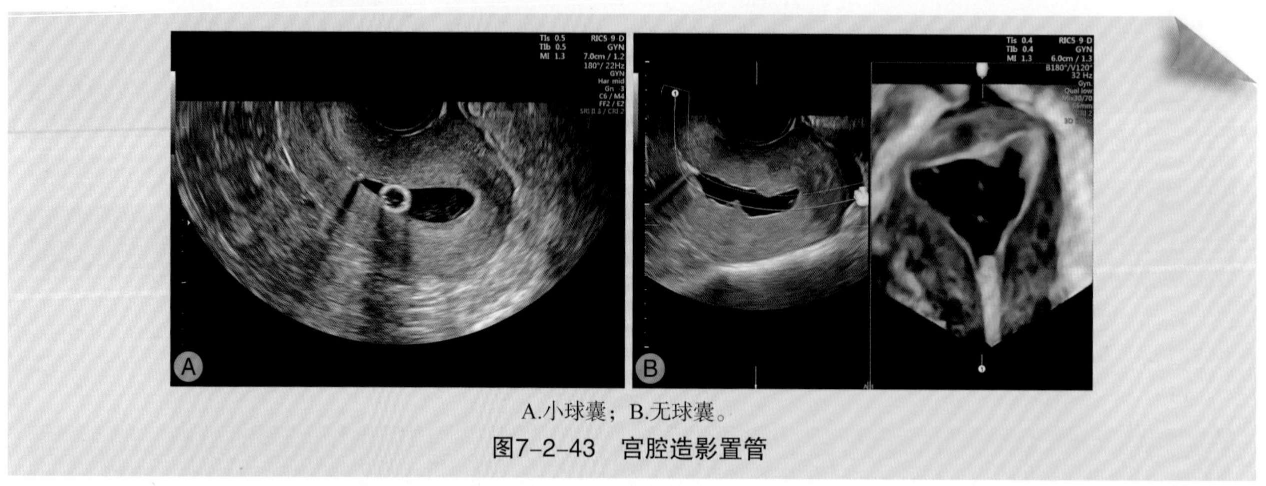

A.小球囊；B.无球囊。

图7-2-43 宫腔造影置管

（4）使用生理盐水充盈球囊，避免注入气体对声像图造成干扰。

（5）置入导管前，注液管腔使用生理盐水封管，减少气体进入宫腔。如导管注液腔内有导丝无法提前封管，可在拔除导丝后先回抽管内气体再注液。

（6）使用小球囊注液时，下拉导管，使球囊封堵宫颈内口；不使用球囊时，导管头位于宫颈内口处，固定导管，防止脱管（图 7-2-44）。

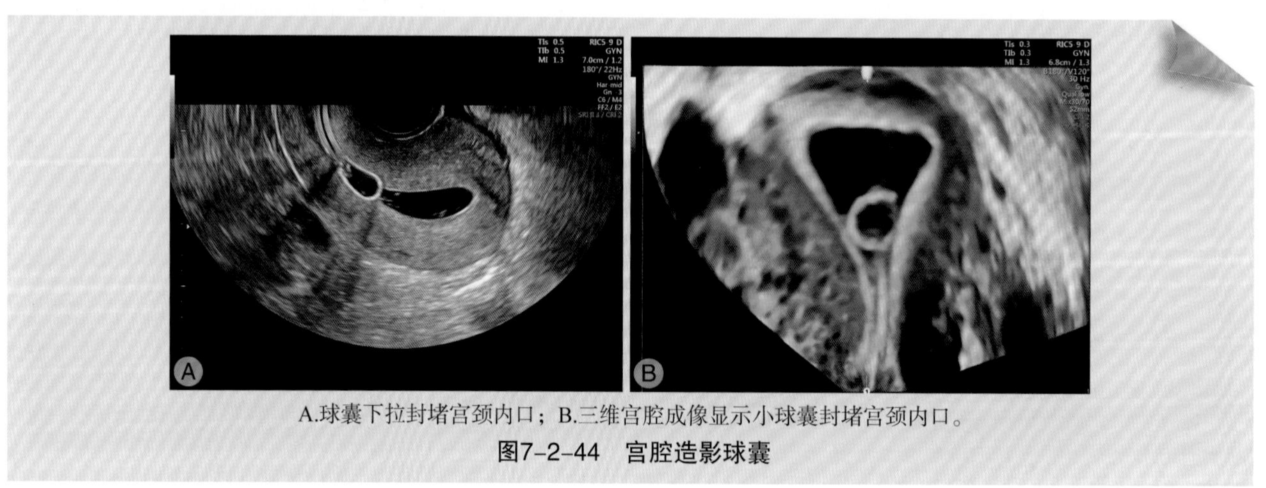

A.球囊下拉封堵宫颈内口；B.三维宫腔成像显示小球囊封堵宫颈内口。

图7-2-44 宫腔造影球囊

（7）正性造影后宫腔造影剂微气泡残留，液体透声差，呈云雾状高回声影响观察。采用以下方法可获得较好的宫腔负性造影显像：①将宫腔内造影剂回抽后重新灌注生理盐水；②静置片刻使微气泡逐渐破裂消失；③启动 CDFI 、增大增益，加速微气泡破裂；④缩小球囊，推注生理盐水使宫腔内液体外漏（视频 7-2-1）。

（8）宫腔造影时导管内气体进入宫腔会影响观察，可用注射器回抽，或在球囊不充盈状态下推注生理盐水将气体排出（图 7-2-45）。

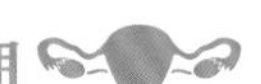

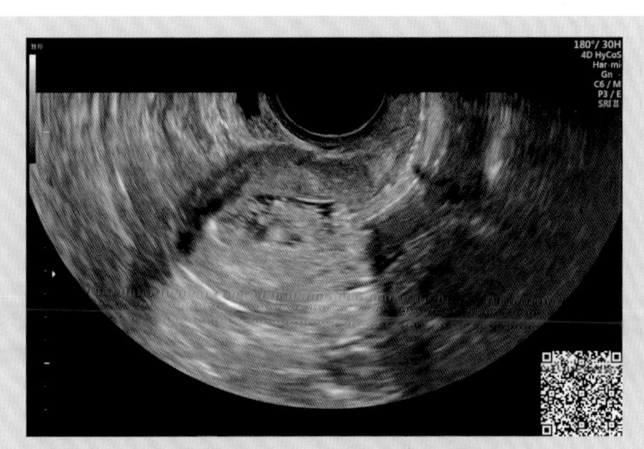

视频7-2-1　宫腔负性造影

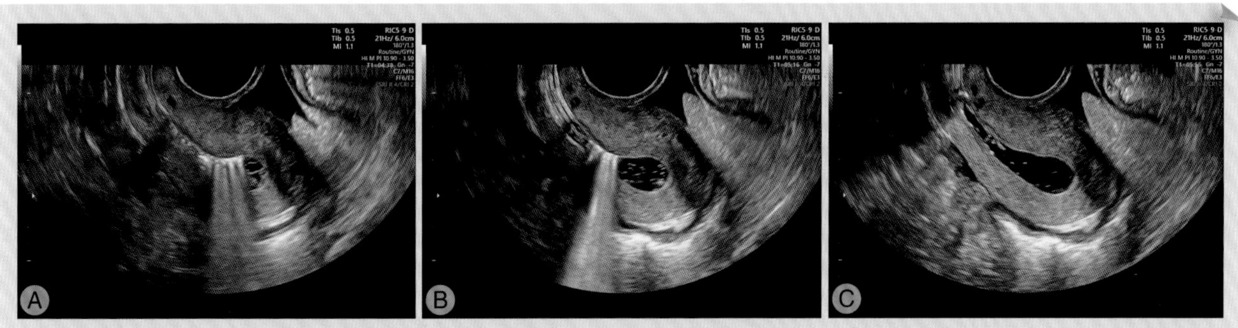

A.宫腔大量气体，遮挡宫腔；B.导管后撤，持续推注生理盐水；C.宫腔内气体排出。

图7-2-45　宫腔气体

（9）撤管时在超声监测下边撤管边推注生理盐水，可观察宫腔中下段、宫颈管病变（图 7-2-46，视频 7-2-2）。

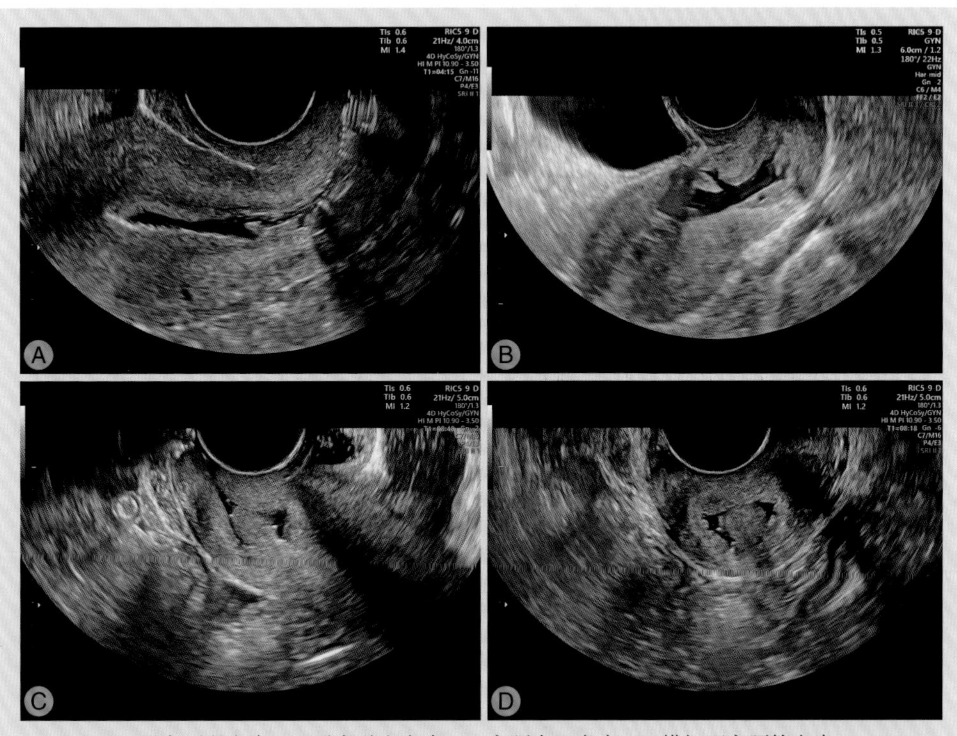

A.子宫下段息肉；B.子宫憩室息肉；C.宫颈内口息肉；D.横切面宫颈管息肉。

图7-2-46　宫腔息肉

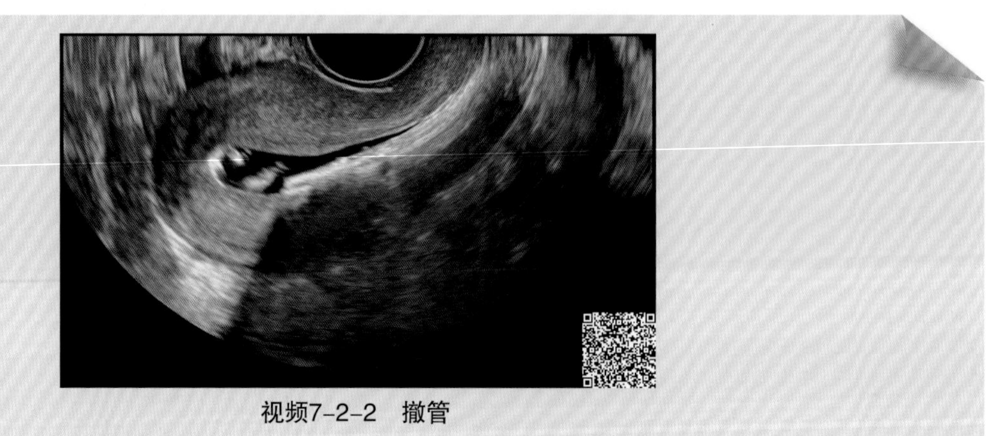

视频7-2-2　撤管

第三节 三维子宫输卵管超声造影

输卵管性不孕是女性不孕最主要的病因之一，主要表现为输卵管的蠕动、拾卵以及运送受精卵进入宫腔等功能丧失。在治疗手段层出不穷的辅助生殖时代，对输卵管的病变类型、程度进行客观、准确、全面的评估，为患者制订个性化的治疗方案显得至关重要。引起不孕的输卵管病变包括输卵管近段梗阻、远段梗阻、全程阻塞、输卵管周围炎、输卵管功能异常和先天性输卵管畸形等。输卵管通畅性的诊断是子宫输卵管超声造影的基础诊断，更重要的是寻找导致输卵管阻塞、通而不畅的原因及其他与生殖相关导致不孕的因素，如近段阻塞是由阻塞假象、输卵管痉挛、息肉、炎症等导致的阻塞，还是真正的闭塞。随着检查技术的进步及病例经验的累积，子宫输卵管超声造影从最早期的解剖学诊断逐渐发展为生理功能性诊断，从而能体现出输卵管的解剖及功能状态，将为生殖科医师提供更有价值的诊断信息。

子宫输卵管超声造影是在超声监视下向宫腔注入正性及负性造影剂，实时观察造影剂通过宫腔、输卵管腔的流动及进入盆腔后的分布情况。根据宫腔、输卵管腔造影剂流动性及影像形态特征分析输卵管通畅性、柔软度、管腔黏膜、伞端状况、盆腔有无粘连等情况，结合病史做出子宫、输卵管和盆腔病变的综合诊断。

输卵管的功能性评估是影像诊断的期许目标，而通畅性的判断是诊断基础，主要分为：输卵管通畅、输卵管通而不畅和输卵管不通，其中输卵管通而不畅的诊断较其他二者困难。输卵管通而不畅有不同程度的病变，可分为轻度、中度和重度，有接近于通畅的通而不畅，也有接近于阻塞的通而不畅。输卵管通而不畅时其伞端亦可见造影剂溢出，但目前的影像手段尚无法对溢出的造影剂进行量化，加上输卵管自身的病变和（或）盆腔病变造成输卵管形态和走行异常，超声造影图像变化繁多，导致判断输卵管通而不畅的程度时存在一定主观性，为影像医师做出正确评估带来一定的困扰。

输卵管功能包括蠕动、纤毛活动和上皮细胞的分泌。蠕动功能由肌细胞执行，其柔软程度反映输卵管肌细胞的功能状态。纤毛活动和上皮细胞的分泌分别由纤毛细胞和分泌细胞完成，黏膜状态可间接反映输卵管纤毛细胞和分泌细胞的功能。

因此，输卵管通畅性、柔软度、管腔黏膜可体现输卵管的生理功能，是我们应通过影像重点观察分析的内容。

HyCoSy诊断应包括四方面：①子宫、卵巢、盆腔等基础检查的描述；②宫腔形态及宫腔病变的描述；③输卵管通畅性的描述；④造影剂在盆腔弥散情况的描述。本节主要针对输卵管通畅性进行讲述。

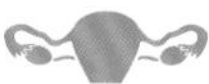

一、输卵管评价内容

1. 输卵管通畅性（图 7-3-1）

（1）输卵管通畅：宫腔显影后，造影剂快速进入输卵管腔，输卵管全程显影，造影剂自伞端溢出，溢出量大。推注压力小，宫腔无膨大。

（2）输卵管通而不畅：宫腔显影后，造影剂进入输卵管腔，缓慢自伞端溢出，溢出时间较长；也可表现为输卵管呈结节状，不规则或膨大、扭曲成团，造影剂溢出量少，造影后输卵管可扩张伴造影剂残留。推注压力大，宫腔可膨大。

（3）输卵管阻塞：造影剂进入子宫腔缓慢，输卵管未见显影、部分显影或全程显影，伞端未见造影剂溢出。推注压力大，宫腔多膨大。

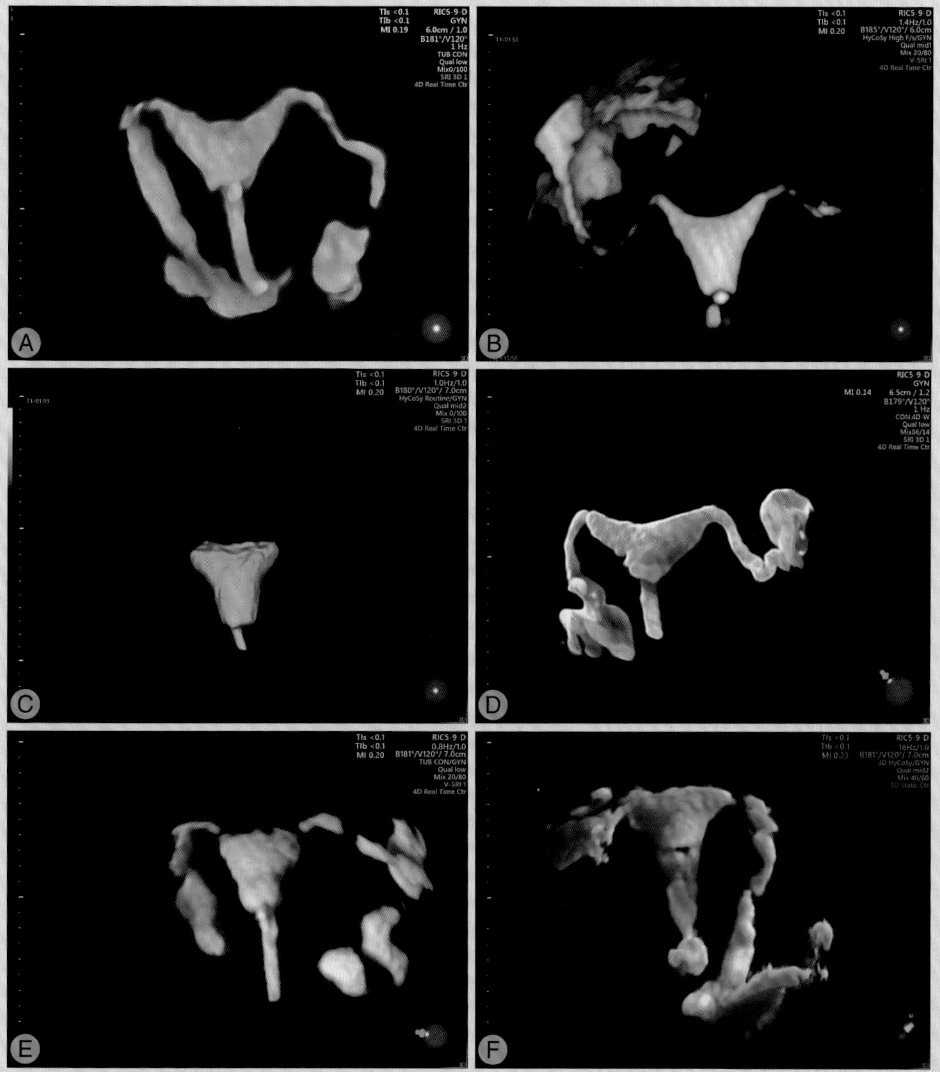

A.双侧输卵管通畅；B.右侧输卵管通而不畅、左侧输卵管不通（近段）；C.双侧输卵管不通（近段）；D.双侧输卵管远段不通，柔顺；E.双侧输卵管远段不通，结节状；F.右侧输卵管近段不通，左侧输卵管远段不通，僵硬。

图7-3-1　输卵管通畅性

2. 输卵管柔软度（图 7-3-2 ~图 7-3-5）

（1）柔软：输卵管自近段向远段内径逐渐增宽，至壶腹部时稍扩大，可向上下走行或在宫体两侧弯曲绕行，管壁光整、柔顺，呈自然流线型。

（2）柔软欠佳：输卵管失去上述自然流线型。

（3）不柔软：管壁不光整，形态呈结节状、不规则或僵直状。

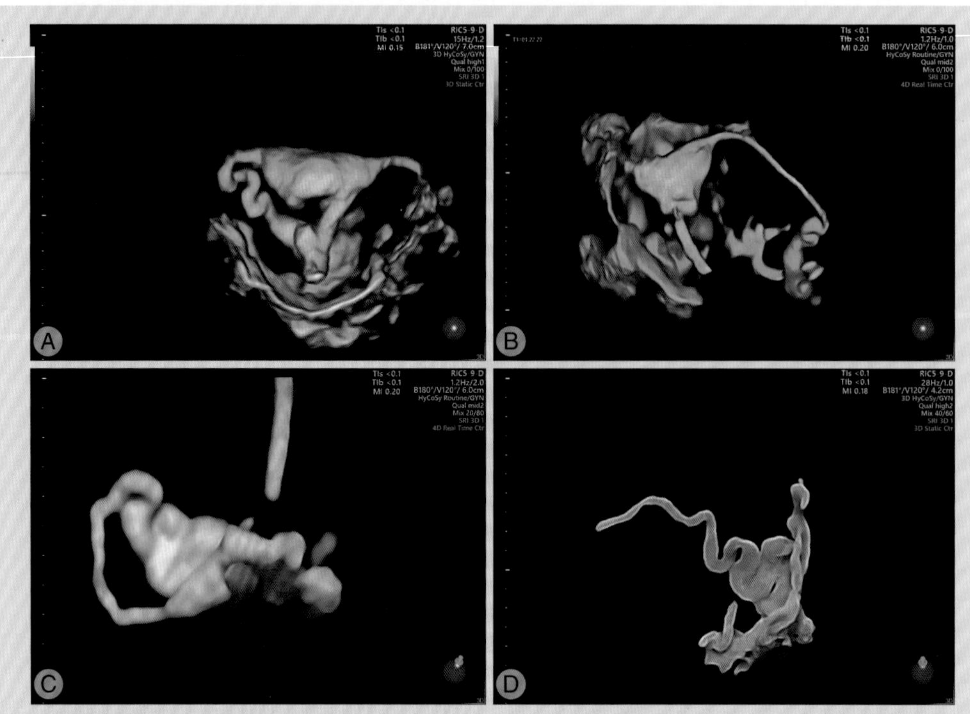

A.右侧输卵管走行自然、弯曲柔顺；B.左侧输卵管近段平整，远段弯曲柔顺；C.右侧输卵管走行自然、弯曲柔顺；D.左侧输卵管走行自然、弯曲柔顺。

图7-3-2　输卵管柔软

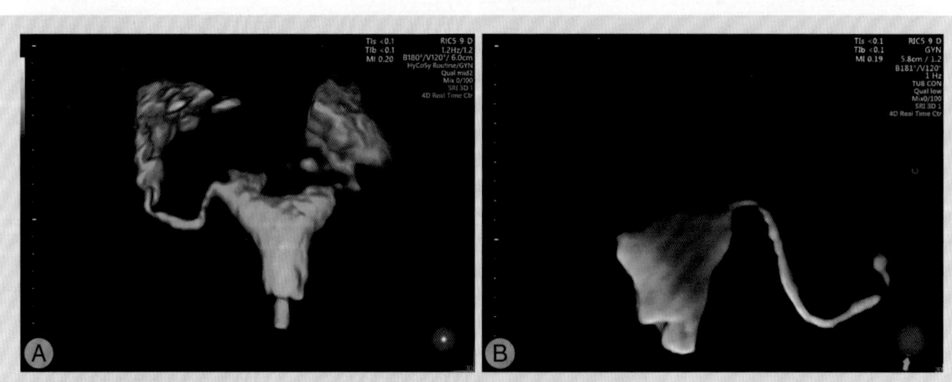

A.双侧输卵管上举，远段扭曲，柔顺欠佳；B.左侧输卵管近段呈结节状，柔顺欠佳。

图7-3-3　输卵管柔软欠佳

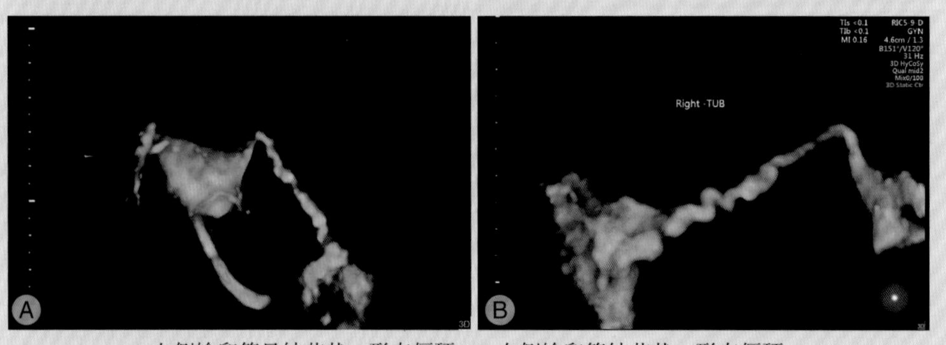

A.左侧输卵管呈结节状，形态僵硬；B.右侧输卵管结节状，形态僵硬。

图7-3-4　输卵管不柔软

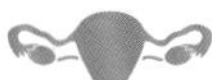

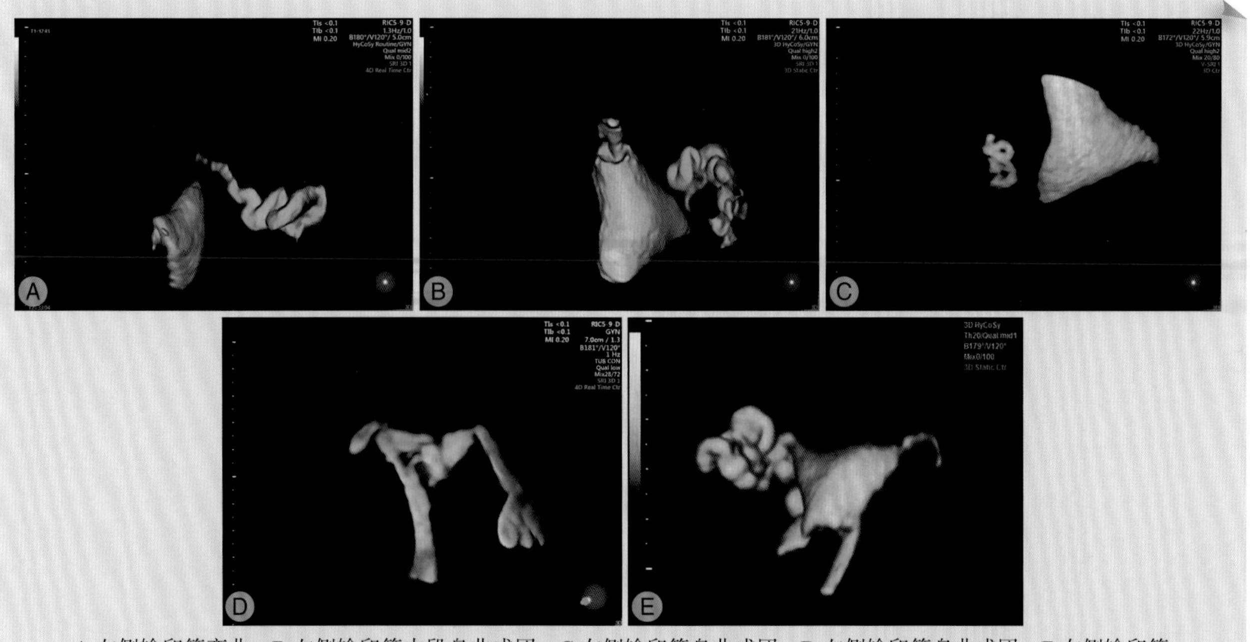

A.左侧输卵管弯曲；B.左侧输卵管中段盘曲成团；C.右侧输卵管盘曲成团；D.左侧输卵管盘曲成团；E.右侧输卵管盘曲成团。

图7-3-5　输卵管盘曲

3. 输卵管管腔黏膜（图 7-3-6）

（1）正常黏膜：输卵管黏膜皱褶呈与输卵管长轴平行的细条状，可随输卵管蠕动有形态变化。

（2）黏膜异常：输卵管显影僵硬、边缘毛糙，输卵管管壁增厚，黏膜结构消失或显示不清、紊乱。

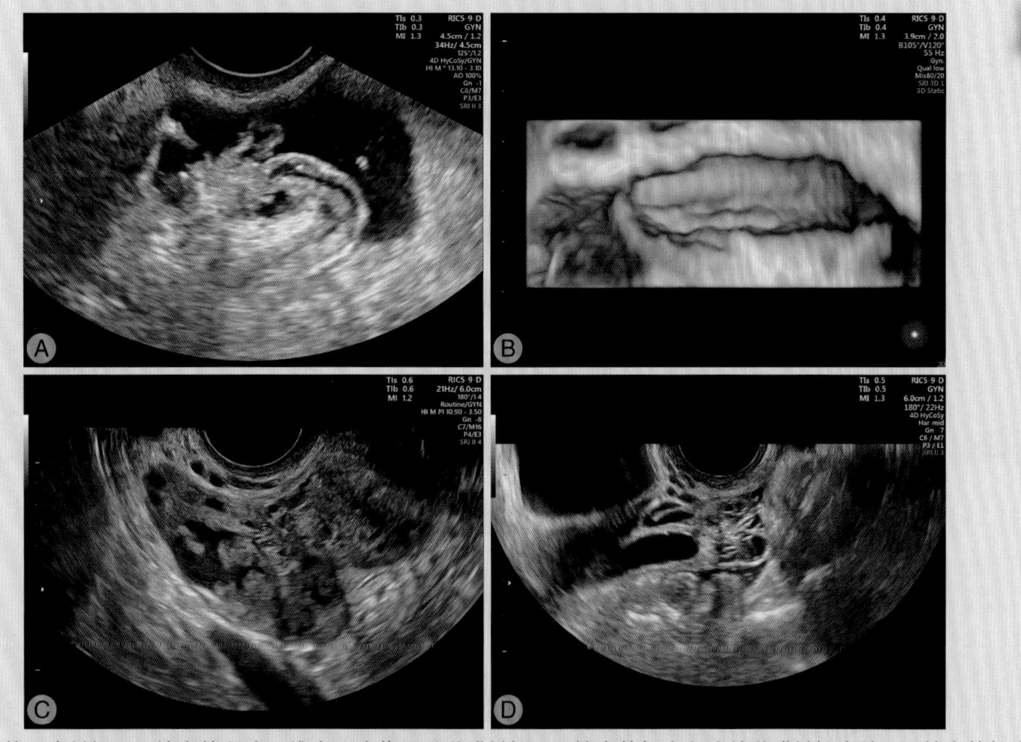

A.输卵管正常皱褶；B.输卵管积液三维表面成像显示黏膜皱褶；C.输卵管轻度积液并黏膜皱褶水肿；D.输卵管轻度积液内无皱褶。

图7-3-6　输卵管黏膜皱褶

4. 输卵管伞端状况（图 7-3-7 ~图 7-3-9）

（1）伞端功能正常：伞端有大量造影剂自伞口中央快速溢出，伞端指状突起明显、自然、柔软，飘动可见，血流丰富，呈条状分布。

（2）伞端功能不良：伞端造影剂自伞口溢出缓慢、量少，或需加压后出现溢出，或从侧方溢出，或无溢出。伞端指状突起消失、形态僵硬、组织疏松，血流稀少呈散在分布。

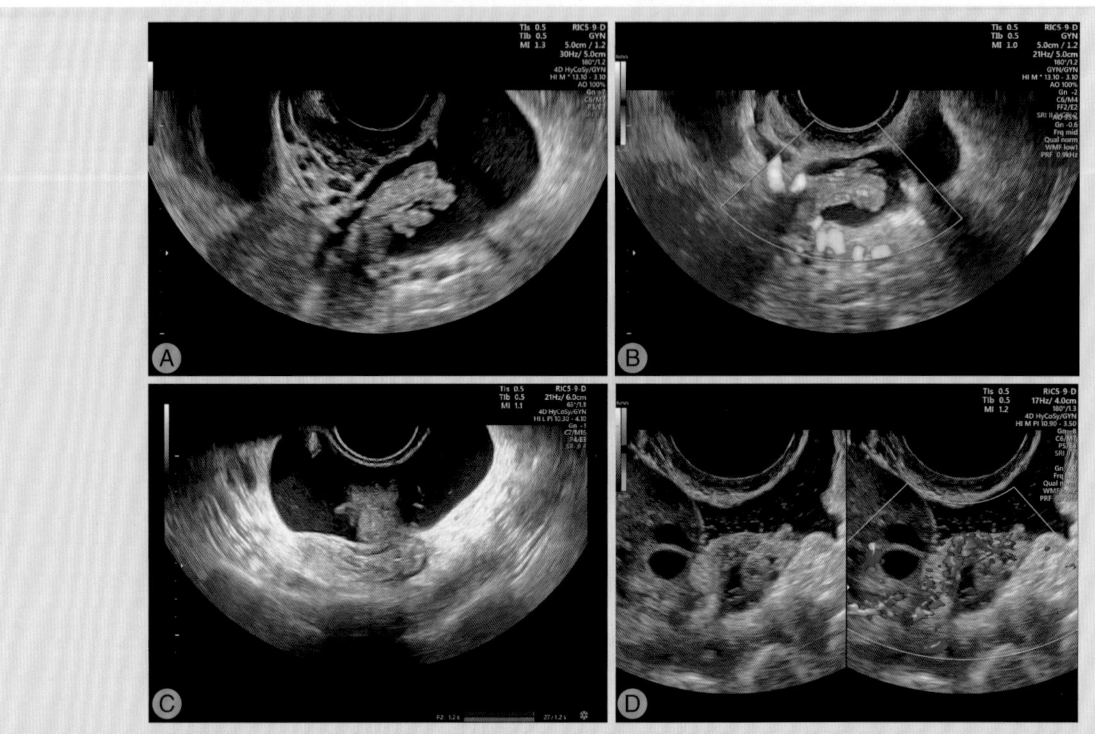

A.输卵管伞部指状突起；B.输卵管伞部彩色血流；C.输卵管伞部指状突起；D.输卵管伞部及CDFI显示造影剂流动。

图7-3-7 正常输卵管伞部

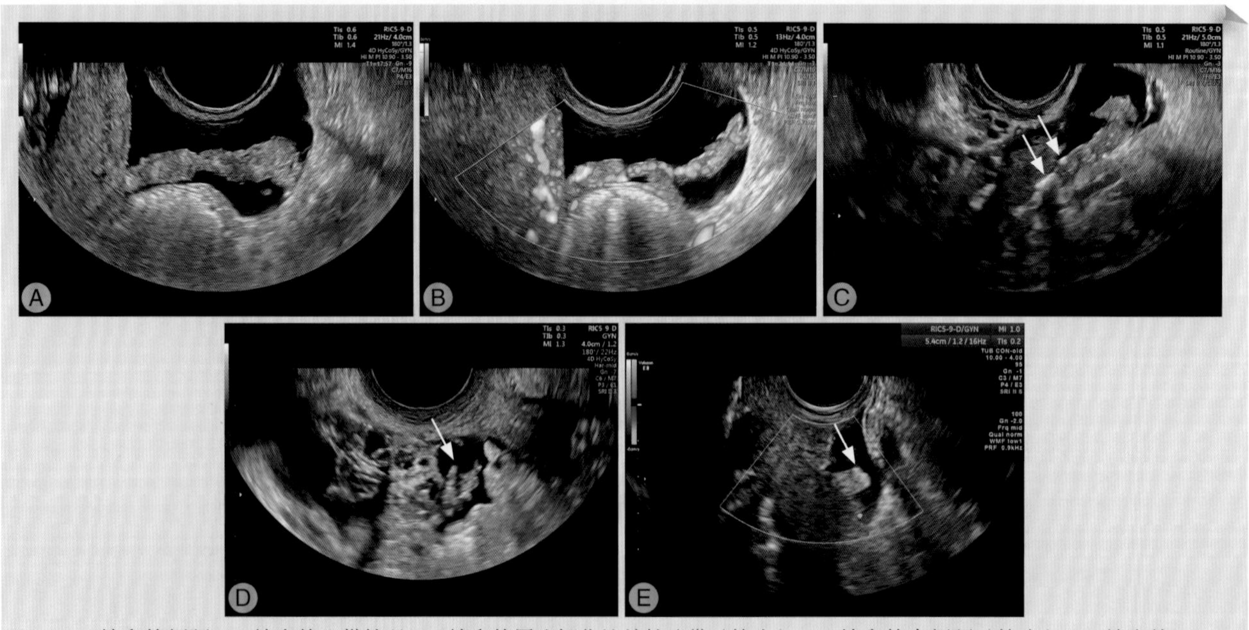

A.输卵管僵硬；B.输卵管血供情况；C.输卵管周边钙化灶并粘连带（箭头）；D.输卵管伞僵硬（箭头）；E.输卵管伞指状突起消失（箭头）。

图7-3-8 异常输卵管

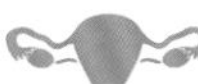

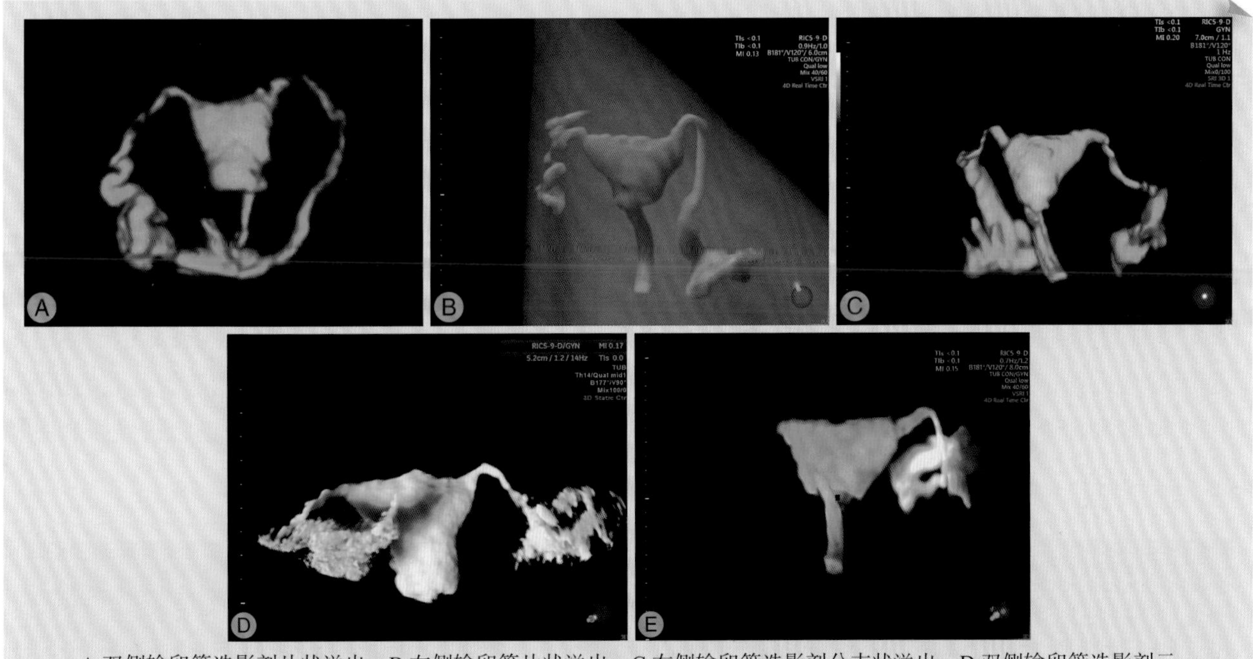

A.双侧输卵管造影剂片状溢出；B.左侧输卵管片状溢出；C.右侧输卵管造影剂分支状溢出；D.双侧输卵管造影剂云雾状溢出；E.左侧输卵管造影剂伞状溢出。

图7-3-9　三维输卵管造影伞端造影剂溢出形态

5. 输卵管走行

输卵管近段连于宫角，远段位于卵巢旁，以宫腔为参照物输卵管走行可分四型（图 7-3-10）：①上行，和宫体连接，中段反折，在子宫底两侧弯曲上行；②下行，在子宫两侧弯曲下行；③反向，一侧上行，另一侧下行；④水平，在宫体水平向两侧呈伸展状。

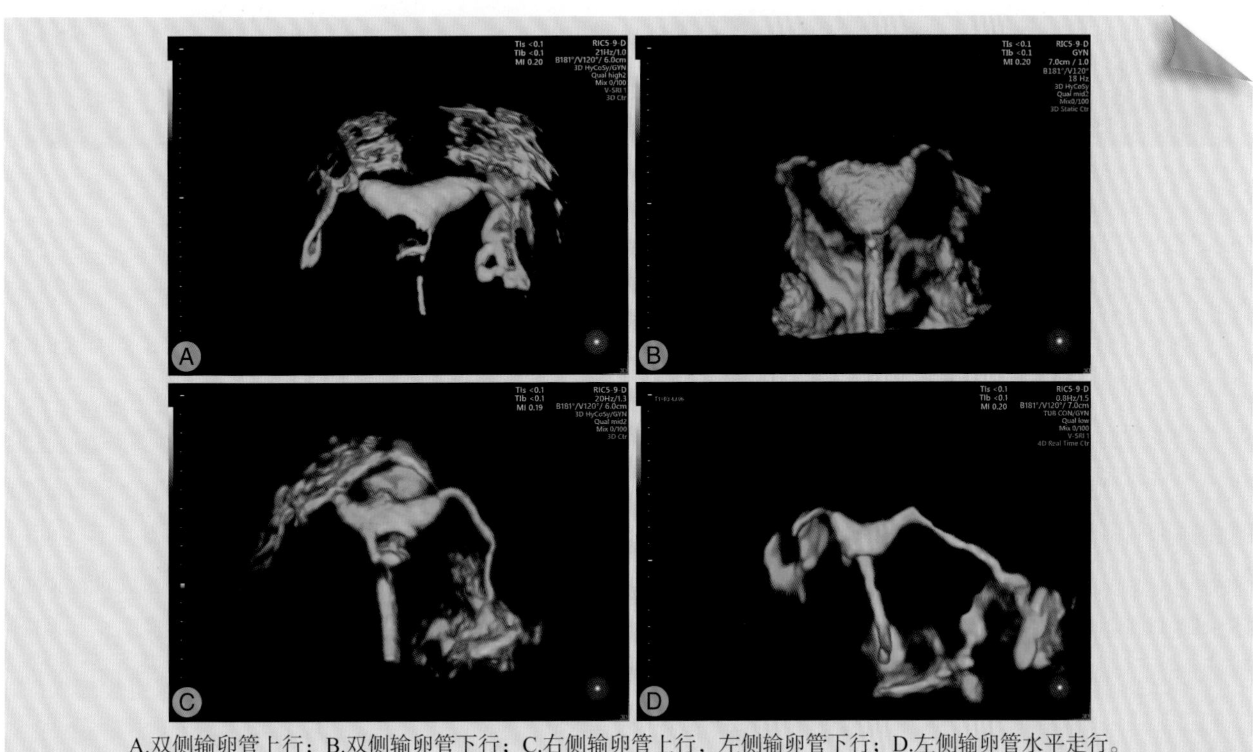

A.双侧输卵管上行；B.双侧输卵管下行；C.右侧输卵管上行，左侧输卵管下行；D.左侧输卵管水平走行。

图7-3-10　输卵管正常走行

HyCoSy 有经腹和经阴道两种检查途径，经腹检查扫查范围大，需充盈膀胱，易受肠道气体干扰，分辨率低，影响输卵管显影效果；经阴道检查无须充盈膀胱，不受肥胖及肠道气体干扰，且高频探头能更清晰显示子宫、卵巢和周围组织结构，但是扫查范围有限。常规建议经阴道途径进行 HyCoSy 检查，因为获得高分辨率的图像可更加准确评估输卵管通畅性。对于子宫体积大，剖宫产后子宫粘连固定于前腹壁的患者，以及经阴道检查宫腔、卵巢显示困难的患者可采取经腹超声造影。

HyCoSy 在谐波造影及基波造影状态下使用四维（实时三维）、静态三维及二维超声多种成像方式联合显示，观察分析输卵管通畅性、柔软度、管腔黏膜、伞端形态、造影剂盆腔弥散等情况，结合病史综合分析，为临床医师诊疗提供更全面、更有价值的诊断信息（图 7–3–11）。4D-HyCoSy 可动态显示子宫输卵管造影的全过程，观察造影剂进入宫腔、在双侧输卵管腔内流动并自伞端溢出，继而弥散于盆腔的情况。四维立体图像清晰直观展示输卵管空间走行及形态特征，动态实时呈现造影过程中双侧输卵管显影顺序及造影剂溢出时长，诊断信息丰富，为子宫输卵管超声造影的首选方法。

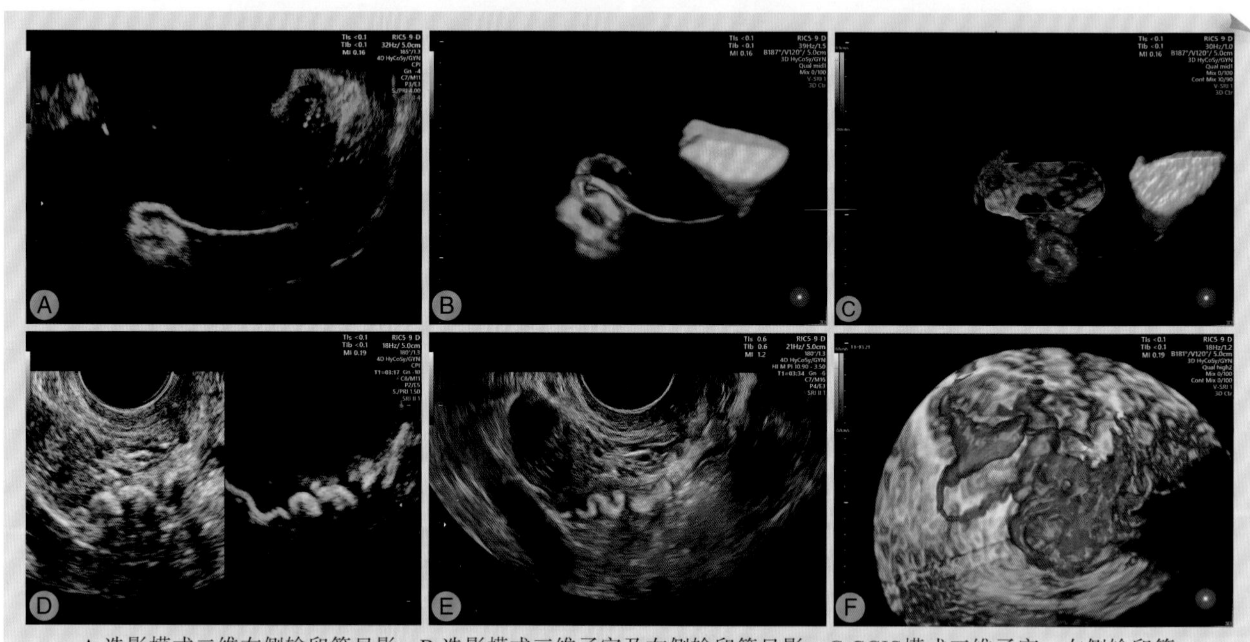

A.造影模式二维右侧输卵管显影；B.造影模式三维子宫及右侧输卵管显影；C.CCIS模式三维子宫、右侧输卵管及右侧卵巢显影；D.CIS模式双幅输卵管显影；E.基波模式正性造影剂输卵管显影；F.CCIS模式三维子宫输卵管显影。

图7–3–11 不同造影模式下输卵管显影

静态三维谐波造影可根据四维造影图像特征，适当调整探头位置及采集容积范围，针对宫腔、输卵管或某些局部特征进行补充性采集，采集图像质量较高，细节显示清晰，利于补充观察及细节显示。

动态二维谐波造影可通过进一步观察宫腔及输卵管腔内造影剂的流动性、输卵管管腔有无膨大、造影剂有无自伞端溢出等图像信息进一步判断输卵管通畅性，减少漏诊、误诊。基波条件下二维超声追踪造影剂在输卵管腔内的流动及溢出情况，有利于观察造影后输卵管有无膨大、积液及造影剂自伞端溢出的部位及伞端形态。正性造影剂在基波状态下表现为高回声，较负性造影剂易于观察。但基波状态下负性造影可显示输卵管远段黏膜状况，尤其是存在输卵管积液时，其对黏膜是否存在，输卵管自身有无蠕动，输卵管伞端形态、柔软度、活动性及伞端造影剂溢出的部位显影较好，结合 CDFI 可观察输卵管管壁血供情况。

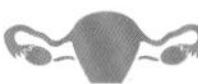

二、输卵管通畅

1. 造影声像图特征（图 7-3-12，图 7-3-13，视频 7-3-1）

四维及三维显像：输卵管全程显影，造影剂自宫腔显影后进入输卵管腔，快速到达远段并自伞端溢出；输卵管管壁光整、走行自然、形态柔顺，呈自然流线型（飘带状），无局部膨大，伞端有大量造影剂溢出，溢出形态呈片状或放射状；盆腔弥散均匀。

谐波造影及基波状态下二维显像：输卵管管壁光滑，管腔内造影剂流动性好，可快速自近段到达伞端，伞端有大量造影剂溢出进入盆腔，伞端显示清晰、自然、有蠕动。

其他特征：①宫腔无明显膨大；②助手推注造影剂压力小，宫腔测压低（多在 25 kPa 以下）；③患者无明显疼痛或轻微疼痛，VAS 评分低（多在 0 ~ 2 分）。

2. 诊断技巧

（1）输卵管通畅时，造影剂自输卵管近段到达远段并溢出的时间较短，与助手或推注仪器推注速度有关。计算造影剂溢出时间可以启动“Clock”键或根据造影轨迹条推算。

（2）计算溢出时间以从输卵管近段开始显影到溢出至盆腔的时间为准，多为 10 ~ 30 秒。多数双侧输卵管显影不同步，本中心研究发现，显影时间先后与通畅性无明显相关性。部分输卵管早期不显影或明显晚于对侧显影，但输卵管形态正常且溢出时间短，仍应诊断为通畅，可给予显影延迟提示（图 7-3-14，视频 7-3-2）。

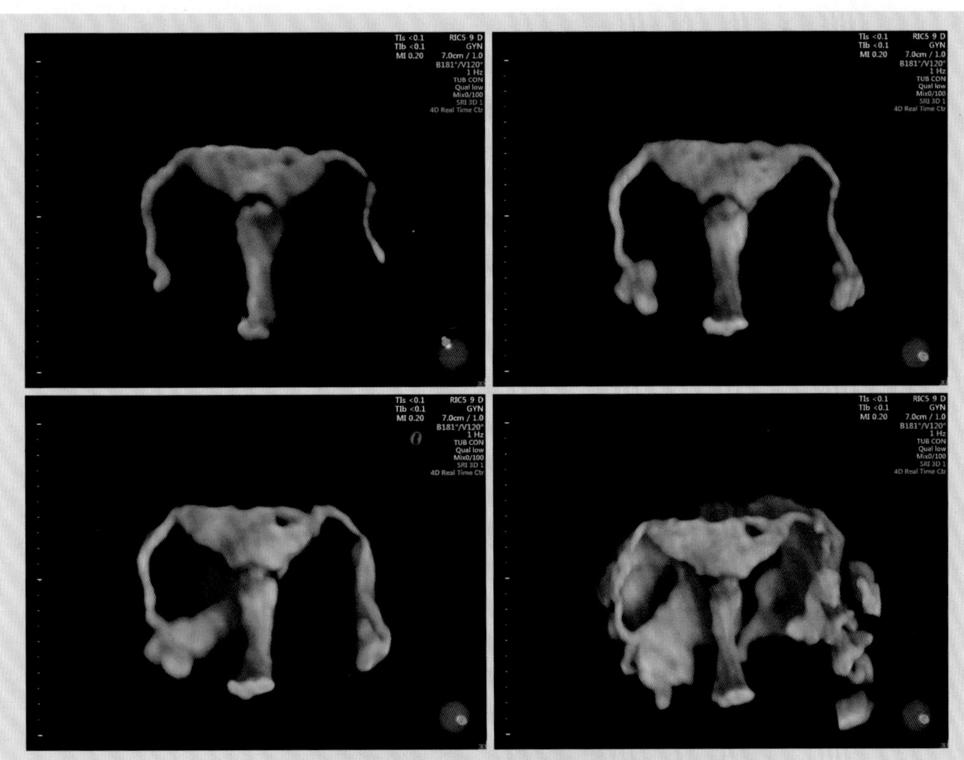

4D-HyCoSy不同时间段图像，左侧宫底为息肉所致充盈缺损

图7-3-12 双侧输卵管通畅

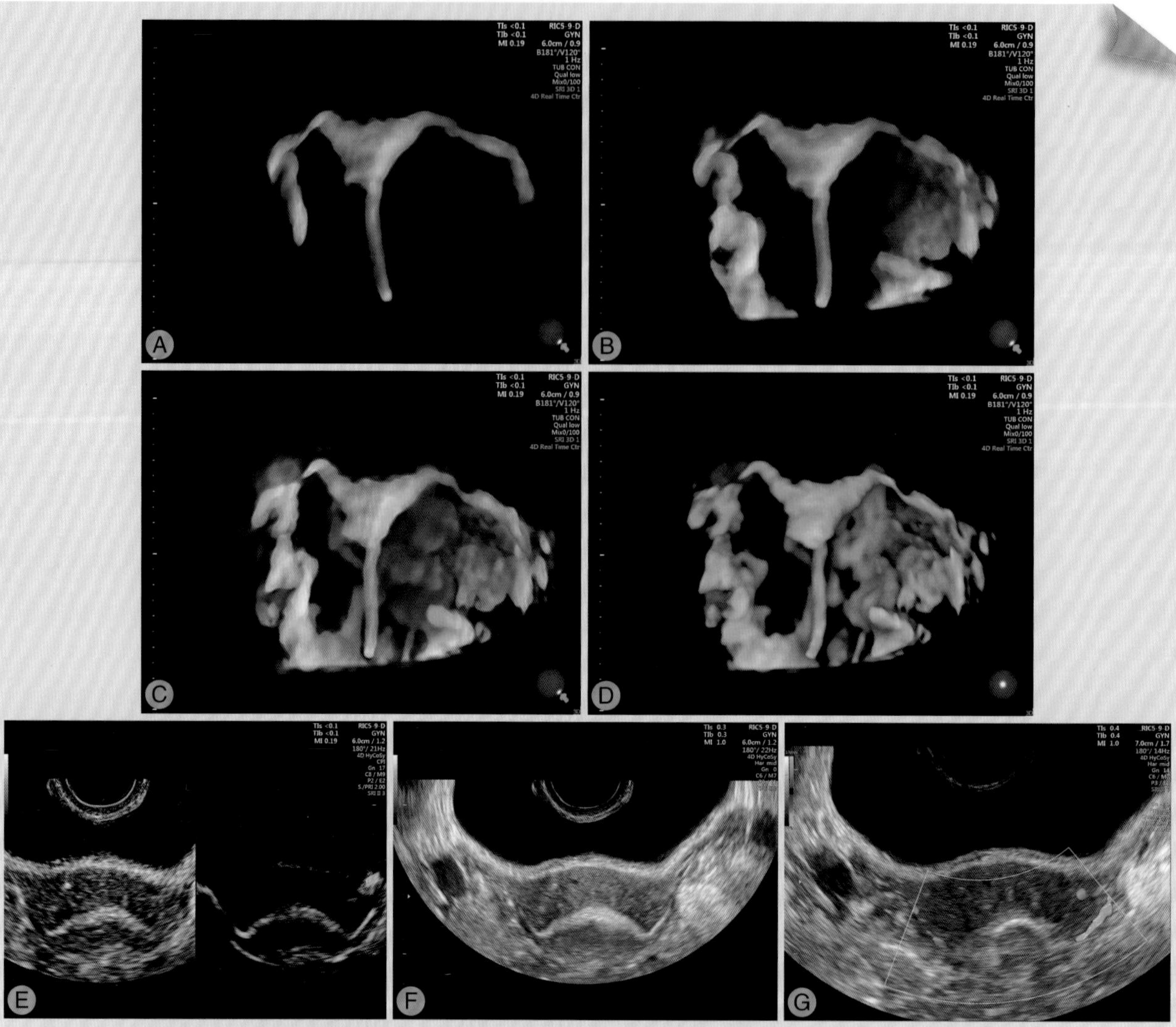

A～D.实时三维子宫及输卵管显像；E～G.不同模式下宫腔及输卵管间质部二维图像（谐波造影、基波条件、CDFI）。

图7-3-13　双侧输卵管通畅

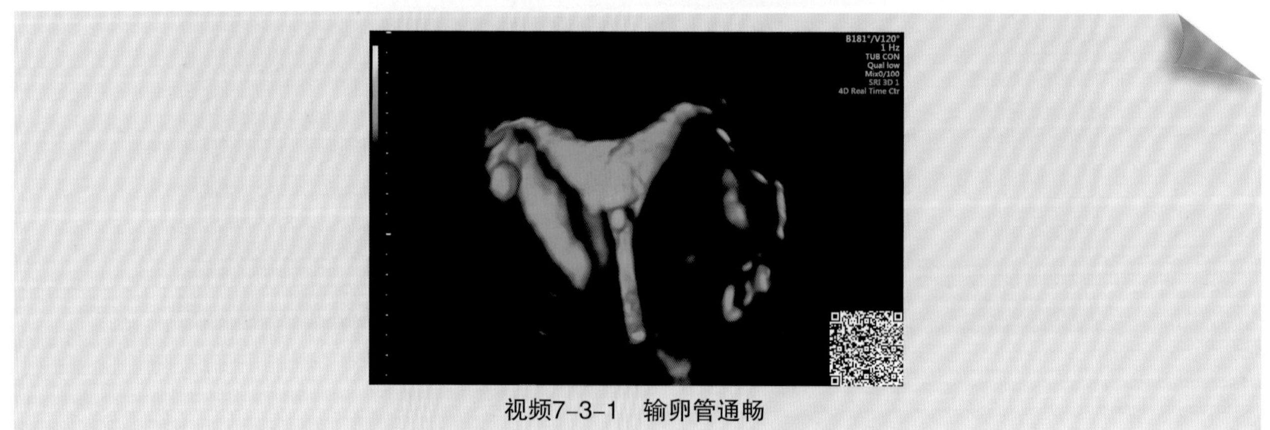

视频7-3-1　输卵管通畅

 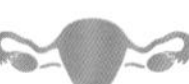

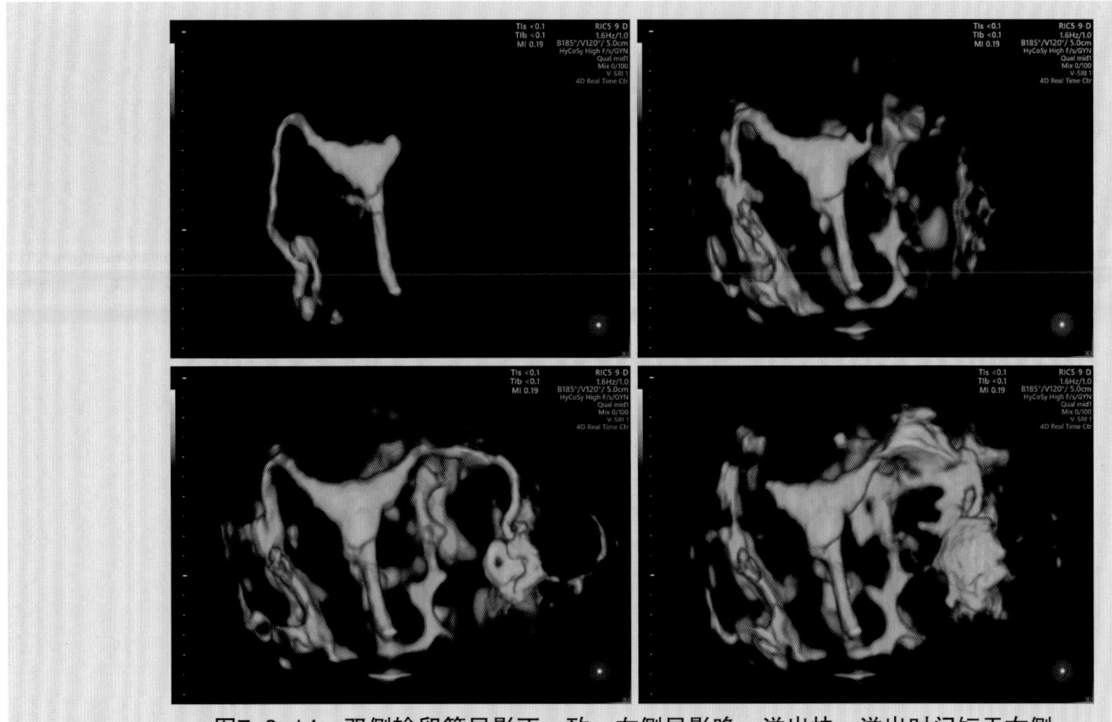

图7-3-14 双侧输卵管显影不一致，左侧显影晚、溢出快，溢出时间短于右侧

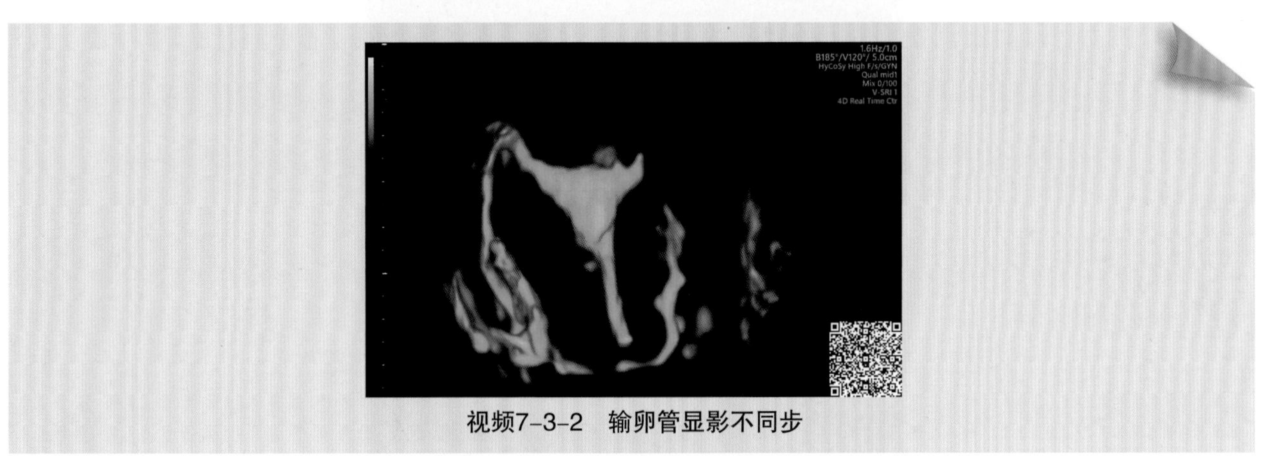

视频7-3-2 输卵管显影不同步

（3）部分输卵管尽管通畅，但表现为痉挛，呈间歇性显影，需给予提示（图7-3-15，视频7-3-3）。一项研究发现，HSG显示近段阻塞的患者在1个月后再次行HSG检查，结果提示，有60%患者的输卵管是通畅的。然而这种间歇性输卵管阻塞的现象若频繁发作也可能不利于妊娠，原因是这种间歇性阻塞与开放交替出现的状态很可能就是病理性的表现。

（4）二维追踪输卵管时应横切面扫查，以宫角作为起始切面，在助手缓慢、持续推注造影剂的同时观察造影剂的流动性。首先观察宫角及输卵管间质部，然后对输卵管其余部位进行追踪扫查，根据输卵管走行适当偏移、旋转探头。如输卵管向外侧走行，观察右侧输卵管时将探头逆时针旋转约45°，可显示输卵管中段；观察左侧输卵管时顺时针旋转探头，根据造影剂的流动性进行追踪。输卵管壶腹部多表现为多折弯曲走行，探头轻微前后摆动可显示输卵管断面，继续向输卵管远段追踪直至显示造影剂溢出并弥散包绕宫旁组织（视频7-3-4）。

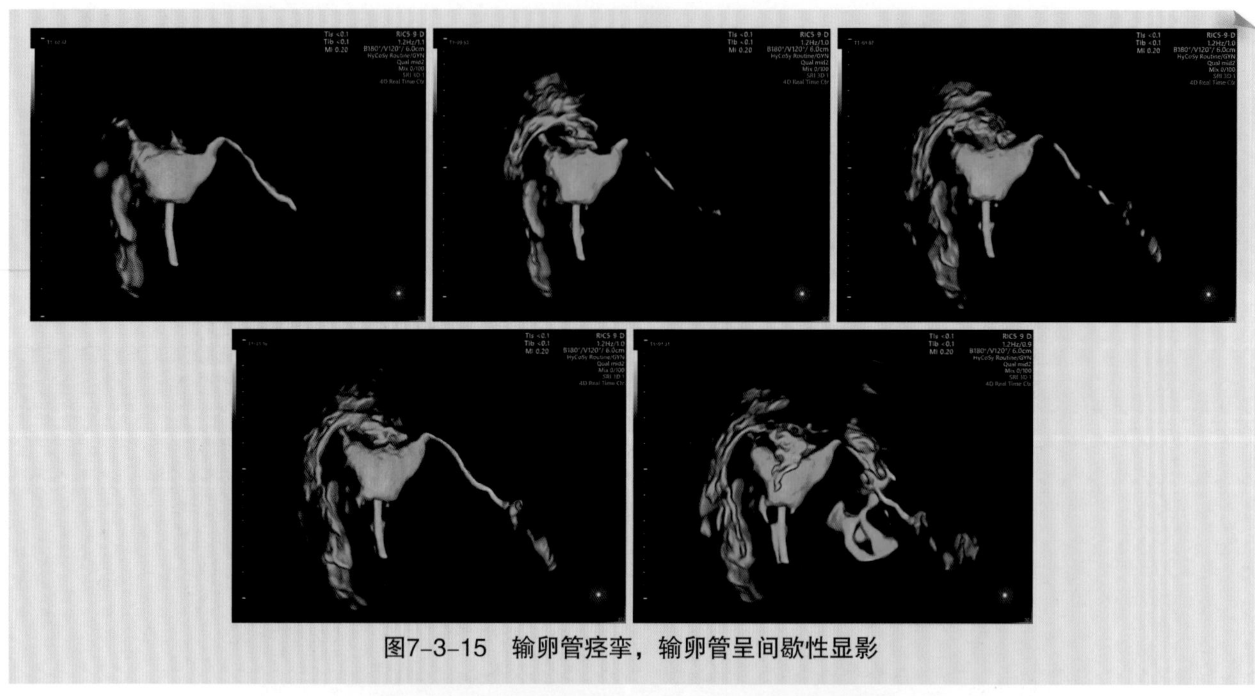

图7-3-15　输卵管痉挛，输卵管呈间歇性显影

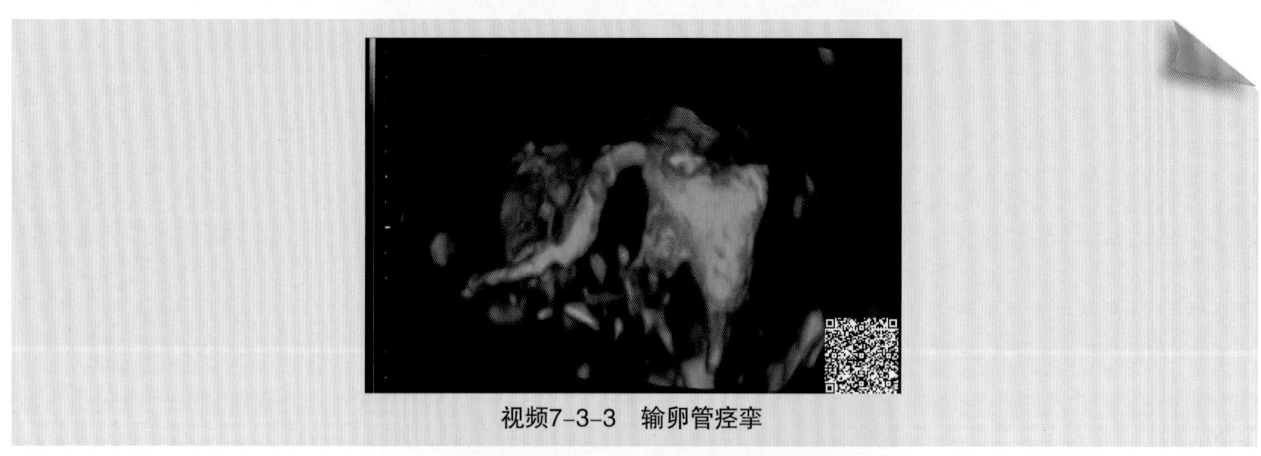

视频7-3-3　输卵管痉挛

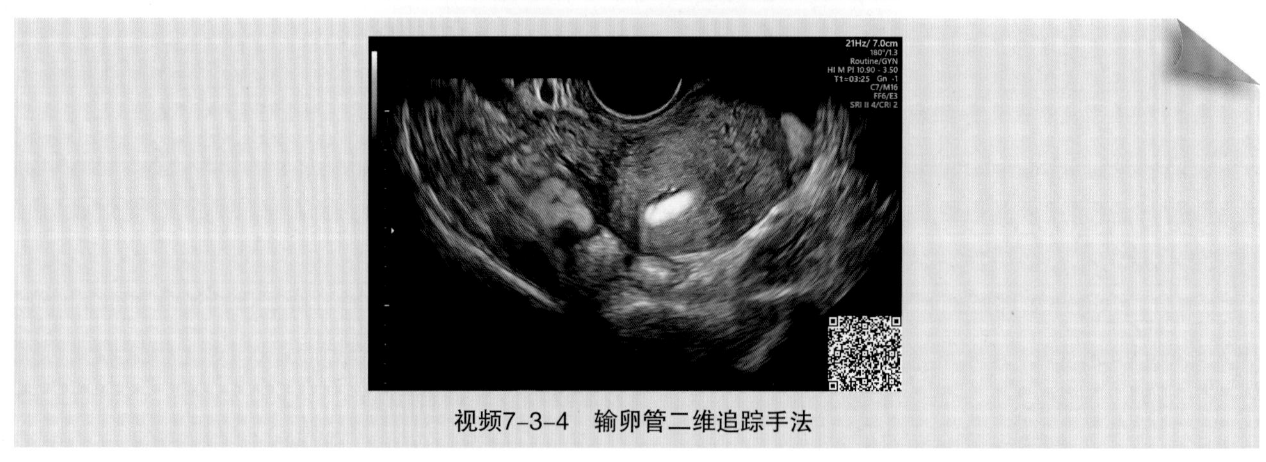

视频7-3-4　输卵管二维追踪手法

（5）当输卵管位于子宫后方时，宫腔显影位于前方，后方的输卵管因宫腔遮挡导致输卵管显影观察不完整，可旋转 Y 轴，减少宫腔与输卵管重叠。二维追踪以宫角处作为起始点，根据造影剂流动性探头旋转约 90°，多可在子宫矢状面显示输卵管长轴。

 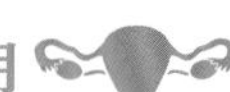

（6）旋位子宫的两侧宫角常不能在同一水平显示，位于远场的宫角显影欠佳，三维造影时可因前方造影剂衰减导致宫腔形态异常，远场侧宫角及输卵管近段无法显示，表现为缺失状态（图 7-3-16）。解决方法：在预扫描时通过调节探头位置尽可能将两侧宫角显示为同一水平，或静态三维造影时旋转探头并加压，针对远场宫角及输卵管再次采集及观察，二维造影、CDFI 也可起到较好的补充观察作用。

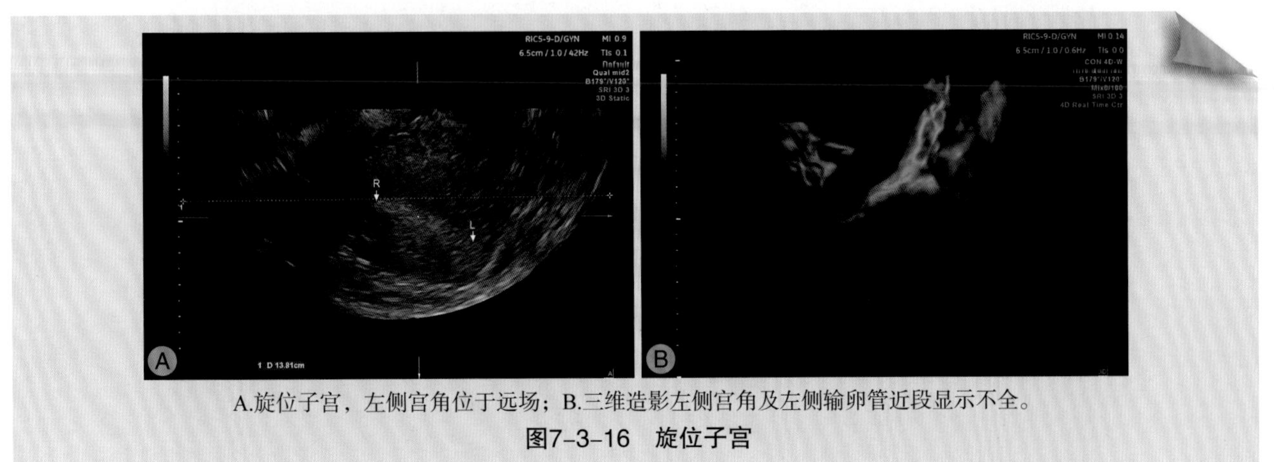

A.旋位子宫，左侧宫角位于远场；B.三维造影左侧宫角及左侧输卵管近段显示不全。

图7-3-16　旋位子宫

（7）采集图像的深度需要超过宫底 1 ~ 2 cm，如深度过小或容积框未包含宫底会导致宫角或近段输卵管显影不全（图 7-3-17）。

（8）输卵管远段位于盆腔下方时，如果探头进入过深可导致容积图像中输卵管远段丢失，输卵管远段、伞端造影剂溢出无法显示或显影不连续（图 7-3-18，图 7-3-19）。四维造影时应在保证不丢失宫底及近段输卵管的前提下，缓慢向外移动探头，以完整显示输卵管远段及弥散。

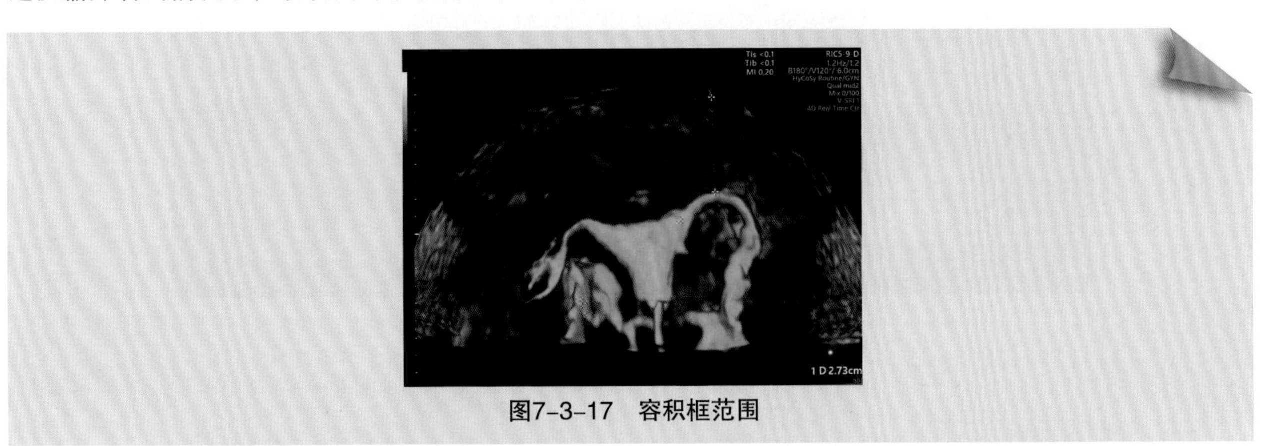

图7-3-17　容积框范围

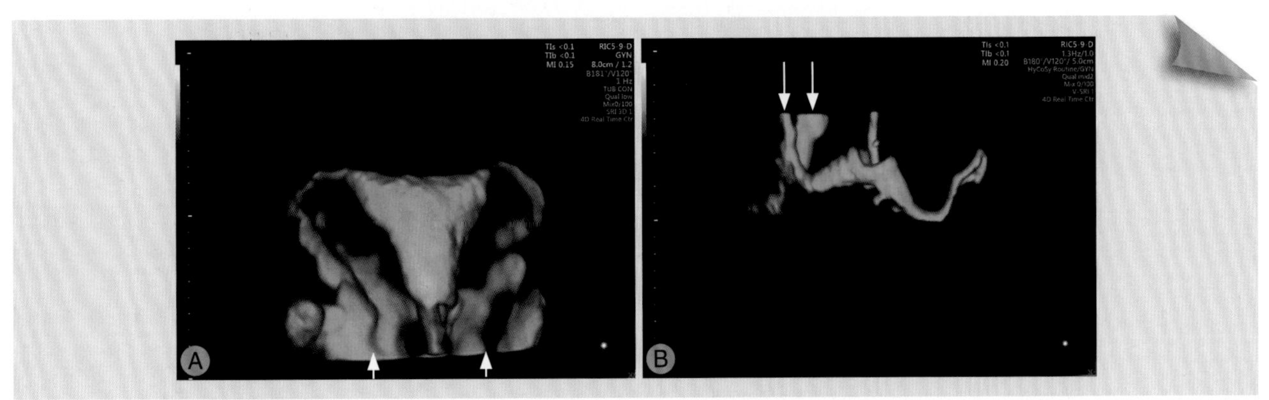

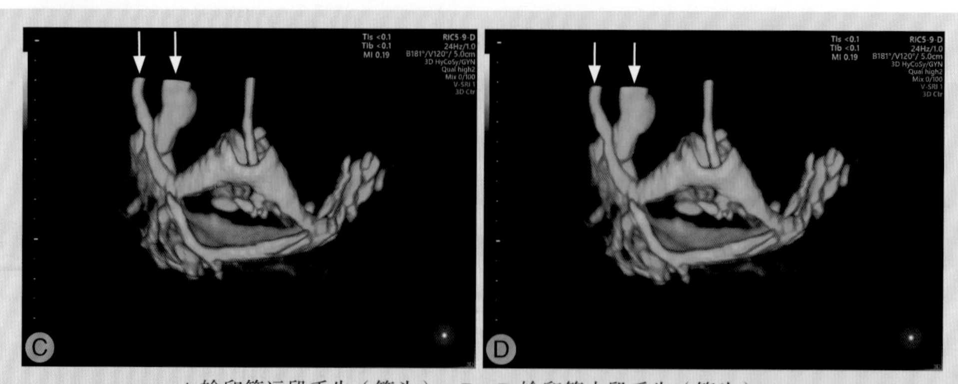

A.输卵管远段丢失（箭头）；B ~ D.输卵管中段丢失（箭头）。

图7-3-18 输卵管部分丢失

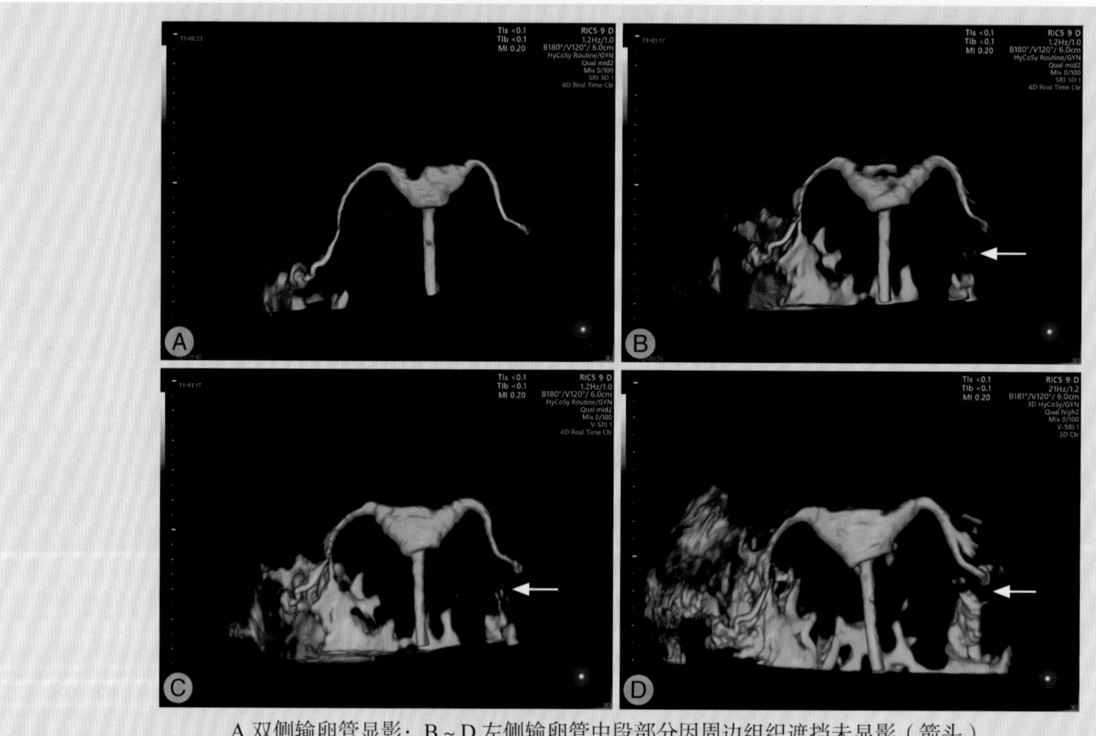

A.双侧输卵管显影；B ~ D.左侧输卵管中段部分因周边组织遮挡未显影（箭头）。

图7-3-19 输卵管部分未显影

三、输卵管通而不畅

1. 超声造影声像图特征

四维及三维显像：输卵管全程显影，输卵管显影缓慢或自伞端溢出时间较长，多> 40 秒，输卵管失去自然流线型，管壁可不光整、呈结节状、纤细、僵硬，或光整、盘曲、膨大，可有走行异常，上举或下拉。伞端造影剂溢出少，溢出形态呈片状或线状。

谐波造影及基波状态下二维影像：当输卵管管腔内出现病变时，显示为输卵管管壁不光整，造影剂可流动，流动速度正常或缓慢，伞端见造影剂溢出；当输卵管近段及中段管腔正常，远段病变时，二维造影显示输卵管管壁光整，输卵管膨大、盘曲，造影剂流动缓慢，输卵管伞端可见少量造影剂缓慢溢出，造影后输卵管内可有造影剂滞留；输卵管伞端病变时，输卵管可见造影剂流动，但伞口形态异常，溢出位于伞部侧方或输卵管侧壁。部分可见盆腔造影剂弥散不均匀，如图 7-3-20 ~图 7-3-30 所示。

其他特征：①宫腔可膨大；②助手推注造影剂压力偏大，宫腔测压高，多在 25 ~ 45 kPa；③患者轻度或中度疼痛，VAS 评分多为 1 ~ 5 分。

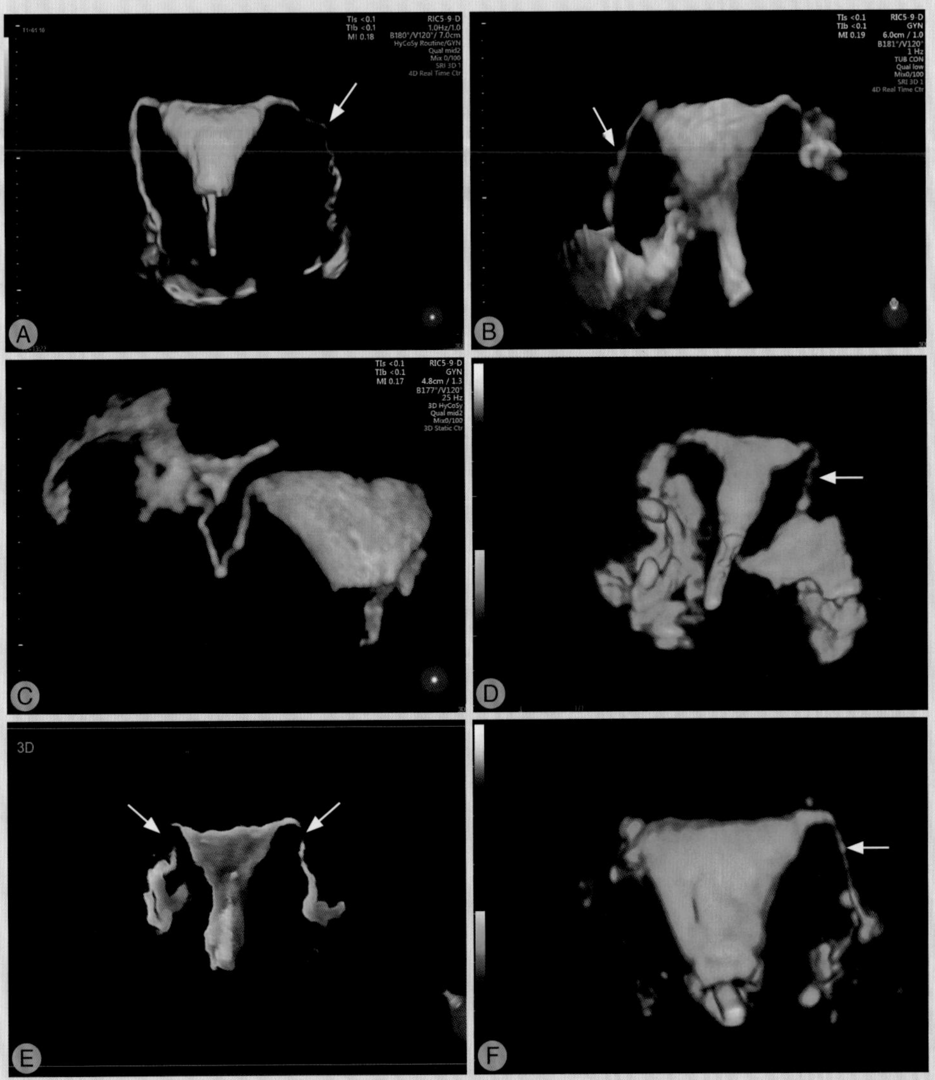

A.左侧输卵管纤细（箭头）；B.右侧输卵管纤细、结节状（箭头）；C.右侧输卵管纤细，稍呈结节状、僵硬，远段上举；D.双侧输卵管结节状、僵硬（箭头）；E.双侧输卵管近段纤细（箭头）；F.左侧输卵管纤细、僵硬、结节状（箭头）。

图7-3-20　输卵管通而不畅

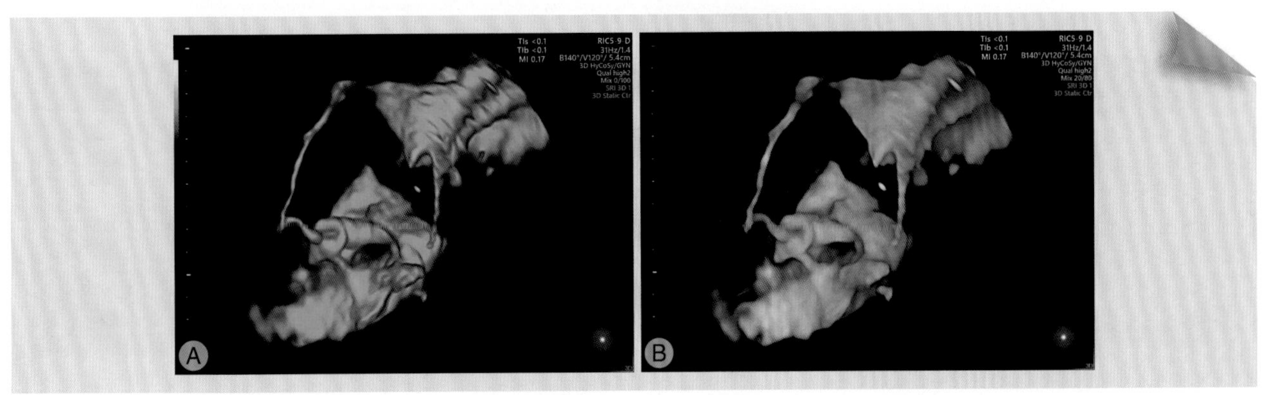

第七章
三维子宫输卵管超声造影的临床应用

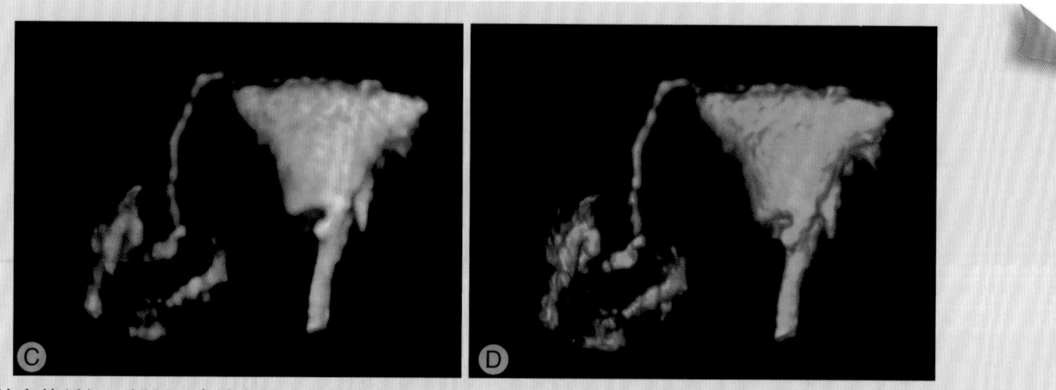

A.右侧输卵管纤细、僵硬，伞端大量造影剂溢出；B.HD*live*™模式子宫输卵管形态；C.右侧输卵管全程粗细不均，结节状，伞端少量造影剂溢出；D.HD*live*™模式子宫输卵管形态。

图7-3-21 输卵管通而不畅（僵硬）

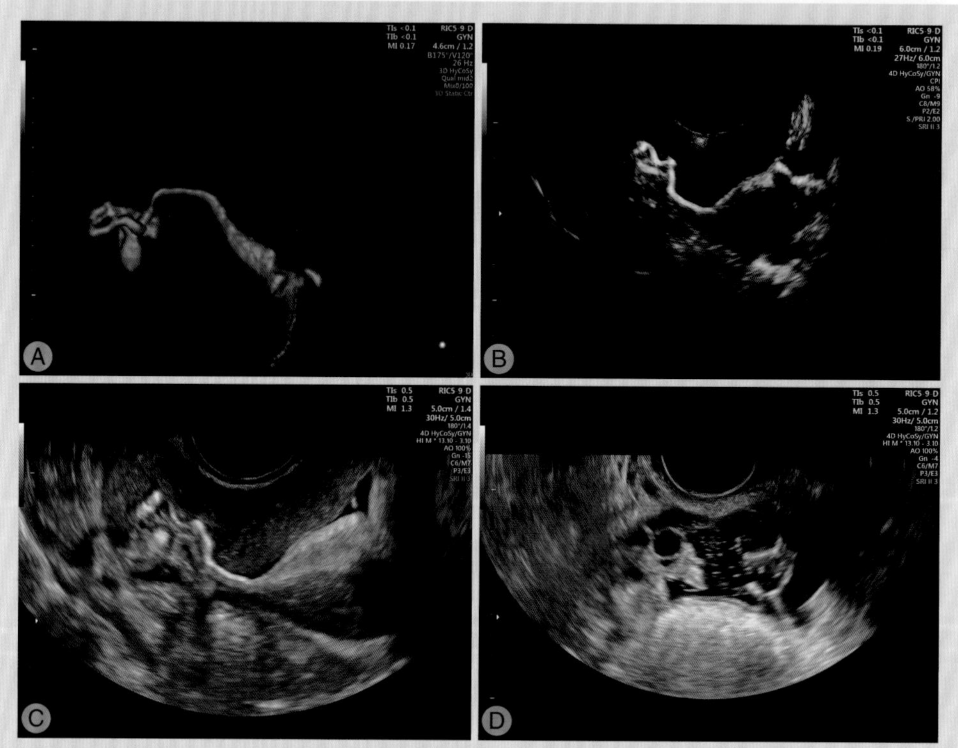

A.右侧输卵管中远段盘曲；B.二维造影显示右侧中段反折；C.二维基波显示右侧输卵管反折；D.盆腔膜性粘连。

图7-3-22 右侧输卵管通而不畅

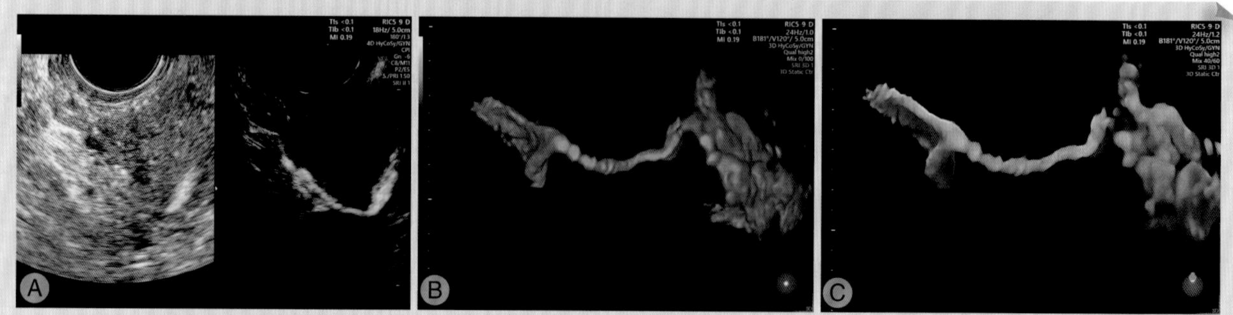

A.二维造影显示左侧输卵管近段不光整，走行稍纡曲；B.三维造影显示左侧输卵管近段结节状；C.三维造影HD*live*™模式。

图7-3-23 输卵管通而不畅（不光整）

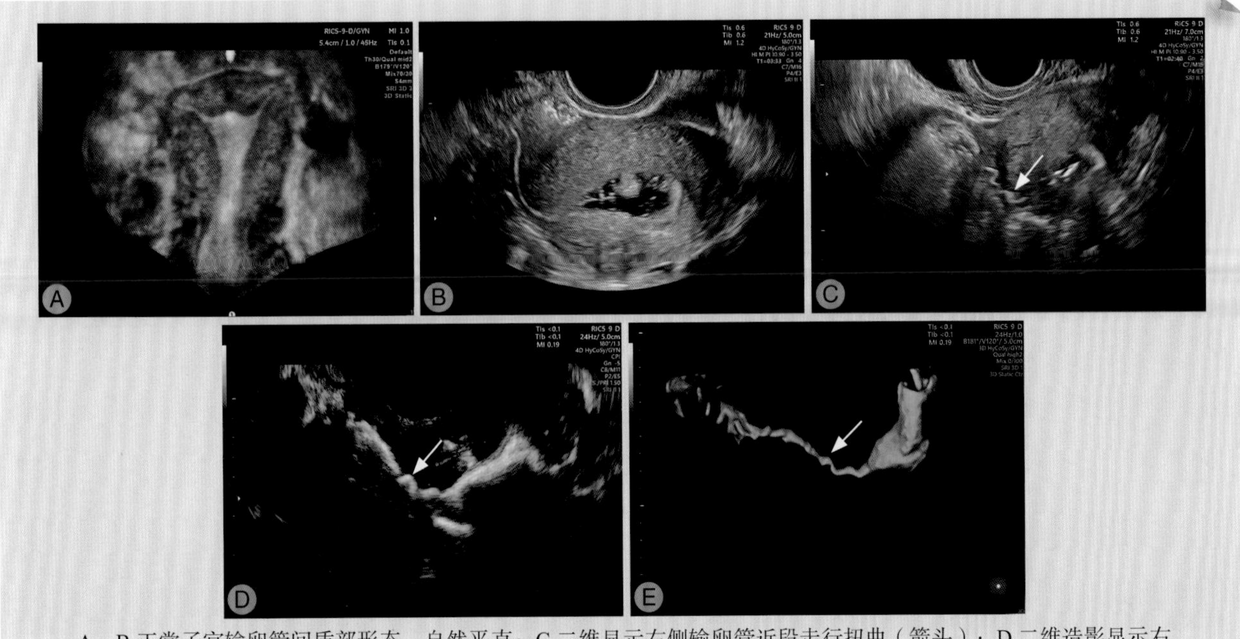

A、B.正常子宫输卵管间质部形态，自然平直；C.二维显示右侧输卵管近段走行扭曲（箭头）；D.二维造影显示右侧输卵管近段走行扭曲（箭头）；E.三维子宫输卵管成像显示右侧输卵管近段走行扭曲（箭头）。

图7-3-24　输卵管近段形态异常

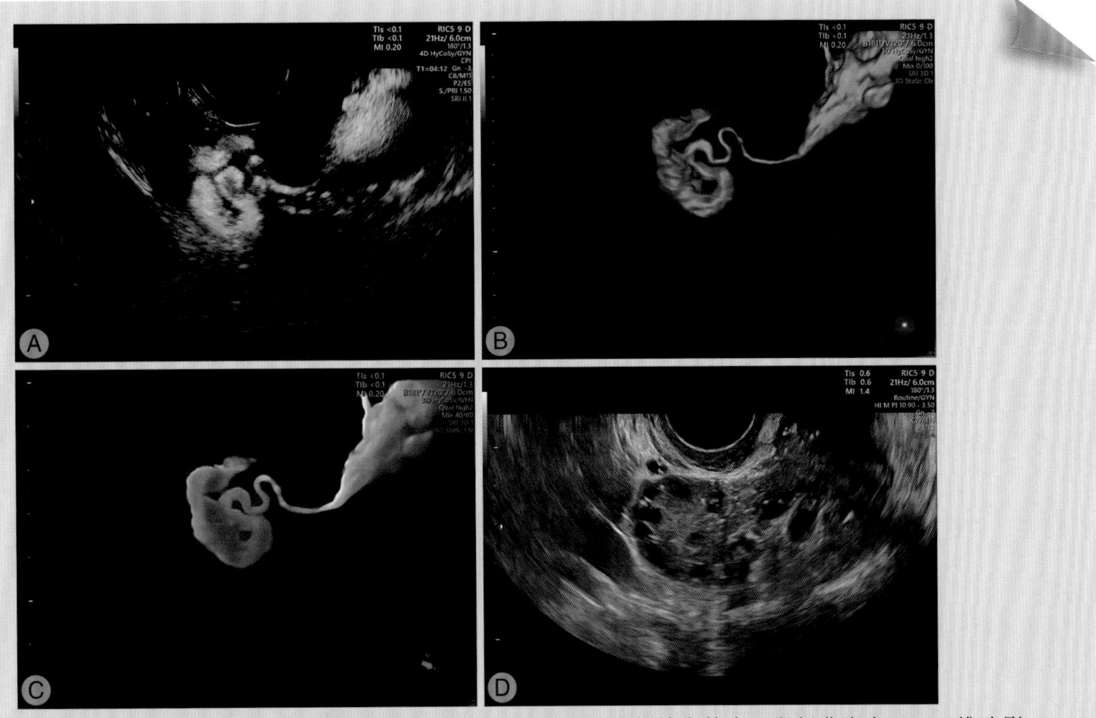

A.二维谐波造影显示右侧输卵管中远段扭曲膨大；B.三维造影显示右侧输卵管中远段扭曲膨大；C.三维造影HD*live*™模式显示输卵管形态；D.右侧卵巢周边多发钙化灶。

图7-3-25　输卵管通而不畅（扭曲膨大）

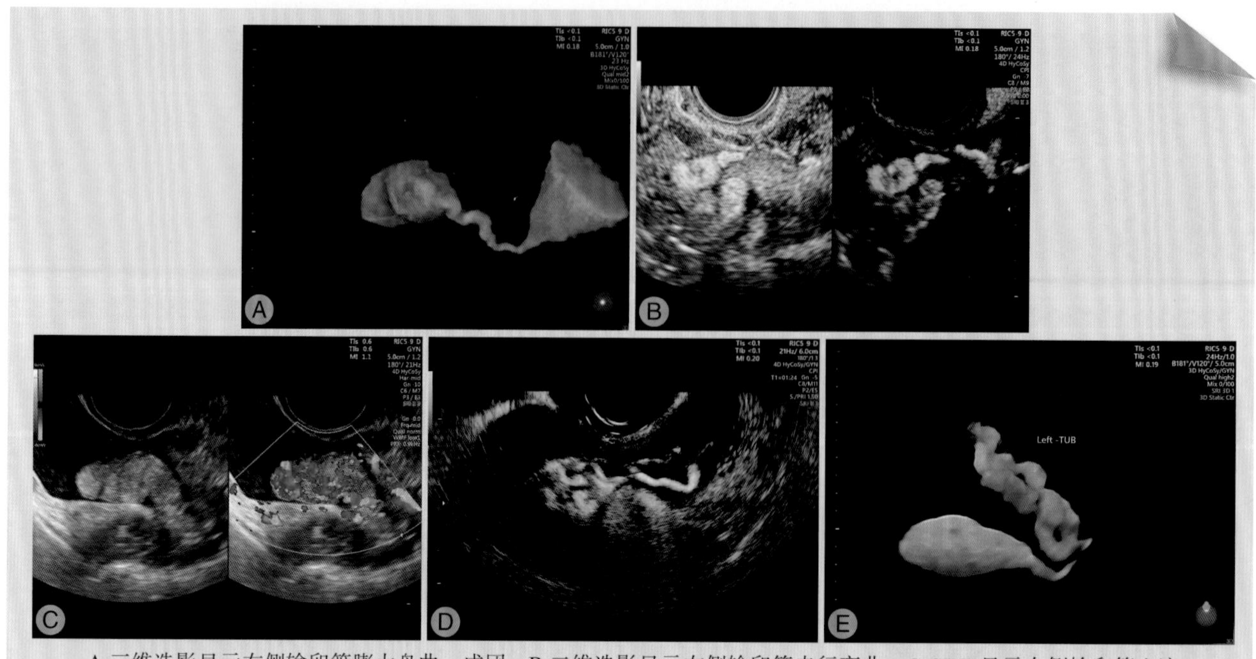

A.三维造影显示右侧输卵管膨大盘曲、成团；B.二维造影显示右侧输卵管走行弯曲；C.CDFI显示右侧输卵管血流丰富；D.二维造影显示左侧输卵管盘曲；E.三维造影显示左侧输卵管膨大盘曲。Left-TUB：左侧输卵管。

图7-3-26　输卵管通而不畅（膨大、盘曲）

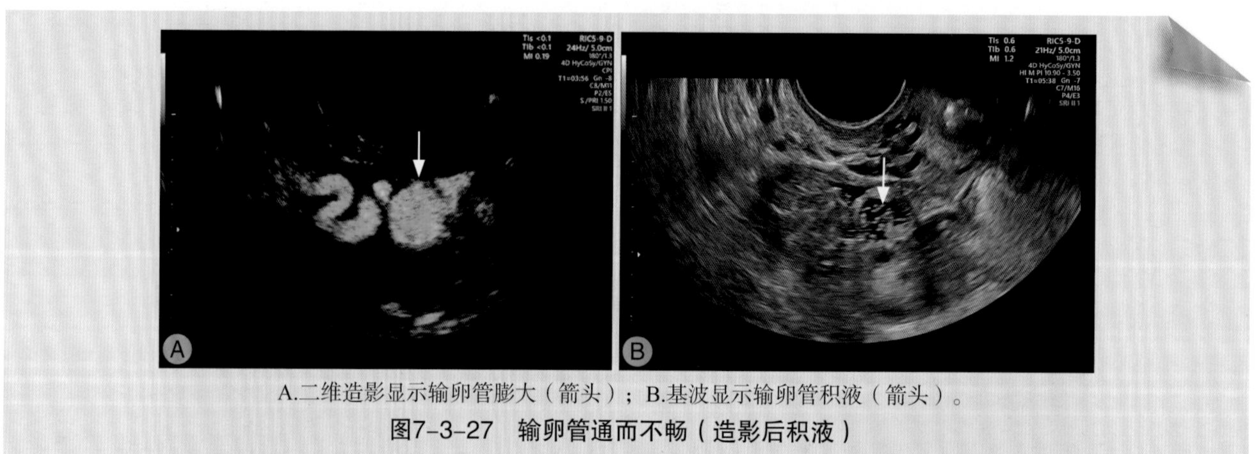

A.二维造影显示输卵管膨大（箭头）；B.基波显示输卵管积液（箭头）。

图7-3-27　输卵管通而不畅（造影后积液）

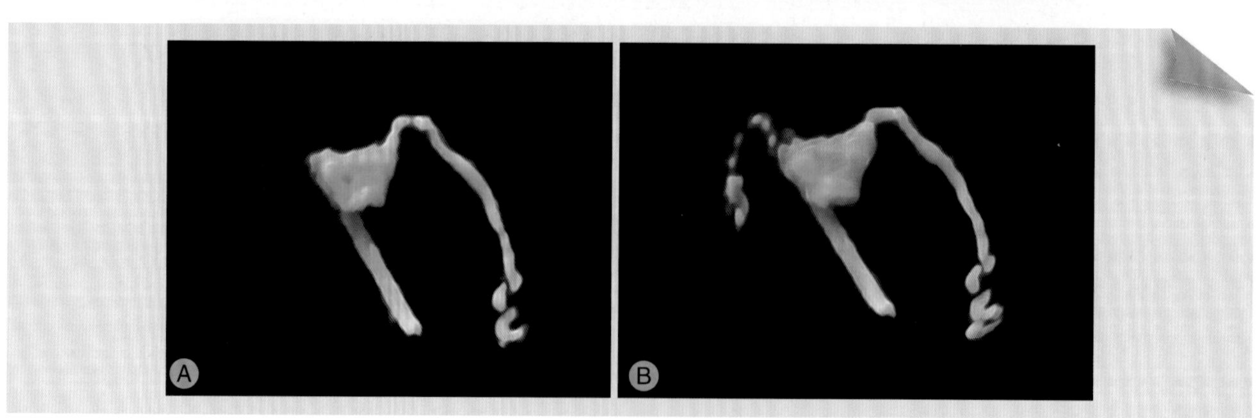

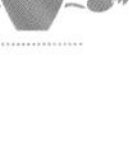

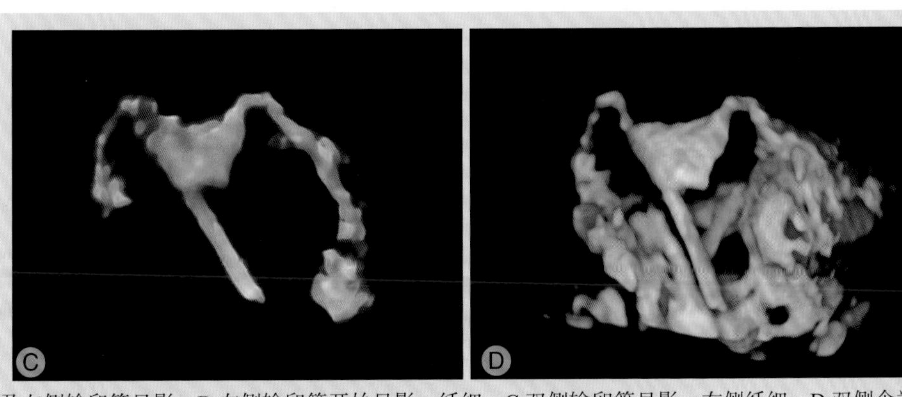

A.宫腔及左侧输卵管显影；B.右侧输卵管开始显影，纤细；C.双侧输卵管显影，右侧纤细；D.双侧伞端溢出，右侧近段纤细。

图7-3-28　通而不畅（轻度）

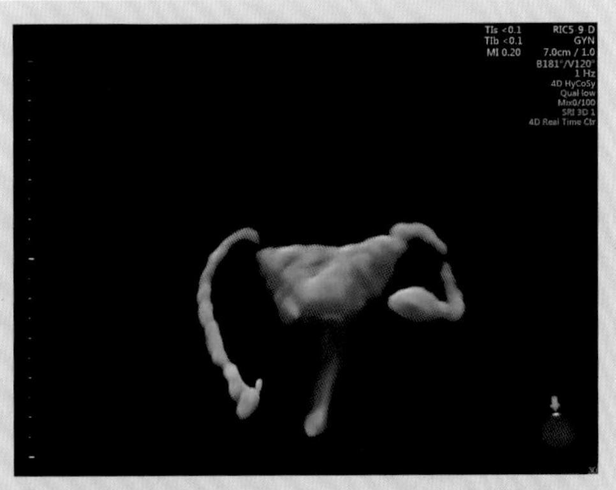

宫腔压力大，输卵管呈结节状，溢出时间长。

图7-3-29　通而不畅（中度）

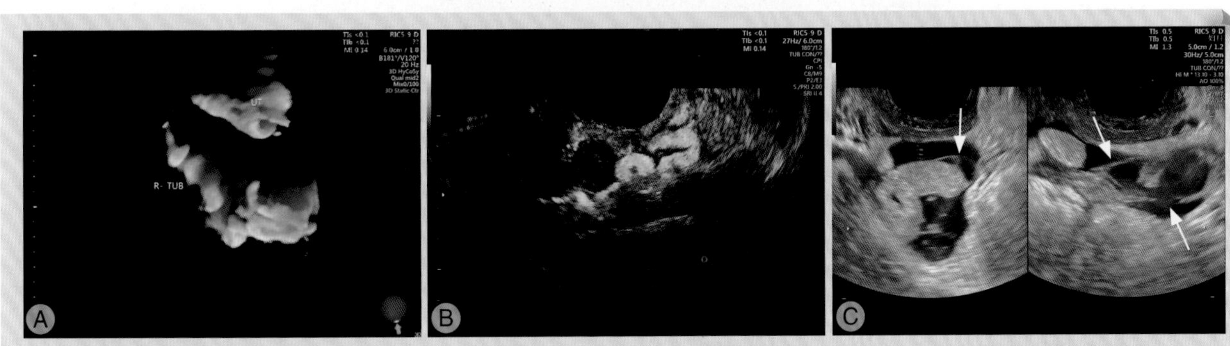

A.三维成像显示右侧输卵管近段纤细，中段膨大，呈串珠状，形态僵硬；B.二维超声造影显示输卵管弯曲膨大；C.输卵管周围粘连带（箭头）。

图7-3-30　输卵管通而不畅（重度）

2. 诊断技巧

（1）输卵管病变为渐进性进展，根据病变程度不同，分为轻度、中度与重度。病因不同、病程不同、病变部位不同，可表现出不同的输卵管造影图像特征。轻度输卵管病变可能仅为纤毛、黏膜受损，但通畅性好，表现为输卵管壁欠光整，造影后输卵管轻度扩张积液，伞端有大量造影剂溢出；中度输卵管病变表现为通而不畅，输卵管壶腹部及伞部扭曲、膨大、伞端形态异常，仍有较多造影剂溢出；重度输卵管病变表现为输卵管僵硬，呈串珠状、结节状等，伞端有极少量造影剂溢出，此时输卵管功能丧失，不具备自然受孕的条件。如无合并其他病变，轻度、中度输卵管通而不畅患者适合进行腹腔镜手术，重度患者适合做试管婴儿。

（2）通而不畅的输卵管往往表现多样，需要从形态、内径、走行、造影剂溢出量、溢出时间并结合推注压力等进行综合分析、判断。输卵管远段病变，如果黏膜未受损可表现为输卵管膨大、盘曲，管壁光整，伞端造影剂溢出呈线状、细条状；输卵管近段病变，尤其与子宫内膜异位症、结核性输卵管炎相关时，输卵管表现为走行弯曲、僵硬，失去正常形态；输卵管腔内病变时二维观察管壁不光整，三维成像表现为结节状、僵硬感及粗细不均。

（3）伞端造影剂溢出时间对通畅性的判断同样具有意义。如溢出时间较长，尤其是＞40 秒时，排除造影剂外漏、推注速度较慢等因素，结合影像特征通常应考虑为通而不畅（视频 7–3–5）。

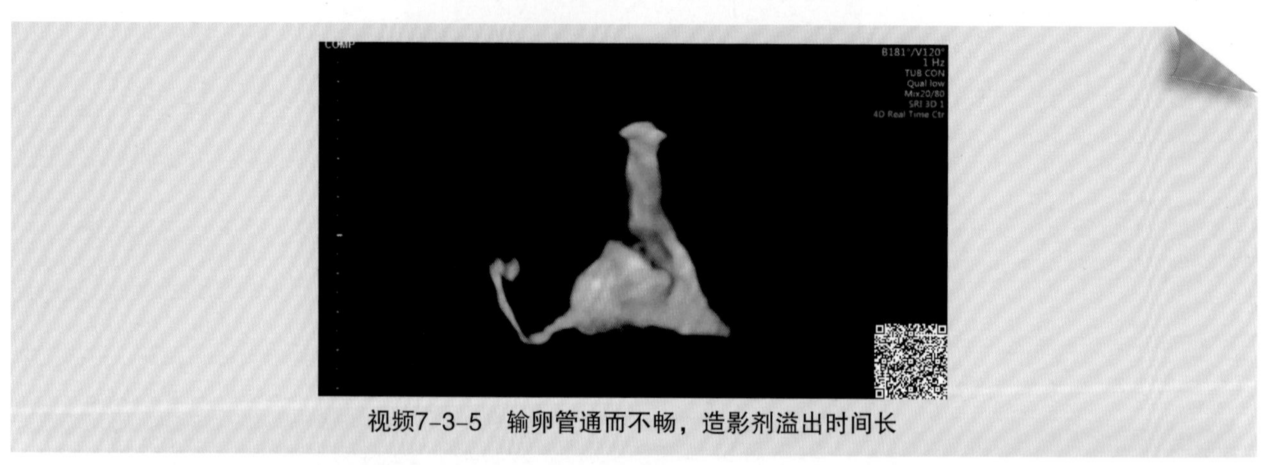

视频7–3–5　输卵管通而不畅，造影剂溢出时间长

（4）伞端造影剂溢出形态较难观察。当伞端严重狭窄时，造影剂溢出量少，形态呈线状，部分可显示；而轻度通而不畅时，溢出量较大，速度较快，不易准确观察到溢出形态。

（5）盆腔造影部分可观察到伞端形态，对输卵管通畅性判断有所帮助，此时可以持续推注造影剂，观察伞端造影剂溢出位置及形态，若伞端形态异常，即使造影剂溢出较多，也应诊断为输卵管通而不畅。

（6）输卵管远段上举或下拉，为输卵管粘连、固定的表现，需观察造影剂弥散情况及有无子宫内膜异位症、粘连带等影像学表现，帮助确定有无盆腔粘连。

（7）部分病例常规检查可见输卵管积液，造影过程中液体静压可使造影剂进入积液内，伞端有少量造影剂溢出，此时应在常规超声诊断中提示输卵管积液，而在造影诊断中提示输卵管通而不畅（造影后再通）。此类患者造影后可再次粘连，如进行腹腔镜手术，则手术结果提示输卵管阻塞，这将导致影像诊断结果和腹腔镜结果有所差异。

（8）部分患者在早期未发现输卵管积液，造影过程中伞端可见造影剂溢出。输卵管通而不畅造影后积液见视频 7–3–6。

（9）部分患者造影时提示输卵管通畅或通而不畅，但在围排卵期常规检查中发现输卵管积液，其余生理周期无异常发现，此现象与围排卵期输卵管蠕动功能减弱有关。

（10）患有子宫腺肌病的患者，宫腔压力较正常子宫大，在患者可耐受程度下缓慢推注造影剂，部分

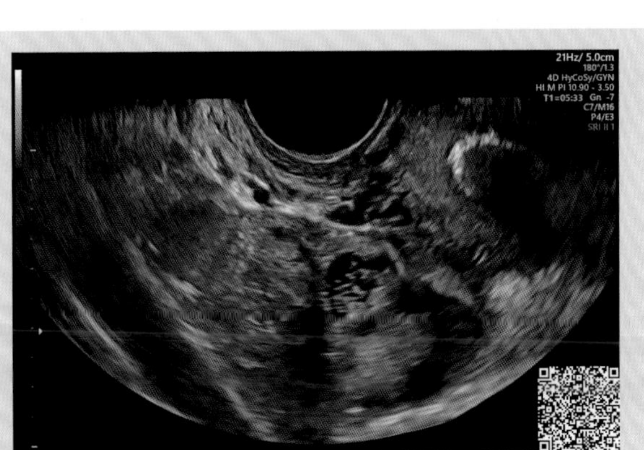

视频7-3-6　输卵管通而不畅，造影后积液

患者输卵管可逐渐显影，最终造影剂可达到盆腔，起到较好的疏通治疗效果。

（11）输卵管轻度通而不畅与输卵管通畅均可见大量造影剂溢出，诊断的偏颇应结合患者年龄及卵巢功能。对于年龄较大、卵巢功能较差的患者，有影像特征、造影剂溢出时间长、宫腔压力较大者更倾向于诊断为通而不畅，为临床医师提供积极治疗的依据。

（12）输卵管推注仪可同步测压，部分输卵管形态正常但压力较大，仍需考虑通而不畅。宫腔及输卵管呈膨大征象，可间接反映出压力较大（视频 7-3-7）。

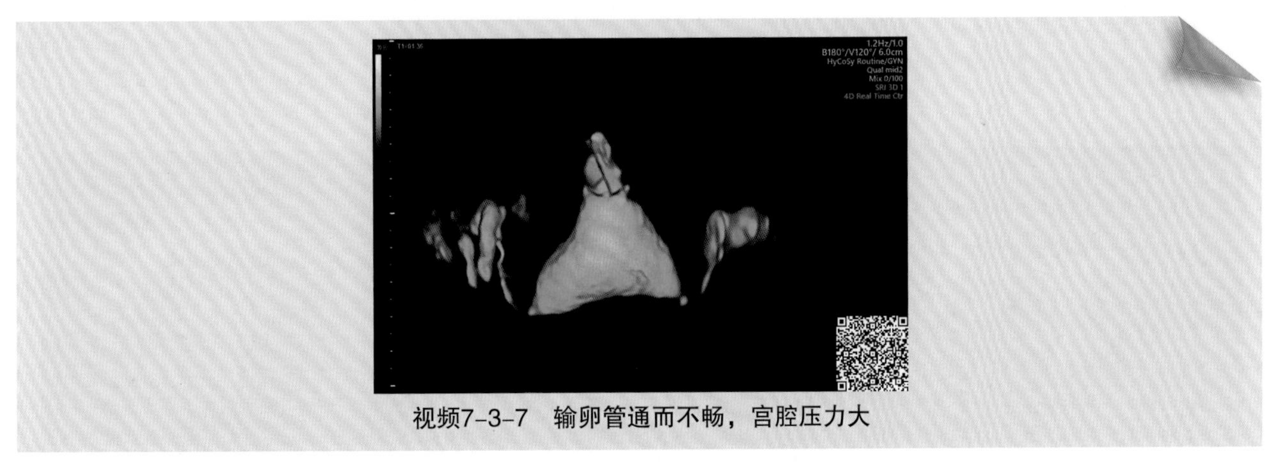

视频7-3-7　输卵管通而不畅，宫腔压力大

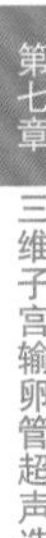

（13）对输卵管内径及输卵管管壁厚度的判断可在二维基波条件下推注造影剂时进行，既可观察到管腔内部，亦可观察到周边管壁情况，尤其是间质部、峡部的管壁厚度因其走行平直，更易观察。

四、输卵管不通

1. 造影声像图特征

四维及三维显像：输卵管未见显影、部分显影或全程显影，伞端无造影剂溢出。输卵管管壁不光整、纤细、僵硬、结节状，或管壁光整、明显膨大、盘曲成团，远段呈“截断征”。

谐波造影及基波状态下二维显像：输卵管不显影、部分显影或全程显影，输卵管内无造影剂流动或早期可见造影剂流动，后期流动消失，伞端无造影剂溢出。输卵管管腔内病变时输卵管纤细，显影不连续，逐渐减弱；输卵管远段病变时其中远段明显膨大、盘曲，远段呈“截断征”，无造影剂向盆腔弥散。伞端形态可呈僵硬状态。如图 7-3-31 ~ 7-3-35 所示。

其他特征：①宫腔多膨大、饱满，宫角圆钝，肌层造影剂逆流；②助手推注造影剂压力大，宫腔测压高，多在 45 kPa 以上；③患者疼痛明显，VAS 评分多在 5 分以上。

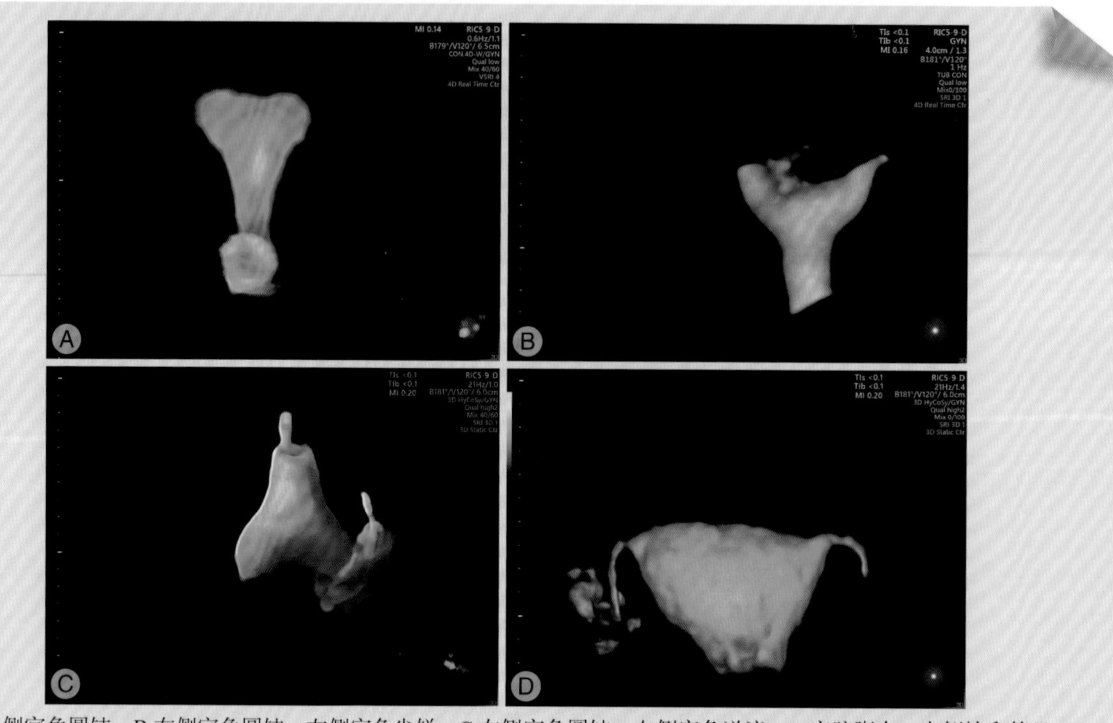

A.双侧宫角圆钝；B.右侧宫角圆钝、左侧宫角尖锐；C.右侧宫角圆钝，左侧宫角逆流；D.宫腔膨大，右侧输卵管显影至中段，左侧输卵管显影至近段。

图7-3-31　双侧输卵管近段阻塞

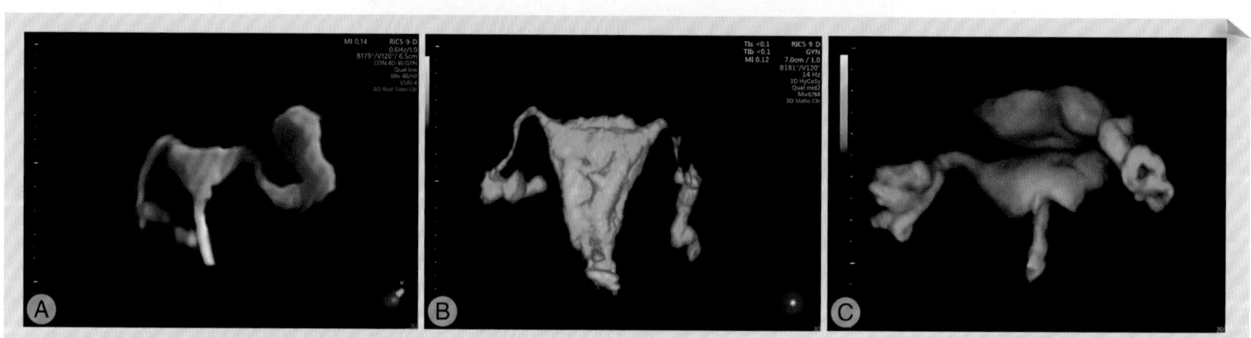

A.双侧输卵管远段阻塞，左侧膨大；B.宫腔膨大，双侧输卵管远段膨大，左侧近段纤细；C.双侧输卵管远段阻塞，输卵管膨大、盘曲呈螺旋状。

图7-3-32　双侧输卵管远段阻塞

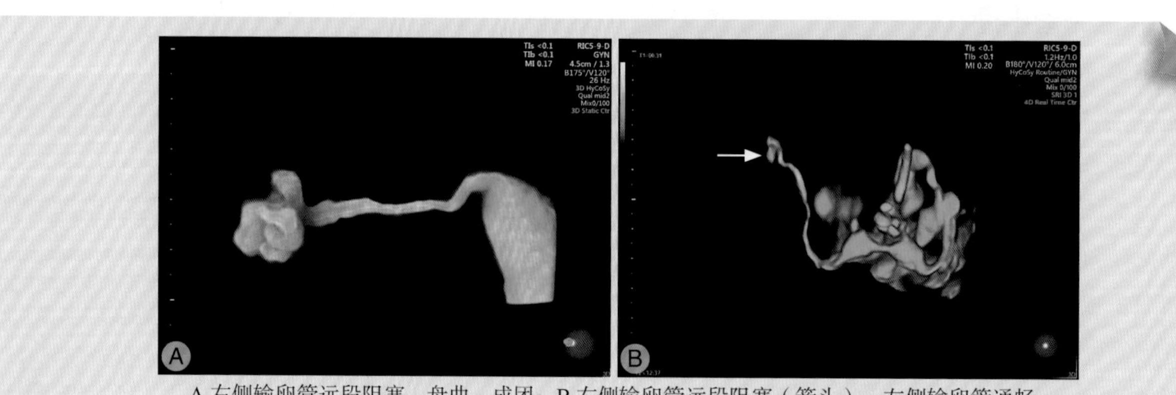

A.右侧输卵管远段阻塞，盘曲、成团；B.右侧输卵管远段阻塞（箭头），左侧输卵管通畅。

图7-3-33　输卵管远段阻塞

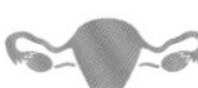

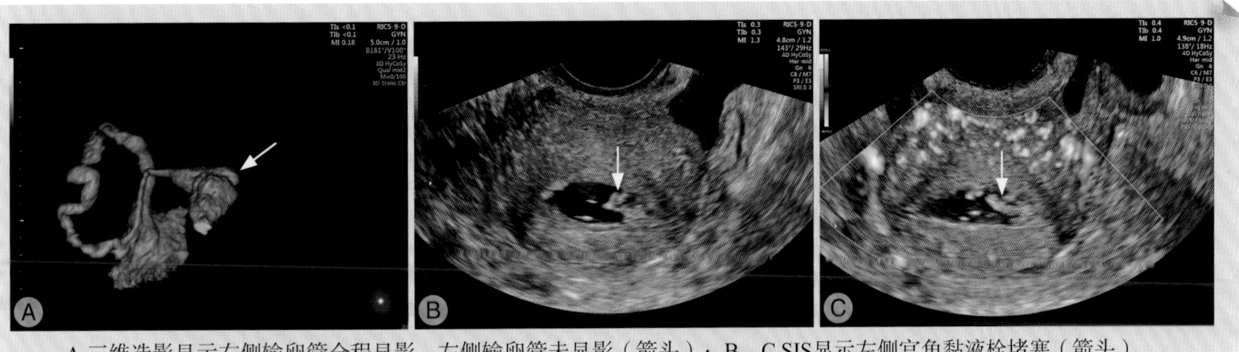

A.三维造影显示右侧输卵管全程显影，左侧输卵管未显影（箭头）；B、C.SIS显示左侧宫角黏液栓堵塞（箭头）。

图7-3-34 左侧输卵管近段堵塞

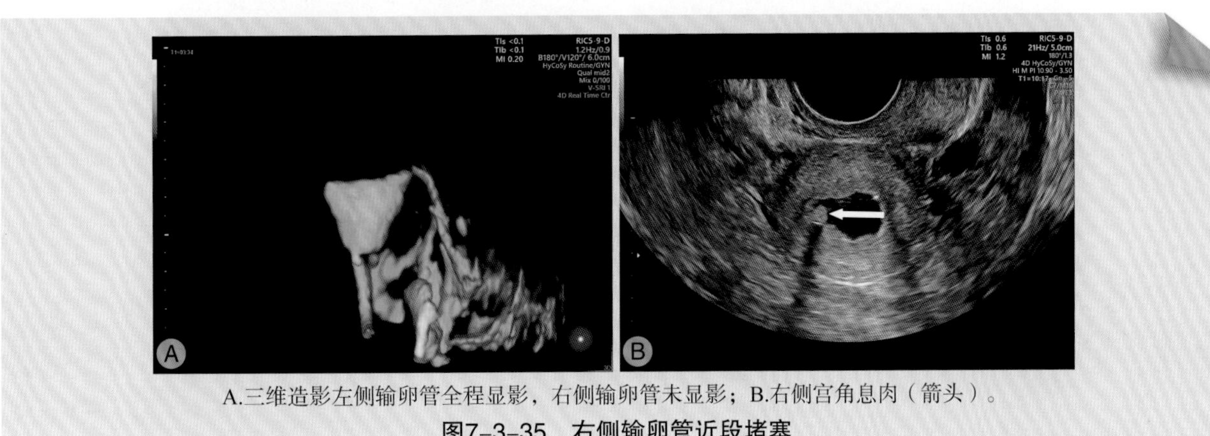

A.三维造影左侧输卵管全程显影，右侧输卵管未显影；B.右侧宫角息肉（箭头）。

图7-3-35 右侧输卵管近段堵塞

2. 诊断技巧

（1）输卵管阻塞分为近段阻塞和远段阻塞，近段阻塞是指间质部和峡部阻塞，远段阻塞是指壶腹部和伞部阻塞，诊断结论中应给予提示。近段黏液栓阻塞或轻度粘连时可在宫腔镜、HSG 及超声引导下用导丝疏通。但当输卵管近段为闭塞性病变或远段同时存在较严重闭锁性病变时，近段导丝疏通则不予考虑。

（2）输卵管近段阻塞分为两种类型，即输卵管梗阻（obstruction）和输卵管闭塞（occlusion）。前者多为输卵管暂时性痉挛，或由黏液栓、非结晶性固体（如组织碎片）阻塞输卵管引起的可逆性阻塞，通过输卵管加压通液、宫腔镜下插管通液或导丝疏通可解除梗阻（图 7-3-36）。而后者多是由结节性峡部输卵管炎或输卵管闭锁性纤维化造成的永久性阻塞，无法通过加压通液等方法进行疏通（图 7-3-37）。管腔纤维闭锁占输卵管近段闭塞病例中的 6.5% ~ 11.5%，主要原因为输卵管近段管腔内出现炎症，导致既往狭窄的输卵管腔黏膜层上皮发生纤维化、机化，形成瘢痕，导致输卵管梗阻，93% 的近段纤维化和结节性输卵管炎需要切除患侧输卵管。宫腔三维成像显示宫角处间质线模糊、输卵管近段未显示，提示输卵管近段阻塞可能性增大。宫腔负性造影可帮助寻找近段阻塞的原因，因黏液栓导致的阻塞，推注及抽吸时可见黏液栓的移动。

（3）输卵管远段病变分为闭锁性、非闭锁性两种类型。闭锁性病变即输卵管积水，造影表现为远段闭锁、壶腹部膨大呈腊肠样或囊袋样。非闭锁性远段病变则为输卵管远段粘连或伞端部分闭锁，造影剂有溢出或加压通液后有溢出，诊断为通而不畅。

（4）对于输卵管远段阻塞而输卵管无明显扩张时，早期输卵管显影，可见造影剂流入，远段呈“截断征”；后期造影剂无法进入管腔，造影剂“流动征”消失，甚至造影剂强回声逐渐消失，远段无造影剂溢出。如对侧输卵管溢出的造影剂弥散到该侧，则易误认为远段阻塞侧输卵管有溢出，应使用多种显影方法仔细观察阻塞侧输卵管内造影剂是否有流动（视频 7-3-8）。

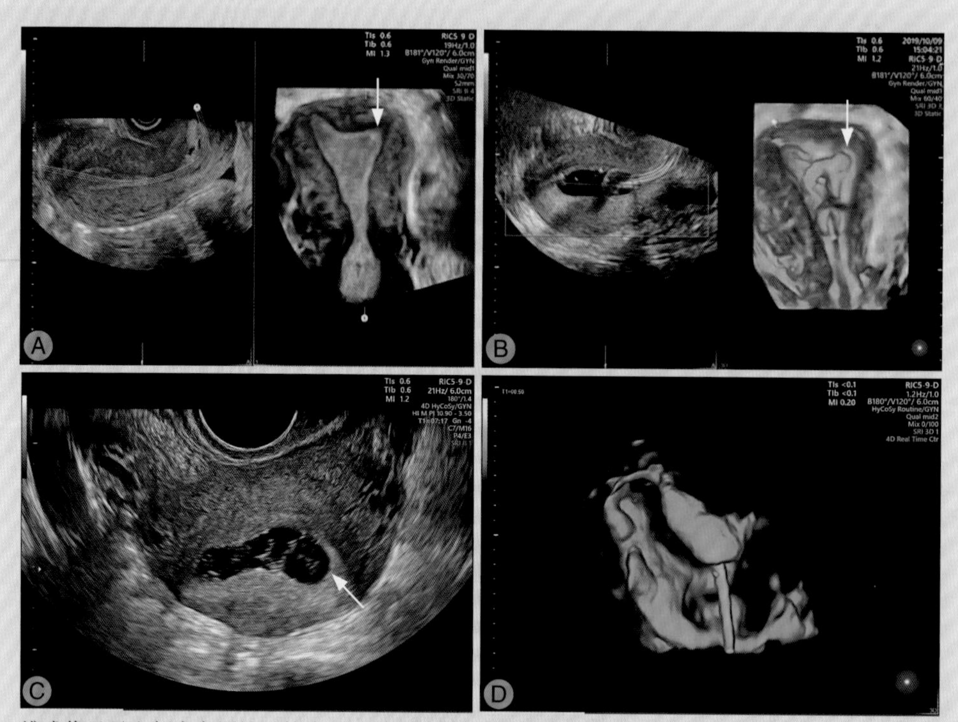

A.宫腔三维成像显示左侧宫角圆钝（箭头）；B.SIS宫腔三维成像显示左侧宫角圆钝（箭头）；C.SIS二维显示左侧宫角圆钝（箭头）；D.正性造影三维成像显示右侧输卵管通畅，左侧输卵管未显影。

图7-3-36　输卵管梗阻

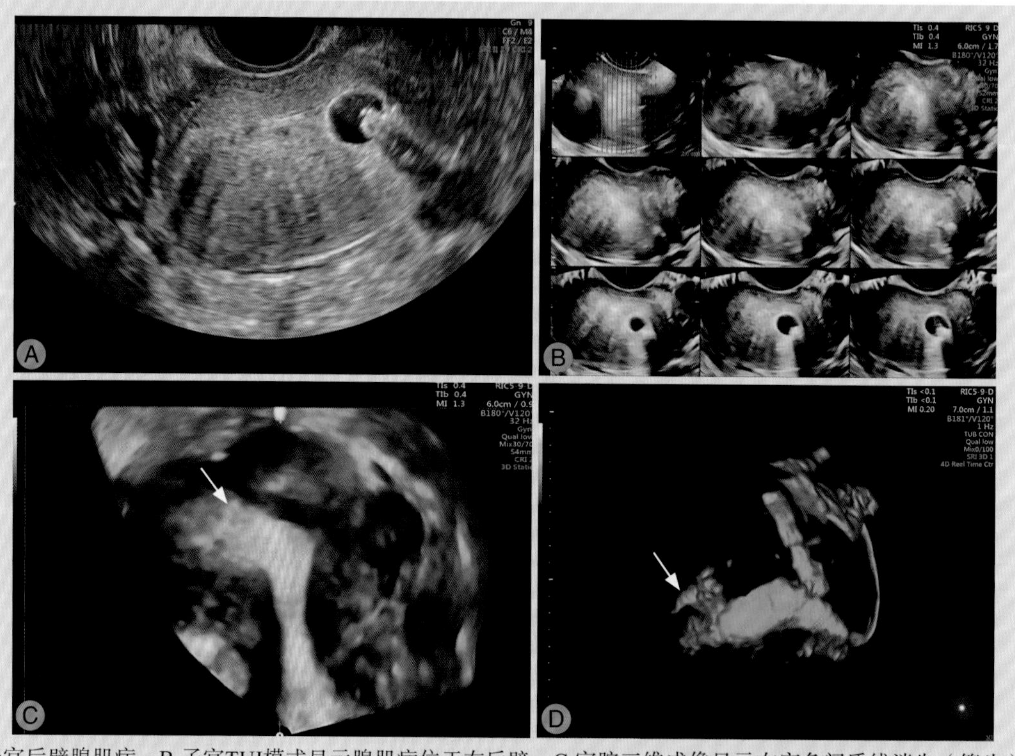

A.子宫后壁腺肌病；B.子宫TUI模式显示腺肌病位于右后壁；C.宫腔三维成像显示右宫角间质线消失（箭头）；D.正性造影三维成像显示右侧输卵管未显影并右宫角肌层逆流（箭头），左侧输卵管通而不畅。

图7-3-37　输卵管闭塞

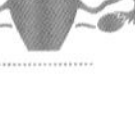

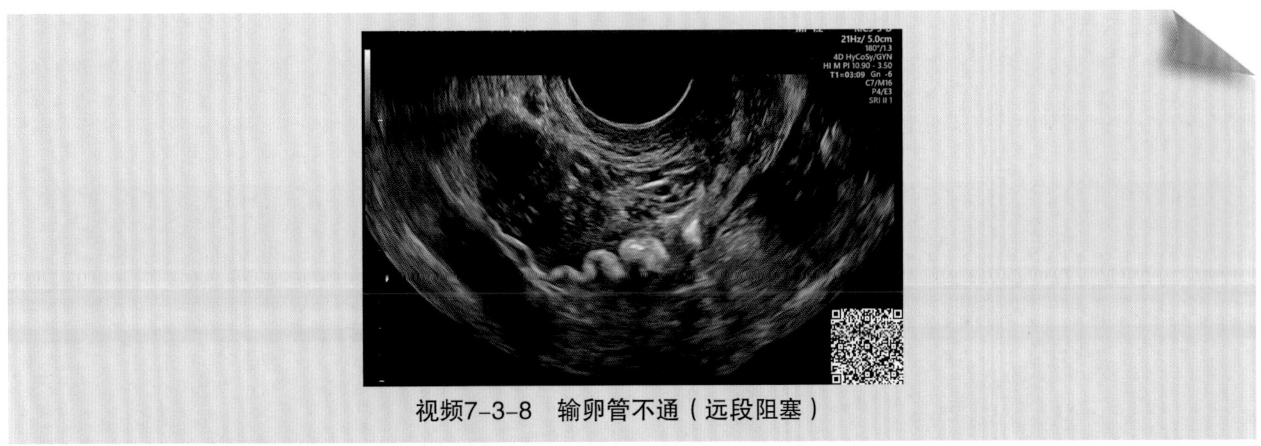
视频7-3-8　输卵管不通（远段阻塞）

（5）输卵管阻塞时宫腔压力大，宫腔膨大，宫角可表现为钝角形态。当宫腔粘连时，子宫内膜顺应性差，宫腔容积小，并不膨大（图 7-3-38）。

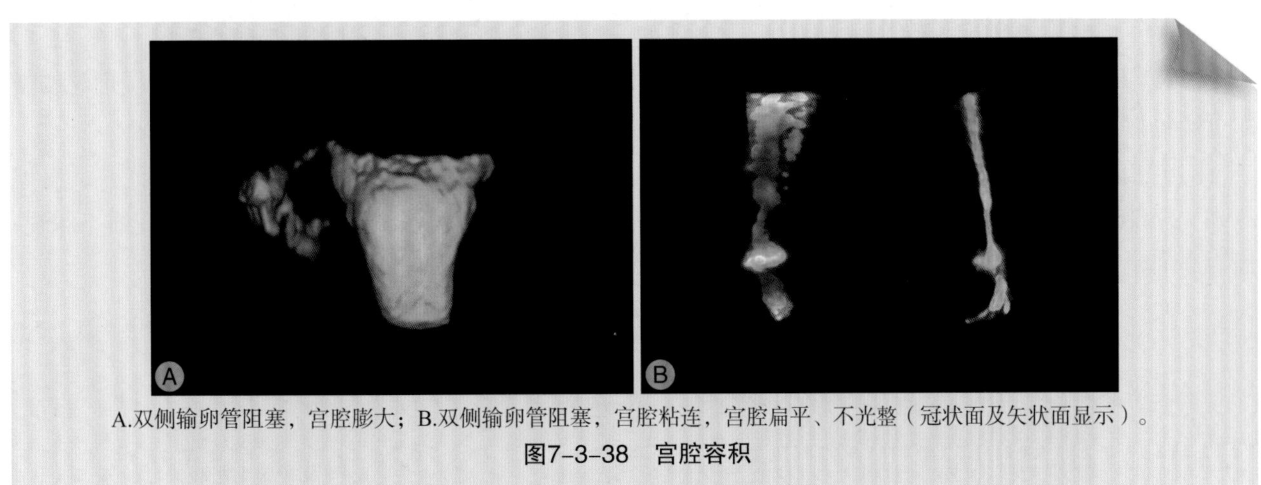
A.双侧输卵管阻塞，宫腔膨大；B.双侧输卵管阻塞，宫腔粘连，宫腔扁平、不光整（冠状面及矢状面显示）。
图7-3-38　宫腔容积

（6）输卵管远段闭塞合并输卵管积液时，远段膨大的输卵管在三维成像中易误认为盆腔大量溢出，造影下二维追踪表现为“截断征”。基波模式下二维超声观察更容易分辨出造影剂积聚在扩张的输卵管内。

（7）输卵管异位妊娠或者绝育术造成的输卵管部分缺失及输卵管先天性缺失等可导致输卵管不显影，造影前应充分了解病史，提高影像诊断与临床诊断的一致性（图 7-3-39）。异位妊娠或绝育后可表现为输卵管阻塞，显影段输卵管可表现为光整、柔顺，远段呈“截断征”。部分异位妊娠开窗取胚术及输卵管结扎失败患者的输卵管可呈通畅或通而不畅表现。

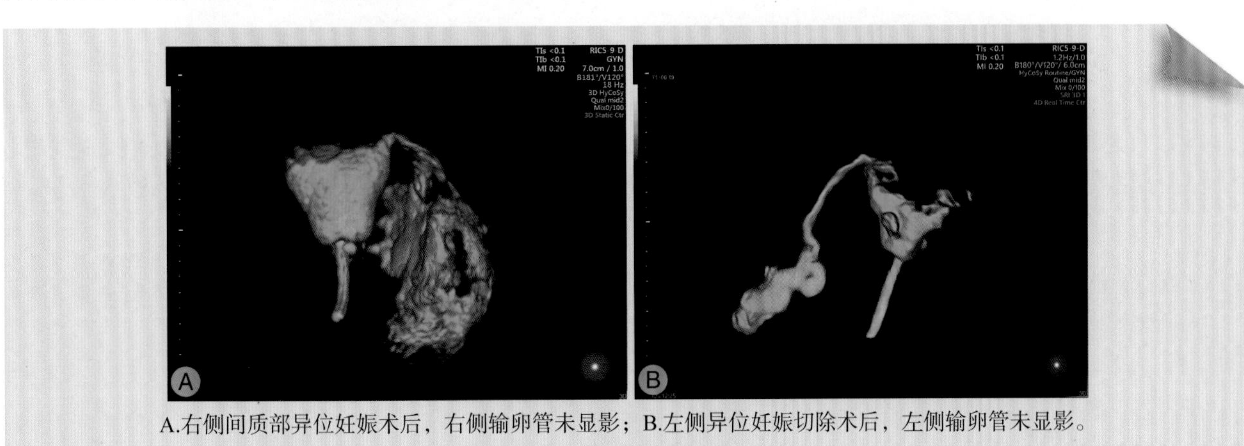
A.右侧间质部异位妊娠术后，右侧输卵管未显影；B.左侧异位妊娠切除术后，左侧输卵管未显影。
图7-3-39　输卵管切除术后

（8）子宫输卵管超声造影时单侧输卵管通畅而对侧输卵管完全未显影，需排除有无子宫畸形、既往手术切除史，管头导致的痉挛假阳性，黏液栓、碎屑导致的阻塞等（图 7-3-40），国外统计数据表明 HSG 诊断输卵管近段阻塞的假阳性率为 16% ~ 40%。

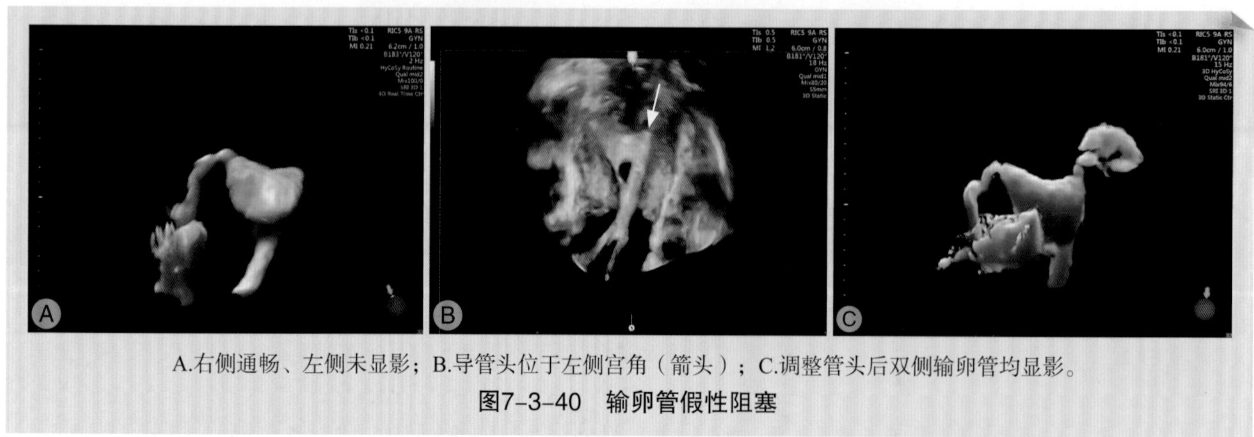

A.右侧通畅、左侧未显影；B.导管头位于左侧宫角（箭头）；C.调整管头后双侧输卵管均显影。

图7-3-40　输卵管假性阻塞

（9）输卵管完全不显影时，根据患者耐受情况缓慢加压，部分患者输卵管可逐渐显影。加压推注的操作可避免部分假阳性，同时起疏通治疗作用（图 7-3-41）。

（10）在造影过程中不仅需关注输卵管阻塞部位，也应仔细观察显影段输卵管管壁是否不光整，有无纤细、局部膨大、僵硬，黏膜皱褶是否存在等。上述征象均与预后相关，输卵管逆流、局部纤细、僵硬、周边局部憩室样膨大、毛刺状血管淋巴影等表现预示功能差，术后结局不良（图 7-3-42）。

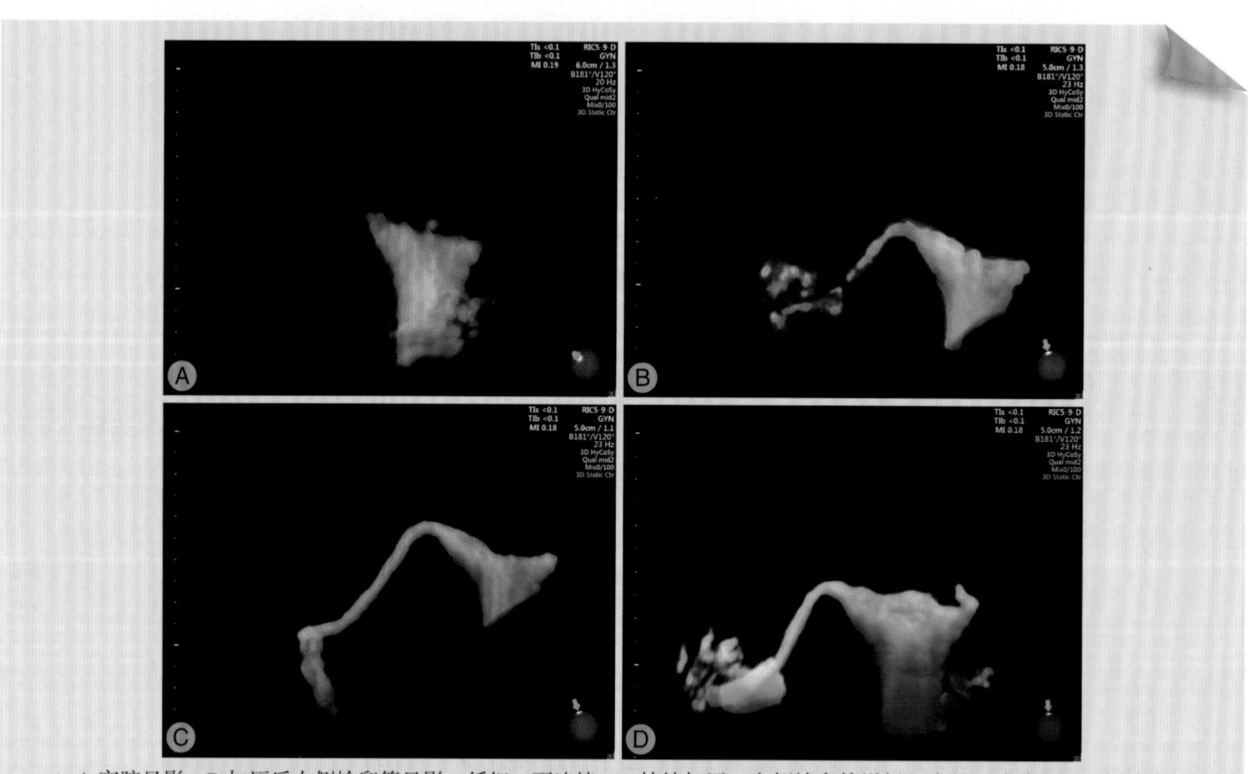

A.宫腔显影；B.加压后右侧输卵管显影，纤细，不连续；C.持续加压，右侧输卵管增粗、光整、连续；D.右侧输卵管远段造影剂溢出。

图7-3-41　输卵管疏通

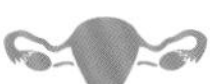

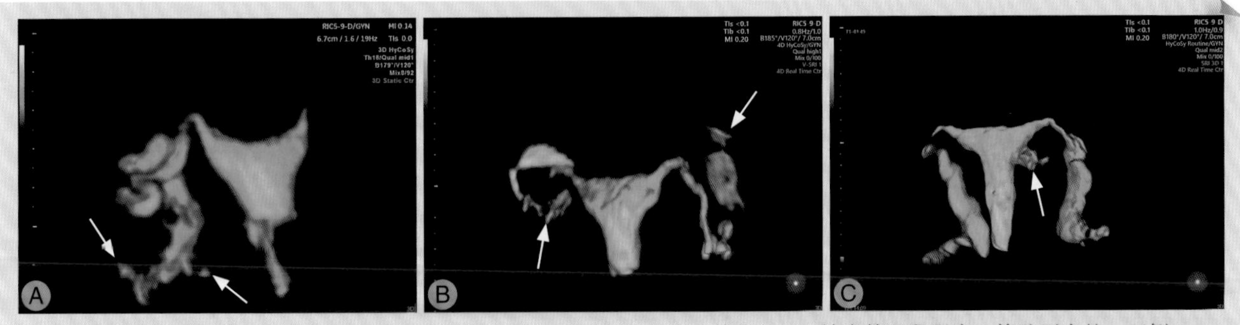

A.右侧输卵管远段阻塞，远段显影不规则，周边细小毛刺状显影（箭头）；B.输卵管远段阻塞，管壁不光整，双侧输卵管远段上举（箭头）；C.输卵管远段阻塞，输卵管壁光整，肌层左侧壁少量造影剂逆流（箭头）。

图7-3-42 输卵管远段阻塞

五、输卵管积液

1. 声像图特征

输卵管远段阻塞、扩张时表现为输卵管积液，管腔黏膜扁平无粘连时为单纯性积液，与宫腔相通；黏膜有粘连时为囊性积液，可不与宫腔相通，造影时造影剂无法进入。根据是否与管腔相通将输卵管积液分为近段与宫腔相通和近段与宫腔不相通两种，前者超声常规扫查显示输卵管积液，造影后造影剂进入输卵管积液内（图 7-3-43）；后者超声常规扫查显示输卵管积液，但因有粘连分隔带，造影剂不进入输卵管或仅进入近段输卵管内，导致输卵管不显影或非全程的节段显影（图 7-3-44，图 7-3-45）。在临床中对于两种输卵管积液的处理原则有所不同，与宫腔相通的积液可反流至宫腔，该类患者自然妊娠率、试管婴儿的成功率明显降低，需临床手术切除、结扎或栓塞患侧输卵管以提高胚胎移植的成功率。

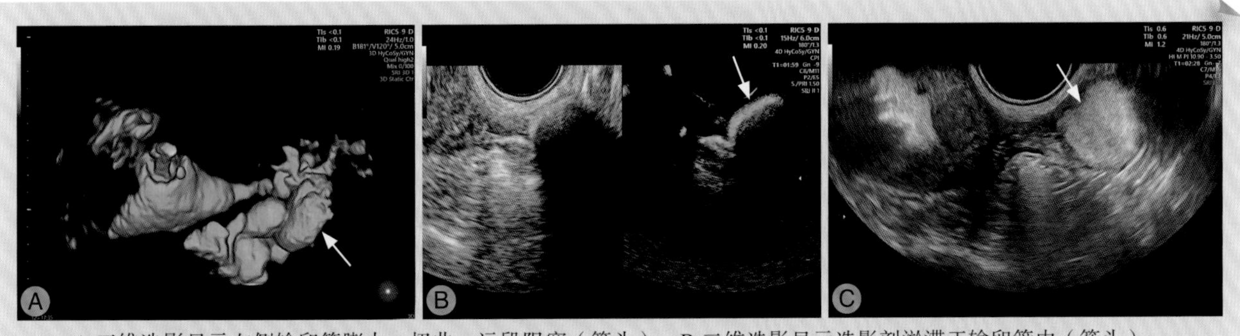

A.三维造影显示左侧输卵管膨大、扭曲，远段阻塞（箭头）；B.二维造影显示造影剂淤滞于输卵管内（箭头）；C.二维基波显示造影剂淤滞于膨大的输卵管内（箭头）。

图7-3-43 输卵管积液（与宫腔相通）

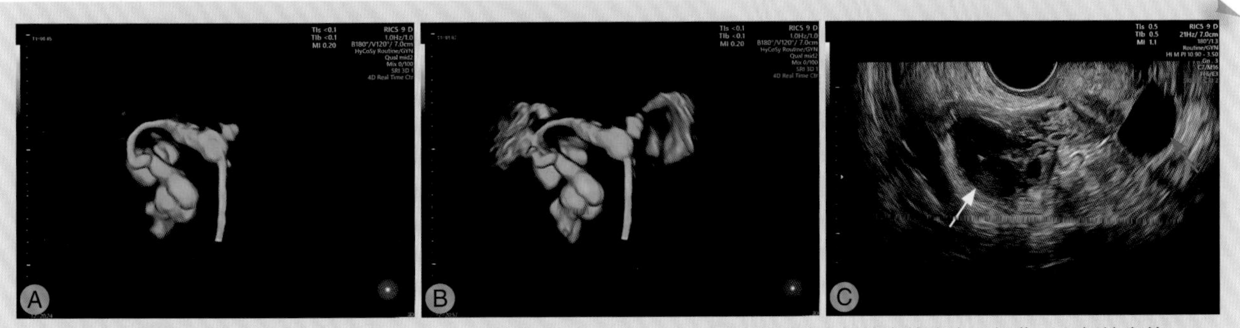

A.三维造影显示右侧输卵管膨大、纡曲，左侧输卵管未显影；B.三维造影显示右侧输卵管膨大、纡曲，左侧输卵管近段显影，膨大；C.二维基波显示双侧输卵管积液，右侧积液内见造影剂回声（白箭头），左侧输卵管内无造影剂回声（蓝箭头）。

图7-3-44 输卵管积液（与宫腔不相通）

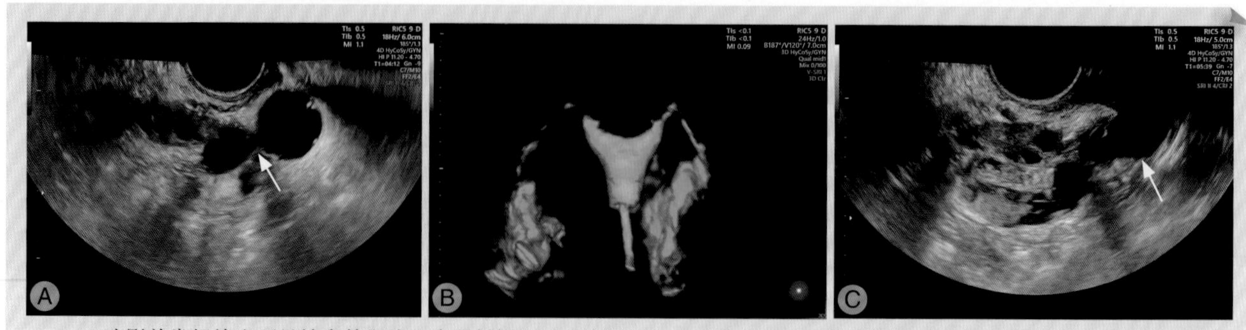

A.造影前常规检查可见输卵管积液，内见皱褶，呈“束腰征”（箭头）；B.三维造影显示输卵管近段纤细，远段膨大；C.造影后二维基波显示造影剂仅进入部分输卵管内，远段扩张输卵管内无造影剂回声（箭头）。

图7-3-45　输卵管积液（与宫腔部分相通）

2. 输卵管积液分级

（1）按输卵管内径扩张的程度，将输卵管积水分为三度：

1）轻度积液，输卵管全程显影，轻度扩张，内径＜15 mm，管壁光滑，走行纡曲，内可见皱褶回声，伞端无造影剂溢出（图 7–3–46）。

2）中度积液，输卵管全程显影，输卵管膨大、扭曲或盘曲，输卵管扩张，内径 15 ~ 30 mm，伞端无造影剂溢出（图 7–3–47）。

3）重度积液，输卵管全程显影，呈囊状、腊肠样扩张，伞端无造影剂溢出，输卵管峡部、壶腹部和伞部同时扩张，管径≥ 30 mm（图 7–3–48）。

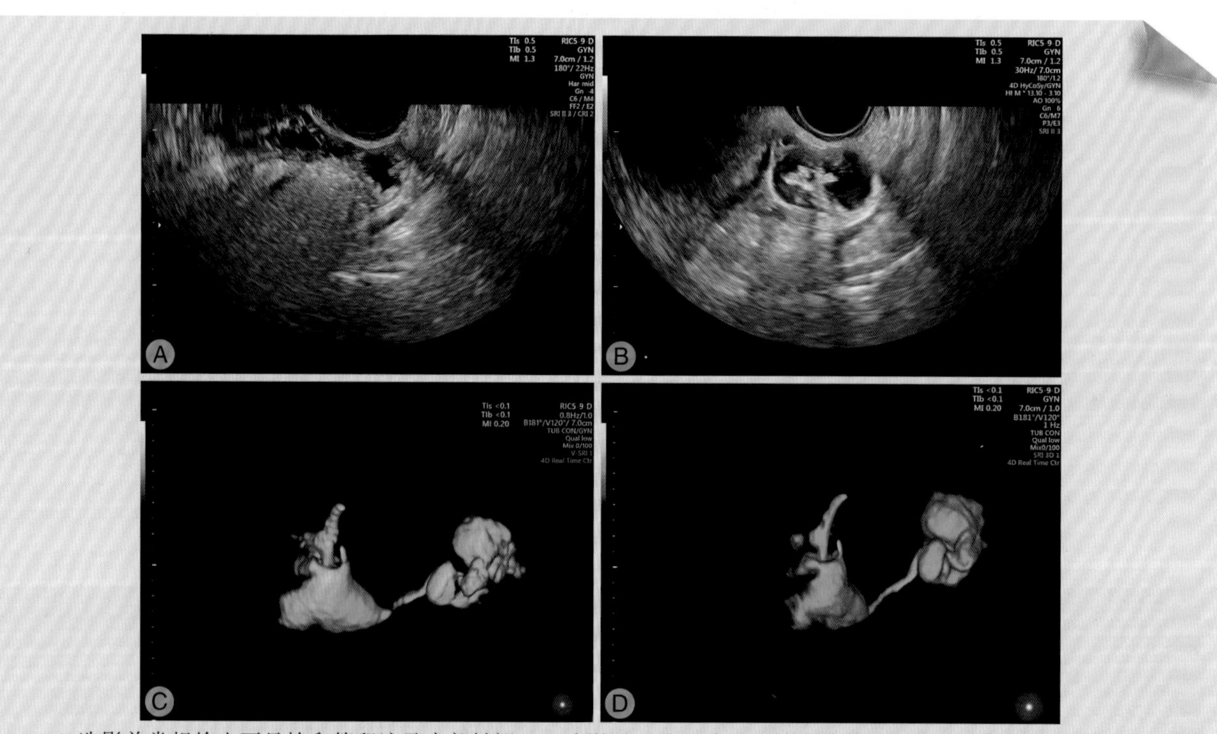

A.造影前常规检查可见输卵管积液及内部皱褶；B.造影后二维基波显示输卵管较前扩张，内见造影剂回声；C、D.宫腔膨大，左侧输卵管走行扭曲膨大，远段无造影剂溢出。

图7-3-46　输卵管积液（轻度，有皱褶）

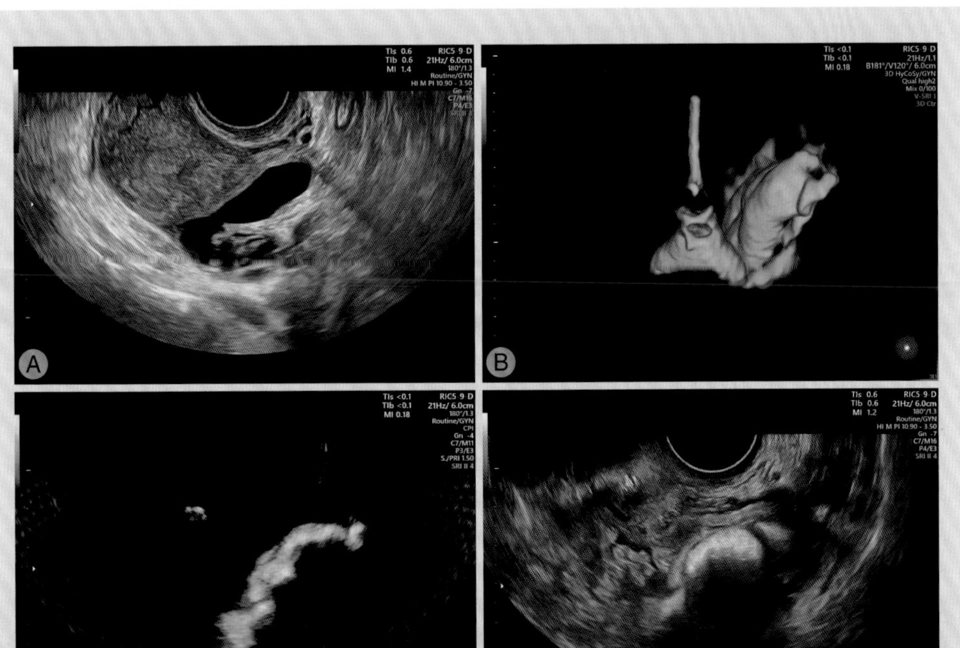

A.造影前常规检查可见左侧输卵管积液，皱褶不明显；B.三维造影显示左侧输卵管膨大，远段呈弧形；C.二维谐波显示输卵管内造影剂淤滞；D.二维基波显示造影剂充填于积液内。

图7-3-47　输卵管积液（中度）

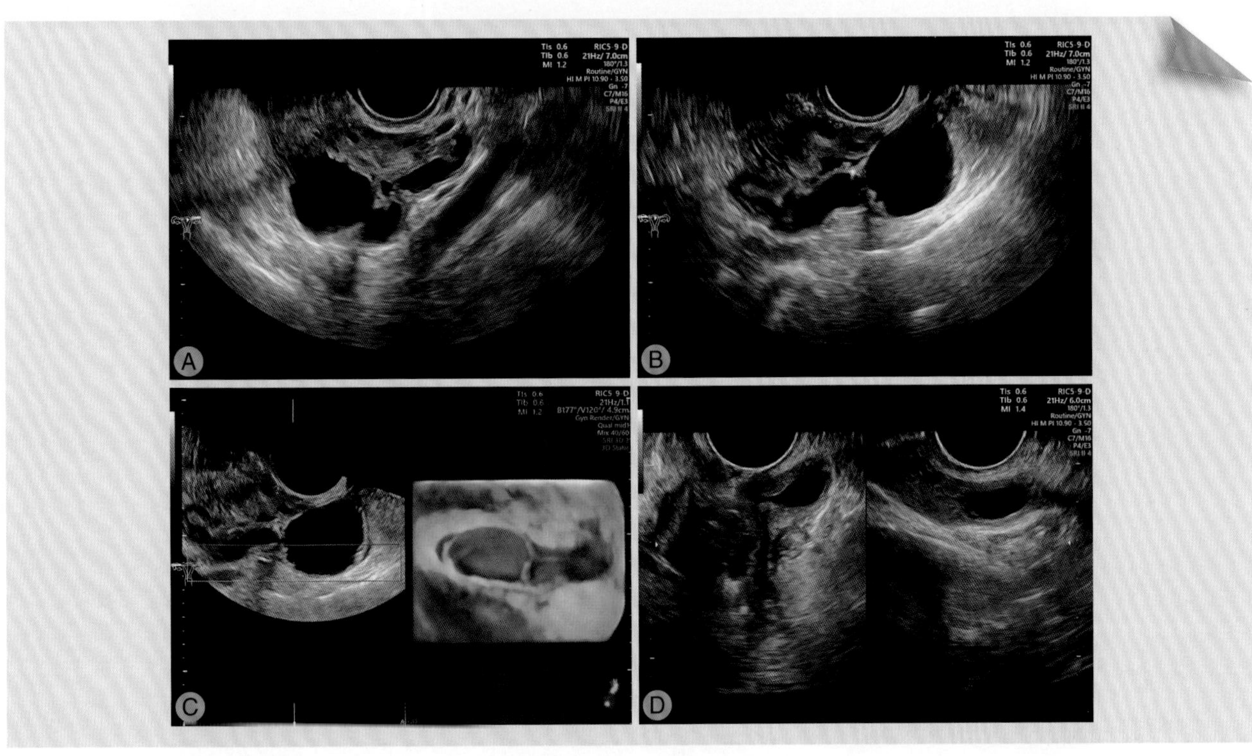

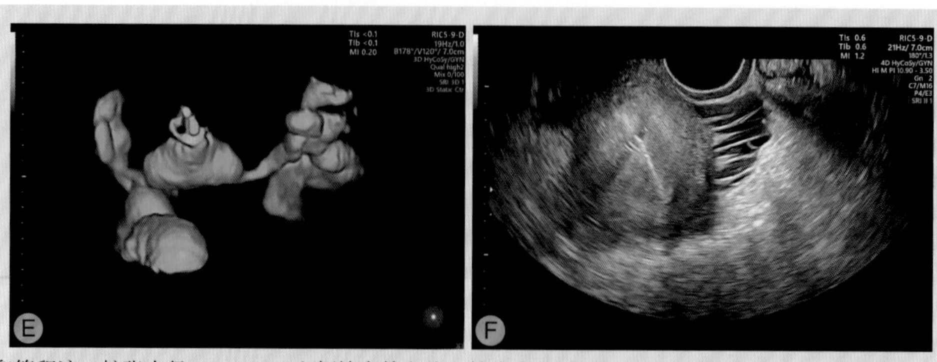

A.右侧输卵管积液，扩张内径30 mm；B.左侧输卵管积液，扩张内径32 mm；C.左侧输卵管积液三维成像，内壁光整，皱褶不明显；D.峡部扩张，壁厚>2 mm；E.三维造影双侧输卵管囊袋状扩张，壁光整；F.后盆腔大量膜状粘连带。

图7-3-48 输卵管积液（重度）

（2）依据 Brosens Ivo 分类标准，将壶腹部管壁厚度超过 2 mm 、无黏膜皱褶或皱襞纤维化的输卵管积液定义为厚壁输卵管积液（图 7-3-49，图 7-3-50）。

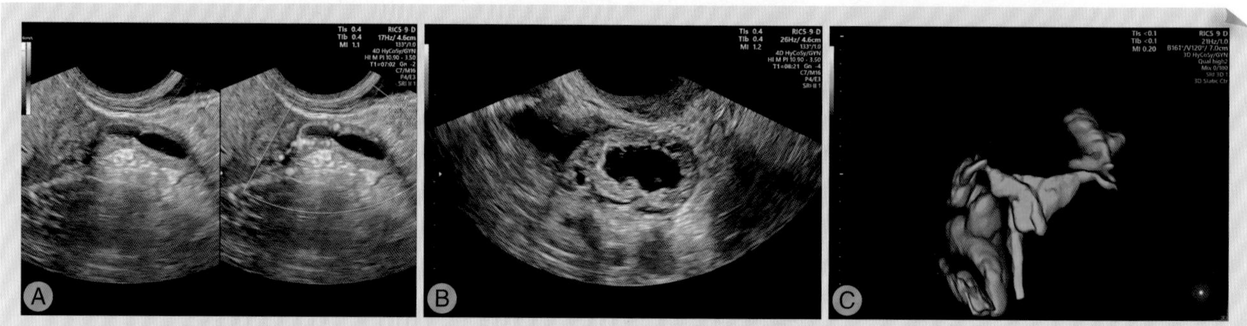

A.左侧输卵管峡部扩张积液；B.左侧输卵管远段扩张积液，囊壁增厚，内无皱褶回声；C.三维造影显示右侧输卵管纡曲膨大，远段无造影剂溢出；左侧输卵管上举，仅近段显影，远段膨大。

图7-3-49 输卵管积液（厚壁积液）

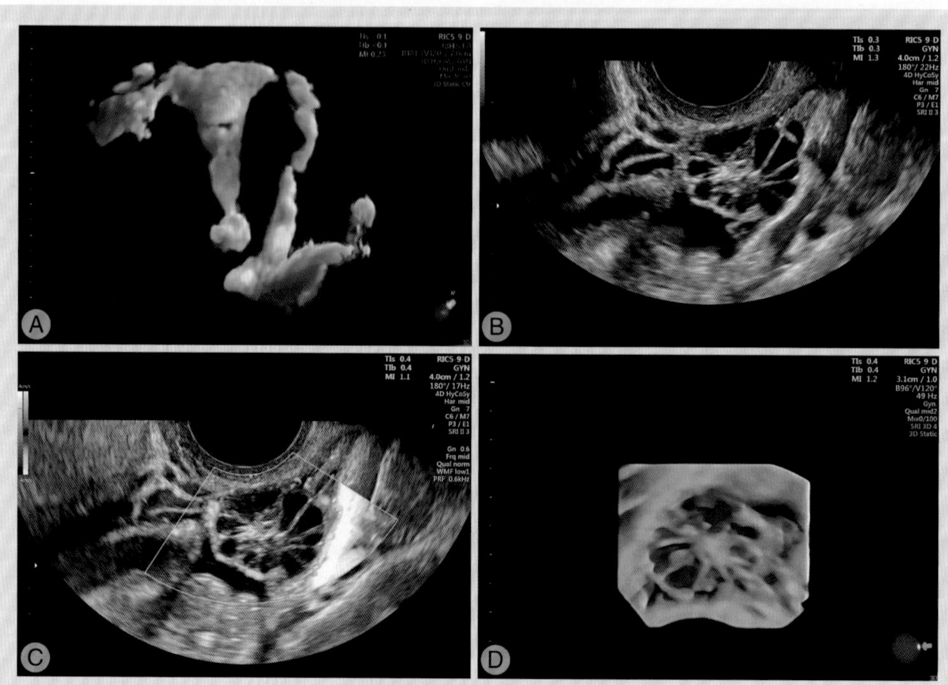

A.双侧输卵管不通，左侧积液，三维显示左侧输卵管粗细不均、形态僵硬，远段膨大；B.输卵管积液，远段输卵管内见网格状粘连带；C.CDFI显示输卵管积液远段横断面输卵管壁环形血流信号；D.输卵管积液远段内部粘连带三维成像呈多房结构。

图7-3-50 输卵管积液（无皱褶）

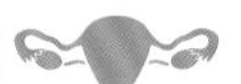

3. 输卵管积液与术后疗效

输卵管积液手术预后与输卵管黏膜是否存在，管壁有无增厚，周边有无炎症、子宫内膜异位症、粘连等病变相关，与积液的程度不成正相关。

在临床手术治疗中将输卵管积液分为可修复性及不可修复性病变。

可修复性输卵管积液多为内含皱褶的薄壁积液，表现为积液边缘光滑、无相邻的异常显影。因管壁黏膜存在，柔韧度良好，形成的积液直径可相对较大。这类损伤行输卵管伞端造口成形手术的预后较好（图 7-3-51）。

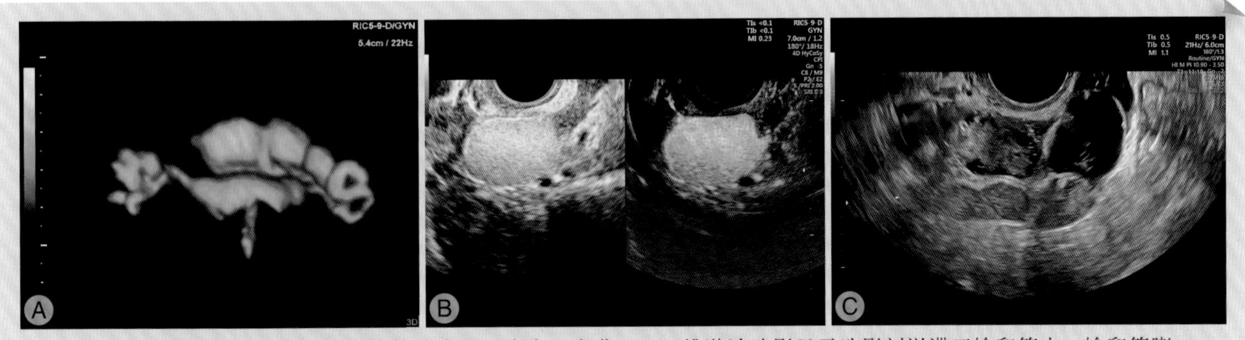

A.双侧输卵管远段阻塞，输卵管管壁光整、膨大、盘曲；B.二维谐波造影显示造影剂淤滞于输卵管内，输卵管膨大；C.二维基波显示输卵管薄壁积液并造影剂淤滞。

图7-3-51　输卵管薄壁积液

不可修复性输卵管远段积液，造影时宫腔压力大，输卵管显影示输卵管膨大、僵硬、扭曲变形，管壁不光整；部分可见输卵管逆流、周边毛刺状、憩室样隆起等异常影像，输卵管管壁增厚（＞2 mm）；盆腔内见子宫内膜异位症病灶、盆腔钙化灶、粘连带、包裹性积液，盆腔及输卵管周边囊性病变等炎性表现（图 7-3-52，图 7-3-53，视频 7-3-9）。这一类输卵管手术预后较差。根据造影前基础超声检查、造影时输卵管显影形态、造影后二维观察，可对造影前是否有输卵管积液，造影后输卵管扩张程度，输卵管壁的厚度，输卵管内是否有皱褶进行判断，有利于帮助临床制订治疗方案。

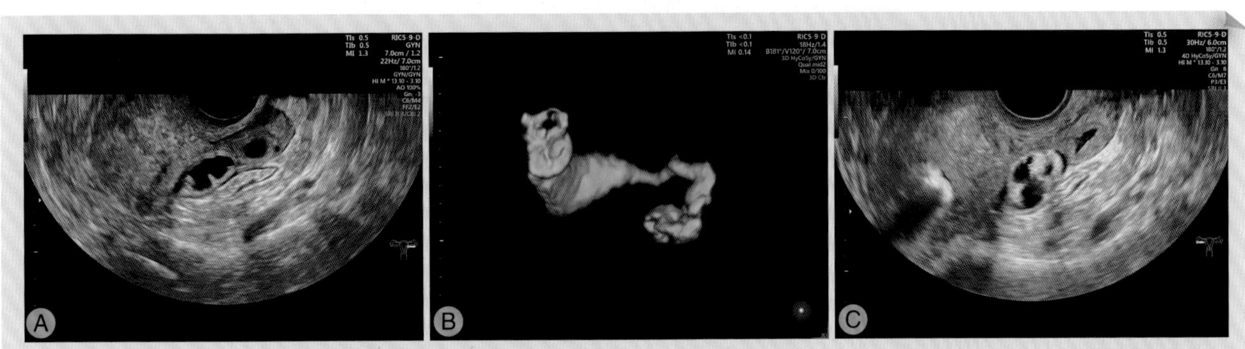

A.造影前常规超声检查可见左侧输卵管扩张积液，皱褶可见；B.三维造影显示左侧输卵管弯曲、膨大，形态略僵硬；C.二维基波造影显示输卵管壁厚并扩张积液，内见造影剂回声。

图7-3-52　输卵管厚壁积液，有皱褶

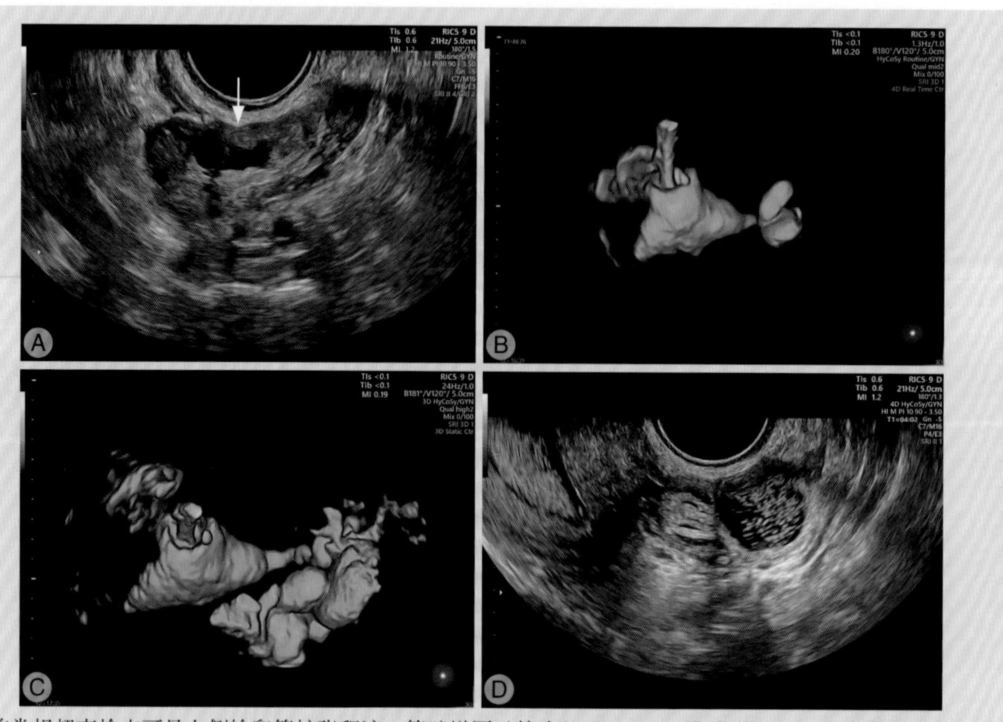

A.造影前常规超声检查可见左侧输卵管扩张积液，管壁增厚（箭头）；B、C.三维造影显示左侧输卵管膨大、盘曲，形态尚柔顺；右侧输卵管近段纤细，远段膨大、盘曲；D.二维基波造影显示输卵管扩张积液，内见造影剂回声。

图7-3-53　输卵管厚壁积液，有皱褶

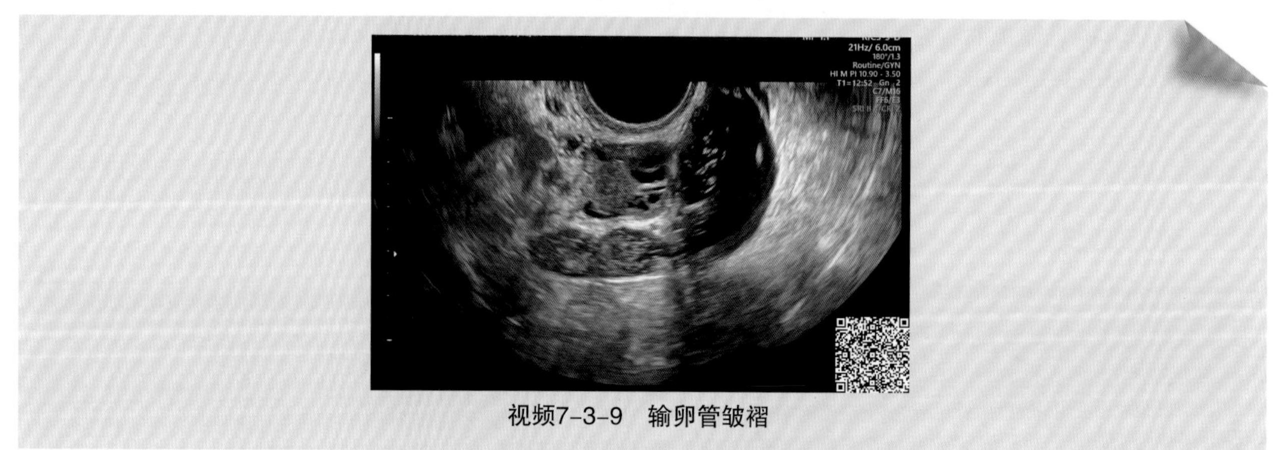

视频7-3-9　输卵管皱褶

4. 诊断技巧

（1）输卵管远段不通时不一定都表现为输卵管积液，输卵管壁可因僵硬、损伤严重而不表现为积液，如结核性输卵管炎；积液程度严重但管壁黏膜存在，柔韧度良好的患者，手术预后好。

（2）输卵管积液程度与造影剂推注压力不成正相关，薄壁积液的输卵管如管壁顺应性较好，推注压力可不大。造影剂进入输卵管内，输卵管明显扩张，输卵管扩张的程度与推注造影剂的量有关。通常使用20 mL 造影剂与 20 mL 无菌生理盐水，多可明确诊断输卵管远段不通，如果造影前即有输卵管积液，应减少造影剂的使用量，明确诊断即可，以降低患者不适感。

（3）输卵管积液时造影剂进入远段膨大的积液内可表现为弧形片状影，与输卵管伞端造影剂溢出包绕周边组织的弧形弥散影像相似，需结合基础检查及二维基波超声进行鉴别诊断（图 7-3-54 ~图 7-3-56）。

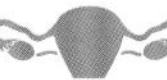

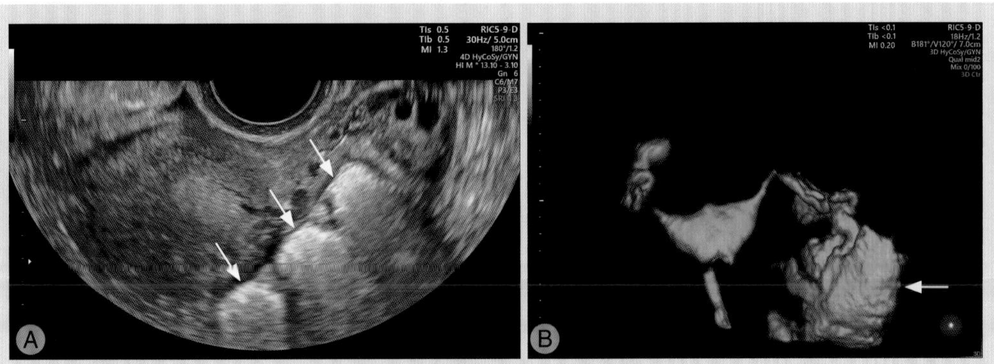

A.二维基波显示造影剂位于扩张的输卵管内（箭头）；B.三维造影显示左侧输卵管远段呈囊状扩张，边缘呈弧形（箭头）。

图7-3-54　输卵管积液

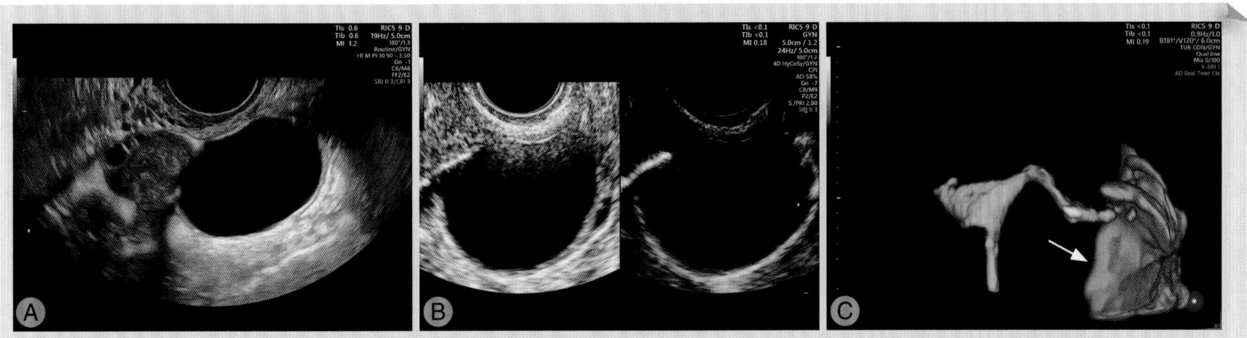

A.二维超声显示左附件区囊性占位；B.二维造影显示造影剂包绕囊性占位；C.三维造影显示左侧输卵管溢出造影剂弧形弥散（箭头）。

图7-3-55　输卵管通畅（周边囊肿）

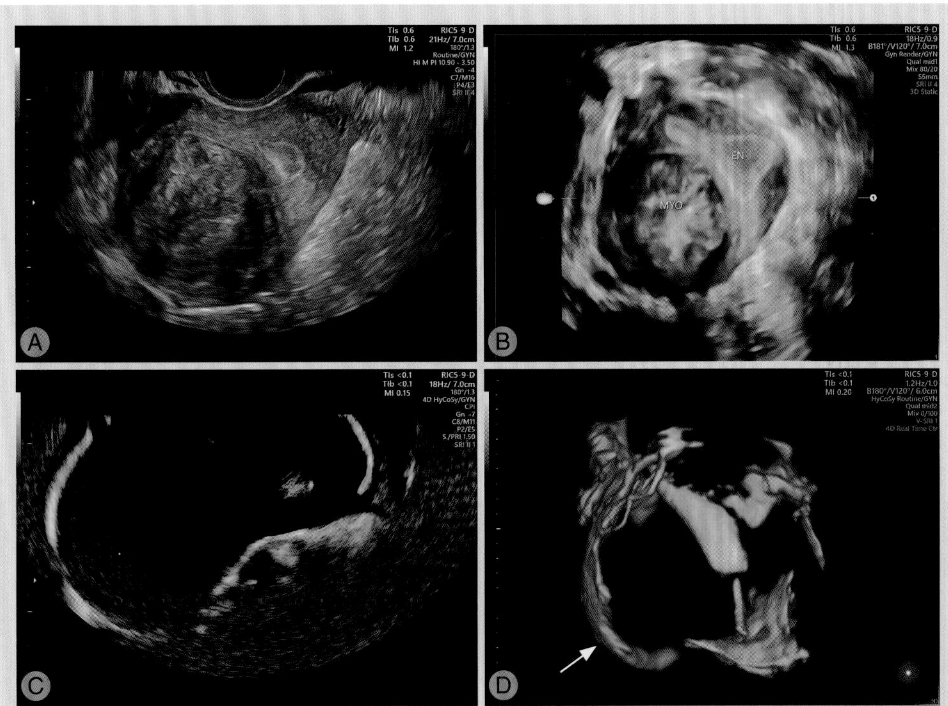

A.二维超声显示子宫右侧壁肌瘤；B.子宫三维成像显示右侧壁中段肌瘤，向外膨出；C.二维造影显示子宫周边造影剂弧形包绕；D.三维造影显示右侧盆腔造影剂弧形弥散（箭头）。

图7-3-56　输卵管通畅（子宫肌瘤）

（4）造影前基础检查扫查范围不应局限于卵巢周边，部分积液因盆腔粘连远离卵巢，故应对盆腔做全面细致的观察。输卵管积液扩张可导致输卵管较长，造影时因扫查深度、感兴趣区的设定不当可能出现采集不完全的情况，因此二维补充观察十分重要。对于输卵管积液与宫腔是否相通，造影剂是否完全充填到远段输卵管腔也应该基于造影后二维观察做出判断。

第四节 盆腔造影

输卵管造影后盆腔内液体增多，对盆腔粘连、输卵管伞端形态、输卵管周围微小病变的显示更清晰。谐波模式下可观察正性造影剂在盆腔弥散分布状态以判断有无盆腔粘连，基波模式下对盆腔的膜状粘连、输卵管伞口形态、输卵管周围粘连、盆腔内微小病变的观察更为有利，两者结合可更好地观察盆腔粘连及盆腔内微小病变。正性造影因微气泡留存时间较短，应在输卵管造影后即刻观察盆腔内造影剂弥散分布状态，盆腔负性造影可在输卵管造影后和（或）宫腔造影后观察，随着盆腔内液体量的增多更易于显示盆腔病变。

一、盆腔无粘连

1. 盆腔造影声像图特征

盆腔无粘连时造影剂进入盆腔后均匀弥散分布，子宫、卵巢、肠管周边被造影剂均匀包绕（图 7–4–1）。断面显示卵巢周边造影剂呈完整环状包绕，二维动态观察子宫、卵巢周边被液体充填，而三维成像可显示子宫及卵巢周边造影剂呈弧形、壳状包绕。正性造影时宫腔显影，周边包绕呈弧形，中间无充填区即为子宫肌层，卵巢则呈卵圆形无充填区（图 7–4–2）。

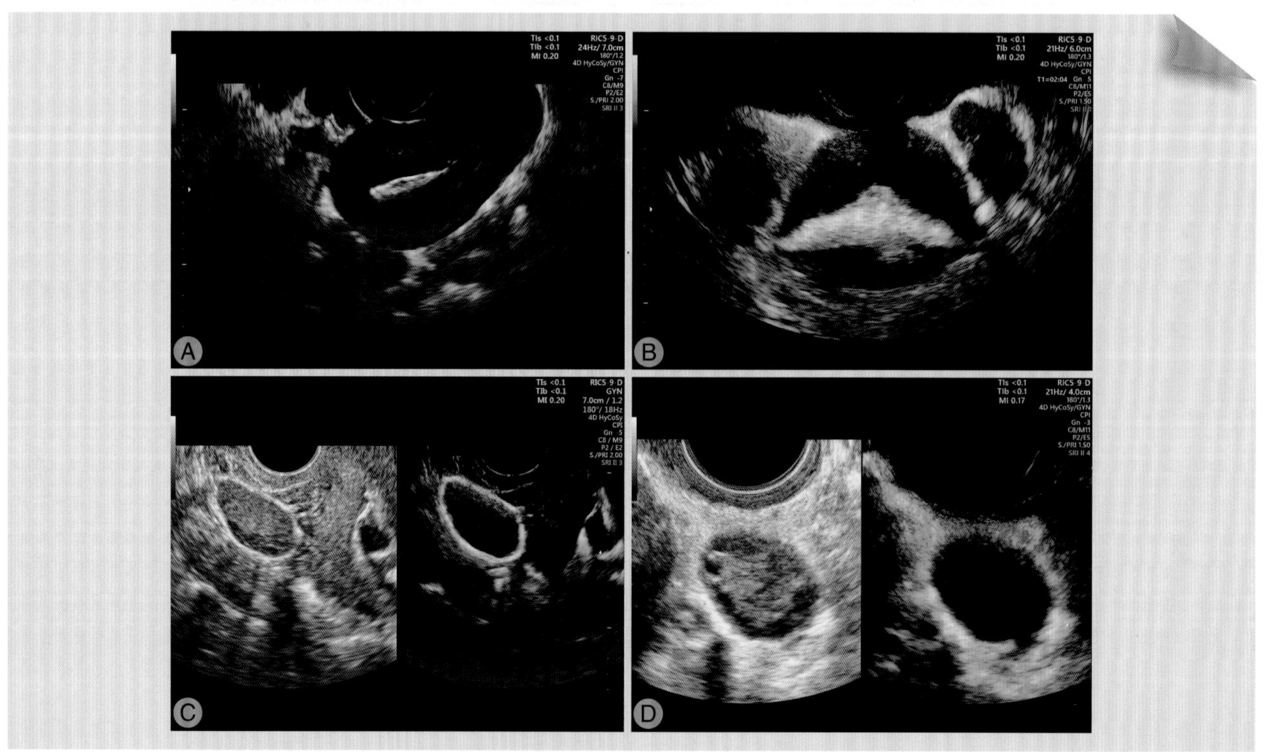

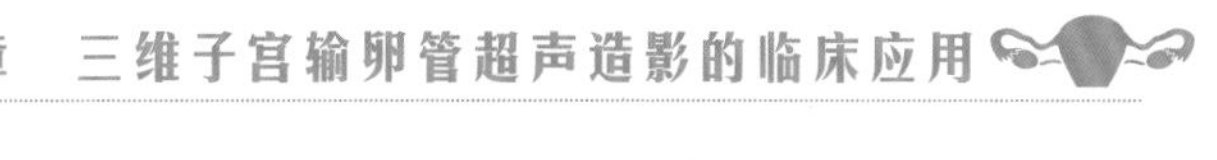

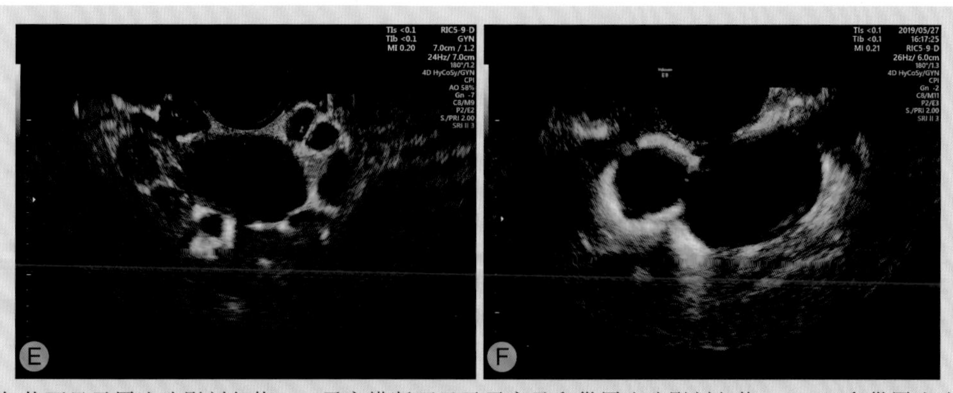

A.子宫矢状面显示周边造影剂包绕；B.子宫横断面显示子宫及卵巢周边造影剂包绕；C、D.卵巢周边造影剂包绕；E.子宫横断面显示子宫及肠管周边造影剂包绕；F.卵巢及卵巢旁囊肿周边造影剂包绕。

图7-4-1　造影剂弥散

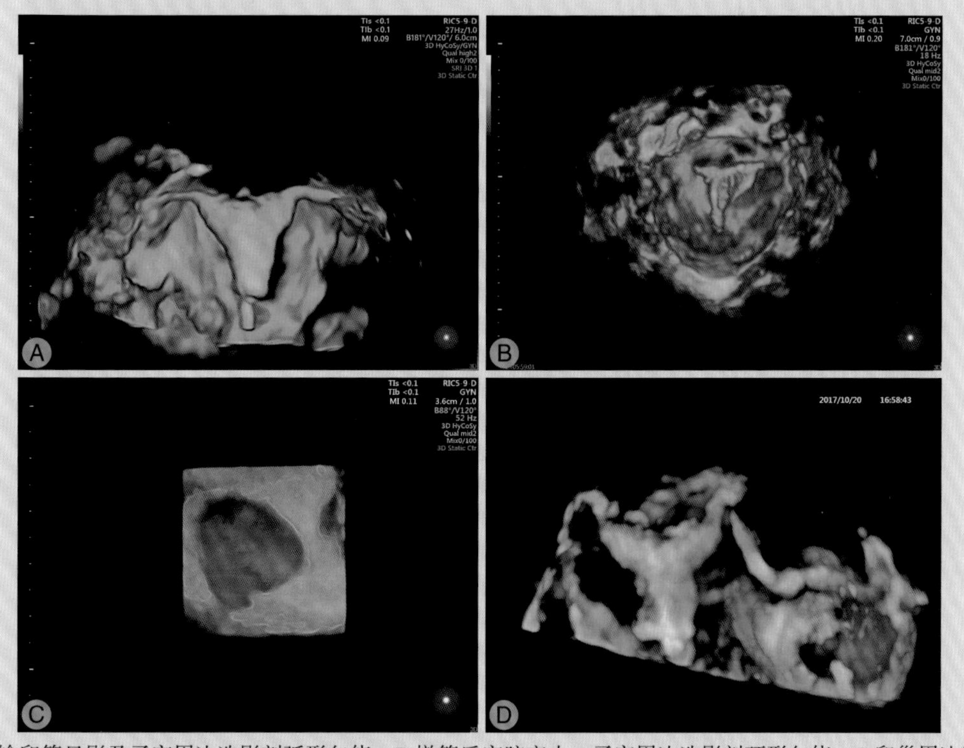

A.子宫输卵管显影及子宫周边造影剂弧形包绕；B.撤管后宫腔变小，子宫周边造影剂环形包绕；C.卵巢周边造影剂壳状包绕；D.造影剂溢出后环绕左侧卵巢。

图7-4-2　造影剂包绕三维成像

造影剂进入盆腔后盆腔内液体量增多，有利于输卵管远段的显示，尤其是输卵管伞端位于后盆腔时。正常输卵管腹腔开口周缘有众多指状突起，柔软、可蠕动，有“拾卵”的作用，也是手术时识别输卵管的标志。二维成像可见伞部指状突起，探头轻轻加压推移可见其柔软，摆动明显。CDFI 显示输卵管血流为平行于输卵管走行的纵向条状血流，血流丰富。三维成像可显示伞端呈多个分支状、薄片状突起（图 7-4-3）。

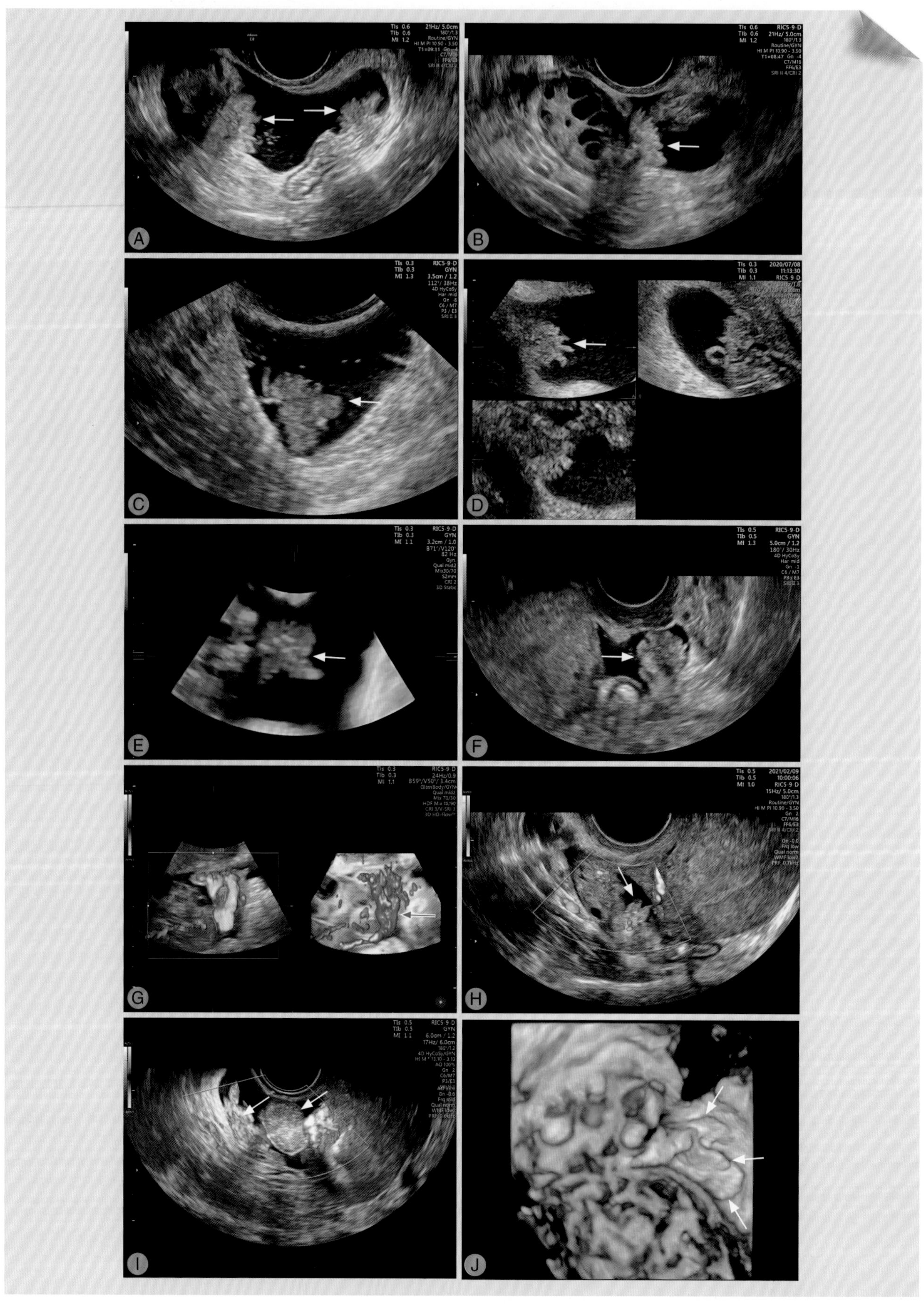

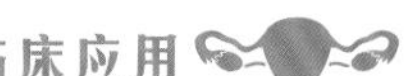

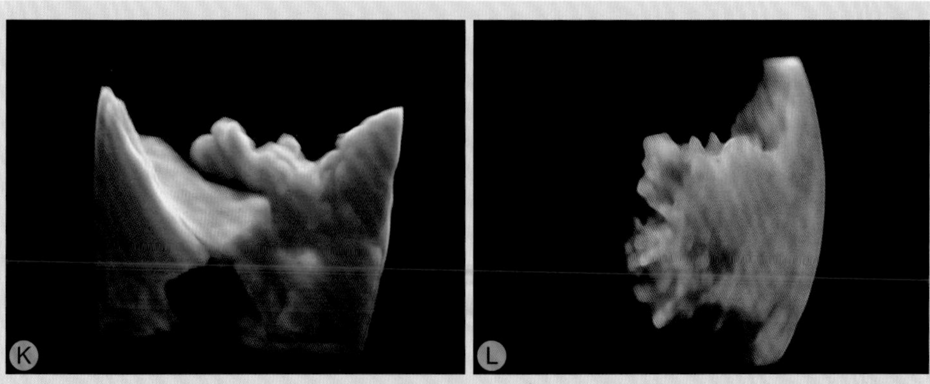

A.双侧输卵管伞端形态（箭头）；B.右侧输卵管伞端形态（箭头）；C.输卵管伞部呈叶片形（箭头）；D.输卵管伞端多平面成像，指状突起明显（箭头）；E.输卵管伞口横断面（箭头）；F.输卵管伞端冠状面，呈熊掌状（箭头）；G.HD-Flow™三维成像输卵管伞端丰富条状血流（箭头）；H.CDFI显示右侧卵巢及其旁的输卵管伞端（箭头）；I.CDFI显示右侧输卵管及其旁的盆腔游离体（箭头）；J.卵巢及其旁的输卵管伞端呈叶片状（箭头）；K.输卵管伞端三维成像，形似手掌样；L.输卵管伞端三维成像，指状突起明显。

图7-4-3 正常输卵管伞端形态

2. 诊断技巧

（1）造影后盆腔内液体增多，利于盆腔病变的显示，尤其是后盆腔粘连带（图 7-4-4），造影剂弥散见视频 7-4-1。

（2）二维基波模式比三维模式对盆腔粘连的观察更有利。

（3）操作时探头适当放松，过度挤压会导致观察部位盆腔空间减小，伞部被周围组织挤压而无法辨别。

（4）可采取头高脚低位，或让患者略侧向观察侧，增加观察侧液体量。

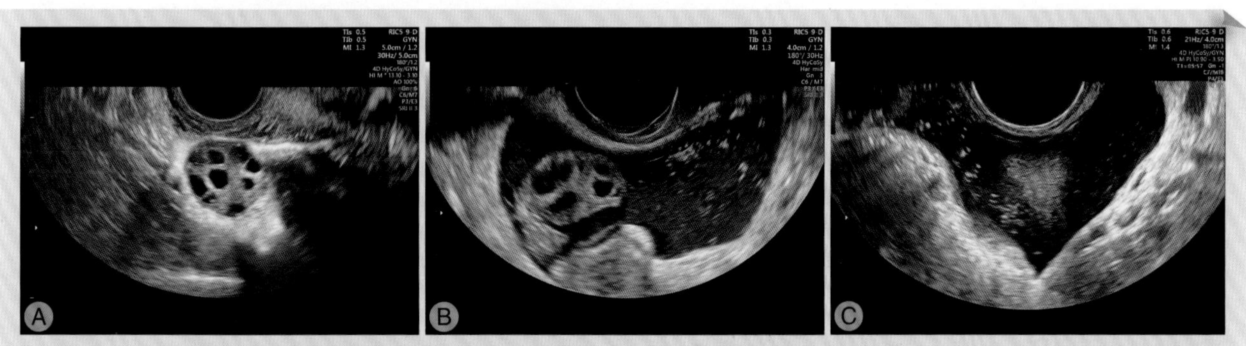

A.卵巢被造影剂完全包绕；B.卵巢位于盆腔液体内，周边无异常回声；C.后盆腔液体内无异常回声。

图7-4-4 盆腔无粘连

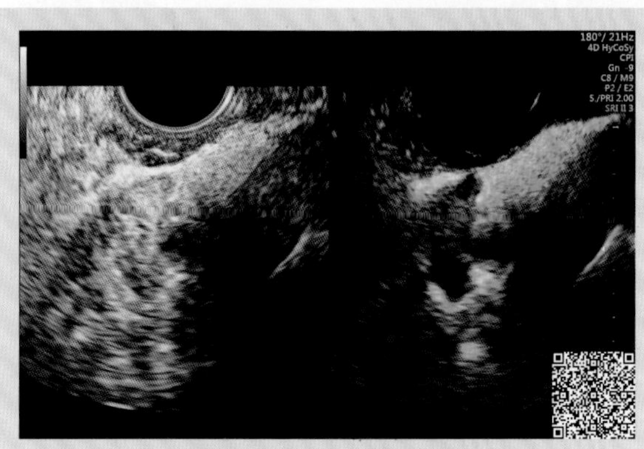

视频7-4-1 造影剂弥散

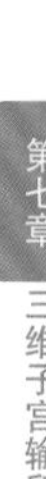

（5）盆腔无粘连时，子宫、卵巢滑动征阳性，盆腔积液足够多时子宫与卵巢被液体充分包绕，部分可呈悬浮状态。如局部周边无造影剂时可用探头轻轻挤压，观察子宫、卵巢与周围组织活动度及液体是否可包绕。

二、盆腔粘连

1. 盆腔造影声像图特征

盆腔粘连可分为局部粘连与广泛粘连，广泛粘连时造影剂弥散差，输卵管通畅性也多受到影响，造影剂溢出量少，更难以观察。局部粘连在基波状态下负性造影观察准确度高，特别是膜状粘连等。未形成包裹性积液的膜状粘连在谐波造影状态下造影剂可显示为均匀弥散，而在基波状态下粘连带清晰可见（图 7–4–5，图 7–4–6，视频 7–4–2）。

输卵管的显影形态与盆腔粘连密切相关，盆腔组织与输卵管浆膜面粘连、输卵管浆膜面自身粘连或输卵管周边粘连带束缚可导致输卵管被动牵拉扭曲，输卵管正常形态消失，无法自然伸展，呈螺旋状改变。文献报道，盆腔粘连造影有以下表现：①输卵管呈螺旋状弯曲；②造影剂弥散不均，局部聚集；③输卵管壶腹部扩张；④输卵管周边粘连带；⑤输卵管垂直上举或下拉；⑥子宫腔偏向盆腔一侧，与周边组织“滑动征”阴性。当有两项异常，尤其是输卵管的螺旋形外观和造影剂聚积时则强烈提示盆腔粘连。盆腔存在卵巢内异囊肿、深部子宫内膜异位症病灶、盆腔内多发钙化灶、盆腔炎等病变时，常伴发盆腔粘连（图 7–4–7 ~图 7–4–12），输卵管周边病变见视频 7–4–3。

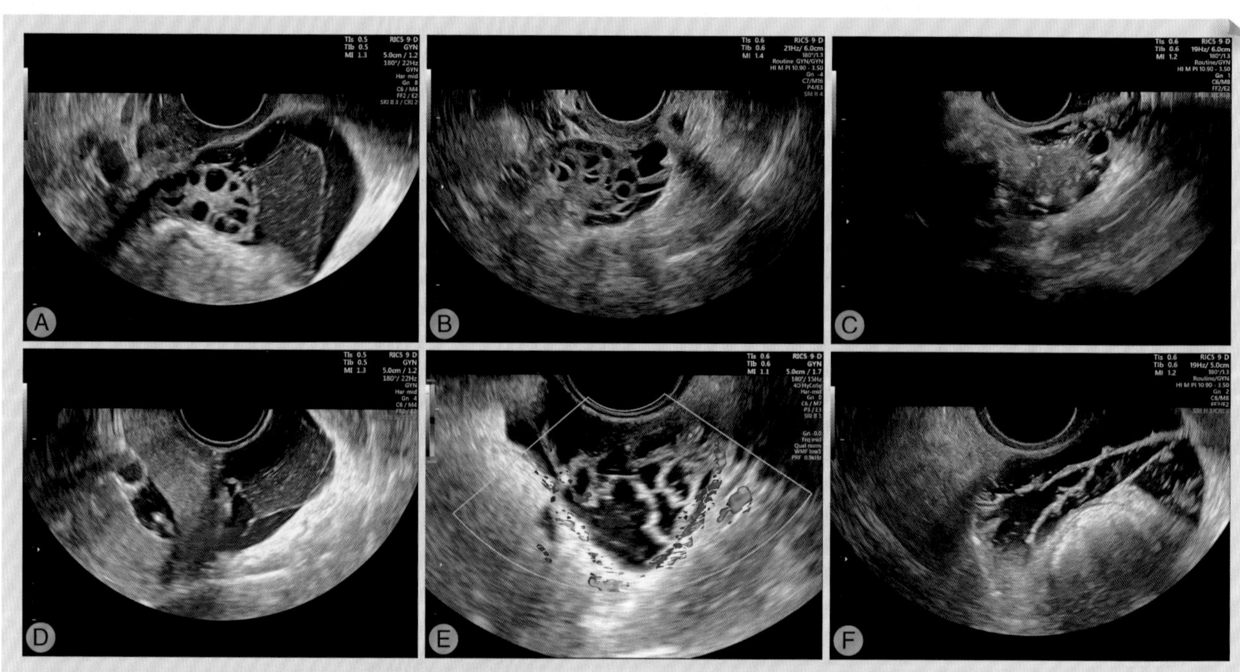

A.卵巢周边膜片状粘连带；B.卵巢周边条带状粘连带；C.卵巢周边条带状粘连带及散在点状钙化灶；D.子宫周边膜片状粘连带；E.后盆腔网状粘连带；F.侧盆腔网状粘连带。

图7–4–5　盆腔轻度粘连

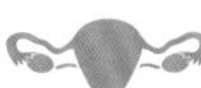

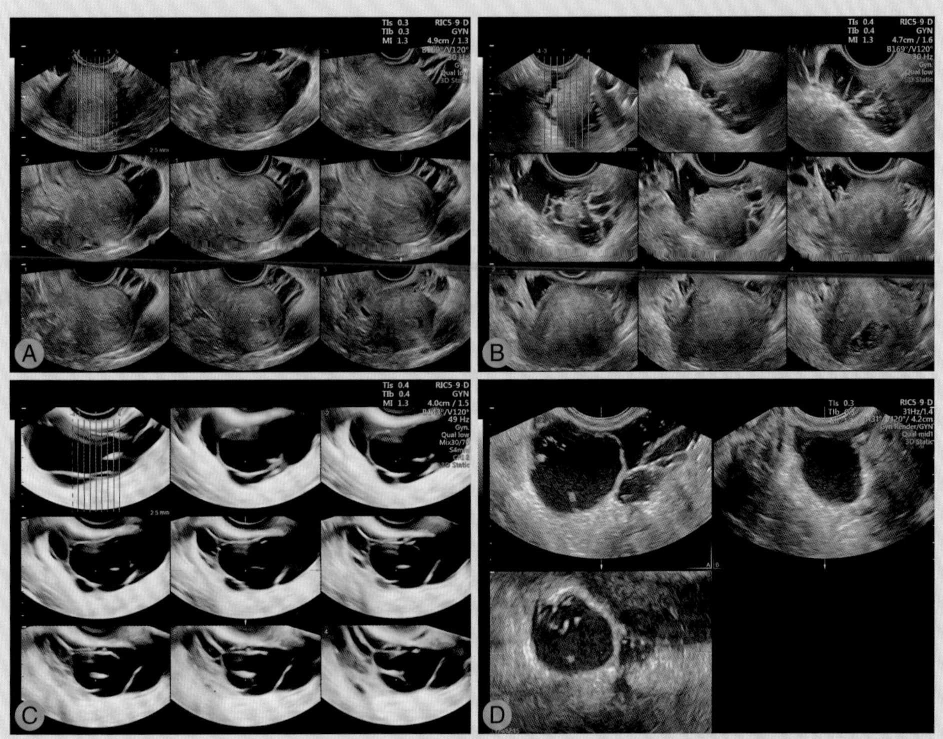

A.子宫矢状面三维成像TUI模式显示子宫后壁多条膜带状粘连带与盆壁后壁相连；B.子宫横断面三维成像TUI模式显示子宫后壁网状粘连带；C.后盆腔TUI模式显示输卵管积液及周边条状粘连带；D.后盆腔多平面模式显示盆腔内粘连带。

图7-4-6　盆腔轻度粘连

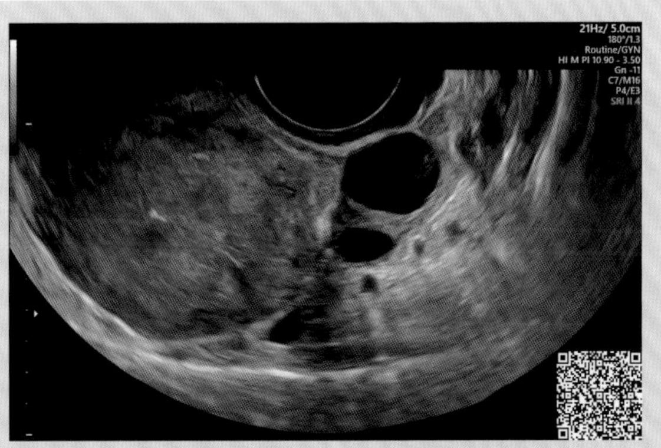

视频7-4-2　盆腔粘连

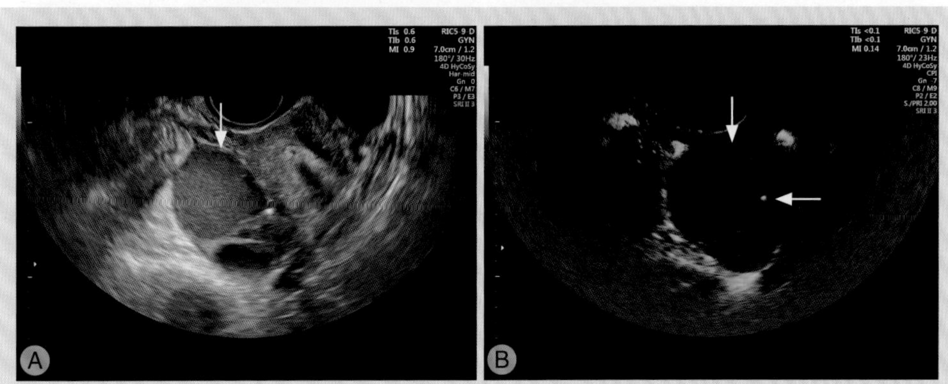

A.右侧卵巢内异囊肿（箭头）；B.卵巢周边造影剂弥散不均、包绕不全（箭头）。

图7-4-7　盆腔局部粘连

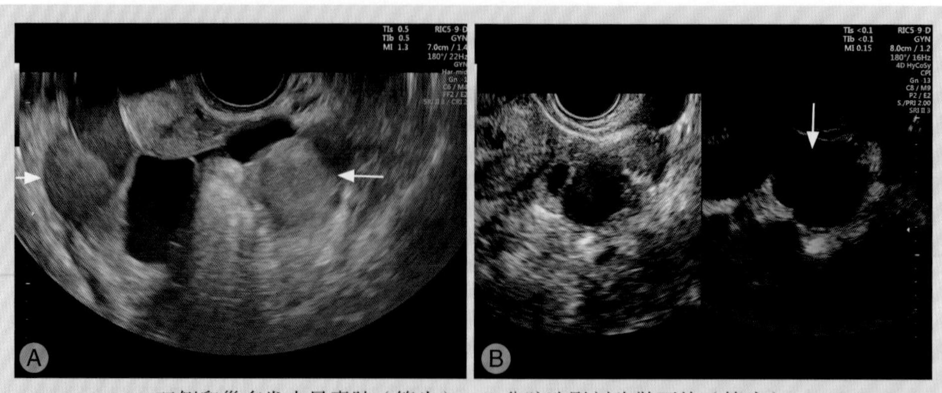

A.双侧卵巢多发内异囊肿（箭头）；B.盆腔造影剂弥散不均（箭头）。

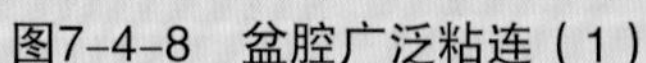

图7-4-8 盆腔广泛粘连（1）

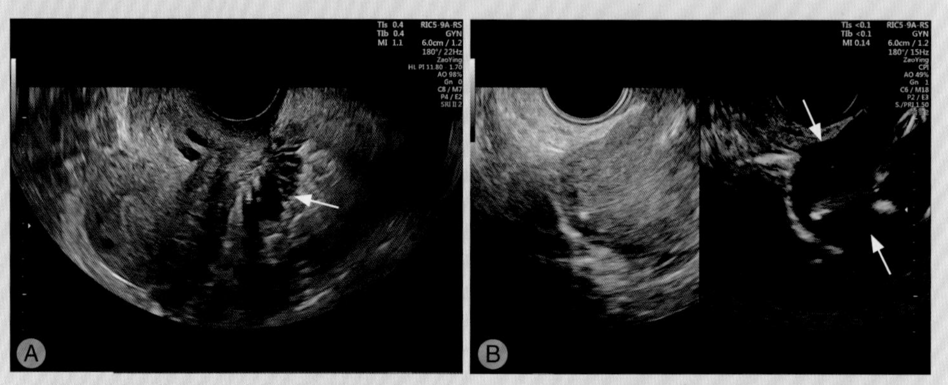

A.子宫直肠陷窝深部子宫内膜异位症病灶（箭头）；B.造影剂局部聚集、弥散不均（箭头）。

图7-4-9 盆腔广泛粘连（2）

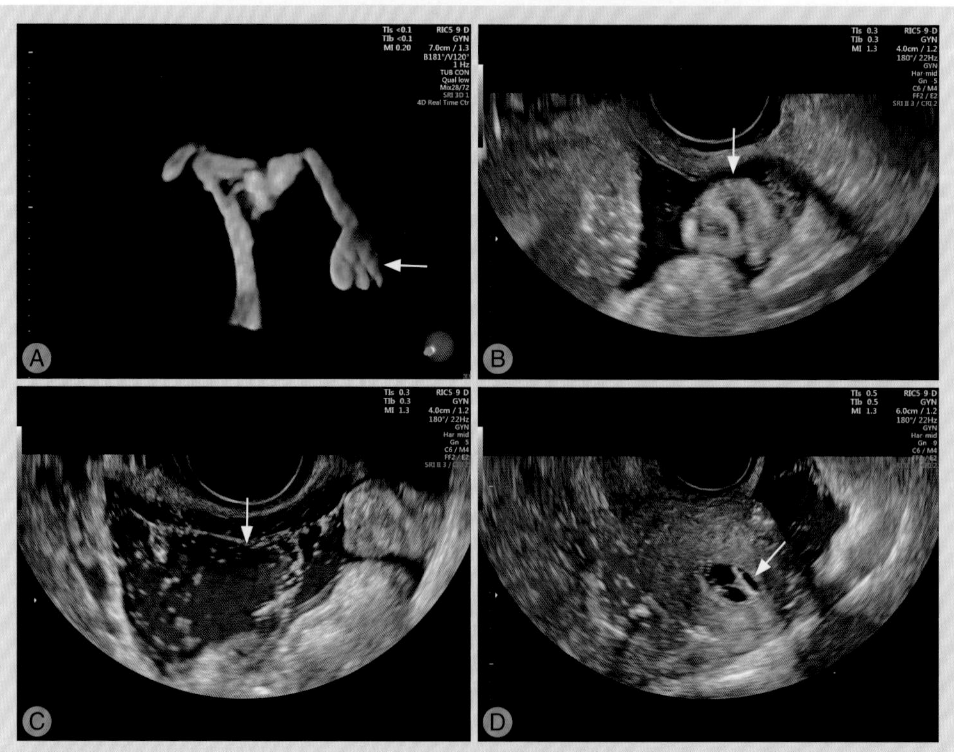

A.左侧输卵管中段盘曲成团（箭头）；B.二维成像显示左侧输卵管弯曲成团，无法自然伸展（箭头）；C.后盆腔膜片状粘连带（箭头）；D.宫腔粘连带（箭头）。

图7-4-10 输卵管周边粘连（1）

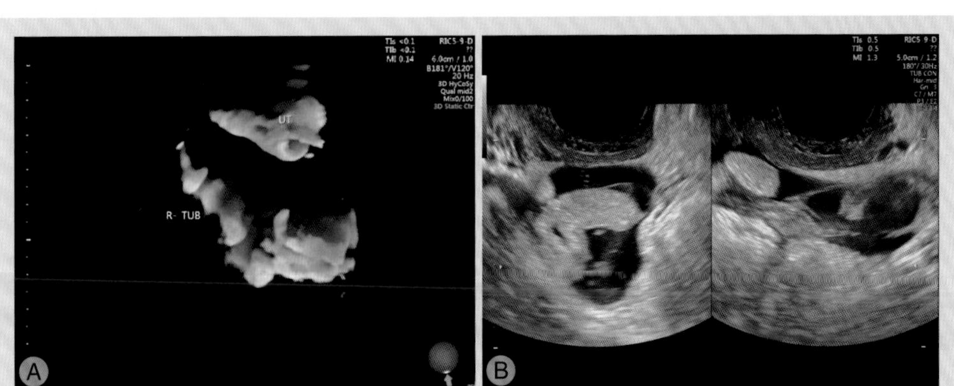

A.右侧输卵管呈结节状，形态僵硬；B.二维成像显示输卵管周边膜状粘连带。

图7-4-11 输卵管周边粘连（2）

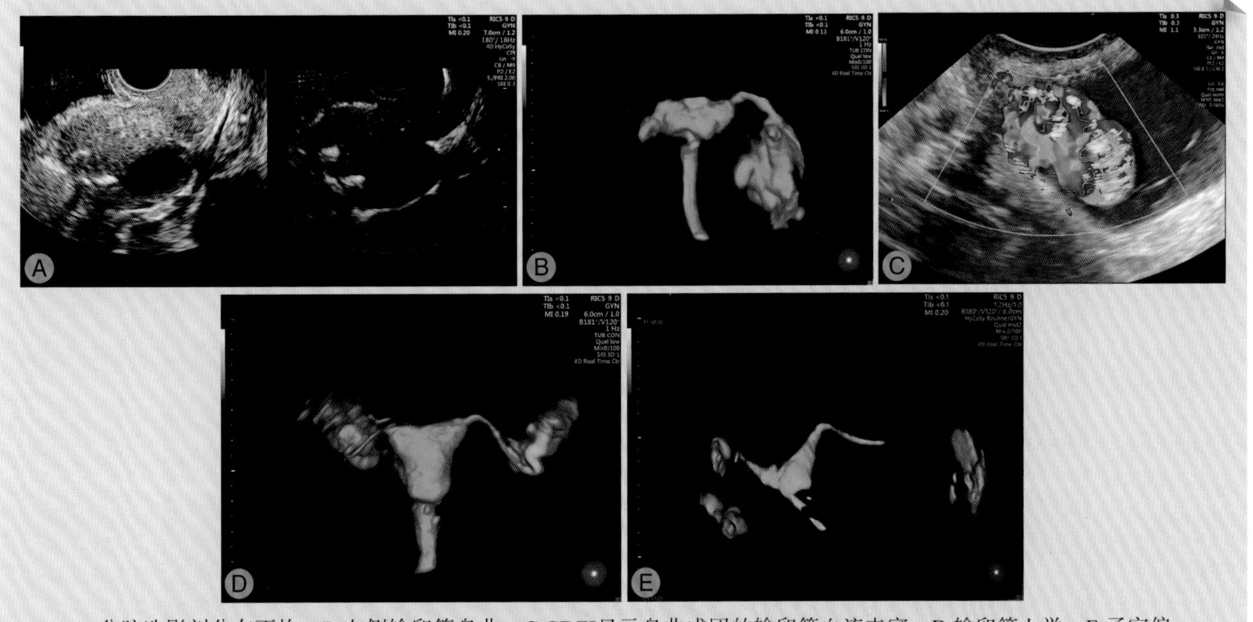

A.盆腔造影剂分布不均；B.左侧输卵管盘曲；C.CDFI显示盘曲成团的输卵管血流丰富；D.输卵管上举；E.子宫偏向一侧。

图7-4-12 盆腔粘连征象

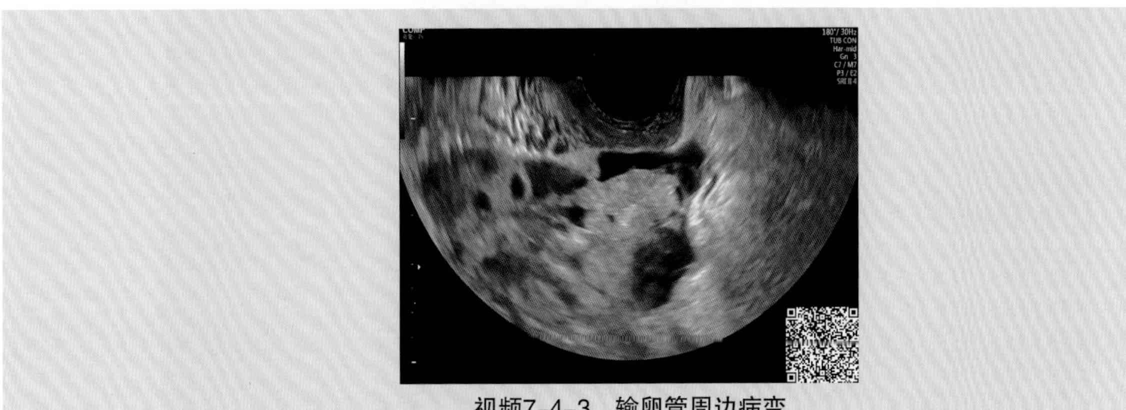

视频7-4-3 输卵管周边病变

2. 诊断技巧

（1）盆腔造影时无造影剂弥散包绕的部位为可疑粘连处。

（2）存在卵巢内异囊肿时，卵巢周边可表现为局部粘连，应多切面观察卵巢周边是否均有造影剂环绕，仅部分切面表现为环状包绕亦提示卵巢周边局部粘连。

（3）输卵管不通或严重通而不畅，造影剂进入盆腔较少，对于盆腔局部粘连不易判断，可使用探头挤压观察“滑动征”，帮助判断有无盆腔粘连。

（4）当对盆腔有无粘连诊断信心不足时，结论可不予提示。

三、盆腔微小病变

输卵管远段的微小病变也是不孕症的病因之一，如输卵管伞端黏膜桥、输卵管壶腹部憩室、输卵管副开口、输卵管伞口狭窄内聚、泡状附件、输卵管周边粘连等子宫内膜异位症轻型病变。输卵管伞端（视频 7–4–4）形态及造影剂自伞端溢出部位仅部分可显示，多为盆腔内液体较多，输卵管伞端位置位于后、下盆腔。当可清晰显示输卵管伞端时，持续缓慢推注造影剂可对通畅或通而不畅的输卵管伞口造影剂溢出部位进行观察。伞端形态正常，造影剂从伞端中心处溢出为正常溢出部位，而伞端指状突起消失呈圆钝性，造影剂从伞口旁溢出需警惕伞端有无副开口、黏膜桥等局部粘连病变的存在（图 7–4–13 ~图 7–4–15，视频 7–4–4）。

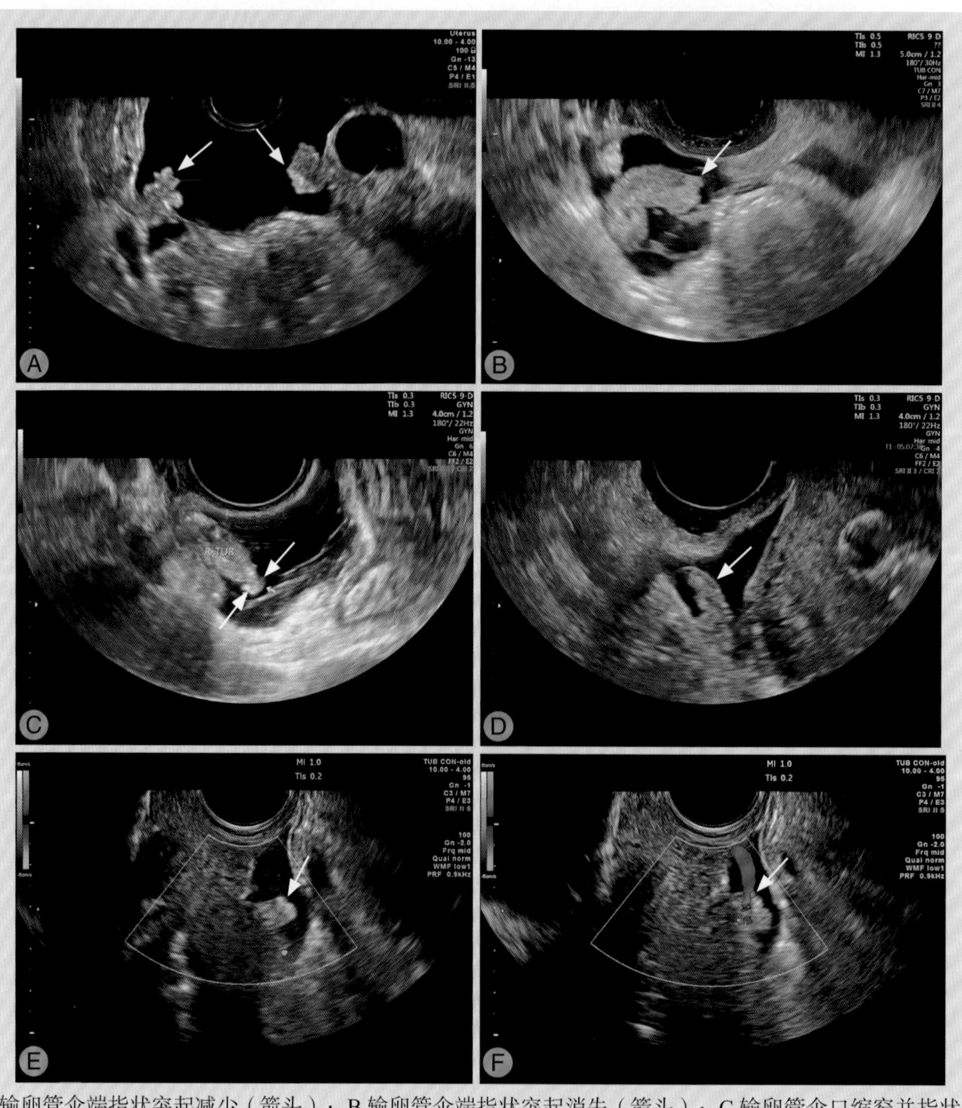

A.双侧输卵管伞端指状突起减少（箭头）；B.输卵管伞端指状突起消失（箭头）；C.输卵管伞口缩窄并指状突起消失（箭头）；D.浆膜层过长包裹输卵管伞端（包茎）（箭头）；E.输卵管伞口内聚（箭头）；F.造影剂自伞口侧方溢出（箭头）。

图7–4–13 输卵管伞端

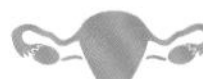

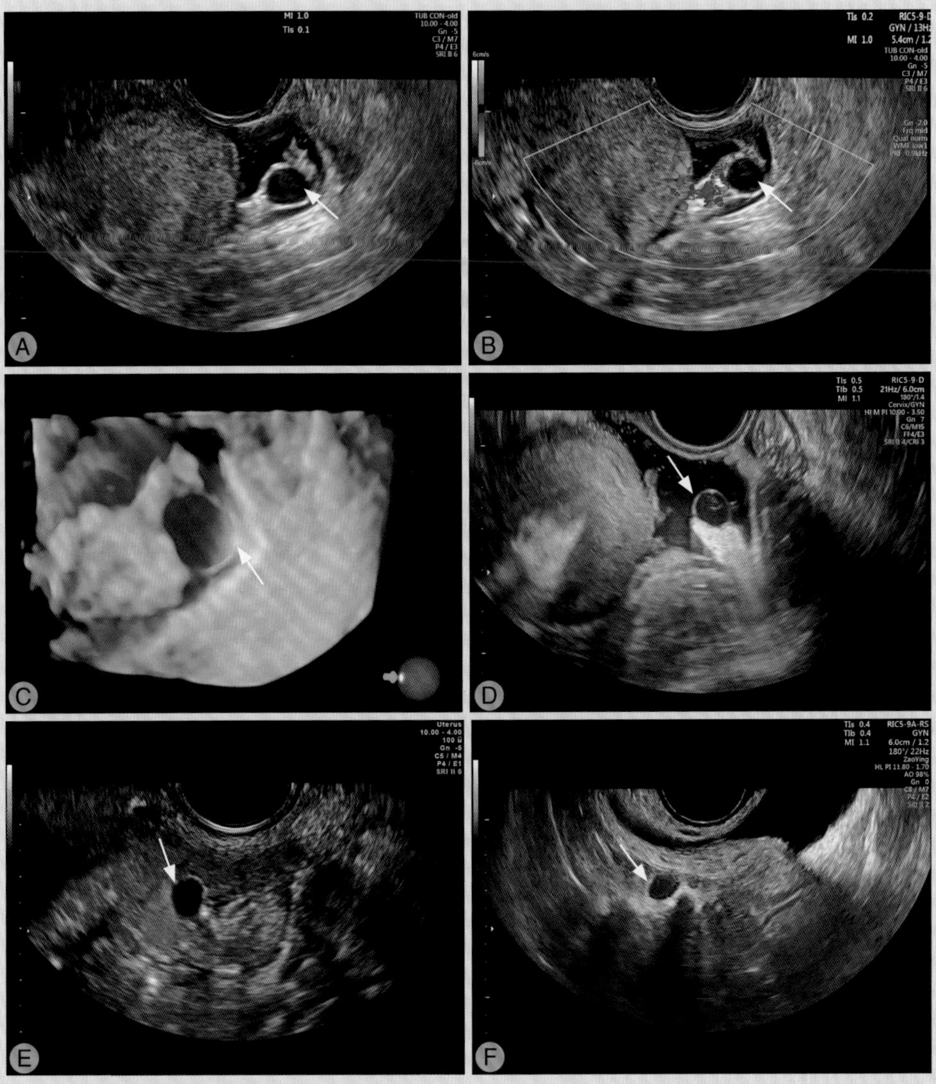

A.输卵管伞口聚集、伞口囊肿（箭头）；B.CDFI显示输卵管血流及伞口囊肿（箭头）；C.三维成像显示伞口囊肿（箭头）；D.输卵管伞口顶端囊肿（箭头）；E.输卵管伞口旁囊肿；F.子宫内膜异位症合并盆腔囊肿（箭头）。

图7-4-14　泡状附件

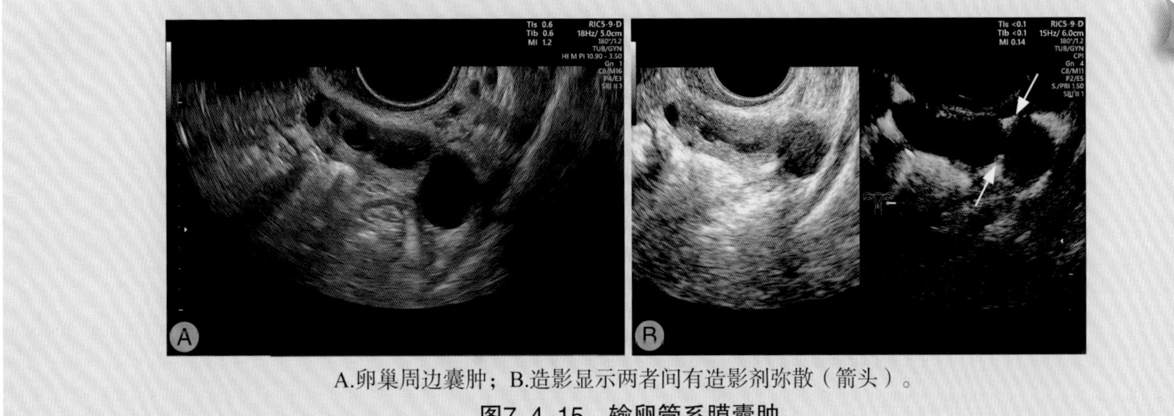

A.卵巢周边囊肿；B.造影显示两者间有造影剂弥散（箭头）。

图7-4-15　输卵管系膜囊肿

当上行感染导致盆腔炎时，可表现为盆腔炎性粘连及慢性输卵管炎。子宫浆膜层增厚、回声减低；盆腔液体增多、透声差，粘连带形成；输卵管管壁水肿增厚、形态僵硬（图 7-4-16）。

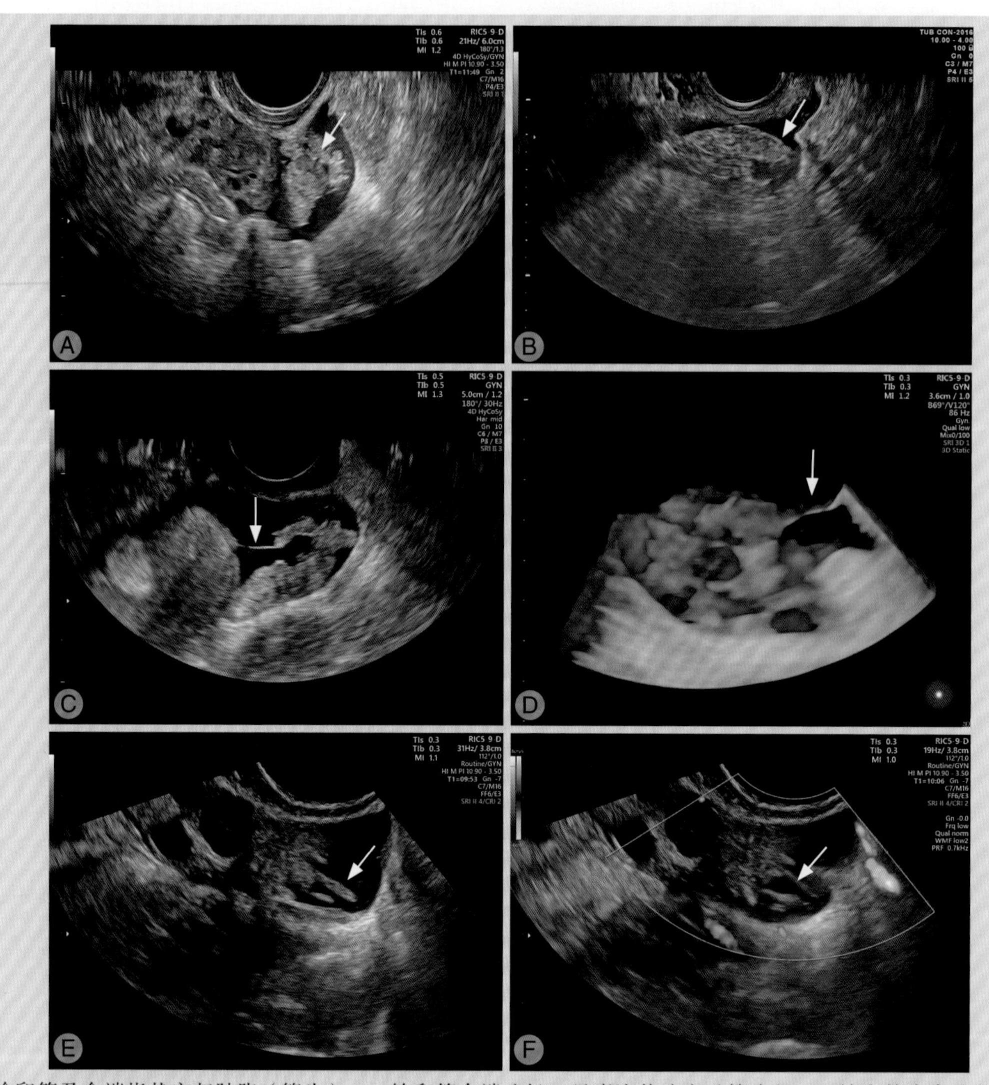

A.输卵管及伞端指状突起肿胀（箭头）；B.输卵管伞端疏松，呈囊泡状改变（箭头）；C.输卵管伞旁线状粘连带（箭头）；D.三维成像显示输卵管旁粘连带（箭头）；E.输卵管伞端指状突起粘连带（箭头）；F.CDFI显示输卵管血流减少（箭头）。

图7-4-16　输卵管伞端病变

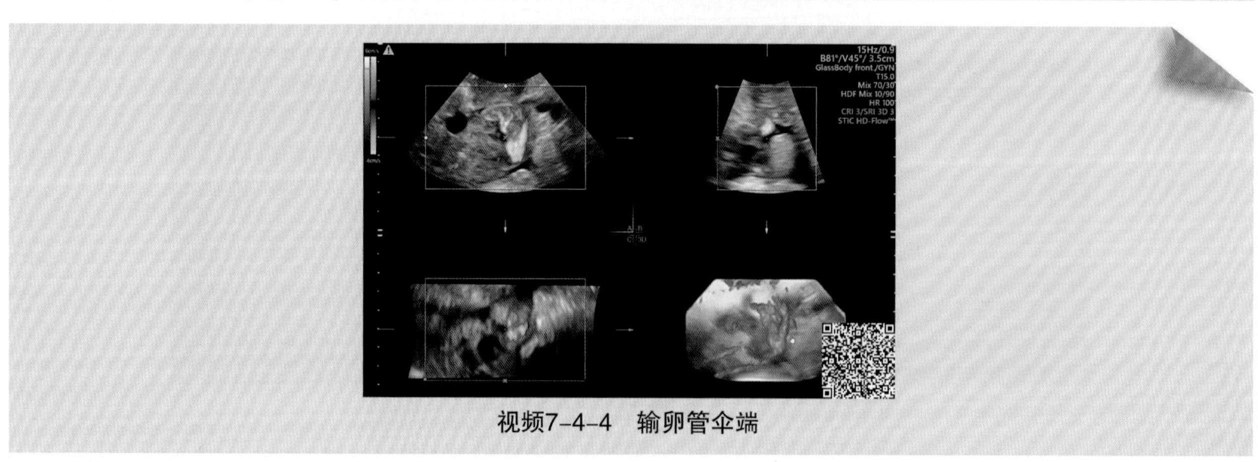

视频7-4-4　输卵管伞端

输卵管副开口缺少临床特征，主要依靠术中发现确诊。输卵管造影结果常提示盆腔未见明显异常，超声动态观察伞端形态及造影剂自伞口溢出部位可有助于判断是否有黏膜桥及副开口（图 7-4-17，视频 7-4-5）。

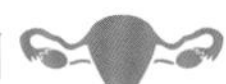

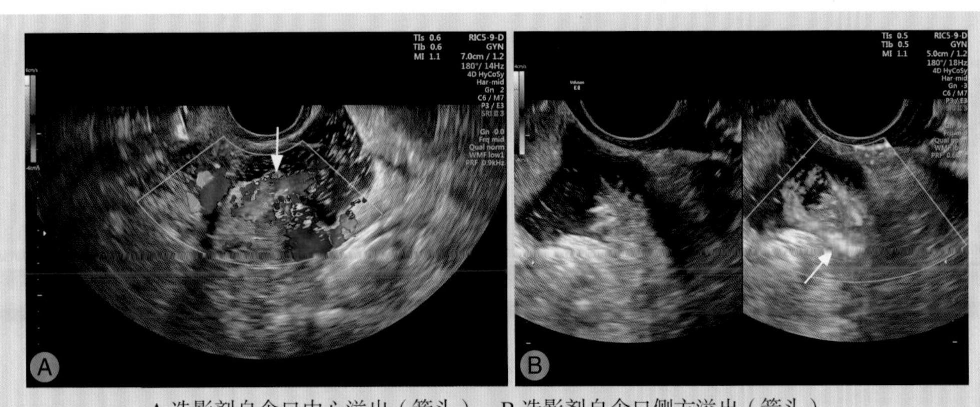

A.造影剂自伞口中心溢出（箭头）；B.造影剂自伞口侧方溢出（箭头）。

图7-4-17　伞口造影剂溢出部位

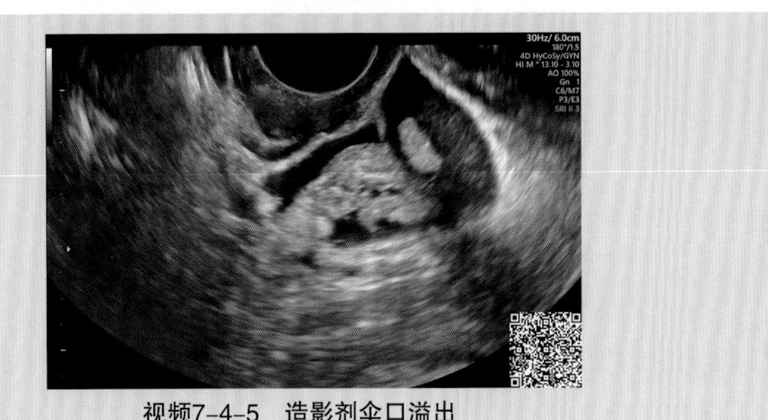

视频7-4-5　造影剂伞口溢出

第五节　子宫输卵管逆流

一、概述

HyCoSy 逆流是指在宫腔注入造影剂后，造影剂经异常途径进入子宫、输卵管肌层及周围血管、盆腔淋巴管，回流至循环系统，在宫腔和（或）输卵管周围出现云雾状、蚯蚓状、网格状等异常影像。造影剂逆流是 HyCoSy 检查的常见并发症，对输卵管的观察影响较大，尤其是宫旁静脉丛逆流，其条带状影像与输卵管显影相似，且常与输卵管显影伴行，易遮盖或混淆显影的输卵管，因此，甄别逆流与输卵管显影是输卵管造影图像观察分析的难点（图 7-5-1，视频 7-5-1）。但子宫输卵管逆流又是一种具有价值的辅助诊断征象，子宫肌层逆流与不孕症有一定相关性，统计发现，有肌层逆流者造影后妊娠率较无逆流者降低。实际工作中发现，子宫内膜异位症患者逆流发生率较高，与宫腔压力大相关。子宫内膜异位症患者子宫肌层顺应性差、输卵管腔黏膜受损、输卵管伞端粘连及输卵管周围病变发生率高，均可导致宫腔压力增大。认识逆流的产生原因及临床意义，有助于我们正确解读子宫输卵管超声造影的影像学表现，指导影像医师和临床医师的诊断和治疗。

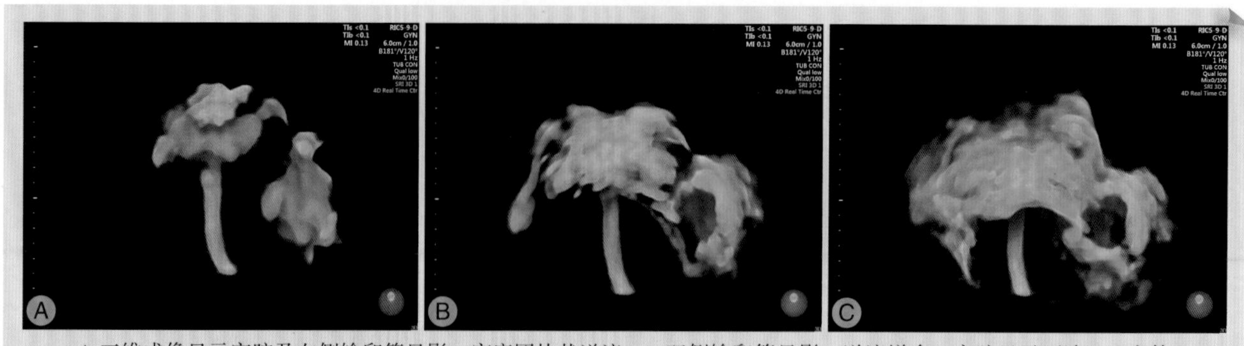

A.三维成像显示宫腔及左侧输卵管显影，宫底团块状逆流；B.双侧输卵管显影，逆流增多，宫腔显示不清；C.宫体大量逆流，宫腔、双侧输卵管被遮挡显示不清。

图7-5-1　子宫肌层造影剂逆流

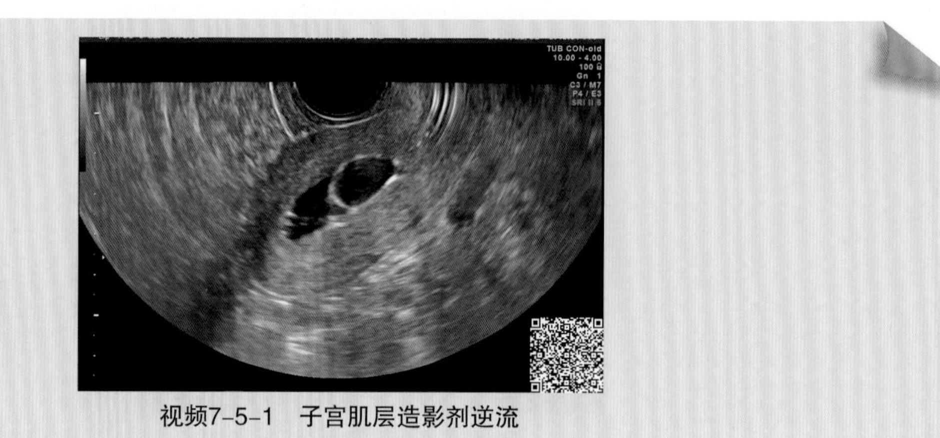

视频7-5-1　子宫肌层造影剂逆流

1. 造影剂逆流分类

（1）间质－淋巴逆流：造影剂进入子宫或输卵管间质及淋巴网，表现为宫腔或输卵管周围的云雾状、细网状及斑点状显影（图 7-5-2A）。

（2）静脉逆流：造影剂进入子宫肌层基底小静脉、弓状静脉丛，表现为子宫两侧的乱发状、条带状、串珠状、蚯蚓状及树枝状显影（图 7-5-2B）。

（3）混合逆流：间质－淋巴逆流和静脉逆流同时出现，兼具静脉逆流及间质－淋巴逆流的表现（图 7-5-2C）。

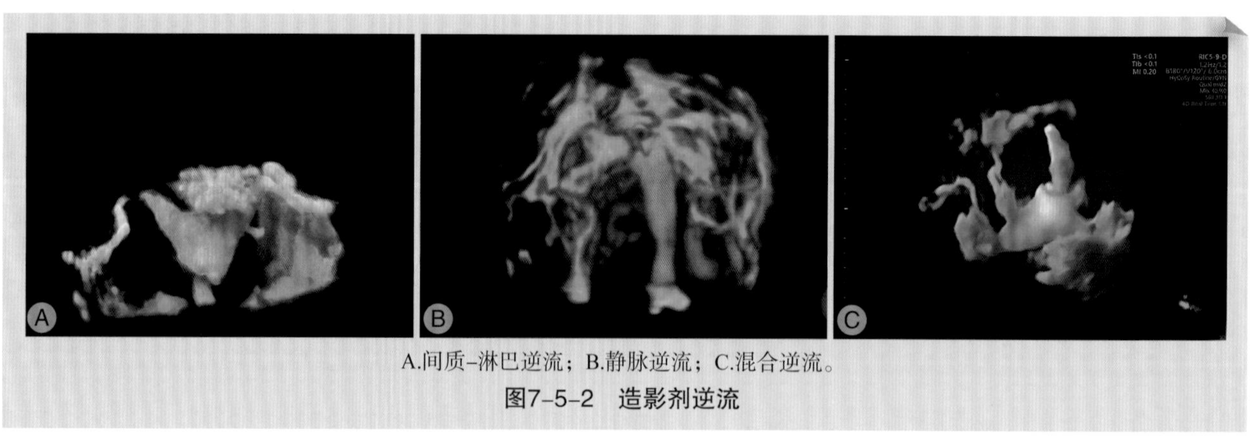

A.间质-淋巴逆流；B.静脉逆流；C.混合逆流。

图7-5-2　造影剂逆流

2. 引起造影剂逆流的因素

（1）由各种原因引起的输卵管完全梗阻或部分梗阻导致造影压力相对过高。

（2）由于子宫、输卵管器质性病变，如子宫内膜炎症、结核、多次人工流产、子宫内膜异位症等导致子宫内膜、输卵管壁损伤，血管脆性增加、通透性增高。

（3）宫腔狭小的子宫发育异常（如单角子宫等），宫腔压力相对较大。

（4）造影时间选择不当（增殖早期），子宫内膜未完全修复。

（5）医源性逆流，宫腔置管术中操作手法粗暴，直接损伤内膜。

（6）造影管球囊过大，导致子宫内膜受损及宫腔容量减小。

（7）造影剂推注速度过快，推注压力过大。

（8）患者过度紧张，导致子宫、输卵管痉挛。

3. 造影剂逆流的预防措施

造影中尽可能避免或减少逆流的发生，降低逆流对宫腔、输卵管显影的干扰。由子宫输卵管本身病变引起的造影剂逆流无法避免，但其他因素造成的造影剂逆流是可以预防的，以下为可采用的措施：

（1）正确选择造影时间。理论上在子宫内膜增生期进行 HyCoSy 检查是安全的，适宜时间在月经干净后 3 ~ 7 天。如造影时间过早，子宫内膜较薄、部分修复不全，易被损伤造成逆流。月经干净后 5 ~ 7 天更为合适，部分周期长的患者可选择在月经干净后 8 ~ 10 天排卵前进行。

（2）术中（宫腔置管）严格执行操作规程，动作轻柔。插管不宜过深、过快，球囊大小适度。

（3）推注造影剂应缓慢、低压。推注速度应控制在 5 ~ 7 mL/min，如为手推，在开始推注至宫腔显影时尽可能缓慢，以避免宫腔压力瞬时增高；遇到阻力时不可强行加压，推注量不宜过多；输卵管显影期可根据情况适当提速。

（4）先天性子宫发育异常，如单角子宫、双子宫、乙烯雌酚相关异常等宫腔较小的患者进行造影时，球囊不宜过大，充盈液体量在 0.8 ~ 1.0 mL 即可。宫腔压力减小可降低患者疼痛度，减少逆流发生可能性。

（5）对于子宫内膜偏薄、宫腔粘连、子宫肌层静脉扩张、子宫间质线连续性中断等发生逆流概率较大的患者，应低速、低压推注造影剂。

（6）如造影剂逆流过于严重导致无法诊断，可缩小球囊暂停造影，让患者休息 15 分钟后再次进行。

（7）不孕症患者思想负担重、心理压力大，加之对此造影检查方法不了解，易产生紧张、恐惧及焦虑的心理，导致检查过程中患者因子宫输卵管痉挛而出现宫腔压力增大，也可诱发造影剂逆流。操作者应与患者进行充分的沟通解释，消除患者的顾虑，缓解其紧张心理。

二、子宫肌层造影剂逆流

1. 造影声像图特征

宫腔显影后子宫肌层出现造影剂回声，呈细网状或片状不规则强回声，相应部位子宫肌层及浆膜层之外出现云雾状、细网状、斑点状、乱发状、串珠状、蚯蚓状、树枝状显影，向下走行并汇合进入盆腔静脉丛、卵巢周围静脉，髂血管内可见造影剂强回声（图 7-5-3 ~图 7-5-16）。

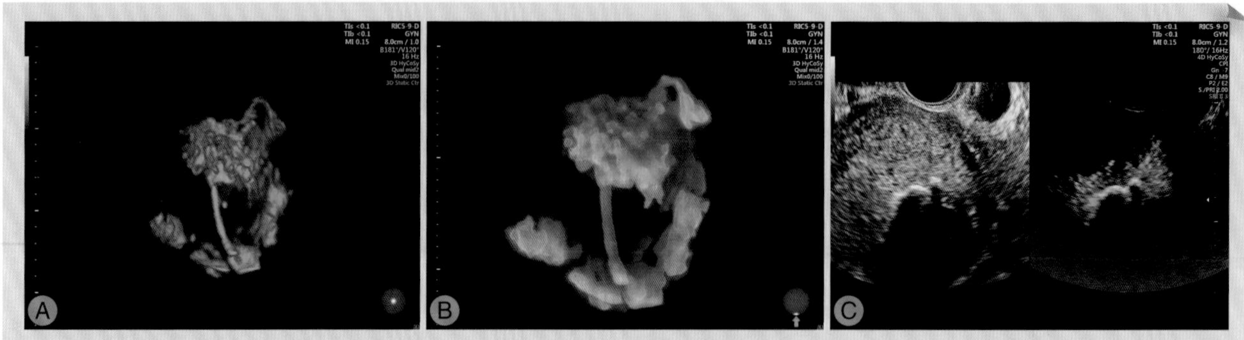

A.子宫肌层大量云雾状造影剂逆流影像；B.HD*live*™ 模式显示逆流特征；C.二维谐波模式显示宫旁肌层不规则片状逆流声像。

图7-5-3　子宫肌层造影剂云雾状逆流

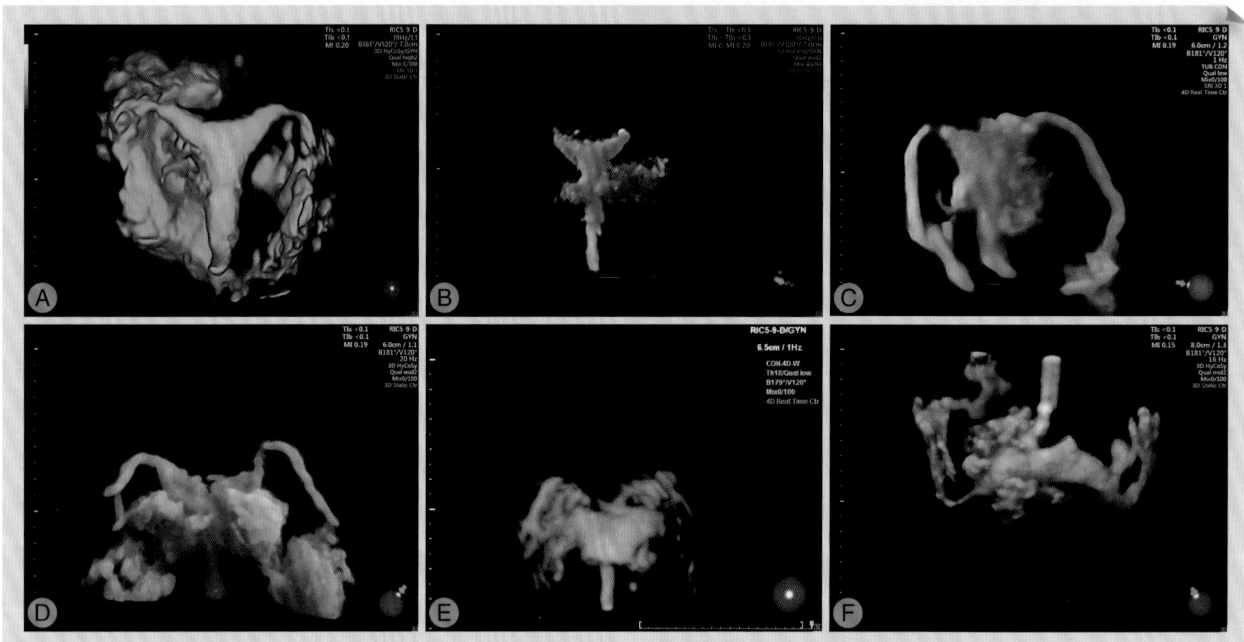

A.右侧宫体造影剂逆流；B.宫腔两侧逆流；C.宫体两侧及宫底造影剂逆流，左侧为主；D.宫底及宫体两侧造影剂逆流，宫体为主；E.宫底及宫体两侧造影剂逆流，右侧为主；F.宫底及右侧宫体造影剂逆流。

图7-5-4　子宫肌层造影剂云雾状逆流

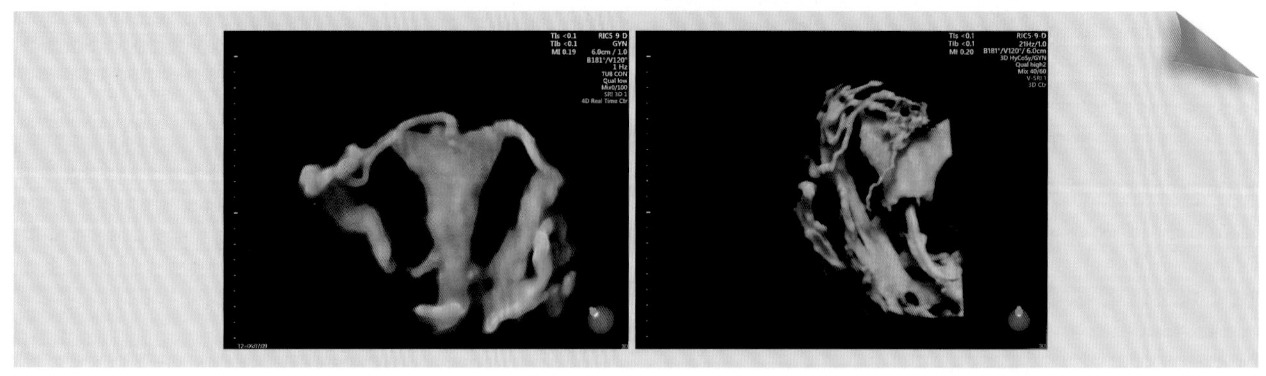

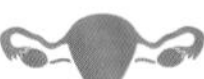

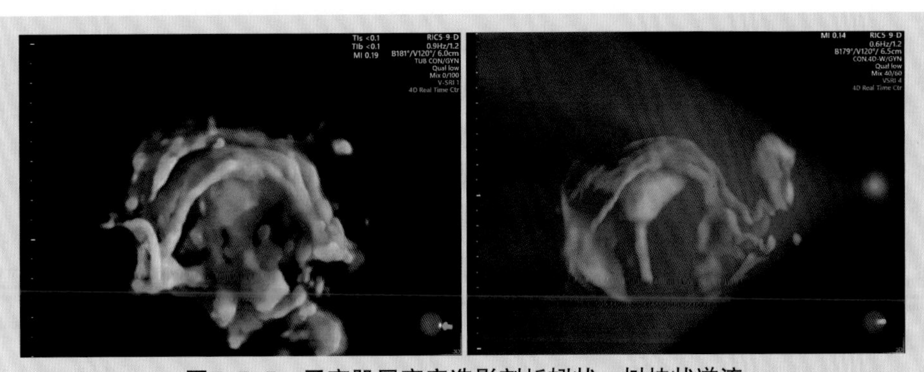

图7-5-5　子宫肌层宫底造影剂蚯蚓状、树枝状逆流

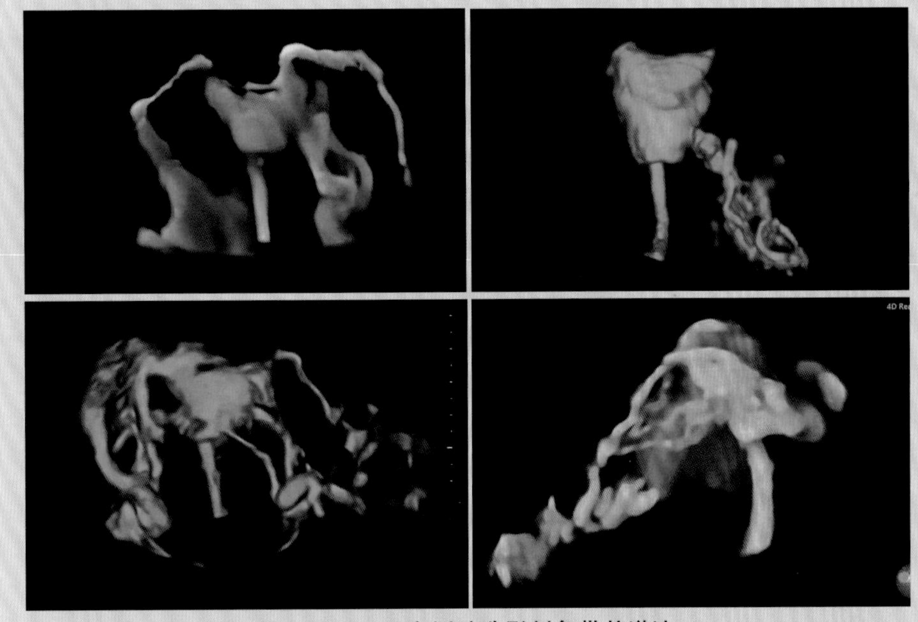

图7-5-6　子宫侧壁造影剂条带状逆流

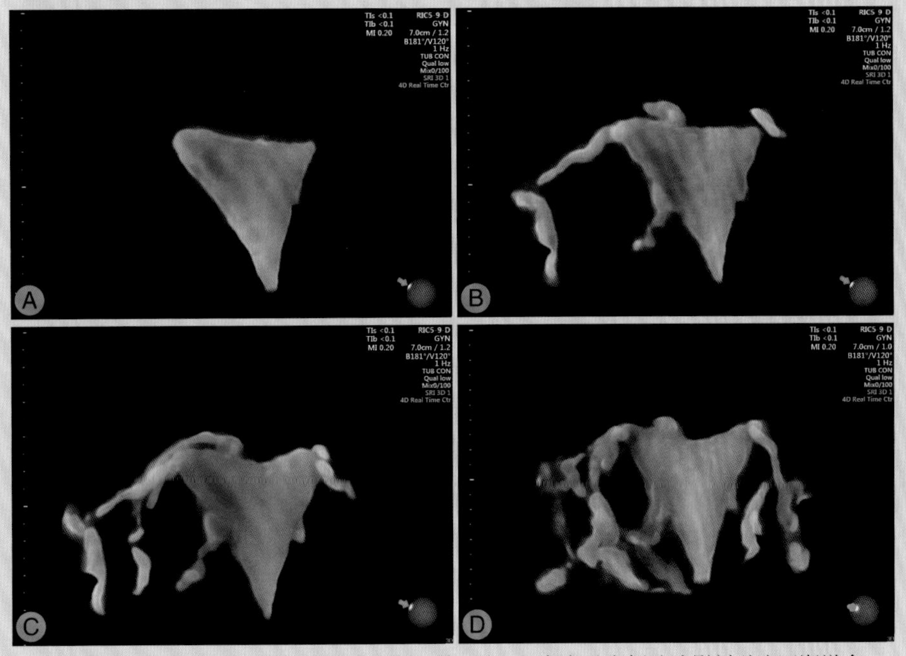

A.宫腔显影；B.宫底及右侧壁出现造影剂逆流；C、D.宫底及右侧壁造影剂逆流逐渐增多。

图7-5-7　子宫肌层造影剂逆流

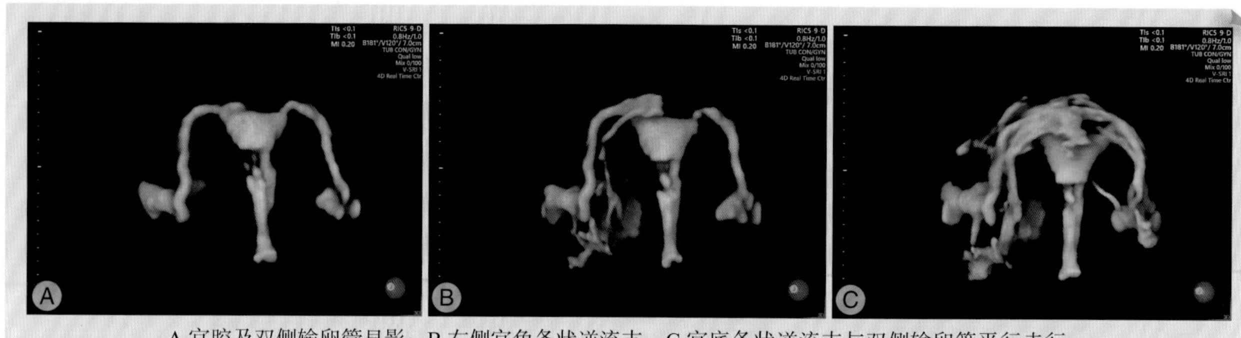

A.宫腔及双侧输卵管显影；B.右侧宫角条状逆流支；C.宫底条状逆流支与双侧输卵管平行走行。

图7-5-8　子宫肌层造影剂逆流

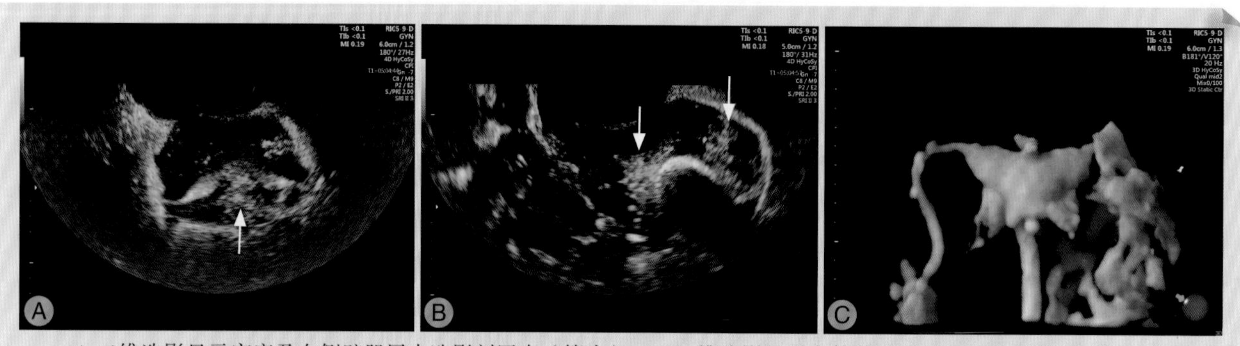

A.二维造影显示宫底及右侧壁肌层内造影剂回声（箭头）；B.二维造影显示宫体前壁肌层内片状造影剂回声（箭头）；C.三维造影显示宫底、两侧宫体不规则团块状逆流，量少未影响输卵管观察。

图7-5-9　子宫肌层造影剂少量逆流

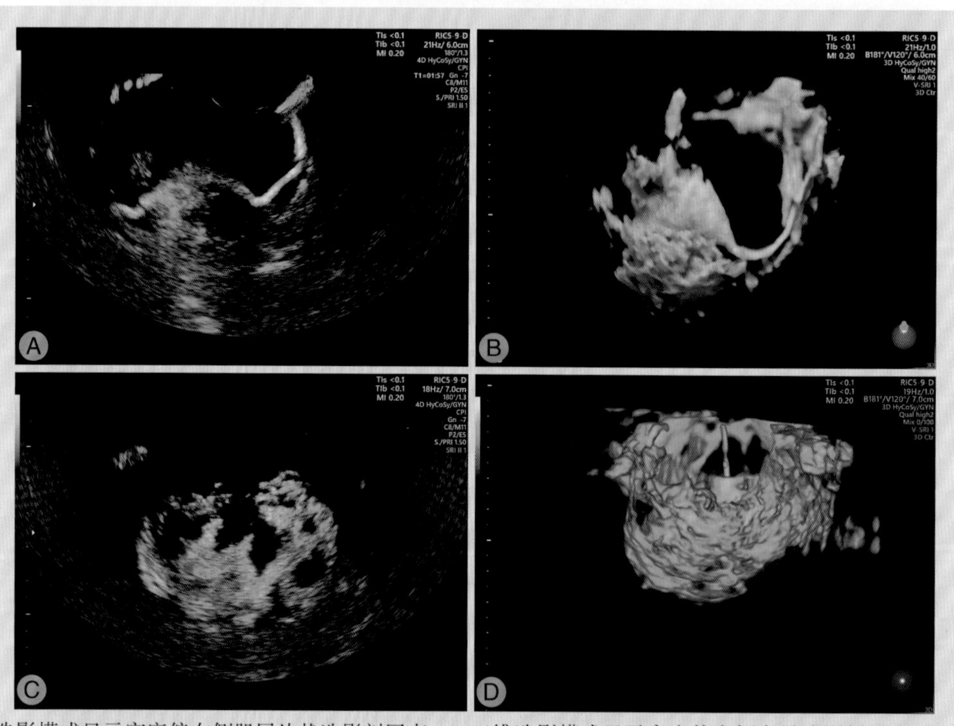

A.二维造影模式显示宫底偏右侧肌层片状造影剂回声；B.三维造影模式显示宫底偏右侧大量造影剂逆流，左侧输卵管可见；C.二维造影模式显示宫体肌层大量造影剂回声；D.三维造影模式显示大量造影剂逆流，宫腔及输卵管显示不清。

图7-5-10　子宫肌层造影剂大量逆流

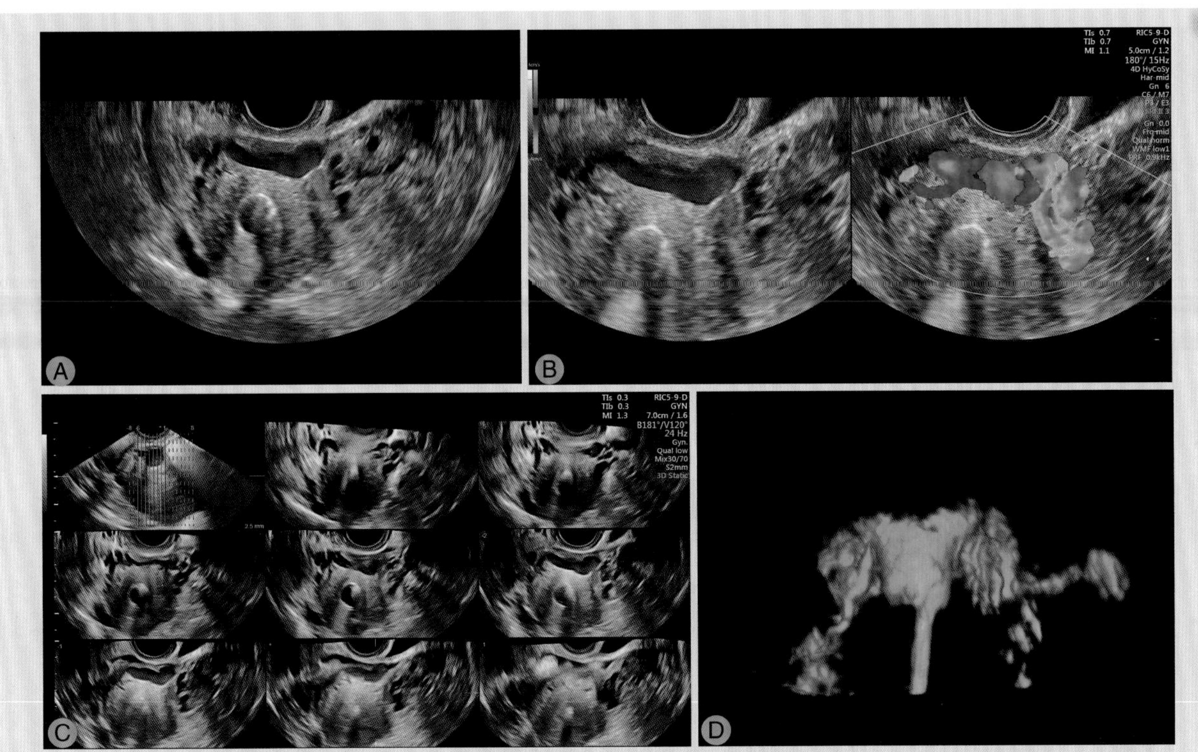

A.二维成像显示子宫肌层静脉扩张；B.CDFI显示肌层纡曲扩张的静脉充满血流信号；C.子宫横断面TUI显示肌层及宫旁大量扩张静脉；D.三维子宫造影显示子宫肌层大量造影剂逆流。

图7-5-11 子宫肌层静脉纡曲与造影剂逆流

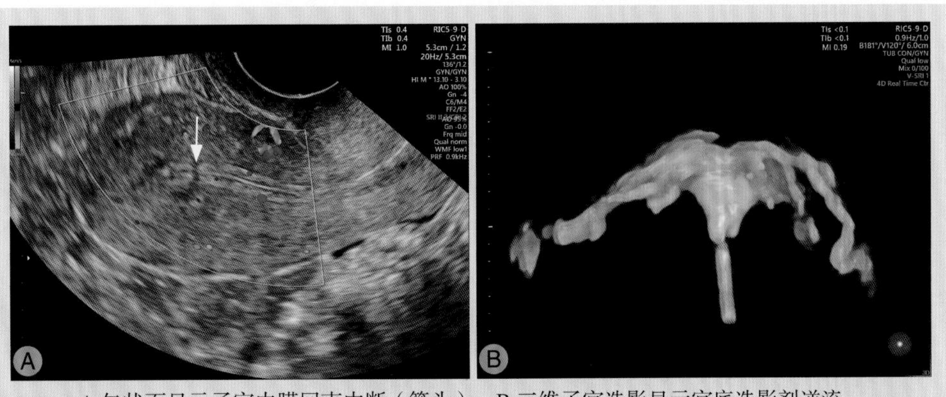

A.矢状面显示子宫内膜回声中断（箭头）；B.三维子宫造影显示宫底造影剂逆流。

图7-5-12 宫腔粘连与造影剂逆流

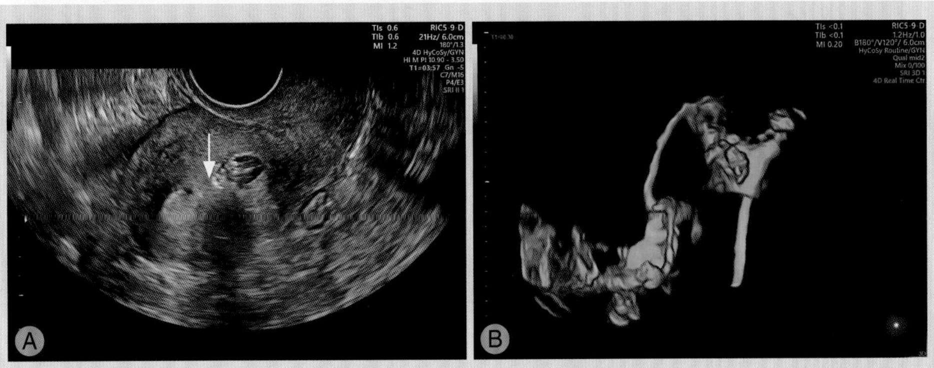

A.SIS二维矢状面显示宫腔肌性粘连带（箭头）；B.三维子宫造影显示宫体造影剂逆流，逆流部位位于粘连处。

图7-5-13 宫腔粘连与造影剂逆流

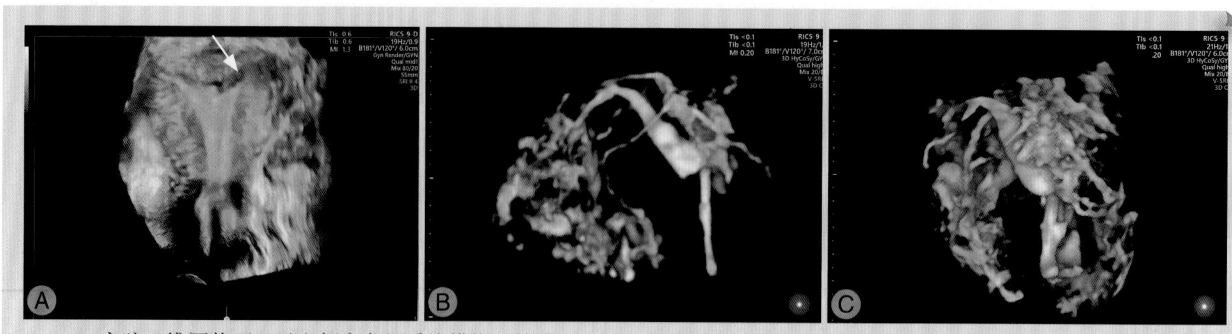

A.宫腔三维冠状面显示左侧宫角间质线模糊（箭头）；B.三维造影显示宫底偏左侧杂乱造影剂逆流；C.三维成像显示宫底造影剂逆流增多。

图7-5-14　宫腔粘连与造影剂逆流

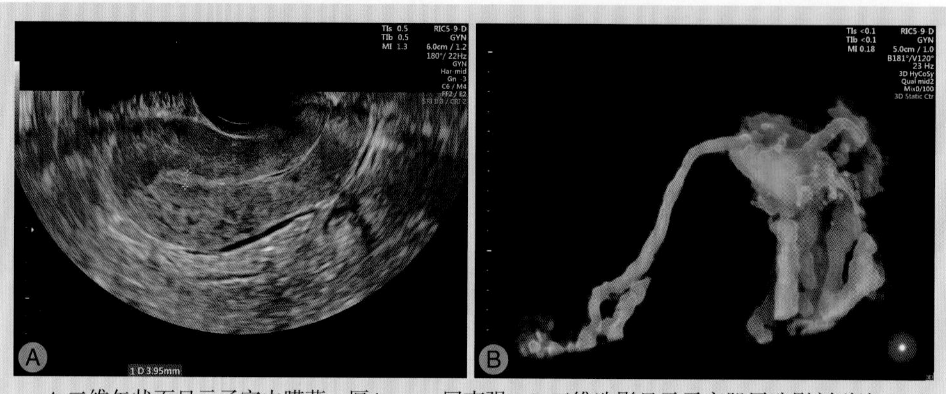

A.二维矢状面显示子宫内膜薄，厚4 mm，回声强；B.三维造影显示子宫肌层造影剂逆流。

图7-5-15　子宫薄内膜与造影剂逆流

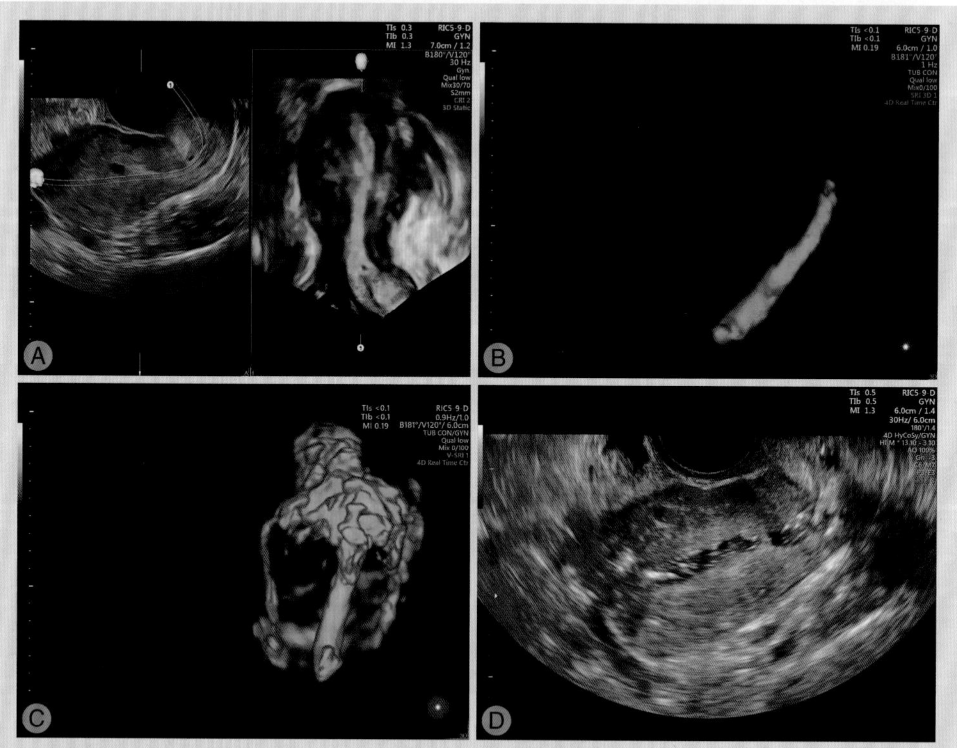

A.宫腔三维成像显示子宫畸形（单角子宫）；B.三维造影宫腔导管显影；C.宫腔大量造影剂逆流，宫腔及输卵管均显示不清；D.SIS显示子宫内膜菲薄、僵硬。

图7-5-16　单角子宫、宫腔粘连与造影剂逆流

2. 诊断技巧

（1）造影剂逆流会影响对宫腔显影、输卵管显影及盆腔弥散的观察，应用 TVS 4D-HyCoSy 重建图像，采用动态逐帧回放、旋转图像从不同角度观察、调节增益强度等方法可对输卵管、盆腔弥散、造影剂逆流的各自影像特征进行分析或鉴别诊断（图 7–5–17 ~图 7–5–19）。

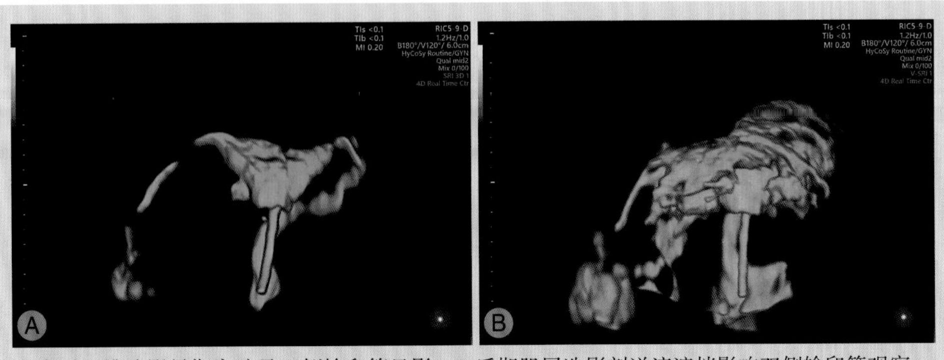

A.实时三维造影早期宫腔及双侧输卵管显影；B.后期肌层造影剂逆流遮挡影响双侧输卵管观察。

图7–5–17　造影剂逆流发生

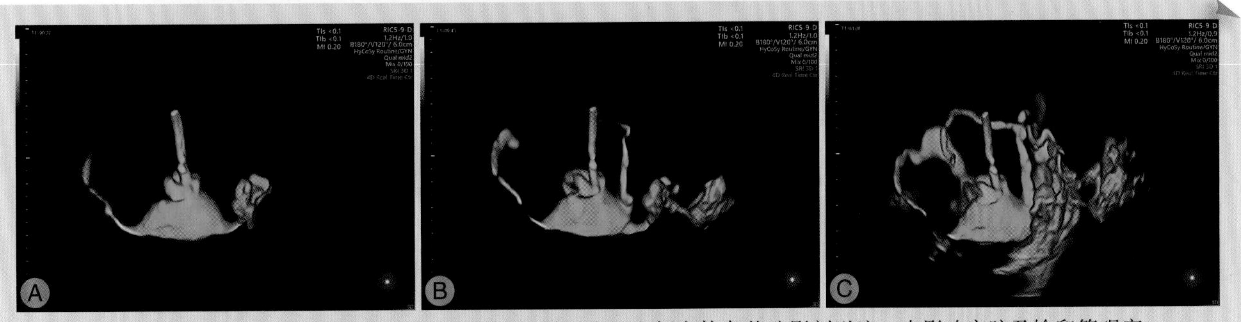

A.实时三维造影早期宫腔及双侧输卵管显影；B.随后出现左侧宫体条状造影剂逆流，未影响宫腔及输卵管观察；C.后期宫底及左侧壁肌层大量造影剂逆流影响左侧输卵管观察。

图7–5–18　造影剂逆流发生

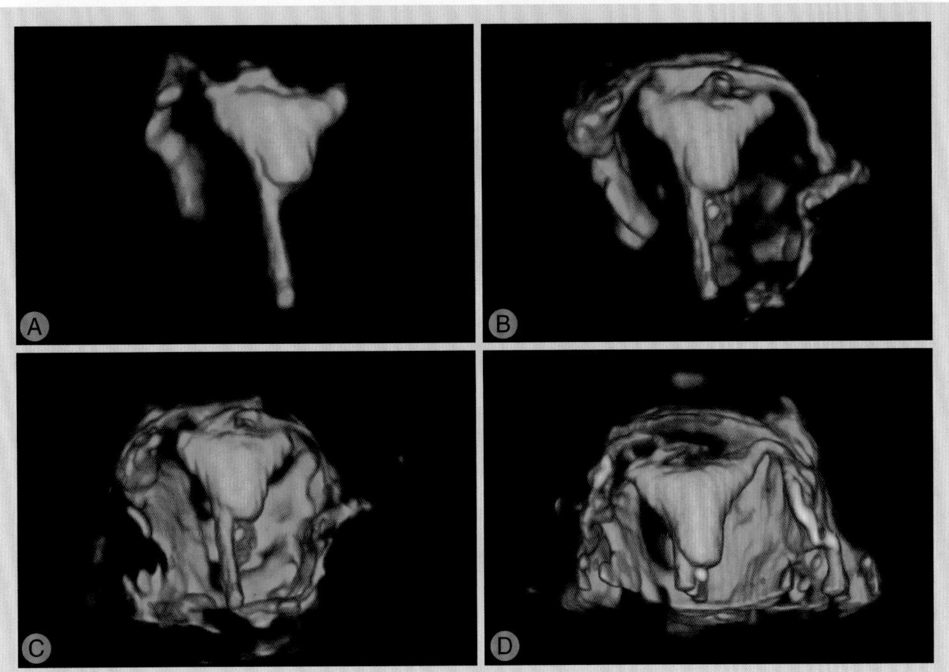

A.实时三维造影早期宫腔及右侧输卵管显影；B.随后出现宫底条状造影剂逆流，极似左侧输卵管显影，未与宫角相连可鉴别；C.盆腔造影剂大量溢出，左侧宫角未见与其相连输卵管显影；D.后期左侧输卵管显影，与宫角相连。

图7–5–19　造影剂逆流发生

（2）盆腔造影剂出现时间晚于输卵管伞端显影，逐渐包绕卵巢、子宫旁并向远处弥散于肠间隙，呈壳状、弧状或片状，而逆流征象出现可早于输卵管显影，呈条网状，不会进入盆腔包绕于卵巢及子宫旁。

（3）造影剂逆流至宫旁静脉时易与显影的输卵管混淆，应仔细观察宫角。输卵管近段应与宫角相延续，远段多位于卵巢旁，可有造影剂自伞端溢入盆腔；而逆流显像可发生于子宫体肌层任何部位，由起自宫体的团状强回声汇合成条网状结构，逐渐向下向内走行，不溢入盆腔，观察同侧髂外动静脉，可见造影剂强回声（图 7-5-20）。

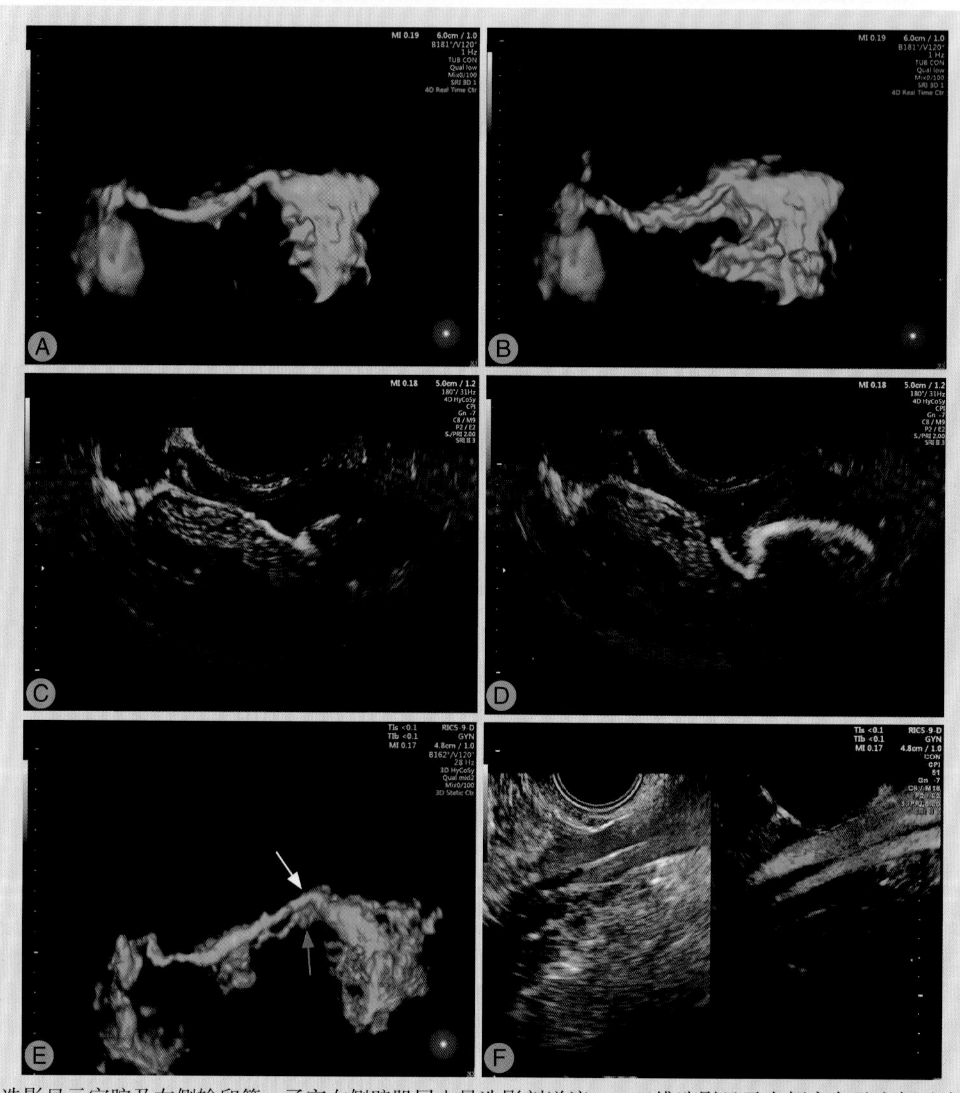

A.三维造影显示宫腔及右侧输卵管，子宫右侧壁肌层少量造影剂逆流；B.三维造影显示右侧宫角及右侧壁大量造影剂逆流，与右侧输卵管重合；C.二维造影显示与右宫角相连的右侧输卵管；D.二维造影显示未与右宫角相连的逆流支，形态走行与右侧输卵管极为相似；E.三维造影显示右侧输卵管在前，右宫角逆流支居后紧邻右侧输卵管（白箭头：右侧输卵管，蓝箭头：逆流支）；F.髂外动、静脉内可见造影剂。

图7-5-20　输卵管与造影剂逆流

（4）宫底处静脉逆流呈条状沿宫体旁走行，与输卵管平行走行或形态相似，呈现“高仿输卵管”，极易混淆，应通过旋转 X、Y、Z 轴，多切面、多角度观察是否与宫角相连来进行鉴别（图 7-5-21，图 7-5-22）。

（5）造影剂逆流较多时静态三维及实时三维因造影剂混叠融合不易观察输卵管走行、流动及溢出，可使用二维谐波造影模式观察。探头横切子宫，自宫角动态实时追踪造影剂显影，逆流位于子宫肌层，呈片状、条状、网状向外延伸，输卵管显影一定起自宫角，动态追踪造影剂的流动可帮助鉴别诊断。此外，输卵管内造影剂显影强于逆流显影（视频 7-5-2）。

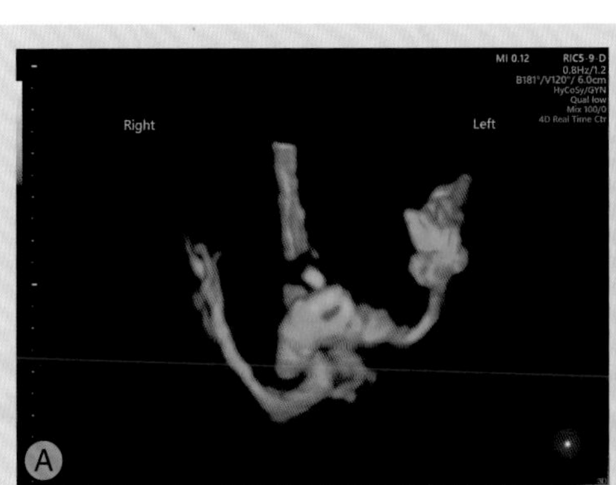

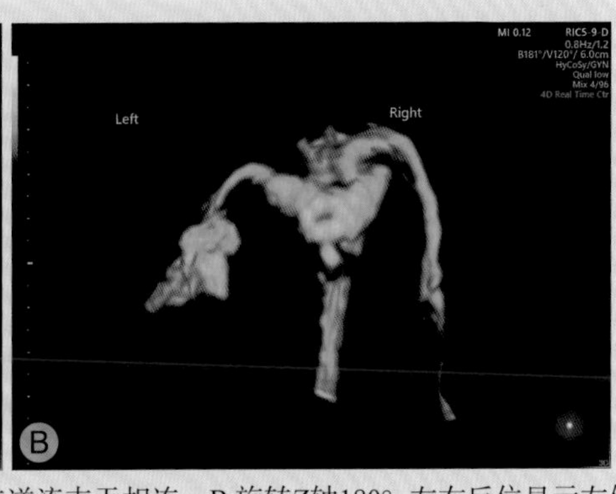

A.左侧输卵管显影，宫底逆流支极似右侧输卵管，宫角与逆流支无相连；B.旋转Z轴180° 左右反位显示左侧输卵管及宫底逆流支，逆流与右侧宫角无相连。

图7-5-21　输卵管与宫底逆流

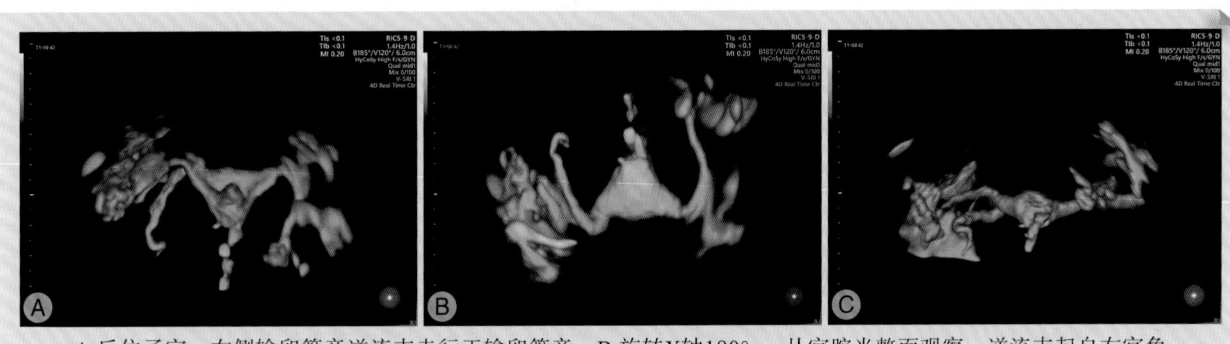

A.后位子宫，右侧输卵管旁逆流支走行于输卵管旁；B.旋转X轴180° ，从宫腔光整面观察，逆流支起自右宫角旁；C.旋转X轴90° ，清晰可见与右宫角相连的右侧输卵管。

图7-5-22　输卵管与宫底逆流

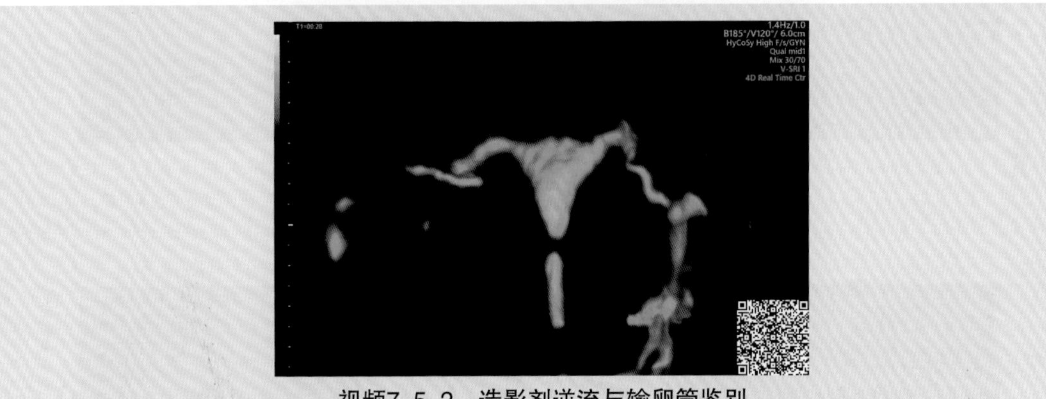

视频7-5-2　造影剂逆流与输卵管鉴别

（6）造影剂逆流严重影响观察导致无法诊断时，可缩小球囊暂停造影，让患者休息 15 分钟后再次造影，使用人工缓慢低速推注，多数可减少逆流量，提高输卵管显示率（图 7-5-23）。

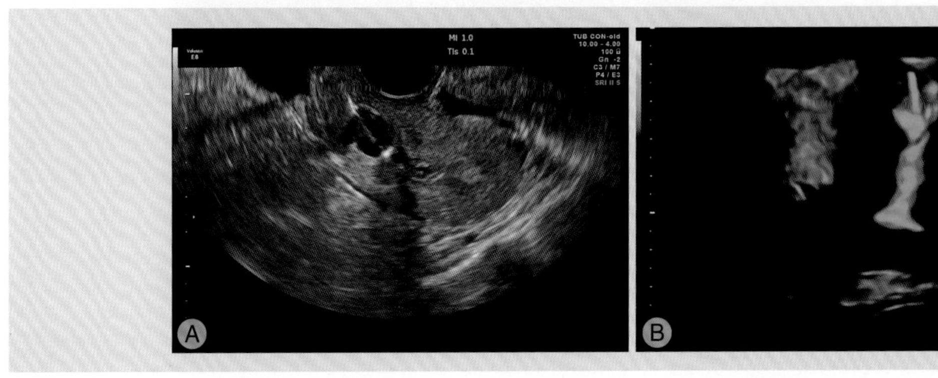

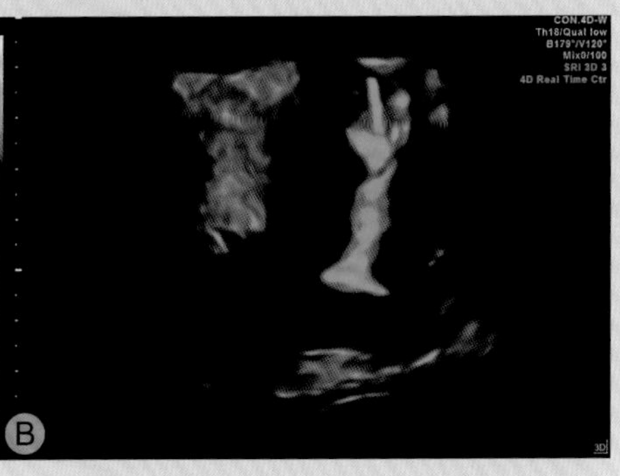

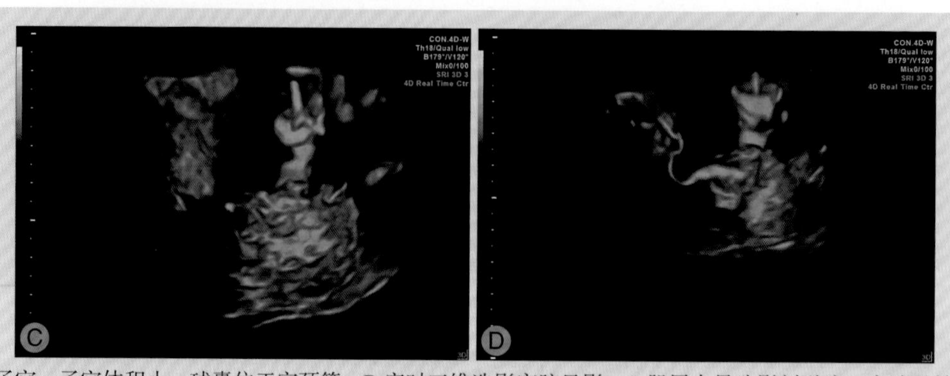

A.后位子宫，子宫体积小，球囊位于宫颈管；B.实时三维造影宫腔显影；C.肌层大量造影剂逆流，宫腔及输卵管均显示不清；D.休息15分钟后二次造影，缓慢低压低速推注造影剂，右侧输卵管显影并溢出。

图7-5-23　逆流严重，二次造影

三、输卵管逆流

1. 造影声像图特征

输卵管逆流表现为输卵管周边出现乱发状、蜂窝状不规则造影剂强回声，逆流量少，范围较局限，多见于结节性输卵管炎、输卵管慢性炎症及子宫内膜异位症（图 7-5-24 ~图 7-5-26）。

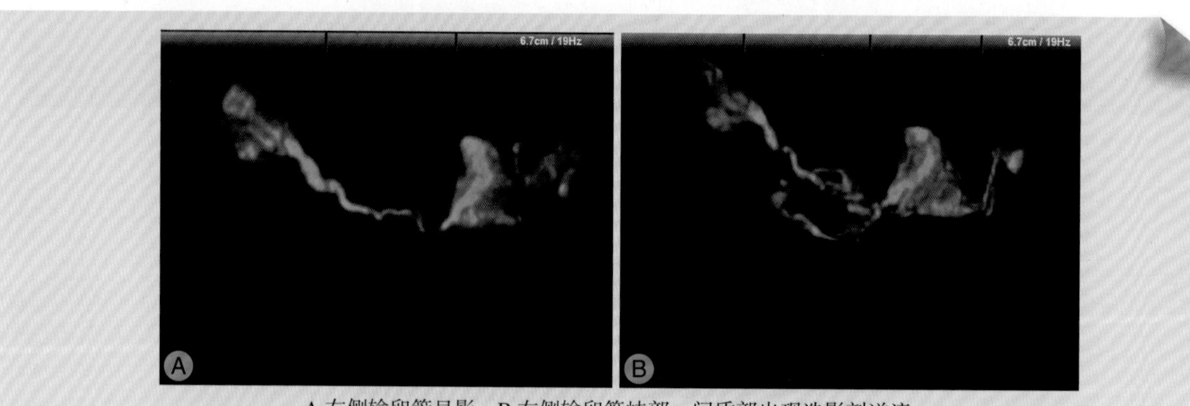

A.右侧输卵管显影；B.右侧输卵管峡部、间质部出现造影剂逆流。

图7-5-24　输卵管峡部、间质部造影剂逆流

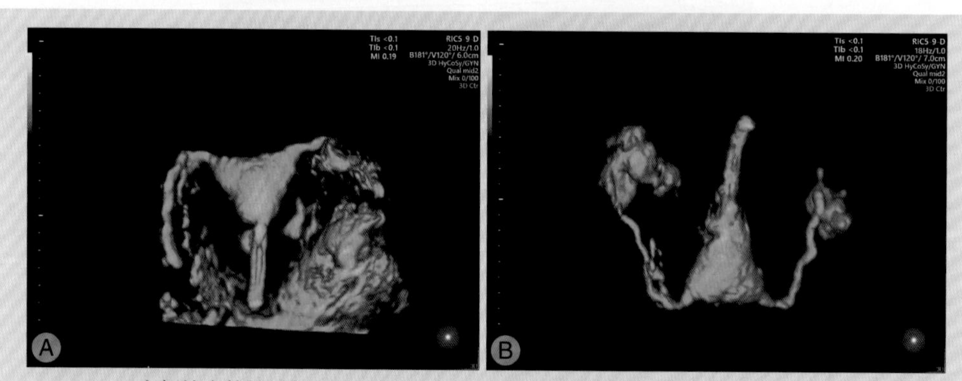

A.右侧输卵管间质部细线状逆流影；B.右侧输卵管间质部线状造影剂逆流影。

图7-5-25　输卵管间质部造影剂逆流

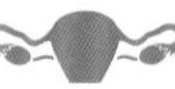

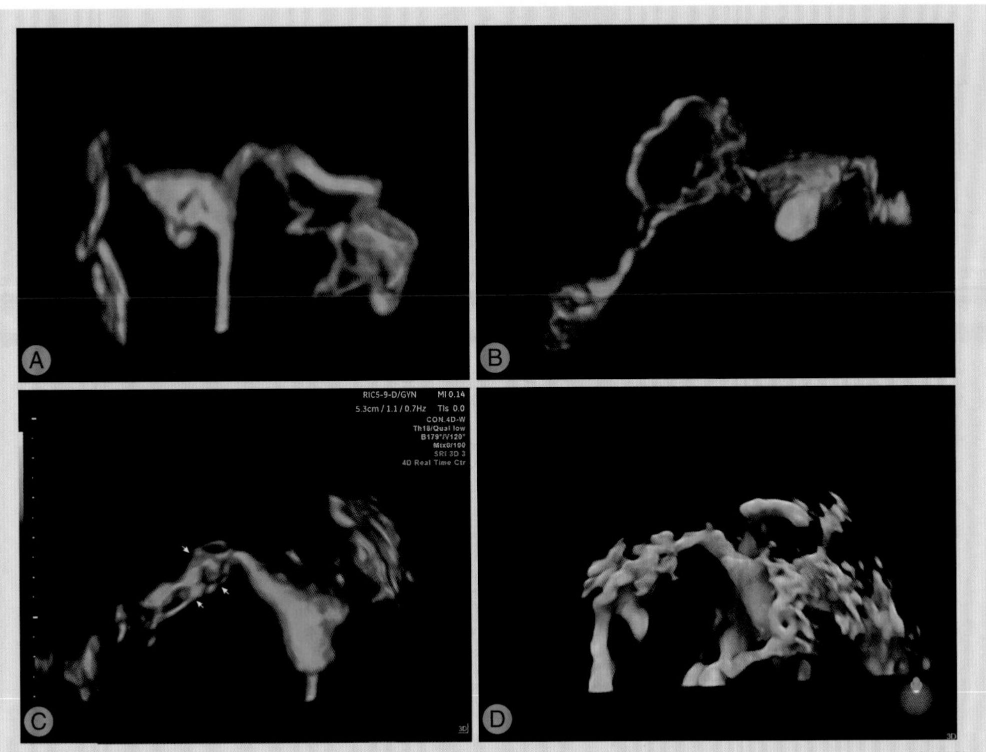

A.左侧输卵管峡部造影剂逆流；B.右侧输卵管峡部造影剂逆流；C.右侧输卵管峡部造影剂逆流，呈“乱发状”逆流影；D.子宫肌层造影剂逆流、右侧输卵管峡部蜂窝状逆流影。

图7-5-26　输卵管峡部造影剂逆流

2. 诊断技巧

（1）输卵管造影剂逆流较难诊断，尤其是造影剂溢出后出现时，逆流与盆腔弥散造影剂融为一体难以观察。

（2）输卵管近段逆流较远段逆流易于观察，输卵管近段显影后，输卵管周边出现条状、乱发状、蜂窝状逆流影时，需在基波状态下观察输卵管壁有无增厚、回声减低，宫角处子宫内膜异位症、输卵管炎等疾病可在二维超声检查中发现其相应影像学特征。

（3）如三维超声造影显示输卵管逆流征象，转为二维造影状态及基波状态观察时需继续缓慢推注造影剂，有利于观察逆流发生部位，及其与周边组织关系。

（4）对于输卵管的逆流，尤其是远段毛细血管淋巴影，HSG 的显示优于 HyCoSy，可多影像联合诊断。超声的优势在于可以对输卵管周边组织进行观察协助诊断。

四、病例

患者 23 岁，不孕 2 年，既往无孕产史，无手术史。

- 第一次造影（图 7-5-27）常规超声提示：子宫肌瘤（浆膜下）；双侧卵巢多囊性改变、双侧卵巢旁钙化灶；双侧输卵管积液。

超声造影提示：双侧输卵管不通（右侧远段、左侧近段）；子宫肌层、右侧输卵管峡部造影剂逆流。

- 两个月后行腹腔镜下盆腔粘连松解术 + 子宫肌瘤剔除术 + 子宫内膜异位电灼术 + 输卵管系膜囊肿电凝术 + 输卵管修复成形术 + 子宫输卵管通液术 + 宫腔镜检查 + 输卵管插管通液术。

术后诊断：①后天性输卵管闭锁；②输卵管积水；③结节性输卵管炎；④子宫内膜异位症Ⅲ期；⑤子宫肌瘤。

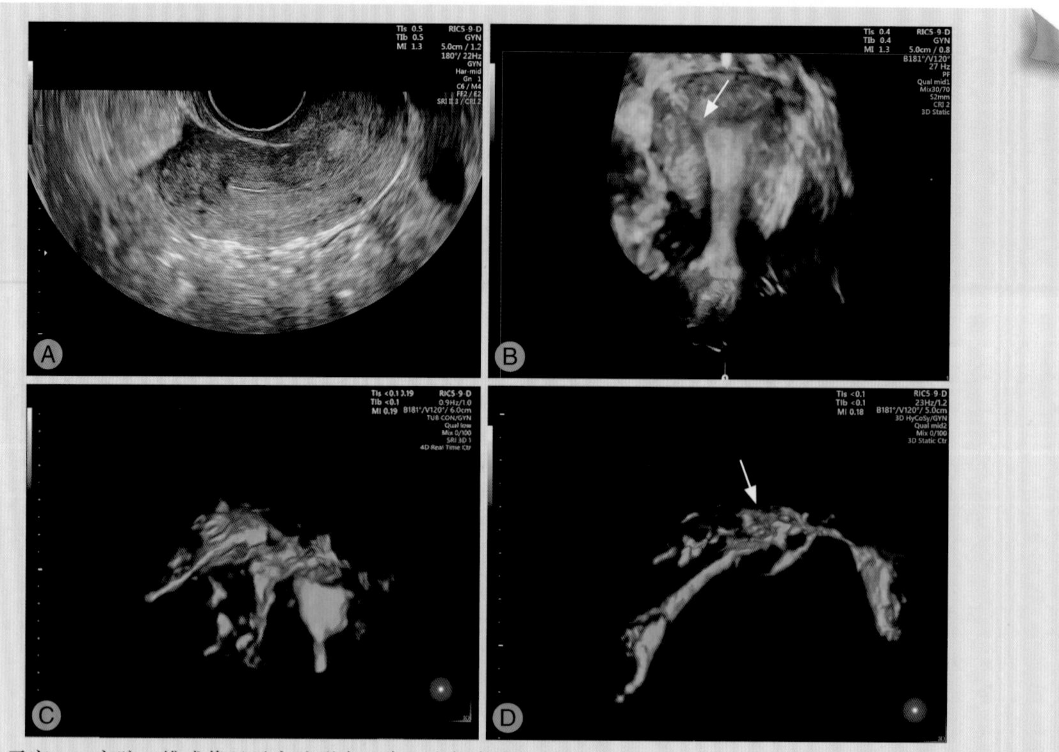

A.前位子宫；B.宫腔三维成像显示宫腔形态正常，右侧宫底间质线显示欠佳（箭头）；C.宫底及右侧宫角逆流明显；D.右侧输卵管纤细、僵硬，峡部乱发状造影剂逆流（箭头）。

图7–5–27　第一次造影

• 术后两个月第二次造影（图 7–5–28）常规超声提示：子宫后壁肌层低回声区，考虑子宫腺肌病；双侧卵巢旁钙化灶。

超声造影提示：右侧输卵管不通（远段）、左侧输卵管通而不畅；子宫肌层、宫旁静脉丛及右侧输卵管造影剂逆流。

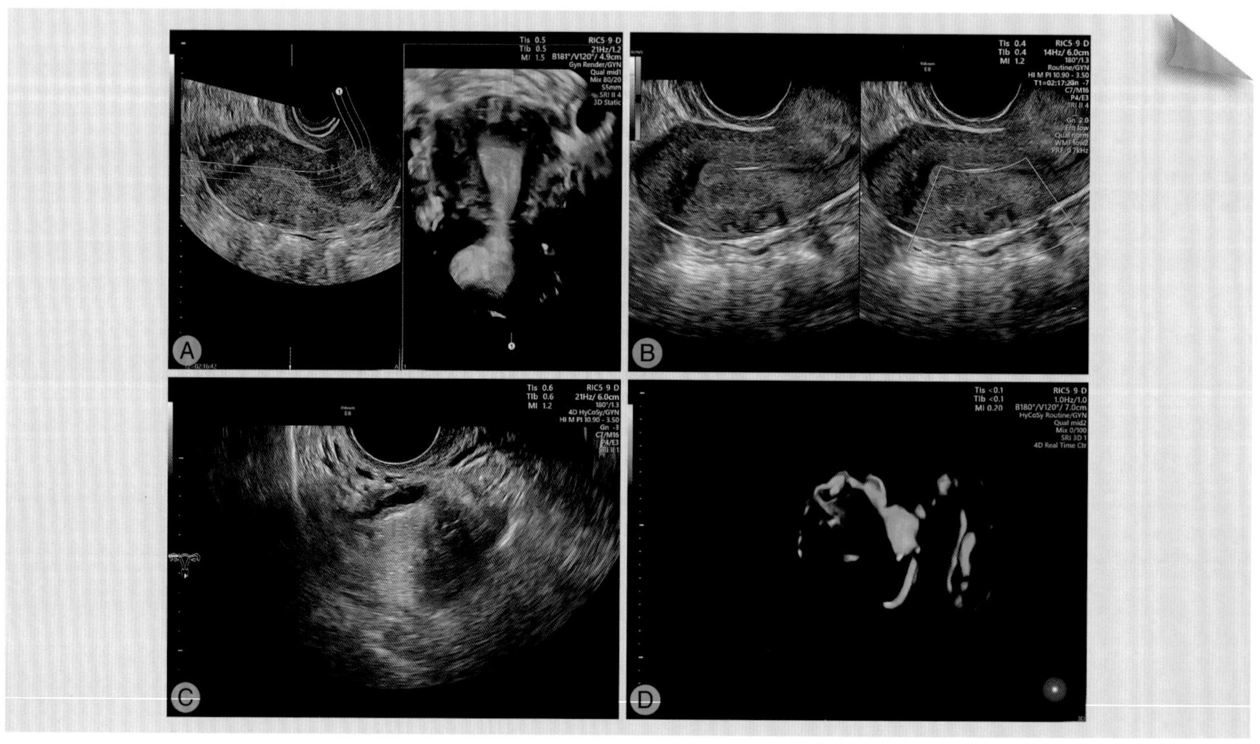

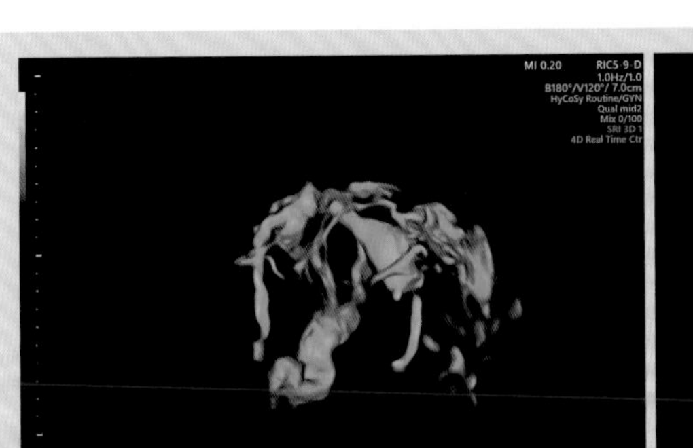

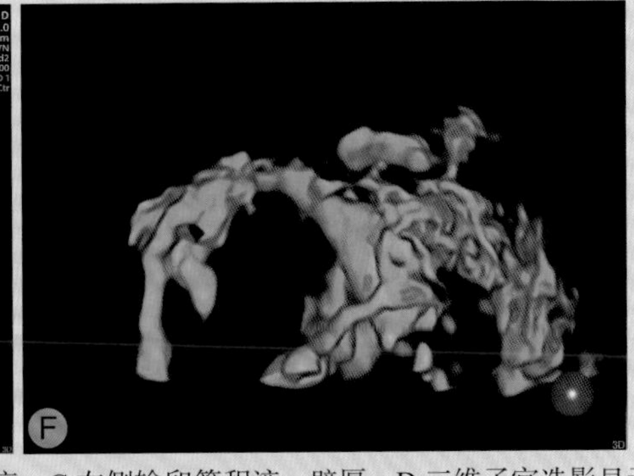

A.宫腔三维成像显示宫腔形态正常；B.后壁局限性腺肌病；C.右侧输卵管积液，壁厚；D.三维子宫造影显示双侧输卵管显影、纤细；E.子宫肌层及右侧输卵管造影剂逆流；F.局部放大，右侧输卵管峡部造影剂逆流明显。

图7-5-28　第二次造影

第六节
子宫输卵管超声造影治疗及疗效评估

HyCoSy既是一种诊断方法，也是一种治疗手段，因无放射性损伤，可重复性强，具有造影时发现问题即刻治疗及评估多种治疗术后疗效的优势。

HyCoSy治疗方面包括宫腔冲洗、宫腔粘连球囊松解、输卵管疏通、超声引导下阻塞介入治疗术等；治疗后评估包括多种治疗术后对宫腔病变、输卵管通畅性及盆腔病变的评估。

一、造影治疗

1. 超声引导下的宫腔冲洗

子宫输卵管超声造影中部分输卵管近段不通是由于子宫内膜碎屑及黏液栓堵塞，宫腔注液冲洗可减少这些堵塞因素，起到一定的疏通作用（图7-6-1，视频7-6-1，视频7-6-2）。

宫腔冲洗可使用小球囊或不充盈球囊两种方法。

（1）小球囊冲洗法：将球囊缩小，位置调整至宫颈内口上方的宫腔内，不封闭宫颈内口，持续推注生理盐水，宫腔黏液栓与生理盐水可一同自宫颈管流出，起到冲洗作用。此种方法适用于宫颈口较松、使用乳胶材质导管等脱管风险较大的情况。

（2）无球囊冲洗法：不充盈球囊，导管头端可放置在宫腔或宫颈管处，推注生理盐水使宫腔黏液栓与生理盐水一同自宫颈管流出。此法适用于宫颈口较紧、使用导管为硅胶等相对较硬材质或12Fr及以上型号的情况。宫腔冲洗选择偏硬材质的硅胶管操作较为简便。

2. 对宫腔粘连的治疗

超声引导下宫腔内球囊扩张治疗（intrauterine balloon，IUB）是一种治疗宫腔粘连的新方法（视频7-6-3）。轻度宫腔粘连可使用宫腔内球囊扩张治疗法，复杂性的宫腔粘连需用宫腔内球囊扩张联合宫腔镜治疗法。前者适量使用镇痛药即可，后者需要麻醉。具体步骤如下：

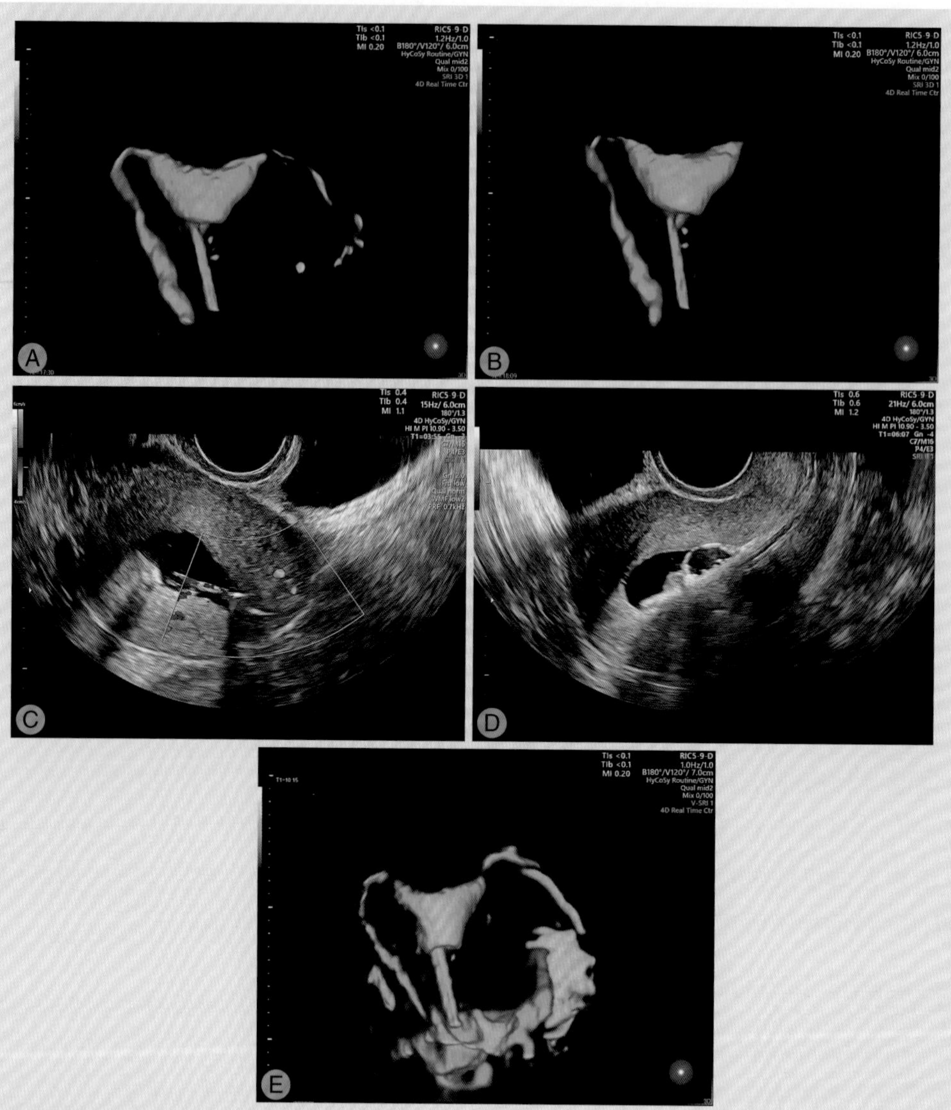

A.早期造影双侧输卵管显影，左侧纤细，显影不连续；B.左侧输卵管显影消失；C.SIS横断面显示左侧宫角黏液栓堵塞，CDFI未见流动信号；D.缩小球囊进行宫腔冲洗、黏液栓流出；E.再次造影，左侧输卵管显影，造影剂迅速到达远段并溢出。

图7-6-1　黏液栓堵塞

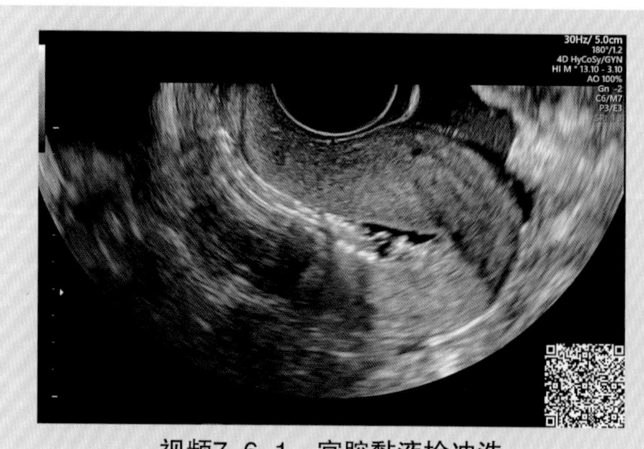

视频7-6-1　宫腔黏液栓冲洗

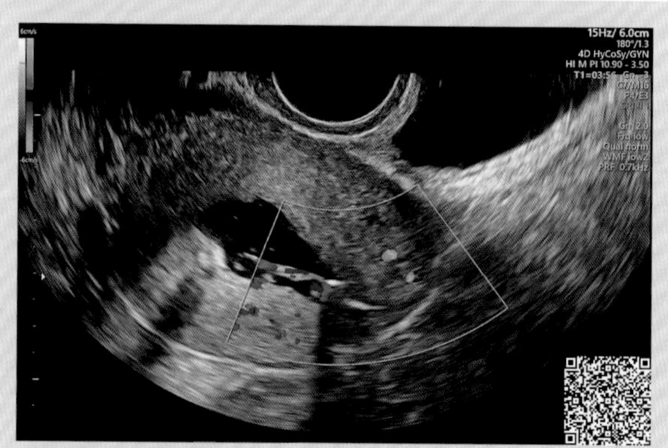

视频7-6-2　输卵管疏通治疗

（1）准备两个注射器（10 mL、20 mL 或 50 mL）、1 根双腔造影导管。选择前端导管头较短的球囊或先行剪掉球囊前端导管，减少导管头阻碍球囊进入宫底的可能性（图 7-6-2）。

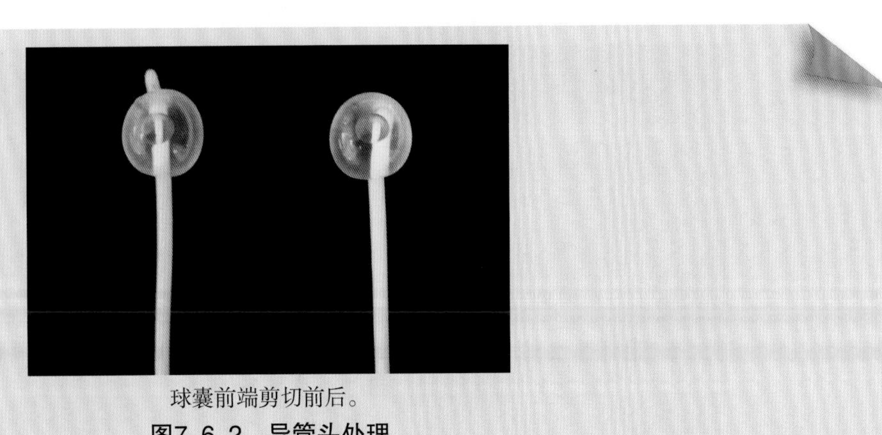

球囊前端剪切前后。

图7-6-2　导管头处理

（2）宫腔置管后，使用 20 mL 注射器推注生理盐水进行宫腔负性造影，使用二维及三维超声观察粘连部位、范围及严重程度。

（3）回抽宫腔造影剂后，使用 10 mL 注射器向球囊内充盈 2 mL 生理盐水，根据患者感受及球囊扩张情况逐步增加球囊容积，以温和的脉冲方式向球囊内推注生理盐水，每次增加 2～3 mL，直至粘连带断裂。患者可感到胀痛，不适感多数可在粘连带分离后消失。

（4）将球囊缩小，再次向宫腔注入生理盐水，使用二维及三维超声观察确认粘连带的断裂情况。

膜状粘连带较容易断裂，有时无须采用球囊扩张的治疗方法，仅通过造影导管抽插或冲击等机械性破坏即可使其断裂（图 7-6-3）。

肌性粘连的粘连带较韧，球囊充盈需缓慢，应根据患者胀痛情况逐渐加压松解，通常球囊最大控制在 10 mL 内（图 7-6-4，图 7-6-5）。松解术后常规使用单剂量抗生素进行预防性治疗（如口服阿奇霉素 1 g）。因球囊膨大为中心型膨大，对于宫角处的粘连松解有一定难度。

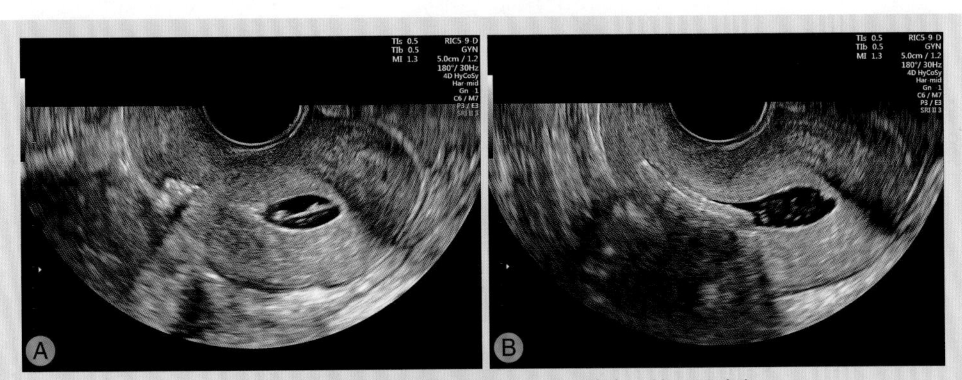

A.宫腔内膜状粘连带；B.导管抽插、冲击、抽吸后消失。

图7-6-3　宫腔膜状粘连抽吸、冲洗

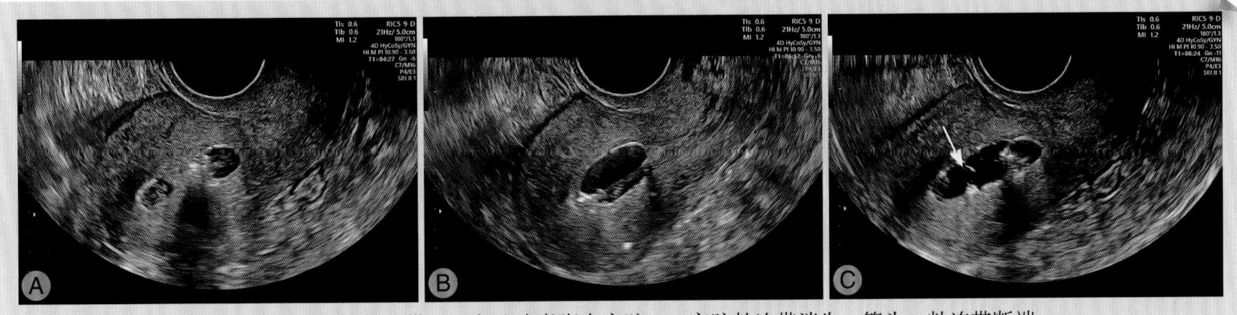

A.宫腔前后壁肌性粘连带；B.充盈球囊膨大宫腔；C.宫腔粘连带消失，箭头：粘连带断端。

图7-6-4　宫腔肌性粘连松解

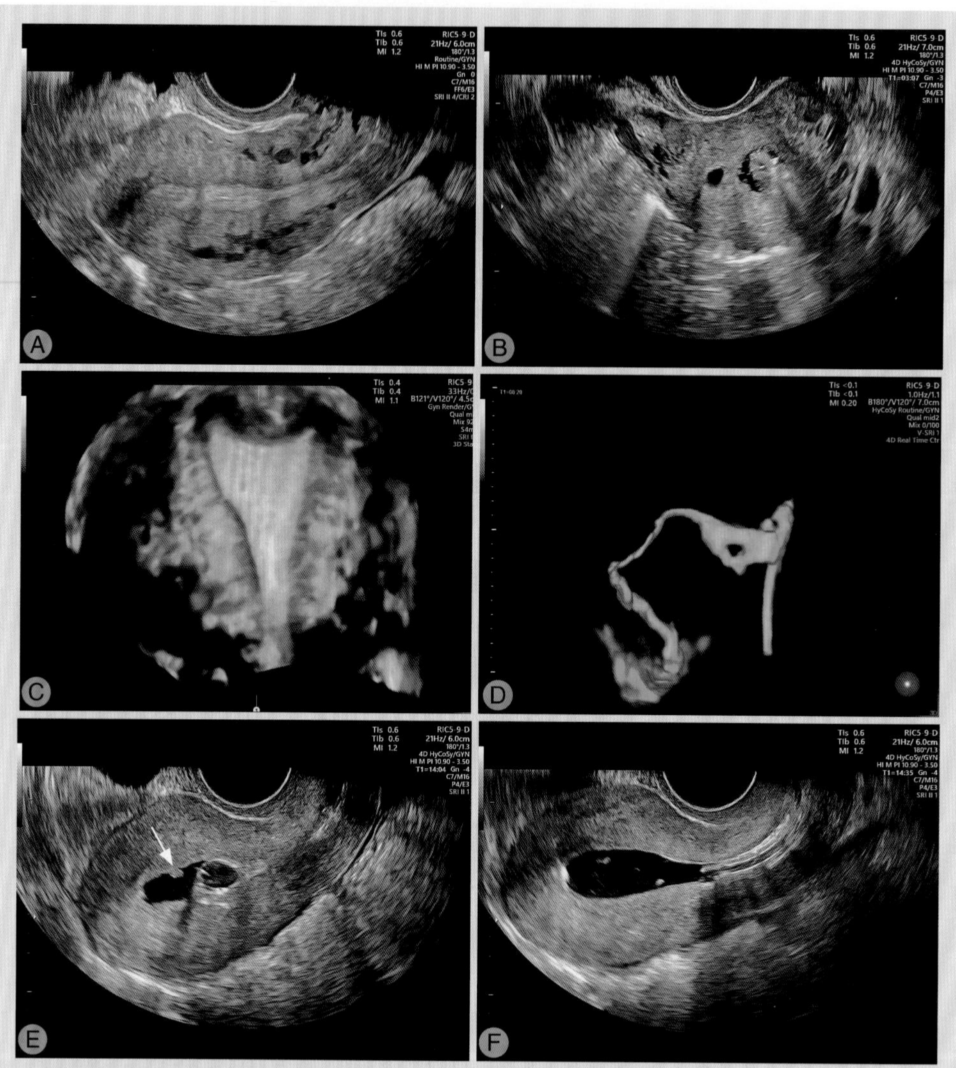

A.二维矢状面显示子宫内膜连续性中断；B.SIS子宫横断面显示前后壁肌性粘连带；C.三维宫腔成像显示宫腔中部局部内膜缺失；D.3D-HyCoSy显示宫腔中部造影剂充盈缺损区；E.增大球囊膨大宫腔后粘连带断裂，箭头示断端；F.宫腔冲洗后粘连带消失。

图7-6-5　宫腔粘连松解

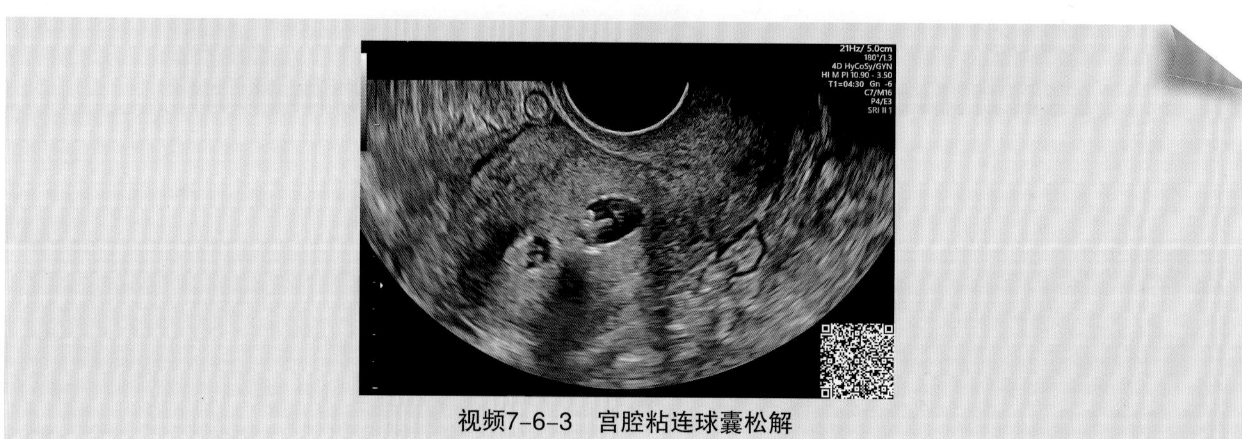

视频7-6-3　宫腔粘连球囊松解

3. 输卵管疏通

HyCoSy 后妊娠率有所提高，可能与术中造影剂冲刷黏液栓和宫腔上皮碎屑有关。例如，子宫内膜异位症患者子宫输卵管内部存在某些抑制物引起输卵管伞端拾卵障碍继而导致不孕，一旦这种抑制物被冲刷掉，纤毛的功能可恢复。因此推测子宫内膜异位症患者经通液或 HyCoSy 后妊娠率提高可能是纤毛表面物质被冲刷的缘故。另有其他造影后妊娠率增加的假说，包括刺激输卵管纤毛摆动或改变腹腔巨噬细胞分泌白介素和前列腺素的水平。2003 年，Johnson NP 等对不明原因不孕及子宫内膜异位症相关性不孕患者进行了一项碘油对比剂（oil-soluble contrast medium，OSCM）HSG 严格随机对照试验，初步结果显示实验组的临床妊娠率及活产率均明显高于对照组，但在 6 个月的随访中发现，作用最显著的不是输卵管通畅组而是子宫内膜异位症组，两者持续妊娠率差异有统计学意义，并且认为 OSCM HSG 提高孕育能力的作用机制可能与免疫物作用有关，通过调节盆腔巨噬细胞而改善盆腔内环境，而不仅是输卵管冲洗作用。据文献统计，造影后 6 个月内自然妊娠率最高。

HSG 中油溶性造影剂黏稠度高于水溶性造影剂，关于使用何种造影剂（碘水造影剂或碘油造影剂）HSG 术后妊娠率更高一直是学者们研究的热点，部分文献报道术后妊娠率油溶性造影剂优于水溶性造影剂。Lindequist S 等人进行了一项随访 20 个月的前瞻性随机对照研究，该研究比较了碘托兰组和碘化罂粟籽油组 HSG 术后妊娠率，结果表明不孕症女性 HSG 术后总妊娠率为 21.9%（53/243），碘托兰组和碘化罂粟籽油组 HSG 术后 20 个月内妊娠率分别为 19.8%（24/121）和 24%（29/121），两组之间妊娠率差异无统计学意义。但 Wang R 等人进行了一项 Meta 分析，该研究归纳总结了使用碘油造影剂或碘水造影剂 HSG 术后或未行 HSG 的不孕症女性的临床妊娠率、活产率、异位妊娠发生率，以及发生其他不良事件的差异，结果表明，使用碘油造影剂的不孕症女性 HSG 术后妊娠率明显高于未行 HSG 的不孕症女性（OR，2.28；95%CI，1.50 ~ 3.47），且使用碘油造影剂的不孕症女性 HSG 术后妊娠率明显高于使用碘水造影剂（OR，167；95%CI，1.38 ~ 2.03）的不孕症女性。Rijswijk J 进行了一项大样本随机对照研究，该研究表明，碘油造影剂组 HSG 术后 6 个月内活产率明显高于水溶性造影剂组（38.8% *vs*．28.1%）。

超声造影剂为生理盐水与微气泡造影剂配制而成的混合液，较 HSG 造影剂黏稠度低，造影过程中通过加压推注、脉冲式推注、增加液体推注量、辅助使用中成药等可达到治疗目的。Lindborg L 等人进行了一项随机对照研究，该研究比较了 HyCoSy（以生理盐水为造影剂）与未行输卵管造影术的不孕女性妊娠率的差异，该研究结果尚不能确认 HyCoSy 能够增加不孕症女性的妊娠率。但 Giugliano E 等研究显示，以生理盐水为造影剂，不孕症女性 HyCoSy 术后 6 个月内自然妊娠率为 22.2%（40/180），其中，HyCoSy 术后 1 个月内、3 个月内、4 个月内、5 个月内、6 个月内妊娠率分别占总妊娠率的 45%、15%、15%、10%、15%，该研究支持 HyCoSy 对输卵管性不孕有治疗作用。而后，Chunyuan G 等人进行了进一步研究，结果表明，以声诺维为造影剂行 HyCoSy 术的 724 名不孕女性，术后 19 个月后随访，284 名患者成功妊娠，妊娠率达 28.17%，其中，HyCoSy 术后 1 个月内妊娠率最高，达 6.35%，6 个月内的妊娠率达 19.44%，同时不孕症女性 HyCoSy 术后妊娠率随输卵管通畅性增加及造影剂注射阻力减低而增加（图 7-6-6 ~图 7-6-11）。

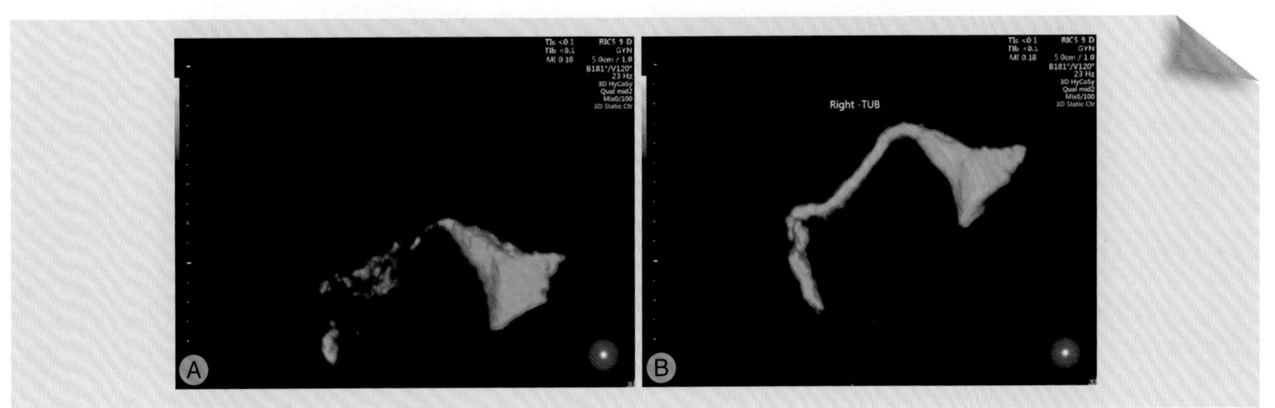

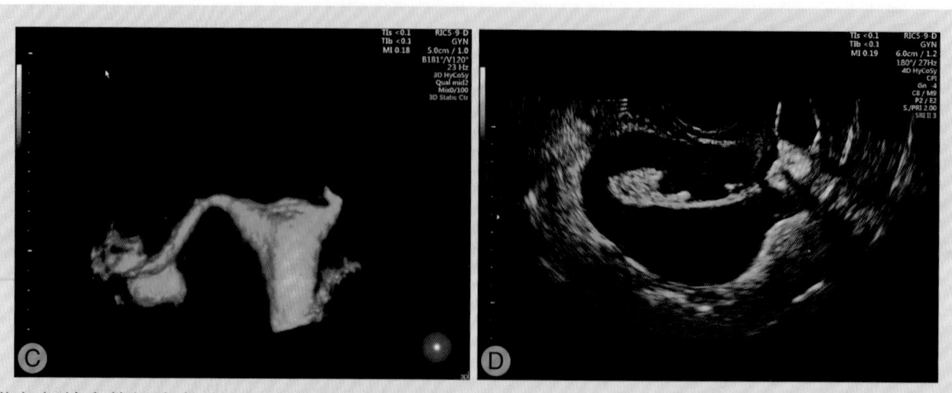

左侧异位妊娠输卵管切除术后。A.造影早期右侧输卵管纤细，不连续；B.加压推注1分20秒后右侧输卵管逐渐增粗，显影至远段；C.1分40秒后远段有少量造影剂溢出；D.后期观察，盆腔内有造影剂弥散。

图7-6-6　造影疏通

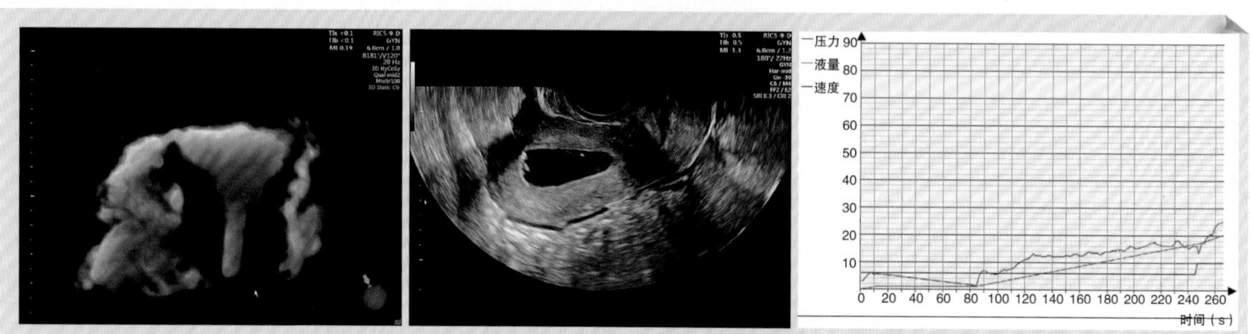

患者24岁，不孕4年，造影提示双侧输卵管通畅，子宫、卵巢未见明显异常。造影后1个月怀孕，足月分娩。

图7-6-7　造影后妊娠（1）

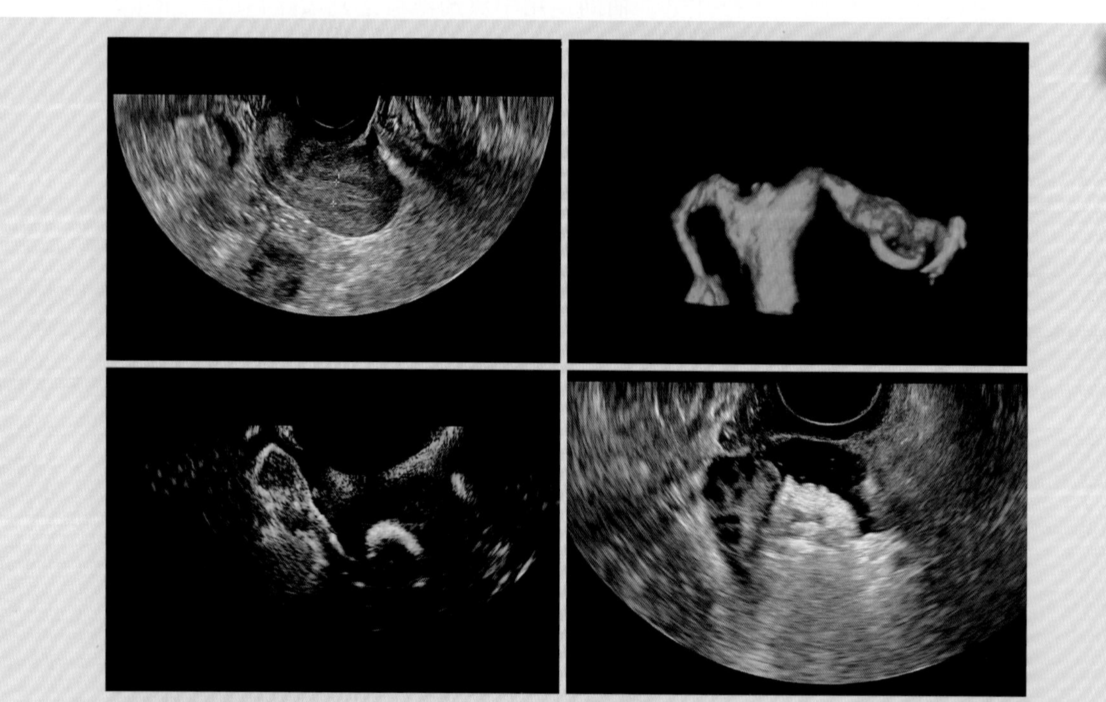

患者30岁，不孕6年，造影提示双侧输卵管通畅，双侧卵巢多囊性改变。造影后第13天排卵受孕，足月分娩。

图7-6-8　造影后妊娠（2）

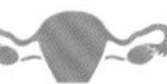

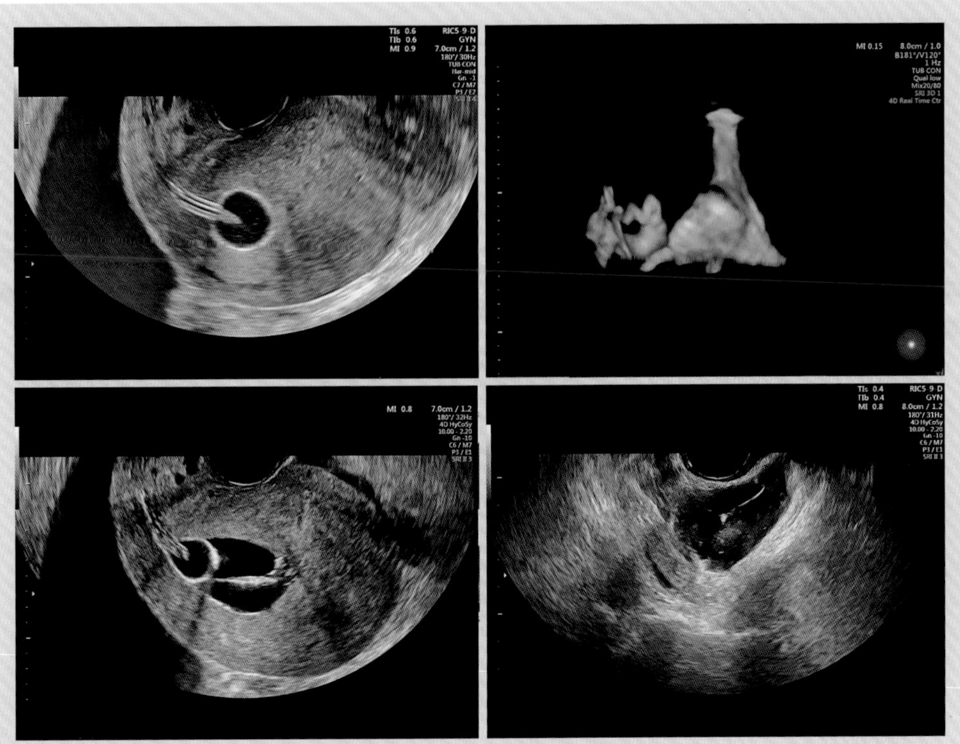

患者38岁，不孕2年8个月，造影提示子宫腺肌病，右侧输卵管通而不畅、左侧输卵管不通（近段阻塞），宫腔及盆腔少量粘连带。造影后3个月受孕，36周+5天顺产。

图7-6-9　造影后妊娠（3）

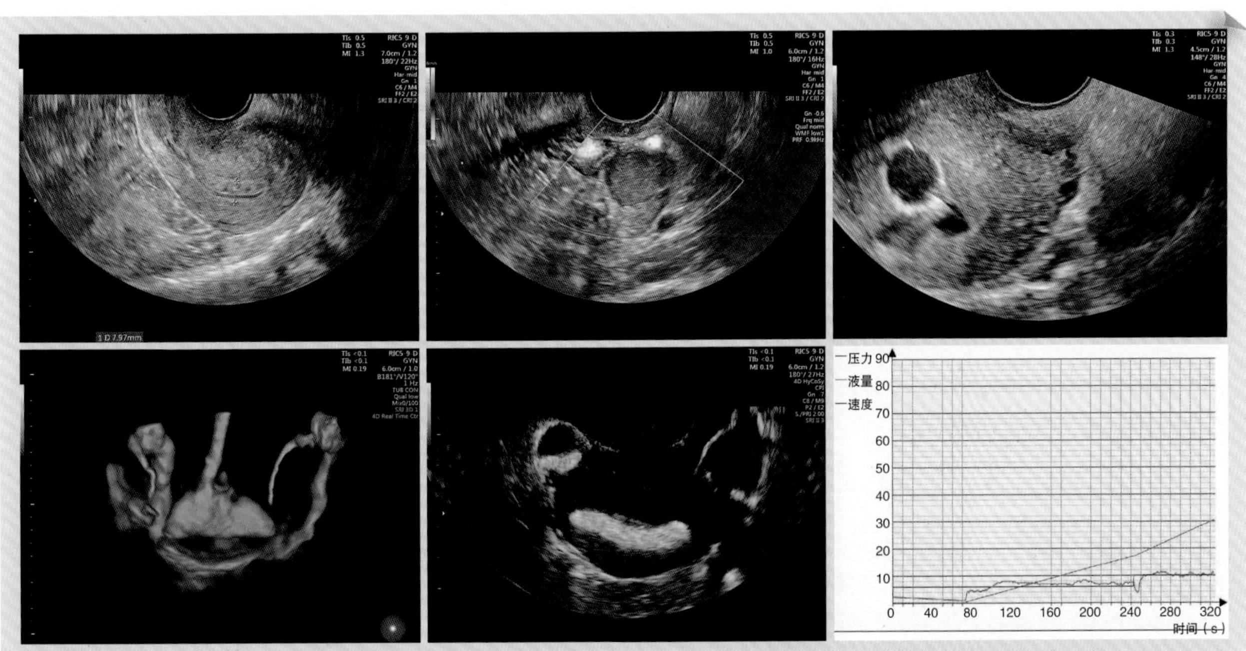

患者29岁，孕1产0，人工流产1次，不孕2年，造影提示左侧卵巢内异囊肿，双侧输卵管通畅（右侧优于左侧），盆腔粘连（子宫后壁、左侧卵巢内侧）。造影后6个月受孕，足月顺产，期间中药调理。

图7-6-10　造影后妊娠（4）

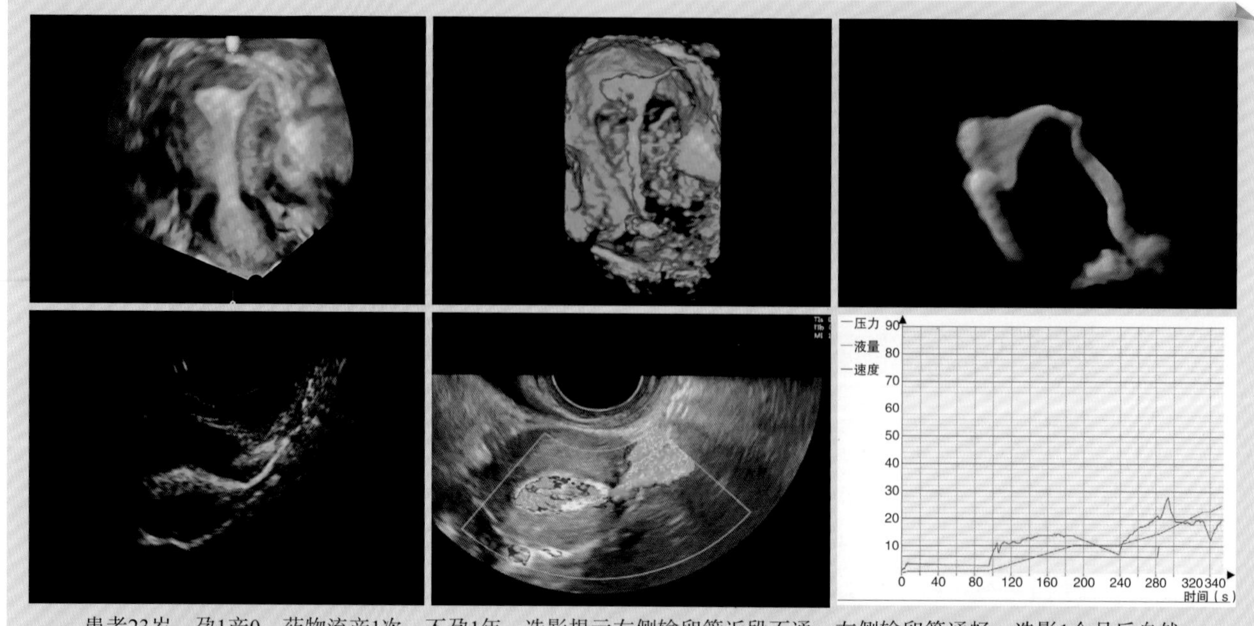

患者23岁，孕1产0，药物流产1次，不孕1年，造影提示右侧输卵管近段不通，左侧输卵管通畅。造影1个月后自然妊娠，足月分娩。

图7-6-11　造影后妊娠（5）

4. 超声引导下输卵管阻塞介入治疗

介入治疗是将影像设备与介入方式结合使用的一种微创性治疗输卵管堵塞的方法。诊断方法采用选择性输卵管造影术，治疗方式包括输卵管再通和输卵管腔内药物灌注两种。选择性输卵管造影增加了输卵管内流体（造影剂或药物）的静压力，克服了宫腔扩张过度所引起的疼痛和括约肌痉挛所导致的假阳性。输卵管再通术借助导丝的扩张可分离输卵管内粘连，以及借助液体静压力的推动作用使输卵管得以疏通，同时此方法有助于识别堵塞的原因，从而达到诊、疗双重功效（图 7-6-12）。

选择性输卵管造影需在数字减影血管造影机或超声仪监视下，应用输卵管介入再通器械，将导管置入到输卵管开口后注入造影剂。如输卵管远段未显影，即可证实输卵管近段阻塞，则进一步行输卵管再通术。输卵管再通术是将导管置于阻塞输卵管开口处，经导管推入导丝，分离粘连部分（视频 7-6-4）。疏通成功后，注入抗炎药物治疗输卵管炎症，并注入防粘连药物巩固治疗效果。

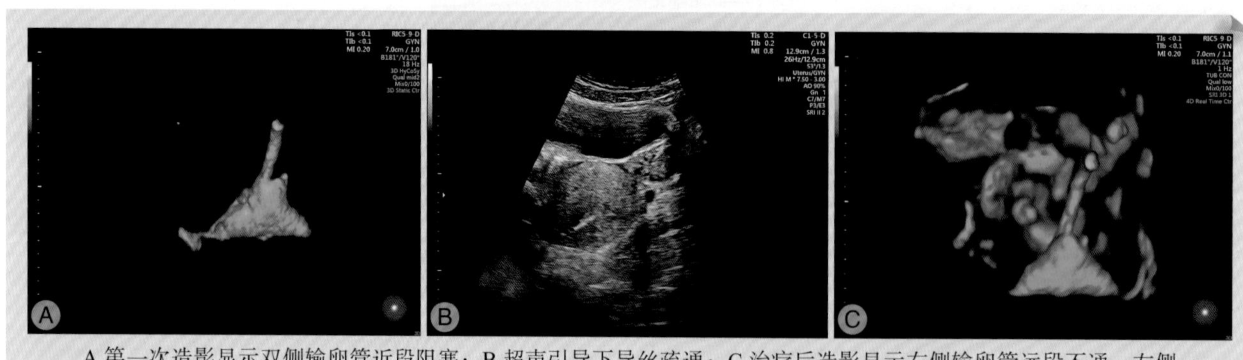

A.第一次造影显示双侧输卵管近段阻塞；B.超声引导下导丝疏通；C.治疗后造影显示右侧输卵管远段不通、左侧输卵管通而不畅。

图7-6-12　导丝疏通

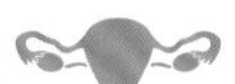

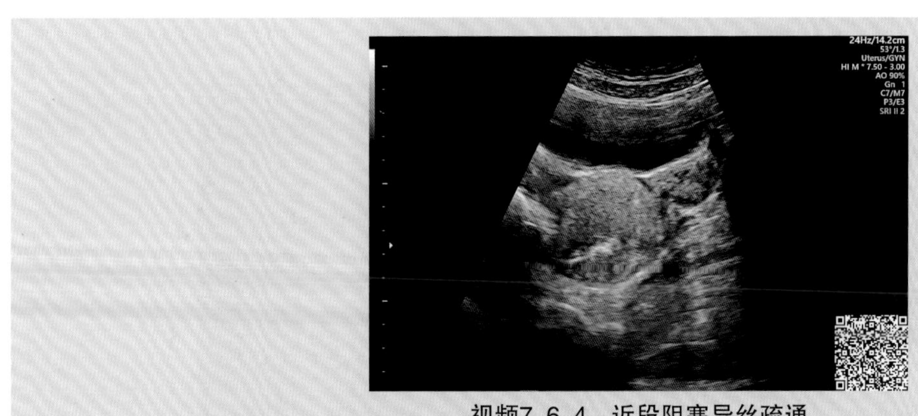

视频7-6-4　近段阻塞导丝疏通

目前所使用的再通器械需通过阴道进行操作，为引导类手术，可以充盈膀胱进行经腹超声检查。必要时可通过导尿管使用生理盐水逆行灌注充盈膀胱。术中超声实时引导，确保导管、导丝安放在宫腔内合适位置，顺利进入宫角、近段输卵管且不会穿透子宫肌层，避免子宫、输卵管穿孔。

5. 输卵管绝育术

弹簧圈介入栓塞术是通过介入微创技术直接将微型弹簧圈释放至输卵管峡部，从而达到栓塞输卵管或防止输卵管积水倒灌至宫腔的目的，提高着床率。输卵管栓塞的技术要点是将弹簧圈准确释放到输卵管峡部，当直径 2 ~ 3 mm 的弹簧圈进入输卵管腔并与管壁贴合时，弹簧圈顺应性很好，可以逐渐改变自身形态，并由一开始的细线状成为真正的弹簧圈状，此时可与输卵管内的一些细胞碎屑、黏液成分充分混合形成混合栓子，达到完全栓塞的目的；弹簧圈上附有绒毛，可增加与输卵管内壁的相容性，在与输卵管壁接触部位形成肉芽组织，使弹簧圈脱落的可能性降到极微，达到良好的栓塞效果及稳定效果（图 7-6-13）。

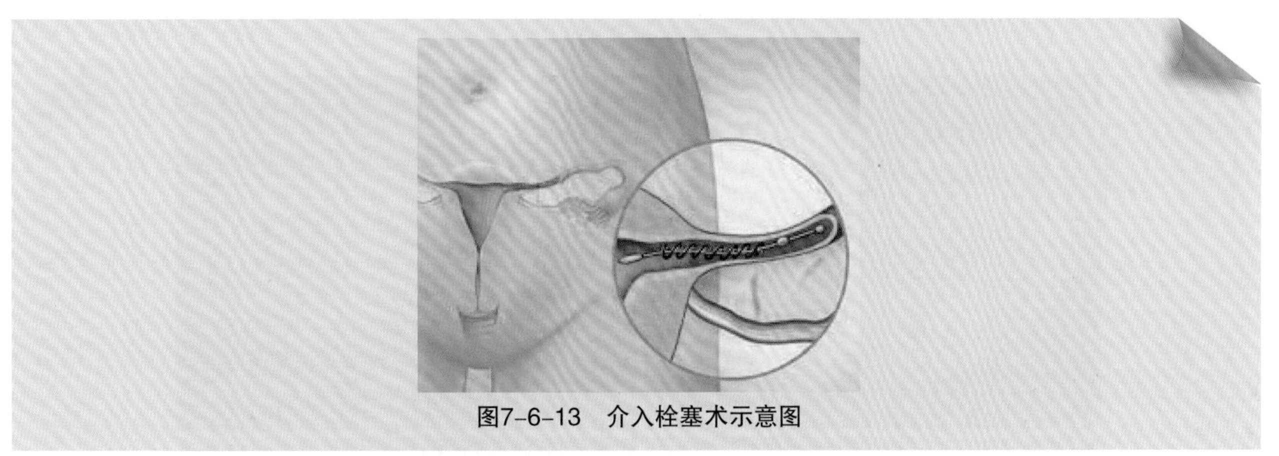

图7-6-13　介入栓塞术示意图

目前此栓塞术通常在宫腔镜或 X 线下引导进行，术后 3 个月应进行 HSG，或者选择创伤较小的经超声引导、SIS 和三维超声检查等方法。目前已有许多超声检查应用于此种情况的实用性和可靠性的调查研究，如果超声检查的实用性及可靠性得到证实，则有可能避免传统透视下 HSG 带来的辐射和不适感。

二、疗效评估

1. 宫腔病变术后评估

宫腔病变包括子宫发育异常如纵隔子宫、弓形子宫，以及子宫黏膜下肌瘤或子宫肌壁间肌瘤凸向宫腔，宫腔息肉，宫腔粘连等。宫腔镜下的宫腔成形术可显著提高患者的自然妊娠率，降低流产率及早产率。子宫肌瘤作为妇科常见肿瘤对生殖的影响也很大，尤其是黏膜下和凸向黏膜下的子宫肌瘤对胚胎种植的影响更为明显。资料显示，黏膜下和凸向黏膜的肌瘤切除后宫内妊娠率明显升高。因此体外受精治疗中如发现黏膜下或凸向黏膜下的子宫肌瘤应该行宫腔镜下肌瘤切除（图 7–6–14 ~图 7–6–16）。

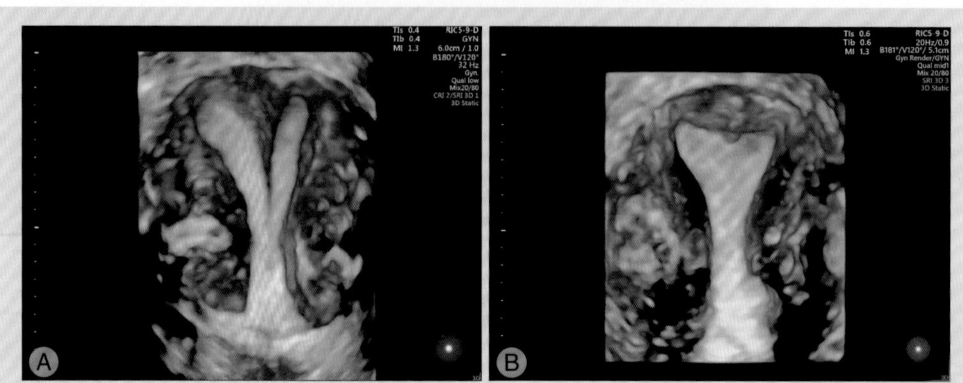

A.完全纵隔子宫；B.成形术后，宫腔形态正常。

图7–6–14　纵隔子宫宫腔成形术前后对比

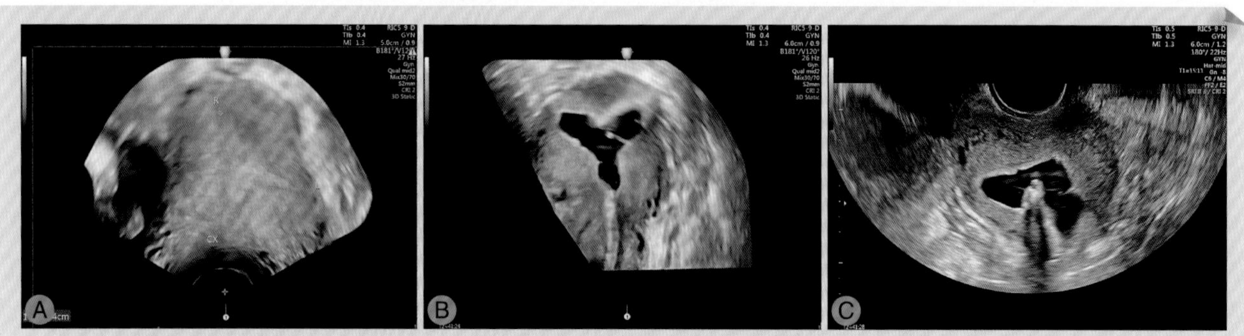

A.纵隔子宫宫腔成形术后宫腔三维成像；B.SIS三维宫腔成像，宫腔底部稍凹陷；C.SIS二维显示宫腔形态。

图7–6–15　纵隔子宫宫腔成形术后

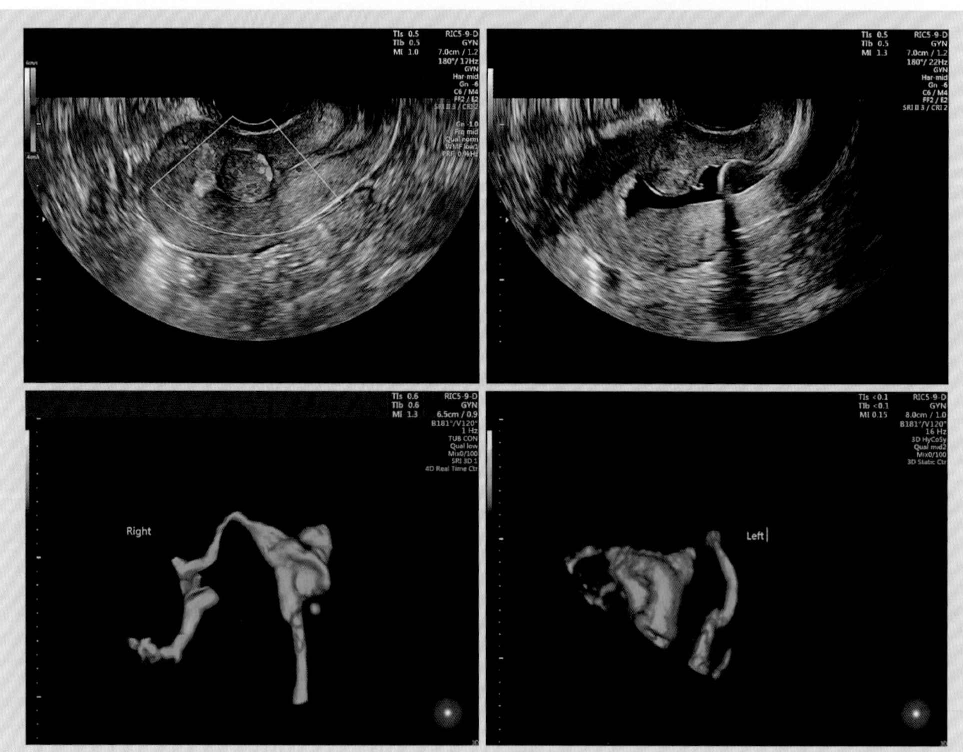

患者36岁，不孕5年，孕1产1。2018年11月子宫输卵管超声造影提示：子宫多发肌瘤（黏膜下、肌壁间），双侧输卵管通畅，盆腔无粘连。行宫腔镜黏膜下肌瘤手术切除术，次年4月自然妊娠。

图7–6–16　子宫肌瘤术后妊娠

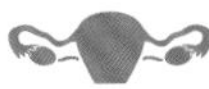

2. 输卵管修复术后评估

随着腹腔镜技术的日益完善，腹腔镜下输卵管修复成为输卵管治疗的主要方式。腹腔镜不仅是输卵管疾病诊断的金标准，也是检查与治疗合二为一的一项技术。

根据输卵管病变部位的不同，输卵管外科修复分为以下 3 类。

（1）输卵管近段病变的修复：输卵管近段阻塞，大多数由阻塞物如黏液栓和非结晶性的物质（组织碎片）或痉挛导致，真性的近段阻塞为结节性输卵管炎或闭锁性纤维化。前者应行宫腔镜引导下导丝疏通术，后者行患侧输卵管切除术（图 7–6–17）。

（2）输卵管中部病变的修复：绝育术后要求再通者、宫外孕处理后形成中部输卵管断裂要求再通者，实行开腹或腹腔镜下的输卵管吻合术。

（3）输卵管远段病变的修复：输卵管积水或远段内聚或伞端部分粘连。术者评估输卵管远段病变的严重程度，实行患侧输卵管切除术（图 7–6–18 ~图 7–6–20）或输卵管造口和伞端成形术（图 7–6–21 ~图 7–6–25）。

HyCoSy 对输卵管修复术后的评估简单、明确，是一种优选检查方法。输卵管结扎术、近段栓塞术及异位妊娠术一般于术后 3 个月进行评估，输卵管疏通、吻合及伞端造口成形术后的输卵管再通则多于术后 6 个月后评估。

病例 1　患者输卵管结扎后造影（图 7–6–17）。

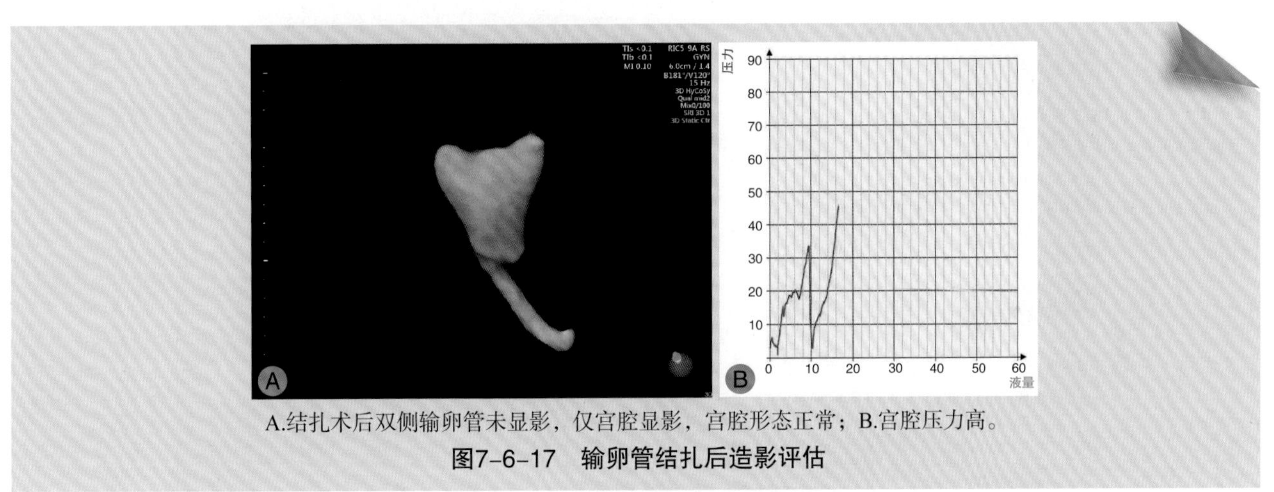

A.结扎术后双侧输卵管未显影，仅宫腔显影，宫腔形态正常；B.宫腔压力高。

图7–6–17　输卵管结扎后造影评估

病例 2　患者 25 岁，孕 2 产 0，不孕 6 个月，右侧输卵管开窗取胚胎术后，左侧输卵管已切除。造影提示：右侧输卵管不通（近段），左侧输卵管已切除；子宫、双附件未见异常（图 7–6–18）。

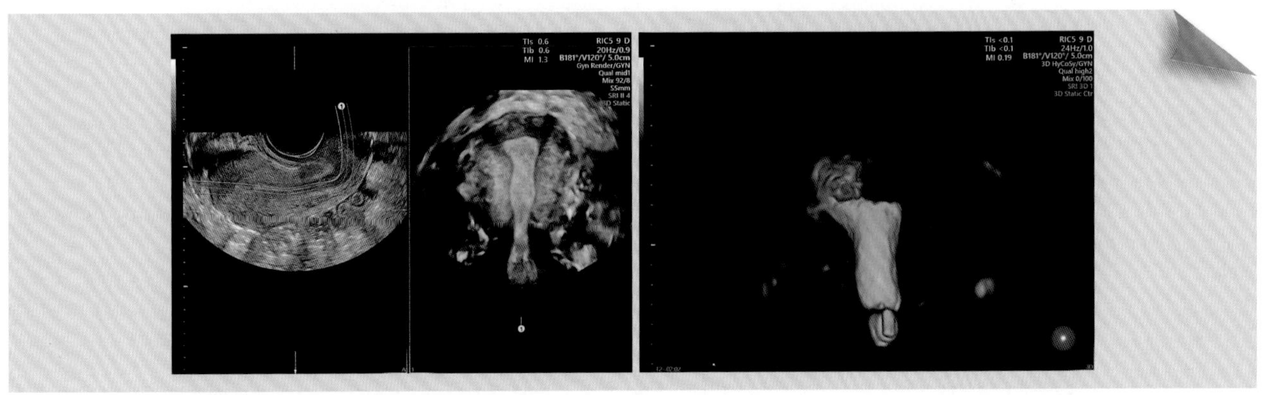

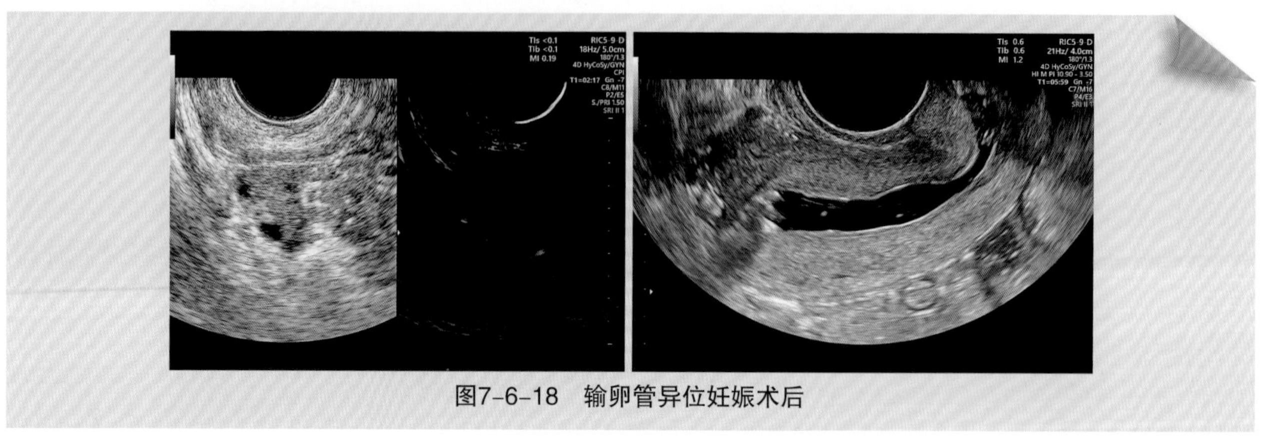

图7-6-18　输卵管异位妊娠术后

病例 3　患者 26 岁，孕 2 产 0，不孕 6 个月，药物流产 1 次，左侧输卵管异位妊娠 1 次，左侧输卵管已切除。

造影提示：右侧输卵管通而不畅、左侧输卵管不通（部分显影）；肌层逆流；子宫双附件未见异常（图 7-6-19）。

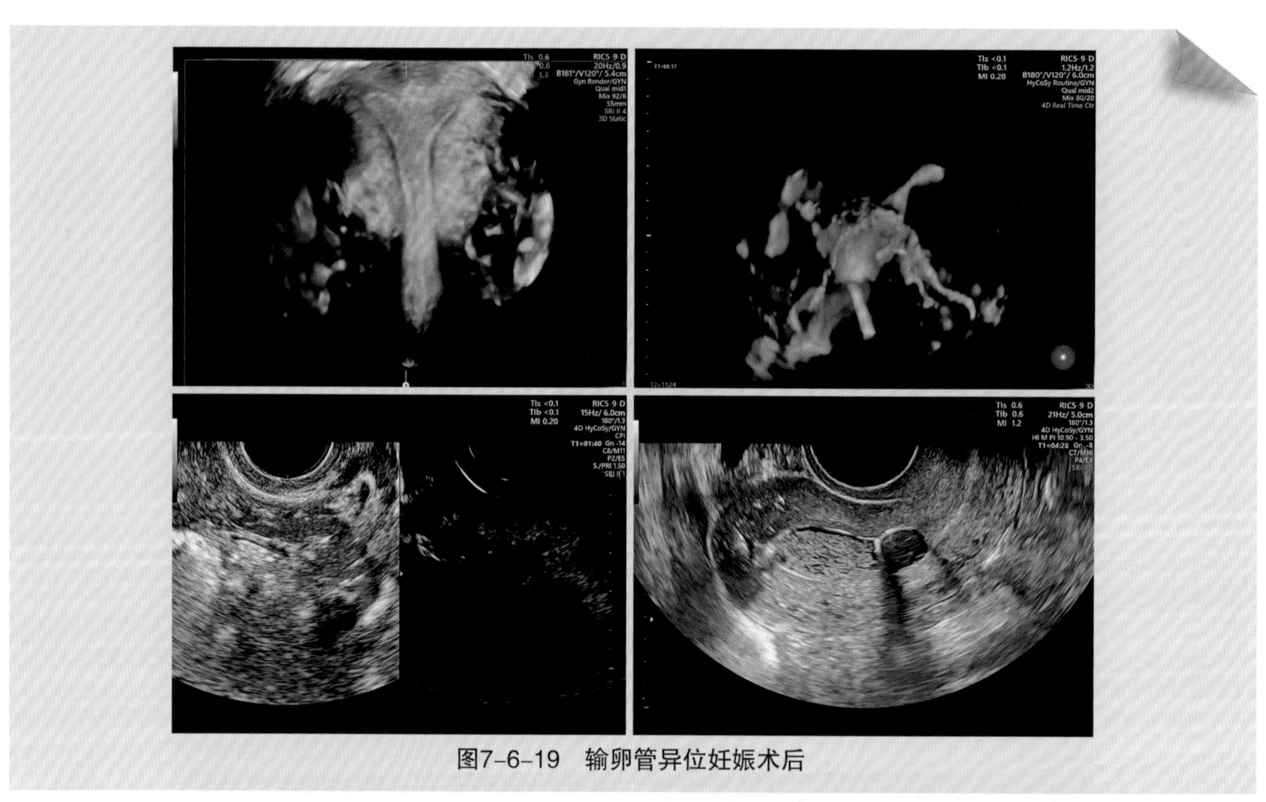

图7-6-19　输卵管异位妊娠术后

病例 4　患者 29 岁，孕 2 产 0，不孕 3 年，左侧输卵管异位妊娠 2 次，左侧输卵管已切除。

造影提示：右侧输卵管不通（远段、造影后轻度积液），左侧输卵管不通（部分显影）（图 7-6-20）。

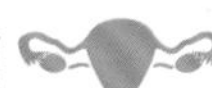

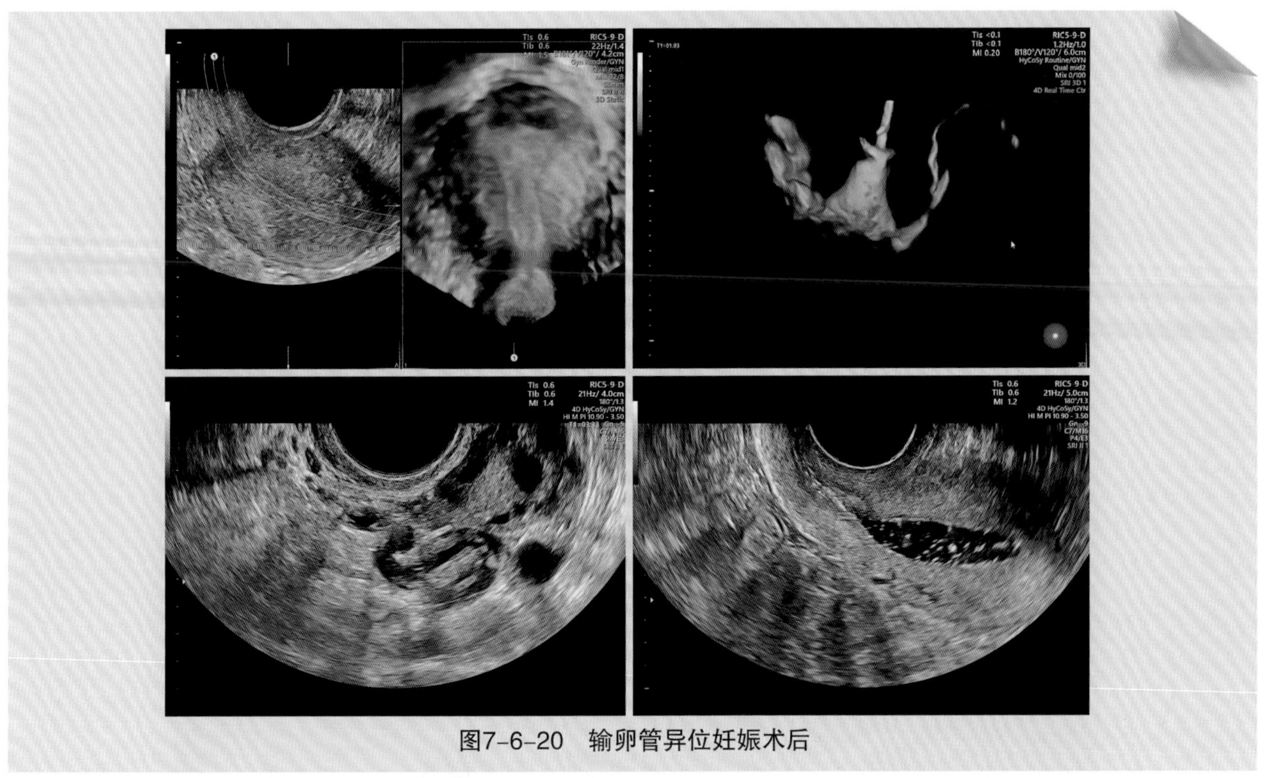

图7-6-20　输卵管异位妊娠术后

病例 5　患者 31 岁，孕 0，不孕 6 个月。

- 2018 年 7 月 2 日第一次造影提示：右侧输卵管不通（远段）、左侧输卵管通而不畅；宫腔内膜厚薄不均，宫腔粘连带；盆腔粘连带（图 7-6-21）。

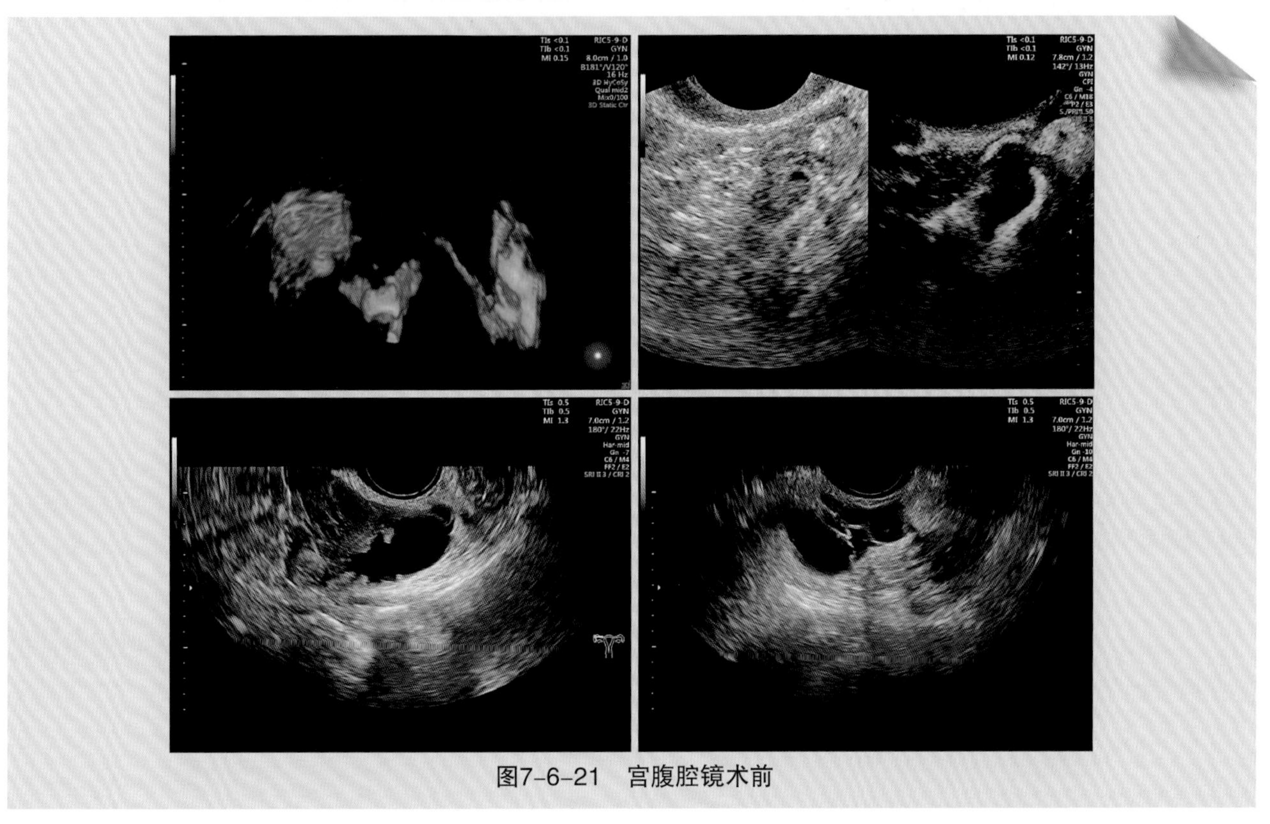

图7-6-21　宫腹腔镜术前

• 2018 年 11 月 5 日行宫腹腔镜手术：双侧输卵管整形、右侧输卵管造口、双侧输卵管逆行通液、盆腔松解、肠粘连松解、宫腔息肉诊刮。

• 2019 年 3 月 28 日第二次造影提示：双侧输卵管通而不畅（左侧优于右侧）、宫腔形态正常、盆腔少量粘连带（图 7-6-22）。2019 年 5 月 28 日超声检查示宫内早孕（自然受孕）（图 7-6-23）。

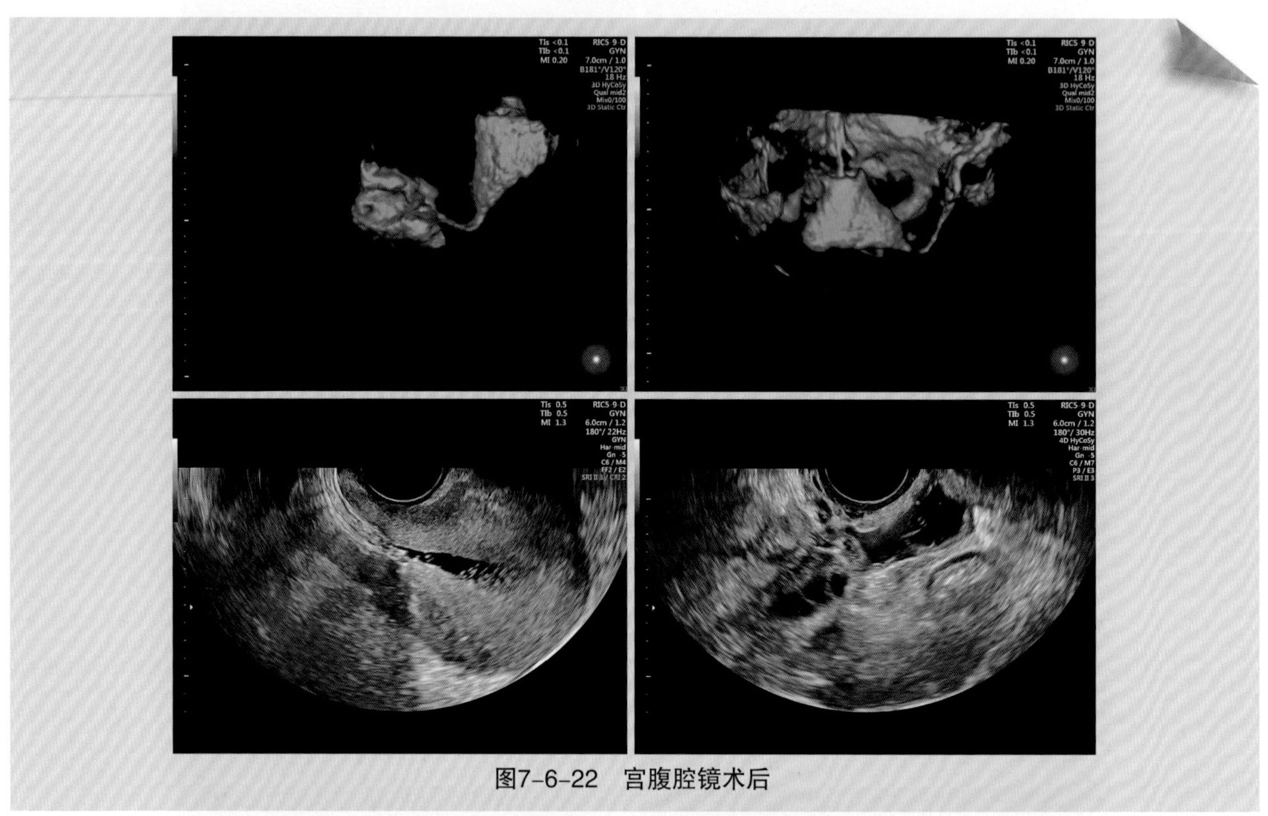

图7-6-22　宫腹腔镜术后

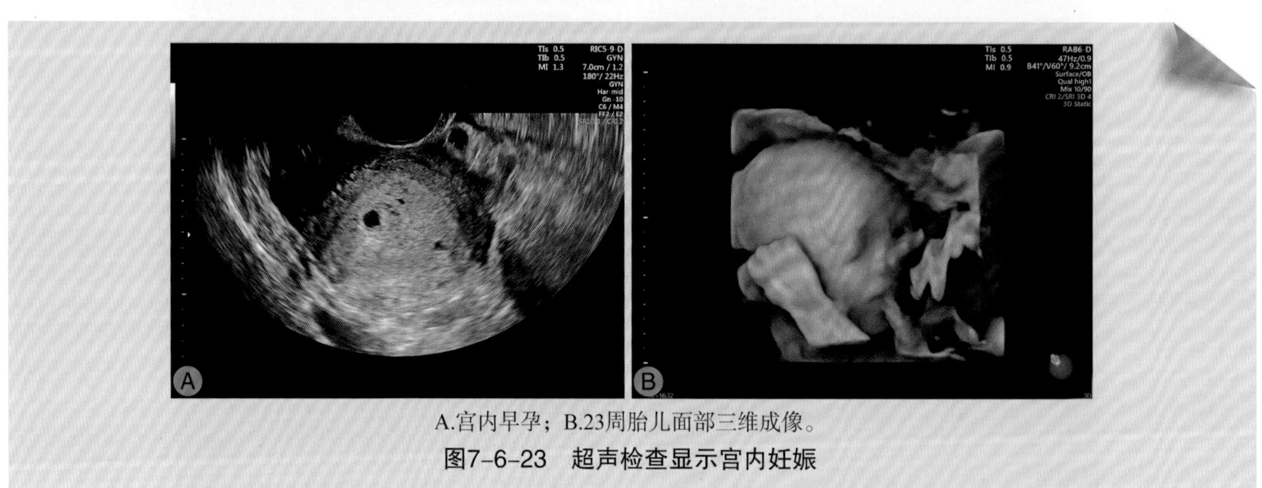

A.宫内早孕；B.23周胎儿面部三维成像。

图7-6-23　超声检查显示宫内妊娠

病例 6　患者 37 岁，孕 1 产 1，不孕 9 年。

• 2019 年 3 月 1 日第一次造影提示：右侧输卵管通而不畅、左侧输卵管不通（远段），左侧输卵管积液；多发性子宫内膜息肉；双侧卵巢旁钙化灶，盆腔粘连（图 7-6-24）。

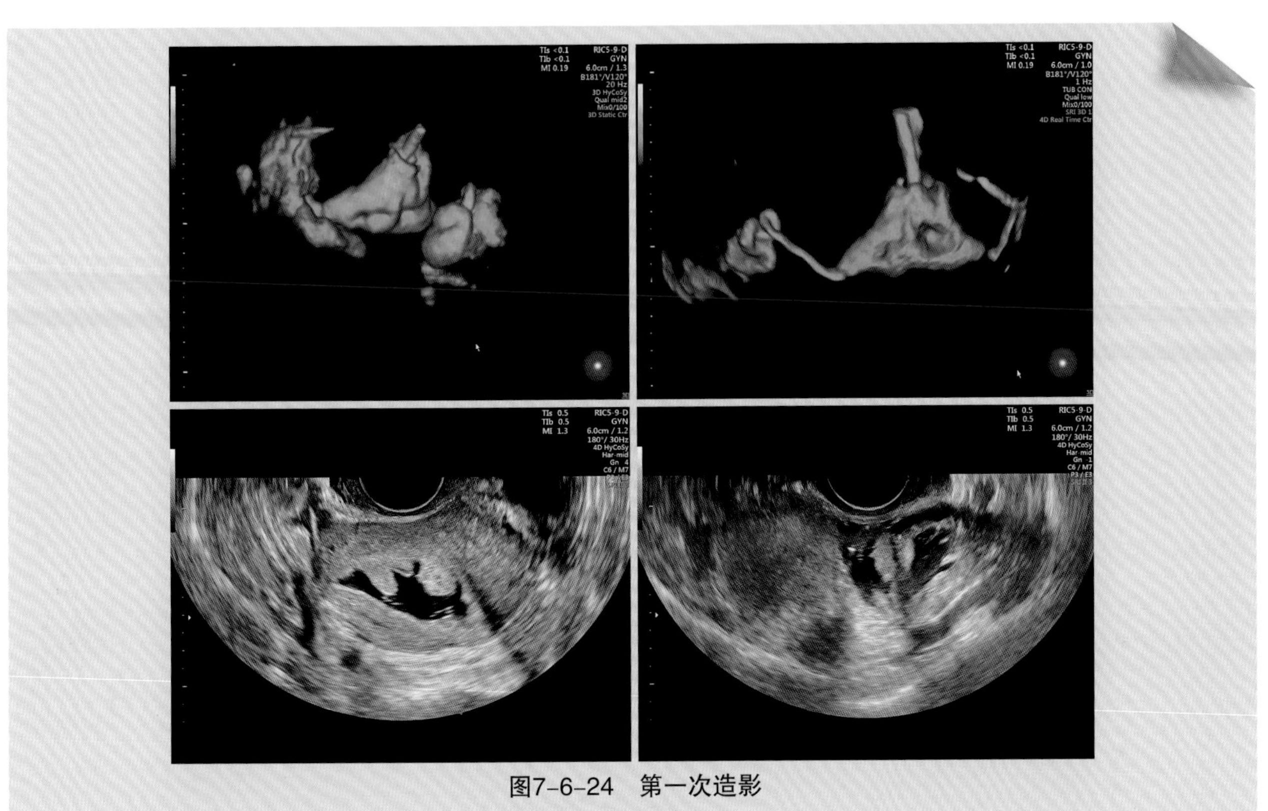

图7-6-24　第一次造影

• 2019 年 9 月 10 日第二次造影提示：双侧输卵管通而不畅（轻度），多发性子宫内膜息肉样病变，双附件区钙化灶、盆腔轻度粘连。后行体外受精成功受孕（图 7-6-25）。

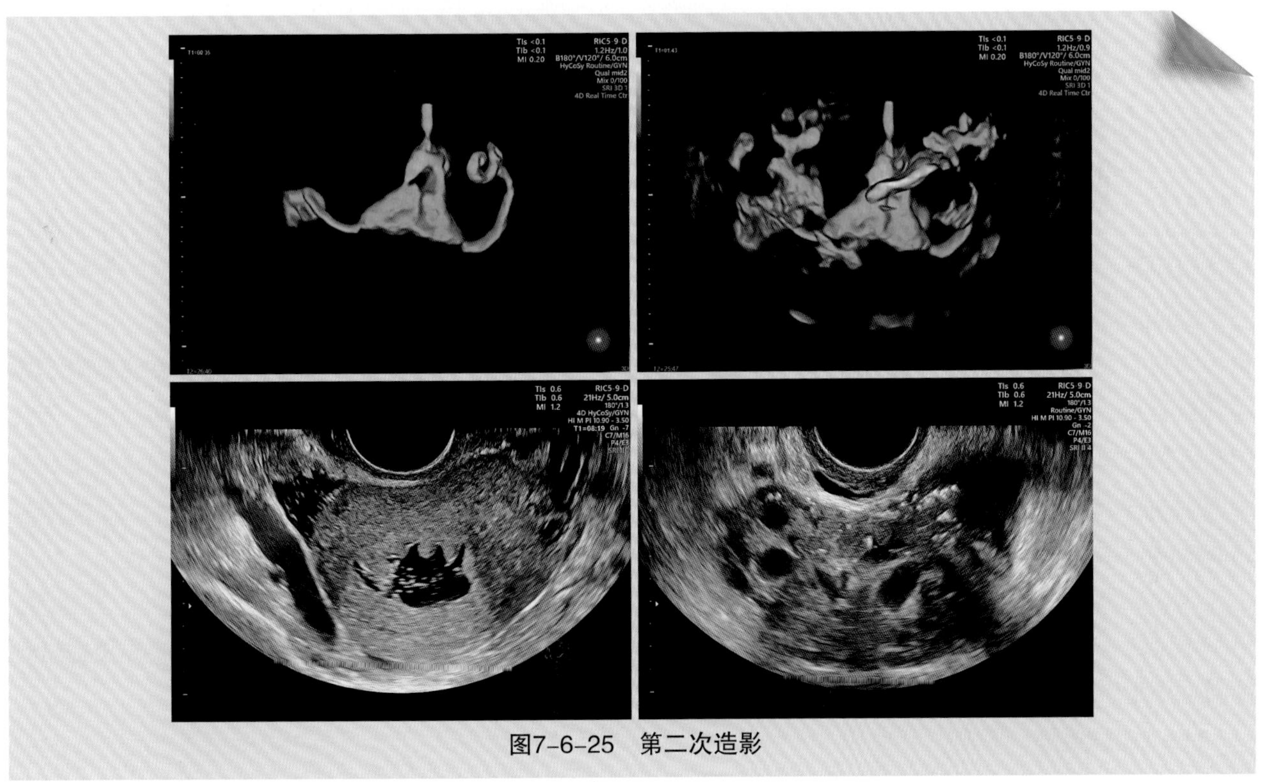

图7-6-25　第二次造影

第七节 特殊疾病与子宫输卵管超声造影表现

一、子宫内膜异位症

子宫内膜异位症（endometriosis，EMT）是指具有生长功能的子宫内膜腺体和间质异位到子宫体以外的其他部位。好发于育龄期女性，发病率为10%～15%。虽然该病在组织学上呈良性表现，但是具有植入、增生、浸润、转移及复发的恶性行为，并可引起广泛、严重的粘连，难以治疗（图7-7-1）。子宫内膜异位症可引发疼痛（痛经、非经期下腹痛、性交痛、经期肛门坠痛或抽痛）、不孕、反复早期自然流产及月经异常、结节或包块等。

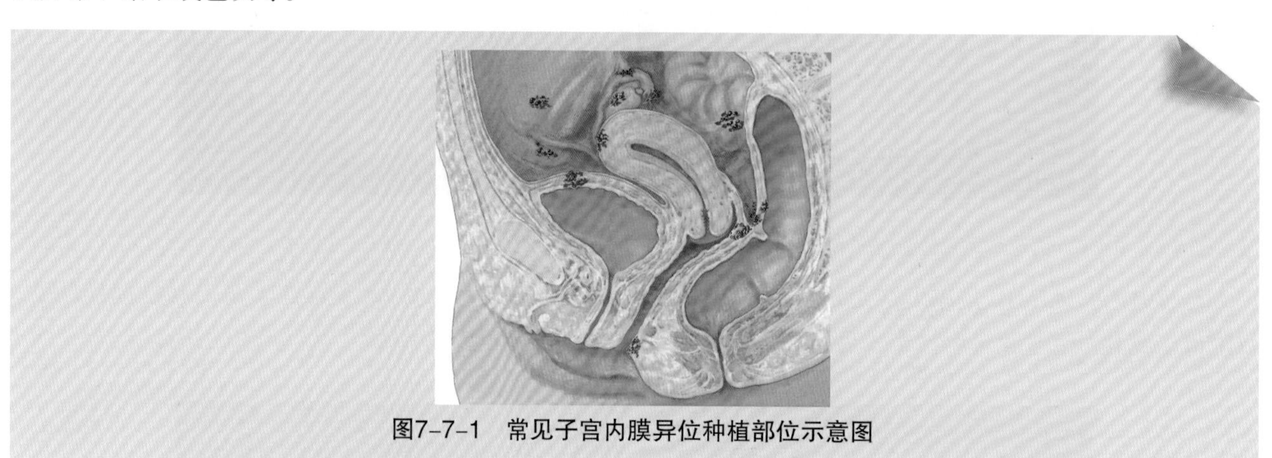

图7-7-1　常见子宫内膜异位种植部位示意图

（一）病因

子宫内膜异位症的发病机制有多种理论，至今仍有争议，主要有Sampson的经血逆流种植学说、体腔上皮化生学说、血管及淋巴管转移学说和干细胞理论，目前子宫外骨髓干/祖细胞可以分化为子宫内膜异位组织是一个活跃的研究领域。

Sampson经血逆流种植学说主要理论为：经血反流至盆腔并种植、生长、发生病变。经血逆流较为常见，约占育龄女性的80%～90%，但只有10%～15%的女性患病。子宫内膜种植与生长要完成黏附、侵袭和血管形成“三部曲”，经血逆流只是为这种差异潜能的发挥提供了桥梁和通道作用。概括地说，子宫内膜异位症患者处于一种免疫功能降低状态，反流入盆腹腔的内膜碎片不能被正常清除，并在雌激素、细胞因子和酶的作用下，形成异位病灶，产生临床症状。而子宫输卵管造影选择在排卵前检查，也是为减少内膜脱落被医源性带入盆腔导致子宫内膜异位症病灶的可能性。

子宫内膜异位症的危险因素包括年龄40～50岁、月经初潮早、月经周期短、生育年龄早、产次多、早孕期刮宫、肥胖及服用他莫昔芬等。子宫内膜异位症有家族聚集性，一级亲属中有子宫内膜异位症患者的女性发生子宫内膜异位症的风险升高7～10倍。

（二）病理类型

子宫内膜异位种植最常见的部位包括卵巢表面、子宫悬韧带、子宫肌层或输卵管，以及子宫直肠陷窝的腹膜表面。不常见的植入部位包括阴道、膀胱、宫颈、肠道、剖宫产瘢痕、腹部瘢痕或腹股沟韧带。按病理类型可分为：腹膜型、卵巢型、深部浸润型和其他部位子宫内膜异位症。

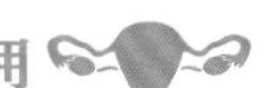

（1）腹膜型子宫内膜异位症或腹膜子宫内膜异位症（peritoneal endometriosis，PE）：指盆腔腹膜的各种子宫内膜异位症种植病灶，包括红色病变（早期病变）、棕色病变（典型病变）、白色病变（陈旧病变）（图 7-7-2）。

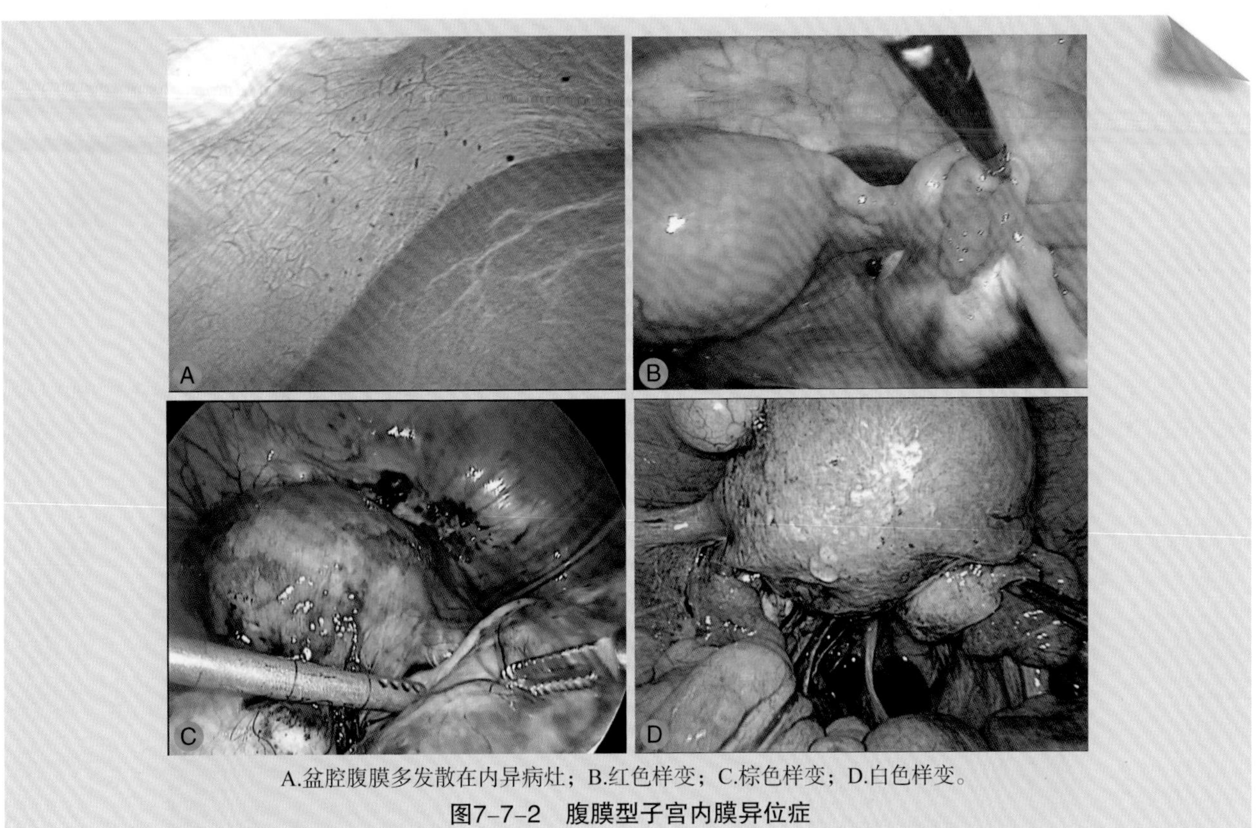

A.盆腔腹膜多发散在内异病灶；B.红色样变；C.棕色样变；D.白色样变。

图7-7-2　腹膜型子宫内膜异位症

（2）卵巢型子宫内膜异位症或卵巢子宫内膜异位囊肿（ovarian endometriosis，OEM）：根据囊肿的大小和粘连情况分为两种类型。Ⅰ型：卵巢囊肿直径＜2 cm，囊壁多有粘连，手术不易剥离；ⅡA 型：卵巢表面小病灶合并生理性囊肿（如黄体囊肿或滤泡囊肿），手术易剥离；ⅡB 型：卵巢囊肿壁有轻度浸润，较易剥离；ⅡC 型：囊肿体积较大，有明显浸润或多房，手术不易剥离（图 7-7-3）。

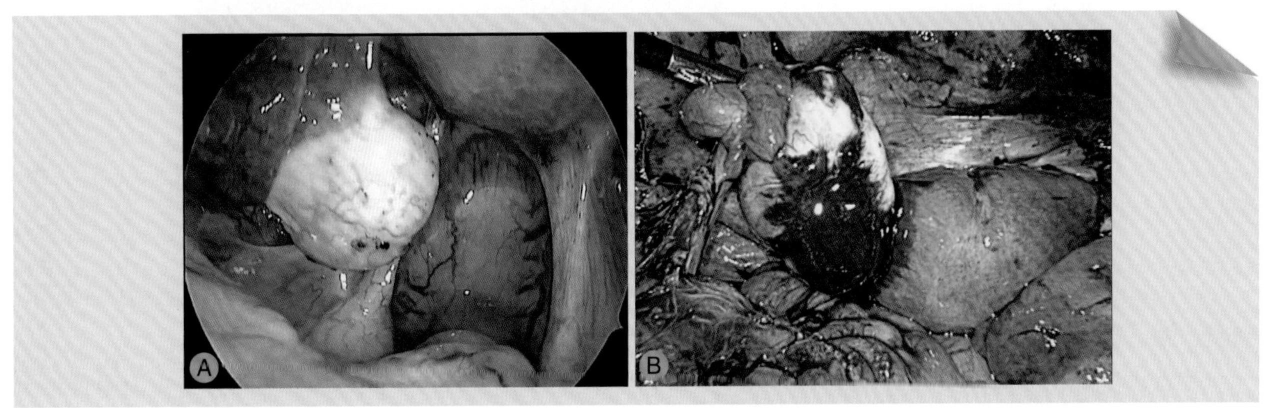

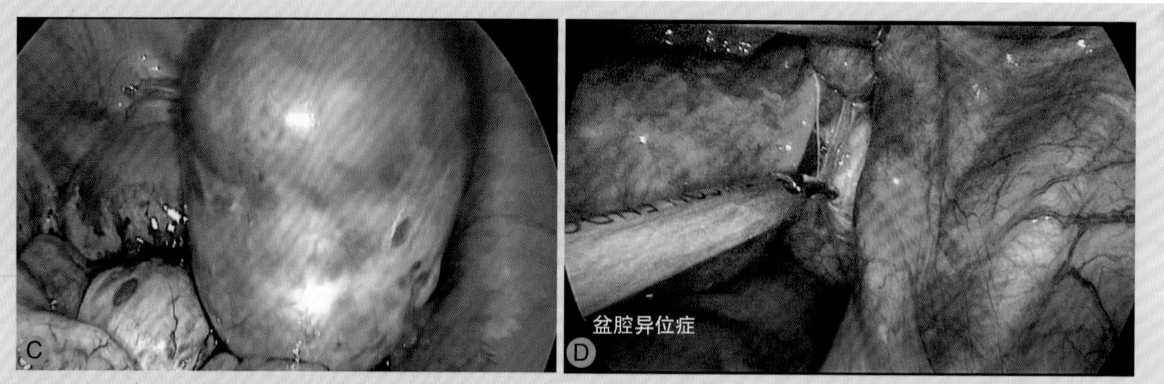

A.Ⅱa型，表面小病灶与生理性囊肿；B.Ⅱb型，囊肿小；C.Ⅱc型，囊肿大；D.右侧卵巢内异囊肿，囊肿表面被粘连带包裹。

图7-7-3　卵巢型子宫内膜异位症

（3）深部浸润型子宫内膜异位症（deep infiltrating endometriosis，DIE）：指病灶浸润深度≥5 mm（被侵袭的组织深度距腹膜表面超过5 mm，并与纤维化和肌肉增生相关），包括位于子宫骶韧带、直肠子宫陷凹、阴道穹隆、阴道直肠隔、直肠或结肠壁、膀胱及输尿管的子宫内膜异位症病灶（图7-7-4）。

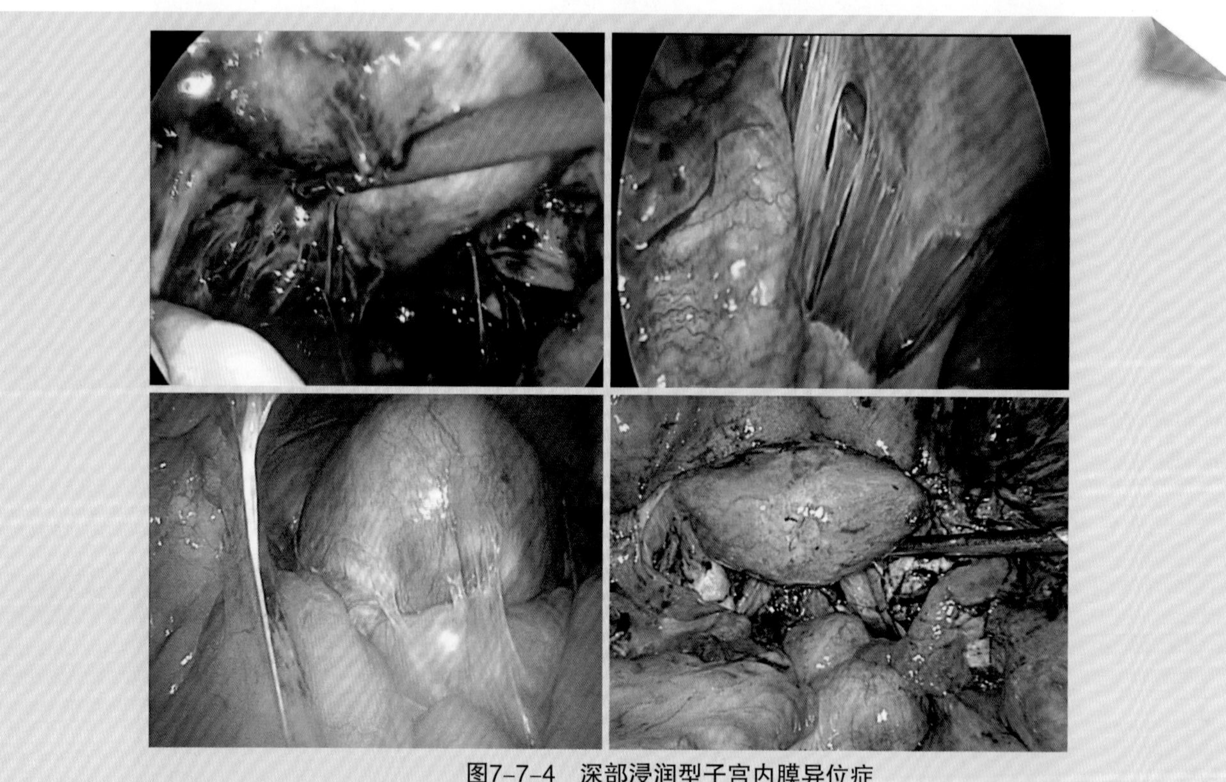

图7-7-4　深部浸润型子宫内膜异位症

（4）其他部位子宫内膜异位症（other endometriosis，OTEM）：包括瘢痕（腹壁切口、会阴切口）及肺、胸膜、脑、肝、心脏、隔膜、骨、肌肉、骶前神经等少见的远处子宫内膜异位症。

子宫内膜异位症腹膜病灶分布呈不对称性，盆腔后半部多于前半部，左侧多于右侧。子宫内膜种植大多数在某一器官有多处累及，卵巢是子宫内膜异位症最常累及的部位，常是多发性及双侧性病变。子宫内膜异位囊肿亦被称为巧克力囊肿，因反复出血产生稠厚、黑暗、变性的血性产物。有研究表明，囊肿附壁点状强回声是胆固醇附着，见于36%的子宫内膜异位囊肿、6%的非子宫内膜异位囊肿，45%的子宫内膜异位囊肿内有分隔。该研究称，如果附件肿块为弥漫性低回声、附壁点状强回声和多房性，以及没有其他肿瘤特征的证据，子宫内膜异位囊肿的可能性比其他附件区肿块的可能性高32倍。子宫内膜异位囊肿需要与出血性囊肿、皮样囊肿、囊性卵巢肿瘤进行鉴别诊断。

子宫内膜异位症中有约6%异位种植于输卵管，其中26%造成输卵管粘连。病变位于输卵管峡部或间质部黏膜，管腔被子宫内膜样组织阻塞，使输卵管正常功能丧失。子宫内膜异位至输卵管峡部形成输卵管峡部结节炎（salpingitis isthmica nodosa，SIN）。病变位于输卵管浆膜面可导致病灶内出血和纤维化，引起周期性腹痛，因瘢痕收缩引起输卵管扭曲、变形。病变还可侵入盆腔导致输卵管周围炎，形成粘连，输卵管发生纤维增生，伞端的粘连可影响卵子的拾取。近年来还发现异位的内膜产生过多的前列腺素，影响输卵管蠕动及卵子拾取。有报道认为，卵巢周边广泛分布的环状钙化，见于输卵管子宫内膜异位症或交界性浆液性卵巢肿瘤患者。

子宫内膜异位症也会出现大量血性腹腔积液，通常可见盆腔粘连和卵巢子宫内膜异位囊肿。子宫内膜异位囊肿破裂后腹腔积液引起腹膜炎，导致渗出性腹腔积液。子宫内膜异位症也可继发感染，临床表现类似盆腔炎，最常发生于手术引流或抽吸后。

妊娠期间子宫内膜异位囊肿蜕膜化可能是异位间质细胞过度增生的结果，主要是由于黄体酮的影响。蜕膜化的子宫内膜异位囊肿体积增大，伴发实性结节或乳头状突起，CDFI可见血流信号，影像学表现变得更为复杂，这些变化类似卵巢恶性肿瘤。

子宫内膜异位症恶变是罕见的并发症，发病率约1%，主要恶变部位在卵巢，多称为子宫内膜异位症相关的卵巢恶性肿瘤，有子宫内膜异位症病史的女性比其他女性患卵巢癌的可能性高4.2倍。最常见的组织学类型为透明细胞癌和源于腺体成分的子宫内膜样癌，少见源于间质细胞的子宫内膜间质肉瘤。

（三）临床表现

（1）子宫内膜异位症最典型的临床症状是盆腔疼痛，70%～80%的患者有不同程度的盆腔疼痛，包括痛经、慢性盆腔痛、性交痛、肛门坠痛等。疼痛经常是继发性，进行性加重。但子宫内膜异位症的症状同严重程度不一定成正比，轻微的病灶可能会表现为剧烈痛经，而重度的病情却不一定疼痛严重。临床表现中也可有月经异常。妇科检查典型的体征是子宫骶韧带痛性结节及附件粘连包块。

（2）侵犯特殊器官的子宫内膜异位症常伴有其他症状：肠道子宫内膜异位症常有消化道症状，如便频、便秘、便血、排便痛或肠痉挛，严重时可出现肠梗阻。膀胱子宫内膜异位症常出现尿频、尿急、尿痛甚至血尿。输尿管子宫内膜异位症常发病隐匿，多因输尿管扩张或肾积水就诊，甚至出现肾萎缩、肾功能丧失。如果双侧输尿管及肾受累，可有高血压症状。

（3）不孕：40%～50%的患者合并不孕。

（4）盆腔结节及包块：17%～44%的患者合并盆腔包块（子宫内膜异位囊肿）。

（5）其他表现：肺及胸膜子宫内膜异位症可出现经期咯血及气胸。剖宫产术后腹壁切口、会阴切口子宫内膜异位症表现为瘢痕部位结节、与月经期密切相关的疼痛。

（四）临床分期及子宫内膜异位症生育指数

（1）美国生殖医学学会分期：目前常用的子宫内膜异位症分期方法是美国生殖医学学会（American Society of Reproductive Medicine，ASRM）分期，即美国生育学会1996年第3次修订的子宫内膜异位症分期。ASRM分期主要根据腹膜、卵巢病变的大小及深浅，卵巢、输卵管粘连的范围及程度，以及直肠子宫陷凹封闭的程度进行评分，共分为4期：Ⅰ期（微小病变）：1～5分；Ⅱ期（轻度）：6～15分；Ⅲ期（中度）：16～40分；Ⅳ期（重度）：＞40分。评分方法见表7-7-1。ASRM分期是目前国际上使用最普遍的子宫内膜异位症临床分期，主要缺陷在于对患者的妊娠结局、疼痛症状、复发无很好的预测性。目前的研究显示，对于ASRM分期Ⅰ～Ⅱ期患者，手术能增加妊娠率，但尚无循证医学证据表明，手术对Ⅲ～Ⅳ期子宫内膜异位症患者的生育有影响。

表 7-7-1 子宫内膜异位症 ASRM 分期评分

类别	位置	异位病灶大小（cm）			程度	粘连范围			直肠子宫陷凹封闭的程度	
		<1	1～3	>3		<1/3包裹	1/3～2/包裹	2>3包裹	部分	完全
腹膜	表浅	1	2	3	—	—	—	—	—	—
	深层	2	4	6	—	—	—	—	—	—
卵巢	右侧、表浅	1	2	4	右侧、轻	1	2	4	—	—
	右侧、深层	4	16	20	右侧、重	4	8	16	—	—
	左侧、表浅	1	2	4	左侧、轻	1	2	4	—	—
	左侧、深层	4	16	20	左侧、重	4	8	16	—	—
输卵管	—	—	—	—	右侧、轻	1	2	4	—	—
	—	—	—	—	右侧、重	4	8	16	—	—
	—	—	—	—	左侧、轻	1	2	4	—	—
	—	—	—	—	左侧、重	4	8	16	—	—
直肠子宫凹陷封闭	—	—	—	—	—	—	—	—	4	40

注：如果输卵管伞端完全粘连，评 16 分；如果患者只残留一侧附件，其卵巢及输卵管的评分应乘以 2；—：无此项。

（2）子宫内膜异位症生育指数：子宫内膜异位症生育指数（endometriosis fertility index，EFI）主要用于预测子宫内膜异位症合并不孕患者腹腔镜手术分期后的自然妊娠情况，评分越高，妊娠概率越高。预测妊娠结局的前提是男方精液正常，女方卵巢储备功能良好且不合并子宫腺肌病（表 7-7-2）。

表 7-7-2 子宫内膜异位症生育指数

	类别	评分
病史因素	年龄≤35岁	2
	年龄36～39岁	1
	年龄≥40岁	0
	不孕年限≤3年	2
	不孕年限>3年	0
	原发性不孕	0
	继发性不孕	1
手术因素	LF评分7～8分	3
	LF评分4～6分	2
	LF评分0～3分	0
	ASRM评分（异位病灶评分之和）<16分	1
	ASRM评分（异位病灶评分之和）≥16分	0
	ASRM总分<71分	1
	ASRM总分≥71分	0

（五）与不孕相关性

2000 年 Buyalos 等首次提出“子宫内膜异位症相关性不孕”的概念，指出不孕症与子宫内膜异位症之间是互相影响的，子宫内膜异位症可能通过影响妊娠的各个环节而引起不孕或自然流产，反之不孕症也是子宫内膜异位症的危险因素之一。不孕症患者中子宫内膜异位症的发病率高于正常人群（25%～50% *vs.* 10%～15%），子宫内膜异位症患者不孕症发生率较正常人群高（30%～50% *vs.* 7%～18%），自然妊娠率低（2%～10% *vs.* 15%～25%）。正常女性妊娠自然流产率为 15%，子宫内膜异位症流产发生率平均为 40%。不孕合并慢性盆腔疼痛患者中 40%～80% 有子宫内膜异位症，不明原因不孕患者中约 1/3 有子宫内膜异位症。约 5% 的患者因子宫内膜异位症接受体外受精胚胎移植治疗，其妊娠结局约为正常女性的 1/2。

子宫内膜异位症导致不孕的原因尚不完全清楚，推测其可能通过多种机制影响生殖能力，包括盆腔相关解剖结构变形扭曲、输卵管阻塞、盆腔粘连、排卵障碍、卵子质量下降、黄体功能缺陷、受精障碍、自身免疫缺陷及种植失败等。

1. 子宫内膜异位症与卵巢功能

异位内膜组织侵及、破坏卵巢组织，导致卵巢及周围组织粘连，后穹隆封闭。在卵巢内形成子宫内膜异位囊肿，体积较大者引起压迫并影响卵巢的血运。如手术剥除病灶，剥离囊肿的时候会损失许多小卵泡（不可避免会造成卵巢组织的丢失），电凝止血过程对卵巢的热损伤可导致卵巢对促性腺激素的反应下降、卵巢储备功能下降、排卵功能障碍、卵子质量下降、黄体功能不全、高泌乳素血症等。研究显示，再次手术后妊娠率仅为初始的 50%。

2. 子宫内膜异位症与腹腔微环境

子宫内膜异位症是一个慢性炎性过程，其腹腔微环境发生明显改变，腹腔液中含有大量炎性因子，如前列腺素、细胞因子（IL-6、IL-1、IL-8）、肿瘤坏死因子 α、表皮生长因子等。这些炎性因子会影响输卵管的蠕动、拾卵，精子活力，精子和卵母细胞的结合，以及胚胎的发育。巨噬细胞数量增多，有报道称红色微小病变的腹腔巨噬细胞水平更高，高水平的巨噬细胞可使获卵率、受精率下降。IL-6、IL-8 在早期病变中水平更高，IL-8 及肿瘤坏死因子的浓度与红色病变的数目及体积正相关，IL-6 在正常腹腔液中浓度极低，通常只有几个 pg/mL，子宫内膜异位症中高达 1000 pg/mL，这也是子宫内膜异位症病情严重程度与不孕不成正相关性的原因之一，即有的患者病情严重却不难怀孕，而有的患者病情较轻却迟迟无法怀孕。

3. 子宫内膜异位症与子宫内膜息肉

子宫内膜息肉为子宫内膜（包括腺体、间质）局部增生，形成带蒂的瘤样结构突向宫腔。临床上表现为不规则阴道流血，并且可能与不孕症及反复流产相关。研究显示，雌激素受体高表达，而孕激素受体低表达与息肉发生有关。子宫内膜异位症不仅是雌激素依赖性疾病，还是孕激素抵抗性疾病，子宫内膜异位症与子宫内膜息肉患者均表现为内膜微血管密度增加。子宫内膜异位症患者内膜息肉发生率高可能与子宫内膜代谢和生理功能紊乱有关。子宫内膜息肉常见于宫腔后壁，＜ 1.5 cm 的息肉多不影响妊娠结局，而＞ 2 cm 的息肉有增加流产率的趋势。输卵管部位息肉对妊娠的影响大。

不孕症患者内膜息肉发生率高，为 1.4%～41%。根据 ASRM 提出的腹腔镜诊断子宫内膜异位症的评分分期，子宫内膜息肉的发生率分别约为Ⅰ期 63.64%、Ⅱ期 70.37%、Ⅲ期 72.22%、Ⅳ期 77.78%，而子宫内膜异位症患者切除息肉后妊娠率为 49.52% *vs.* 29.79%。

4. 子宫内膜异位症与输卵管功能

轻型子宫内膜异位症对输卵管的影响主要以间质部、壶腹部及伞端为主。严重子宫内膜异位症可导致明显盆腔粘连，进而影响近段输卵管局部解剖及功能，如输卵管扭曲、阻塞、粘连。子宫内膜异位症可引起输卵管内部粘连形成、管腔微细结构的改变和输卵管纤毛摆动频率下降，影响输卵管伞的拾卵功能及精子与卵子的结合，导致不孕。研究表明，ASRM 分期Ⅰ期、Ⅱ期的子宫内膜异位症主要影响输卵管的浆膜层，一般不会引起输卵管阻塞，而Ⅲ期、Ⅳ期子宫内膜异位症的主要病变包括输卵管浆膜层粘连，输卵管出现扭曲、阻塞或蠕动受限等，从而影响受孕。Karande 等研究报道，输卵管腔内灌注压增高与管腔子宫内膜异位症相关。

（1）子宫内膜异位症对输卵管近段的影响：近段输卵管病变占所有输卵管不孕的 10% ~ 25%，ASRM 研究发现，已确诊的一半以上的近段输卵管阻塞为管腔痉挛和腔内黏液样管型导致。输卵管近段阻塞合并盆腔子宫内膜异位症者比例高达 68%，多为早期子宫内膜异位症。Fortier 等报道，14.3% 的患者在因近段输卵管阻塞而切除的输卵管组织内发现黏膜子宫内膜异位症，即输卵管腔内存在子宫内膜腺体和间质。

近段输卵管阻塞的理论：雌激素使管腔分泌增加，形成黏液栓；孕激素则使管腔分泌减少，纤毛细胞增加，黏液栓消失。子宫内膜异位症发生时，输卵管腔内的病灶可使管壁平滑肌、黏膜纤毛活动障碍，不利于管腔内的黏液栓、组织碎屑等非结晶性物质排出，导致输卵管痉挛甚至管腔狭窄，长此以往使管腔纤维化，最终导致永久性阻塞。增殖晚期近段输卵管管腔内可能存在黏液、内膜碎片等非结晶性物质，特别是在高雌激素水平状态下，这些非结晶物质可能会造成近段输卵管一过性痉挛或阻塞，在输卵管造影检查中表现为输卵管近段的阻塞。排卵后，雌激素水平相对降低而孕激素水平升高，管腔痉挛消失，非结晶性物质排出，输卵管随之恢复通畅状态。

（2）子宫内膜异位症对输卵管中段的影响：发生较少，输卵管中部病变可见于重度子宫内膜异位症，术后促性腺激素释放激素激动剂（GnRH-a）的治疗作用好。

（3）子宫内膜异位症对输卵管远段的影响：子宫内膜异位症不孕患者的输卵管伞端微小病变发生率显著高于非子宫内膜异位症不孕患者。对伞端病变的影响多见于早期子宫内膜异位症。Abuzeid 等报道Ⅰ期、Ⅱ期子宫内膜异位症不孕患者中输卵管伞部病理改变较非子宫内膜异位症不孕患者明显升高（50.2% *vs.* 17.8%）。输卵管远段病变的类型主要包括积水、伞端粘连形成黏膜桥、伞口包茎、伞口边缘圆钝、输卵管副开口、憩室形成、管腔扭曲、输卵管伞卵巢系膜延长、泡状附件等，可导致输卵管拾卵功能的下降。输卵管存在微小病变时宫腔配子移植率明显降低。子宫内膜异位症还可导致输卵管周围粘连的盆腔炎性改变，输卵管管壁肌层菲薄，蠕动差，造影时有输卵管积液或粘连的假象。

（4）子宫内膜异位症对输卵管纤毛的影响：子宫内膜异位症腹腔液中 IL-6 等炎性因子明显增多，抑制输卵管纤毛活动，使其受精卵运输能力下降，进而影响妊娠。有文献报道，子宫内膜异位症患者纤毛摆动频率下降 24%，子宫内膜异位症还可使输卵管纤毛蠕动能力下降。子宫内膜异位症患者腹腔液中存在大分子物质——卵子抑制因子（ovum capture inhibitor，OCI），体外试验发现伞端纤毛表面形成膜样结构，导致卵子捕获能力完全丧失。

（六）超声造影表现

1. 常规声像图特征

（1）卵巢子宫内膜异位囊肿（ovarian endometriosis，OEM）的声像图特征如下（图 7-7-5）：

- 附件区囊性包块，透声差。依据囊肿的形态、囊内容物声像图特征分为单纯囊肿型、多囊型、混合型和实性团块型。

- 依据病程长短或月经前后不同时期，囊肿声像图可有一定的变化。病程不长或月经前，囊壁可较薄且内壁光滑，囊内容物回声均匀，呈稀疏点状回声，可有分隔。病程较长时，囊壁厚薄不均匀，内壁不光滑，囊内容物不均匀或高回声，并可见不规则实性团块或粗细不等的分隔带，囊肿附壁点状强回声。

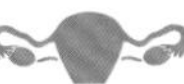

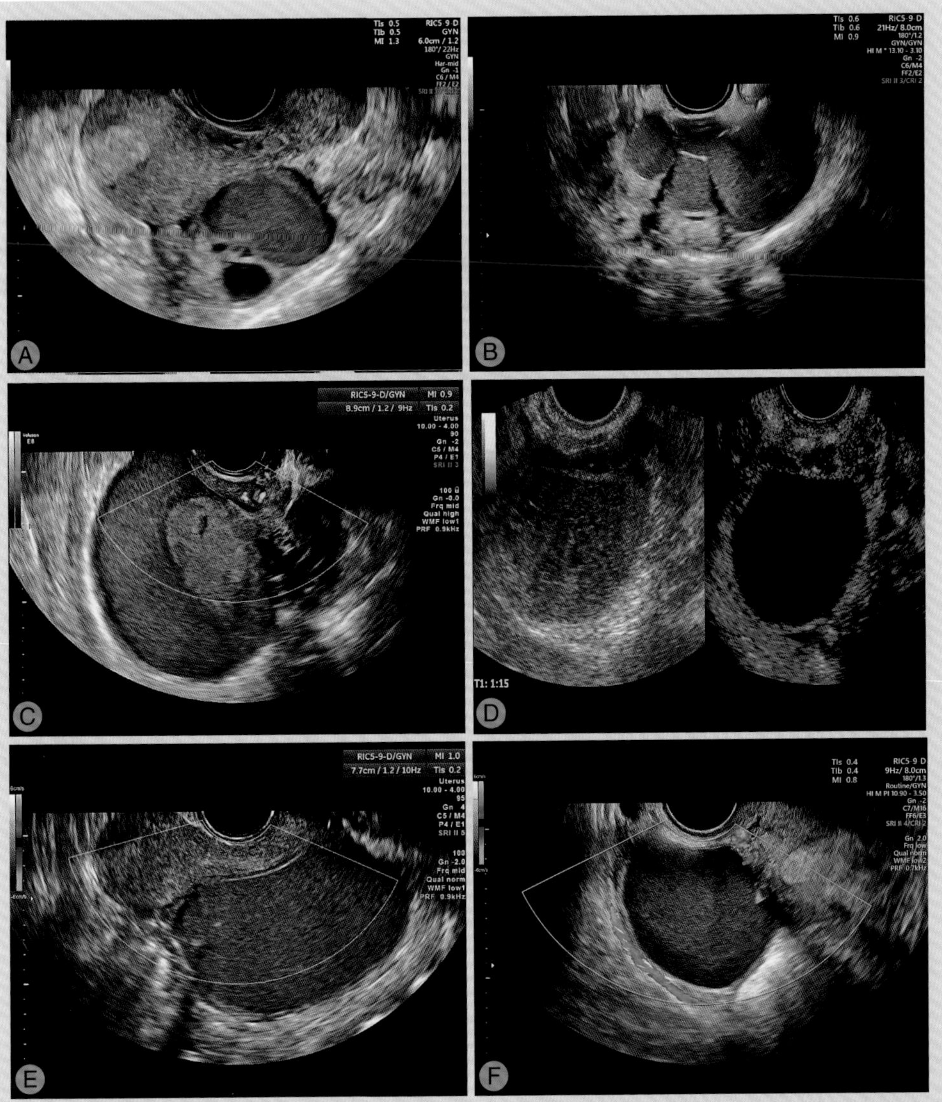

A.单纯囊肿型；B.多囊型；C.混合型；D.实性团块型，造影显示囊内无血流灌注；E、F.囊壁少量点状血流信号。

图7-7-5　卵巢子宫内膜异位囊肿

- CDFI 显示囊壁上少许血流信号，囊内无信号，但多个巧克力囊肿融合后形成分隔，隔上可见少许血流信号；PW 显示中等阻力动脉频谱。
- 与周边组织分界不清、活动度差。
- 需与出血性卵巢囊肿、畸胎瘤、囊腺瘤等鉴别诊断。

（2）深部浸润型子宫内膜异位症（deep infiltrating endometriosis，DIE）的声像图特征如下（图 7-7-6）：

- 盆腔子宫骶韧带、阴道后穹隆、直肠前壁、直肠乙状结肠连接部位、乙状结肠局部等部位回声减低、增厚，或呈实性低回声结节，均匀或不均匀，部分可呈囊性、实性。
- 形态可为长条形、结节状或片状，边缘不规整，病灶边界不清。
- CDFI 多表现为散在点、条状穿入型血流。
- 病灶部位与周边组织活动度检查，“滑动征”阴性，子宫可偏向一侧。

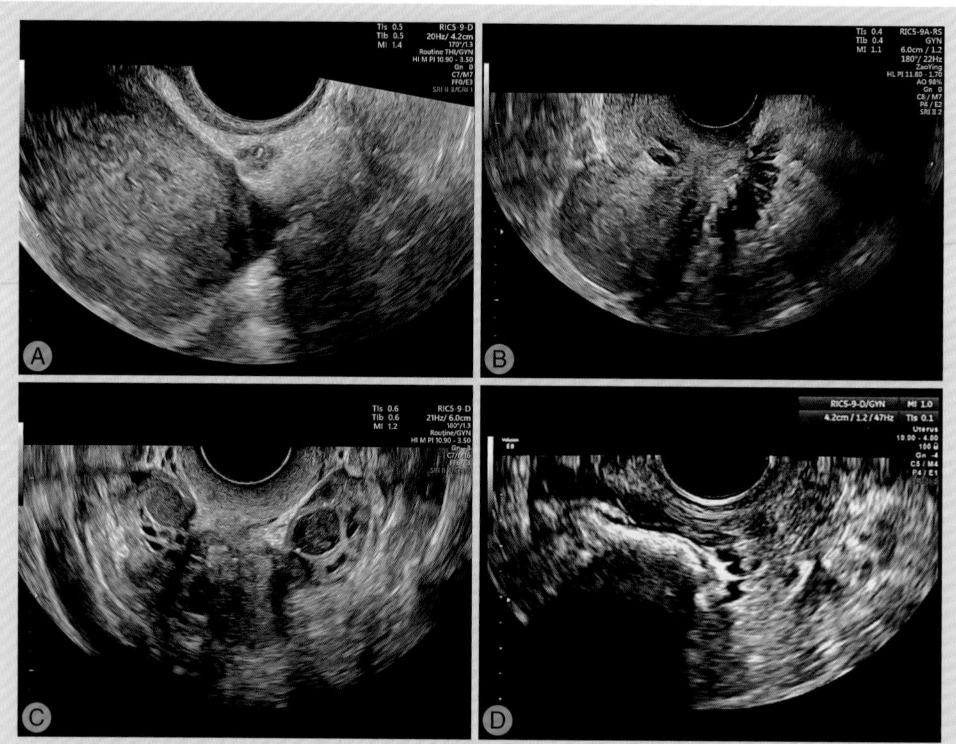

A.后盆腔深部子宫内膜异位症结节；B.后盆腔深部子宫内膜异位症病灶并封闭；C.双侧卵巢内异囊肿伴后盆腔深部子宫内膜异位症；D.盆腔深部子宫内膜异位症，与周边组织粘连，呈“印第安头饰征”。

图7-7-6　深部浸润型子宫内膜异位症

2. 子宫内膜异位症的超声造影图像特征

子宫内膜异位症超声造影可有以下声像图表现，分别从宫腔、输卵管及盆腔进行展示。

（1）宫腔造影

- 宫腔膨大，宫角可为钝角；亦可出现宫腔扁平凹陷（图 7-7-7）。

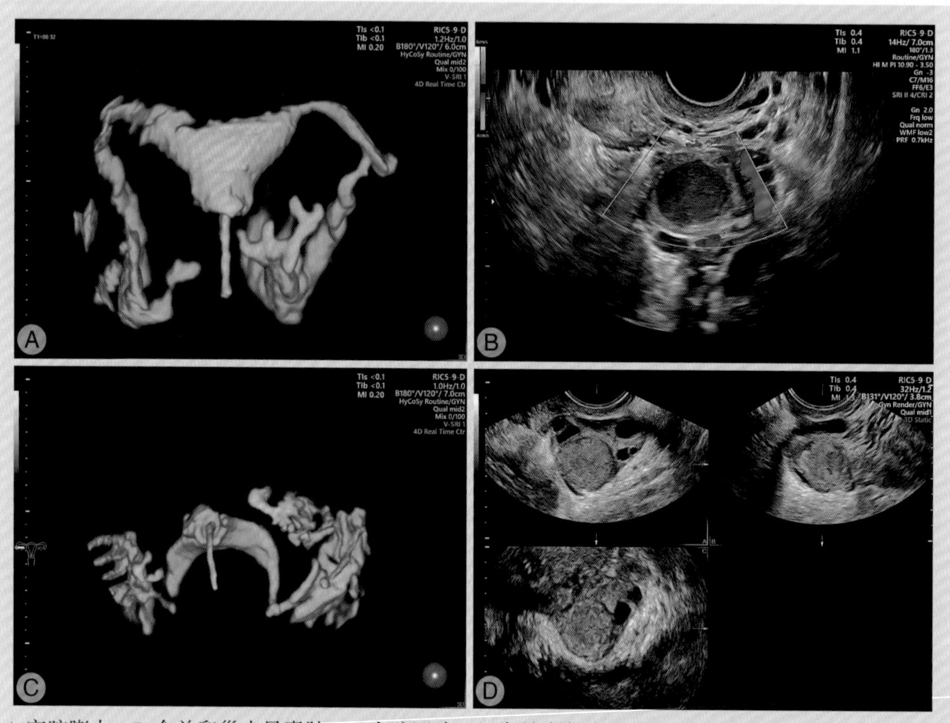

A.宫腔膨大；B.合并卵巢内异囊肿；C.宫腔凹陷；D.合并卵巢内异囊肿。左右两图为同一患者。

图7-7-7　子宫内膜异位症（宫腔容积改变）

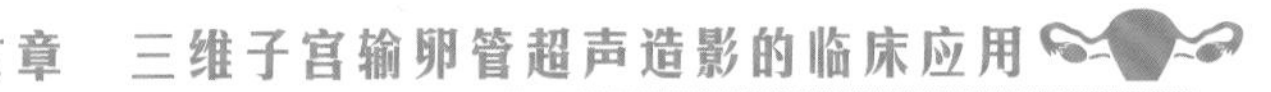

- 子宫内膜厚薄不均，见单个或多个实性等回声向宫腔内隆起，窄蒂或者宽蒂，宫腔造影可有不规则形充盈缺损（图 7–7–8）。
- 子宫肌层逆流（图 7–7–9）。
- 子宫偏向一侧（图 7–7–10）。

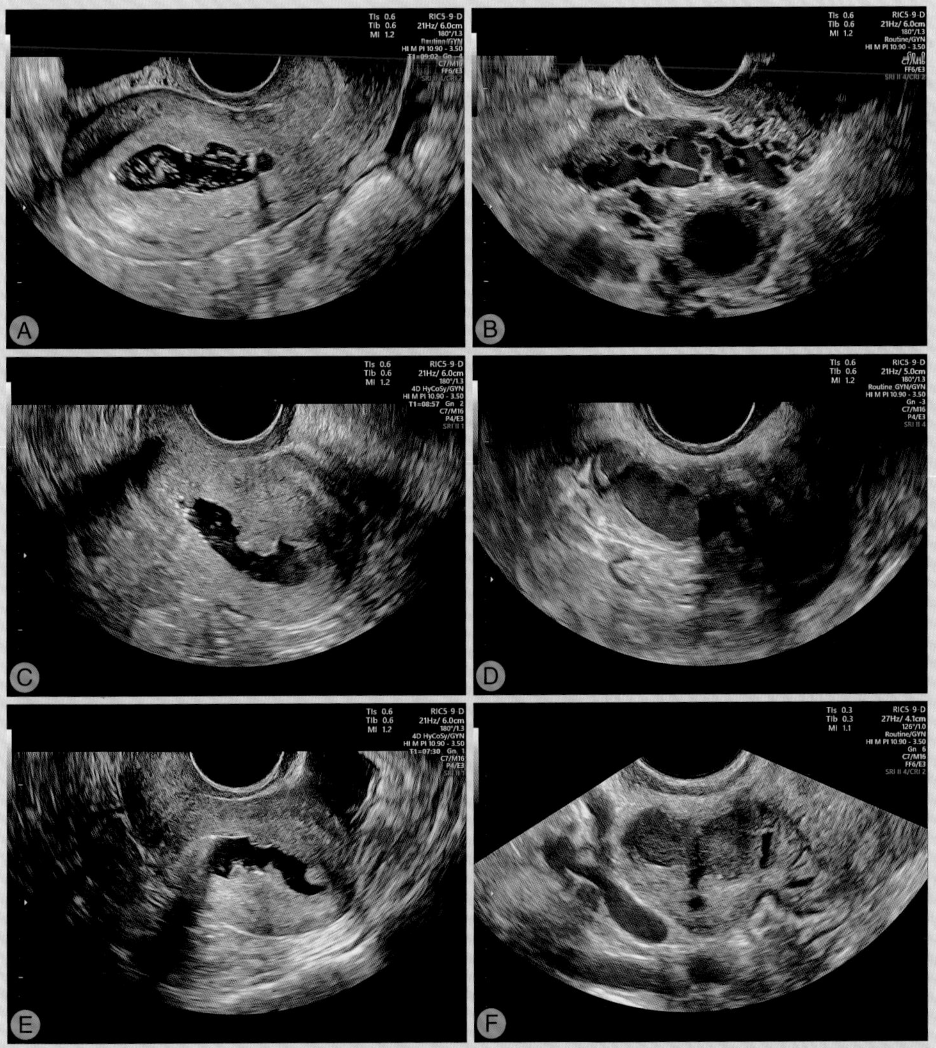

A .子宫内膜厚薄不均；B.合并卵巢内异囊肿；C.子宫内膜厚薄不均伴息肉样病变；D.合并卵巢内异囊肿；E.宫腔多发息肉样病变；F.合并卵巢内异囊肿。左右两图为同一患者。

图7–7–8　子宫内膜异位症（宫腔病变）

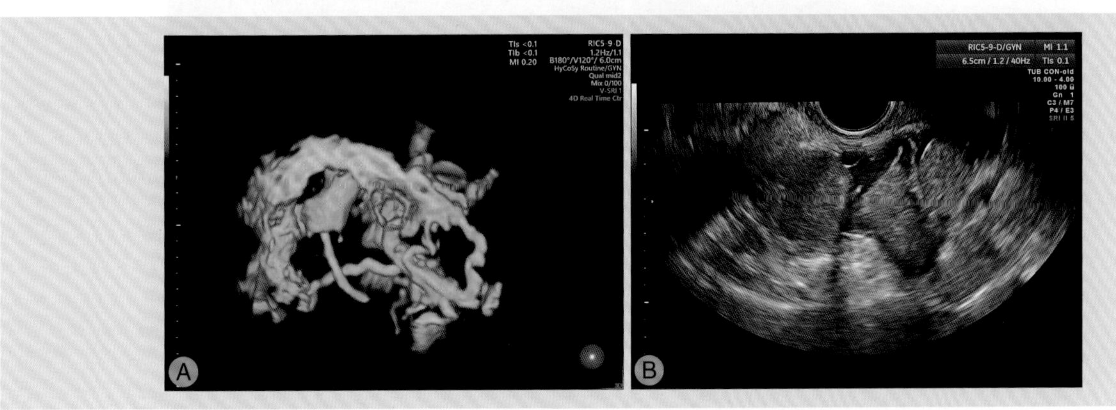

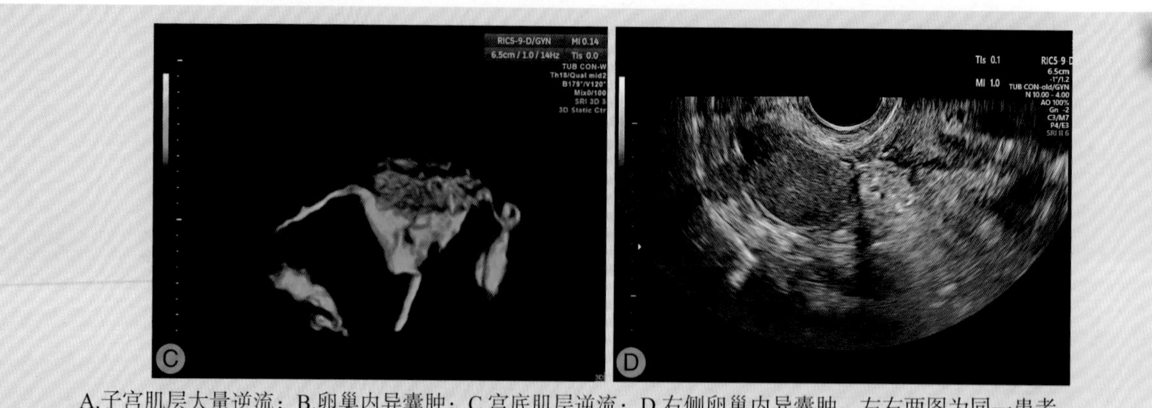

A.子宫肌层大量逆流；B.卵巢内异囊肿；C.宫底肌层逆流；D.右侧卵巢内异囊肿。左右两图为同一患者。

图7-7-9　子宫内膜异位症（肌层逆流）

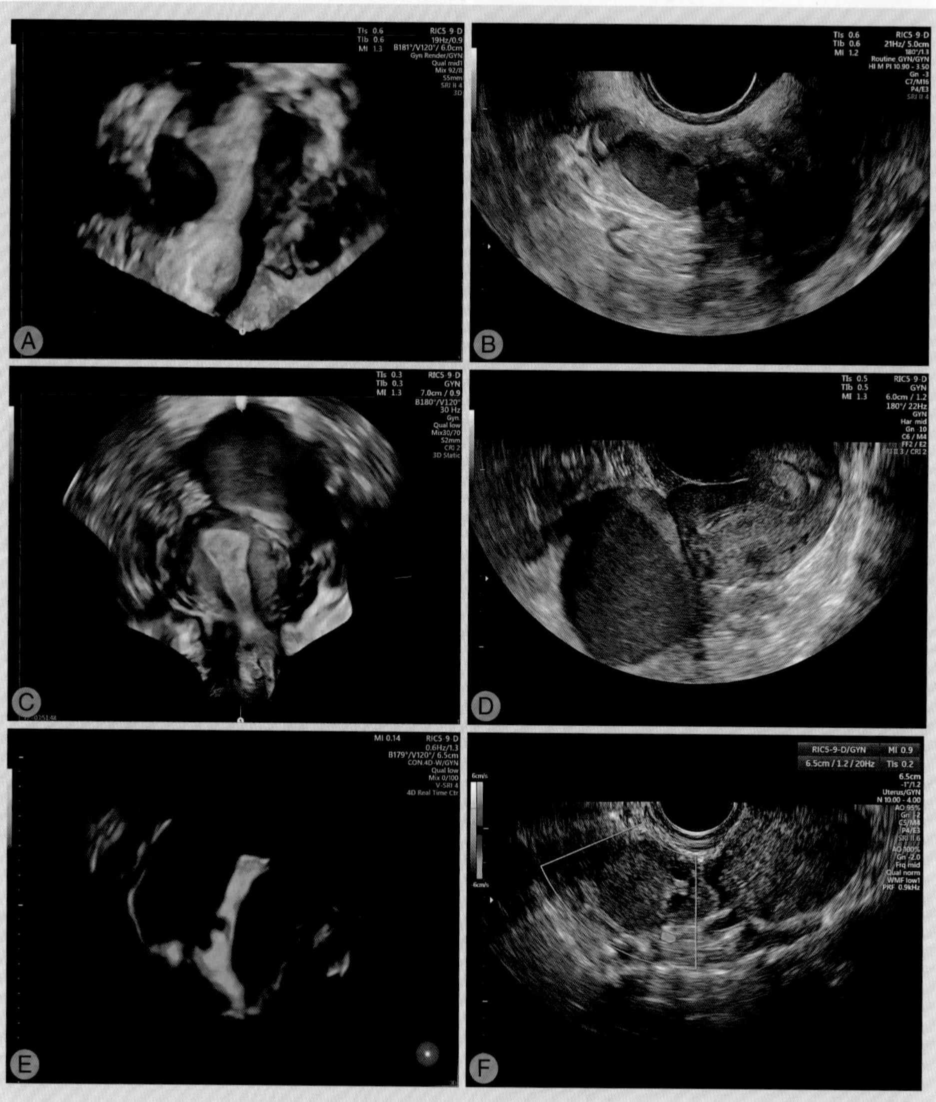

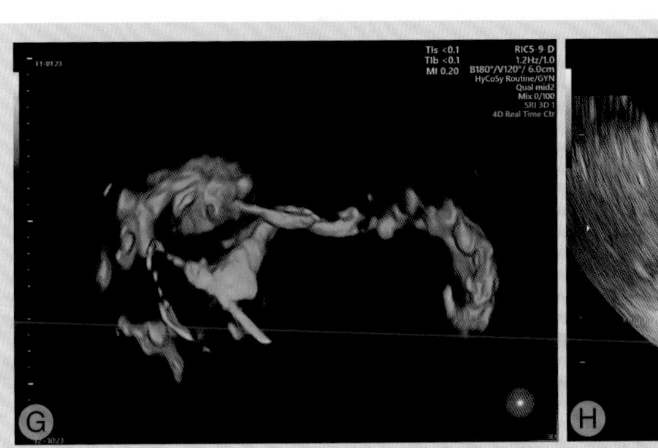
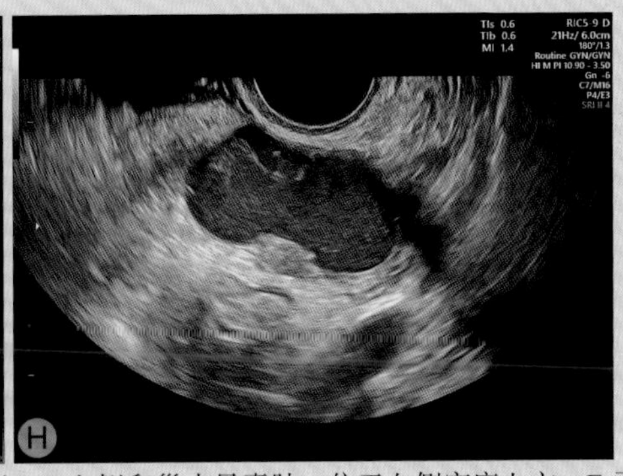

A.子宫偏向右侧；B.右侧卵巢内异囊肿；C.子宫偏向右侧；D.左侧卵巢内异囊肿，位于左侧宫底上方；E.子宫偏向右侧；F.右侧卵巢内异囊肿；G.子宫偏向右侧；H.左侧卵巢内异囊肿。左右两图为同一患者。

图7-7-10　子宫内膜异位症（子宫偏向一侧）

（2）输卵管造影

- 输卵管显影晚，输卵管痉挛、间歇性显影。
- 输卵管形态异常：纤细、僵硬、膨大、结节状改变、过度盘曲、局部膨隆呈憩室样改变、不光整呈毛刺状改变等（图 7-7-11，图 7-7-12）。
- 输卵管管壁逆流，以近段逆流为主（图 7-7-19，病例 1）。
- 输卵管远段上举（图 7-7-13，图 7-7-14）。
- 伞端造影剂溢出缓慢，伞口溢出呈偏心、细线状或多口溢出。
- 输卵管伞端失去正常形态，伞口内聚、指状突起消失。

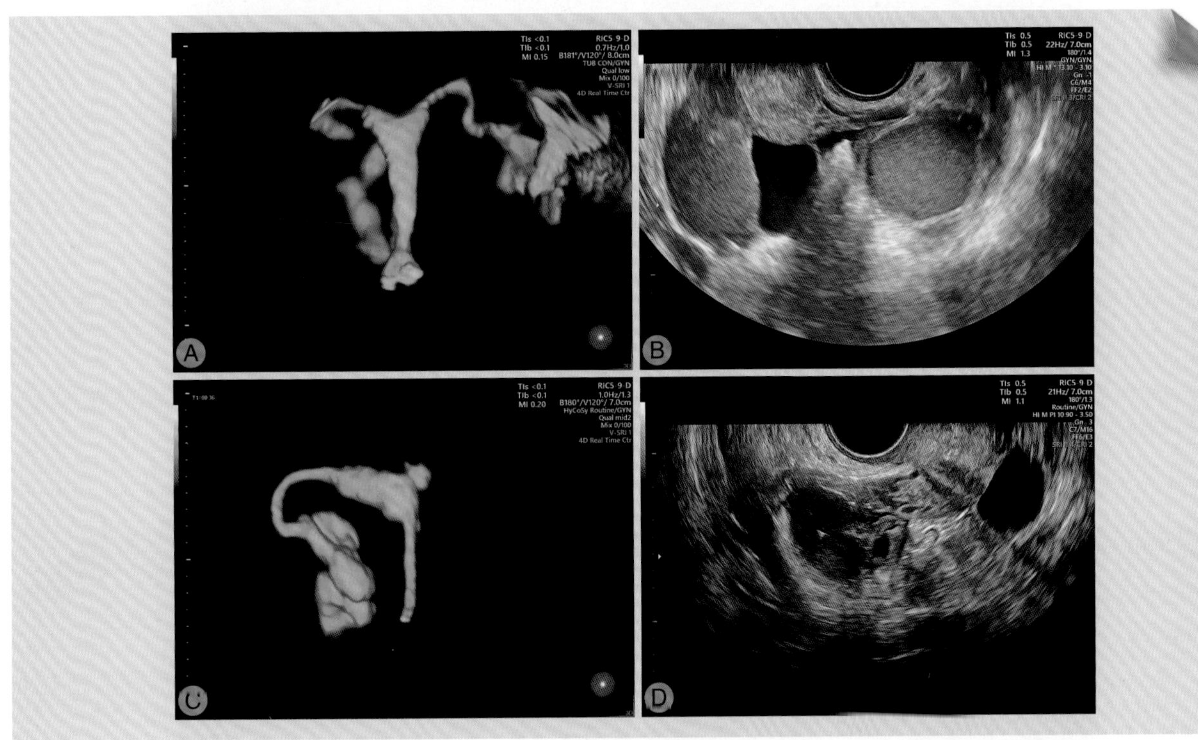

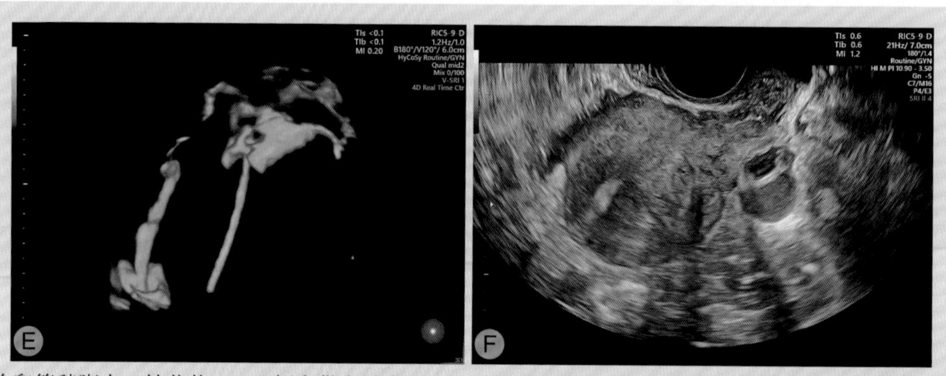

A.双侧输卵管稍膨大、结节状；B.双侧卵巢内异囊肿；C.右侧输卵管膨大、盘曲；D.右侧卵巢内异囊肿；E.右侧输卵管纤细、僵硬、结节状、左侧上举；F.左侧卵巢内异囊肿。左右两图为同一患者。

图7-7-11 子宫内膜异位症（输卵管形态异常：膨大、盘曲、结节状、僵硬）

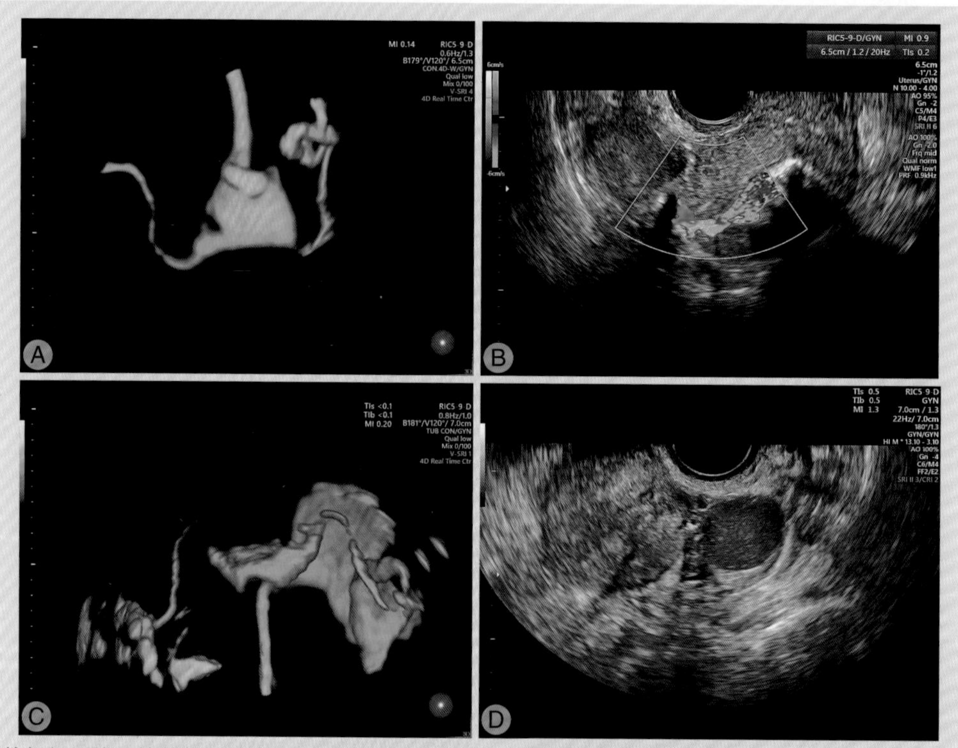

A.输卵管粗细不均、结节状、僵硬；B.右侧卵巢内异囊肿；C.双侧输卵管纤细、僵硬、结节状；D.左侧卵巢内异囊肿。左右两图为同一患者。

图7-7-12 子宫内膜异位症（输卵管形态异常：结节状）

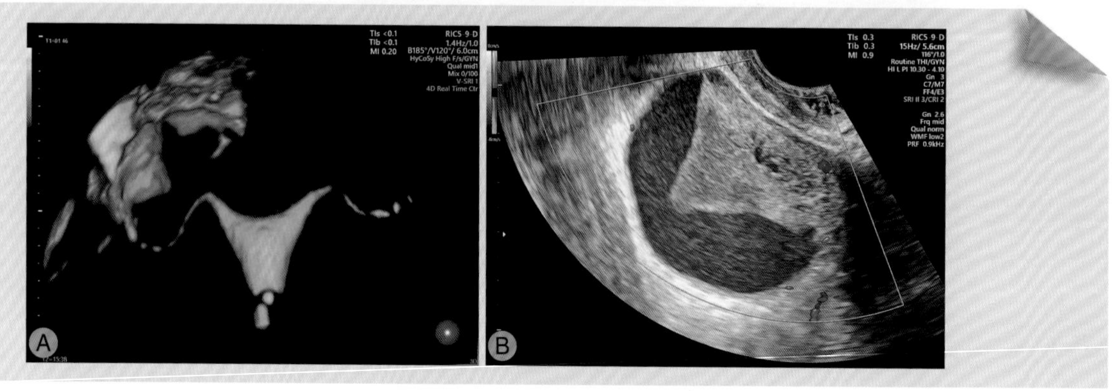

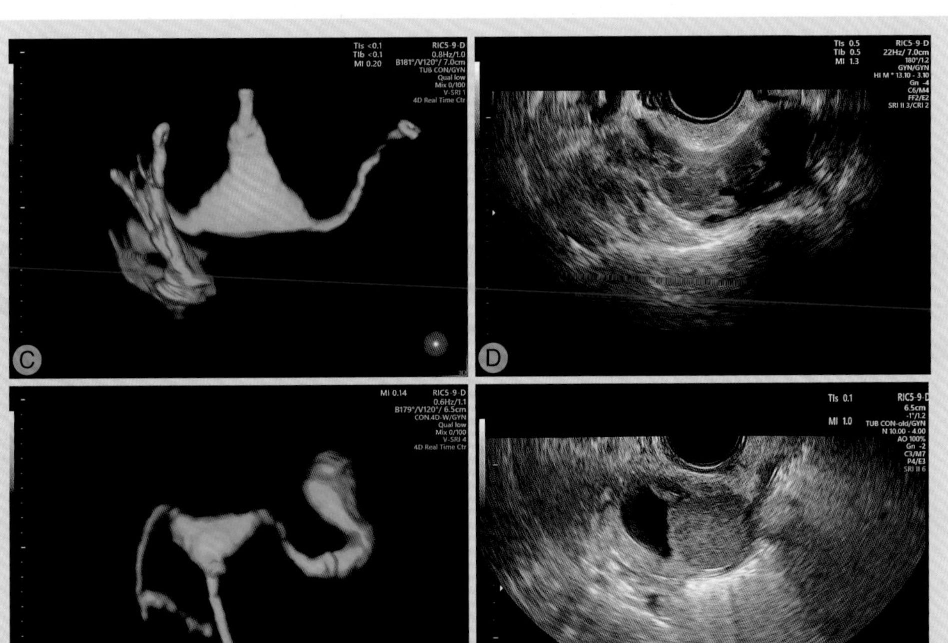

A.右侧输卵管远段上举，通而不畅，左侧不通；B.右侧卵巢内异囊肿；C.右侧输卵管远段上举，通而不畅，左侧不通；D.右侧卵巢内异囊肿；E.双侧输卵管不通，左侧输卵管远段膨大、上举；F.左侧卵巢内异囊肿。左右两图为同一患者。

图7-7-13　子宫内膜异位症（输卵管走行异常：远段上举）

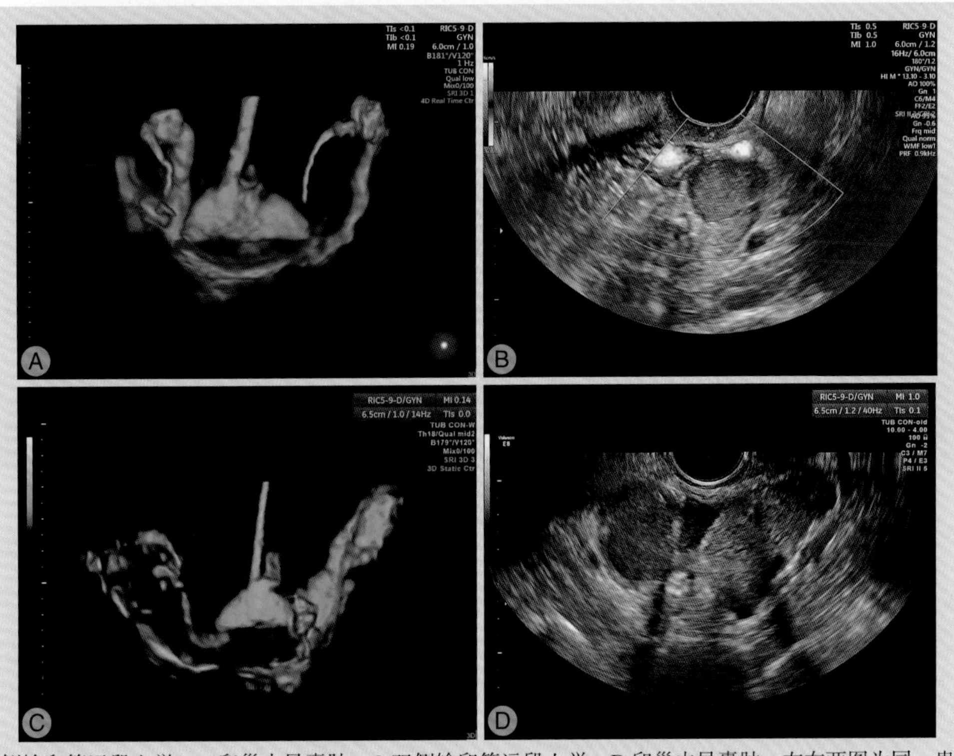

A.双侧输卵管远段上举；B.卵巢内异囊肿；C.双侧输卵管远段上举；D.卵巢内异囊肿。左右两图为同一患者。

图7-7-14　子宫内膜异位症（输卵管走行异常：远段上举）

（3）盆腔造影

- 造影剂在盆腔内分布局限，弥散不均，呈局部聚集状（图 7–7–15）。
- 卵巢周边弥散不均，呈弧形包绕或环状包绕（图 7–7–16）。
- 盆腔可见实性低回声结节、囊性包块及膜状粘连带（图 7–7–17）。

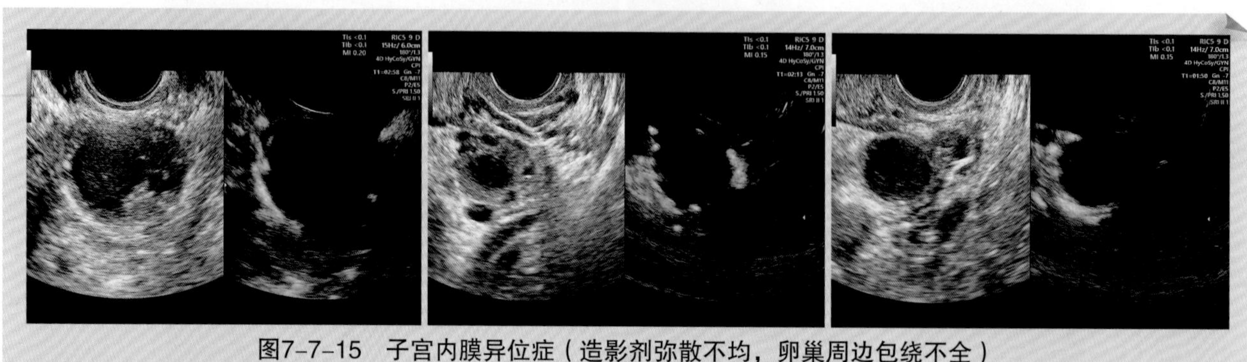

图7–7–15　子宫内膜异位症（造影剂弥散不均，卵巢周边包绕不全）

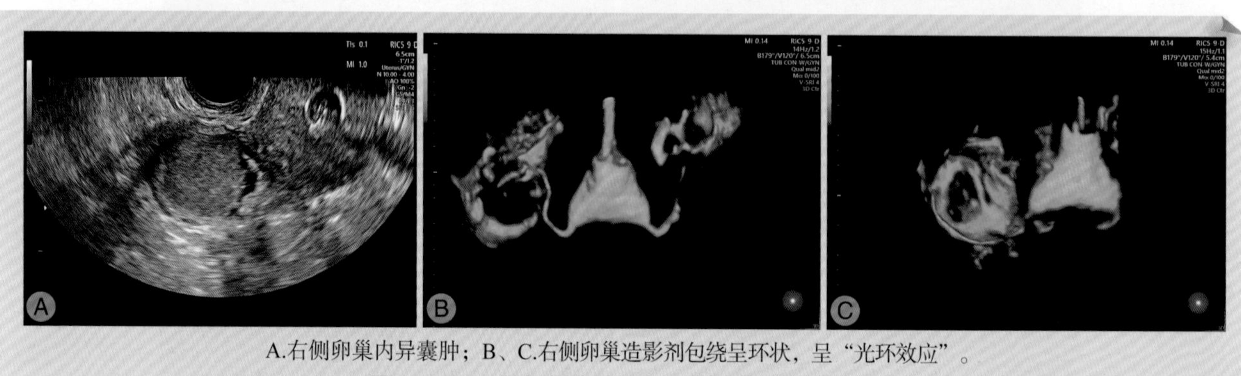

A.右侧卵巢内异囊肿；B、C.右侧卵巢造影剂包绕呈环状，呈“光环效应”。

图7–7–16　子宫内膜异位症（造影剂弥散不均）

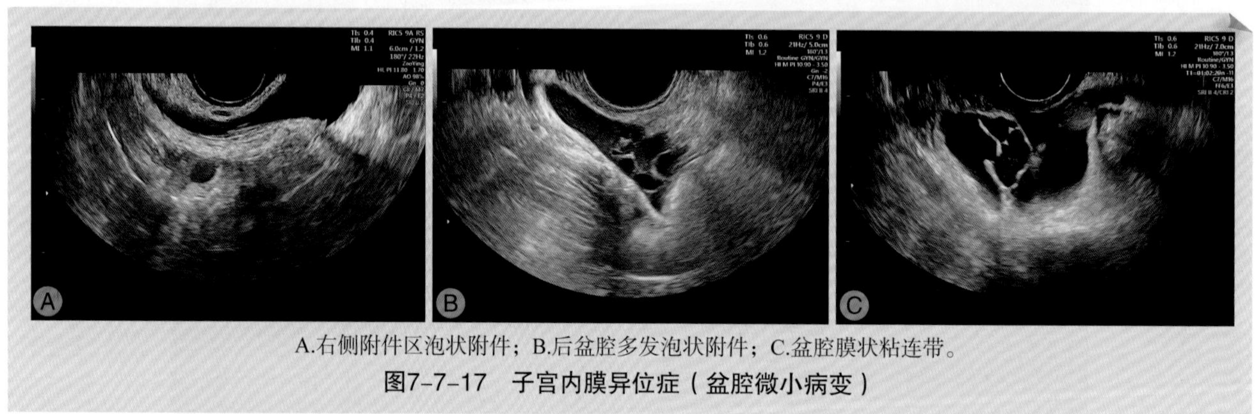

A.右侧附件区泡状附件；B.后盆腔多发泡状附件；C.盆腔膜状粘连带。

图7–7–17　子宫内膜异位症（盆腔微小病变）

轻度的盆腔子宫内膜异位症可在输卵管远段造成伞端微小病变，如憩室和输卵管伞端黏膜桥或副开口。憩室超声诊断困难，难以与输卵管扩张积液鉴别。2005 年国内学者对输卵管憩室的典型的 HSG 表现进行了分类描述：①“吊瓜征”：憩室体部囊袋状膨大，而憩室颈部呈细带状与输卵管腔相连相通，似金瓜吊在瓜藤上；②“单线串珠征”：输卵管某段向周边膨大形成憩室，而憩室两端的输卵管均正常，憩室似珠状物穿在一根线上；③“热气球征”：憩室主体位于输卵管上方，与输卵管两端呈线样相连，类似于飘在空中的热气球；④宽基底憩室：憩室膨出，有宽基底与输卵管相通。动态监视下可见输卵管憩室和其他部位憩室一样，其形状略有收缩、变小、扩大改变。HyCoSy 憩室特点为输卵管局部不对称性半球状隆起，为可疑憩室影像（图 7–7–18）。

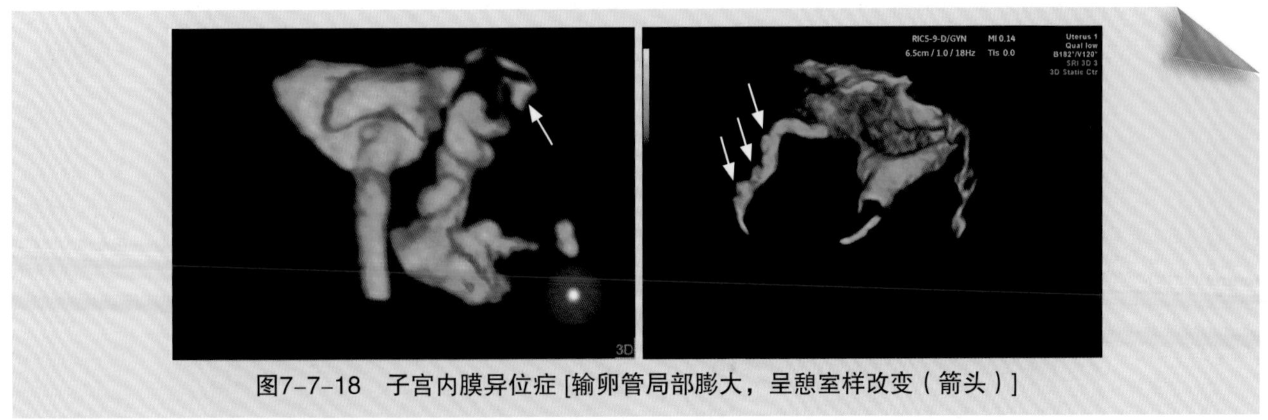

图7-7-18　子宫内膜异位症 [输卵管局部膨大，呈憩室样改变（箭头）]

3. 病例分享

病例 1　患者 32 岁，孕 1 产 0，引产 1 次，不孕 3 年。曾行通液术，推注有轻阻力，加压推注顺利。超声造影图像见图 7-7-19，视频 7-7-1。

病例 2　患者 28 岁，孕 0，不孕 1 年，超声造影图像见图 7-7-20，视频 7-7-2。

病例 3　患者 36 岁，孕 0，不孕 6 个月，超声造影图像见图 7-7-21，视频 7-7-3。

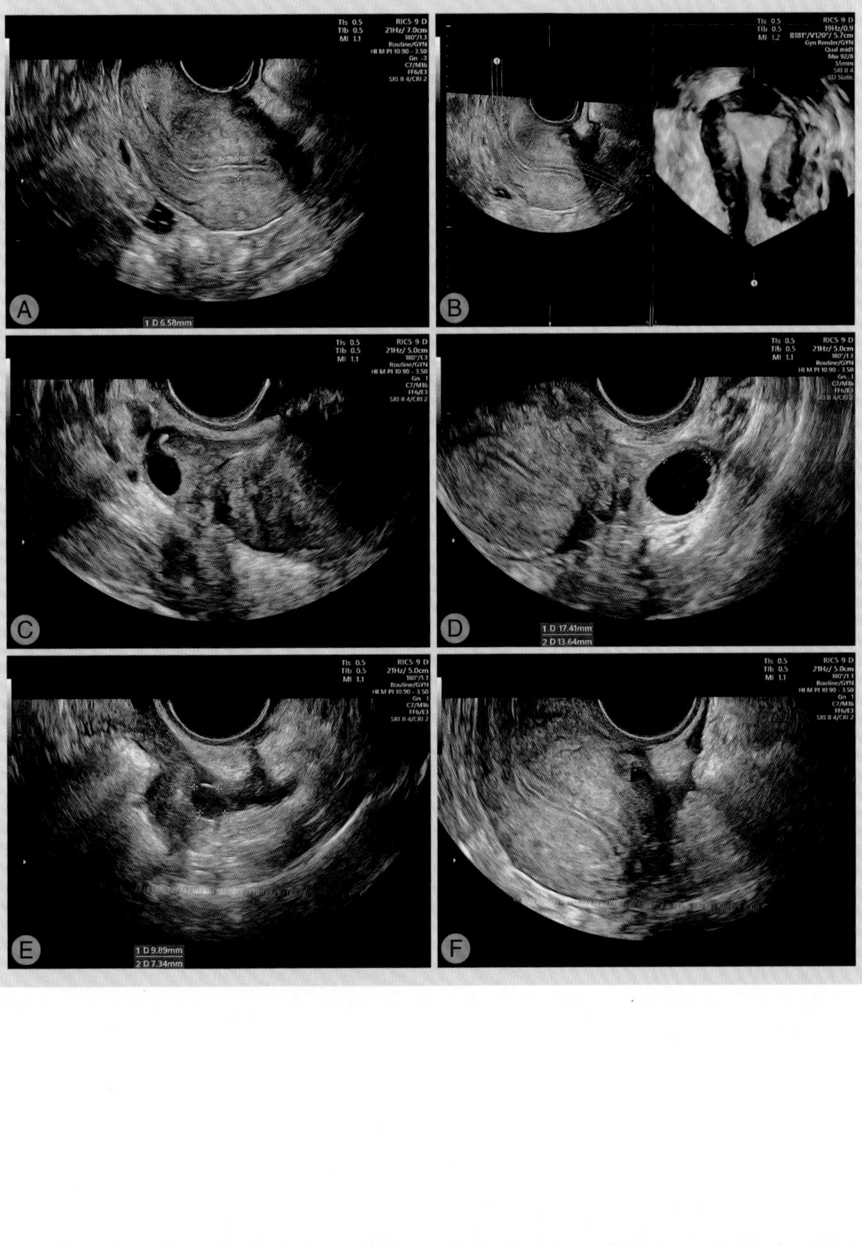

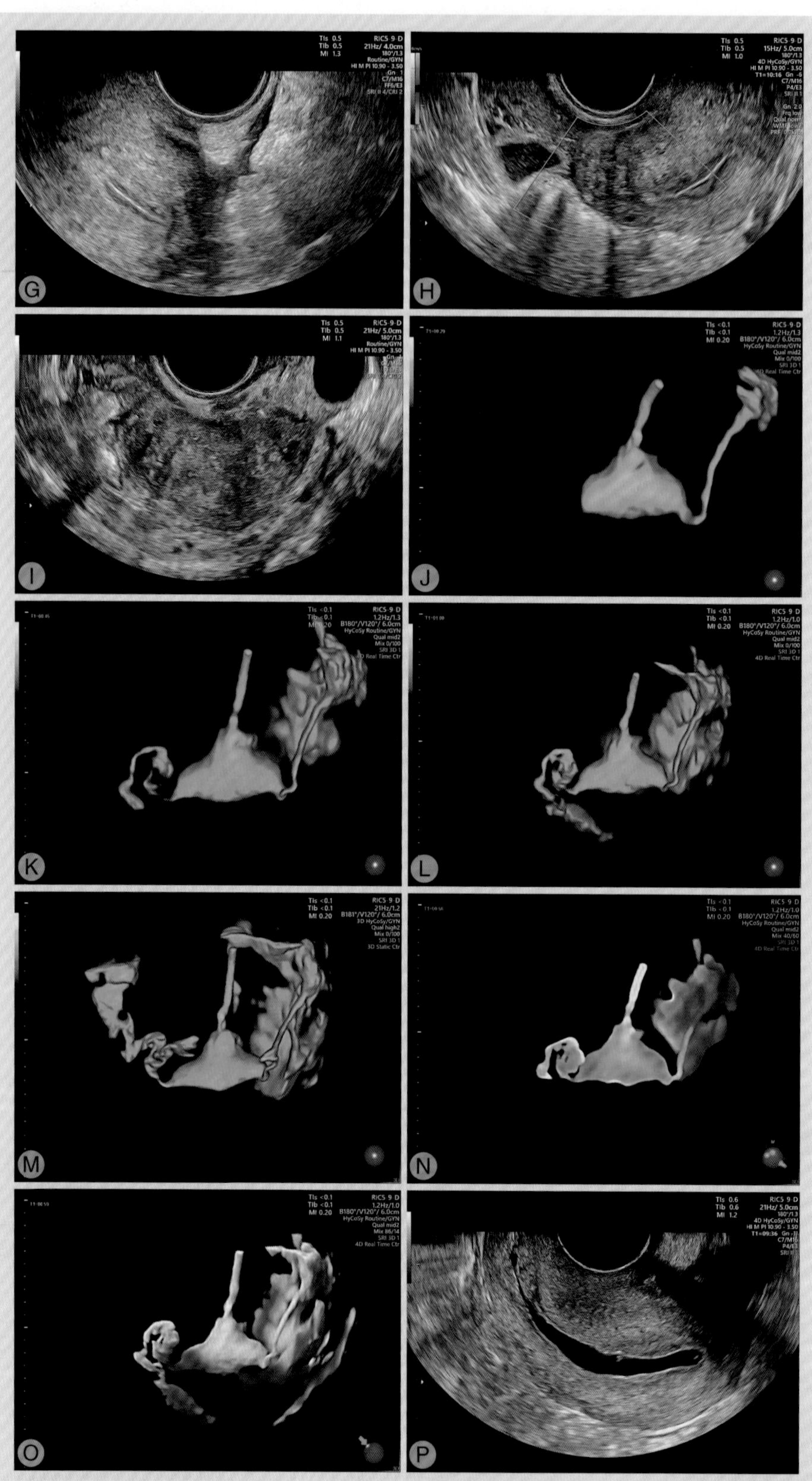

A.子宫内膜为呈“三线征”，为增殖早期内膜回声；B.宫腔三维成像，宫腔形态正常，间质线清晰；C.右侧卵巢周边见一点状强回声；D.左侧卵巢内有一优势卵泡，大小约17 mm × 14 mm；E.左侧卵巢旁探及一囊性占位，大小约10 mm × 7 mm；F、G.子宫后壁浆膜层增厚、见不规则低回声区，与周边组织分界不清，可见“印第安头饰征”；H.子宫右侧宫角处回声减低、不均，见细小无回声；I.横切面显示子宫后方低回声团块，与子宫后壁分界不清；J ~ M.四维子宫输卵管超声造影：左侧输卵管先显影，左侧输卵管显影至远段后右侧输卵管显影。右侧输卵管近段纤细、走行扭曲，输卵管峡部周边见线团状造影剂回声，后期右侧输卵管伞端少量造影剂溢出，左侧大量造影剂溢出；N、O. HD*live*™模式单光源、三光源及不同光源角度显示右侧输卵管峡部逆流图像；P.宫腔负性造影宫腔面光整，宫腔内无异常回声。

图7-7-19　子宫内膜异位症（病例1）

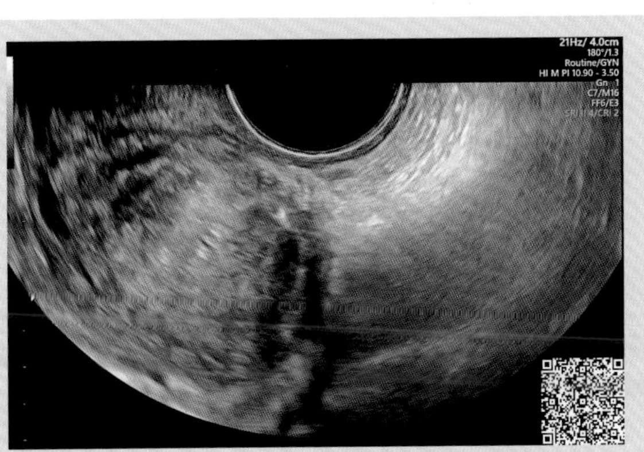

视频7-7-1　子宫内膜异位症（病例1）

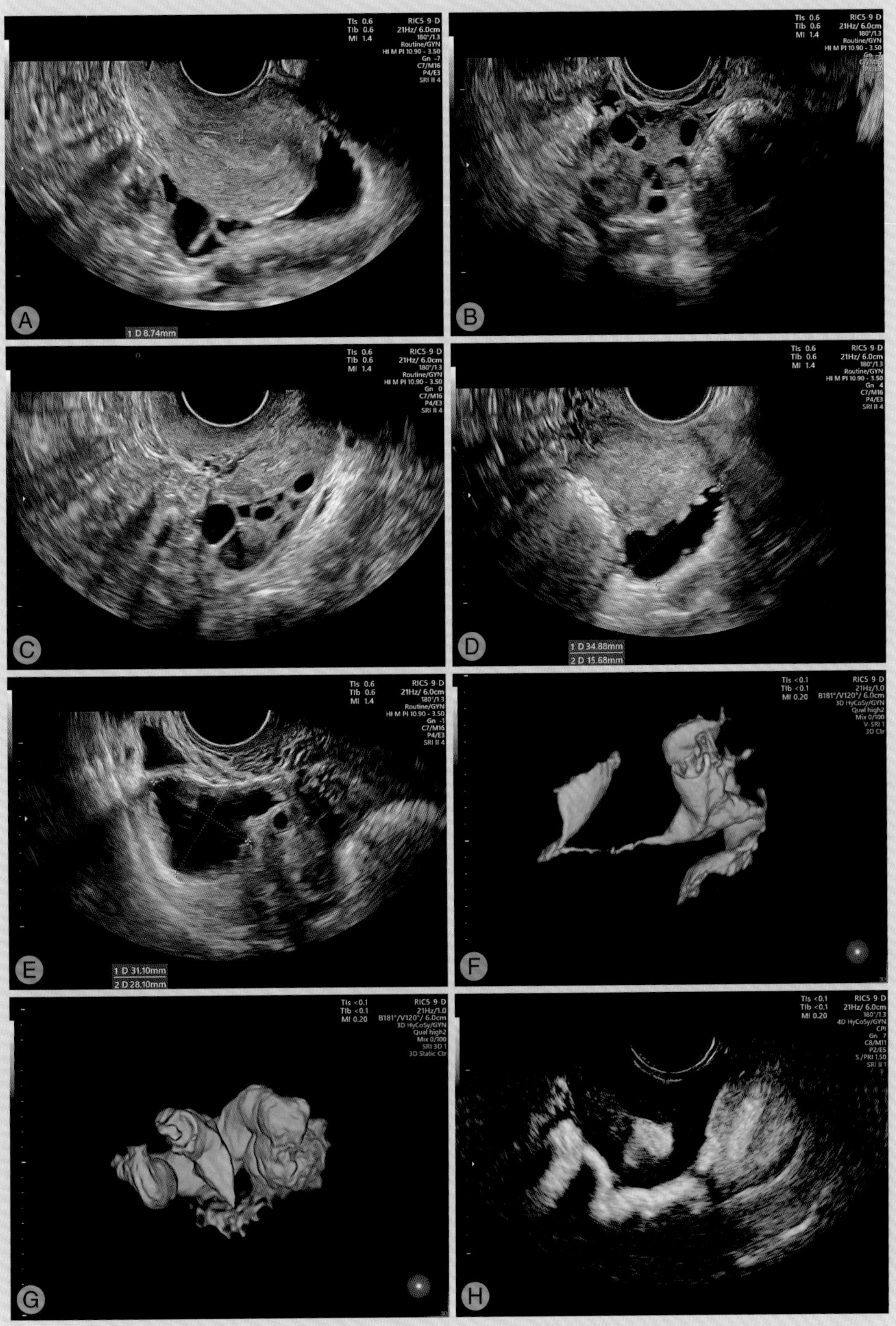

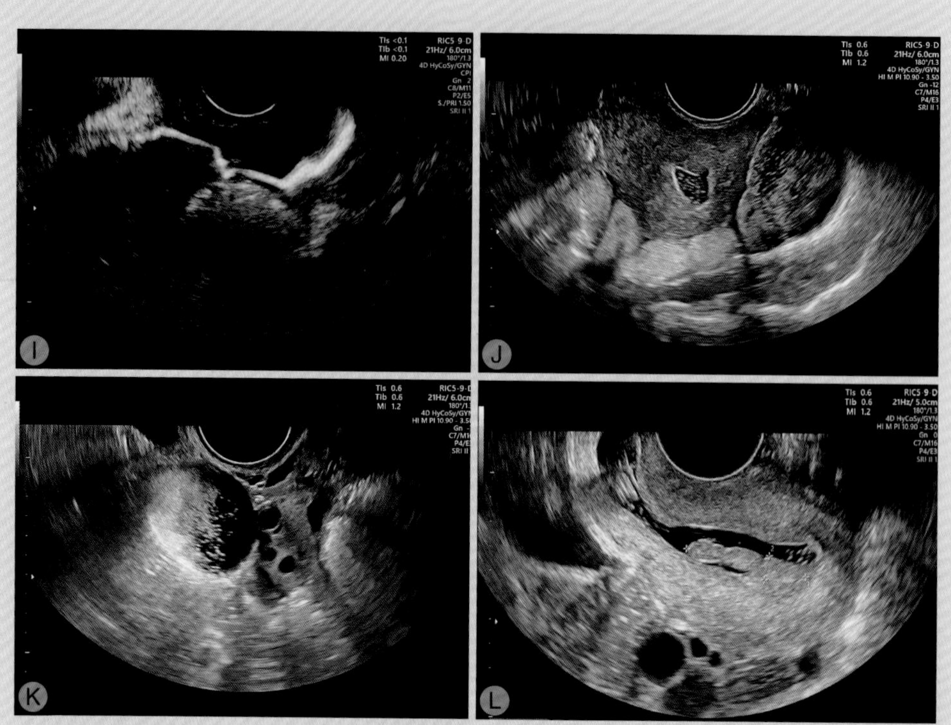

A.后位子宫，子宫内膜厚9 mm，回声不均；B、C.双侧卵巢呈多囊性改变，卵巢内可见体积较小的子宫内膜异位囊肿；D、E.双侧附件区腊肠样无回声，透声好，内见皱褶回声；F、G.3D-HyCoSy显示宫腔凹陷；右侧输卵管近段纤细，远段膨大，左侧输卵管膨大、扭曲；H、I.输卵管造影二维显示右侧输卵管近段纤细，远段膨大，左侧输卵管膨大、扭曲；J、K.灰阶二维超声显示双侧输卵管明显膨大，造影剂集聚双侧输卵管内；L.宫腔内条形息肉样凸起，附着于宫腔底部。

图7-7-20　子宫内膜异位症（病例2）

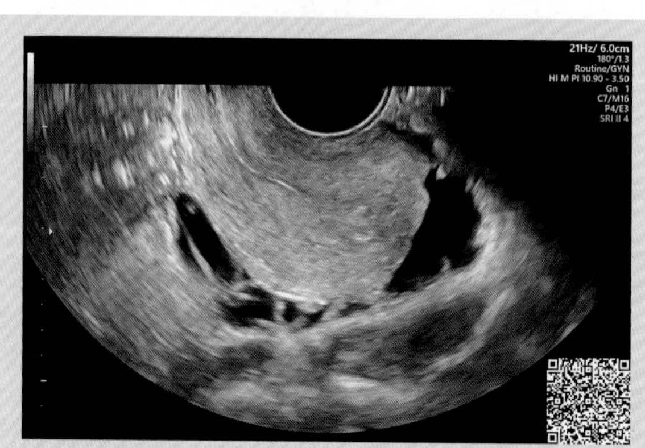

视频7-7-2　子宫内膜异位症（病例2）

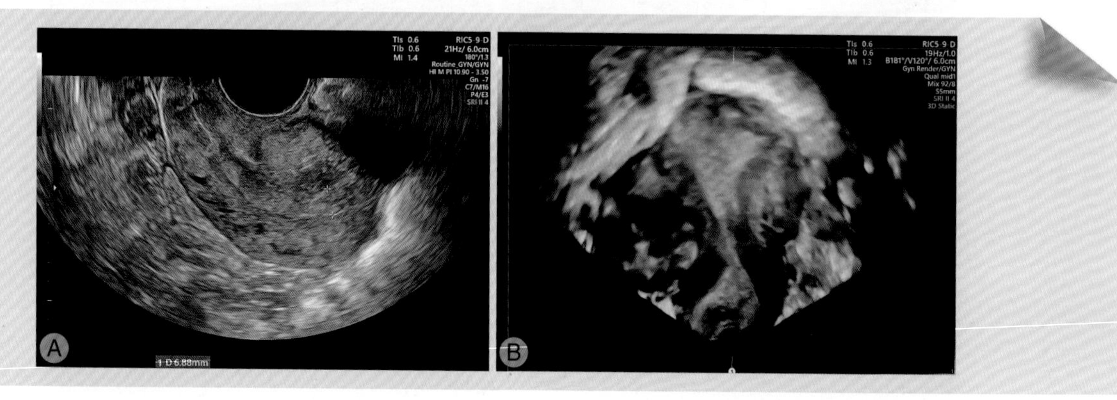

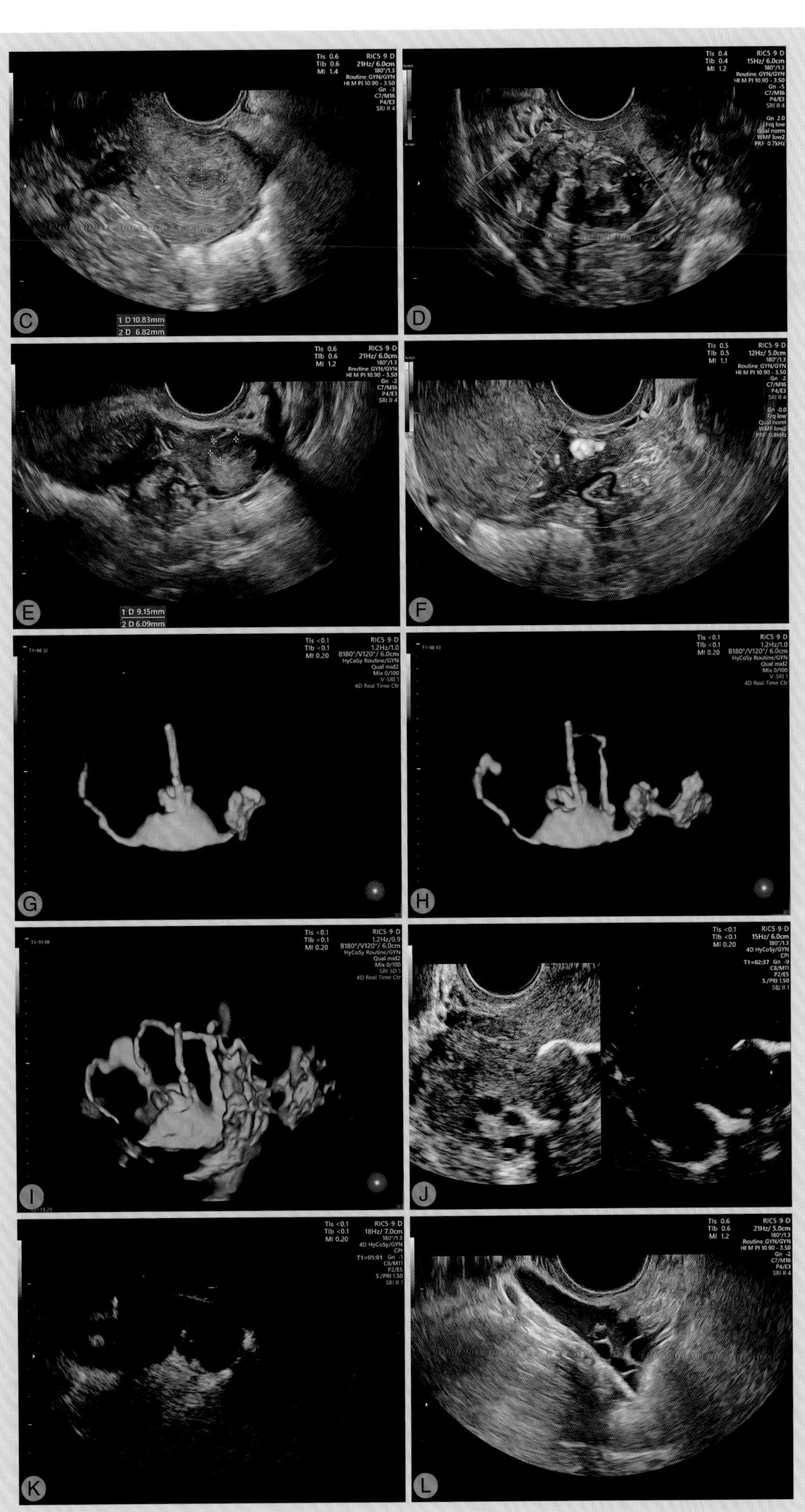

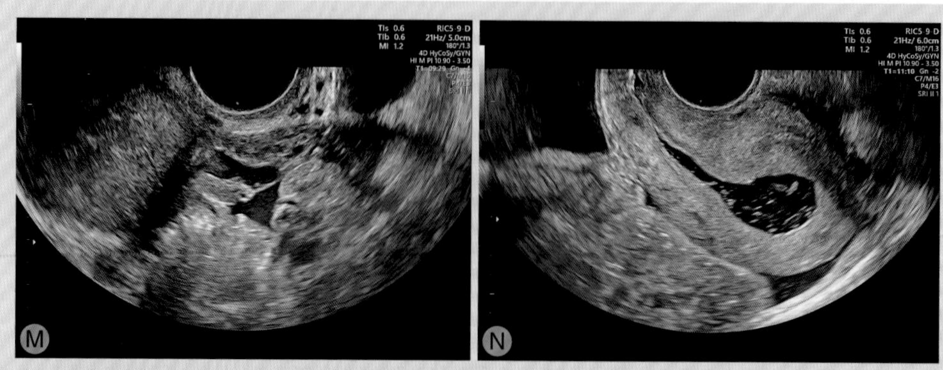

A.后位子宫，子宫内膜厚7 mm；B.宫腔三维成像，宫腔形态正常，间质线欠清晰；C.子宫后壁肌层低回声内异病灶；D.子宫后壁低回声深部子宫内膜异位症病灶；E.左侧卵巢内异囊肿；F.左侧输卵管局部增粗，呈结节状低回声；G ~ I.4D-HyCoSy显示右侧输卵管中段局部欠光整，呈结节状；左侧输卵管中段明显扭曲，呈团状；子宫肌层大量逆流，后期遮挡左侧输卵管；J、K.双侧卵巢旁造影剂弥散不均，局部未见造影剂弥散；L.盆腔内多发囊性占位（泡状附件）；M.左侧输卵管旁纤细粘连带；N.宫腔负性造影，宫腔内壁光整。

图7-7-21　子宫内膜异位症（病例3）

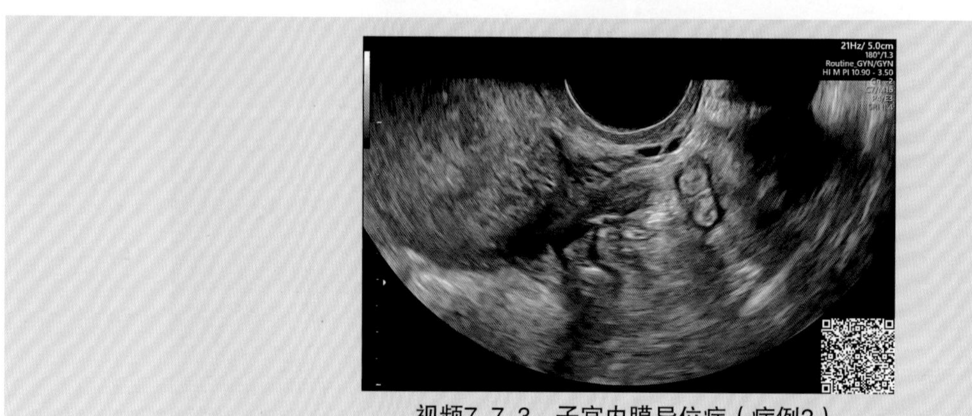

视频7-7-3　子宫内膜异位症（病例3）

二、输卵管子宫内膜异位症

1. 概况

输卵管子宫内膜异位症（tubal endometriosis，TEM）是指子宫内膜异位在输卵管组织上，是盆腔子宫内膜异位症的一部分。TEM 的诊断有赖于病理组织学检查，于输卵管组织发现子宫内膜腺体和（或）子宫内膜间质，即可诊断为 TEM。研究表明，TEM 伴有纤维组织增生和较多淋巴细胞浸润，管腔变窄或闭塞，可能与女性不孕症、异位妊娠等疾病发生相关。

TEM 的病灶按组织层次至少分为三种不同类型：浆膜（下）层 TEM、管腔内 TEM 和输卵管结扎后残端 TEM。按侵犯输卵管部位不同，TEM 可分为四种不同类型：间质部 TEM、峡部 TEM、壶腹部 TEM 及伞部 TEM。最常见类型是浆膜层 TEM 及浆膜下层 TEM，其常伴随盆腔其他部位子宫内膜异位症，往往不累及输卵管肌层。管腔内 TEM 更易引起输卵管阻塞。Clement 曾提出，子宫内膜组织可通过直接延伸的方式分别取代 25% 和 10% 人群中的输卵管间质部和峡部。异位于输卵管管腔的子宫内膜会演变为管腔内息肉，但这只是一种正常的形态学转变。脱落的子宫内膜种植于输卵管近段，可能引起输卵管阻塞，称为“管腔内子宫内膜异位症”，双侧输卵管均可受累，管腔内子宫内膜异位症通常与其他部位子宫内膜异位症无关。这一疾病占输卵管相关性不孕症的 15% ~ 20%，它可能与异位妊娠发生存在相关性。输卵管残端子宫内膜异位症往往继发于输卵管结扎 1 ~ 4 年后，其侵犯范围可从输卵管内膜层至输卵管肌层，且常到达浆膜层。这一现象可能与结节性输卵管峡炎有关。

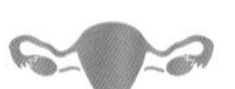

TEM 可影响输卵管不同部位，引起不同临床表现，如累及输卵管峡部或间质部，则管腔可部分或完全地被异位的子宫内膜组织所阻塞，使输卵管功能消失。Karande 等报道，输卵管腔内灌注压增高与管腔子宫内膜异位症相关。Fortier 等报道，14.3% 的患者因近段输卵管阻塞切除输卵管组织而发现子宫内膜异位症，即在输卵管腔内存在子宫内膜腺体和间质。美国生殖医学学会研究发现，已确诊的一半以上的近段输卵管阻塞为管腔痉挛和腔内黏液性管型所致。如输卵管近段以开放、梗阻、再开放的状态出现，即造影过程中间歇性显影，这种现象意味着管腔存在病变，这可能解释子宫内膜异位症导致输卵管堵塞引起不孕症的发病原因。如子宫角部的内膜伸展到输卵管间质部管腔，仅使患病部位的管腔偏离中心，但不阻塞管腔，这种情况输卵管管腔内可有血液，但少有临床症状。子宫内膜异位症输卵管中部病变发生较少，主要发生于重度子宫内膜异位症患者。如病灶在壶腹部，同时伴伞端阻塞时则可形成积血，临床上可有痛经症状。子宫内膜异位症输卵管远段病变类型：积水、伞端粘连形成黏膜桥、伞口包茎、伞口边缘圆钝、输卵管副开口、附加管腔、形成憩室、管腔扭曲、输卵管伞系膜延长、泡状附件等。子宫内膜异位症病灶可直接侵犯输卵管引起 TEM 而导致输卵管结构的病变，亦可能通过炎症反应间接导致，其机制尚不明确。

TEM 可能通过影响输卵管的功能引起女性不孕症。异位病变位于输卵管峡部或间质部黏膜，管腔被子宫内膜样组织阻塞，使输卵管正常功能丧失；病变位于输卵管浆膜面可导致反复病灶内出血和纤维化，引起周期性腹痛，因瘢痕收缩引起输卵管扭曲、变形；病变位于输卵管峡部形成结节性输卵管炎；病变侵入盆腔形成输卵管周围炎，并造成粘连，输卵管发生纤维增生，伞端的粘连常影响卵子的摄取。近年来发现异位的内膜产生过多的前列腺素，影响输卵管蠕动及拾取卵子。

TEM 典型的造影表现为输卵管近段蜂窝状逆流，当子宫内膜异位症输卵管壁形成憩室病变时，与峡部结节性输卵管炎鉴别较困难，最终需通过病理进行鉴别诊断。

2. 病例

患者 23 岁，不孕 2 年，既往无孕产史，无手术史。

- 第一次造影（图 7-7-22）。

常规超声提示：子宫肌瘤（浆膜下）；双侧卵巢多囊性改变、双侧卵巢旁钙化灶；双侧输卵管积液。

超声造影提示：双侧输卵管不通（右侧远段、左侧近段）；子宫肌层、右侧输卵管峡部逆流。

- 两个月后行腹腔镜下盆腔粘连松解术 + 子宫肌瘤剔除术 + 子宫内膜异位电灼术 + 输卵管系膜囊肿电凝术 + 输卵管修复成形术 + 子宫输卵管通液术 + 宫腔镜检查 + 输卵管插管通液术。

术后诊断：①后天性输卵管闭锁；②输卵管积水；③结节性输卵管炎；④子宫内膜异位症Ⅲ期；⑤子宫肌瘤。

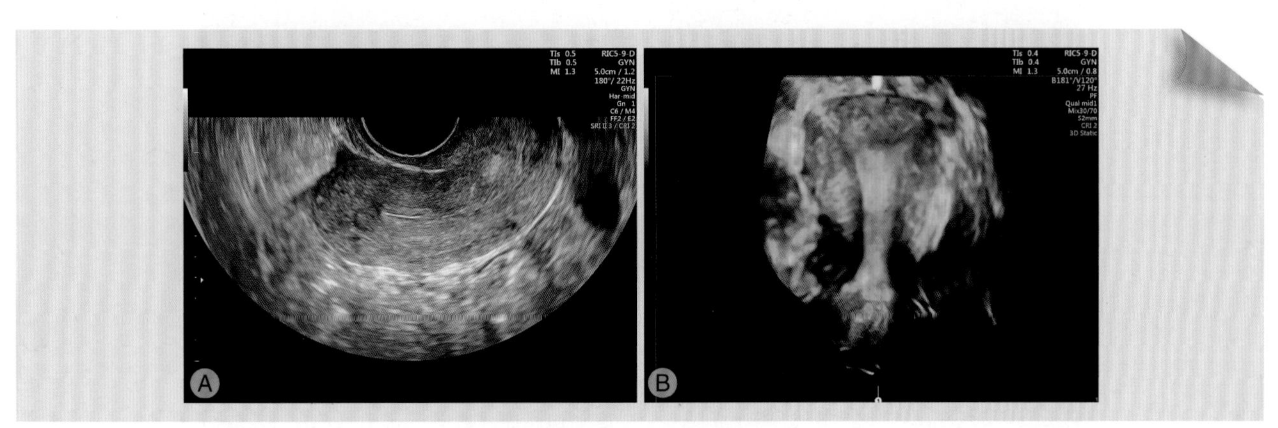

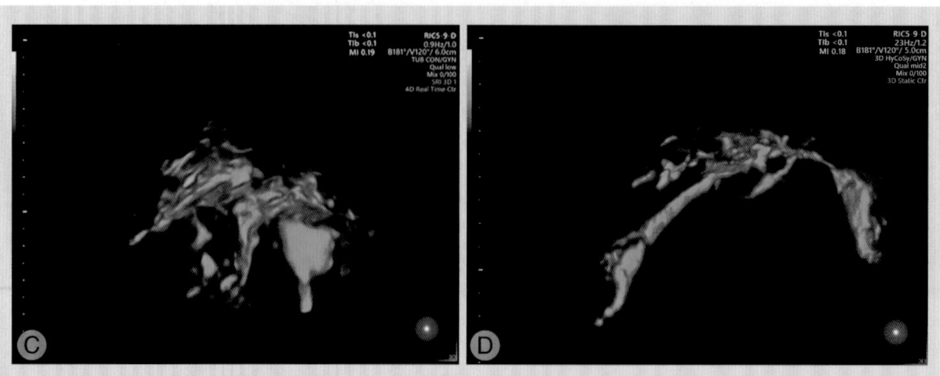

A.前位子宫；B.宫腔三维成像显示宫腔形态正常，右侧宫底间质线显示欠佳；C.宫底及右侧宫角逆流明显；D.右侧输卵管纤细、僵硬，峡部“蜂窝状”造影剂逆流。

图7-7-22　第一次造影

- 术后两个月第二次造影检查（图 7-7-23）。

常规超声提示：子宫后壁肌层低回声区，考虑腺肌病；双侧卵巢旁钙化灶。

超声造影提示：右侧输卵管不通（远段）、左侧输卵管通而不畅；子宫肌层、宫旁静脉丛及右侧输卵管逆流。

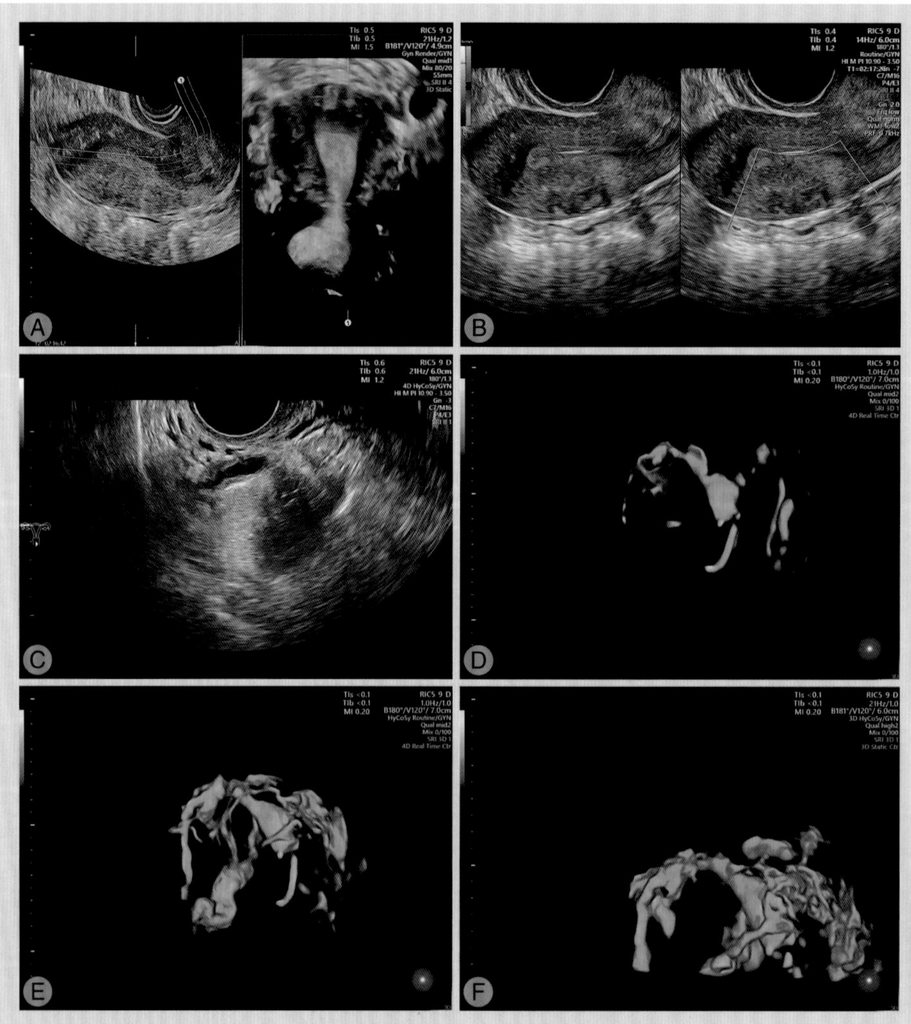

A.宫腔三维成像显示宫腔形态正常；B.后壁局限性腺肌病；C.右侧输卵管积液，壁厚；D.4D-HyCoSy显示双侧输卵管显影、纤细；E.4D-HyCoSy显示子宫肌层及右侧输卵管造影剂逆流；F.局部放大，右侧输卵管峡部造影剂逆流明显。

图7-7-23　第二次造影

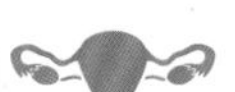

三、峡部结节性输卵管炎

峡部结节性输卵管炎（salpingitis isthmica nodosa，SIN）是输卵管峡部肌层结节性增厚，又称输卵管憩室病，是一种原因不明的育龄期妇女常见病。据文献报道，正常人群中 SIN 的发病率为 0.6% ~ 11%，其中 85% 为双边的，可能与各种炎症有关。有病理证据表明，SIN 几乎总是合并输卵管感染的组织学改变，输卵管黏膜上皮向肌壁内伸展，肌壁发生结节性增生，影响蠕动，导致输卵管受阻。其典型的病理变化是憩室形成，憩室从输卵管腔延伸入肌层，伴有周围肌纤维肥大，输卵管上皮凹入肌层，可见复杂的腺样结构内衬输卵管上皮并被肌层围绕。峡部结节性输卵管炎造影可见峡部有憩室和（或）输卵管腔外窦道形成，形成逆流征象。峡部结节性输卵管炎与异位妊娠及不孕症密切相关，50% 合并不孕症。

峡部结节性输卵管炎病变输卵管主要影像学表现为：①单侧或双侧输卵管间质部、峡部纤细，显影不连续、中断；②输卵管显影不连续，间质部及峡部管壁边缘毛糙，呈细小龛影样改变，龛影大小不一、深浅不等，同时伴有输卵管管径粗细不匀；③输卵管间质部或峡部增粗，管腔膨大呈棒状，远段显影中断；④子宫角部不规则息肉样充盈缺损，输卵管管腔凹凸不平。HyCoSy 目前对于峡部结节性输卵管炎诊断经验不足，而 HSG 有典型影像学表现，详见第十章第二节“六、特殊疾病的 HSG 表现”部分。

四、输卵管结核

结核杆菌感染输卵管也是不孕症的病因之一。输卵管结核患者，特别是早期结核患者常无明显临床症状，仅表现为不孕，输卵管造影对于输卵管结核的诊断有较大价值，其声像图因结核菌侵及子宫内膜、输卵管的程度和范围而不同。Sharma 等概括了输卵管结核的造影表现：①附件区不规则的钙化点；②输卵管阻塞；③输卵管管腔有多个狭窄部分，呈现典型“串珠样”；④输卵管轮廓凹凸不平；⑤输卵管管腔细小、走行僵直如钢丝状；⑥输卵管峡部膨大呈杵状；⑦输卵管远段造影剂点滴状充盈如玫瑰花样；⑧壶腹部斑点状外观；⑨输卵管积水和远段阻塞呈现囊袋状。也有报道指出结核杆菌造成输卵管粘连、变形和子宫壁溃疡，形成了溃烂面使造影剂进入淋巴管和血管，因此在结核患者中常见造影剂逆流入静脉和淋巴管。输卵管出现结核性炎症时，HSG 的表现非常特殊，常给人以一目了然的印象。这与结核性炎症的特点密切相关，结核杆菌感染常在输卵管管壁出现肉芽肿性炎（干酪样坏死、类上皮样组织细胞和多核巨细胞组成肉芽肿结部分），管壁间毛细血管明显增生，淋巴细胞、浆细胞及组织细胞等慢性炎细胞广泛浸润。增生的毛细血管在 HSG 上表现为大量的毛细血管影，即多个细小的显影出现在输卵管远段，有这样的远段表现再配上细长僵直的近段就可以高度怀疑为输卵管结核。在宫腔镜检查时应该密切关注子宫内膜的形态学表现，特别是双侧输卵管开口部位内膜的形态，应该有针对性地选择可疑内膜送检病理，一旦发现内膜结核则行抗结核治疗，等待内膜结核完全治愈后再接受体外受精治疗。

尽管三维子宫输卵管超声造影较既往二维超声造影可提供更多输卵管形态学表现，如纤细、串珠状、结节状、僵直状态等，但人们目前对三维超声造影下的输卵管结核的诊断经验尚不足，更多是根据病史、输卵管纤细、形态僵硬、盆腔钙化灶等影像特点进行可能性诊断（图 7-7-24，图 7-7-25）。

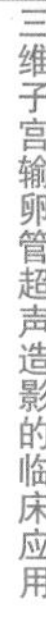

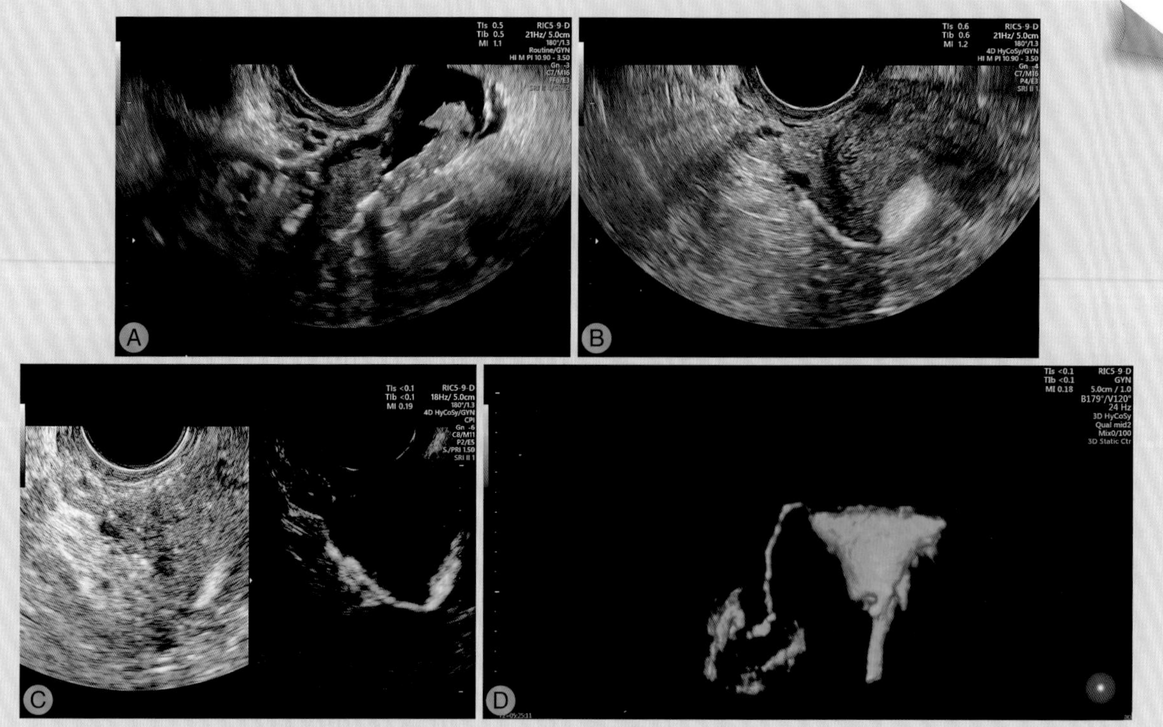

A.输卵管僵硬、周边钙化灶及粘连带；卵巢周边钙化灶；B.推注正性造影剂二维基波显示右侧输卵管近段管壁不光整；C.二维谐波造影显示右侧输卵管近段不光整；D.三维造影显示宫腔稍膨大，右侧输卵管纤细、结节状、僵直，远段少量造影剂溢出。

图7-7-24 输卵管结核

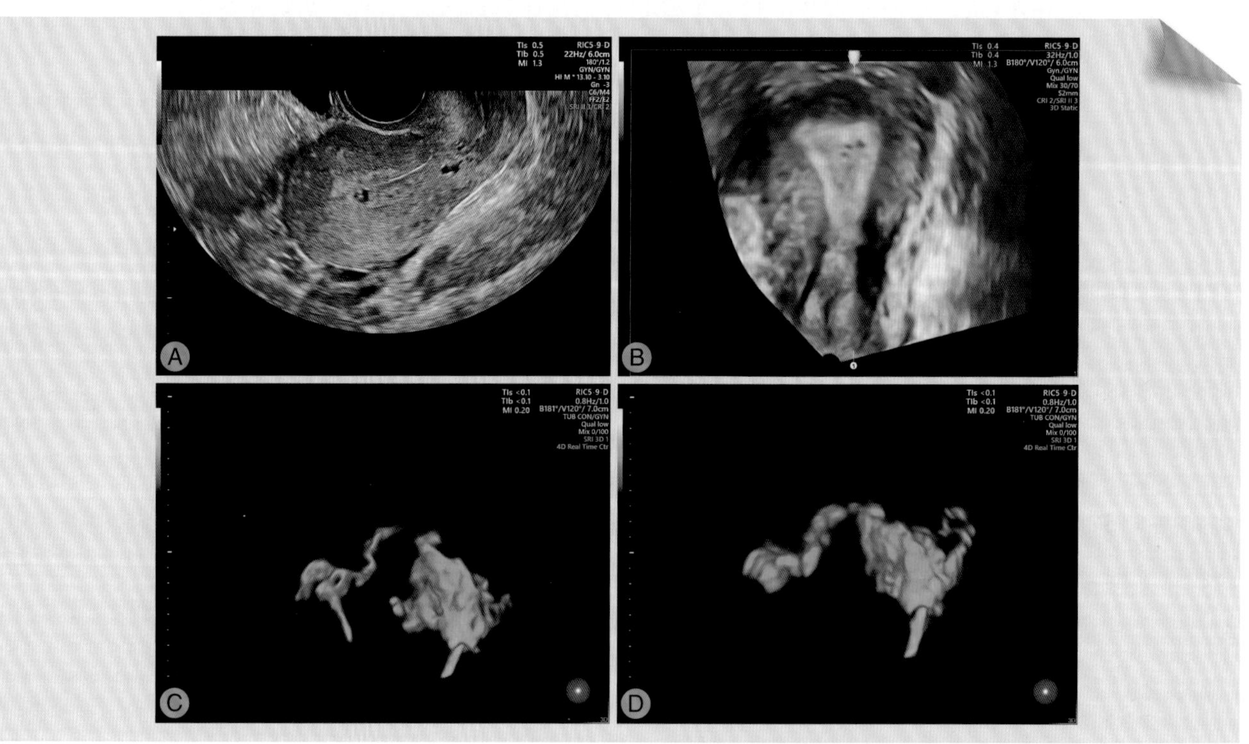

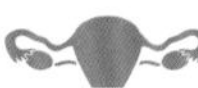

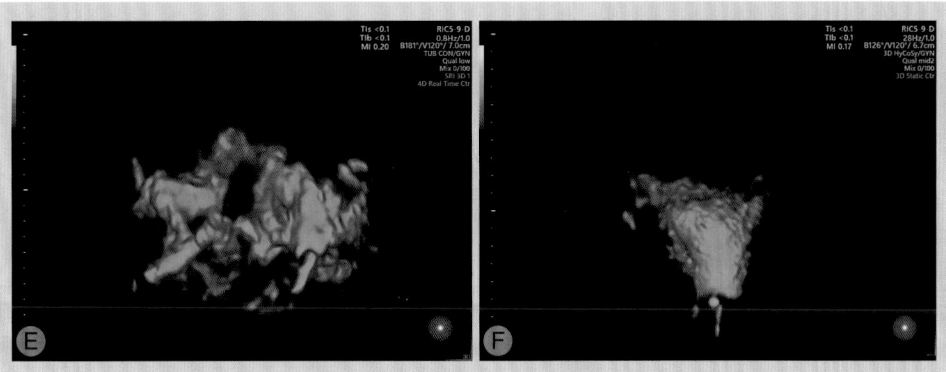

患者40岁，孕3产1，人工流产2次，不孕4年，既往有肺结核。
A.子宫内膜回声不均，见细小无回声；B.宫腔三维成像显示宫腔形态正常，子宫内膜回声不均；C～F.4D-HyCoSy显示宫腔不光整，肌层大量逆流；双侧输卵管不通，右侧输卵管增粗、僵硬；左侧输卵管未显影。

图7-7-25　输卵管结核

参考文献

[1] 谢幸，孔北华，段涛，等 . 妇产科学 [M]. 9 版 . 北京：人民卫生出版社，2018.

[2] NORTON M E，SCOUTT L M，FELDSTEW V A. Callen 妇产科超声学 [M]. 2 版 . 杨芳，栗河舟，宋文龄，主译 . 北京：人民卫生出版社，2019.

[3] 乐杰 . 妇产科学 [M].6 版 . 北京：人民卫生出版社，2005.

[4] 郎景和 . 子宫肌瘤 [M]. 北京：人民卫生出版社，2014.

[5] 中华医学会妇产科学分会 . 关于女性生殖器官畸形统一命名和定义的中国专家共识 [J]. 中华妇产科杂志，2015，50（9）：648–651.

[6] 彭燕秦，段华，郭银树，等 . 子宫发育异常在不孕不育患者中发生率的单中心研究 [J]. 国际妇产科学杂志，2017，44（6）：655–658.

[7] 孟跃进，杨金金 . 宫腔疾病与不孕症 [J]. 国际生殖健康 / 计划生育杂志，2016，35（3）：261–264.

[8] 马彩虹，齐杰 . 子宫肌瘤与不孕症相关性评估 [J]. 中国实用妇科与产科杂志，2013，28（12）：898–901.

[9] 程铭，贾婵维，刘英 . 早发性卵巢功能不全的临床诊疗进展 [J]. 国际生殖健康 / 计划生育杂志，2021，40（2）：137–141.

[10] 张颖，段华 . 子宫内膜 – 肌层交界区的生理功能与相关疾病 [J]. 中华妇产科杂志 .2009，（11）：876–878.

[11] 江静，单淑芝，吴燕菁等 . 子宫黏膜下和肌壁间肌瘤合并不育患者子宫肌瘤切除术后妊娠结局 [J]. 中国妇产科临床杂志 .2014，15（2）：118–121.

[12] Practice Committee of the American Society for Reproductive Medicine. Uterine septum：a guideline[J]. Fertil Steril，2016，106（3）：530–540.

[13] BYRNE J，NUSSBAUM-BLASK A，TAYLOR W S，et al. Prevalence of Müllerian duct anomalies detected at ultrasound [J]. American journal of medical genetics，2000，94（1）：9–12.

[14] RAGA F，BAUSET C，REMOHI J，et al.Reproductive impact of congenital mullerian anomalies[J].Hum Reprod，1997，12（10）：2277–2281.

[15] REICHMAN D，LAUFER M R，ROBINSON B K. Pregnancy outcomes in unicornuate uteri：a review[J]. Fertility & Sterility，2009，91（5）：1886–1894.

[16] SAHAR M A E，NAGLAA E A E，AHMED H M S，et al.Role of three-dimensional transvaginal sonography compared with magnetic resonance imaging in diagnosis of Mullerian duct anomalies[J]. Egyptian Journal of Radiology

and Nuclear Medicine, 2020, 51 (3): 40–56.

[17] LODDO A, D'ALTERIO M N, NERI M, et al. Pregnancy Complications After Hysteroscopic Metroplasty: A Ten-Year Case-Control Study[J]. Surg Technol Int, 2017, 30 : 205–209.

[18] CHOLKERI-SINGH A, KIRSTEN J, SASAKI K J. Hysteroscopy for infertile women: a review[J]. The Journal of Minimally Invasive Gynecology.2014, 12 (163): 353–362.

[19] BAKOS O, LUNDKVIST O, BERGH T.Transvaginal sonographic evaluation of endometrial growth and texture in spontaneous ovulatory cycles—a descriptive study[J].Hum Reprod, 1993, 8 (6): 799–806.

[20] ABOULGHAR M. Ultrasonography in reproductive medicine and infertility[J]. Middle East Fertility Society Journal, 2010, 15 (2): 123.

[21] KROON B, JOHNSON N, CHAPMAN M, et al.Fibroids in infertility –consensus statement from ACCEPT (Australasian CREI Consensus Expert Panel on Trial evidence)[J]. Australian and New Zealand Journal of Obstetrics and Gynaecology, 2011, 51 (4): 289–295.

[22] DAVIS P C, O, NEILL M J, YODER I C, et al. Sonohysterographic findings of endometrial and subendometrial conditions[J]. Radiographics: a review publication of the Radiological Society of North America. Inc, 2002, 22 (4): 803–816.

[23] LEE S C, KAUNITZ A M, SANCHEZ-RAMOS L, et al. The oncogenic potential endometrial polyps: a systematic review and meta-analysis[J]. Obstetrics and gynecology, 2010, 116 (5): 1197–1205.

[24] LEONE F P G, TIMMERMAN D, BOURNE T, et al. Terms, definitions and measurements to describe the sonographic features of the endometrium and intrauterine lesions: a consensus opinion from the International Endometrial Tumor Analysis (IETA) group[J]. Ultrasound in Obstetrics and Gynecology, 2010, 35 (1): 103–112.

[25] BAIDWIN M T, DUDIAK K M, GORMAN B, et al. Focal intracavitary masses recognized with the hyperechoic line sign at transvaginal US and characterized with hysterosonography[J]. Radiographics, 1999, 19 (4): 927–935.

[26] BHADURI M, TOMLINSON G, GLANC P. Likelihood ratio of sonohysterographic findings for discriminating endometrial polyps from submucosal fibroids[J]. Ultrasound Med, 2014, 33 (1): 149–154.

[27] LAUGHLIN S K, SCHROEDER J C, BAIRD D D. New directions in the epidemiology of uterine fibroids[J]. Semin Reprod Med, 2010, 28 (3): 204–217.

[28] CIAVATTINI A, DI GIUSEPPE J, STORTONI P, et al. Uterine fibroids: pathogenesis and interactions with endometrium and endomyometrial junction[J]. Obstet Gynecol Int, 2013, 2013 : 173–184.

[29] PRITTS E A, PARKER W H, OLIVE D L. Fibroids and infertility: an updated systematic review of the evidence[J]. Fertil Steril, 2009, 91 (4): 1215–1223.

[30] KLATSKY P C, TRAN N D, CAUGHEY A B, et al. Fibroids and reproductive outcomes: a systematic literature review from conception odelivery[J]. Am J Obstet Gynecol, 2008, 198 (4): 357–366.

[31] HART R, KHALAF Y, YEONG C T, et al. A prospective controlled study of the effect of intramural uterine fibroids on the outcome of assisted conception[J]. Hum Reprod, 2001, 16 (11): 2411–2417.

[32] YOSHINO O, HAYASHI T, OSUGA Y, et al. Decreased pregnancy rate is linked to abnormal uterine peristalsis caused by intramural fibroids[J]. Hum Reprod, 2010, 25 : 2475–2479.

[33] JUN S H, GINSBURG E S, RACOWSKY C, et al. Uterine leiomyomas and their effect on in vitro fertilization outcome: a retrospective study[J]. Journal of assisted reproduction and genetics, 2001, 18 (3): 139–143.

[34] SURREY E S, MINJAREZ D A, STEVENS J M, et al. Effect of myomectomy on the outcome of assisted reproductive technologies[J]. Fertility and sterility, 2005, 83 (5): 1473–1479.

[35] ANDREOTTI R F. The sonographic diagnosis of adenomyosis[J]. Ultrasound Q, 2005, 21 (3): 167–170.

[36] CHOPRA S，LEV-TOAFF A S，ORS F，et al. Adenomyosis：common and uncommon manifestations on sonography and magnetic resonance imaging[J]. Journal of ultrasound in medicine：official journal of the American Institute of Ultrasound in Medicine，2006，25（5）：617–627，629.

[37] SHWAYDER J，SAKHEL K. Imaging for uterine myomas and adenomyosis[J]. The Journal of Minimally Invasive Gynecology，2014，21（3）：362–366.

[38] LEYENDECKER G，BILGICYILDIRIM A，INACKER M，et al. Adenomyosis and endometriosis. Re-visiting their association and further insights into the mechanisms of auto-traumatisation. An MRI study[J]. Arch Gynecol Obstet，2015，291（4）：917–932.

[39] VERCELLINI P，CONSONNI D，DRIDI D，et al. Uterine adenomyosis and in vitro fertilization outcome：a systematic review and meta-analysis[J]. Hum Reprod，2014，29（5）：964–977.

[40] THALLURI V，TREMELLEN K P. Ultrasound diagnosed adenomyosis as a negative impact on successful implantation following GnRH antagonist IVF treatment[J]. Hum Reprod，2012，27（12）：3487–3492.

[41] SALIM R，RIRIS S，SAAB W，et al. Adenomyosis reduces pregnancy rates in infertile women undergoing IVF[J]. Reprod Biomed Online，2012，25（3）：273–277.

[42] SAIT K H. Massive ascites as a presentation in a young woman with endometriosis：a case report[J]. Fertility and Sterility，2008，90（5）：2015. e17–2015. e19. https：//doi. org/10. 1016/j. fertnstert. 2008. 07. 021.

[43] CORNILLIE F J，OOSTERLYNCK D，LAUWERYNS J M，et al. Deep infiltrating pelvic endometriosis：histology and clinical significance[J]. Fertil Steril，1990，53：978–983.

[44] CHAPRON C，FAUCONNIER A，VIEIRA M，et al. Anatomical distribution of deeply infiltrating endometriosis：surgical implications and proposition for a classification[J]. Hum Reprod，2003，18（1）：157–161.

[45] BHATT S，KOCAKOC E，DOGRA V S. Endometriosis：Sonographic Spectrum[J]. Ultrasound Quarterly，2006，22（4）：273–280.

[46] BENNETT G L，SLYWOTZKY C M，CANTERA M，et al. Unusual manifestations and complications of endometriosis-spectrum of imaging findings：pictorial review[J]. AJR AM J Roentgenol，2010，194（6 Suppl）：WS34–WS46.

[47] MOORE J，COPLEY S，MORRIS J，et al. A systematic review of the accuracy of ulrtrasound in the diagnosis of endometriosis[J]. Ultrasound Obstet Gynecol，2002，20（6）：630–634.

[48] FRUSCELLA E，TESTA A C，FERRANDINA G，et al. Sonographic features of deciduahzed ovarian endometriosis suspicious for malignancy[J]. Ultrasound Obstet Gynecol，2004，24（5）：578–580.

[49] ASCH E，LEVINE D. Variations in appearance of endometriomas[J]. Ultrasound Med，2007，26（8）：993–1002.

[50] PATEL M D，FELDSTEIN V A，CHEN D C，et al. Endometriomas：diagnostic performance of US[J]. Radiology，1999，210（3）：739–745.

[51] ZELIGS K P，JAVITT M C，BARNER R，et al. Atypical ovarian calcifications associated with bilateral borderline ovarian tumors[J]. Ultrasound Med，2013，32（6）：1059–1061.

[52] KULIGOWSKA E，DEEDS L，LU K. Pelvic pain：overlooked and underdiagnosed gynecologic conditions[J]. Radiographics，2005，25：3–20.

[53] DURHAM J D，MACHAN L. Pelvic congestion syndrome[J]. Semin Intervent Radiol，2013，30（4）：372–380.

[54] SOPER D E. Pelvic inflammatory disease[J]. Obstet Gynecol，2010，116：419–428.

[55] HAGGERTY C L，NESS R B. Diagnosis and treatment of pelvic inflammatory disease[J]. Womens Health，2008，4：383–397.

[56] REZVANI M，SHAABAN A M. Fallopian tube disease in the nonpregnant patient[J]. Radiographics：a review publication of the Radiological Society of North America Inc，2011，31（2）：527–548.

[57] JOHNSON N，VAN VOORST S，SOWTER M C，et al. Surgical treatment for tubal disease in women due to undergo in vitro fertilization[J]. Cochrane Database Syst Rev，2010，(20)：CD002125.

[58] STRANDELL A，LINDHARD A，WALDENSTROM U，et al. Hydrosalpinx and IVF outscore：cumulative results after salpingectomy in a randomized controlled trial[J]. Hum Reprod，2001，16：2403–2410.

[59] BILDIRICI I，BUKULMEZ O，ENSARI A，et al. A prospective evaluation of the effect of salpingectomy on endometrial receptivity in cases of women with communicating hydrosalpinges[J]. Hum Reprod，2001，16 (11)：2422–2426.

[60] TIMOR-TRITSCH I E，LERNER J P，MONTEAGUDO A，et al. Transvaginal sonographic markers of tubal inflammatory disease[J]. Ultrasound Obstet Gynecol，1998，12：56–66.

[61] BENJAMINOV O，ATRI M. Sonography of the abnormal fallopian tube. AJR Am J Roentgenol[J]. 2004，183 (3)：737–742.

[62] EKERHOVD E，WIENERROITH H，STAUDACH A，et al. Preoperative assessment of unilocular adnexal cysts by transvaginal ultrasonography：a comparison between ultrasonographic morphologic imaging and histopathologic agnosis[J]. Am J Obstet Gynecol，2001，184 (2)：48–54.

[63] MODESITT S C，PAVLIK E J，UELAND F R，et al. Risk of malignancy in unilocular ovarian cystic tumors Less than 10 centimeter in diameter[J]. Obstet Gynecol，2003，102 (3)：594–599.

[64] VALENTIN L，AMEYE L，FRANCHI D，et al. Risk of malignancy in unilocular cysts：a study of 1148 adnexal masses classified as unilocular cysts at transvaginal ultrasound and review of the literature[J]. Ultrasound Obstet Gynecol，2013，41 (1)：80–89.

[65] HENDRIKS D J，MOL B W，BANCSI L F，et al. Antral follicle count in the prediction of poor ovarian response and pregnancy after in vitro fertilization：a meta-analysis and comparison with basal follicle-stimulating hormone level[J]. Fertil Steril，2005，83 (2)：291–301.

[66] LANE D E. Polycystic ovary syndrome and its differential diagnosis[J]. Obstet Gynecol Surv，2006，61 (2)：125–135.

[67] DEWAILLY D，LUJAN M E，CARMINA E. Definition and significance of polycystic ovarian morphology：a task force report from the Androgen Excess and Polycystic Ovary Syndrome Society[J]. Hum Reprod Update，2014，20(3)：334–352.

[68] BROWN D L. A practical approach to the ultrasound characterization of adnexal masses[J]. Ultrasound Q，2007，23 (2)：87–105.

[69] CHAN Y Y，JAYAPRAKASAN K，ZAMORA J，et al. The prevalence of congenital uterine anomalies in unselected and high-risk populations：a systematic review[J]. Human reproduction update，2011，17 (6)：761–771.

[70] KNOPMAN J，COPPERMAN A B. Value of 3D ultrasound in the management of suspected Asherman' s syndrome[J]. J Reprod Med 2007；52 (11)：1016–1022.

[71] LUDWIN A，LUDWIN I，PITYNSKI K，et al. Role of morphologic characteristics of the uterine septum in the prediction and prevention of abnormal healing outcomes after hysteroscopic metroplasty[J]. Hum Reprod，2014，29 (7)：1420–1431.

[72] 黄湖，余蓓蓓，赵雅萍，等．宫腔声学造影联合三维能量多普勒定量分析对宫腔内病变的诊断价值[J]. 温州医科大学学报，2019，49 (1)：47–51.

[73] 胡燕芳，桑颖，谢许萍．研究经阴道超声及阴道超声三维容积成像对宫腔粘连的诊断价值[J]. 中国医学工程，2016，24 (7)：69–71.

[74] 范丽，王莎莎，程琦，等．子宫输卵管超声造影中负性造影剂对宫腔病变的诊断价值[J]. 中国医学物理学杂志，2015，32 (03)：347–351.

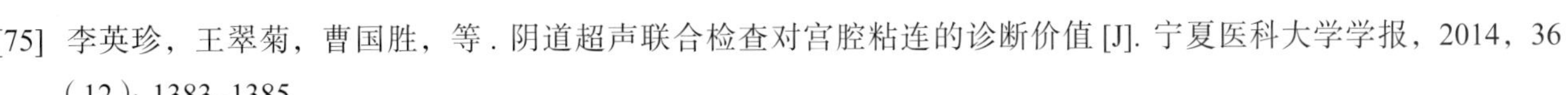

[75] 李英珍，王翠菊，曹国胜，等．阴道超声联合检查对宫腔粘连的诊断价值 [J]. 宁夏医科大学学报，2014，36（12）：1383-1385.

[76] 谢琉嘉．经阴道三维超声与经阴道二维超声诊断宫腔粘连的比较 [J]. 福建医药杂志，2017，39（3）：132-134.

[77] 张金霞，石淑霞，温莉．生理盐水灌注宫腔造影在子宫内膜及宫腔病变诊断与治疗中的应用 [J]. 临床超声医学杂志，2013，15（04）：254-256.

[78] 薛凯，许锋，杨大震，等．宫腔镜电切术治疗子宫粘膜下肌瘤 300 例临床分析 [J]. 中国生育健康杂志，2017，28（4）：319-322.

[79] 崔琪，张屹辉，俞红英，等．阴道超声联合改良宫腔声学造影诊断宫腔病变的价值 [J]. 中国妇幼保健，2017，32（24）：6312-6314.

[80] 张丽丽．三维超声宫腔造影对子宫粘膜下肌瘤分型诊断价值的研究 [J]. 影像研究与医学应用，2020，4（9）：77-78.

[81] 屈存芝，王东杰，黄浩，等．宫腔镜联合宫腔超声诊治子宫腔内占位性病变的临床研究 [J]. 中国药物与临床，2014，14（4）：520-522.

[82] 王雪，黄雅南，朱欢乐，等．子宫内膜息肉和I期子宫内膜癌的MRI特征分析 [J]. 中华全科医学，2015，13(11)：1824-1827，1907.

[83] GOLDSTEIN S R，MONTEAGUDO A，POPIOLEK D，et al. Evaluation of endometrial polyps[J]. Am J Obstet Gynecol，2002，186（4）：669-674.

[84] FADL S A，SABRY A S，HIPPE D S，et al. Diagnosing Polyps on Transvaginal Sonography：Is Sonohyste-rography Alwys Nelessary? [J]. Ultrasound Quarterly，2018，34（4）：272-277.

[85] SARAVELOS H，JAYAPRAKASAN K，OJHA K，et al. Assessment of the uterus with three-dimensional ultrasound in women undergoing ART[J]. Human Reproduction Update，2017，23（2）：188-210.

[86] KUPESIC S，KURJAK A，SKENDEROVIC S，et al. Screening for uterine abnormalities by three-dimensional ultrasound improves perinatal outcome[J]. J Perinat Med，2002，30：9-17.

[87] YU D，WONG Y M，CHEONG Y，et al. Asherman syndrome—one century later[J]. Fertil Steril，2008，89（4）：759-779.

[88] SCHENKER J G，MARGALIOTH E J. Intrauterine adhesions：an updated appraisal[J]. Fertil Steril，1982，37（5）：593-610.

[89] AMIN T N，SARIDOGAN E，JURKOVIC D. Ultrasound and intrauterine adhesions：a novel structured approach to diagnosis and management[J]. Ultrasound Obstet Gynecol，2015，46（2）：131-139.

[90] ROY K K，BARUAH J，SHARMA J B，et al. Reproductive Outcome Following Hysteroscopic Adhesiolysis in Patients with Infertility Due to Asherman's Syndrome[J]. The Journal of Minimally Invasive Gynecology，2010，17(6)：68.

[91] XIAO S，WAN Y，XUE M，et al. Etiology，treatment，and reproductive prognosis of women with moderate-to-severe intrauterine adhesions[J]. Int J Gynaecol Obstet，2014，125（2）：121-124.

[92] MARCH C M，ISRAEL R，MARCH A D. Hysteroscopic management of intrauterine adhe-sions[J]. Am J Obstet Gynecol，1978，130（6）：653-657.

[93] FEDELE L，BIANCHI S，DORTA M，et al. Intrauterine adhesions：detection with transvaginal US[J]. Radiology，1996，199（3）：757-759.

[94] SOARES S R，BARBOSA DOS REIS M M，CAMARGOS A F. Diagnostic accuracy of sonohysterography，transvaginal sonography，and hysterosalpingography in patients with uterine cavity diseases[J]. Fertil Steril，2000，73（2）：406-411.

[95] SALLE B，GAUCHERAND P，DE SAINT HILAIRE P，et al. Transvaginal sonohysterographic evaluation of

intrauterine adhesions[J]. J Clin Ultrasound, 1999, 27 (3): 131–134.

[96] SYLVESTRE C, CHILD T J, TULANDI T, et al. A prospective study to evaluate the efficacy of two-and three-dimensional sonohysterography in women with intrauter-ine lesions[J]. Fertil Steril, 2003, 79 (5): 1222–1225.

[97] ACHOLONU U C, SILBERZWEIG J, STEIN D E, et al. Hysterosalpingography versus sonohysterography for intrauterine abnormalities[J]. JSLS 2011, 15 : 471–474.

[98] SESHADRI S, EL-TOUKHY T, DOUIRI A, et al. Diagnostic accuracy of saline infusion sonography in the evaluation of uterine cavity abnormalities prior to assisted reproductive techniques: a systematic review and meta-analyses[J]. Hum Reprod Update, 2015, 21 (2): 262–274.

[99] PAL A, BABINSZKI A, VAJDA G, et al. Diagnosis of Asherman's syndrome with three-dimensional ultrasound[J]. Ultrasound Obstet Gynecol, 2000, 15 (4): 341–343.

[100] ABOULGHAR M M, SHOEIR I K, MOMTAZ M, et al. A comparative study of 2–dimensional sonohysterography versus 3–dimensional sonohysterography in infertile patients with uterine cavity lesions and abnormalities[J]. Middle East Fertil Soc J, 2011, 16 (1): 67–71.

[101] AHMADI F, RASHIDY Z, HAGHIGHI H, et al. Uterine cavity assessment in infertile women: sensitivity and specificity of three-dimensional hysterosonography versus hysteroscopy[J]. Iran J Reprod Med, 2013, 11 (12): 977–982.

[102] EL-SHERBINY W, NASR A S. Value of 3–dimensional sonohysterography in infertility work-up[J]. J Minim Invasive Gynecol, 2011, 18 (1): 54–58.

[103] MAKRIS N, KALMANTIS K, SKARTADOS N, et al. Three-dimensional hysterosonography versus hysteroscopy for the detection of intracavitary uterine abnormalities[J]. Int J Gynaecol Obstet, 2007, 97 : 6–9.

[104] GROSZMANN Y S, BENACERRAF B R. Complete evaluation of anatomy and morphology of the infertile patient in a single visit; the modern infertility pelvic ultrasound examination[J]. Fertility and Sterility, 2016, 105 (6): 1381–1393.

[105] ANDREOTTI R F, FLEISCHER A C. Practical Applications of 3D Sonography in Gynecologic Imaging[J]. Radiologic Clinics of North America, 2014, 52 (6): 1201–1213.

[106] VAN DER VOET L F, BIJ DE VAATE A M, et al. Long-term complications of caesarean section. The niche in the scar: a prospective cohort study on niche prevalence and its relation to abnormal uterine bleeding[J]. BJOG: an international journal of obstetrics and gynaecology, 2014, 121 (2): 236–244.

[107] BIJ DE VAATE A J, VAN DER VOET L F, NAJI O, et al. Prevalence, potential risk factors for development and symptoms related to the presence of uterine niches following Cesarean section: systematic review[J]. Ultrasound Obstet Gynecol, 2014, 43 : 372–382.

[108] SIMORRE M, LOPES P, LE VAILLANT C. What signs should you look for ultrasound (2D/3D) to affirm the good location of tubal implants? About a retrospective study of 92 cases[J]. Gynecologie, obstetrique & fertilite, 2016, 44 (10): 572–577.

[109] VERVOORT A J, VAN DER VOET L F, WITMER M, et al. The HysNiche trial: hysteroscopic resection of uterine caesarean scar defect (niche) in patients with abnormal bleeding, a randomised controlled trial[J]. BMC women's health, 2015, 15 (1): 103.

[110] VAN DER VOET L F, VERVOORT A J, VEERSEMA S, et al. Minimally invasive therapy for gynaecological symptoms related to a niche in the caesarean scar: a systematic review[J]. BJOG: an international journal of obstetrics and gynaecology, 2014, 121 (2): 145–156.

[111] BARANOV A, GUNNARSSON G, SALVESEN K A, et al. Assessment of Cesarean hysterotomy scar in non-pregnant women: reliability of transvaginal sonography with and without contrast enhancement[J]. Ultrasound in

obstetrics & gynecology：the official journal of the International Society of Ultrasound in Obstetrics and Gynecology，2016，47（4）：499–505.

[112] GLAVIND J，MADSEN LD，ULDBJERG N，et al. Cesarean section scar measurements in non-pregnant women using three-dimensional ultrasound：a repeatability study[J]. European Journal of Obstetrics and Gynecology，2016，201：65–69.

[113] TSIAMI A，CHAIMANI A，MAVRIDIS D，et al. Surgical treatment for hydrosalpinx prior to in-vitro fertilization embryo transfer：a network meta analysis[J]. Ultrasound in obstetrics & gynecology：the official journal of the International Society of Ultrasound in Obstetrics and Gynecology，2016，48（4）：434–445.

[114] DREYER K，LIER M C，EMANUEL M H，et al. Hysteroscopic proximal tubal occlusion versus laparoscopic salpingectomy as a treatment for hydrosalpinges prior to IVF or ICSI：an RCT[J]. Human Reproduction，2016，31（9）：2005–2016.

[115] BARBOSA M W，SOTIRIADIS A，PAPATHEODOROU S I，et al. High miscarriage rate in women treated with Essure® for hydrosalpinx before embryo transfer：a systematic review and meta-analysis[J]. Ultrasound in Obstetrics & Gynecology，2016，48（5）：556–565.

[116] CHEN X Y，GUO Q Y，WANG W，et al. Three-dimensional ultrasonography versus two-dimensional ultrasonography for the diagnosis of intrauterine device malposition[J]. International journal of gynecology and obstetrics：the official organ of the International Federation of Gynaecology and Obstetrics，2015，128（2）：157–159.

[117] ONG C L. The current status of three-dimensional ultrasonography in gynaecology[J]. Ultrasonography，2016，35（1）：13–24.

[118] MARJOLEIN BIJ DE VAATE A J，LINSKENS I H，VAN DER VOET L F，et al. Reproducibility of three-dimensional ultrasound for the measurement of a niche in a caesarean scar and assessment of its shape[J]. Eur J Obstet Gynecol Reprod Biol 2015，188：39–44.

[119] GRIMBIZIS G F，DI SPIEZIO SARDO A，SARAVELOS S H，et al. The Thessaloniki ESHRE/ESGE consensus on diagnosis of female genital anomalies[J]. Hum Reprod，2016，31：2–16.

[120] 罗丽兰，张青萍，庄凤娣，等．子宫输卵管声学造影的研究 [J]. 中华妇产科杂志，1990，25（3）：149.

[121] 徐金霞，将晓莉，岳锦春．声学造影诊断 180 例输卵管性不孕的评价 [J]. 实用妇产科杂志，1996，12（6）：302.

[122] 张新玲，郑荣琴，黄冬梅，等．双氧水声学造影评价输卵管的通畅性 [J]. 中国超声诊断杂志，2004，5（4）：271–273.

[123] 水旭娟，焦岩，陆恩慈，等．超声晶氧子宫输卵管超声造影 113 例分析 [J]. 中华超声影像学杂志，2005，14（7）：560–560.

[124] 肖雁冰，王智彪，李发琪．新型超声微泡对比剂——SonoVue 的应用进展 [J]. 国外医学临床放射学分册，2005，28（2）：106–110.

[125] 巩箫音，周晓东，郑敏娟，等．输卵管妊娠高强度聚焦超声治疗后输卵管通畅性的超声晶氧造影研究 [J]. 临床超声医学杂志，2007，9（3）：135–137.

[126] 郑兴邦，沈浣．子宫输卵管造影对输卵管性不孕的诊断价值 [J]. 实用妇产科杂志，2010，26（3）：581–583.

[127] 韩红敬，关菁．子宫内膜异位症对输卵管的结构和功能的影响 [J]. 生殖与避孕．2011，31（4）：354 – 357.

[128] 韩丽萍，李一冬，刘芳．子宫输卵管造影致肺栓塞 40 例临床分析 [J]. 实用妇产科杂志，2001，17（4）：240–241.

[129] 邹晓娟，于铭，王西林，等．超声造影在输卵管源性不孕症中的诊治价值研究 [J]. 中华超声影像学杂志，2009，18（3）：238–240.

[130] 杨淑君，龚渭冰，胡茂兰，等．低机械指数实时谐波声学造影对输卵管通畅性的初探 [J]. 临床超声医学杂志，2007，9（6）：340–343.

[131] 高学文，汪龙霞，王军燕，等．正性、负性超声造影剂在子宫输卵管超声造影中联合应用 [J]. 中国医学影像技术，2011，27（9）：1880–1882.

[132] 王莎莎，李叶阔，程琪，等．经阴道三维超声造影重建技术评价输卵管通畅性的初步探讨 [J]. 中国超声医学杂志，2010，26（10）：932–934.

[133] 程琦，王文娜，王莎莎，等．经阴道子宫输卵管三维超声造影评价输卵管通畅性的应用研究 [J]. 中华临床医师杂志（电子版），2012，6（19）：6086–6088.

[134] 张迎，程琦，王泓，等．经阴道二维超声和三维子宫输卵管超声造影评价输卵管通畅性的对比研究 [J]. 临床超声医学杂志，2012，14（7）：440–442.

[135] 王莎莎，程琦，朱贤胜，等．经阴道实时三维子宫输卵管超声造影的临床应用 [J]. 中华超声影像学杂志，2013，22（5）：414–417.

[136] 程琦，王莎莎，朱贤胜，等．经阴道子宫输卵管四维超声造影评估输卵管的通畅性 [J]. 中国医学影像技术，2013，29（3）：455–458.

[137] 李丽美，孙维峰，程琦，等．输卵管炎性阻塞性不孕症临床诊断研究进展 [J]. 华南国防医学杂志，2012，26（2）：189–192.

[138] 范丽．正性、负性造影剂联合经阴道实时三维子宫输卵管超声造影的临床应用研究 [D]. 南方医科大学，2015.

[139] 马静丽，程琦，王莎莎，等．经阴道三维子宫输卵管超声造影的输卵管形态学分析 [J]. 中国超声医学杂志，2013，29（12）：1098–1101.

[140] 王伟群，陈智毅，江岚，等．经阴道子宫输卵管三维超声造影评价输卵管通畅性 [J]. 中国医学影像学杂志，2014，22（11）：853–855.

[141] 汪璐赟，李红，顾怡栋，等．经阴道动态三维超声输卵管造影在不孕症诊断中的应用 [J/CD]. 中华医学超声杂志（电子版），2017，14（4）：302–306. http：//www. doc88. com/p-7743824337756. html.

[142] 涂美琳，彭成忠，姚洁，等．三维超声造影联合压力监测法评估不孕症患者输卵管功能 [J/CD]. 中华医学超声杂志（电子版），2016，13（7）：528–530. http：//www. doc88. com/p-9754551375916. html.

[143] 张新玲，古健，黄泽萍，等．经阴道实时三维超声造影评价输卵管通畅性的初步研究 [J]. 中华超声影像学杂志，2013，22（11）：970–973.

[144] 熊维，应涛，黄豪光，等．超声造影评估输卵管介入再通术后输卵管通畅性的应用价值 [J/CD]. 中华医学超声杂志（电子版），2017，14（12）：938–942. https：//chaosheng. cma-cmc. com. cn/CN/10. 3877/cma. j. issn. 1672-6448. 2017. 12. 012.

[145] 陈梅，张盛敏，薛念余，等．子宫输卵管超声造影对输卵管通畅性的诊断研究 [J/CD]. 中华医学超声杂志（电子版），2016，13（7）：531–537.

[146] 郑兴邦，关菁，沈浣．子宫输卵管造影诊断符合率及诊断一致性分析 [J]. 生殖与避孕，2014，34（2）：131–135.

[147] MANDIA L，PERSONENI C，ANTONAZZO P，et al. Ultrasound in Infertility Setting：Optimal Strategy to Evaluate the Assessment of Tubal Patency[J]. BioMed research international，2017，2017：3205895. https：//doi. org/10.1155/2017/3205895.

[148] WANG J，LI J，YU L，et al. Application of 3D-HyCoSy in the diagnosis of oviduct obstruction[J]. Exp Ther Med，2017，13（3）：966–970.

[149] KUPESIC S，PLAVSIC B M. 2D and 3D hysterosalpingo-contrast-sonography in the assessment of uterine cavity and tubal patency[J]. Eur J Obstet Gynecol Reprod Biol，2007，133（1）：64–69.

[150] HE Y，GENG Q，LIU H，et al. First experience using 4–dimensional hysterosalpingo-contrast sonography with

SonoVue for assessing fallopian tube patency[J]. J Ultrasound Med，2013，32（7）：1233–1243.

[151] DEN HARTOG J E，LAND J A，STASSEN F R，et al. Serological markers of persistent C. trachomatis infections in women with tubal factor subfertility[J]. Hum Reprod，2005，20（4）：986–990.

[152] KIYOKAWA K，MASUDA H，FUYUKI T，et al. Three-dimensional hysterosalpingo-contrast sonography（3D-HyCoSy）as an outpatient procedure to assess infertile women：a pilot study[J]. Ultrasound Obstet Gynecol，2000，16（7）：648–654.

[153] SHAHID N，AHLUWALIA A，BRIGGS S，et al. An audit of patients investigated by Hysterosalpingo-Contrast-Sonography（HyCoSy）for infertility[J]. Journal of Obstetrics and Gynaecology，2005，25（3）：275–278.

[154] KILLICK S R. Hysterosalpingo contrast sonography as a screening test for tubal patency in infertile women[J]. J R Soc Med，1999，92（12）：628–631.

[155] SAKAR M N，GUL T，ATAY A E，et al. Comparison of hysterosalpingography and laparoscopy in the evaluation of infertile women[J]. Saudi Med J，2008，29（9）：1315–1318.

[156] DESSOLE S，MELONI G B，CAPOBIANCO G，et al. A second hysteroalpingograpay reduces the use of selective technique for treatment of a proximal tubal obstruction[J]. Fertil Steril，2000，73（5）：1037–1039.

[157] SWART P，MOL B W，VEEN F，et al. The accuracy of hysterosalpingography in the diagnosis of tubal pathology：a meta-analysis[J]. Fertil Steril，1995，64（3）：486–491.

[158] EXACOUSTOS C，GIOVANNI A D，SZABOLCS B，et al. Automated sonographic tubal patency evaluation with three-dimensional coded contrast imaging（CCI）during hysterosalpingo-contrast sonography（HyCoSy）[J]. Ultrasound in obstetrics & gynecology：the official journal of the International Society of Ultrasound in Obstetrics and Gynecology，2009，34（5）：609–612.

[159] SLADKEVICIUS P，OJHA K，CAMPBELL S，et al. Three-dimensional power Doppler imaging in the assessment of Fallopian tube patency[J]. Ultrasound Obstet Gynecol，2000，16（7）：644–647.

[160] EKERHOVD E，FRIED G，GRANBERG S. An ultrasound-based approach to the assessment of infertility，including the evaluation of tubal patency[J]. Best Prac Res Clin Obst Gynaecol，2004，18（1）：13–28.

[161] LUCIANO D E，EXACOUSTOS C，JOHNS D A，et al. Can hysterosalpingo-contrast sonography replace hysterosalpingography in confirming tubal blockage after hysteroscopic sterilization and in the evaluation of the uterus and tubes in infertile patients?[J]. Am J Obstet Gynecol，2011，204（1）：71–79.

[162] SOCOLOV D，BOIAN I，BOICULESE L，et al. Comparison of the pain experienced by infertile women undergoing hysterosalpingo contrast sonography or radiographic hysterosalpingography[J]. Int J Gynaecol Obstet，2010，111（3）：256–259.

[163] KDOUS M. Hysterosalpingography in the assessment of tubal patency[J]. Tunis Med，2006，84（8）：520–525.

[164] EXACOUSTOS C，ZUPI E，SZABOLCS B，et al. Contrast-tuned imaging and second-generation contrast agent SonoVue：a new ultrasound approach to evaluation of tubal patency[J]. J Minim Invasive Gynecol，2009，16（4）：437–444.

[165] SAUNDERS R D，SHWAYDER J M，NAKAJIMA S T. Current methods of tubal patency assessment[J]. Fertil Steril，2011，95（7）：2171–2179.

[166] FENZL V. Effect of different ultrasound contrast materials and temperatures on patient comfort during intrauterine and tubal assessment for infertility[J]. Eur J Radiol，2012，81（12）：4143–4145.

[167] HAMED H O，SHAHIN A Y，ELSAMMAN A M. Hysterosalpingo-contrast sonography versus radiographic hysterosalpingography in the evaluation of tubal patency[J]. Int J Gynaecol Obstet，2009，105（3）：215–217.

[168] LOVSIN B，TOMAZEVIC T. Hysterosalpingo-contrast sonography for infertility investigation[J]. Int J Gynaecol Obstet，2010，108（1）：70–71.

[169] WATRELOT A，HAMILTON J，GRUDZINSKAS J G. Advances in the assessment of the uterus and fallopian tube function[J]. Best Pract Res Clin Obstet Gynaecol，2003，17（2）：187–209.

[170] SAVELLI L，POLLASTRI P，GUERRINI M，et al. Tolerability，side effects，and complications of hysterosalpingocontrast sonography（HyCoSy）[J]. Fertility and Sterility，2009，92（4）：1481–1486.

[171] TUR-KASPA I. Fear no pain：uterine cavity and tubal patency assessment tests should be pain free[J]. Ultrasound Obstet Gynecol，2012，39（3）：247–251.

[172] CHAN C C，NG E H，TANG O S，et al. Comparison of three-dimensional hysterosalpingo-contrast-sonography and diagnostic laparoscopy with chromopertubation in the assessment of tubal patency for the investigation of subfertility[J]. Acta Obstet Gynecol Scand，2005，84（9）：909–913.

[173] LINDBORG L，THORBURN J，BERGH C，et al. Influence of HyCoSy on spontaneous pregnancy：a randomized controlled trial[J]. Hum Reprod，2009，24（5）：1075–1079.

[174] BOCCA S M，OEHNINGER S，STADTMAUER L，et al. A study of the cost，accuracy，and benefits of 3–dimensional sonography compared with hysterosalpingography in women with uterine abnormalities[J]. J Ultrasound Med，2012，31（1）：81–85.

[175] CAMPBELL S，BOURNE T H，TAN S L，et al. Hysterosalpingo contrast sonography（HyCoSy）and its future role within the investigation of infertility in Europe[J]. Ultrasound Obstet Gynecol，1994，4（3）：245–253.

[176] SPYROS P. A hypothesis for the pathogenesis and natural history of proximal tubal blockage[J]. Human reproduction（Oxford，England），2004，19（3）：481–485.

[177] 李力，乔杰. 实用生殖医学 [M]. 北京：人民卫生出版社，2012.

[178] 谢幸，苟文丽. 妇产科学 [M]. 北京：人民卫生出版社，2013.

[179] 林小娜，黄国宁，孙海翔，等. 输卵管性不孕诊治的中国专家共识 [J]. 生殖医学杂志，2018，27（11）：1048–1056.

[180] 徐子宁，彭成忠，吕亚儿，等. 二维基波超声造影联合盆腔水造影对输卵管伞端形态和功能的研究 [J]. 中华超声影像学杂志，2020，29（10）：881–886.

[181] 关菁，张意茗，于晓明. 从生殖外科角度解读输卵管造影 [J]. 中国妇产科临床杂志，2018，19（1）：94–96.

[182] 冯玉华，汤丽莎，许娟. 盆腔水造影评价输卵管功能的临床应用 [J]. 中国妇产科临床杂志，2005，6（6）：449–412.

[183] 陈粉红，陈伟，魏芳，等. 联合应用经阴道四维和二维超声造影术诊断输卵管性不孕的价值 [J]. 中华超声影像学杂志，2015，24（10）：869–873.

[184] 关菁，郑兴邦，沈浣. 腹腔镜手术治疗输卵管副开口的妊娠结局分析 [J]. 中国微创外科杂志，2013，13（10）：887–890.

[185] 陈绍红，陈辉，张青梅. 输卵管憩室的 X 线诊断（附 5 例报告）[J]. 同济医科大学学报，2001，30（6）：604–606.

[186] 关菁，郑兴邦. 子宫内膜异位症与输卵管功能异常性不孕 [J]. 中国妇产科临床杂志，2015，16（4）：289–291.

[187] 郑兴邦，关菁，于晓明，等. 子宫输卵管造影显示输卵管近端阻塞行宫腹腔镜联合手术 118 例结果分析 [J]. 实用妇产科杂志，2015，31（3）：213–216.

[188] 关菁. 辅助生殖年代生殖外科与输卵管修复性手术 [J]. 中华临床医师杂志（电子版），2015，9（01）：1–7.

[189] ZHENG X B，HAN H J，GUAN J. Clinical features of fallopian tube accessory ostium and outcomes after laparoscopic treatment[J]. International Journal of Gynecology and Obstetrics，2015，129（3）：260–263.

[190] HAN H J，GUAN J，WANG Y B，et al. Diagnosis and Treatment of Tubal Diverticula：Report of 13 Cases[J]. The Journal of Minimally Invasive Gynecology，2014，21（1）：142–146.

[191] MONTE G L，CAPOBIANCO G，PIVA I，et al. Hysterosalpingo contrast sonography（HyCoSy）：let’s make the

point![J]. Archives of Gynecology and Obstetrics，2015，291（1）：19–30.

[192] DECHAUD H，AHMED S，ALIGIER N. et al. Does transvaginal hydrolaparoscopy render standard diagnostic laparoscopy obsolete for unexplained infertility investigation?[J]. European Journal of Obstetrics and Gynecology，2001，94（1）：97–102.

[193] ABRAO M S，MUZII L，MARANA R. Anatomical causes of female infertility and their management[J]. International Journal of Gynaecology and Obstetrics，2013，123（2）：S18–S24.

[194] WANG W，ZHOU Q，GONG Y，et al. Assessment of Fallopian Tube Fimbria Patency With 4–Dimensional Hysterosalpingo-Contrast Sonography in Infertile Women[J]. Journal of Ultrasound in Medicine，2017，36（10）：2061–2069.

[195] HONG Q，CAI R，CHEN Q，et al. Three-Dimensional Hy Co Sy with perfluoropropane-albumin microspheres as contrast agents and normal saline injections into the pelvic cavity for morphological assessment of the Fallopian tube in infertile women[J]. Journal of Ultrasound in Medicine，2017，36（4）：741–748.

[196] Practice Committe of the American Society for Reproductive Medicine. Role of tubal surgery in the era of assisted reproductive technology：a committe opionion[J]. Fertility and Sterility，2015，103（6）：e37–43. https：//doi.org/10.1016/j.fertnstert.2015.03.032.

[197] HE Y，MA X，XU J，et al. Comparison of assessment methods for fallopian tubal patency and peritubal adhesion between transvaginal 4–dimensional hysterosalpingo-contrast sonography and laparoscopic chromopertubation[J]. Journal of Ultrasound in Medicine，2017，36（3）：547–556.

[198] A AUDEBERT，J L POULY. Laparoscopic surgery for distal tubal occlusions：lessons learned from a historical series of 434 cases[J]. Fertility and Sterility，2014，102（4）1203–1208.

[199] KARASICK S，GOLDFARB A F. Peritubal adhesions in infertile women：diagnosis with hysterosalpingography[J]. AJR Am J Roentgenol，1989，152（4）：777–779.

[200] VALENTINI A L，MUZII L，MARANA R，et al. Improvement of hysterosalpingographic accuracy in the diagnosis of peritubal adhesions[J]. American journal of roentgenology，2000，175（4）：1173–1176.

[201] ENG C W，TANG P H，ONG C L. Hysterosalpingography：current applications[J]. Singapore Medical Journal，2007，48（4）：368–373.

[202] CASINI M L，ROSSI F，AGOSTINI R，et al. Effects of the position of fibroids on fertility[J]. Gynecological Endocrinology，2006，22（2）：106–109.

[203] DAS S，NARDO L G，SEIF M W. Proximal tubal disease：the place for tubal cannulation[J]. Reproductive BioMedicine Online，2007，15（4）：383–388.

[204] MUZII L，MARANA R. Improvement of hysterosalpingographic accuracy in the diagnosis of peritubaladhesions. AJR Am J Roentgenol，2000，175（4）：1173–1176.

[205] 王莎莎 . 子宫输卵管超声造影 [M]. 北京：军事医学科学出版社，2014.

[206] 石一复 . 输卵管疾病 [M]. 北京：人民军医出版社，2009.

[207] 埃尔南德斯，阿特金森 . 临床妇科病理学 [M]. 袁耀萼，主译 . 北京：人民卫生出版社，1998.

[208] 杨爱萍 . 宫输卵管造影发生静脉或淋巴逆入的征象分析 [J]. 中国优生优育，2008，14（4）：14.

[209] 杨林，周军 . 子宫输卵管造影逆流征象探讨 [J]. 昆明医学院学报，2009，30（3）：141–142.

[210] 陈绍红，叶慧，张青梅 . 子宫输卵管造影时逆流征象的临床评估 [J]. 放射学实践，2002，17（5）：418–419.

[211] 杨凯，陈林，孙宗琼，等 . 子宫输卵管造影逆流 9 例分析 [J]. 苏州大学学报（医学版），2006，26（4）：706–707.

[212] 申作强 . 139 例复方泛影葡胺造影剂做子宫输卵管造影时的逆流分析 [J]. 中国实用医药，2009，22（4）：85–86.

[213] 陆笼辉，王莉 . 子宫输卵管造影逆流原因分析（附 3 例报告）[J]. 白求恩军医学院学报，2007，5（4）：208–209.

[214] 刘纯艳 . 结节性输卵管峡部炎：临床意义讨论及治疗方法的思考 [J]. 国外医学 · 妇产科学分册，1994，5：

297–299.

[215] 程琦，朱贤胜，王莎莎，等 . 经阴道子宫输卵管四维超声造影逆流征象及结果分析 [J]. 临床超声医学杂志，2013，15（12）：817–821.

[216] 古淑芳，程琦，朱贤胜，等 . 低压推注造影剂在子宫输卵管超声造影中的应用 [J]. 中国医学影像学杂志，2017，25（1）：34–36.

[217] 陈明江 . 改良及传统子宫输卵管造影检查对比剂逆流分析 [J]. 贵阳医学院学报，2016，41（5）：581–583.

[218] 李亚敏，李俊 . 子宫输卵管造影逆流的征象分析 [J]. 实用医技杂志，2014（5）：481–482.

[219] 袁秀林 . 子宫输卵管造影术中对比剂逆流的临床分析 [J]. 医药前沿，2015（4）：62–63.

[220] 容毅霜，兰凤婉 . 子宫输卵管造影对比剂逆流的影响学表现及临床分析 [J]. 右江医学，2013（4）：571–572.

[221] 李守红，郑晓华，袁嘉骥，等 . 子宫输卵管造影中近端输卵管“梗阻”的方法学研究 [J]. 放射学实践，2005，20（2）：156–158.

[222] 席嘉元，江勇，朱瑛，等 . 子宫腔碘水加压法输卵管再通术的临床研究 [J]. 介入放射学杂志，2006，15（5）：286–289.

[223] 韩丽萍 . 子宫输卵管造影逆流 400 例原因分析 [J]. 郑州大学学报，2003，38（2）：270–271.

[224] 周守兰，周力学，石玮玥 . 四维子宫输卵管超声造影剂逆流的初步研究 [J]. 中国卫生标准管理，2019，10（2）：101–104.

[225] 张丽珍 . 浅析子宫输卵管造影逆流征象 [J]. 医药前沿，2012，（31）：53–54.

[226] 王霞 . 子宫输卵管造影术逆流相关因素分析 [J]. 实用放射学杂志，2016，32（3）：426–428.

[227] 袁广胜 . 子宫输卵管造影的 DSA、X 线对比研究 [J]. 中国介入影像与治疗学，2006，3（5）：347–351.

[228] 吴国宜，朱爱霞，刘阳 . 子宫输卵管造影中逆流现象的临床意义探讨 [J]. 世界最新医学信息文摘，2014（13）：189.

[229] 中国医师协会超声医师分会妇产学组 . 妇科超声造影临床应用指南 [J/CD]. 中国超声医学杂志（电子版），2015，12（2）：94–98. https：//wenku. baidu. com/view/47a9ba2781c758f5f71f674f. html.

[230] 梁娜，吴青青，李菁化，等 . 经阴道实时三维子宫输卵管超声造影逆流的原因分析 [J]. 中华超声影像学杂志，2015，24（9）：797–799.

[231] 郭俊，王莎莎，程琦，等 . 经阴道实时三维子宫输卵管超声造影剂逆流分析 [J]. 中国医学影像技术，2014，30（7）：1063–1066.

[232] 陈伟环 . 影响继发性不孕的相关因素分析 [J]. 中国优生与遗传杂志，2009，17（11）：110–111.

[233] 李素春，曾少颜，张志兴，等 . 未产妇人工流产与输卵管性不孕关系的研究 [J]. 中国妇幼保健，2005，20（19）：2495–2497.

[234] 曾月娜 . 未产妇人工流产致输卵管梗阻性不孕 144 例临床分析 [J]. 医药产业资讯，2005，2（11）：29，42.

[235] 谢礼英，许玉芳，钟兴明，等 . 未产妇人工流产与不孕症的相关性分析 [J]. 广东医学杂志，2006，26（8）：1082–1083.

[236] 韩向君，郭成浩，王缓煌，等 . 输卵管的形态观测及临床意义 [J]. 中国临床解剖学杂志，2010，28（4）：385–387.

[237] 王瑞 . 经阴道子宫输卵管四维超声造影剂逆流发生影响因素的 Logistic 回归分析 [D]. 安徽医科大学，2019.

[238] 熊梦怡 . 输卵管通而不畅的 HSG 影像分级与常见不孕因素的相关性研究 [D]. 南昌大学；南昌大学医学院，2017.

[239] 冯长征 . 输卵管通而不畅的 HSG 分级和中医综合治疗 [D]. 南方医科大学，2013.

[240] ZIEGLER D D，BORGHESE B，CHAPRON C. Endometriosis and infertility：Pathophysiology and anagement[J]. Lancet，2010，376（9742）：730–738.

[241] TANBO T，FEDORCSAK P. Endometriosis-associatated infertility：aspects of pathophysiological mechanisms and

treatment options[J]. Acta obstetricia et gynecologica Scandinavica，2017，96（6）: 659–667.

[242] KISSLER，HAMSCHO，ZANGOS，et al. Uterotubal transport disorder in adenomyosis and endometriosis a cause for infertility[J]. Bjog An International Journal of Obstetrics & Gynaecology，2006，39（8）: S339–S339.

[243] SILBERZWEIG J E，KHORSANDI A S，CALDON M，et al. Gadolinium for hysterosalpingography[J]. J Reprod Med，2008，53（1）: 15–19.

[244] STACEY C，BOWN C，MANHIRE A，et al. HyCoSy as good as claimed?[J]. Br J Radiol，2000，73（886）: 133–136.

[245] SOCOLOV D，LUPASCU I A，DANCIU E，et al. Sonohysterosalpingography versus hysterosalpingography in the evaluation of uterine and tubal infertility[J]. Rev Med Soc Med Nat Lasi，2009，113（3）: 803–808.

[246] DUBUISSON J B，AUBRIOT F X，CARDONE V，et al. Tubal causes of ectopic preg-nancy[J]. Fertil Steril，1986，46（5）: 970–972.

[247] 钱朝霞，陈克敏，宋富珍，等 . 栓塞治疗输卵管积水对体外授精 – 胚胎移植结局的影响 [J]. 介入放射学杂志，2014，23（4）: 311–313.

[248] 王毅堂，谭季春，付鹏，等 . 输卵管积水介入栓塞治疗 160 例临床体会 [J]. 当代医学，2011，17（05）: 94–96.

[249] 李强，杨慧琳 . 输卵管栓塞术在 IVF-ET 前治疗输卵管积水的临床应用 [J]. 国际生殖健康 / 计划生育杂志，2009，28（05）: 298–300.

[250] 袁冬存，李兵 . 输卵管栓塞后弹簧圈脱落 2 例 [J]. 介入放射学杂志，2018，27（12）: 22–23.

[251] 宋洁，何卫东，施惠娟，等 . 实时三维子宫输卵管超声造影联合宫腔水造影对不孕症的诊疗价值 [J]. 现代医用影像学，2020，29（9）: 1619–1622.

[252] 吴陈慧子，蔡留芸，罗小东 . 基于临床特征及超声成像初步建立宫腔粘连诊断评分系统 [J]. 中国超声医学杂志，2021，37（5）: 570–573.

[253] 许阡，王祎祎，臧春逸 . 宫腔粘连临床病因学及诊疗研究进展 [J]. 国际妇产科学杂志，2021，48（2）: 224–229–240.

[254] WANG R，WATSON A，JOHNSON N，et al. Tubal flushing for subfertility[J]. Cochrane Database Syst Rev，2020（10）: CD003718. https: //doi. org/10. 1002/14651858. cd003718. pub5.

[255] SARAVELOS S H，LI T C. Intrauterine balloon therapy: a novel ultrasound guided treatment for intrauterine adhesions[J]. Gynecological Surgery，2016，13（4）: 403–407.

[256] LEGENDRE G，LEVAILLANT J M，FAIVRE E，et al. 3D ultrasound to assess the position of tubal sterilization microinserts[J]. Human reproduction（Oxford，England），2011，18（10）: 579–579.

[257] VEERSEMA S，VLEUGELS M P H，TIMMERMANS A，et al. Follow-up of successful bilateral placement of Essure microinserts with ultrasound[J]. Fertility and sterility，2005，84（6）: 1733–1736.

[258] CHOE J，CHECK J H. Salpingectomy for unilateral hydrosalpinx may improve in vivo fecundity[J]. Gynecol Obstet Invest，1999，48（4）: 285–287.

[259] ABOULGHAR M A，MANSOUR R T，SEROUR G I. Spontaneous intrauterine pregnancy following salpingectomy for a unilateral hydrosalpinx[J]. Hum Reprod，2002，17（4）: 1099–1100.

[260] SARAVELOS S H，COCKSEDGE K A，LI TC. Prevalence and diagnosis of congenital uterine anomalies in women with reproductive failure; a critical appraisal[J]. Hum Reprod Update，2008，14（5）: 415–429.

[261] HOMER H A，LI T C，COOKE I D. The septate uterus: a review of management and reproductive outcome[J]. Fertil Steril，2000，73（1）: 1–14.

[262] GERGOLET M，CAMPO R，VERDENIK I，et al. No clinical relevance of the height of fundal indentation in subseptate or arcuate uterus: a prospective study[J]. Reprod Biomed Online，2012，24（5）: 576–582.

[263] WEIR W C，WCIR D R. Therapeutic Value of Salpingograms in Infertility[J]. Fertility and Sterility，1951，2（6）:

514–522.

[264] WAHBY O，SOBRERO A J，EPSTEIN J A. Hysterosalpingography in Relation to Pregnancy and its Outcome in Infertile Women[J]. 1966，17（4）：520–530.

[265] MACKEY R A. GLASS R H，OLSON L E，et al. Mackey Robert A. et al. Pregnancy Following Hysterosalpingography With Oil and Water Soluble Dye[J]. 1971，22（8）：504–507.

[266] UNDEQUIST S，RASMUSSEN F，LANSEN C. Use of iotrolan versus ethiodized poppy-seed oil in hysterosalpingography[J]. Radiology，1994，191（2）：513–517.

[267] WANG R，WELIE N，RIJSWIJK J V，et al. Effectiveness on fertility outcome of tubal flushing with different contrast media：systematic review and network meta-analysis[J]. Ultrasound in Obstetrics & Gynecology，2019，54（2）：172–181.

[268] DREYER K，RIJSWIJK J V，MIJATOVIC V，et al. Oil-Based or Water-Based Contrast for Hysterosalpingography in Infertile Women[J]. The New England journal of medicine，2017，376（21）：2043–2052.

[269] RIJSWIJK J V，JOUKLE V R，DREYER K，et al. Tubal flushing with oil-or water-based contrast medium：can we identify markers that indicate treatment benefit?[J]. Human reproduction open，2019，2019（3）：hoz015.

[270] MONET G L，PIVA I，CAPOBIANCO G，et al.. Hysterosalpingo contrast sonography（HyCoSy）：let’s make the point![J]. Archives of Gynecology and Obstetrics，2015，291（1）：19–30.

[271] GIUGLIANO E，CAGNAZZO E，BAZZAN E. et al. Hysterosalpingo-contrast sonography：is possible to quantify the therapeutic effect of a diagnostic test?[J]. Clinical and experimental reproductive medicine，2012，39（4）：161–165.

[272] CHUNYAN G，BIN P，PING Y，et al. Assessment of the Influence on Spontaneous Pregnancy of Hysterosalpingo-Contrast Sonography[J]. BioMed research international，2018，2018：4901281. https：//doi. org/10. 1155/2018/4901281.

[273] MARCH C M. Management of Asherman's syndrome[J]. Reproductive biomedicine online，2011，23（1）：63–76.

[274] BROOME J D，VANCAILLIE T G. Fluoroscopically guided hysteroscopic division of adhesions in severe Asherman syndrome[J]. Obstetrics & Gynecology，1999，93（6）：1041–1043.

[275] KARANDE V，LEVRANT S，HOXSEY R，et al. Lysis of intrauterine adhesions using gynecoradiologic techniques[J]. Fertility and Sterility，1997，68（4）：658–662.

[276] COCCIA M E，BECATTINI C，BRACCO G L，et al. Pressure lavage under ultrasound guidance：a new approach for outpatient treatment of intrauterine adhesions[J]. Fertility and Sterility，2001，75（3）：601–606.

[277] 付利梅，平毅．卵巢子宫内膜异位囊肿相关性不孕研究进展 [J]. 国际妇产科学杂志，2021，48（1）：21–25.

[278] 郑兴邦，关菁，于晓明，等．子宫输卵管造影显示输卵管近端阻塞行宫腹腔镜联合手术 118 例结果分析．实用妇产科杂志，2015，31：213–216.

[279] 郑兴邦，关菁．子宫输卵管造影的图像解读 [J]. 中国实用妇科与产科杂志．2019，35（1）：77–80.

[280] 张海霞，孙明华，朱家樑，等．输卵管结核的子宫输卵管造影表现 [J]. 生殖与避孕．2015，35（7）：498–503.

[281] 陈景芬，张学杰，张元梅．T-SPOT. TB 在诊断结核病中的临床应用价值 [J]. 中国伤残医学，2013，21（3）：136–137.

[282] 关菁教授谈：《子宫内膜异位症、不孕、输卵管功能》的相关问题 [J]. 中国宫颈疾病网，2017（01）：19.

[283] Practice Committee of the American Society for Reproductive Medicine. Endometriosis and infertility：a committee opinion[J]. Fertility and sterility，2012，98（3）：591–598.

[284] MACER M L，TAYLOR H S. Endometriosis and Infertility：a review of the pathogenesis and treatment of endometriosis-associated infertility[J]. Obstet Gynecol Clin North Am，2012，39（4）：535–549.

[285] JOHNSON N P，HUMMELSHOJ L. Consensus on current management of endometriosis[J]. Human reproduction

（Oxford，England），2013，28（6）：1552–1568.

[286] KARANDE V C，PRATT D E，RAO R，et al. Elevated tubal perfusion pressures during selective salpingography are highly suggestive of tubal endometriosis[J]. Fertility and Sterility，1995，64（6）：1070–1073.

[287] ABUZEID M I，MITWALLLY M F，AHMED A I，et al. The prevalence of fimbrial pathology in patients with early stages of endometriosis[J]. Journal of minimally invasive gynecology，2007，14（1）：49–53.

[288] LYONS R A，DJAHANBAKHCH O，SARIDOGAN E，et al. Peritoneal fluid，endometriosis，and ciliary beat frequency in the human fallopian tube[J]. The Lancet，2002，360（9341）：1221–1222.

[289] FERRERO S，ARENA E，MORANDO A，et al. Prevalence of newly diagnosed endometriosis in women attending the general practitioner[J]. International Journal of Gynecology & Obstetrics，2010，110（3）：203–207.

[290] PIKETTY M，CHOPIN N，DOUSSET B，et al. Preoperative work-up for patients with deeply infiltrating endometriosis：transvaginal ultrasonography must definitely be the first-line imaging examination[J]. Human reproduction（Oxford，England），2009，24（3）：602–607.

[291] GUERRIERO S，AJOSSA S，MINGUEZ J A，et al. Accuracy of transvaginal ultrasound for diagnosis of deep endometriosis in uterosacral ligaments，rectovaginal septum，vagina and bladder：systematic review and meta-analysis[J]. Ultrasound in Obstetrics & Gynecology，2015，46（5）：534–545.

[292] HUDELIST G，BALLARD K，ENGLISH J，et al. Transvaginal sonography vs. clinical examination in the preoperative diagnosis of deep infiltrating endometriosis[J]. Ultrasound in Obstetrics & Gynecology，2011，37（4）：480–487.

[293] GUERRIERO S，SABA L，AJOSSA S，et al. Three-dimensional ultrasonography in the diagnosis of deep endometriosis[J]. Human reproduction（Oxford，England），2014，29（6）：1189–1198.

[294] GUERRIERO S，ABRAO M，HUDELIST G，et al. P29. 03：Ultrasonography in deep endometriosis：a consensus opinion from the International Deep Endometriosis Analysis（IDEA）group. A preliminary statement[J]. Ultrasound in Obstetrics & Gynecology，2011，38（S1）：265–265.

[295] MENAKAYA U，REID S，INFANTE F，et al. Systematic Evaluation of Women With Suspected Endometriosis Using a 5-Domain Sonographically Based Approach[J]. Journal of Ultrasound in Medicine，2015，34（6）：937–947.

[296] HOLLAND T K，CUTNER A，SARIDOGAN E，et al. Ultrasound mapping of pelvic endometriosis：does the location and number of lesions affect the diagnostic accuracy? A multicentre diagnostic accuracy study[J]. BMC women's health，2013，13：43.

[297] DI DONATO N，BERTOLDO V，MONTANARI G，et al. Question mark form of uterus：a simple sonographic sign associated with the presence of adenomyosis[J]. Ultrasound in Obstetrics & Gynecology，2015，46（1）：126–127.

[298] ANTONY M，SLANGENA T，HERENDAEL B J. Salpingoscopy is an important part of the infertility work-up[J]. The Journal of the American Association of Gynecologic Laparoscopists，1996，3（3）：369–374.

[299] VAN DEN BOSCH T，DUEHOLM M，LEONE F P，et al. Terms，definitions and measurements to describe sonographic features of myometrium and uterine masses：a consensus opinion from the Morphological Uterus Sonographic Assessment（MUSA）group[J]. Ultrasound in Obstetrics & Gynecology，2015，46（3）：284–298.

[300] TIMMERMAN D，VALENTIN L，BOURNE T H，et al. Terms，definitions and measurements to describe the sonographic features of adnexal tumors：a consensus opinion from the International Ovarian Tumor Analysis（IOTA）Group[J]. Ultrasound Obstet Gynecol，2000，16（5）：500–505.

[301] REDWINE D B. Ovarian endometriosis：a marker for more extensive pelvic and intestinal disease[J]. Fertility and Sterility，1999，72（2）：310–315.

[302] CHAPRON C，PIETIN-VIALLE C，BORGHESE B，et al. Associated ovarian endometrioma is a marker for greater

severity of deeply infiltrating endometriosis[J]. Fertility and sterility, 2009, 92 (2): 453-457.

[303] GHEZZI F, RAIO L, CROMI A, et al. "Kissing ovaries": a sonographic sign of moderate to severe endometriosis. Fertil Steril, 2005, 83 (1): 143-147.

[304] GUERRIERO S, AJOSSA S, LAI M P, et al. Transvaginal ultrasonography in the diagnosis of pelvic adhesions[J]. Hum Reprod, 1997, 12 (12): 2649-2653.

[305] HOLLAND T K, YAZBEK J, CUTNER A, et al. Value of transvaginal ultrasound in assessing severity of pelvic endometriosis[J]. Ultrasound in Obstetrics and Gynecology, 2010, 36 (2): 241-248.

[306] HUDELIST G, FRITZER N, STAETTNER S, et al. Uterine sliding sign: a simple sonographic predictor for presence of deep infiltrating endometriosis of the rectum[J]. Ultrasound in Obstetrics & Gynecology, 2013, 41 (6): 692-695.

[307] REID S, LU C, CASIKAR I, et al. Prediction of pouch of Douglas obliteration in women with suspected endometriosis using a new real-time dynamic transvaginal ultrasound technique: the sliding sign[J]. Ultrasound in Obstetrics & Gynecology, 2013, 41 (6): 685-691.

[308] MENAKAYA U, CONDOUS G. The retroverted uterus: refining the description of the real time dynamic "sliding sign" [J]. Australasian journal of ultrasound in medicine, 2013, 16 (3): 97.

[309] BAZOT M, THOMASSIN I, HOURANI R, et al. Diagnostic accuracy of transvaginal sonography for deep pelvic endometriosis[J]. Ultrasound in Obstetrics and Gynecology, 2004, 24 (2): 180-185.

[310] GUERRIERO S, AJOSSA S, GERADA M, et al. "Tenderness-guided" transvaginal ultrasonography: a new method for the detection of deep endometriosis in patients with chronic pelvic pain[J]. Fertility and Sterility, 2007, 88 (5): 1293-1297.

[311] MORO F, MAVRELOS D, PATEMAN K, et al. Prevalence of pelvic adhesions on ultrasound examination in women with a history of Cesarean section[J]. Ultrasound in obstetrics & gynecology: the official journal of the International Society of Ultrasound in Obstetrics and Gynecology, 2015, 45 (2): 223-228.

[312] CHAPRON C, CHOPIN N, BORGHESE B, et al. Deeply infiltrating endometriosis: pathogenetic implications of the anatomical distribution[J]. Human reproduction (Oxford, England), 2006, 21 (7): 1839-1845.

[313] VERCELLINI P, PARAZZINI F, PIETROPAOLO G, et al. Pregnancy outcome in women with peritoneal, ovarian and rectovaginal endometriosis: a retrospective cohort study[J]. BJOG: An International Journal of Obstetrics & Gynaecology, 2012, 119 (12): 1538-1543.

[314] BENACERRAF B R, GROSZMANN Y, HORNSTEIN M D, et al. Deep infiltrating endometriosis of the bowel wall: the comet sign[J]. Journal of ultrasound in medicine: official journal of the American Institute of Ultrasound in Medicine, 2015, 34 (3): 537-542.

[315] LEON M, ALCAZAR J L. High sliding sign: a new soft marker of uterine fundus compromise in deep infiltrating endometriosis[J]. Ultrasound in obstetrics & gynecology: the official journal of the International Society of Ultrasound in Obstetrics and Gynecology, 2015, 45 (5): 624.

[316] EXACOUSTOS C, MANGANARO L, ZUPI E. Imaging for the evaluation of endometriosis and adenomyosis[J]. Best practice & research. Clinical obstetrics & gynaecology, 2014, 28 (5): 655-681.

[317] TAMMAA A, FRITZER N, LOZANO P, et al. Interobserver agreement and accuracy of non-invasive diagnosis of endometriosis by transvaginal sonography[J]. Ultrasound in Obstetrics & Gynecology, 2015, 46 (6): 737-740.

[318] SHARMA J B, PUSHPARAJ M, ROY K K. et al. Hysterosalpingographic findings in infertile women with genital tuberculosis[J]. International Journal of Gynecology and Obstetrics, 2007, 101 (2): 150-155.

[319] AFZALI N, AHMADI F, AKHBARI F. Various hysterosalpingography findings of female genital tuberculosis: A case series[J]. Iranian journal of reproductive medicine, 2013, 11 (6): 519-524.

[320] SHAH H U，SANNANANJA B，BAHETI A D，et al. Hysterosalpingography and ultrasonography findings of female genital tuberculosis[J]. Diagnostic and interventional radiology（Ankara，Turkey），2015，21（1）：10–15.

[321] AHMADI F，ZAFARANI F，SHAHRZAD G. Hysterosalpingographic appearances of female genital tract tuberculosis：part I. Fallopian tube[J]. International journal of fertility & sterility，2014，7（4）：245–252.

[322] AHMADI F，ZAFARANI F，SHAHRZAD G. Hysterosalpingographic Appearances of Female Genital Tract Tuberculosis：Part II：Uterus[J]. International journal of fertility & sterility，2014，8（1）：13–20.

[323] BHANOTII V，THEOPHILUS J P，REDDY P K，et al. Occurrence of female genital tuberculosis among infertile women：a study from a tertiary maternal health care research centre in South India[J]. European journal of clinical microbiology & infectious diseases：official publication of the European Society of Clinical Microbiology，2014，33（11）：1937–1949.

[324] MALPANI A，MALPANI A. Anti-tubercular treatment，genital TB and infertility[J]. Hum Reprod，2012，27（10）：3120–3121.

[325] HAWKINS K C，CROCHET J R，HOLLAND D P，et al. Diagnosis of pelvic tuberculosis in a patient with tubal infertility[J]. Fertility and sterility，2011，95（1）：289.

[326] SKIBSTED L，SPERLING L，HANSEN U，et al. Salpingitis isthmica nodosa in female infertility and tubal diseases[J]. Human reproduction（Oxford，England），1991，6（6）：828–831.

[327] KARASICK S，KARASICK D，SCHILLING J. Salpingitis isthmica nodosa in female infertility[J]. Journal of the Canadian Association of Radiologists，1985，36（2）：118–121.

[328] IBRAHIM I B，MONIKA O，KEVIN M，et al. An odyssey through salpingitis isthmica nodosa[J]. European Journal of Obstetrics & Gynecology and Reproductive Biology，2015，184：73–79.

[329] CHAWLA N，KUDESIA S，AZAD S，et al. Salpingitis isthmica nodosa[J]. Indian Journalof Pathology and Microbiology，2009，52（3）：434–435.

[330] CREASY J L，CLARK R L，CUTTINO J T，et al. Salpingitis isthmica nodosa：radiologic and clinical correlates[J]. Radiology，1985，154：597–600.

[331] THOMAS M L，ROSE D H. Salpingitis isthmica nodosa demonstrated by hysterosalpingography[J]. Acta Radiol Diagn（Stockh），1973，14：295–304.

[332] MCCOMB P F，ROWE T C. Salpingitis isthmica nodosa：evidence it is a progressive disease[J]. Fertil Steril，1989，51：542–545.

[333] FORTIER K J，HANEY A F. The pathologic spectrum of uterotubal junction obstruction[J]. Obstet Gynecol，1985，65（1）：93–98.

[334] HONORE L H. Salpingitis isthmica nodosa in female infertility and ectopic tubal pregnancy[J]. Fertil Steril，1978，29（2）：164–168.

[335] PERSAUD V. Etiology of tubal ectopic pregnancy. Radiologic and pathologic studies[J]. Obstetrics & Gynecology，1970，36（2）：257–263.

[336] IRVING J A，CLEMENT P B. Diseases of the Peritoneum[J]. Springer New York，1994：660–680.

[337] CLEMENT P B. The pathology of endometriosis：a survey of the many faces of a common disease emphasizing diagnostic pitfalls and unusual and newly appreciated aspects[J]. Advances in Anatomic Pathology，2007，14（4）：241–260.

[338] DAVID M P，BEN-ZWI D，LANGER L. Tubal intramural polyps and their relationship to infertility[J]. Fertility and Sterility，1981，35（5）：526–531.

[339] LISA J，RUBIN I，TRINIDAD S S. Further observations on ectopic endometrium of the fallopian tube [J]. Surgery Gynecology & Obstetrics，1956，103（4）：469.

[340] SHELDON R S，WILSON R B，DOCKERTY M B. Serosal endometriosis of fallopian tubes [J]. American Journal of Obstetrics & Gynecology，1967，99（6）：882–884.

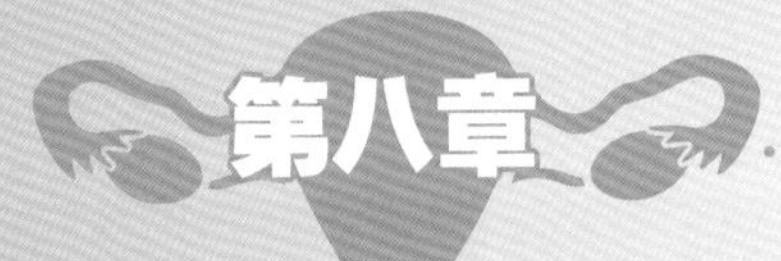

病例展示

病例 1
双侧输卵管通畅

一、病史

- 基本信息：34 岁，检查时为月经干净第 7 天。
- 孕产史：孕 0 次，不孕时间 1 年。
- 既往史：无妇科疾病，无过敏史。
- 相关检查：未曾行 HSG 检查和通液试验。
- 男方检查：精子活力差。

二、图像（图 8–1，视频 8–1）

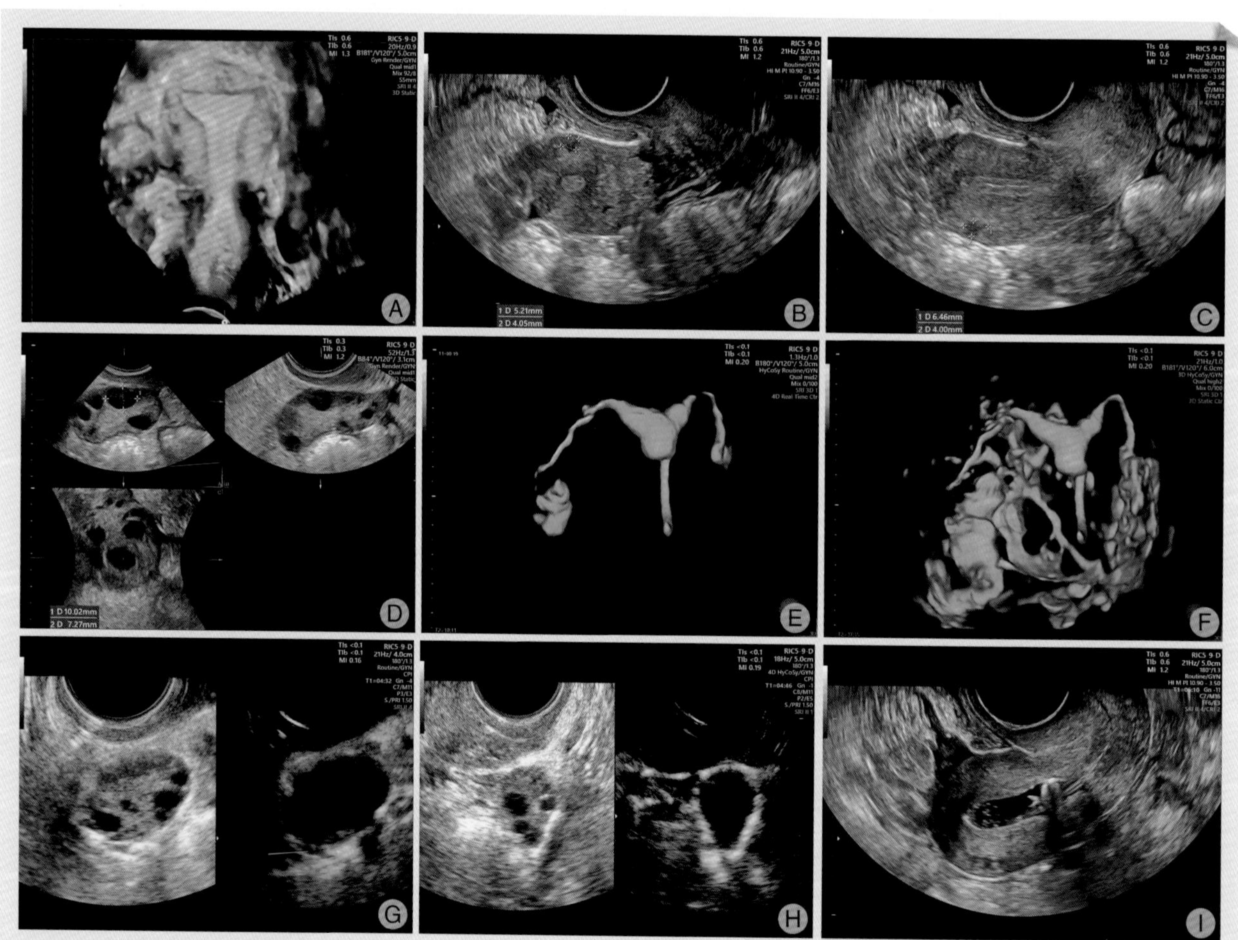

A.子宫三维成像显示宫腔形态正常、间质线清晰；B、C.子宫肌层低回声，疑局灶性腺肌病；D.卵巢三维成像显示卵泡数目及优势卵泡；E、F.4D-HyCoSy不同时期图像；G、H.双侧卵巢周围造影剂弥散好；I.宫腔负性造影显示宫腔无异常。

图8–1　双侧输卵管通畅

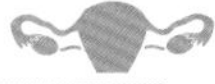

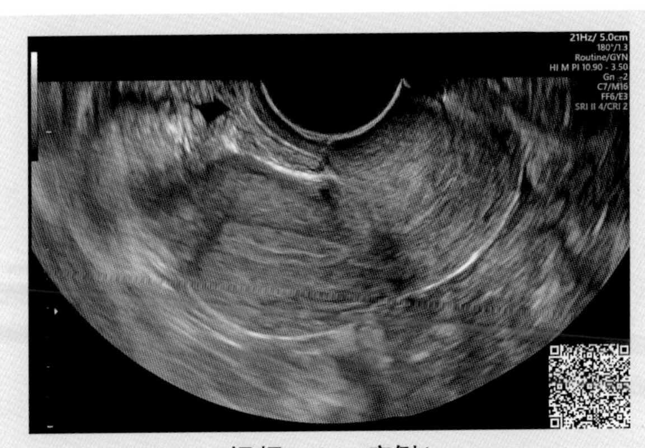

视频8-1　病例1

三、报告

1. 造影前检查

前位子宫，包膜光滑完整，实质回声均匀，部分肌层回声欠均匀，探及两个低回声区，大小分别约 5 mm × 4 mm（前壁）、6 mm × 4 mm（后壁），边界不清，形态不规则；内膜居中、清晰，厚约 6 mm，呈“三线征”，间质线清晰、连续。

右侧卵巢位于下、后、宫旁，卵泡数目 12 个，最大卵泡 10 mm × 7 mm；左侧卵巢位于下、后、宫旁，卵泡数目 12 个，最大卵泡 14 mm × 10 mm。

子宫与盆腔组织间移动度好，右侧卵巢移动度好，左侧卵巢移动度好。

子宫触痛（–）、右附件区触痛（–）、左附件区触痛（–）。

2. 造影操作步骤

（1）患者宫腔内置管，管头位于宫底中部。

（2）推注造影剂 20 mL，推注压力小，患者轻度疼痛，VAS 评分 3 分。

3. 造影表现

宫腔形态正常。

双侧输卵管显影不同步，右侧晚于左侧。

双侧输卵管管壁光整，走行稍弯曲，形态柔顺，伞端见大量造影剂呈片状溢出，右侧溢出时间 15 秒，左侧溢出时间 40 秒。

双侧卵巢周围造影剂呈强回声环状弥散。

盆腔弥散均匀。

肌层及宫旁未见造影剂回声。

盆腔负性造影：双侧输卵管远段邻近卵巢，伞部结构未显示。盆腔未见异常回声。

宫腔负性造影：宫腔面光整，未见明显异常回声。

4. 超声提示

常规超声提示：子宫肌层低回声（不排除局灶性腺肌病可能）；
双侧卵巢未见明显异常、左侧卵巢优势卵泡。

超声造影提示：双侧输卵管通畅（右侧优于左侧）；
宫腔形态正常；
盆腔无粘连。

四、分析

（一）诊断依据

1. 输卵管通畅性的判断

（1）输卵管形态：管壁光整，走行稍弯曲，形态柔顺，符合输卵管通畅表现。

（2）输卵管伞端溢出：右侧输卵管伞端溢出时间短、量大且呈片状弥散，为通畅输卵管表现。左侧输卵管虽然溢出时间较长，但结合输卵管走行及形态，伞端溢出量及溢出形态仍可考虑为通畅，两侧溢出时间差异提示了右侧优于左侧。

（3）其他征象：基波二维扫查（推注造影剂或生理盐水）可见宫角处液体持续向输卵管流动，输卵管管壁无增厚、内壁光整，内部液体流动顺畅，追踪远段可达卵巢附近。

2. 盆腔病变的判断

子宫、双侧卵巢周边造影剂包绕，盆腔内造影剂分布均匀，无异常影像发现，结合常规检查时子宫及双侧卵巢与周围组织移动度好、无触痛，判断出盆腔无明显粘连。

3. 子宫 / 宫腔病变的判断

常规扫查时发现子宫肌层存在较小的不均匀回声区，考虑为子宫内膜异位病灶，但间质线清晰、浆膜层未见明显增厚，与周围组织移动度好，结合造影时输卵管影像学表现，可见该微小病变未对输卵管、盆腔造成明显影响。

宫腔负性造影无异常发现。

（二）图像特点及不足

在实时三维动态观察过程中发现左侧输卵管间质部显影中断，远段显影正常（图 8–2），增大增益并旋转 X 轴（图 8–3），发现子宫前方采集空间不足，导致信息丢失。补充三维造影，有针对性地将探头上翘增加前方采集空间，三维造影图像显示左侧输卵管间质部完整、清晰、连续（图 8–4）。静态三维图像在盆腔已经有大量造影剂弥散时对输卵管显示存在融合干扰。此外，该病例设置采集深度为 5 cm，采集空间相对较小，丢失输卵管近段或远段的可能性大，但因采集数据少，帧频速度相对稍快。

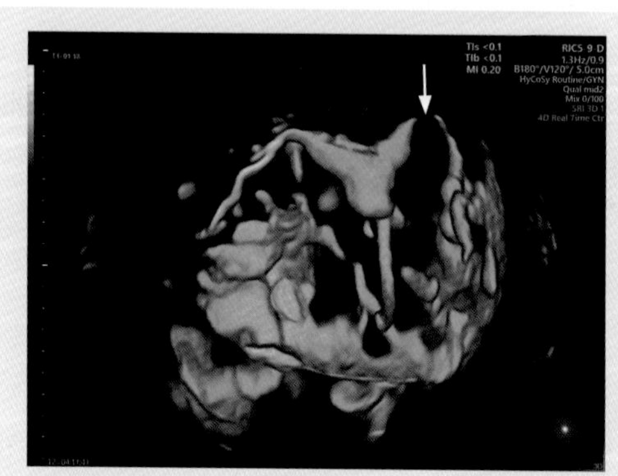

图8–2　左侧输卵管近段中断（箭头）

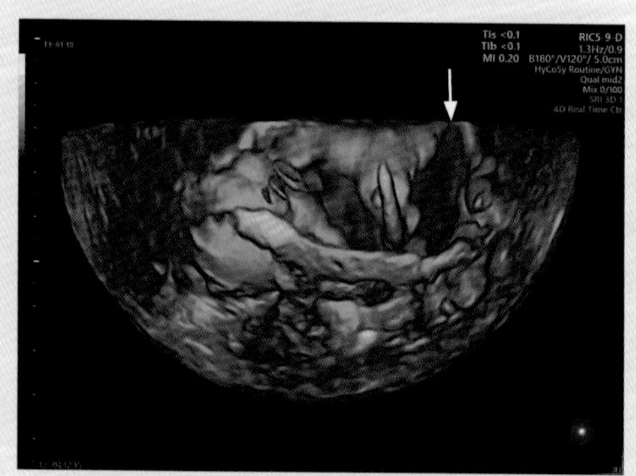

图8–3　增大增益，旋转X轴，左侧输卵管近段未包含在取样框内（箭头）

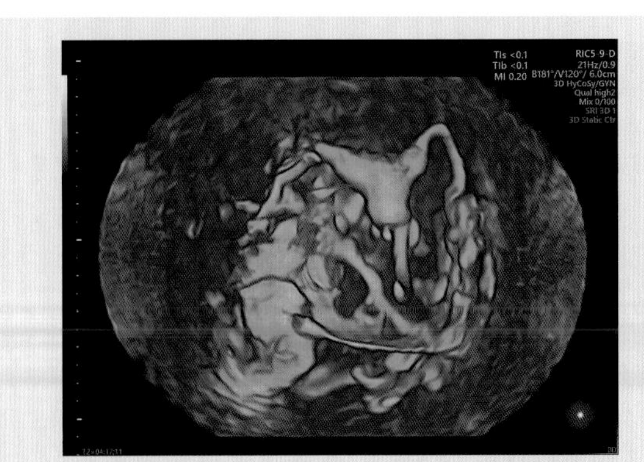

图8-4　三维静态造影补充观察，左侧输卵管近段完整、连续

五、结局

1 年后随访，造影后第 2 个月人工受精成功，足月顺产。

病例 2

右侧输卵管通畅，左侧输卵管通而不畅（轻度）

一、病史

- 基本信息：38 岁，检查时为月经干净第 5 天。
- 孕产史：孕 3 次，人工流产 2 次、顺产 1 次，不孕时间 2 年。
- 既往史：无妇科疾病，无手术史及过敏史。
- 相关检查：未曾行 HSG 检查和通液试验。
- 男方检查：精液检查正常。

二、图像（图 8-5，视频 8-2）

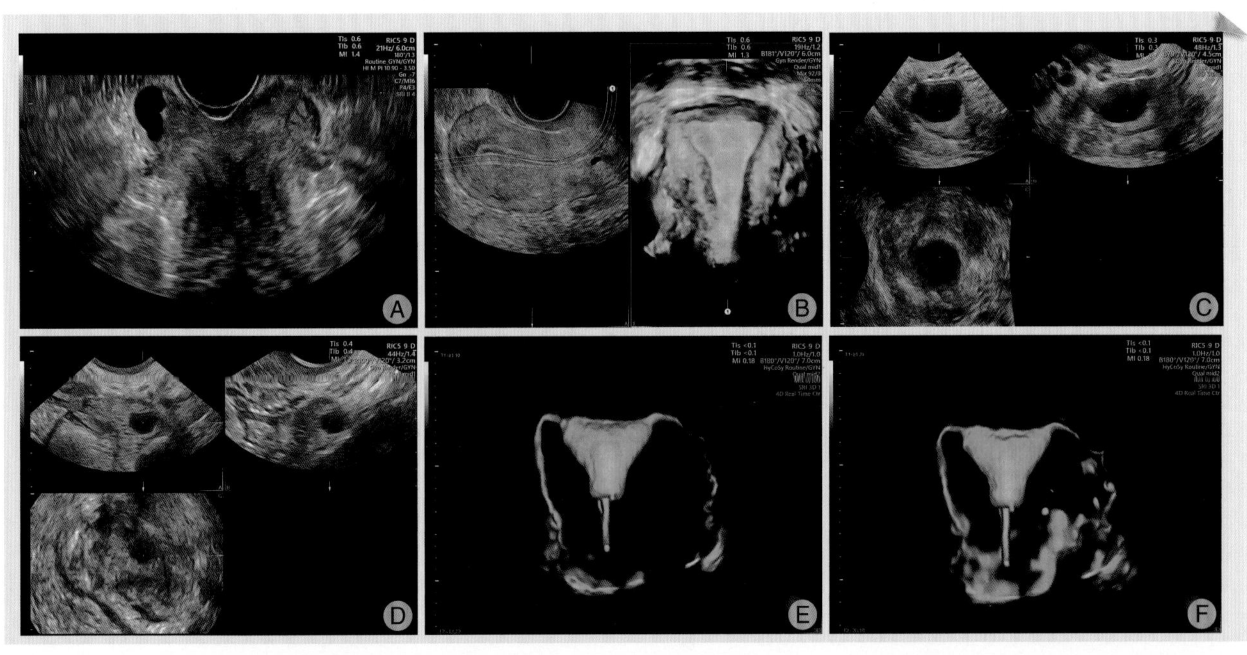

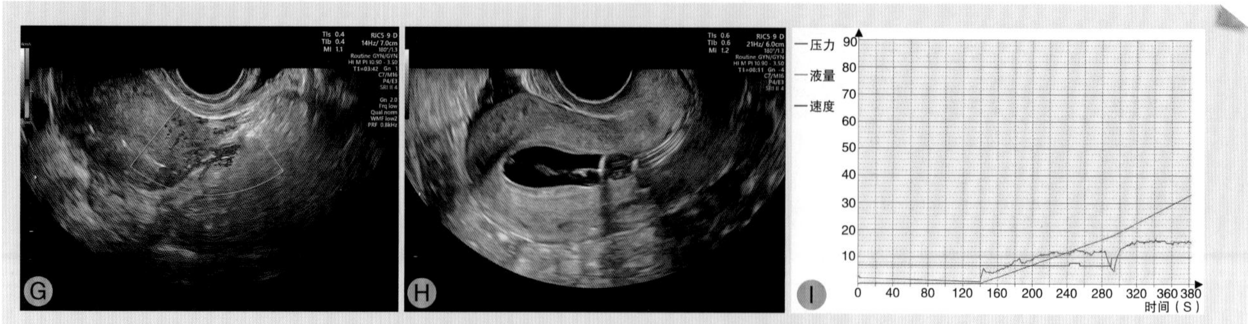

A.阴道壁囊肿；B.子宫内膜形态及宫腔三维成像；C、D.双侧卵巢三维成像显示卵泡数目少；E、F.4D-HyCoSy不同时期图像；G.CDFI显示左侧输卵管内液体流动；H.宫腔负性造影；I.推注压力曲线图。

图8-5　右侧输卵管通畅，左侧输卵管通而不畅（轻度）

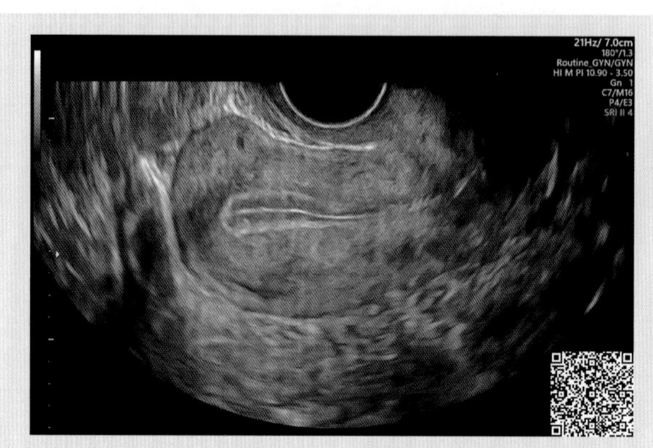

视频8-2　病例2

三、报告

1. 造影前检查

前位子宫，包膜光滑完整，实质回声均匀，内膜居中、清晰，厚约 9 mm，呈“三线征”，间质线清晰、连续。

右侧阴道壁可探及一无回声暗区，大小约 20 mm × 11 mm × 13 mm，透声好，内见分隔。

右侧卵巢位于下、后、外侧，大小约 30 mm × 24 mm × 22 mm，卵泡数目 3 个，最大卵泡 19 mm × 14 mm；左侧卵巢位于下、中、外侧，大小约 19 mm × 16 mm × 16 mm，卵泡数目 2 个，最大卵泡 9 mm × 7 mm。

子宫与盆腔组织间移动度好，右侧卵巢移动度中，左侧卵巢移动度中。

子宫触痛（–）、右附件区触痛（–）、左附件区触痛（–）。

2. 造影操作步骤

（1）患者宫腔内置管，管头位于宫底中部。

（2）推注造影剂 20 mL，推注压力 15 kPa，患者轻度疼痛，VAS 评分：检查时 2 分、结束后 20 分钟 0 分。

3. 造影表现

宫腔形态正常。

双侧输卵管同步显影。

左侧输卵管间歇性显影，管壁光整，走行弯曲，稍纤细，形态欠柔顺，伞端见少量造影剂溢出，溢出时间 37 秒。

右侧输卵管管壁光整，走行弯曲，形态柔顺，伞端见造影剂呈片状溢出，溢出时间 26 秒。

左侧卵巢周围可见少许造影剂弥散。

右侧卵巢周围可见造影剂呈环形弥散。

盆腔弥散不均匀。

肌层及宫旁未见造影剂回声。

盆腔负性造影：双侧输卵管伞端邻近卵巢，其旁均可见一无回声区，大小分别约 6 mm×6 mm（右）、10 mm×7 mm（左）。

宫腔负性造影：宫腔面光整，未见明显异常回声。

4. 超声提示

常规超声提示：阴道壁囊肿，考虑前庭大腺囊肿；
双侧卵巢卵泡数目偏少；
子宫未见明显异常。

超声造影提示：左侧输卵管通而不畅（间歇性痉挛）；
右侧输卵管通畅；
双侧附件区囊性占位，考虑双侧输卵管系膜囊肿；
宫腔形态正常。

四、分析

（一）诊断依据

1. 输卵管通畅性的判断

根据实时三维显像，右侧输卵管显影形态、造影剂溢出时间均为通畅的表现，现对左侧输卵管进行分析。

（1）输卵管形态：左侧输卵管间歇性显影，管腔较对侧纤细，形态欠柔顺。

（2）输卵管伞端溢出：左侧输卵管溢出量少于对侧，溢出时间晚于对侧。

（3）其他征象：在谐波及基波状态进行输卵管走行的二维追踪扫查，管腔内造影剂呈间断性流动，无明显膨大淤滞现象。

综上所述，结合推注压力小，考虑左侧输卵管轻度通而不畅。

2. 盆腔病变

在盆腔造影剂的衬托下，双侧附件区各发现一小囊肿，与卵巢无关，紧邻输卵管远段，考虑为输卵管系膜囊肿。

由于盆腔造影剂弥散不均匀，且量不足以使子宫及双侧卵巢呈现“被浸泡”的状态，所以即使在常规检查中发现双侧卵巢的移动度为中等，无法完全排除盆腔轻度粘连。

3. 宫腔病变

造影过程中宫腔稍膨大，宫腔面平滑光整；负性造影时宫腔内无异常发现。

（二）病例特点

（1）左侧输卵管呈间歇性显影，局部管腔显影不连续，与对侧相比管径纤细且粗细欠均匀。右侧输卵管伞端大量造影剂溢出，呈片状且向对侧弥散。对比之下，左侧溢出量偏少、弥散范围较局限，与右侧输卵管通畅程度良好、管腔内压力低导致大多数造影剂流入并自伞端溢出有关。

（2）因右侧输卵管通畅，左侧轻度通而不畅，故推注压力小。

（3）当盆腔液体积聚较多时，有利于微小病灶的发现，尤其是位于后盆腔的病变。

五、结局

6 个月后随访，造影后 3 个月自然受孕。

病例 3

双侧输卵管通而不畅

一、病史

- 基本信息：30 岁，检查时为月经干净第 2 天。
- 孕产史：孕 1 次，产 1 次（剖宫产）；不孕时间 6 个月。
- 既往史：无妇科疾病，无过敏史。
- 相关检查：未曾行 HSG 检查和通液试验。
- 男方检查：精液检查正常。

二、图像（图 8-6，视频 8-3）

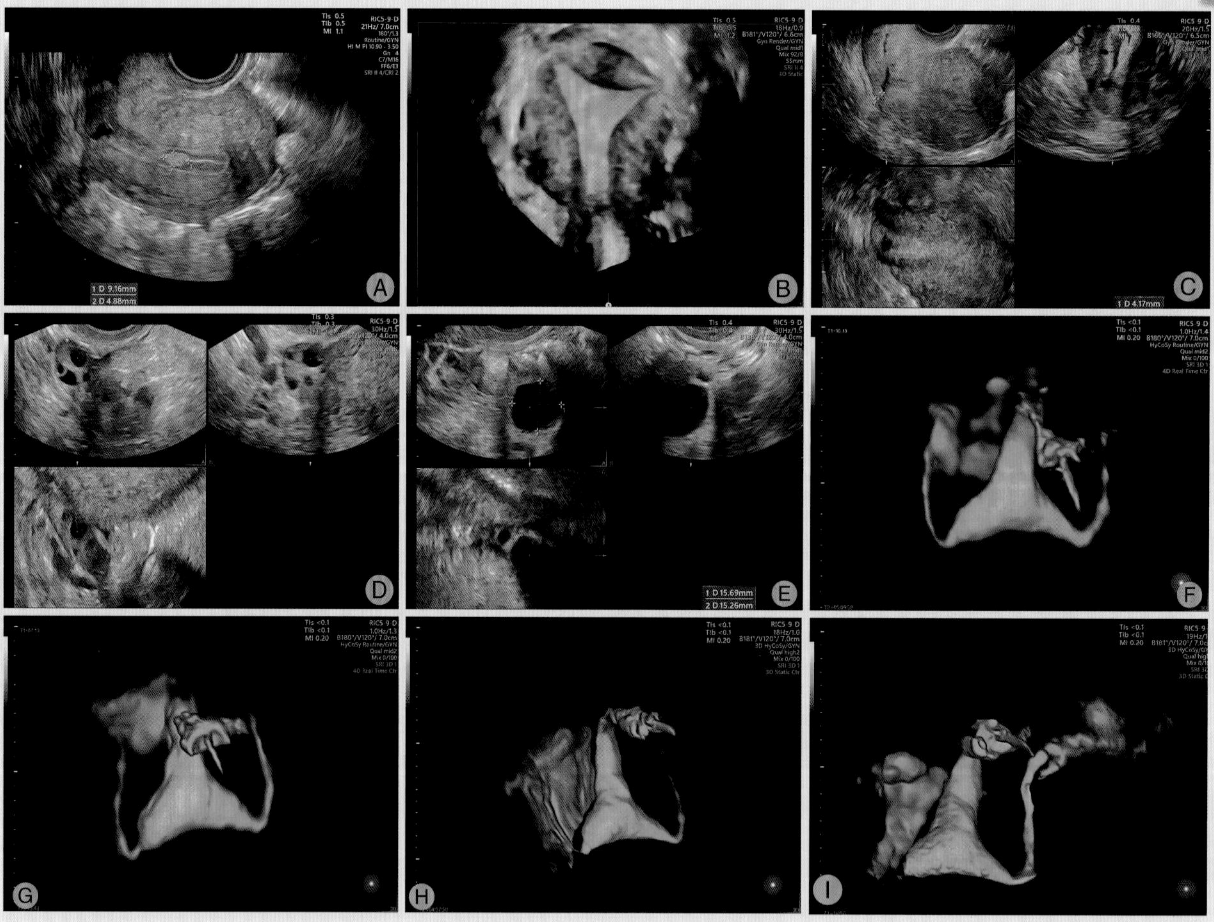

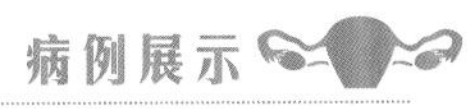

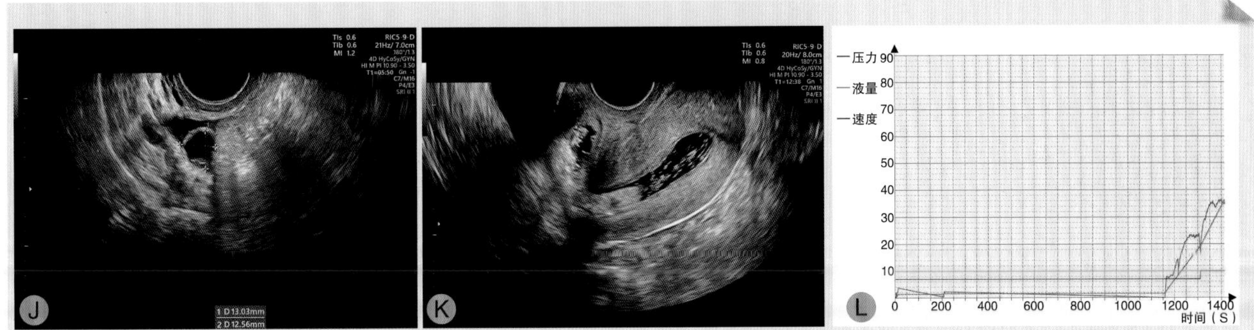

A.子宫内膜回声不均，宫腔内见高回声；B.宫腔三维成像；C.TUI模式显示子宫憩室；D.右侧卵巢三维成像多平面模式；E.左侧卵巢优势卵泡；F、G.4D-HyCoSy不同时期图像；H、I.3D-HyCoSy重点观察右侧及左侧输卵管；J.右侧盆腔小囊肿；K.宫腔负性造影显示宫腔未见异常回声；L.推注压力曲线图。

图8-6　双侧输卵管通而不畅

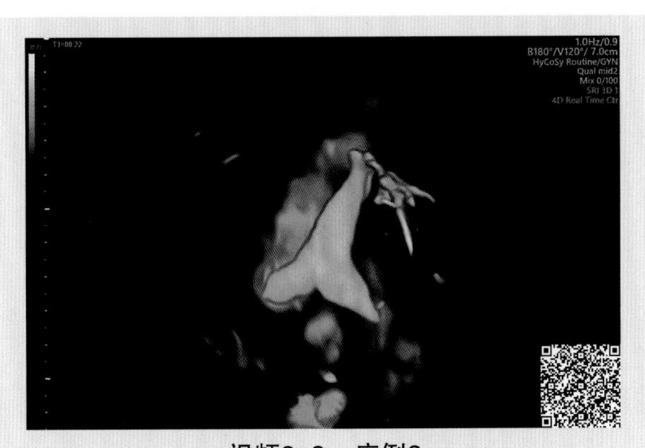

视频8-3　病例3

三、报告

1. 造影前检查

后位子宫，包膜光滑完整，实质回声均匀，内膜居中、清晰，厚约 8 mm，呈“三线征”，间质线清晰、连续；宫腔中部可见一稍高回声团，大小约 9 mm × 5 mm。

宫颈峡部探及一楔形无回声区，深度约 8 mm，上下径约 4 mm，左右径约 10 mm，前壁下段肌层局部变薄，最薄处约 4 mm。

右侧卵巢位于中、后、宫旁，卵泡数目 10 个，最大卵泡 6 mm × 5 mm；左侧卵巢位于上、中、外侧，卵泡数目 10 个，最大卵泡 16 mm × 15 mm。双侧卵巢周边可见点状强回声。

子宫与盆腔组织间移动度好，右侧卵巢移动度好，左侧卵巢移动度好。

子宫触痛（－）、右附件区触痛（－）、左附件区触痛（－）。

2. 造影操作步骤

（1）患者宫腔内置管，球囊位于宫颈。

（2）共推注造影剂 20 mL，间隔约 5 分钟行二次造影，推注压力 36 kPa，患者轻度疼痛，VAS 评分：检查时 3 分、结束后 20 分钟 0 分。

3. 造影表现

宫腔形态正常。

双侧输卵管显影不同步，左侧晚于右侧。

右侧输卵管管壁欠光整，呈结节状，形态欠柔顺，远段走行弯曲，伞端见造影剂呈片状溢出。

左侧输卵管间歇性显影，管壁欠光整，呈结节状，形态稍僵硬，远段走行弯曲，二次造影伞端见少量造影剂溢出。

右侧卵巢周围造影剂呈强回声环状弥散。

左侧卵巢周围少量造影剂弥散。

盆腔弥散不均匀。

肌层及宫旁未见造影剂回声。

盆腔负性造影：双侧输卵管远段邻近卵巢，伞部结构未显示。盆腔右侧可见无回声区，大小约 13 mm×12 mm，壁薄，内透声好。

宫腔负性造影：宫腔面光整，未见明显异常回声。

4. 超声提示

常规超声提示：子宫前壁下段异常回声（考虑子宫憩室）；
双侧卵巢周边钙化灶。

超声造影提示：双侧输卵管通而不畅（左侧间歇性痉挛）；
宫腔形态正常；
盆腔囊性占位（考虑泡状附件）。

四、分析

（一）诊断依据

1. 输卵管通畅性的判断

（1）输卵管形态：双侧输卵管均表现为管壁欠光整，呈结节状改变，为通而不畅常见的形态表现。

（2）输卵管伞端溢出：第一次实时三维造影显示右侧输卵管持续显影至伞端造影剂溢出，溢出量较多，呈片状分布；约 1 分 40 秒时左侧输卵管图像逐渐消失，无法判断伞端是否有溢出；结合第二次实时三维造影及针对左侧输卵管进行扫查的三维图像可发现，后期左侧输卵管伞端造影剂溢出，但相对右侧量明显偏少。

（3）其他征象：推注压力中等偏大。

2. 盆腔病变

基础扫查时发现双侧卵巢旁数个点状钙化灶，但子宫、卵巢移动度好且触痛均呈阴性，初步判断盆腔环境尚可。造影剂在右侧卵巢周围弥散均匀，提示右侧卵巢附近无明显粘连，但盆腔其余区域弥散不均匀，无法鉴别是由于左侧输卵管造影剂溢出较少无法形成包绕还是因为盆腔存在局部粘连导致。另于右附件区发现一小囊性结构，远离右侧卵巢，考虑泡状附件。

3. 宫腔病变

基础扫查发现宫腔内存在疑似内膜息肉的稍高回声，但在负性造影宫腔充盈后却未见异常回声，考虑原稍高回声可能为宫腔黏液栓、碎屑等，在造影过程中被稀释或冲走而消失。

（二）病例特点

（1）此例子宫呈后倾后屈位，插管时球囊无法进入宫腔下段，因此将其放置于宫颈管内（图 8-7）。结合其剖宫产史及存在切口憩室，不排除子宫后倾后屈是由于粘连导致。

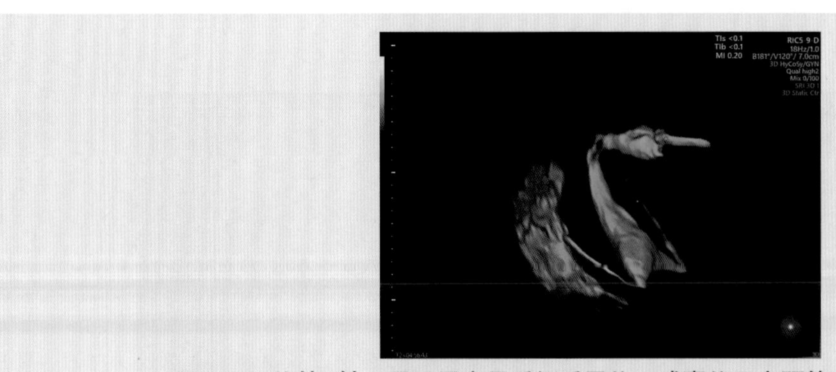

图8-7　旋转Y轴，显示子宫呈后倾后屈位，球囊位于宫颈管内，宫腔完全显影

（2）实时三维造影时发现左侧输卵管远段显影欠佳，随后更逐渐出现不显影的现象，结合压力曲线，考虑为压力快速增高导致的痉挛所致。因无法明确伞端究竟有无溢出，随后再次进行实时三维造影及扩大对左侧盆腔采集范围的三维扫查，才获取到左侧输卵管全程及造影剂溢出的图像信息。基波状态下进行二维追踪扫查，可见左侧输卵管腔内造影剂持续流动，虽远段稍膨大，但无逐渐增宽（积水）的表现（图 8–8）。

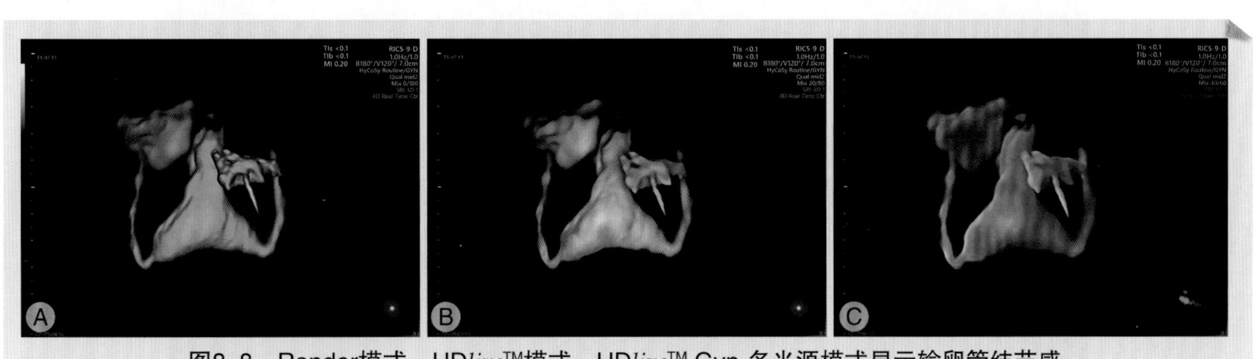

图8-8　Rander模式、HD*live*™模式、HD*live*™ Gyn 多光源模式显示输卵管结节感

五、结局

6 个月后随访，未孕，中医治疗，计划行宫腔镜、腹腔镜手术。

病例 4

双侧输卵管通而不畅（重度），卵巢周围粘连

一、病史

- 基本信息：32 岁，检查时为月经干净第 6 天。
- 孕产史：孕 2 次，产 1 次（顺产），人工流产 1 次，不孕时间 6 个月。
- 既往史：无妇科疾病，无过敏史。
- 相关检查：未曾行 HSG 检查和通液试验。
- 男方检查：精液检查正常。

二、图像（图 8-9，视频 8-4）

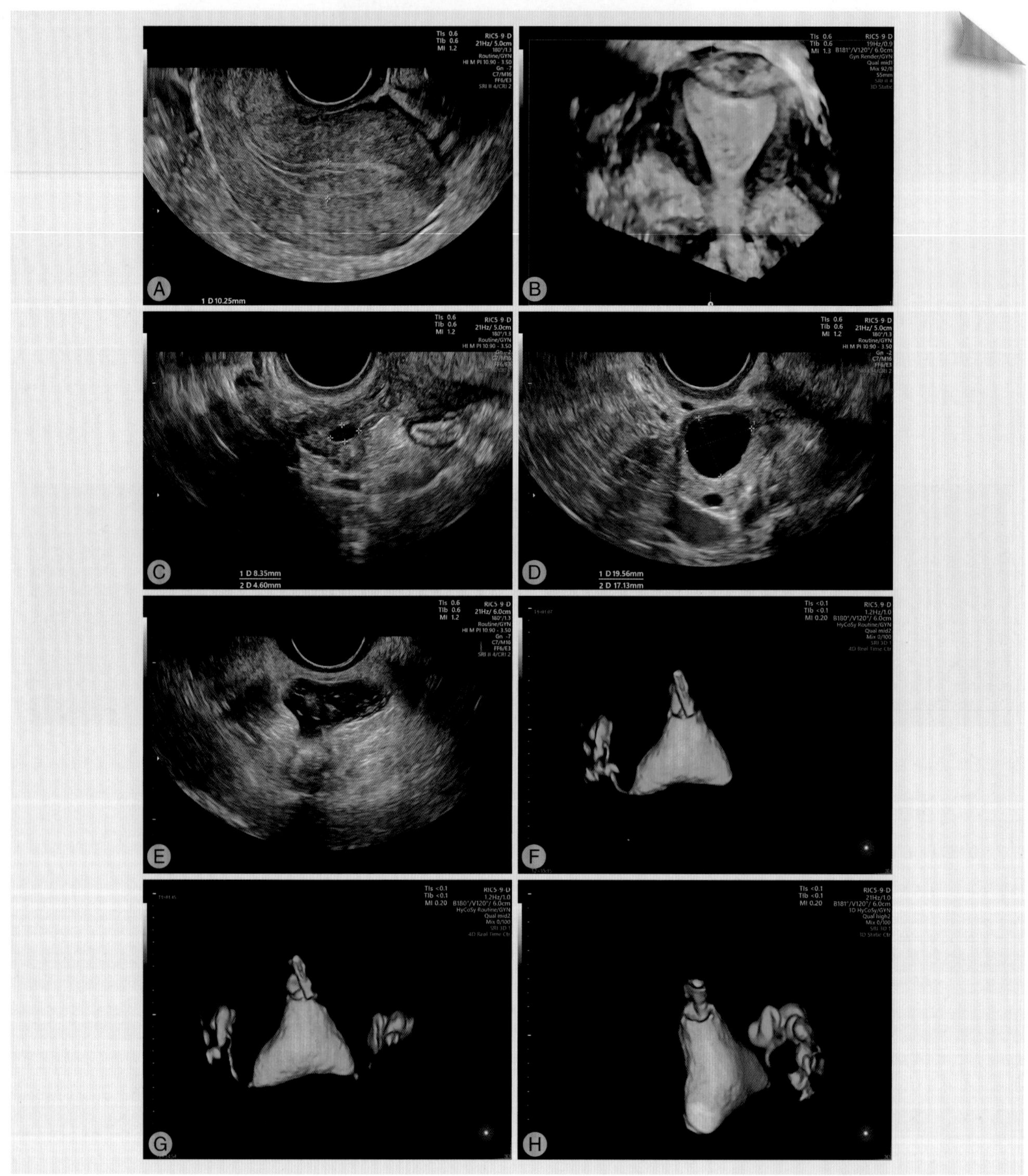

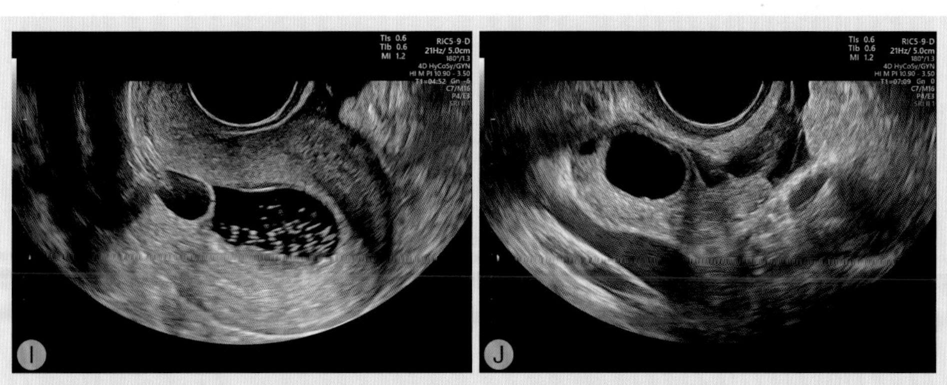

A.后位子宫，内膜呈“三线征”，回声欠均匀；B.宫腔三维成像显示宫腔形态正常，间质线清晰；C.右侧卵巢体积偏小，内仅见一卵泡；D.左侧卵巢优势卵泡；E.盆腔积液，内可见絮状漂浮物；F.4D-HyCoSy显示宫腔膨大、右侧输卵管先显影，中段反折、远段扭曲；G.4D-HyCoSy显示左侧输卵管后显影，近段纤细，中远段盘曲成团状；H.3D-HyCoSy侧重显示左侧输卵管扭曲形态；I.宫腔负性造影，未见明显异常回声；J.盆腔可见粘连带，附着于左侧输卵管远段周边。

图8-9　双侧输卵管通而不畅（重度）、卵巢周围粘连

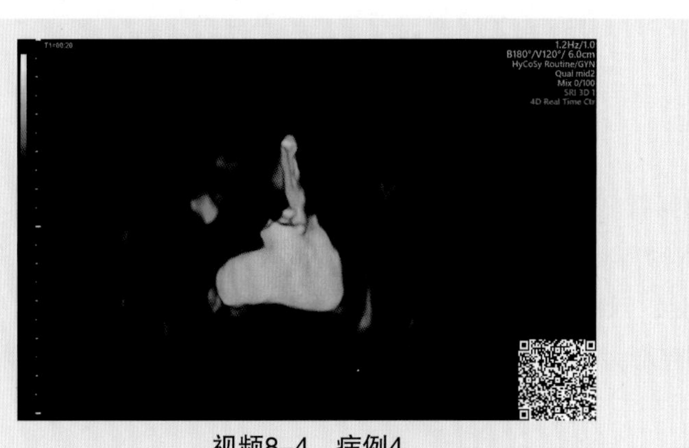

视频8-4　病例4

三、报告

1. 造影前检查

后位子宫，浆膜层增厚、回声减低，实质回声均匀，内膜居中、清晰，厚约 10 mm，呈“三线征”，宫腔线欠平整，间质线清晰、连续。

右侧卵巢位于中、前、宫旁，左侧卵巢位于中、后、宫旁。

右侧卵巢卵泡数目 1 个，卵泡 6 mm × 4 mm；左侧卵巢卵泡数目 3 个，最大卵泡 19 mm × 17 mm。

盆腔可见液性暗区，范围约 34 mm × 20 mm，内可见絮状高回声漂浮。

子宫与盆腔组织间移动度好，右侧卵巢移动度好，左侧卵巢移动度中。

子宫触痛（–）、右附件区触痛（–）、左附件区触痛（–）。

2. 造影操作步骤

（1）患者宫腔内置管，管头位于宫底中部。

（2）推注造影剂 20 mL，推注压力＞ 50 kPa，患者中度疼痛，VAS 评分：检查时 4 分、结束后 20 分钟 1 分。

3. 造影表现

宫腔形态明显膨大。

双侧输卵管显影不同步，左侧晚于右侧。

双侧输卵管管壁光整、纤细，中段反折，走行扭曲，远段盘曲成团，形态尚柔顺，伞端见极少量造影剂溢出，溢出时间：60 秒（右）、52 秒（左）。

双侧卵巢周围未见明显造影剂弥散。

后盆腔可见造影剂强回声。

肌层及宫旁未见造影剂回声。

盆腔负性造影：左侧输卵管伞端邻近卵巢，指状突起不明显，伞端周边及卵巢周边可见数条带状高回声。
右侧输卵管远段邻近卵巢，伞部结构未显示。

宫腔负性造影：宫腔面光整，未见明显异常回声。

4. 超声提示

常规超声提示：双侧卵巢体积偏小，卵泡数目少；
子宫浆膜层增厚。

超声造影提示：双侧输卵管通而不畅（重度）；
宫腔形态正常、膨大；
盆腔粘连带，不排除双侧卵巢周边粘连可能。

四、分析

（一）诊断依据

1. 输卵管通畅性的判断

（1）输卵管形态：双侧输卵管近段纤细，中远段走行扭曲、膨大。

（2）输卵管伞端溢出：双侧造影剂溢出时间长、量少。

（3）其他征象：宫腔膨大、形态饱满，双侧卵巢周围未见明显造影剂弥散，仅后盆腔见少量造影剂声像。

2. 盆腔病变的判断

盆腔可见粘连带，部分与输卵管伞端及卵巢相连。

3. 子宫 / 宫腔病变的判断

基础扫查时显示宫腔线欠平整，内膜似厚薄不均匀；负性造影时发现宫腔线平整，前壁内膜稍厚于后壁，无明显病变。此外，发现子宫浆膜层增厚、回声减低，提示存在盆腔炎症可能。

（二）图像特点及不足

（1）进行三维成像时，如延用原基础平面进行采集，图像显示双侧输卵管近段明显纤细，远段信息量不足（图 8-10A）。此时可将扫查区域向右侧偏移（探头指向右侧），并适当增加增益，使所采集的图像对右侧输卵管形态显示更全面、清晰（图 8-10B）；同理，将三维采集区向左侧偏移（探头指向左侧），通过适当旋转 X 或 Y 轴，采集的静态三维图像可更好地展示左侧输卵管扭曲走行的形态（图 8-10C）。

（2）谐波及基波均进行二维补充观察，可见双侧输卵管腔内造影剂始终流动，输卵管远段无积液。因此三维成像显示的左侧输卵管间质部局部中断的可能原因是输卵管过度纤细，增益不够或为横断面衰减，可提高增益，选择不同角度观察。

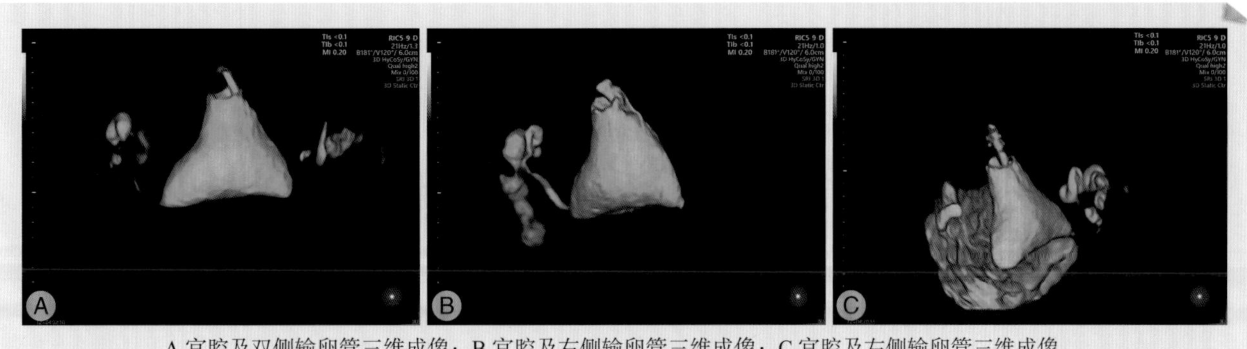

A.宫腔及双侧输卵管三维成像；B.宫腔及右侧输卵管三维成像；C.宫腔及左侧输卵管三维成像。

图8-10 宫腔及双侧输卵管三维成像

五、结局

9 个月后随访，造影后第 2 个月受孕，现孕 32 周。

病例 5

双侧输卵管不通（近段）

一、病史

- 基本信息：36 岁，检查时为月经干净第 6 天。
- 孕产史：孕 1 次，自然流产，不孕时间 2 年。
- 既往史：无妇科疾病，无过敏史。
- 相关检查：未曾行 HSG 检查和通液试验。
- 男方检查：精液检查正常。

二、图像（图 8-11，视频 8-5）

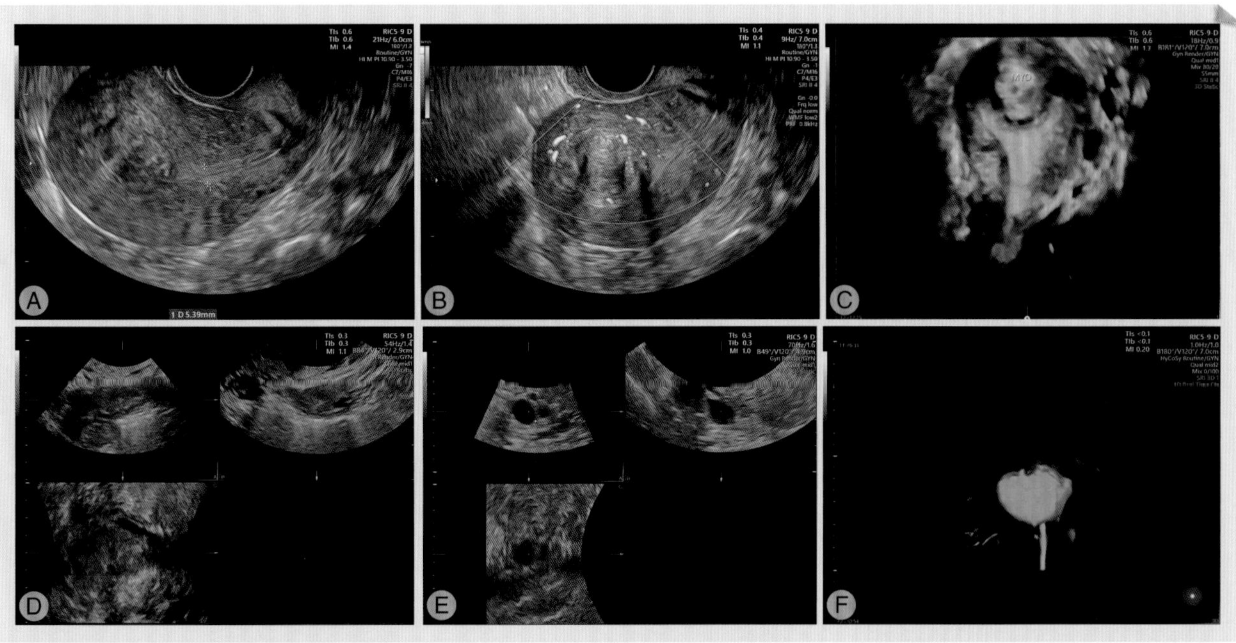

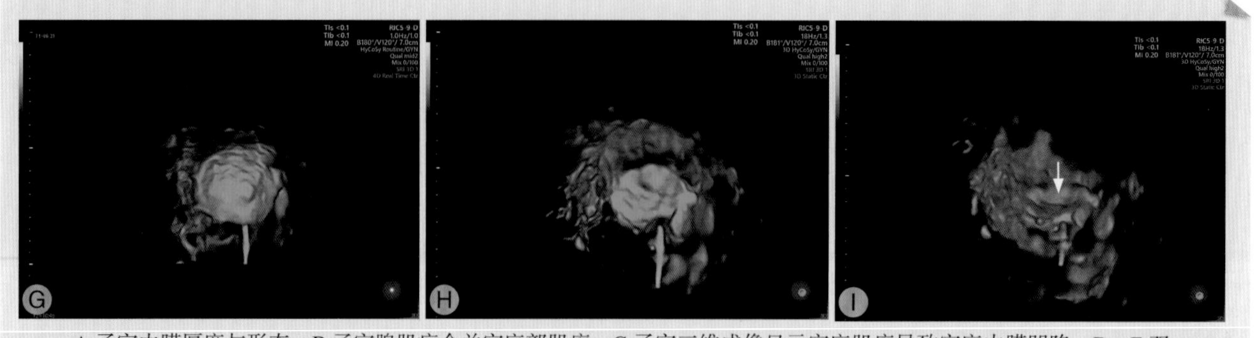

A.子宫内膜厚度与形态；B.子宫腺肌病合并宫底部肌瘤；C.子宫三维成像显示宫底肌瘤导致宫底内膜凹陷；D、E.双侧卵巢三维成像显示体积小且卵泡数目少；F、G.4D-HyCoSy不同时期图像；H.3D-HyCoSy显示宫旁大量逆流；I.旋转X轴显示宫腔因前壁肌瘤压迫呈凹陷状（箭头）。

图8-11 双侧输卵管不通（近段）

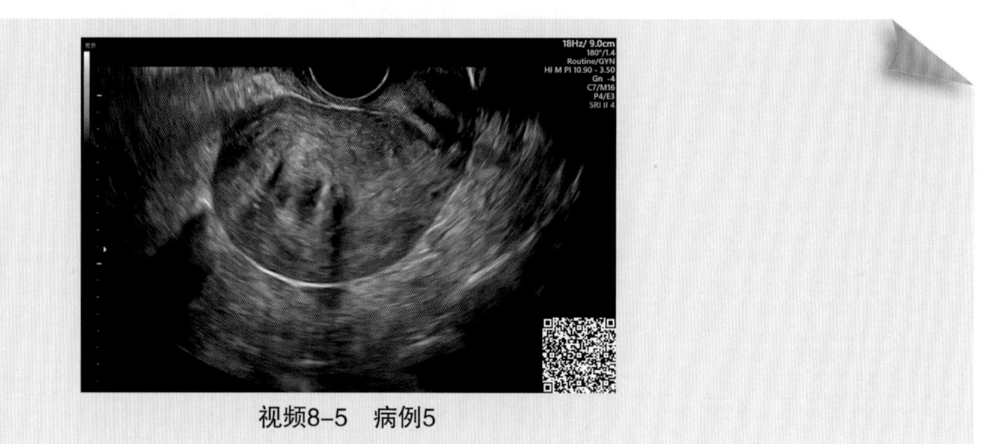

视频8-5 病例5

三、报告

1. 造影前检查

前位子宫，包膜光滑完整，实质回声增粗、分布不均匀，前壁近宫底处肌层可见大小约 37 mm × 34 mm 的低回声团，紧邻内膜，边界清，形态规则，内部回声不均匀；中下段内膜居中、清晰，厚约 5 mm，呈“三线征”，宫腔底部凹陷深度约 9 mm，间质线清晰、连续。

右侧卵巢位于中、中、外侧，左侧卵巢位于下、后、宫旁。

右侧卵巢卵泡数目 3 个，最大卵泡 5 mm × 2 mm；左侧卵巢卵泡数目 3 个，最大卵泡 10 mm × 9 mm。

子宫与盆腔组织间移动度好，右侧卵巢移动度好；左侧卵巢移动度好。

2. 造影操作步骤

（1）患者宫腔内置管，管头位于宫底中部。

（2）推注造影剂 10 mL，推注压力大，患者无明显疼痛。

3. 造影表现

宫腔形态正常。

双侧输卵管未显影。

双侧卵巢周围及盆腔未见造影剂弥散。

肌层及宫旁见大量造影剂回声。

宫腔负性造影：宫腔面光整，未见明显异常回声。

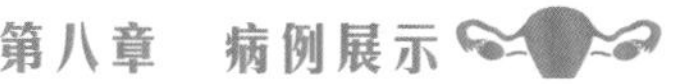

4. 超声提示

常规超声提示：子宫腺肌病合并子宫肌瘤；
宫腔形态异常（获得性弓形子宫）；
双侧卵巢体积偏小、卵泡数目少。

超声造影提示：双侧输卵管不通（近段）；
子宫肌层及宫旁静脉丛逆流（大量）。

四、分析

（一）诊断依据

1. 输卵管通畅性的判断

双侧输卵管均未显影，因宫腔内压力大导致肌层及宫旁静脉丛造影剂大量逆流，虽然逆流可能会影响对输卵管显影的判断，但结合多模式观察无输卵管显影及盆腔内未见游离造影剂，并不难做出近段不通的诊断。

2. 盆腔病变的判断

基础扫查时盆腔未见明显病变，子宫及双侧卵巢移动度好、均无明显触痛。造影后因盆腔内无造影剂，对于是否存在盆腔粘连或其他微小病变，诊断信息不足。

3. 子宫 / 宫腔病变的判断

基础扫查显示子宫呈腺肌病表现，宫底肌层肌瘤压迫宫腔，导致宫底内膜凹陷 9 mm，三维宫腔成像表现为“弓形子宫”形态。

（二）图像特点

（1）该病例进行了两次实时三维造影：第一次造影时因造影管球囊未能良好堵闭宫腔，出现造影剂外漏现象；及时做出调整（将造影管稍向下牵拉，使球囊完全堵闭宫腔下段）后进行第二次造影，可见宫腔明显膨大，逐渐饱满呈类球形，肌层及宫旁出现大量逆流。

（2）后期逆流稍减少时，通过旋转 Y 轴，可发现宫腔明显凹陷，为宫底肌瘤压迫导致。

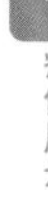

五、结局

18 个月后随访，未孕。

病例 6

双侧输卵管不通（远段）

一、病史

- 基本信息：28 岁，检查时为月经干净第 6 天。
- 孕产史：孕 0 次，不孕时间 1 年。
- 既往史：多囊卵巢，无过敏史。
- 相关检查：未曾行 HSG 检查和通液试验。
- 男方检查：精液检查正常。

二、图像（图 8-12，视频 8-6）

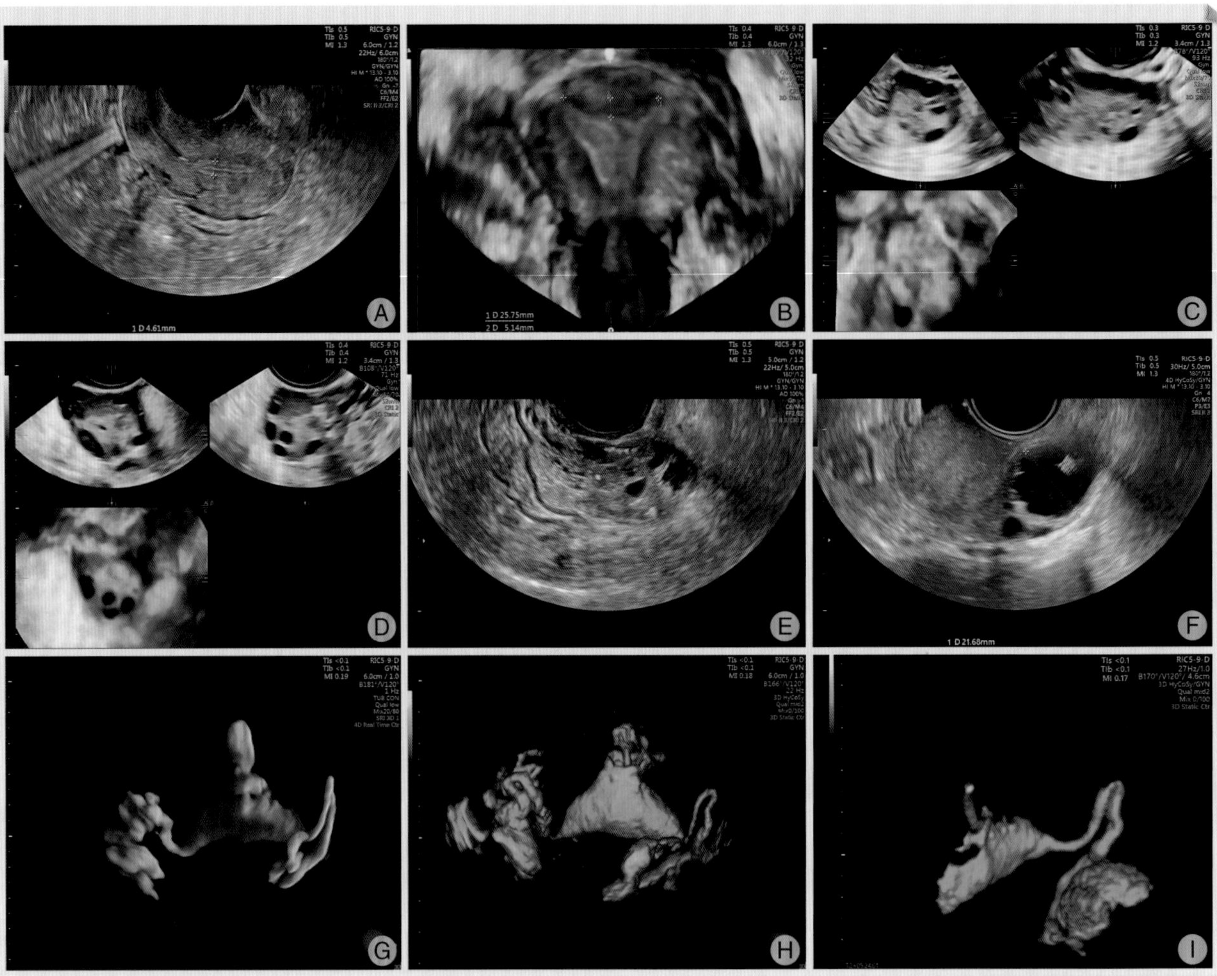

A.子宫内膜厚度及形态；B.子宫三维成像显示宫腔底部凹陷约5 mm；C、D.双侧卵巢三维成像；E.卵巢旁钙化灶及膜、带状粘连带；F.左侧输卵管积液；G、H.4D-HyCoSy双侧输卵管三维成像；I.左侧输卵管三维成像显示远段明显膨大。

图8-12　双侧输卵管不通（远段）

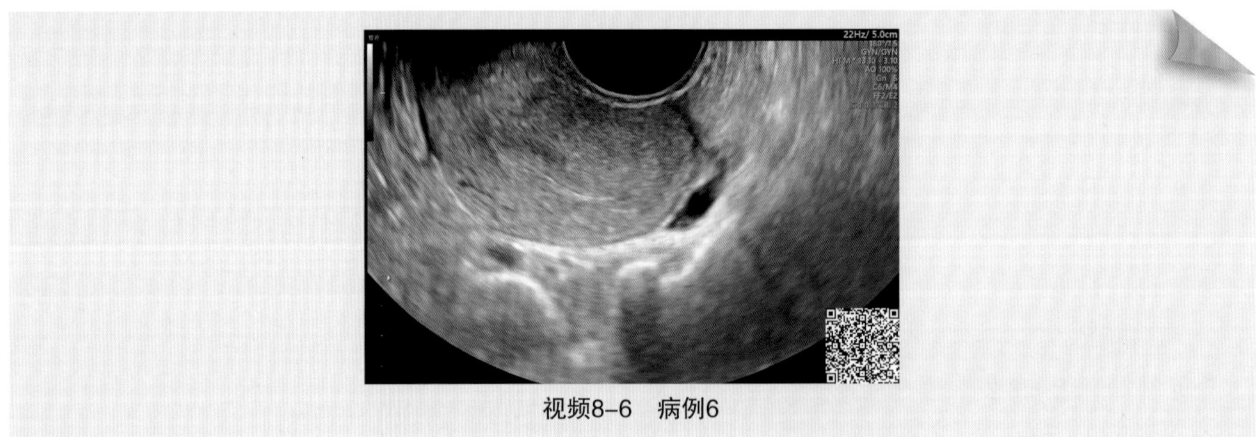

视频8-6　病例6

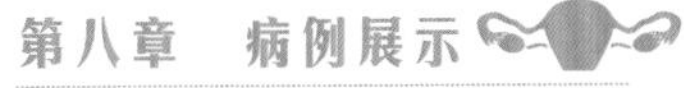

三、报告

1. 造影前检查

后位子宫，包膜光滑完整，实质回声均匀，子宫内膜厚约 5 mm，呈“三线征”，回声均匀，间质线清晰、连续，宫腔底部凹陷约 5 mm。

右侧卵巢位于中、中、宫旁，左侧卵巢位于中、中、宫旁。

右侧卵巢卵泡数目多于 12 个，最大卵泡 5 mm × 6 mm；左侧卵巢卵泡数目多于 12 个，最大卵泡 5 mm × 6 mm。

子宫与盆腔组织间移动度好，右侧卵巢移动度好，左侧卵巢移动度好。双侧卵巢旁探及散在点状强回声及膜片状、带状高回声。

2. 造影操作步骤

（1）患者宫腔内置管，管头位于宫底中部。

（2）推注造影剂 20 mL，推注压力小，患者后期明显疼痛。

3. 造影表现

宫腔形态正常。

双侧输卵管同步显影。

右侧输卵管管壁光整，中部明显扭曲，远段膨大，伞端见极少量造影剂溢出。

左侧输卵管管壁光整，形态柔顺，远段明显膨大，伞端未见造影剂溢出。

双卵巢周围未见造影剂弥散。

肌层及宫旁未见造影剂回声。

盆腔负性造影：双侧输卵管扩张，右侧最宽处内径约 16 mm，左侧最宽处内径约 21 mm，内部皱褶可见。

宫腔负性造影：宫腔面光整，未见明显异常回声。

4. 超声提示

常规超声提示：双侧卵巢多囊性改变；
双侧卵巢周边钙化灶；
子宫未见明显异常。

超声造影提示：右侧输卵管通而不畅（严重狭窄）；
左侧输卵管不通（远段）；
宫腔形态尚正常；
盆腔粘连。

四、分析

（一）诊断依据

1. 输卵管通畅性的判断

（1）输卵管形态：右侧输卵管中部膨大，扭曲明显，远段逐渐膨大；左侧输卵管管壁光整，形态柔顺，远段明显膨大呈囊袋状。

（2）输卵管伞端溢出：右侧输卵管积液膨大，右侧盆腔见极少量造影剂回声，因此考虑为通而不畅，严重狭窄可能；而左侧输卵管远段膨大处始终未见造影剂溢出，考虑为远段不通。

（3）其他征象：左侧输卵管积液，远段扩张的管腔内无粘连，造影剂进入膨大输卵管内，输卵管管壁光滑，内皱褶可见、弹性好，造影剂进入顺畅，故压力小。后期患者疼痛程度明显增加，与输卵管内积液量增加、输卵管持续膨大、压力逐渐升高有关。

2. 盆腔病变的判断

基础扫查时发现双侧卵巢旁探及散在强回声及膜片状、带状高回声，考虑存在盆腔粘连。双侧卵巢呈现多囊性改变，其余未见明显占位性病变。

3. 子宫 / 宫腔病变的判断

无明显异常。

（二）图像特点及不足

（1）进行实时三维造影时，发现造影管及远段图像丢失，出现“截断征”，分析原因为探头进入阴道太深，采集空间不足。后期将探头缓慢向外抽出，图像呈现完整。

（2）实时三维、三维成像均显示左侧输卵管远段造影剂积聚并膨大呈团状，有时较难与片状溢出鉴别。二维追踪输卵管走行至卵巢附近，持续观察发现卵巢周边及附近盆腔内始终未见造影剂回声，结合造影后远段积液程度增加，可判断为远段不通。左侧输卵管远段积液造影剂完全充盈后在三维图像上并非呈圆柱形或囊袋状，因造影剂积聚导致后方衰减，显示为弧形膨大。

造影后扫查双侧输卵管积液情况，发现管壁厚度中等且内部皱褶可见，考虑仍存在一定的功能，输卵管壁顺应性好，手术效果好，为临床治疗提供参考信息。

五、结局

2 年后随访，未孕，未透露治疗方案。

病例 7

右侧输卵管不通（远段）、左侧输卵管通而不畅

一、病史

- 基本信息：28 岁，检查时为月经干净第 5 天。
- 孕产史：孕 1 次，产 1 次（顺产，2015 年），不孕时间 1 年。
- 既往史：无妇科疾病，无过敏史。
- 相关检查：未曾行 HSG 检查和通液试验。
- 男方检查：精液检查正常。

二、图像（图 8-13，视频 8-7）

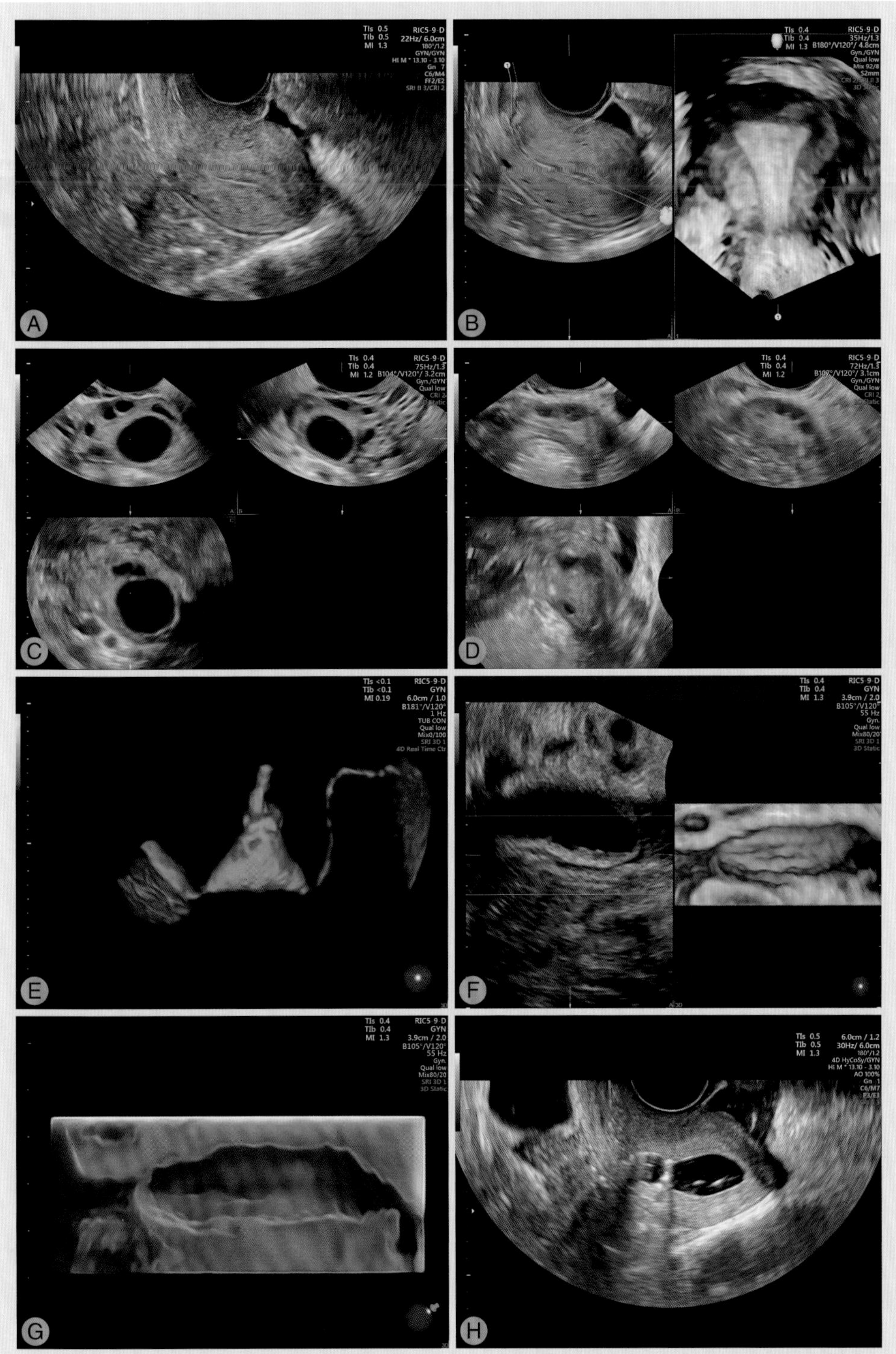

A.子宫内膜厚度及形态；B.宫腔三维成像显示宫腔形态正常，间质线清晰；C、D. 双侧卵巢三维成像；E.子宫输卵管超声造影成像；F、G.右侧输卵管积液三维成像；H.宫腔负性造影

图8-13 右侧输卵管不通（远段）、左侧输卵管通而不畅

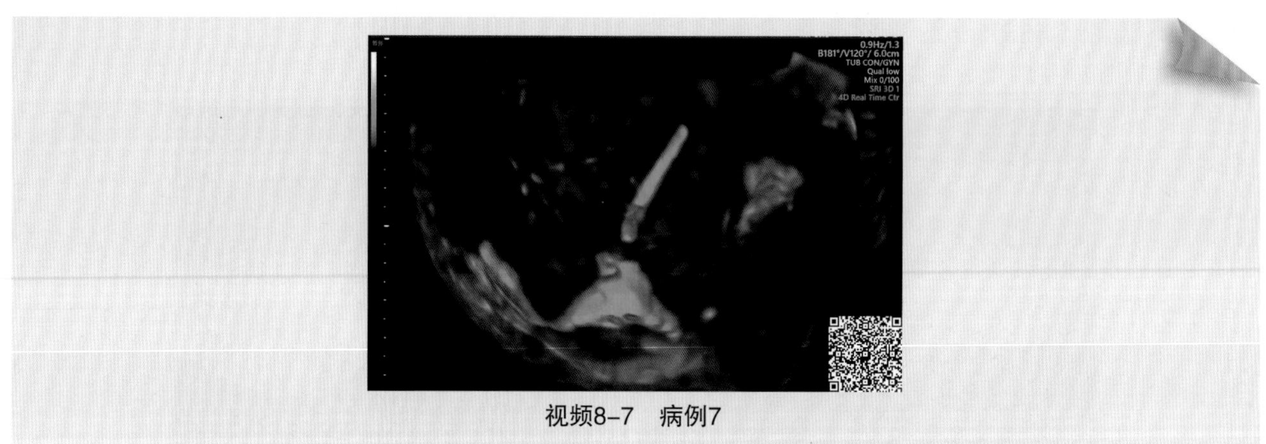

视频8-7　病例7

三、报告

1. 造影前检查

后位子宫，包膜光滑完整，实质回声均匀，子宫内膜厚约 8 mm，呈“三线征”，间质线清晰、连续。

右侧卵巢位于中、中、宫旁，左侧卵巢位于中、中、外侧。

右侧卵巢卵泡数目 10 个，最大卵泡 18 mm × 14 mm；左侧卵巢卵泡数目 9 个，最大卵泡 7 mm × 6 mm。

子宫与盆腔组织间移动度好，右侧卵巢移动度好；左侧卵巢移动度好。

2. 造影操作步骤

（1）患者宫腔内置管，管头位于宫底中部。

（2）推注造影剂 20 mL，推注压力小，患者轻度疼痛。

3. 造影表现

宫腔饱满、形态尚正常。

双侧输卵管同步显影。

右侧输卵管管壁光整，走行稍弯曲，中远段扩张、膨大，伞端未见造影剂溢出。

左侧输卵管管壁欠光整，呈结节状，走行僵硬，伞端见造影剂溢出。

右侧卵巢周围未见造影剂弥散。

左侧卵巢周围造影剂呈强回声环状弥散。

盆腔弥散不均匀。

肌层及宫旁未见造影剂回声。

盆腔负性造影：右侧输卵管远段紧邻卵巢，膨大呈腊肠状，皱褶可显示。左侧输卵管远段紧邻卵巢，伞端结构未显示。盆腔未见异常回声。

宫腔负性造影：宫腔面光整，可见絮状高回声漂浮，抽吸消失。

4. 超声提示

常规超声提示：子宫双附件未见明显异常。

超声造影提示：右侧输卵管不通（远段，造影后积液）；
左侧输卵管通而不畅；
宫腔形态正常；
盆腔无粘连。

四、分析

（一）诊断依据

1. 输卵管通畅性的判断

（1）输卵管形态：实时三维及三维成像显示右侧输卵管管壁光整，走行稍弯曲，中远段扩张、膨大，考虑存在积液可能；后期进行负性造影时，可见输卵管扩张的直接征象，扩张输卵管内皱褶明显，说明输卵管远段阻塞，但输卵管腔内受侵袭少，黏膜存在，功能尚好；左侧输卵管管壁欠光整，呈结节状，走行僵硬，即使伞端出现溢出也需考虑为通而不畅。

（2）输卵管伞端溢出：右侧远段持续膨大，未见造影剂溢出声像，据此可诊断右侧为远段不通；左侧远段可见造影剂呈片状溢出。

（3）其他征象：实时三维造影过程中观察可见左侧输卵管伞端造影剂朝向左侧盆腔弥散，因此，右侧卵巢周围未见造影剂可辅助证实右侧输卵管无溢出。

2. 子宫 / 宫腔病变的判断

基础扫查时子宫未见明显异常回声，负性造影宫腔内可见絮状高回声漂浮，回抽液体可见该高回声被吸入注射器，为细小血凝块。再次充盈宫腔未见异常回声。

（二）图像特点及不足

（1）本病例先后 3 次推注造影剂进行实时三维造影，均发现造影图像在 20 余秒开始消失，先是双侧输卵管紧接着子宫的图像逐渐模糊不清，因此可排除痉挛引起。回溯原因，可能与检查时天气寒冷，生理盐水温浴加热后配备造影剂，温度过高导致微泡稳定性下降有关。

（2）右侧输卵管造影后积液，追踪扫查发现内部皱褶存在，但远段呈盲袋状，伞端未见明显指状突起，因此可考虑远段闭锁可能。

五、结局

该患者于 2019 年 1 月行宫腹腔镜联合手术，术后 1 个月即自然受孕（末次月经为 2 月 11 日）并于 3 月 29 日行超声检查，显示胎芽长约 2 mm 且胎心搏动可见，但于 4 月 17 日复查超声时发现胚胎停止发育。后再次自然受孕，足月顺产。

病例 8

右侧输卵管不通（近段）、左侧输卵管通而不畅，子宫腺肌病

一、病史

- 基本信息：40 岁，检查时为月经干净第 4 天。
- 孕产史：孕 2 次，药物流产 2 次，不孕时间 1 年。
- 既往史：无妇科疾病，无过敏史。
- 相关检查：未曾行 HSG 检查和通液试验。
- 男方检查：精液检查正常。

二、图像（图 8-14，视频 8-8）

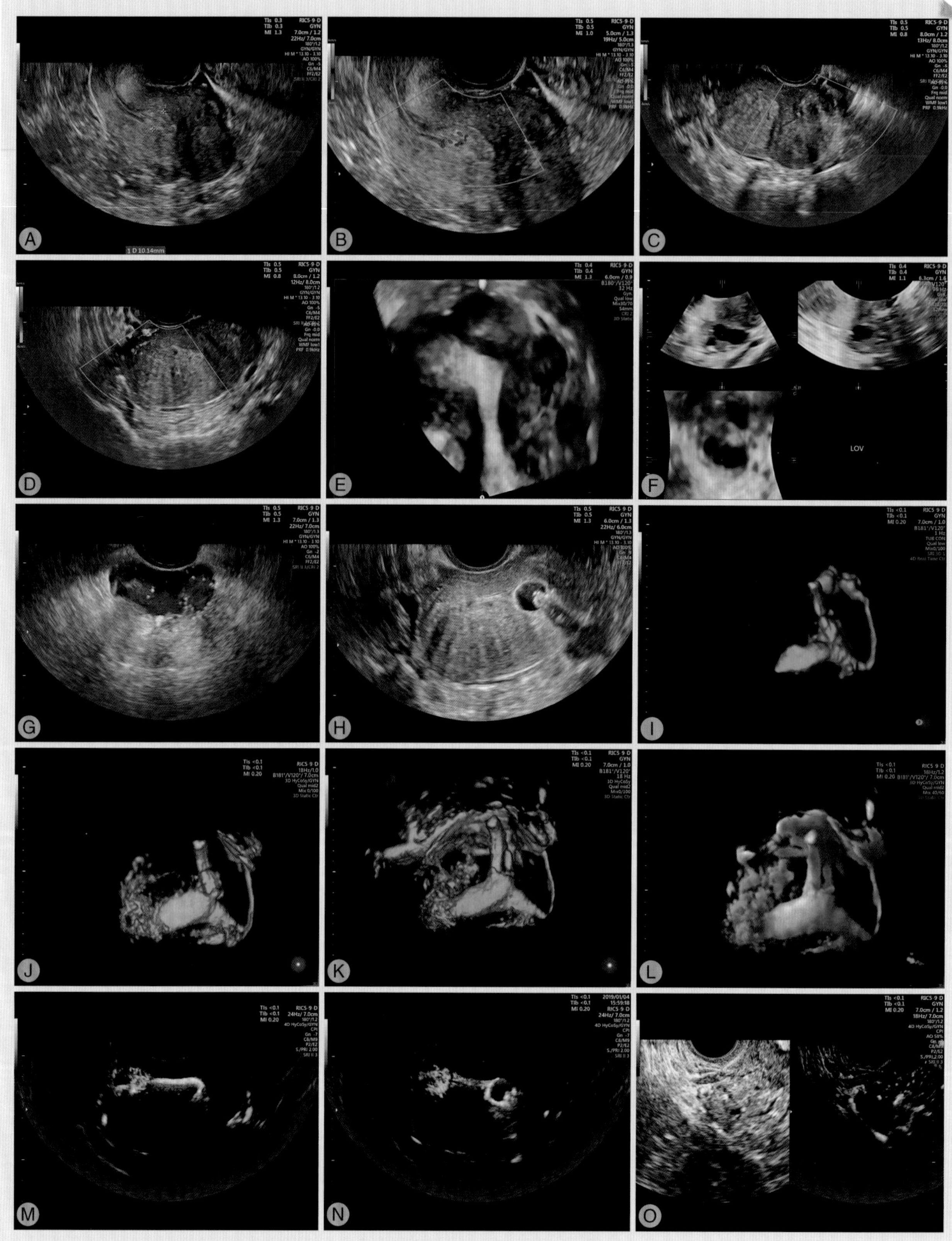

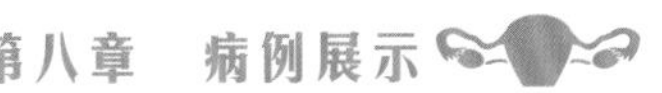

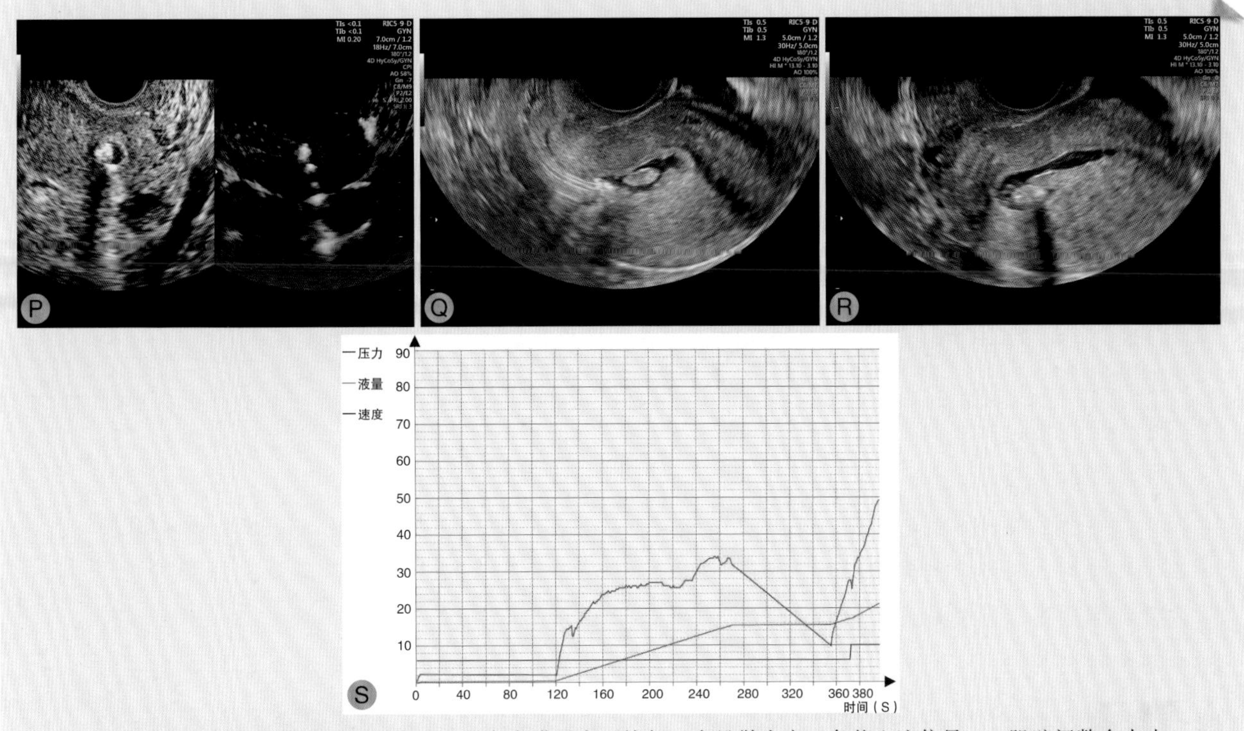

A.后位子宫，子宫内膜厚度及形态；B.子宫内膜回声不均匀，内见散在点、条状血流信号；C.肌壁间数个大小不等的肌瘤；D.子宫右侧壁腺肌病表现；E.宫腔三维成像显示右侧局部间质线消失；F.卵巢三维成像，卵巢体积小，卵泡数目少；G.盆腔积液、透声差并可见多个点状钙化灶；H.宫腔内置管后，横切面显示球囊受挤压偏向左侧；I～K.4D-HyCoSy不同时期显影图像；L.三维成像HD*live*™多光源模式显示宫腔输卵管及逆流；M、N.二维造影显示右侧宫底肌层不规则造影剂强回声；O、P.双侧卵巢周围造影剂弥散情况；Q、R.宫腔负性造影显示多发性子宫内膜息肉；S.推注压力曲线图。

图8-14　右侧输卵管不通（近段）、左侧输卵管通而不畅，子宫腺肌病

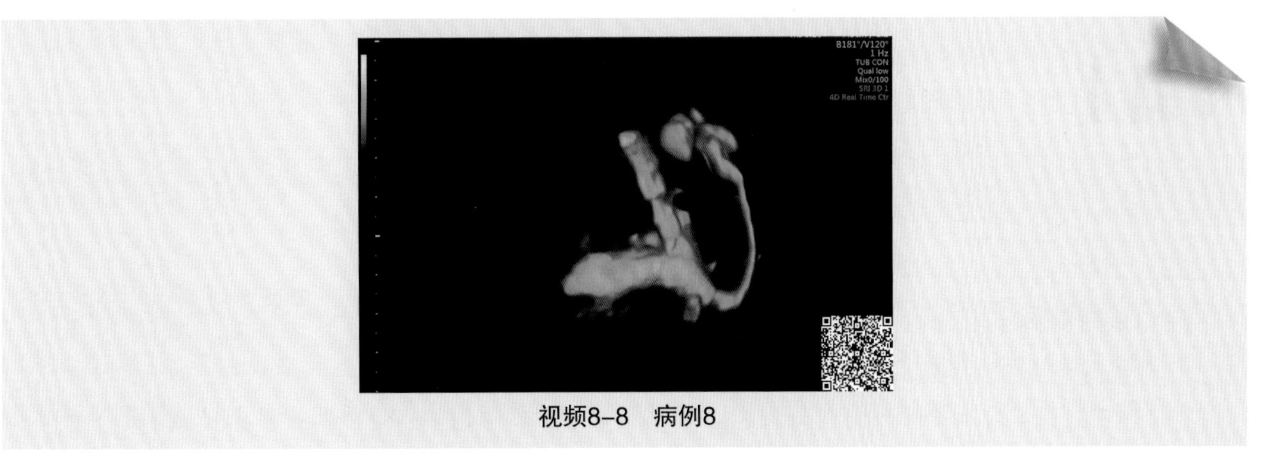

视频8-8　病例8

三、报告

1. 造影前检查

后位子宫，体积增大，大小约 61 mm × 47 mm × 65 mm，形态饱满，包膜光滑完整，实质回声增粗、分布不均匀，以右侧壁明显，内见散在小低回声区及条状强回声；肌壁间可探及数个低回声团，较大约 32 mm × 25 mm × 17 mm，边界清，内回声不均匀；左侧壁浆膜下探及一低回声团，约 28 mm × 24 mm × 26 mm，边界清，形态规则，内部回声不均匀。内膜受压向左移位，厚度 10 mm，回声不均匀。CDFI 显示各低回声团周边环行血流信号，右侧壁回声不均匀区见散在血流信号，内膜可见数处条状血流信号自肌层伸入。

右侧卵巢位于下、中、宫旁，左侧卵巢位于下、前、宫旁。

右侧卵巢卵泡数目 4 个，最大卵泡 8 mm × 7 mm；左侧卵巢卵泡数目 4 个，最大卵泡 13 mm × 10 mm。双侧卵巢旁均可见多个斑点状强回声。

子宫与盆腔组织间移动度好，右侧卵巢移动度差，左侧卵巢移动度差。

盆腔探及液性暗区，最大深度 24 mm，内透声欠佳，附壁可见多个点状强回声。

2. 造影操作步骤

（1）患者宫腔内置管，管头早期位于左宫角，调整后位于宫腔中部。

（2）推注造影剂 20 mL，推注压力 49 kPa，患者轻度疼痛。

3. 造影表现

宫腔形态饱满，以右侧显著。

右侧输卵管未显影。

左侧输卵管显影，管壁尚光整，中远段稍膨大、弯曲，伞端见造影剂溢出，溢出时间＞60 秒。

右侧卵巢周围见造影剂弥散。

左侧卵巢周围造影剂呈强回声环状弥散。

盆腔弥散欠均匀。

双侧宫角肌层及宫旁见大量造影剂回声。

盆腔负性造影：双侧输卵管伞端未显示。后盆腔及卵巢周边可见多个斑点状强回声，余未见异常回声。

宫腔负性造影：宫腔面欠光整，可见附壁等回声凸起，较大约 15 mm×6 mm，宽基底，附着于后壁。

4. 超声提示

常规超声提示：子宫腺肌病并多发肌瘤（肌壁间、浆膜下）；
盆腔多发钙化灶、盆腔积液、盆腔粘连。

超声造影提示：右侧输卵管不通（近段）；
左侧输卵管通而不畅（轻度）；
宫腔形态正常、子宫内膜息肉样病变；
子宫肌层及宫旁静脉丛逆流；
盆腔粘连。

四、分析

（一）诊断依据

1. 输卵管通畅性的判断

（1）输卵管形态：左侧输卵管全程显影，管壁光整，中远段稍膨大、弯曲，伞端见造影剂呈片状溢出，溢出时间较长。实时三维造影时右侧宫角出现大量逆流，影响对输卵管的观察，结合三维成像及二维追踪，均可证实输卵管未显影，结合右侧宫底腺肌病，考虑为近段闭塞。

（2）输卵管伞端溢出：实时三维造影时可见左侧输卵管溢出，溢出量逐渐增多呈片状向对侧盆腔弥散；右附件区始终表现为逆流形成的“乱发状”造影剂浓聚，未见输卵管显影。

（3）其他征象：右侧卵巢周围可见造影剂，为左侧输卵管溢出弥散而来；左侧卵巢周围造影剂呈环状包绕。推注造影剂压力较大，实时三维造影时逐渐增加至 35 kPa，负性造影时压力高达 49 kPa。

2. 盆腔病变的判断

基础扫查时可见盆腔积液及多发钙化灶，双侧卵巢移动度差，均提示存在盆腔粘连。

3. 子宫 / 宫腔病变的判断

子宫形态饱满，肌层回声不均匀，为子宫腺肌病合并多发肌瘤的表现。子宫内膜回声不均匀，结合宫腔负性造影所见，诊断为多发性子宫内膜息肉样病变。

（二）病例特点

（1）该患者有 2 次药物流产病史，存在子宫内膜损伤风险。基础检查发现子宫、盆腔多处病变，包括了宫腺肌病合并多发肌瘤、多发性子宫内膜息肉，双侧卵巢旁及盆腔多发钙化灶，盆腔粘连等，预估其输卵管通畅性可能会受到影响。

（2）子宫右侧壁肌层内膜异位程度严重，呈团块状挤压内膜，因此右侧宫腔内张力较对侧增大，导致造影时出现大量逆流。

（3）将实时三维造影图像的底背景处理后，后期右侧输卵管中段显影，从前往后观察完全被逆流遮挡。将图像进行 180° 旋转 X 轴、稍旋转 Y 轴处理后，可见后方的右侧输卵管近、中段，显影不连续，呈结节状表现。造影状态下二维追踪可证实。

五、结局

2 年后随访，未孕，体外受精过程中。

病例 9

双侧输卵管通而不畅，卵巢内异囊肿、盆腔粘连

一、病史

- 基本信息：29 岁，检查时为月经干净第 5 天。
- 孕产史：孕 0 次，不孕时间 1 年。
- 既往史：卵巢子宫内膜异位症，无过敏史。
- 相关检查：未曾行 HSG 检查和通液试验。
- 男方检查：精液检查正常。

二、图像（图 8-15，视频 8-9）

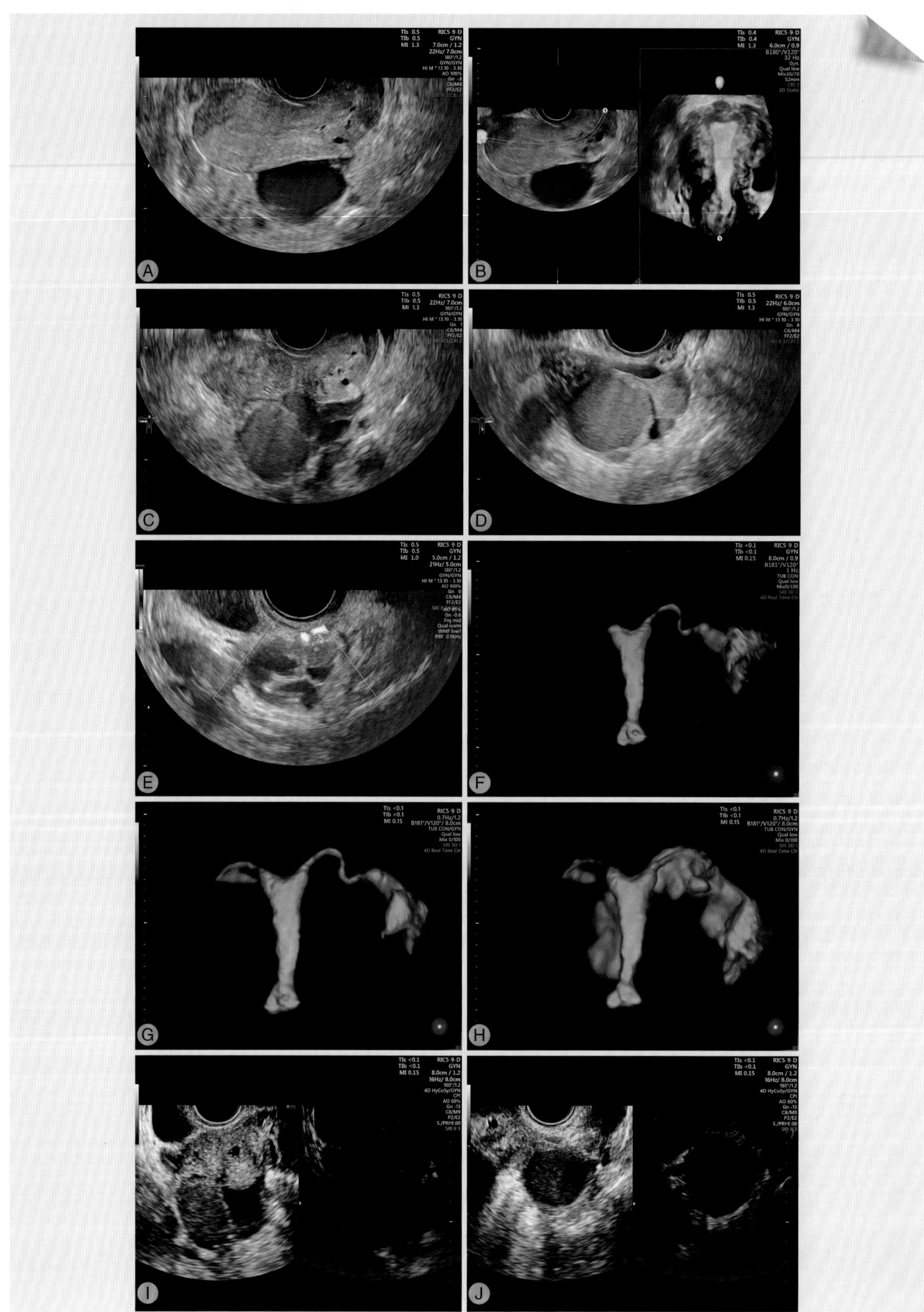

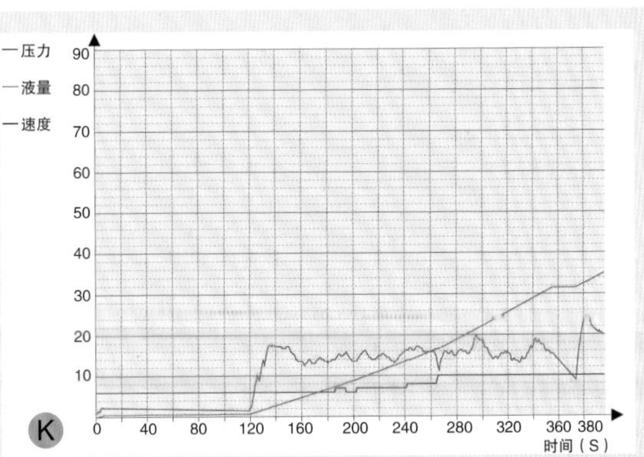

A.子宫内膜呈"三线征"；B.宫腔三维成像显示间质线清晰、连续；C.右侧卵巢内多发内膜异位囊肿；D.左侧卵巢内多发内膜异位囊肿；E.左侧输卵管积液；F ~ H.4D-HyCoSy显示不同时期显像；I.右侧卵巢周围造影剂弥散不均；J.左侧卵巢周围造影剂弥散不均；K.推注压力曲线图。

图8-15　双侧输卵管通而不畅，卵巢内异囊肿、盆腔粘连

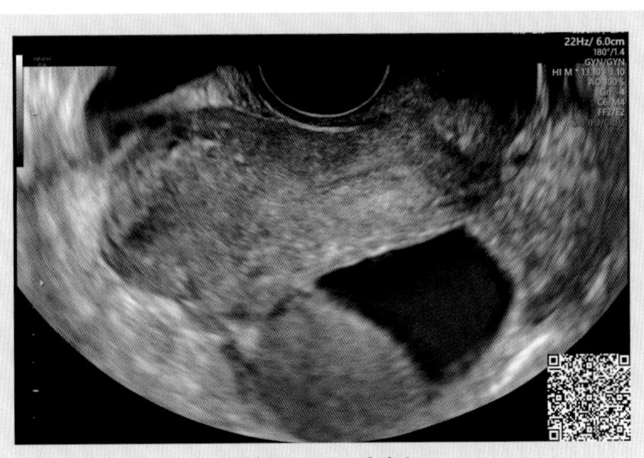

视频8-9　病例9

三、报告

1. 造影前检查

前位子宫，包膜光滑完整，实质回声均匀，子宫内膜厚约 9 mm，呈"三线征"，间质线清晰、连续。

右侧卵巢位于下、后、宫旁，左侧卵巢位于下、后、宫旁。

双卵巢均未见明显卵泡回声，内部均可见数个无回声区，较大约 48 mm × 28 mm（右）、33 mm × 29 mm（左），壁厚，部分透声差。

左侧卵巢旁可见腊肠样纡曲走行的无回声区，范围约 45 mm × 13 mm，壁厚，内透声好。

子宫前壁与盆腔组织间移动度好，余部位移动度差；右侧卵巢移动度差，左侧卵巢移动度差。

2. 造影操作步骤

（1）患者宫腔内置管，球囊位于宫颈管。

（2）推注造影剂 20 mL，推注压力 18 kPa，患者轻度疼痛。

3. 造影表现

宫腔形态正常。

双侧输卵管显影不同步，右侧晚于左侧。

左侧输卵管管壁光整，近段形态尚柔顺，中远段扭曲并逐渐膨大，伞端后期可见少量造影剂溢出。

右侧输卵管显影后呈间歇性显影，管壁光整，中远段扭曲并逐渐膨大，伞端可见少量造影剂溢出。

双卵巢周围仅见少量造影剂强回声弥散。

盆腔弥散不均匀。

肌层及宫旁未见造影剂回声。

盆腔负性造影：双侧输卵管远段均紧邻卵巢，左侧输卵管远段可见管腔扩张，双侧伞端均未显示。盆腔内未见明显异常回声。

宫腔负性造影：宫腔壁欠光整，内膜厚薄不均，以前壁下段较明显。

4. 超声提示

常规超声提示：双侧卵巢囊性占位，考虑子宫内膜异位囊肿；
左附件区囊性占位，考虑左侧输卵管积液；
盆腔粘连；
子宫未见明显异常。

超声造影提示：双侧输卵管通而不畅；
宫腔形态正常、子宫内膜厚薄不均；
盆腔粘连。

四、分析

（一）诊断依据

1. 输卵管通畅性的判断

（1）输卵管形态：左侧输卵管管壁光整，近段形态尚柔顺，中远段扭曲并逐渐膨大，结合基础扫查所见积液现象，考虑膨大处即为输卵管积液管腔；至于远段不通还是通而不畅，则需结合是否有溢出方可做出判断；右侧输卵管显影晚于左侧，近段呈间歇性显影，管壁光整，中远段走向子宫背侧，形态扭曲并逐渐膨大。

（2）输卵管伞端溢出：造影后期左侧输卵管积液，结合实时三维及二维追踪扫查，均可见造影剂持续流动及溢出征象，判断左侧输卵管通而不畅。

右侧输卵管显影晚于左侧，实时三维观察伞端溢出不明显，但二维追踪可见造影剂持续流动，未见“截断征”，基波模式下未见明显积液。结合卵巢周围及盆腔可见造影剂弥散，故判断右侧输卵管通而不畅。

（3）其他征象：推注压力偏小。

2. 盆腔病变的判断

子宫后壁、双侧卵巢与周边组织活动度差，盆腔造影剂弥散不均，提示盆腔粘连。

3. 子宫 / 宫腔病变的判断

子宫未呈明显腺肌病表现，但宫底及后壁与周围组织移动度差。负性造影时发现内膜厚薄不均，以下段较明显，余未见明显病变。

（二）病例特点

（1）双侧卵巢内均存在多个子宫内膜异位囊肿，周边粘连明显，输卵管易受累出现相应征象，如积液、伞端粘连、狭窄等。

（2）左侧输卵管积液，但伞端并未完全闭锁，造影过程中可出现造影剂溢出现象。因此，并非发现输卵管积液就认定远段不通，需结合造影过程具体征象具体分析。

（3）实时三维造影过程中，左侧输卵管中段周围出现团状造影剂回声，因此时左侧输卵管伞端已有造影剂溢出并向上弥散，即使多角度观察也无法准确区分为造影剂溢出弥散还是左侧输卵管峡部逆流（图 8-16）。如在无造影剂溢出时输卵管局部出现团块状、乱发状、毛刺状影应诊断为输卵管近段逆流，考虑结节性输卵管炎可能。

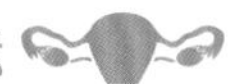

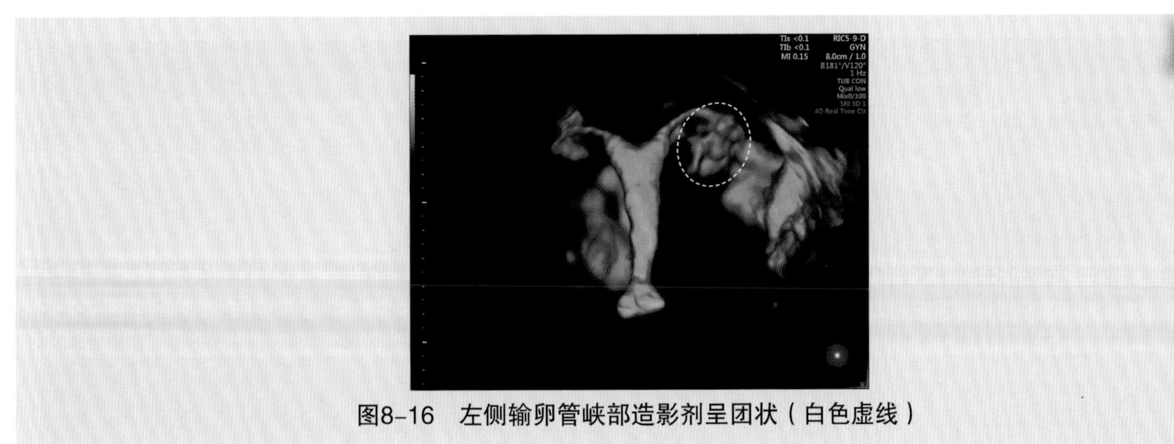

图8-16　左侧输卵管峡部造影剂呈团状（白色虚线）

五、结局

造影后 2 年半随访，术后第 3 个月行宫腹腔镜联合手术，术后 8 个月自然受孕，1 月余胚胎停育，已行体外受精。

病例 10

右侧输卵管通而不畅、左侧输卵管不通，宫腔多发息肉，盆腔粘连带

一、病史

- 基本信息：29 岁，检查时为月经干净第 8 天。
- 孕产史：孕 0 次，不孕时间 2 年。
- 既往史：右侧卵巢子宫内膜异位囊肿，“头孢类”药物过敏。
- 相关检查：未曾行 HSG 检查和通液试验。
- 男方检查：精液检查正常。

二、图像（图 8-17，视频 8-10）

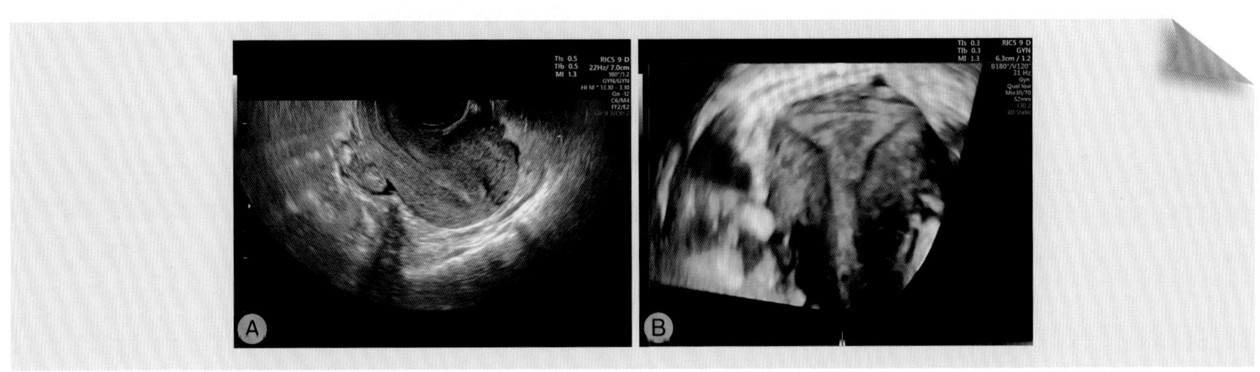

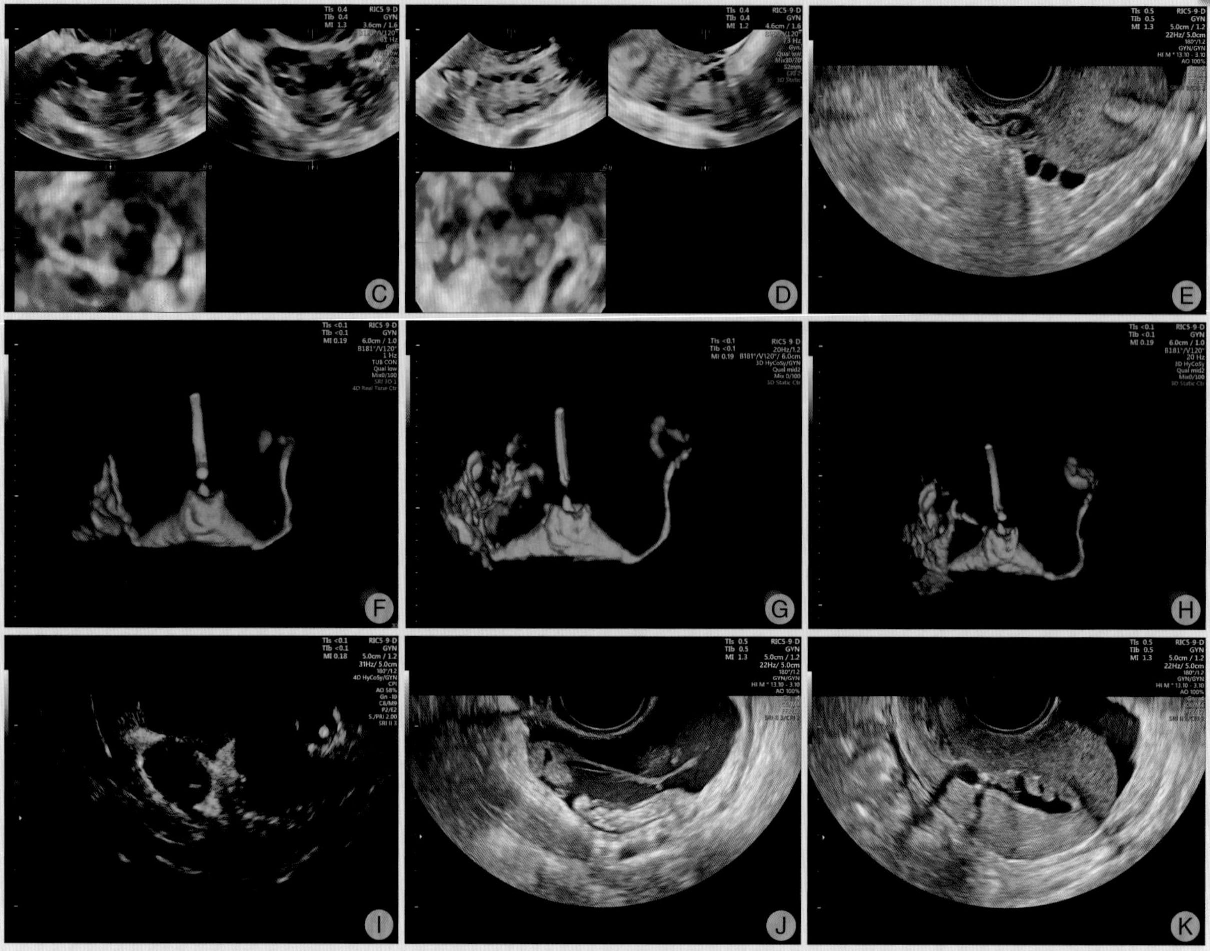

A.子宫正中矢状面显示内膜呈不均匀高回声；B.子宫三维成像显示间质线清晰、连续；C、D.双侧卵巢三维成像；E.子宫右侧可见数个小囊性结构；F、G.4D-HyCoSy不同时期成像；H.3D-HyCoSy显示右侧输卵管及盆腔造影剂呈不规则片状，左侧输卵管远段膨大呈团状；I.右侧卵巢周围造影剂弥散情况；J.盆腔积液、盆腔粘连带；K.负性造影显示宫腔内多发内膜息肉。

图8-17　右侧输卵管通而不畅、左侧输卵管不通，宫腔多发息肉，盆腔粘连带

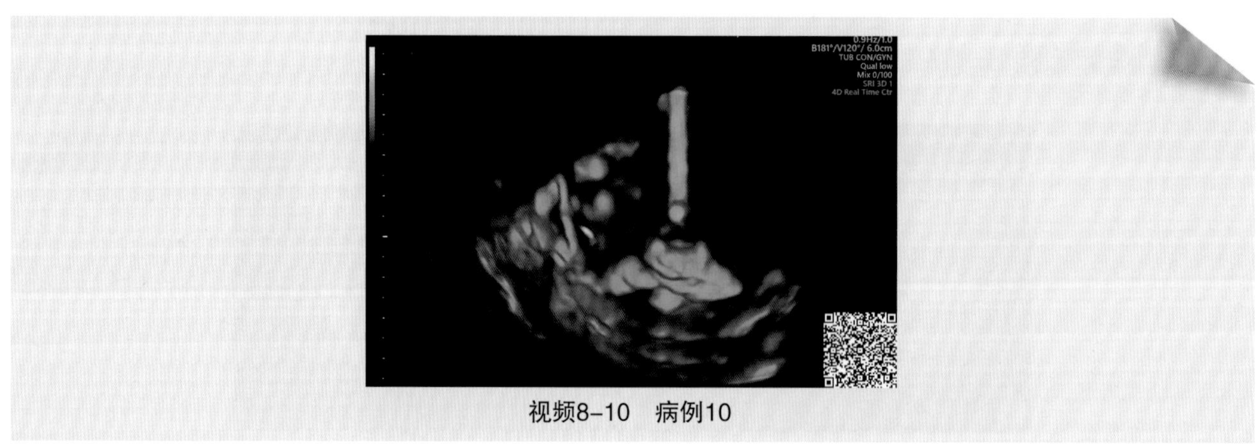

视频8-10　病例10

三、报告

1. 造影前检查

后位子宫，包膜光滑完整，实质回声均匀，子宫内膜厚约 9 mm，呈不均匀高回声，间质线清晰、连续。

右侧卵巢位于下、前、宫旁，左侧卵巢位于下、前、宫旁。双侧卵巢卵泡均＞12 个，直径均＜10 mm。

宫旁可见数个无回声区，较大约 6 mm × 5 mm，壁薄，内透声好。

子宫与盆腔组织间移动度好，右侧卵巢移动度好，左侧卵巢移动度好。

盆腔探及范围约 32 mm × 12 mm 的液性暗区，内透声好。

2. 造影操作步骤

（1）患者宫腔内置管，管头位于宫底中部。

（2）推注造影剂 20 mL，推注压力 40 kPa，患者中度疼痛。

3. 造影表现

宫腔形态正常。

双侧输卵管显影不同步，左侧晚于右侧。

右侧输卵管管壁欠光整，稍呈结节状，中远段扭曲成团，远段稍膨大，伞端见造影剂溢出。

左侧输卵管管壁欠光整，稍呈结节状，形态稍僵硬，远段逐渐膨大，伞端未见造影剂溢出。

右侧卵巢周围造影剂呈强回声环状弥散。

左侧卵巢周围造影剂呈强回声半环状弥散。

盆腔弥散欠均匀。

肌层及宫旁未见造影剂回声。

盆腔负性造影：右侧输卵管伞端邻近卵巢，伞口紧邻盆壁，活动度欠佳，造影剂沿盆壁呈条状溢出，内侧见膜带状高回声牵拉。右侧输卵管伞口旁可见数个无回声区，较大约 7 mm×5 mm，壁薄，内透声好。盆腔可见膜带状高回声连于盆壁与右侧输卵管。左侧输卵管远段邻近卵巢，伞部结构未显示。

宫腔负性造影：宫腔面不光整，可见多个大小不等的等回声凸起，较大约 6 mm×4 mm，宽基底。

4. 超声提示

常规超声提示：子宫内膜回声不均；
双侧卵巢多囊性改变；
宫旁多发囊性占位，考虑泡状附件；
盆腔积液。

超声造影提示：右侧输卵管通而不畅、左侧输卵管不通（远段）；
宫腔形态正常、多发性子宫内膜息肉样病变；
右侧输卵管伞端多发囊性占位；
盆腔粘连带。

四、分析

（一）诊断依据

1. 输卵管通畅性的判断

（1）输卵管形态：右侧输卵管管壁欠光整，稍呈结节状，中远段扭曲成团，远段稍膨大；左侧输卵管管壁欠光整，呈结节状，形态稍僵硬，实时三维造影时远段显影欠佳，诊断信息不足；补充三维采集，可发现远段逐渐膨大。

（2）输卵管伞端溢出：实时三维及三维采集的图像均显示右侧输卵管伞端存在造影剂溢出，量少。二维追踪扫查至远段，发现伞口紧邻盆壁，造影剂沿盆壁呈条状溢出，因此可诊断右侧输卵管通而不畅。对左侧输卵管远段的观察，无论是三维、二维，谐波或基波条件均未见造影剂溢出征象，故考虑为远段不通。

（3）其他征象：造影剂推注压力大，约 40 kPa。

2. 盆腔病变的判断

宫旁可见数个小囊状结构，此类微小病变往往提示盆腔炎性环境的可能，可能影响输卵管通畅性。造影后随着盆腔液体增多，可发现右侧输卵管伞端有多发小囊样结构及粘连带附着，且造影剂呈线状溢出，提示伞部结构存在粘连可能。

3. 子宫 / 宫腔病变的判断

宫腔负性造影显示宫腔后壁多发性内膜息肉。

（二）病例特点

（1）基础扫查发现子宫内膜回声不均匀，提示存在内膜息肉或内膜厚薄不均的问题，宫腔负性造影证实多发息肉样病变。

（2）造影前于右侧输卵管旁发现微小病变，需考虑是否存在右侧输卵管通畅性不理想的情况。造影过程中实时三维、三维图像显示输卵管走行扭曲、形态膨大，溢出呈少量线状，以及二维追踪发现存在输卵管周围粘连、多发囊肿，均验证了盆腔微小病变对输卵管通畅性存在一定影响。

（3）推注造影剂压力大（40 kPa），与输卵管通畅性差密切相关。

五、结局

2 年后随访，造影后 7 个月体外受精成功，足月顺产。

病例 11

右侧输卵管通而不畅、左侧输卵管不通，盆腔粘连

一、病史

- 基本信息：27 岁，检查时为月经干净第 7 天。
- 孕产史：孕 0 次，不孕时间为 1 年。
- 既往史：无妇科疾病，无过敏史。
- 相关检查：未曾行 HSG 检查和通液试验。
- 男方检查：未检。

二、图像（图 8-18，视频 8-11）

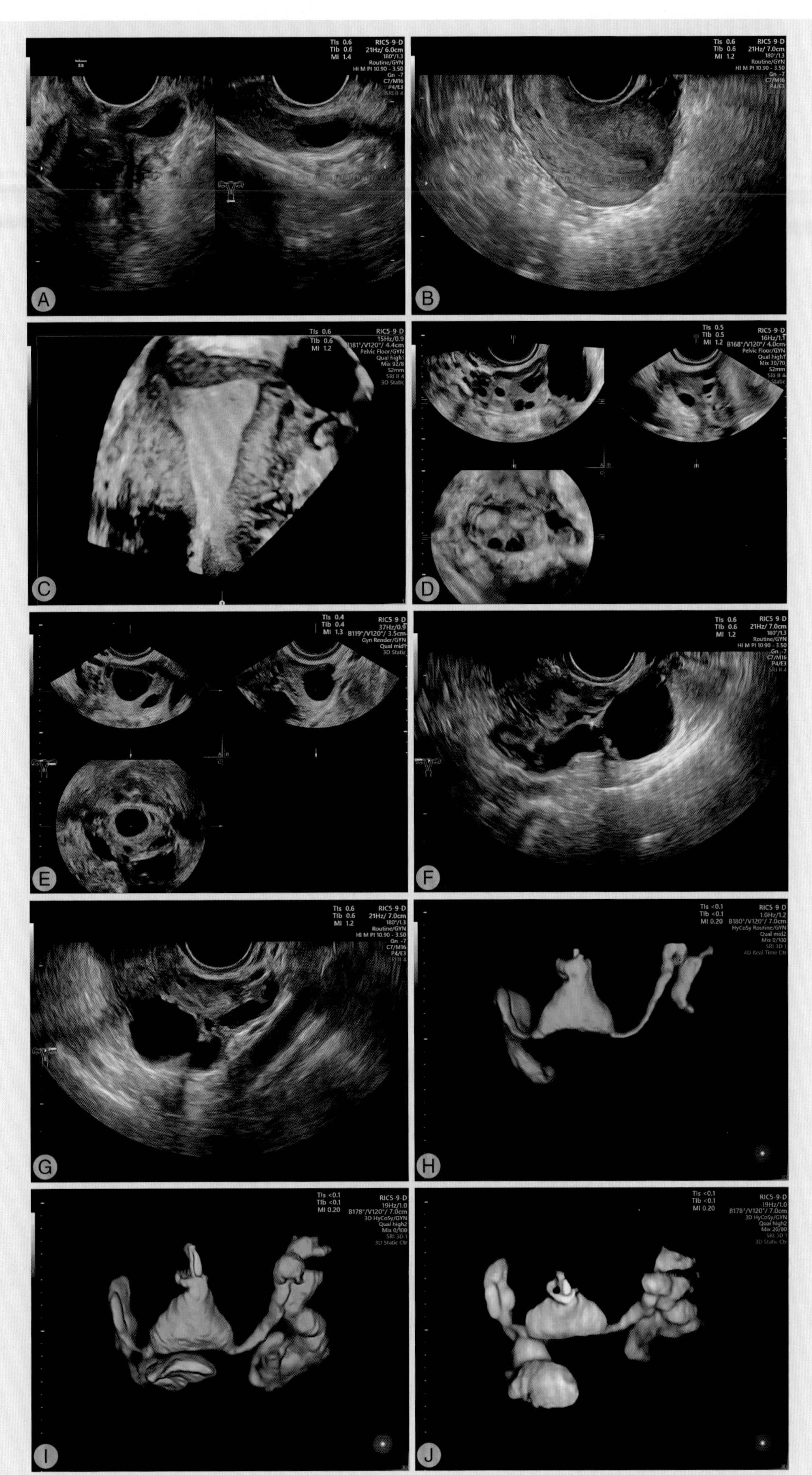

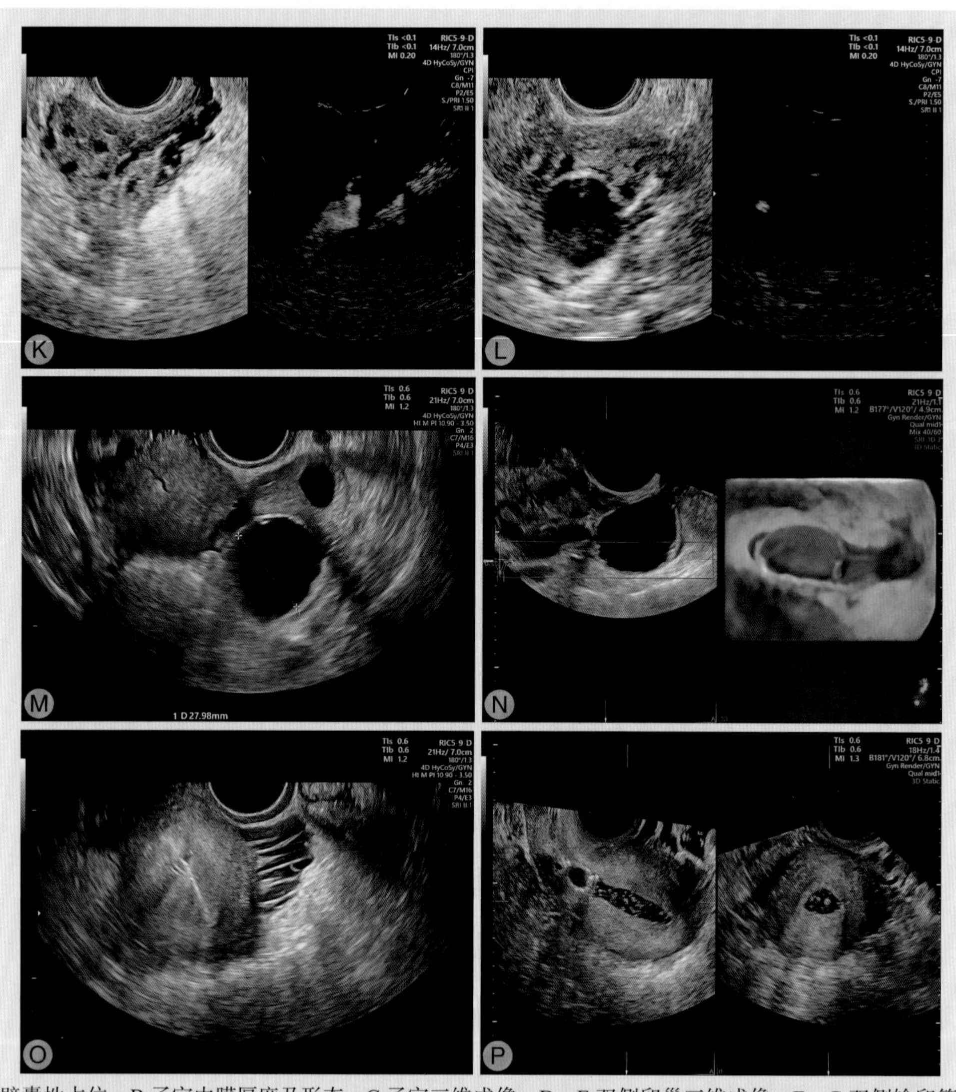

A.阴道壁囊性占位；B.子宫内膜厚度及形态；C.子宫三维成像；D、E.双侧卵巢三维成像；F、G.双侧输卵管积液；H、I.4D-HyCoSy不同时期图像；J.补充三维扫描显示双侧输卵管远段膨大；K.右侧卵巢周围可见极少量造影剂弥散；L.左侧卵巢周围未见造影剂弥散；M.左侧输卵管远段呈囊状膨大，内径32 mm；N.左侧输卵管积液三维成像显示管腔内皱褶不明显；O.多发盆腔膜状粘连带；P.宫腔负性造影未见异常回声。

图8–18　右侧输卵管通而不畅、左侧输卵管不通，盆腔粘连

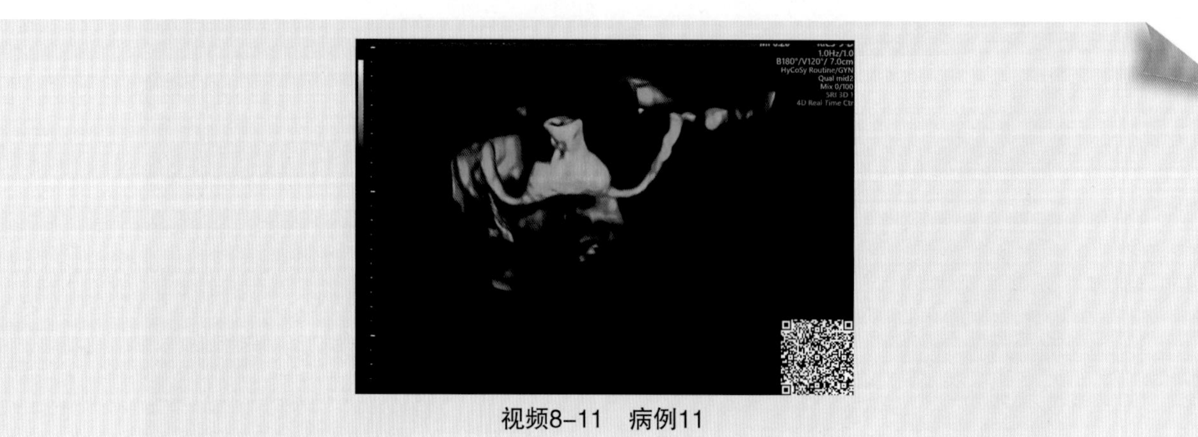

视频8–11　病例11

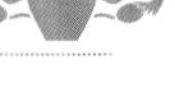

三、报告

1. 造影前检查

阴道左侧壁近皮下软组织内可见一无回声区，大小约 19 mm × 17 mm × 8 mm，壁薄，内透声好。

后位子宫，包膜光滑完整，实质回声均匀，子宫内膜厚约 10 mm，呈“三线征”，间质线清晰、连续。

右侧卵巢位于中、中、外侧，左侧卵巢位于中、中、宫旁。

右侧卵巢卵泡数目 12 个，最大卵泡 10 mm × 8 mm；左侧卵巢卵泡数目 11 个，最大卵泡 17 mm × 15 mm。双侧卵巢旁均可见散在多发斑点状强回声。

双侧卵巢旁均可见纡曲扩张腊肠样无回声区，范围分别约：71 mm × 30 mm（右）、61 mm × 32 mm（左），壁厚，内透声尚可，与周围组织移动度差。

子宫与盆腔组织间移动度中，右侧卵巢移动度差，左侧卵巢移动度差。

2. 造影操作步骤

（1）患者宫腔内置管，管头位于宫底中部。

（2）推注造影剂 20 mL，推注压力小，患者中度疼痛。

3. 造影表现

宫腔形态饱满。

双侧输卵管同步显影。

右侧输卵管管壁光整，形态稍僵硬，中远段扭曲并逐渐膨大，伞端可见极少量造影剂溢出。

左侧输卵管管壁欠光整，近段稍呈结节状，形态僵硬，中远段扭曲并逐渐膨大，伞端未见造影剂溢出。

右侧卵巢周围见少量造影剂弥散。

左侧卵巢周围未见造影剂弥散。

盆腔可见少量造影剂弥散。

肌层及宫旁未见造影剂回声。

盆腔负性造影：盆腔内可见大量膜带状高回声，多位于后盆腔。右侧输卵管全程扩张，内可见造影剂进入，伞部可见极少量造影剂溢出。左侧输卵管全程扩张，远段囊状膨大处最宽内径约 32 mm，内未见造影剂进入。

宫腔负性造影：宫腔面光整，未见明显异常回声。

4. 超声提示

常规超声提示：阴道左侧壁囊性占位，考虑前庭大腺囊肿；
双侧附件区囊性占位，考虑双侧输卵管积液；
双侧卵巢旁多发钙化灶；
子宫未见明显异常。

超声造影提示：右侧输卵管通而不畅（伞端粘连并狭窄）；
左侧输卵管不通（远段）；
宫腔形态正常；
盆腔粘连并多发粘连带、钙化灶。

四、分析

（一）诊断依据

1. 输卵管通畅性的判断

（1）输卵管形态：基础扫查时已发现双侧输卵管积液征象，考虑不通的可能性大。实时三维造影显示右侧输卵管管壁光整，形态稍僵硬，中远段扭曲并逐渐膨大；左侧输卵管管壁欠光整，近段稍呈结节状，形态僵硬，中远段扭曲并逐渐膨大，均与积液表现相吻合。基波下对积液输卵管内黏膜观察，无明显黏膜皱褶。

（2）输卵管伞端溢出：实时三维造影显示右侧输卵管增粗、膨大，走行纡曲，伞端可见极少量造影剂溢出，二维追踪至远段周围盆腔内可见造影剂，因此可诊断为通而不畅；而左侧输卵管在二维追踪时发现远段膨大处内部未见造影剂进入，考虑近段存在粘连导致管腔不相通，符合囊性输卵管积液表现。而伞端无造影剂溢出，因此诊断为不通。

2. 盆腔病变的判断

子宫移动度中等，双侧卵巢旁多发钙化灶并移动度差，盆腔大量粘连带均提示盆腔粘连程度严重。

3. 子宫 / 宫腔病变的判断

无特殊。

（二）病例特点

（1）患者阴道壁左侧可见前庭大腺囊肿。前庭大腺囊肿又称巴氏腺囊肿，是各种慢性炎症、损伤等导致前庭大腺管开口部阻塞，分泌物积聚于腺腔而形成。前庭大腺囊肿比较常见，小囊肿大多无自觉症状，大囊肿主要表现为外阴坠胀感，囊肿继发感染可形成前庭大腺脓肿。

（2）造影前基础检查发现盆腔环境不理想，双侧输卵管积液及盆腔粘连明显；盆腔粘连带量多且呈琴弦状，据文献报道，此现象多与衣原体感染相关。

（3）实时三维造影时，探头进入过深，导致部分图像缺失；遂将探头缓慢向外轻微移出，双侧输卵管显示完整。

五、结局

2 年随访，造影后 20 个月未孕，行腹腔镜输卵管结扎术，等待体外受精。

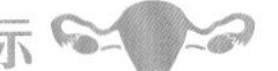

病例 12

右侧输卵管通畅、左侧输卵管不通（近段），宫腔粘连

一、病史

- 基本信息：34 岁，检查时为月经干净第 3 天。
- 孕产史：孕 3 次，产 1 次（顺产），药物流产 1 次，引产 1 次，不孕时间 3 年。
- 既往史：无妇科疾病，无过敏史。
- 相关检查：未曾行 HSG 检查和通液试验。
- 男方检查：精液检查正常。

二、图像（图 8-19，视频 8-12）

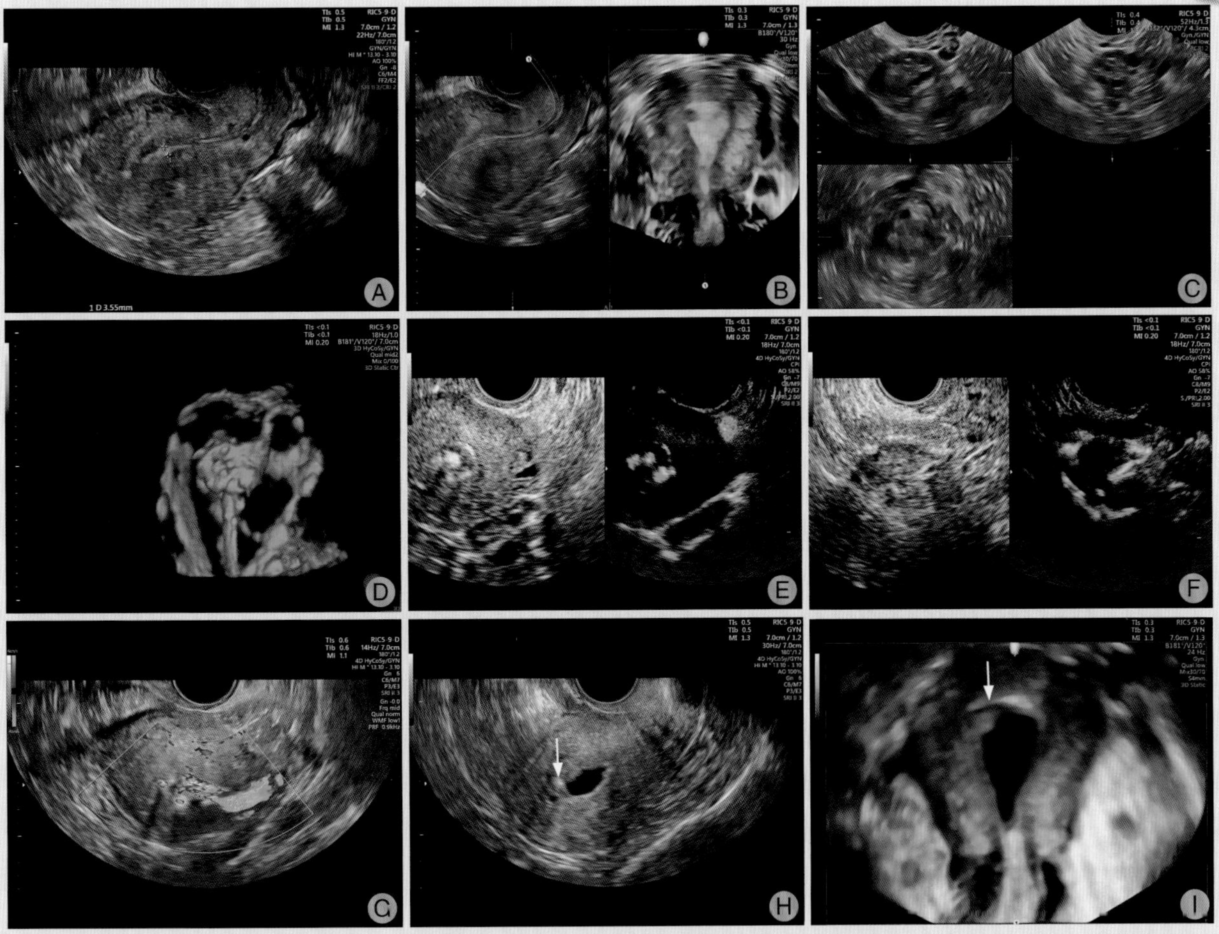

A.子宫内膜厚度及形态；B.宫腔三维成像显示右侧宫角内膜局部缺损；C.卵巢三维成像；D.HyCoSy显示左侧输卵管显影，右侧输卵管未显影；E.左侧卵巢周围造影剂弥散；F.右侧卵巢周围造影剂弥散；G.CDFI显示左侧输卵管近段造影剂流动情况；H.宫腔负性造影显示宫腔局部粘连（箭头）；I.宫腔负性造影三维成像显示右宫角粘连带（箭头）。

图8-19 右侧输卵管通畅、左侧输卵管不通（近段），宫腔粘连

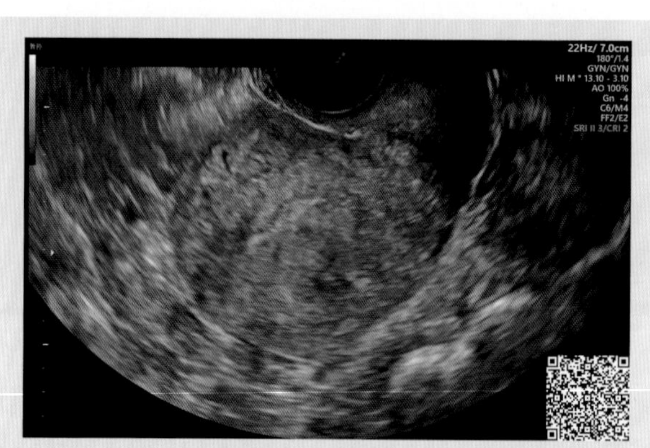

视频8-12 病例12

三、报告

1. 造影前检查

前位子宫，包膜光滑完整，实质回声均匀，子宫内膜厚约 3.6 mm，呈高回声，局部连续性中断。

右侧卵巢位于中、中、外侧，左侧卵巢位于下、后、宫旁。

右侧卵巢卵泡数目＞12 个，最大直径约 6 mm；左侧卵巢卵泡数目＞12 个，最大直径约 6 mm。

子宫与盆腔组织间移动度好，右侧卵巢移动度好；左侧卵巢移动度好。

2. 造影操作步骤

（1）患者宫腔内置管。

（2）推注造影剂 20 mL，推注压力 8 kPa，患者轻度疼痛。

3. 造影表现

宫腔形态正常，右侧宫角处宫腔局部缺损。

左侧输卵管管壁光整，近段上举，走行稍弯曲，形态柔顺，伞端见造影剂溢出。

右侧输卵管未显影。

左侧卵巢周围造影剂呈强回声环状弥散。

右侧卵巢周围可见少许造影剂弥散。

盆腔弥散均匀。

肌层及宫旁未见造影剂回声。

盆腔负性造影：左侧输卵管伞端紧邻卵巢，形态正常，造影剂呈片状溢出。盆腔未见异常回声。

宫腔负性造影：宫腔面光整，宫角处可见低回声带，加压膨宫后部分断裂。

4. 超声提示

常规超声提示：子宫内膜局部连续性中断；
双侧卵巢多囊性改变。

超声造影提示：左侧输卵管通畅；
右侧输卵管不通（近段）；
宫腔形态正常、右侧宫腔粘连；
盆腔无粘连。

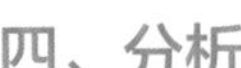

四、分析

（一）诊断依据

1. 输卵管通畅性的判断

右侧宫角圆钝，右侧输卵管始终未显影，不难做出近段不通的判断。左侧输卵管近段上举，向子宫背侧走行，局部管腔未完全显示，可见伞端造影剂溢出量多，呈片状向左侧及右侧下方溢出，因此双侧卵巢周围均可见造影剂弥散。结合推注压力小，患者疼痛轻，可做出左侧输卵管通畅的判断。

2. 子宫 / 宫腔病变的判断

置管前常规扫查可见子宫内膜局部连续性中断，三维成像显示近右宫角处内膜不完整，初步判断存在局部宫腔粘连。在造影过程中发现宫腔面凹凸不平，右侧宫角始终圆钝；宫腔内注入生理盐水进行膨宫时，近宫底部分内膜无法分离，表现为类肌层样等回声分隔，均支持宫腔粘连的诊断。

（二）图像特点及不足

（1）该患者检查时为月经干净第 3 天，内膜较薄，厚度仅约 3.6 mm。一般情况下，不建议在月经干净早期、内膜过薄的时候进行造影检查，易出现造影剂逆流的情况。其孕产史（怀孕 3 次，药物流产 1 次、引产 1 次、顺产 1 次）也提醒检查者需多注意是否存在宫腔问题。另外，双侧卵巢呈多囊性改变，亦为不孕的因素之一。

（2）检查过程中为该患者进行宫腔粘连松解治疗，方法为尽量充盈球囊，利用机械破坏的原理尝试将粘连处重新松解，但因粘连位置偏向右宫角，球囊仅使部分粘连松解。

五、结局

造影 2 年半后随访，造影后 1 个月自然受孕，1 个月余胚胎停育。中药调理 1 年后自然受孕，足月剖腹产。

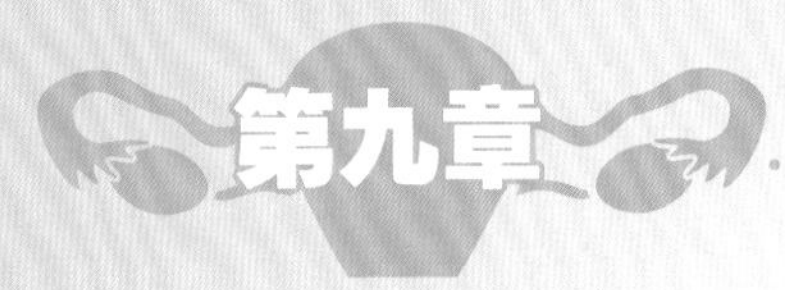

第九章

子宫输卵管超声造影漏诊、误诊分析

经阴道三维子宫输卵管超声造影可对包括子宫、输卵管、卵巢在内的女性生殖系统及盆腔相关的不孕症常见原因进行系统筛查，是一种安全有效的评价输卵管通畅性的检查方法，已被广泛应用于女性不孕症诊断中。在《中华医学会生殖分会不孕症诊治指南》《输卵管性不孕症诊治中国专家共识》中均推荐子宫输卵管超声造影作为评估输卵管通畅性的一种诊断方法。以腹腔镜为金标准，HyCoSy 诊断输卵管通畅性的敏感度为 93.5%，特异度为 86.3%，阳性预测值为 87.8%，阴性预测值为 92.6%。尽管如此，在实际操作及诊断中仍存在许多误区，导致漏诊或误诊。以下针对容易导致假阳性及假阴性常见原因进行分析。

第一节 子宫输卵管超声造影假阳性分析

一、造影剂外漏

1. 常见原因

球囊体积过小、位置偏高或助手未下拉球囊，宫颈内口封闭不良。这是在刚开展该项技术时最易出现的问题，操作者只关注宫腔、输卵管显影，忽略了造影剂外漏的现象，导致推注者反馈推注压力小，但显影效果差。

2. 影像学表现（视频 9–1–1）

- 导管增粗、“双轨征”等（图 9–1–1）。
- 灌注压力不足导致造影剂无法完全充填输卵管，输卵管不显影、部分显影或显影纤细，造影剂自输卵管伞端无溢出、溢出过少造成输卵管不通或不畅假象。

3. 解决方法

- 充盈球囊至合适大小。
- 确保球囊大小合适后，助手轻拉导管封闭宫颈内口。

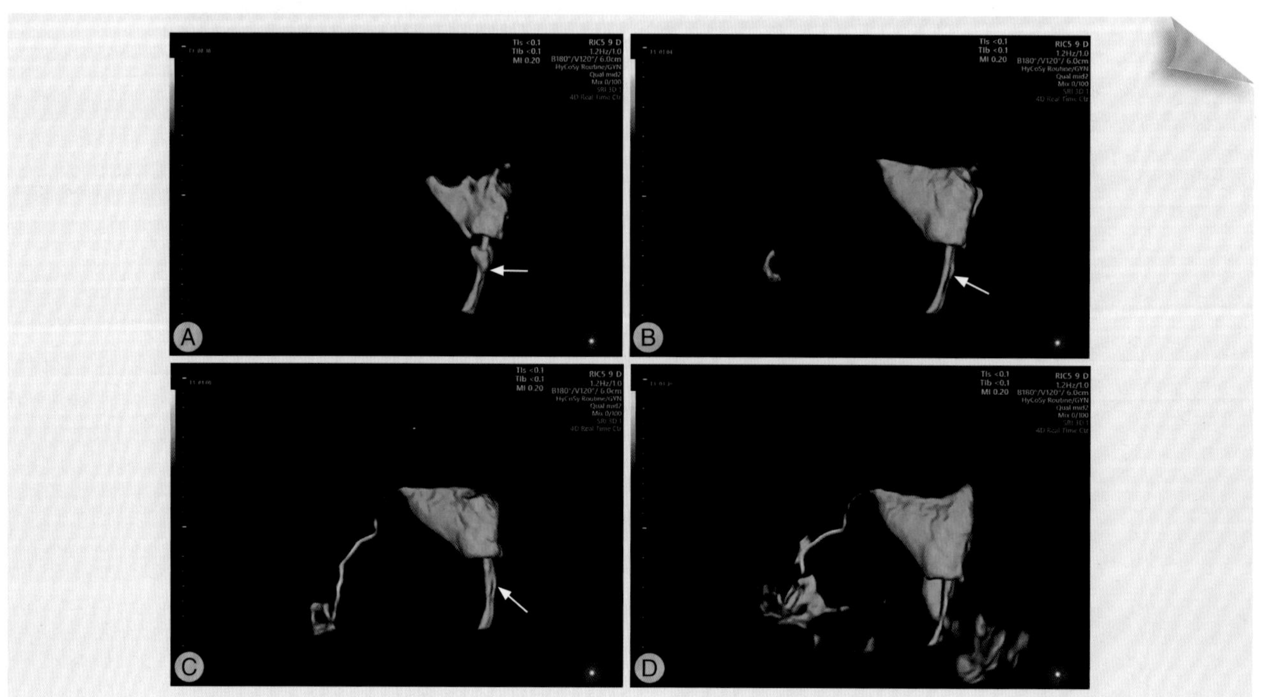

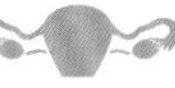

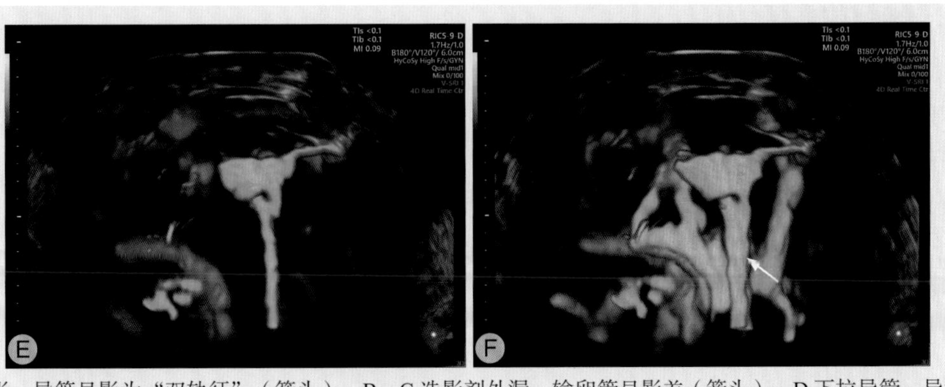
A.宫腔显影，导管显影为“双轨征”（箭头）；B、C.造影剂外漏，输卵管显影差（箭头）；D.下拉导管，导管显影为单一条形，输卵管全程显影，造影剂溢出；E.造影早期导管显影正常；F.造影剂外漏，导管显影增粗（箭头）。图A、图B、图C、图D为同一病例；图E、图F为同一病例。

图9-1-1　造影剂外漏

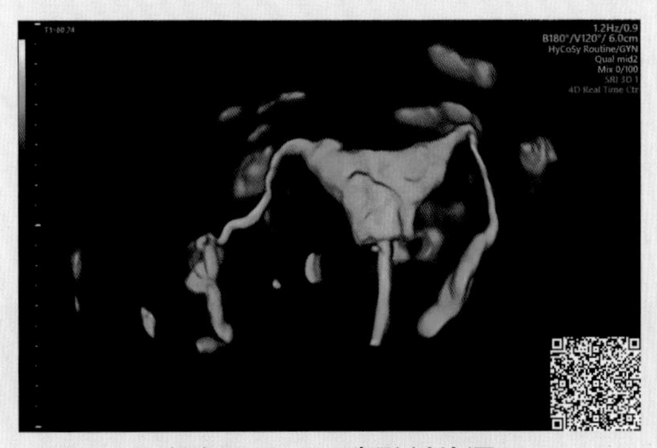
视频9-1-1　造影剂外漏

二、注液导管管头被堵

1. 常见原因

宫腔内有黏液栓、子宫内膜碎屑或血凝块，使用单孔导管（图 9-1-2A）。

2. 影像学表现

造影剂无法进入，宫腔、输卵管不显影，误诊为输卵管不通。

3. 解决方法

- 选择双孔导管（图 9-1-2B）。
- 使用生理盐水冲击注液管。
- 重新置管。

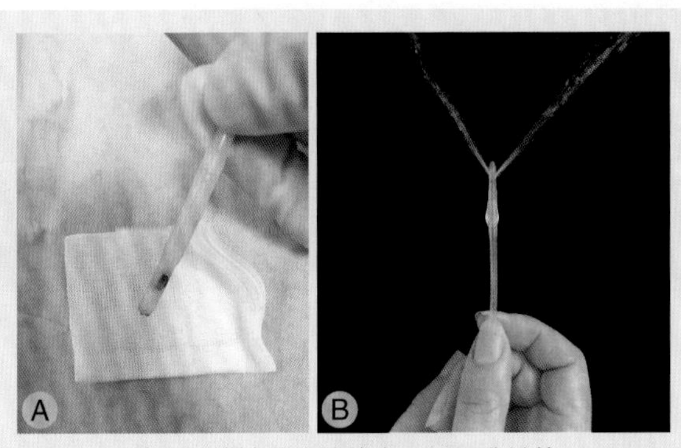
A.单孔导管被黏液栓堵塞；B.双孔导管。

图9-1-2　注液孔被堵塞

三、子宫输卵管痉挛

1. 常见原因

患者过度紧张、置管操作粗暴、球囊过大，导管头位于宫角处及存在子宫内膜异位症等病变（图 9–1–3，图 9–1–4）。

2. 影像学表现

输卵管完全不显影（图 9–1–5）或呈间歇性显影（图 9–1–6）。如观察时间不足或未采取应对措施，易误诊为输卵管阻塞。

3. 解决方法

- 安抚患者情绪，嘱患者深呼吸并缓慢吐气、分散注意力。
- 缩小球囊，旋转导管朝向，调整管头位置。
- 重点观察未显影侧输卵管，部分输卵管后期显影，并表现为间歇性显影。间歇性显影表现为时而可见造影剂流入输卵管腔，时而流动停止，推注压力也会随之变化。应延长观察时间，缓慢推注造影剂，采取脉冲式推注并可适当增加造影剂推注量以进一步疏通。

子宫输卵管痉挛不显影需与黏液栓导致的不显影相鉴别。黏液栓堵塞导致不通的输卵管相对应宫角常为钝角，无明显粘连带，对侧输卵管多表现为通畅；而因痉挛导致的不通，输卵管所对应的宫角常为锐角。

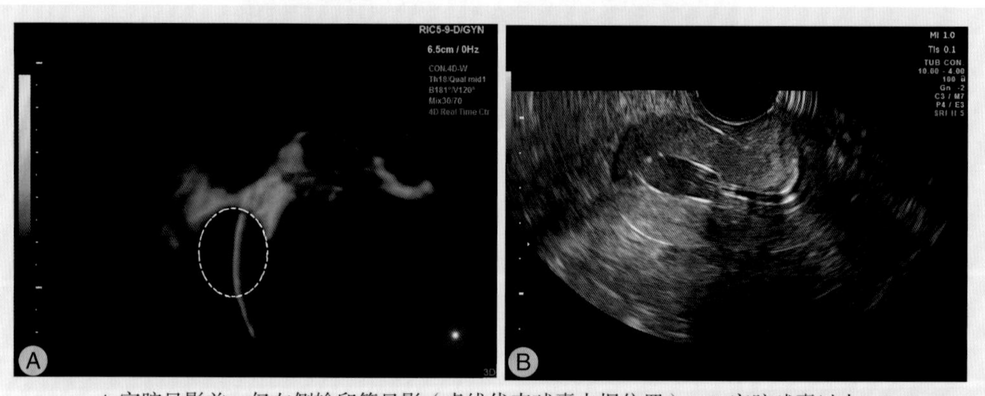

A.宫腔显影差，仅左侧输卵管显影（虚线代表球囊占据位置）；B.宫腔球囊过大。

图9–1–3　球囊过大

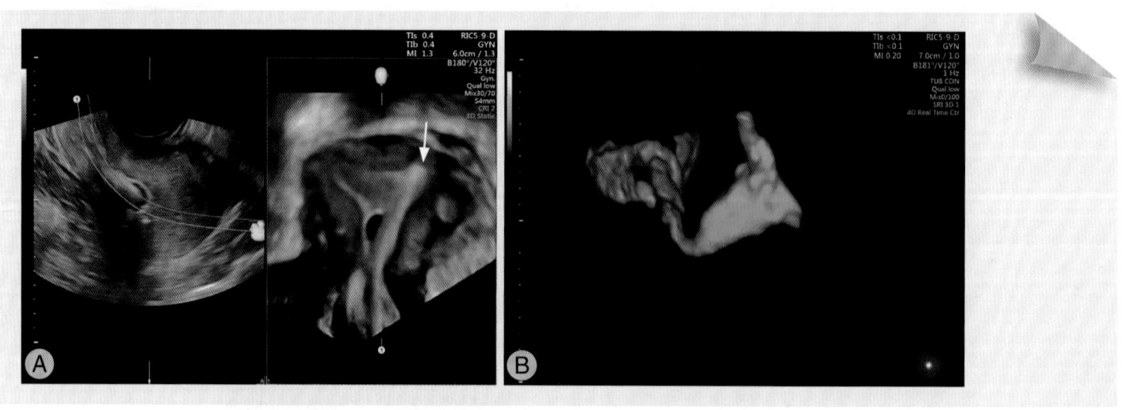

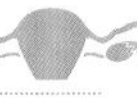

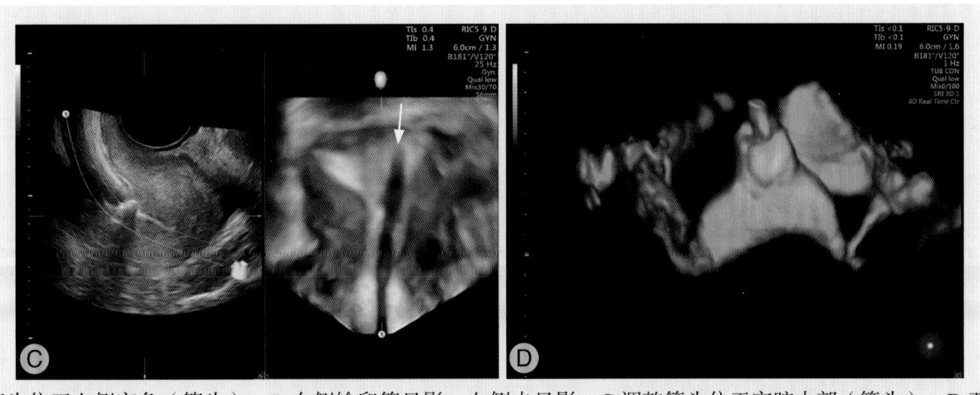

A.导管头位于左侧宫角（箭头）；B.右侧输卵管显影，左侧未显影；C.调整管头位于宫腔中部（箭头）；D.双侧输卵管均显影。

图9-1-4　管头引起痉挛不显影

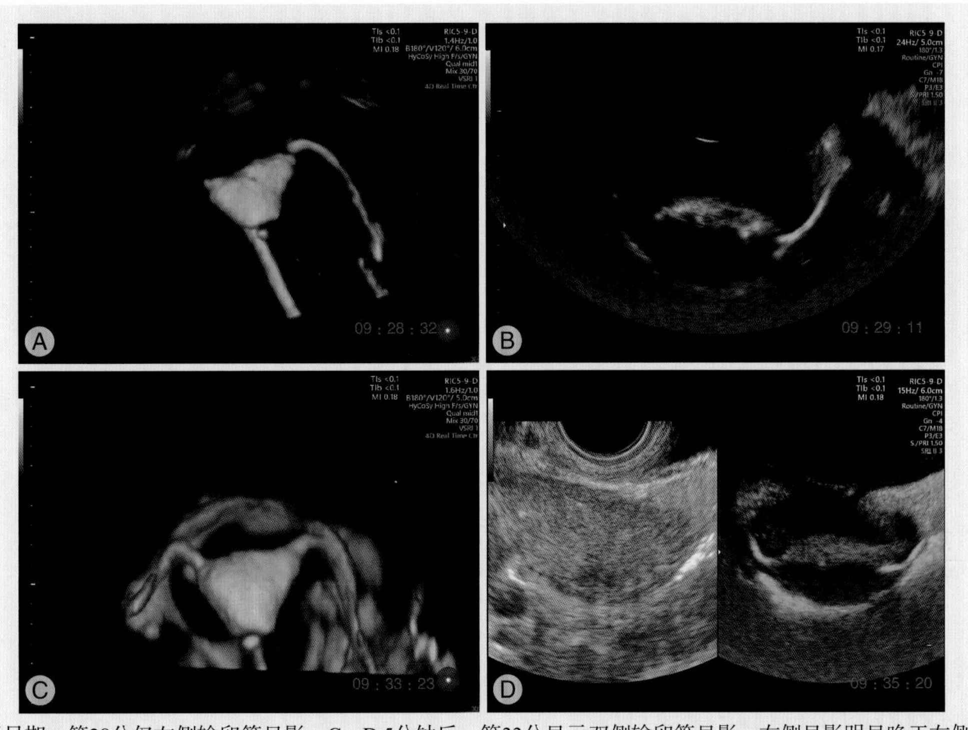

A、B.造影早期，第28分仅左侧输卵管显影；C、D.5分钟后，第33分显示双侧输卵管显影，右侧显影明显晚于左侧显影。

图9-1-5　造影早期不显影

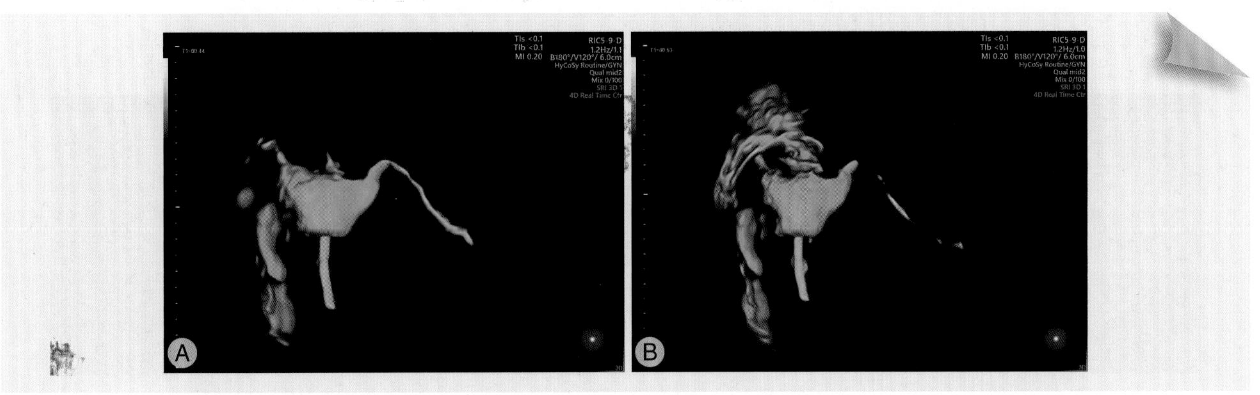

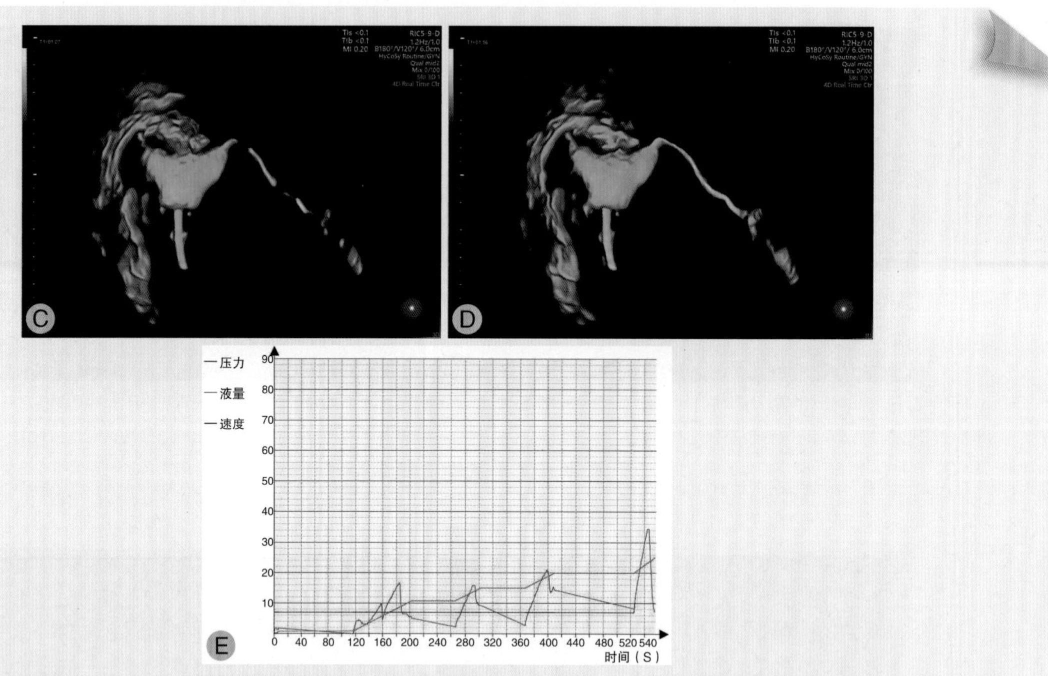

A.双侧输卵管显影；B、C.左侧输卵管造影剂流动消失，输卵管显影不连续；D.左侧输卵管再次充盈；E.压力曲线呈波浪状。

图9-1-6 输卵管间歇性显影

四、输卵管探查不清

1. 常见原因

旋位子宫、两侧宫角不在同一水平，输卵管部分位于子宫后方，盆腔肠道气体较多等。

2. 影像学表现

尽管输卵管显影，但探查不清，特别是输卵管近段被遮挡时，易误诊为输卵管阻塞。

位于远场的输卵管近段被宫腔遮挡不显影（图 9-1-7）。输卵管近段位于子宫后方，受宫腔造影剂衰减等因素影响观察（图 9-1-8）。周边肠管干扰，导致局部不显影（图 9-1-9）。

3. 解决方法

- 调整探头方位及扫查范围，观察未显影侧输卵管。
- 二维造影模式及基波模式补充观察。
- 输卵管位于子宫后方时变换探头方位，侧方矢状面扫查有利于输卵管全程的显影。
- 检查前排空大小便，必要时前一天服用番泻叶等药物清肠。检查前一晚睡前服中药番泻叶 10 g，先用开水浸泡 5 ~ 10 分钟，饮后再以开水浸泡 5 分钟后再服用一次，2 次共服 500 ~ 1000 mL。

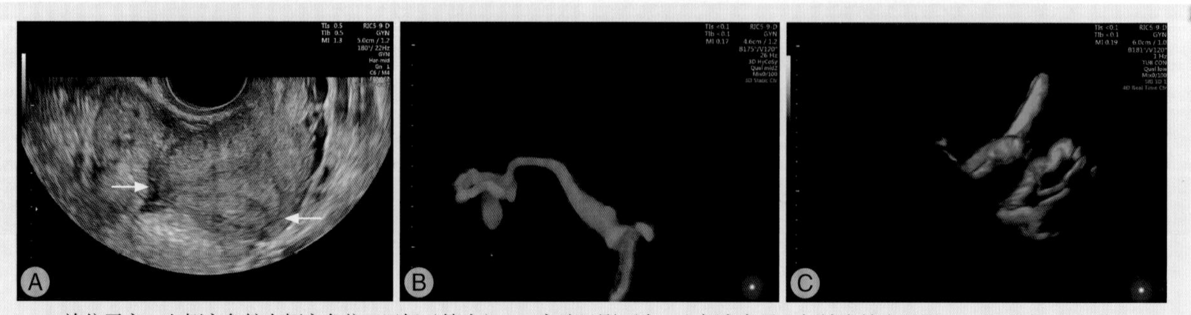

A.旋位子宫，左侧宫角较右侧宫角位于远场（箭头）；B.宫腔显影不全，左侧宫角及左侧输卵管未显影；C.调整探头方位，针对左侧输卵管三维成像可见左侧宫角及输卵管显影。

图9-1-7 旋位子宫，远场输卵管显影不全

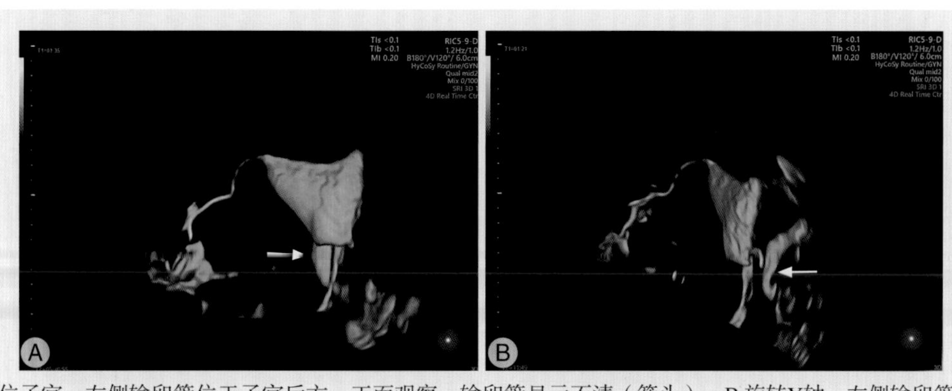

A.前位子宫，左侧输卵管位于子宫后方，正面观察，输卵管显示不清（箭头）；B.旋转Y轴，左侧输卵管全程可见（箭头）。

图9-1-8　输卵管位于前位子宫后方或后位子宫前方被遮挡

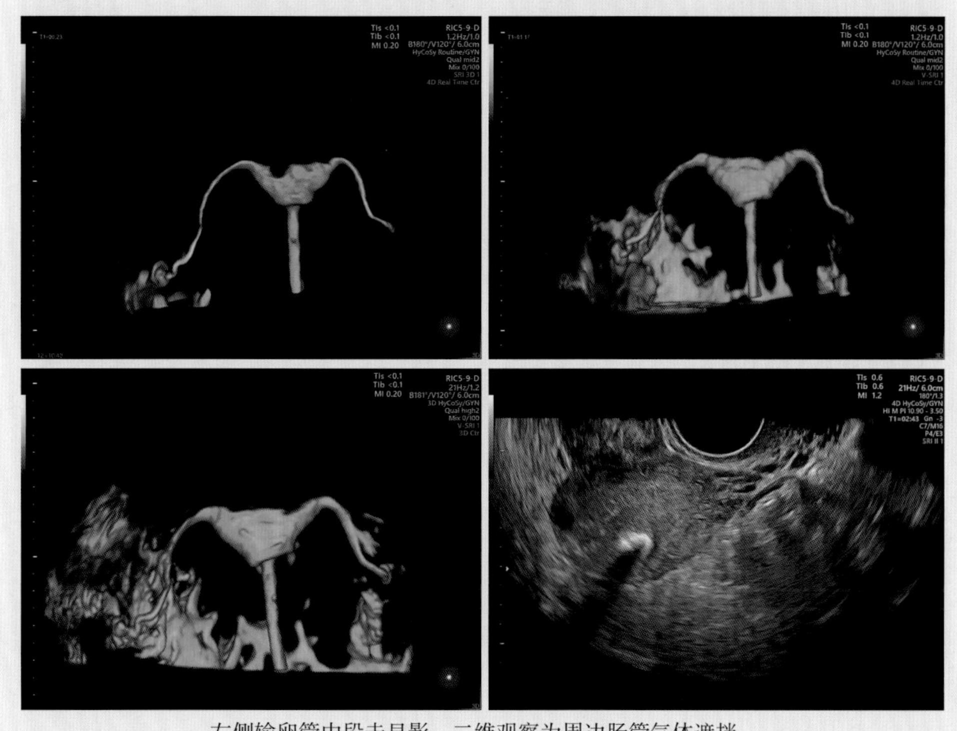

左侧输卵管中段未显影，二维观察为周边肠管气体遮挡。

图9-1-9　输卵管部分被遮挡

五、输卵管一侧近段阻塞误诊为对侧阻塞

1. 常见原因

输卵管向对侧走行。

2. 影像学表现

输卵管显影后跨过宫底走向对侧，易误诊为该侧输卵管阻塞：如图 9-1-10 示左侧输卵管显影后跨过宫底走向对侧，右侧输卵管未显影，易误诊为左侧输卵管不通。

3. 解决方法

- 仔细观察输卵管近段与宫角的关系。
- 在二维状态下谐波、基波、CDFI 下观察双侧宫角处造影剂流动情况。

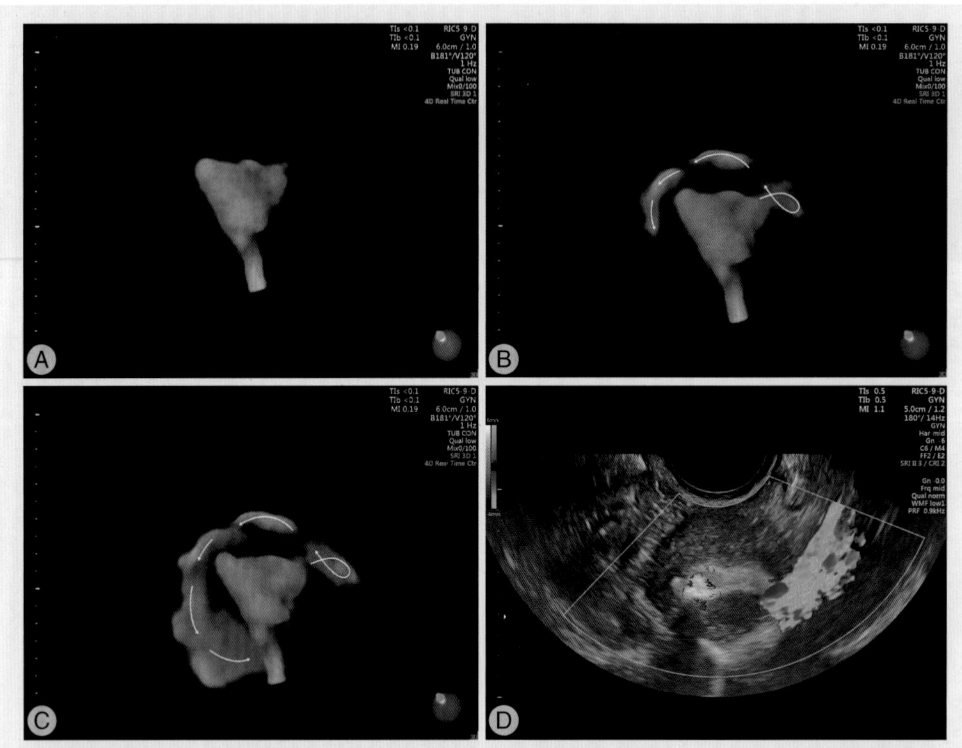

A.宫腔显影；B、C.左侧输卵管显影，跨过宫底走向右侧；D.CDFI显示左侧宫角造影剂流动。

图9-1-10 输卵管向对侧走行

六、输卵管局部图像丢失

1. 常见原因

扫查深度不够、探头位置过深、取样框过小致部分输卵管未包含在内。

2. 影像学表现

输卵管局部中断或远段截断假象（图 9-1-11）。

3. 解决方法

- 取样框 A、B 平面均调整至最大状态，涵盖所有扫描区域，增大增益，旋转 X 轴，观察输卵管缺失部位是否在采集区域内。
- 调整采集区域，将探头稍向外撤出，确保取样框及取样容积调整为最大、增加深度，侧重缺失侧输卵管，再次取容积图像。
- 二维造影模式及基波模式补充观察，自宫角部起连续追踪显影输卵管。

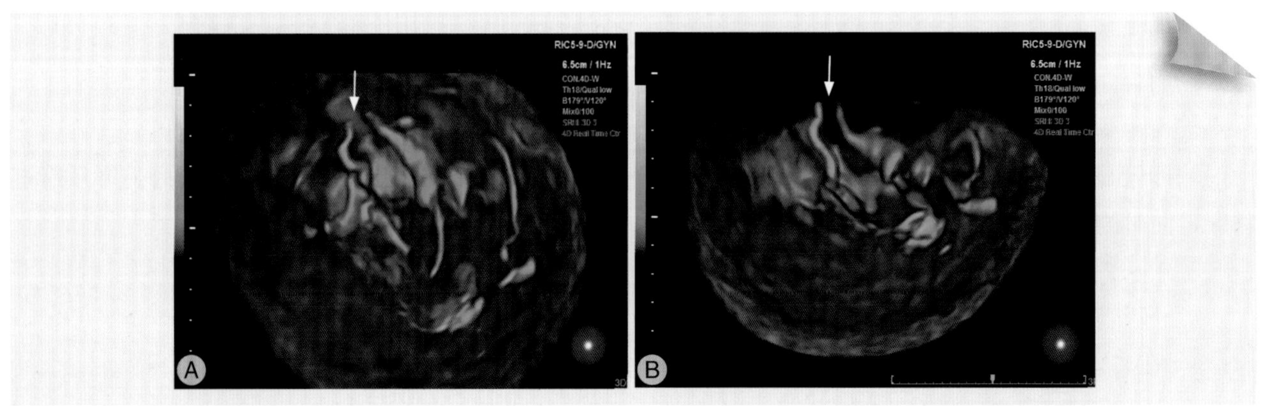

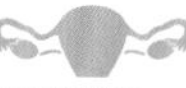

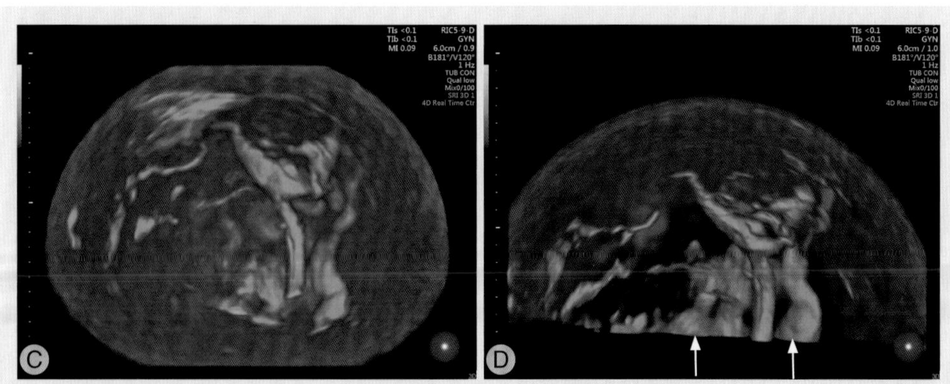

A.右侧输卵管近段连续性中断（箭头）；B.旋转X轴可见右侧输卵管近段未在采集框内（箭头）；C.宫腔及双侧输卵管显影；D.旋转X轴可见左侧输卵管远段未在采集框内（箭头）。

图9-1-11　输卵管局部丢失

七、造影图像显示不完整

1. 常见原因

观察时取样框未放大，子宫输卵管图像未完全包含在观察区域内，导致信息不全。

2. 影像学表现

造影图像不完整，如部分导管、输卵管及盆腔溢出等图像缺失（图 9-1-12）。

3. 解决方法

- 四维造影时，起始选择 4 幅显示，将 A、B 平面取样框均调整为最大，再开始推注造影剂。
- 三维造影图像观察时，起始选择 4 幅显示，将 A、B 平面取样框均调整为最大，再激活容积图像单幅进行观察。
- 使用“ZOOM”键，将图像整体缩小，使其位于观察区域内。

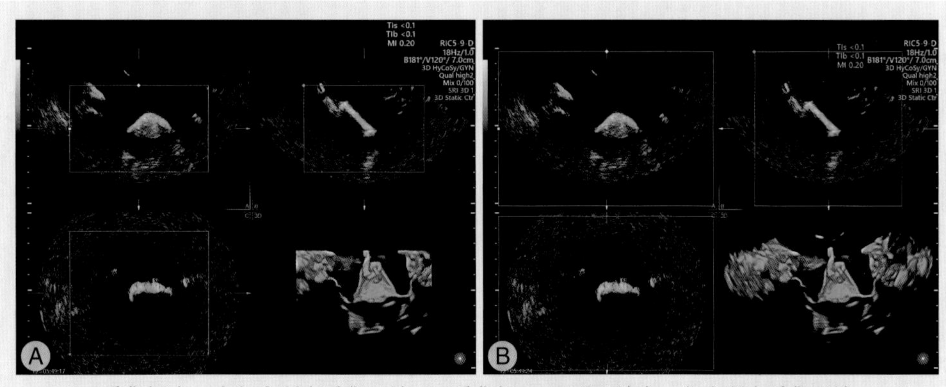

A.采集框小，未包含所有采集区域；B.采集框A、B平面放大，包含所有采集区域。

图9-1-12　采集框调整

八、造影剂显影异常

1. 常见原因

造影剂配制不当（如造影剂混悬液配置时震荡不足冻干粉未完全溶解、配置用的生理盐水温度过高、混悬液静置时间过久、配置时造影剂混悬液加入过少、工作疏忽配置造影剂时未加入微泡混悬液），导致造影剂内微泡数量不足，为清亮透明色，或导管阻塞，加压过大导致微气泡破坏。

2. 影像学表现

宫腔显影后造影剂迅速消失，尽管液体可推入但输卵管显影不佳，或宫腔及输卵管完全不显影。

3. 解决方法

- 基波下观察宫腔内有造影剂充填，而谐波下无微气泡显影，为造影剂混合液失效。
- 重新配制造影剂混合液，再次造影。

九、宫腔血凝块、子宫内膜碎片误诊为宫腔息肉或宫腔粘连带

1. 常见原因

宫腔出血，血凝块呈低回声或等回声，部分附于宫腔壁，不易移动，易误诊为宫腔息肉或宫腔粘连带。导管插宫时子宫内膜损伤，与宫腔内粘连带混淆（图 9–1–13，视频 9–1–2）。

2. 影像学表现

宫腔内粘连带成带状、片状低回声或网状高回声。

3. 解决方法

（1）宫腔负性造影观察，观察宫腔内条带状回声形态及两端与宫壁关系。宫腔粘连带两端均与宫壁相连，肌性粘连呈低回声或等回声，膜状粘连呈线、网状高回声，而损伤内膜表现为前端与子宫内膜相连的等回声，且与宫腔平行。

（2）回抽宫腔内造影剂，使用导管抽插宫腔内低回声，生理盐水脉冲式推注冲击等方法，观察低回声是否有移动，宫腔积血可移动或消失。宫腔膜状粘连带连于宫壁，在造影剂冲击下呈飘动状。宫腔肌性粘连带造影剂冲击不动，且相连肌壁膨胀受限。

（3）回抽宫腔内造影剂，观察回抽液中是否有血性液体、内膜组织等。

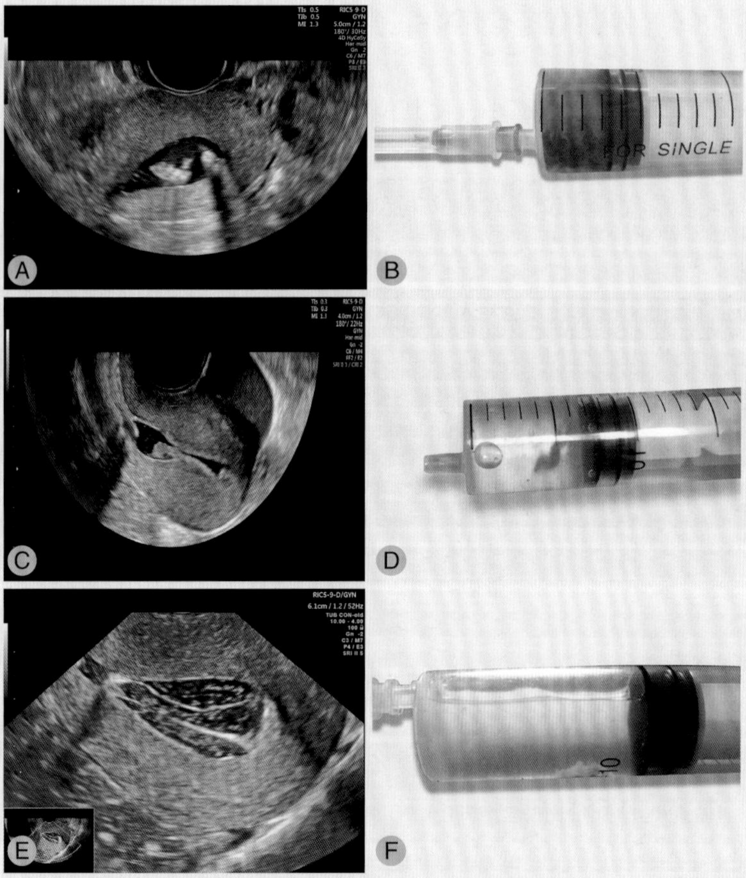

A.宫腔内团块状不规则高回声；B.回抽宫腔液体可见血凝块；C.宫腔内条形等回声，与宫腔纵轴平行；D.回抽宫腔液体可见内膜组织；E.宫腔内片状高回声，与宫腔纵轴平行；F.回抽宫腔液体可见内膜组织。

图9–1–13 宫腔粘连假象

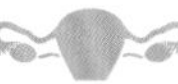

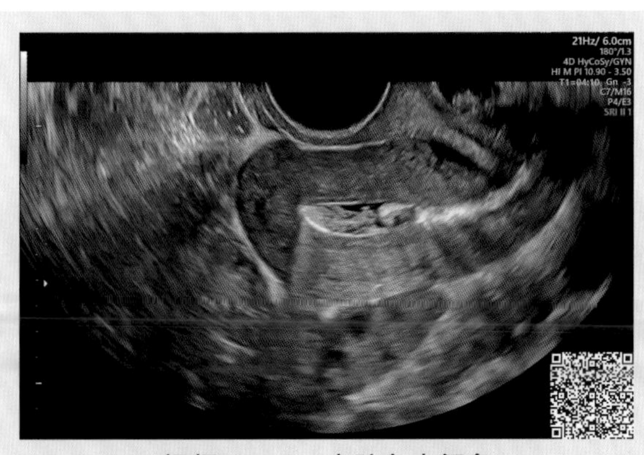
视频9-1-2 宫腔息肉假象

十、扩张的肠管误诊为输卵管

1. 常见原因

部分患者小肠轻度扩张，肠内液体透声好，位于宫旁，易误诊为扩张的输卵管。

2. 影像学表现

宫旁纡曲走行的管腔结构，有 5 层管壁结构，蠕动较明显，多见内容物。

3. 解决方法

- 静止观察，可见扩张管腔蠕动明显，而输卵管蠕动较弱（视频 9-1-3）。
- 造影时输卵管显影可鉴别。

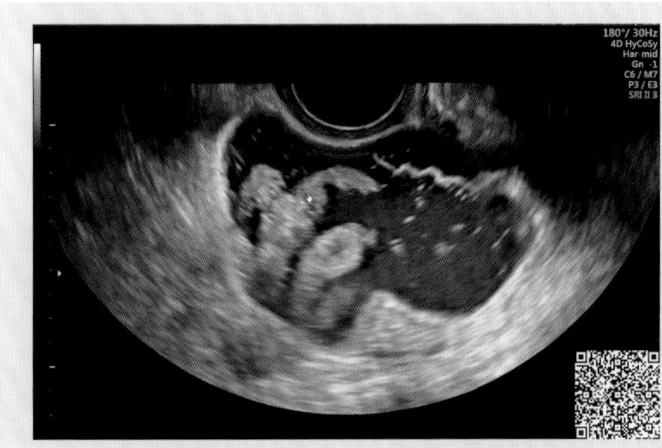
视频9-1-3 肠管与输卵管蠕动

十一、卵巢囊肿或系膜囊肿较大时，造影剂呈弧形包绕，误诊为伞端积液

1. 常见原因

卵巢内或卵巢旁占位时，盆腔大量造影剂弥散包绕在增大的卵巢或卵巢旁占位周边，在三维成像中表现为宽大的弧形显影。

2. 影像学表现

（1）盆腔内造影呈宽大弧形显影，二维超声显示盆腔造影剂弥散于卵巢或卵巢旁占位周边，内部未见造影剂充填。

（2）同侧输卵管显影时可显示输卵管形态、走行及有无扩张。

3. 解决方法

结合二维常规超声检查及 CIS 模式观察卵巢及卵巢周边有无占位，造影剂位于输卵管管腔内还是包绕周边组织（图 9–1–14）。

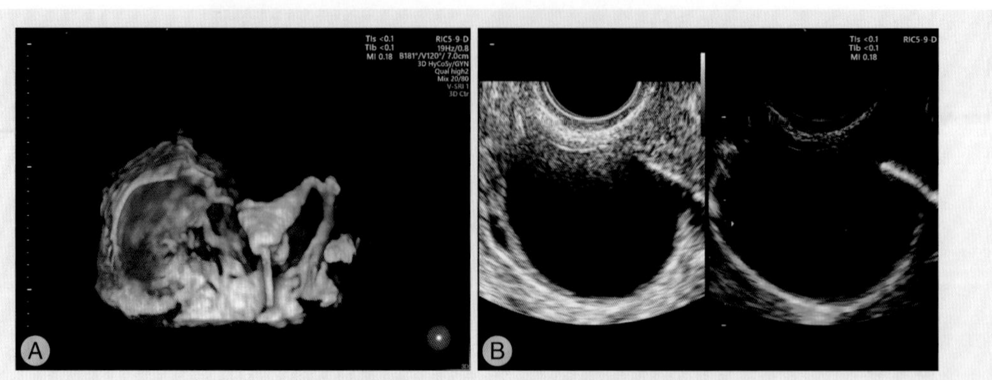

A.三维造影右侧宫旁造影剂呈圆弧形；B.造影剂弥散包绕在囊肿旁。

图9–1–14　造影剂弧形弥散

十二、盆腔韧带、血管等组织断面显示条带状时误诊为粘连带

1. 常见原因

盆腔内有适量液体无粘连时，超声可显示部分卵巢悬韧带、子宫骶韧带等组织结构，表现为条、片状高回声。

2. 影像学表现

卵巢旁或子宫后外侧片状等回声或高回声，CDFI 部分内见血流信号。

3. 解决方法

多切面扫查识别盆腔组织并结合 CDFI（图 9–1–15）。

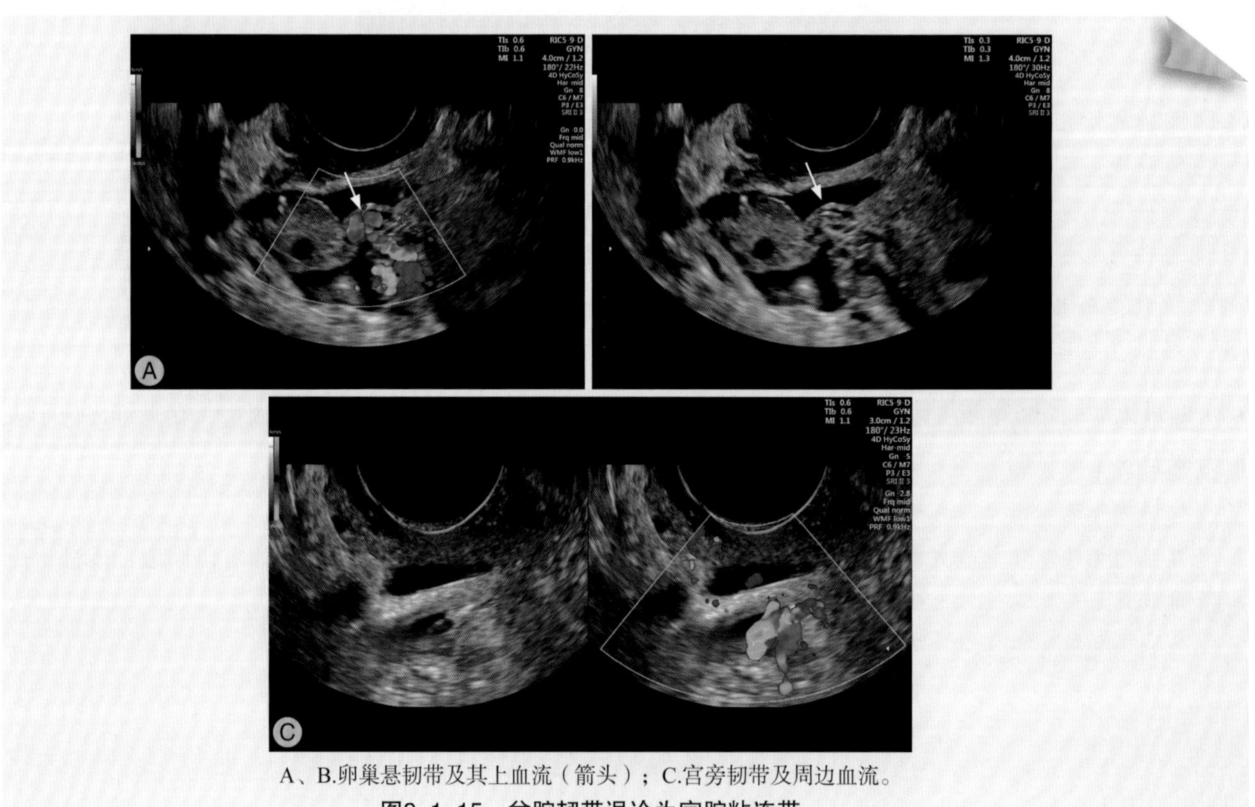

A、B.卵巢悬韧带及其上血流（箭头）；C.宫旁韧带及周边血流。

图9–1–15　盆腔韧带误诊为宫腔粘连带

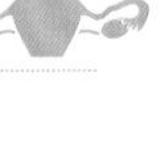

第二节 子宫输卵管超声造影假阴性分析

一、输卵管伞端闭锁与造影剂溢出混淆

1. 常见原因

当输卵管伞端闭锁，输卵管远段膨大，造影剂充填其中时，在容积造影图像上表现为输卵管远段片状或者团状造影剂显像，易误诊为造影剂溢出并弥散（图 9–2–1）。

2. 解决方法

- 谐波及基波二维观察输卵管远段明显膨大，造影剂聚集于输卵管内。
- 如双侧均为远段闭锁，则造影剂无溢出，盆腔内无造影剂可帮助诊断。

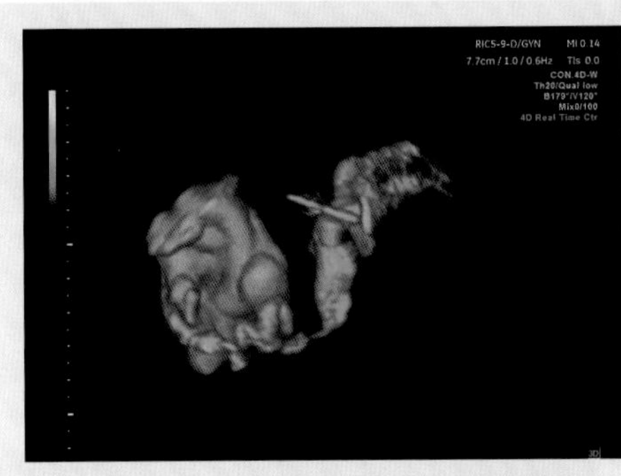
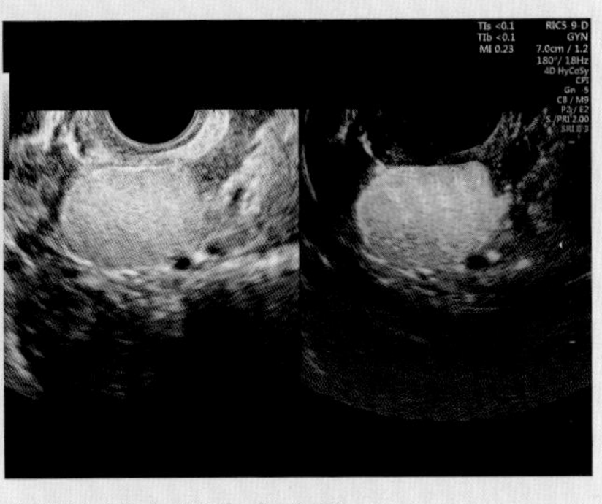

图9–2–1　输卵管积液，呈团块状在积液内弥散

二、误判输卵管造影剂溢出来源

1. 常见原因

一侧输卵管中远段阻塞，而对侧输卵管有造影剂溢出时，盆腔弥散的造影剂包绕阻塞输卵管周围盆腔，易误认为阻塞侧输卵管有造影剂溢出（图 9–2–2，图 9–2–3，视频 9–2–1，视频 9–2–2）。

2. 解决方法

- 谐波二维造影观察自宫角处输卵管追踪，输卵管显影中断，无流动，无溢出。
- 基波二维连续追踪观察，如输卵管仅近段显影或管壁受损严重、顺应性下降、管腔容量少，输卵管无法膨大，造影剂流动征消失；如输卵管管壁轻度受损，管壁顺应性尚可，造影剂充盈量未达到饱和状态，部分可见造影剂持续缓慢流动。但两者伞端均无造影剂溢出。

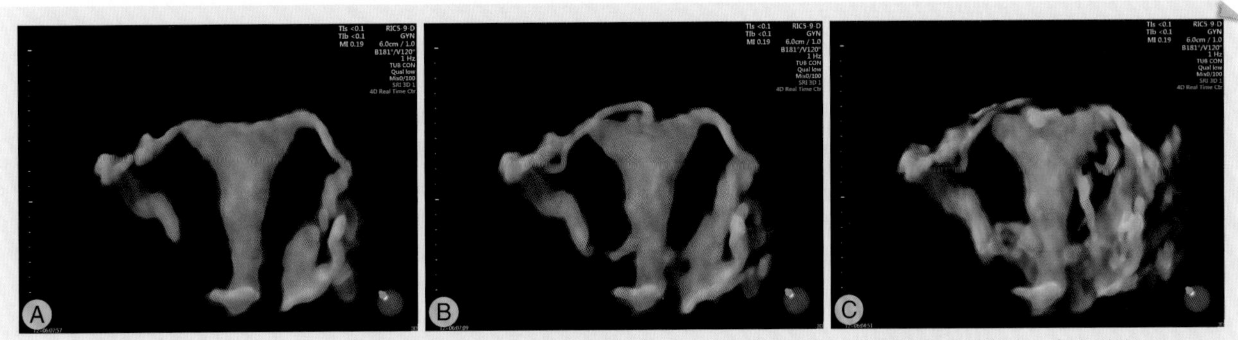

A.右侧输卵管显影至中段，左侧全程显影；B、C.左侧输卵管造影剂溢出并弥散，右侧输卵管无溢出，宫底逆流。

图9–2–2　输卵管中段阻塞

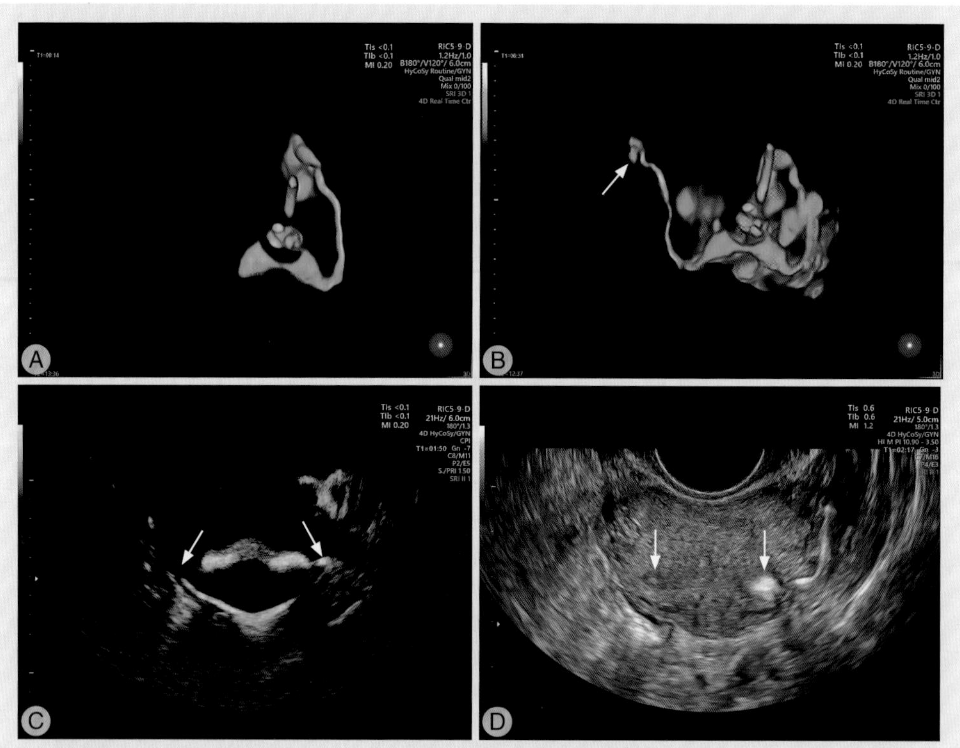

A.右侧输卵管未显影，左侧输卵管显影；B.右侧输卵管显影至远段（箭头），左侧输卵管全程显影并溢出；C、D.二维造影及基波显示右侧宫角无造影剂充填，左侧宫角及左侧输卵管可见造影剂流动（箭头）。

图9-2-3　右侧输卵管远段阻塞

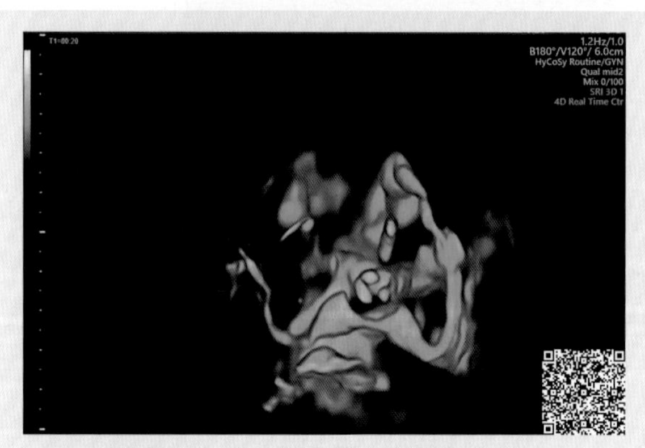

视频9-2-1　输卵管溢出假象（1）

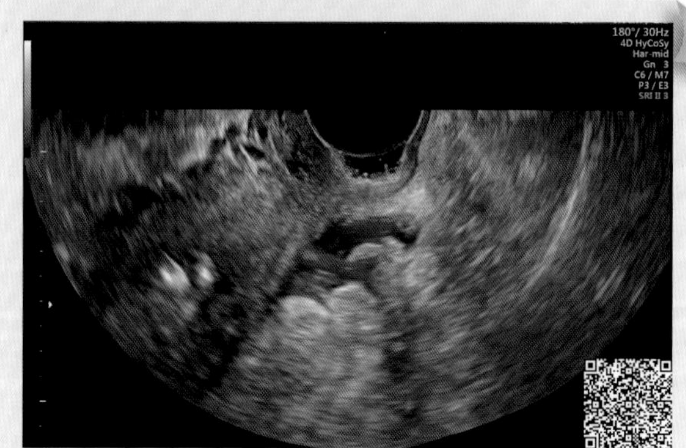

视频9-2-2　输卵管溢出假象（2）

三、逆流与输卵管混淆

1. 常见原因

宫底肌层发生造影剂逆流时，可出现逆流支呈纡曲条状向外下汇聚，走行及形态与输卵管极为相似，易与输卵管混淆（图 9-2-4）。

2. 解决方法

- 发生逆流时造影剂出现在子宫肌层及输卵管管壁，根据逆流类型可表现为云雾状、团块状、条状、网格状等，而输卵管腔显影必与宫腔相连，四维、三维成像模式利用旋转 X、Y、Z 轴从不同角度观察是否与宫角相连，亦可使用二维成像模式仔细观察是否起自宫角。
- 二维谐波模式下，观察流动造影剂的强度，通常输卵管内造影剂流动且回声强，但逆流入淋巴管及血管内的造影剂因被淋巴液、血液稀释，强度减弱。

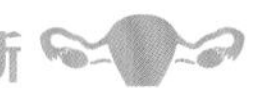

- 基础检查中常规进行宫腔三维成像，观察是否有子宫畸形，可避免子宫畸形合并逆流引起的漏诊、误诊。单角子宫一侧输卵管显影良好而另一侧出现宫底逆流支，易误诊为正常子宫且输卵管通畅。

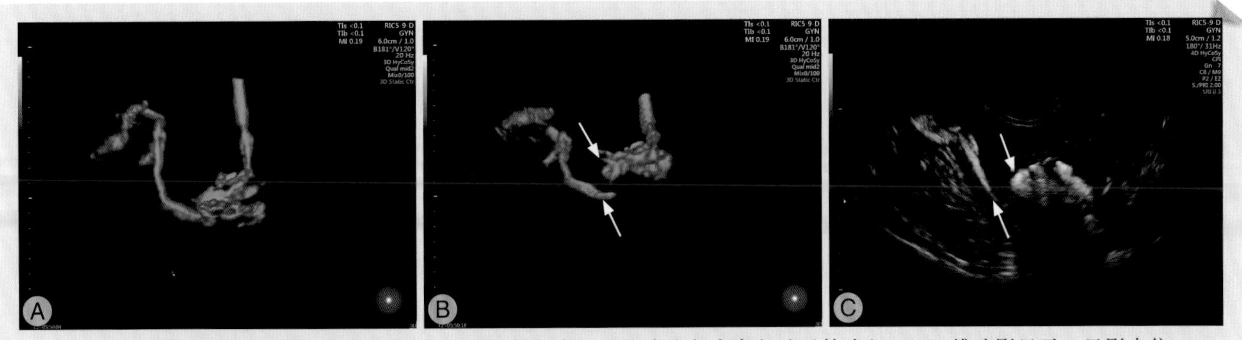

A.三维造影观察似右侧输卵管显影；B.旋转X轴观察，显影支未与宫角相连（箭头）；C.二维造影显示，显影支位于肌层，未与宫角相连（箭头）。

图9-2-4　宫底逆流易误诊为输卵管

四、盆腔粘连漏诊

1. 常见原因

盆腔粘连、伞端病变、盆腔微小病变不易观察，当造影剂溢出过少或观察过早、盆腔积聚液体较少，局部粘连、前盆腔及宫底粘连易漏诊。

2. 解决办法

- 造影后期观察，启动 CIS 双幅模式（Coded PI CIS），重点观察谐波下无造影剂弥散部位。
- 患者条件允许下，适量增加液体推注量，增多盆腔液体量。
- 头高脚低位，增加患者盆腔液体量。
- 左手按压下腹部，促进造影剂弥散。
- 全面仔细扫查盆腔并扩大扫查范围，尤其是卵巢附近。

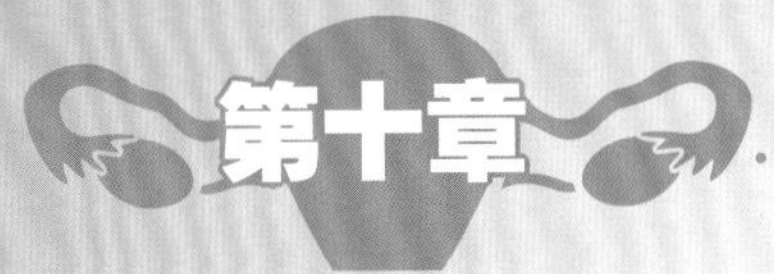

其他放射影像技术（X线、MRI、CT）

第一节 概述

输卵管因素导致不孕占女性不孕的25% ~ 35%，是女性不孕主要的病因之一。评估输卵管通畅情况的放射影像检查方法主要有：①子宫输卵管造影（HSG）；②选择性子宫输卵管造影（SSG）；③磁共振子宫输卵管造影（MR–HSG）；④ CT 子宫输卵管造影（CT–HSG）四种。

1. 子宫输卵管造影

子宫输卵管造影（hysterosalpingography，HSG）是通过导管向宫腔及输卵管注入造影剂，利用 X 线诊断仪行 X 线透视及摄片，根据造影剂在子宫、输卵管及盆腔内的显影情况，了解输卵管的通畅性、阻塞部位及宫腔形态的一种检查方法；同时也可以作为输卵管绝育后再吻合术、输卵管阻塞再通术、输卵管积水造口术等术后了解输卵管通畅情况的一种直观检查方法。行 HSG 检查的目的主要是了解输卵管的通畅情况，为下一步诊断和治疗提供帮助。同时 HSG 还可协助诊断子宫和盆腔病变等。HSG 造影剂的种类主要有含碘的油剂和水剂两种：①含碘油剂：分为普通碘化油和超液化碘化油，其中超液化碘化油有国产和进口两种。优点：黏稠度高、密度大、流动慢、影像清晰，利于盆腔粘连和宫颈功能检查等。缺点：需要 24 小时后返回医院拍弥散相片；出现静脉和（或）淋巴逆流时为预防油栓需终止检查，影响诊断；吸收慢，有形成肉芽肿的可能；价格高。②含碘水剂：分为离子型的泛影葡胺和非离子型欧乃派克（碘海醇）等。优点：非离子型含碘水剂不需要进行碘过敏试验；20 分钟后即可拍延迟片，不需再次往返医院；出现静脉和（或）淋巴逆流时仍可继续完成检查；吸收快、价格低等。缺点：黏稠度低、流动性快，对诊断技术要求较高。两种造影剂对输卵管因素不孕都有一定的治疗作用。

2. 选择性输卵管造影

选择性输卵管造影（selective salpingography，SSG）是经阴道 – 子宫颈 – 子宫腔 – 宫角，把微导管插入输卵管开口至输卵管间质部后再注射造影剂，有效克服了宫角部肌肉和输卵管近段肌肉痉挛的阻力，更有利于造影剂进入输卵管使输卵管显影。选择性输卵管造影术不仅可以使造影剂直接注入输卵管，且插管加压推注造影剂压力可高于常规造影压力的几倍，甚至几十倍，使输卵管管腔内压力增大，可更真实地反映出输卵管的通畅情况。同时由于流体造影剂对输卵管粘连局部所产生的压强较大，对输卵管粘连产生的分离作用较强，粘连被冲开，造影液可以通过，使其达到疏通管腔的作用，恢复通畅的机会和程度高于其他造影方法，显示出独特的优越性。

优点：准确性高，微导管插入输卵管间质部进行 SSG，其准确率接近 100%。

缺点：费用高，需使用一次性微导管，操作医师需技术熟练且接受少量辐射。

3. 磁共振子宫输卵管造影

磁共振子宫输卵管造影（magnetic resonance hysterosalpingography，MR-HSG）检查先对盆腔行多序列平扫，再向子宫腔内注射对比剂使得宫腔输卵管显影，通过多时相扫描观察输卵管形态、对比剂通过的通畅程度及盆腔内造影剂的弥散情况等进行诊断。其突出优势是可以多参数、多序列、多方位成像，获得软组织图像分辨率高，没有辐射。对比剂为生理盐水或 1∶20 的钆喷酸葡甲胺盐稀释液。利用后处理工作站对病变进行长度和体积测量，对图像进行多平面重组、容积再现、仿真内镜、曲面重建、最大密度投影等后处理并出具诊断报告。但该技术临床应用少，仅在个别磁共振检查者少的医院运用。

优点：能同时清楚显示盆腔、卵巢、子宫、宫颈、阴道等结构和病变，安全、无辐射，分辨率高。

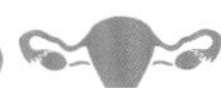

缺点：检查时间长、费用较高。

4.CT 子宫输卵管造影

CT 子宫输卵管造影（computerize tomographic hysterosalpingography，CT-HSG）需要多排 CT，探测器 > 64 排，5 秒内完成扫描，高时间、空间及密度分辨率，MDCT 320 排、512 排在 1 秒内即可完成扫描，可获得动态实时数据，显示造影剂通过输卵管弥散至盆腔的过程，对比剂为稀释的非离子性碘水剂，应该采用低剂量扫描技术。在临床上极少运用，仅见于科研中。

优点：能同时显示盆腔、卵巢、子宫、宫颈、阴道等结构和病变。

缺点：费用较高，有少量辐射。

第二节 影像学表现

一、正常 HSG

（一）子宫的正常表现

正常 HSG 是造影剂充满子宫腔，然后经输卵管迅速流入盆腔，并在盆腔内弥散的影像。显影像为生殖器内腔的形状，而不是子宫输卵管的外形，正常显影像也可因造影剂的充盈程度不同，生殖器的功能状态不同而有所不同。子宫腔的容积为 3 ~ 5 mL，一般注入 5 ~ 7 mL 可以充满宫腔。宫腔容积不仅与解剖上的容积有关，也与子宫的伸展性及柔软性有关，还与卵巢的功能有关。月经开始前 2 ~ 3 天，子宫的伸展性最大，分娩后比妊娠前大。子宫在正位像上，大体为三角形，下端为颈管，上两端为左右侧输卵管的起始部，和子宫角相一致。子宫像的三角形可分为两子宫角部和子宫下部，子宫下部由子宫内口的狭窄部向宫颈管移行形成。子宫肌肉的紧张度随着功能状态而变化，因而子宫内腔也随之变化，子宫的紧张度对子宫的影像有影响，有时也可见局部收缩，似局部缺损。

1. 子宫颈管正常形态

子宫颈管像——用双腔球囊导管做造影，因导管前端位于子宫颈管内口，所以一般显示不出完整的子宫颈管像。子宫颈管的变异很大，分为圆柱形、球形、梨形、锤形、漏斗形 5 个基本形状（图 10-2-1）。子宫颈管的宽度随月经周期改变，增殖期宫颈管增宽，分泌期变窄，原因是雌激素可使宫颈管扩张，孕激素使宫颈管变窄。宫颈管有狭窄、收缩带、扩张的变异的表现（图 10-2-2）。

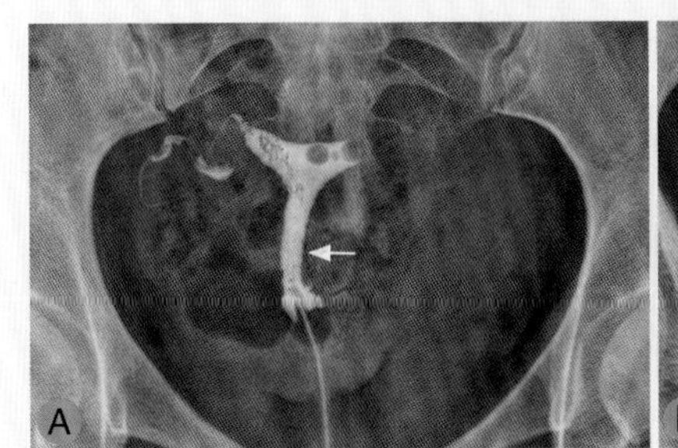

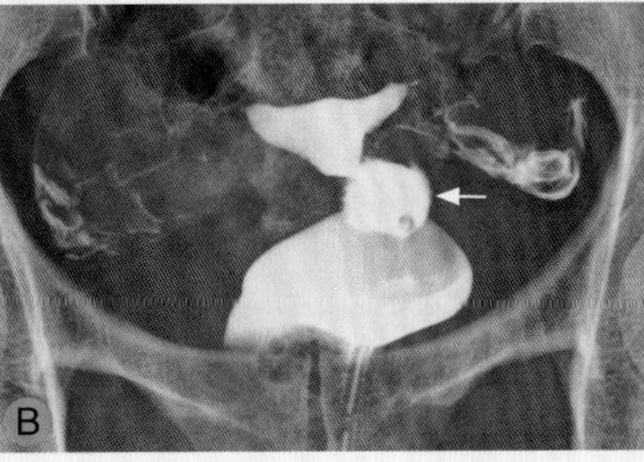

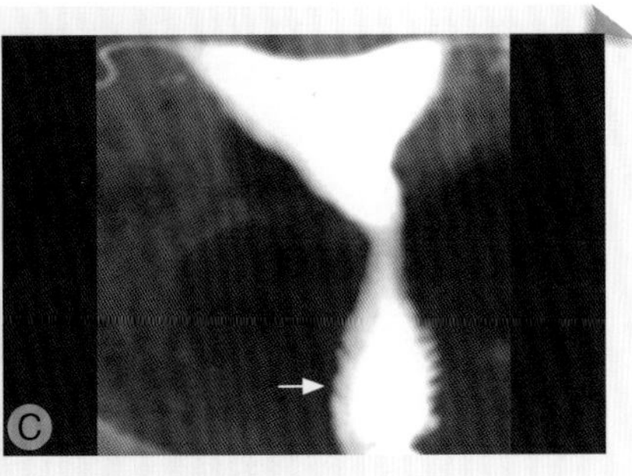

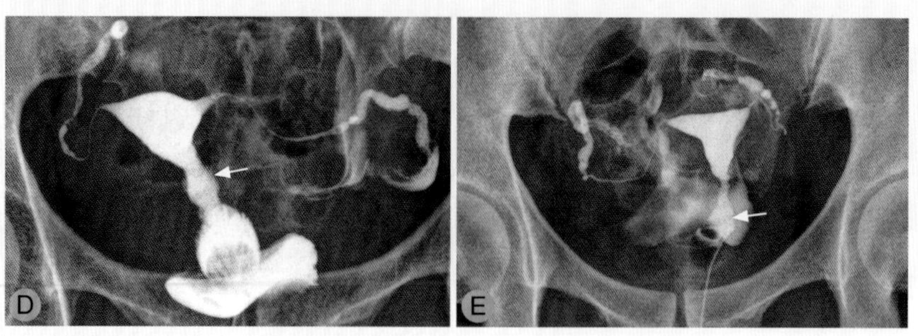

A.圆柱形（箭头）；B.球形（箭头）；C.梨形（箭头）；D.纺锤形（箭头）；E.漏斗形（箭头）。

图10-2-1　正常宫颈管形态

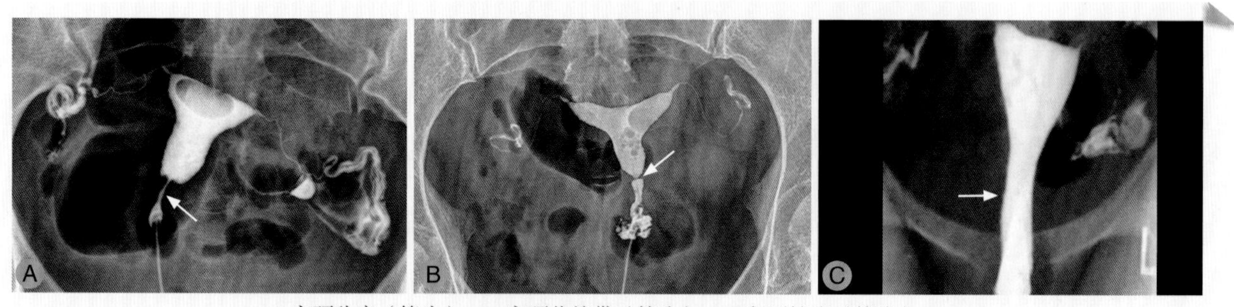

A.宫颈狭窄（箭头）；B.宫颈收缩带（箭头）；C.宫颈扩张（箭头）。

图10-2-2　宫颈管形态

2. 子宫腔的正常形态

正常宫腔形态最常见的有三角形、梭形和蘑菇形 3 种（图 10-2-3）。宫腔形态随子宫的位置改变有所不同，亦会因子宫肌层的紧张度及功能状态而变化，因此子宫内腔形态并不固定。子宫的紧张度对子宫腔显影形态存在影响，有时可引起局部收缩，似局部缺损。宫腔内造影剂充盈程度不同，形态也有所不同（图 10-2-4）。

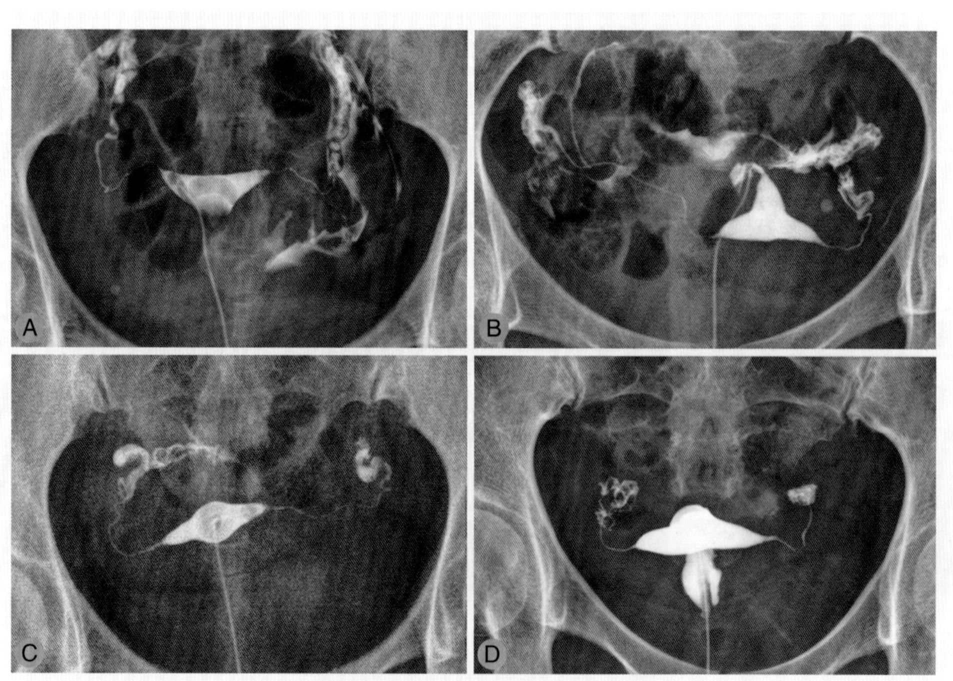

A.倒三角形；B.三角形；C.梭形；D.蘑菇形。

图10-2-3　正常宫腔形态

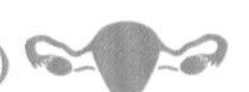

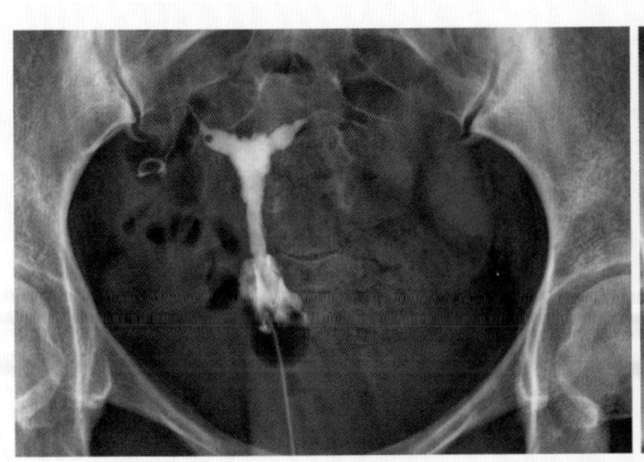

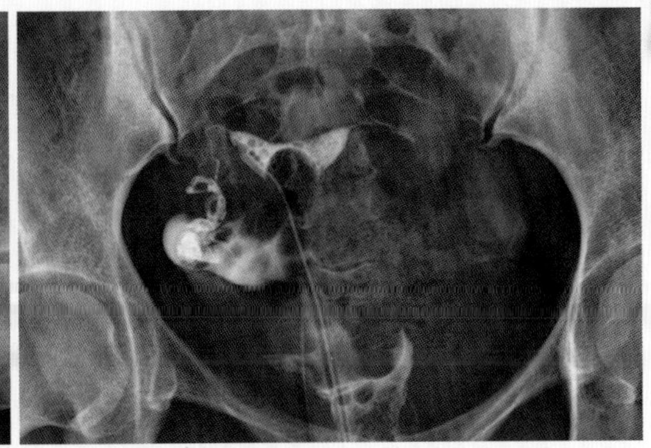

图10-2-4　宫腔充盈程度不同，形态有所差别

3. 宫角正常形态

有尖型、绞窄型和钝型 3 种（图 10-2-5）。大部分两侧宫角是一致的、对称的，部分两侧宫角不同（图 10-2-6）。宫角的形态不是固定不变的，随着宫腔造影剂充盈的增多，有的宫角会从绞窄型变成尖型（图 10-2-7）。

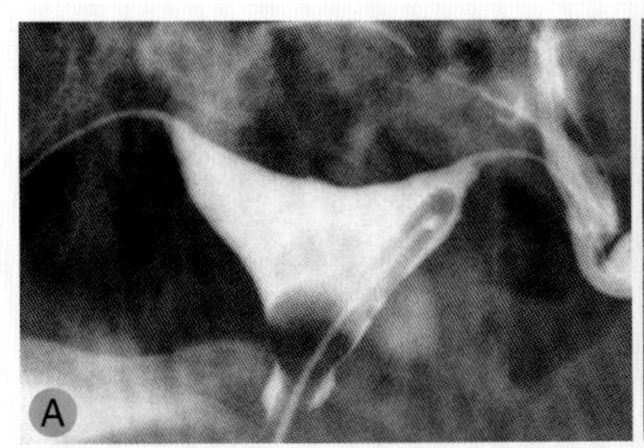

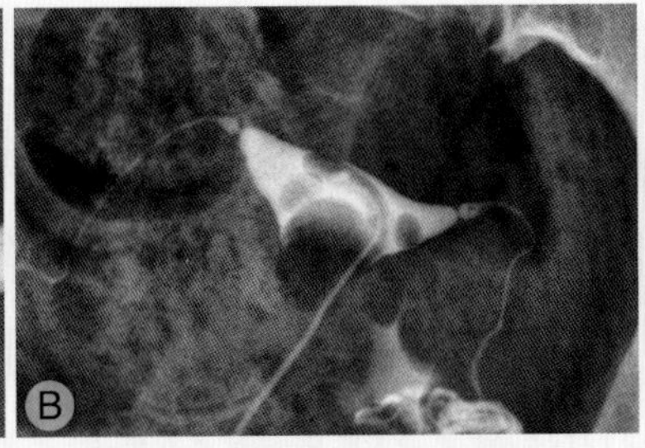

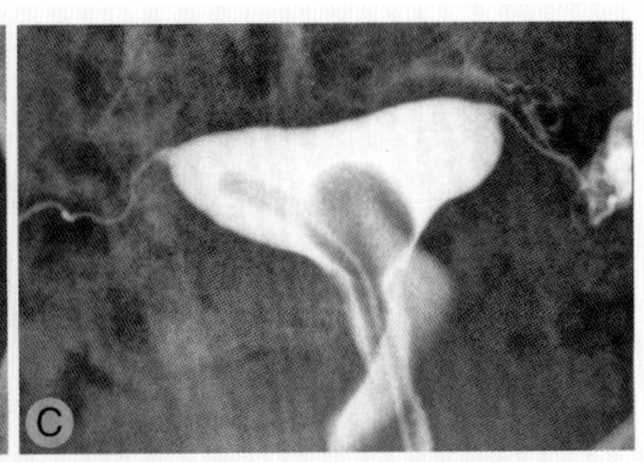

A.尖型；B.绞窄型；C.钝型。

图10-2-5　正常宫角形态

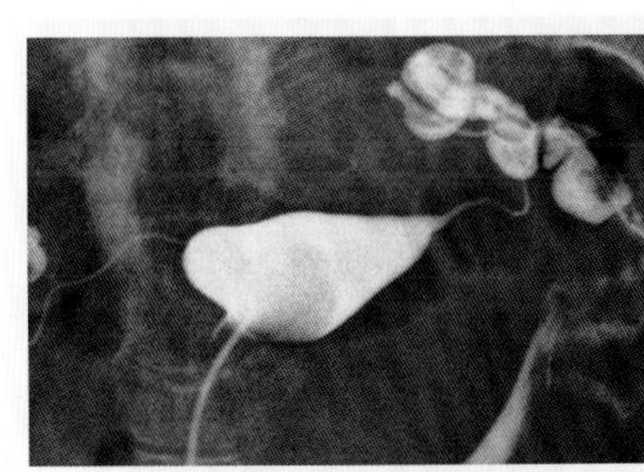

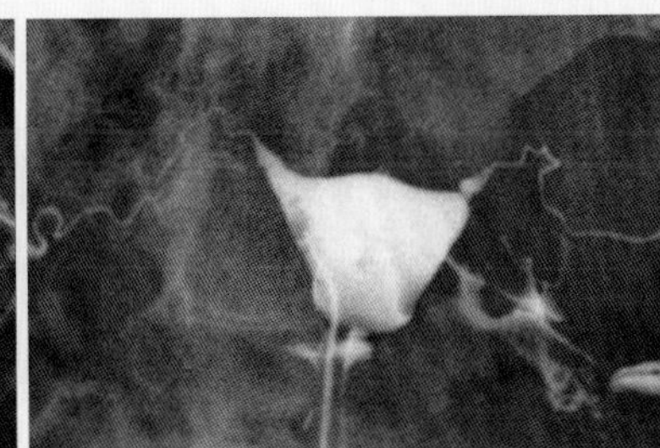

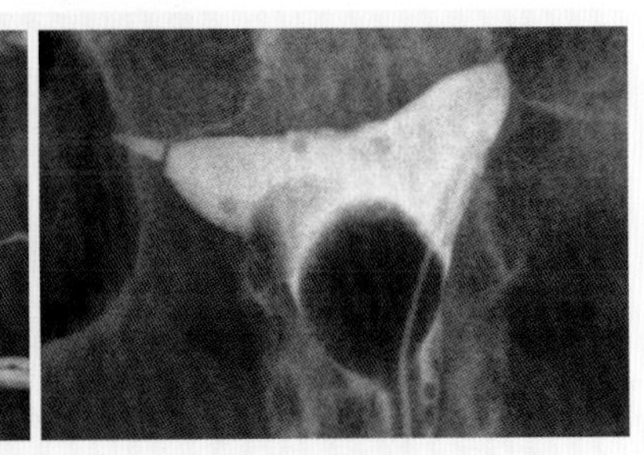

图10-2-6　两侧宫角不同

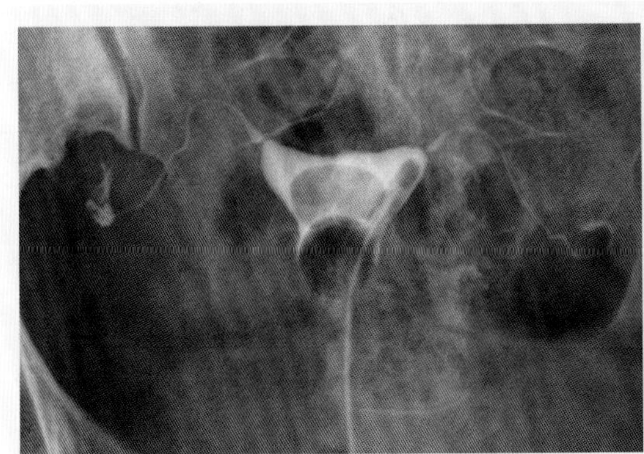

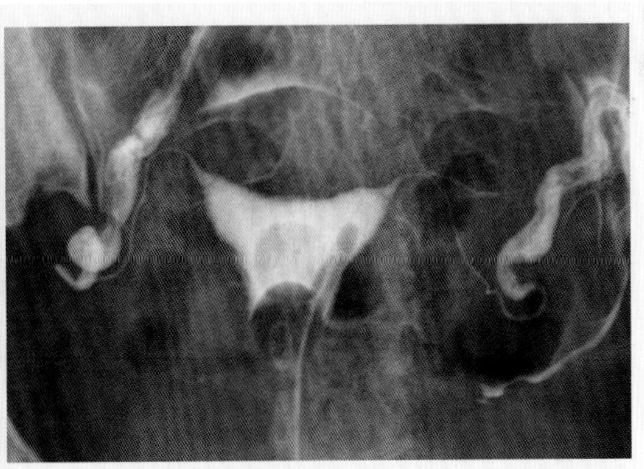

两侧宫角随着宫腔造影剂充盈增多，从绞窄型变成尖型。

图10-2-7　宫角形态变化

（二）输卵管的正常表现

正常输卵管柔软似流线型，峡部较细，壶腹部稍增宽，伞部最宽。输卵管峡部逐渐扩张向壶腹部移行，壶腹部因个体不同或投照方向不同，其影像较长。壶腹部在解剖上比 X 线影像所见的短，这是因为造影时壶腹部有伸展性。透视下观察输卵管的充盈状况，动态可见造影剂先克服括约肌的阻力，然后迅速进入输卵管峡部，随之瞬间进入壶腹部，充满到一定程度即流入盆腔内，并在盆腔内扩散。

输卵管的正常走行：正常的输卵管从子宫角的尖端起，呈自然流线型，输卵管走行不固定，两侧输卵管也不一定对称。输卵管的活动度较大，不但能随子宫位置的改变而移动，而且也能因自身蠕动和收缩而变位。观察输卵管的位置要注意两点：一是子宫的位置，就是子宫在盆腔的位置，如子宫是前位、后位还是中间位；二是输卵管和子宫的相对位置。输卵管走行分 4 型：①上行：和宫体连接呈缠绕状，在子宫底两侧弯弯曲曲上行，壶腹部远段和伞部向下屈曲；②反向走行：一侧上行，另一侧下行；③下行：和宫体连接呈缠绕状，在子宫两侧弯弯曲曲下行，壶腹部远段和伞部向上屈曲；④水平走行：在宫底水平向两侧呈伸展状（图 10-2-8，图 10-2-9）。由于卵巢在子宫的后上方，所以输卵管的上行多见。造影是在增殖期（卵泡期）做的，加之输卵管活动度很大，这个时期输卵管除了上行外还有其他走行。但只要输卵管伞端在排卵期上行能进行拾卵就可以了。

输卵管上行与上举的区别：输卵管上行是正常的生理现象，输卵管可以自由活动，这次造影是上行，下次造影可能是下行等其他方向走行，是正常的表现。

输卵管上举是由炎症、子宫内膜异位症等造成输卵管远段（输卵管壶腹部和伞部）粘连、固定，不能自由活动，是一种病理表现，可影响伞端拾卵、输卵管运动，进而影响精子、卵子和早期胚胎的输送（图 10-2-10）。

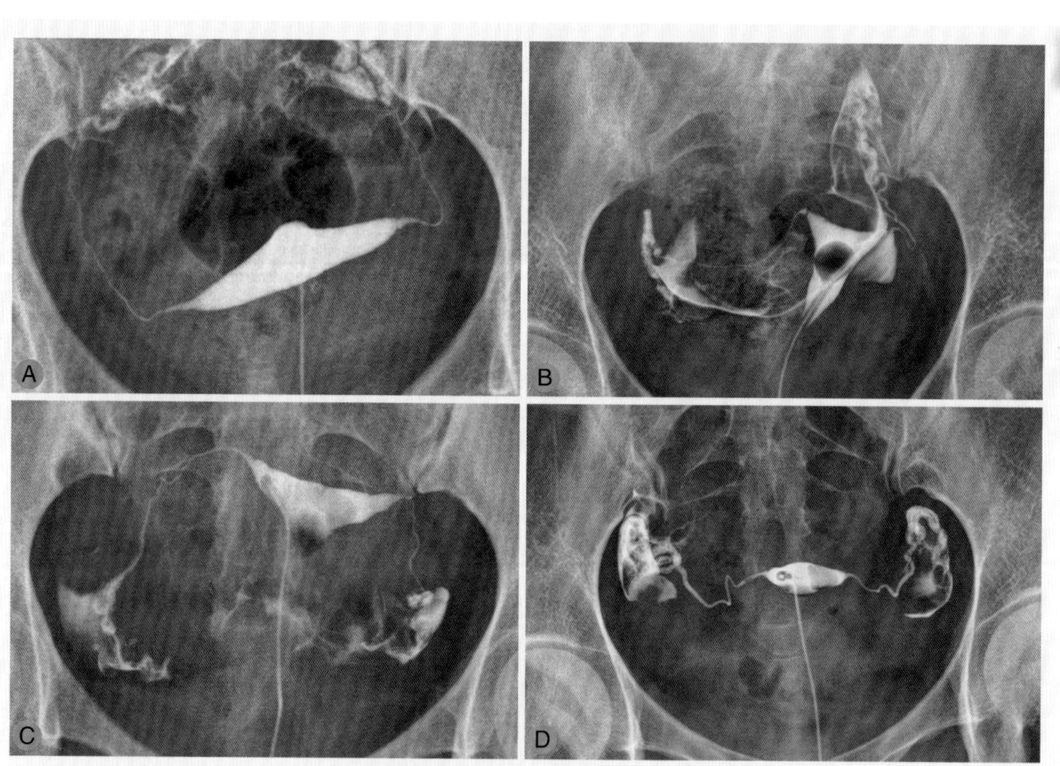

A.上行；B.反向走行；C.下行；D.水平走行。

图10-2-8　双侧输卵管走行

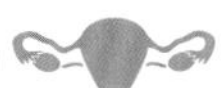

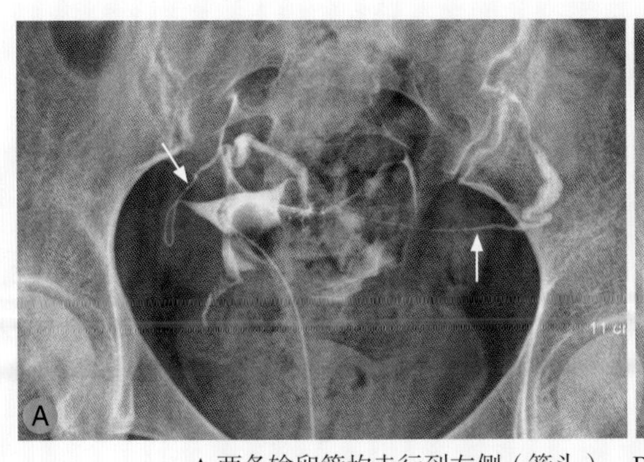

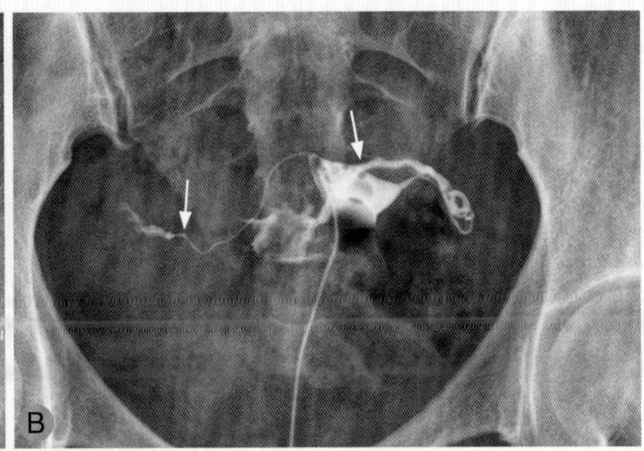

A.两条输卵管均走行到左侧（箭头）；B.两条输卵管均走行到右侧（箭头）。

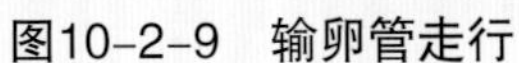

图10-2-9 输卵管走行

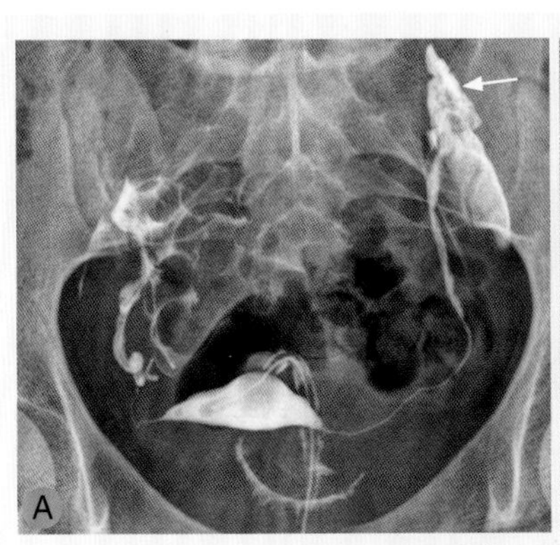

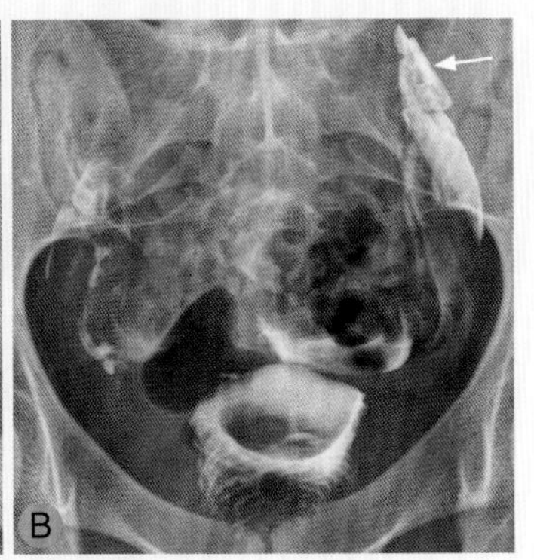

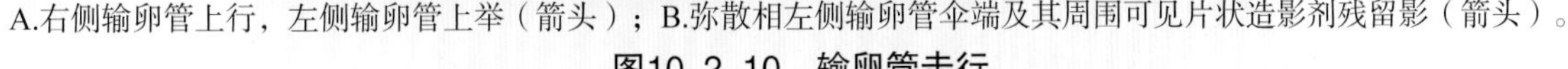

A.右侧输卵管上行，左侧输卵管上举（箭头）；B.弥散相左侧输卵管伞端及其周围可见片状造影剂残留影（箭头）。

图10-2-10 输卵管走行

二、宫腔疾病诊断

HSG 对宫腔疾病的诊断主要包括子宫畸形和宫腔内充盈缺损两种情况。由于子宫输卵管造影像是生殖器内腔的形状，而不是子宫输卵管的外形，所以 HSG 对诊断子宫畸形没有超声准确。常见的宫腔疾病包括宫腔粘连、子宫内膜息肉、黏膜下肌瘤、异物等，其在 HSG 中均表现为宫腔内充盈缺损。

HSG 对宫腔粘连的显示比较直观、准确，但对子宫内膜息肉、黏膜下肌瘤、异物的诊断不如超声准确。

1. 宫腔粘连

宫腔粘连（intrauterine adhesions，IUA）主要由人工流产、清宫术等宫腔手术和子宫内膜结核等宫腔感染所致。宫腔粘连在中国已经成为月经量减少和继发性不孕的主要原因之一，严重危害女性生殖生理和身心健康。宫腔粘连发生原因分为两类：一是创伤性因素，如清宫术、子宫黏膜下肌瘤和内膜息肉剔除术、纵隔子宫等子宫畸形矫形术、子宫动脉栓塞术等；二是感染性因素，如子宫内膜结核、血吸虫病等盆腔感染。创伤性因素为主要因素，占宫腔粘连发生原因的绝大部分。宫腔粘连发现越晚，治疗效果越差，所以对有生育要求的宫腔粘连患者应早发现、早治疗。

HSG 可以显示宫腔形态，在宫腔镜检查问世之前，HSG 是宫腔粘连的首选诊断方法，现在也仍然是宫腔粘连的一线筛查方法。

典型宫腔粘连 HSG 表现：子宫腔内位置固定的不规则充盈缺损区，随着造影剂注入宫腔增多，充盈缺损区不仅位置固定，而且周围张力增加（图 10-2-11A ~图 10-2-11C）。

不典型宫腔粘连 HSG 表现：在子宫最大面宫腔内出现位置固定不规则充盈缺损、子宫腔突然变小（宫腔容积减小，最常见的是“束腰征”)，且随着宫腔内造影剂的增多，子宫腔内不规则充盈缺损、子宫腔形态突然变小处位置和形态没有改变，周围张力增加（图 10–2–11D，图 10–2–11E）。

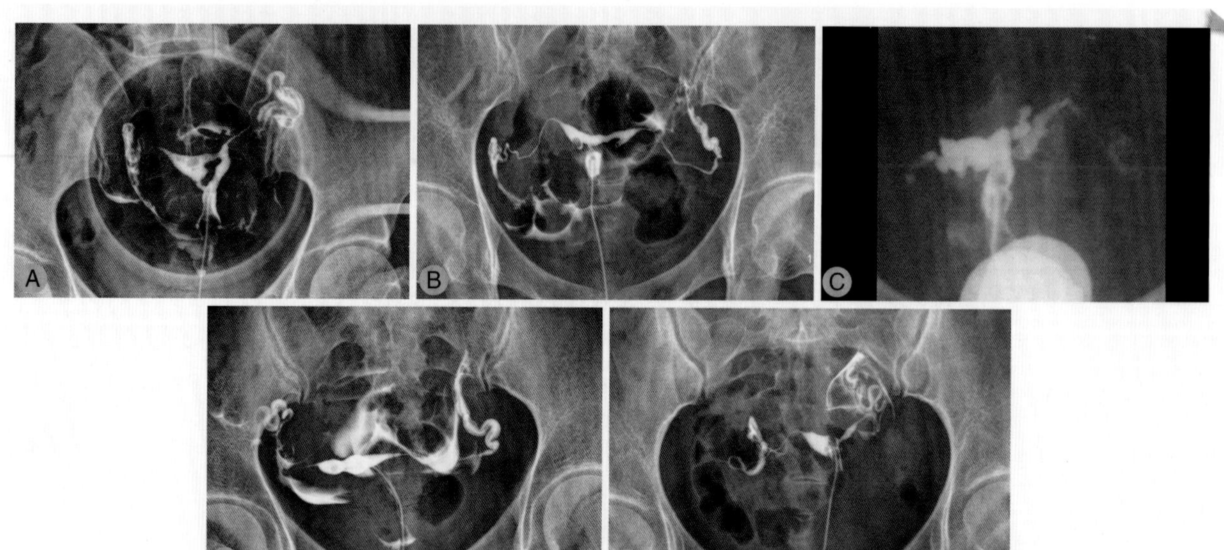

A.典型中央型宫腔粘连：宫腔中央充盈缺损；B.典型周围型宫腔粘连：宫腔两侧壁充盈缺损；C.典型结核性宫腔粘连：子宫腔狭窄、变形，边缘呈锯齿状；D.不典型宫腔粘连“束腰征”；E.不典型宫腔粘连，宫腔左侧容积减小。

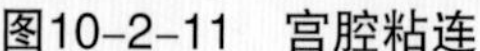

图10–2–11　宫腔粘连

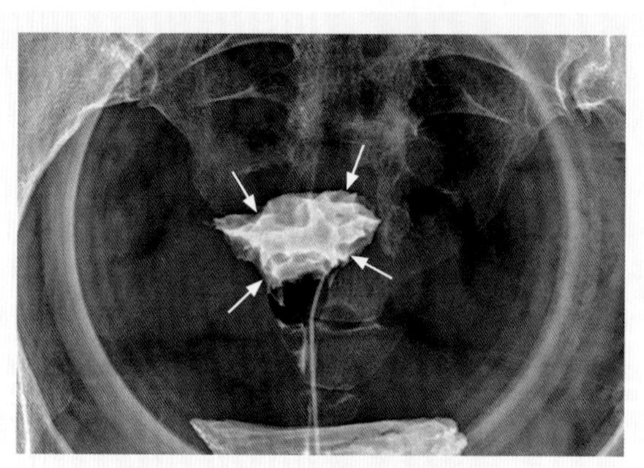

箭头：宫腔多发类圆形充盈缺损。

图10–2–12　多发子宫内膜息肉

2. 子宫内膜息肉

宫腔内单个或多个类圆形充盈缺损，充盈缺损区的密度不均匀，边界光滑，用机械臂按压充盈缺损区可以移动（图 10–2–12）。

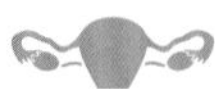

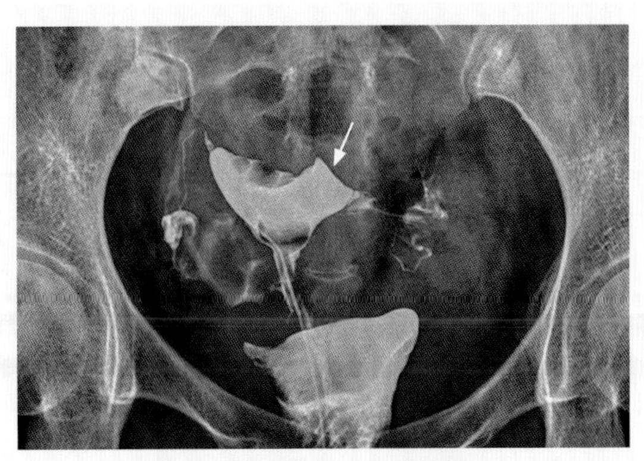

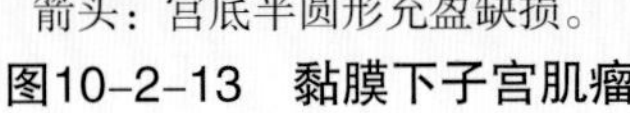
箭头：宫底半圆形充盈缺损。

图10-2-13 黏膜下子宫肌瘤

3. 黏膜下子宫肌瘤

宫腔内单个或多个类圆形充盈缺损，充盈缺损区的密度不均匀，边界光滑，用机械臂按压充盈缺损区可以轻微移动（图 10-2-13）。

三、输卵管通畅性诊断

HSG 诊断应包括三方面：子宫形态情况、输卵管通畅情况及造影剂在盆腔弥散情况。输卵管通畅性的诊断分为输卵管通畅、输卵管通而不畅、输卵管阻塞和输卵管积水四种。通而不畅是输卵管管腔的不全阻塞，是中国的特色诊断。输卵管通畅、输卵管阻塞、输卵管积水诊断比较一致，而输卵管通而不畅的诊断则较混乱。在 HSG 的诊断中，输卵管通畅情况是重点，输卵管通而不畅的描述是难点。现在从最基础的解剖学诊断逐渐发展为生理功能诊断，能更好地体现出输卵管的解剖和功能状态，为临床医师提供更有价值的诊断信息。

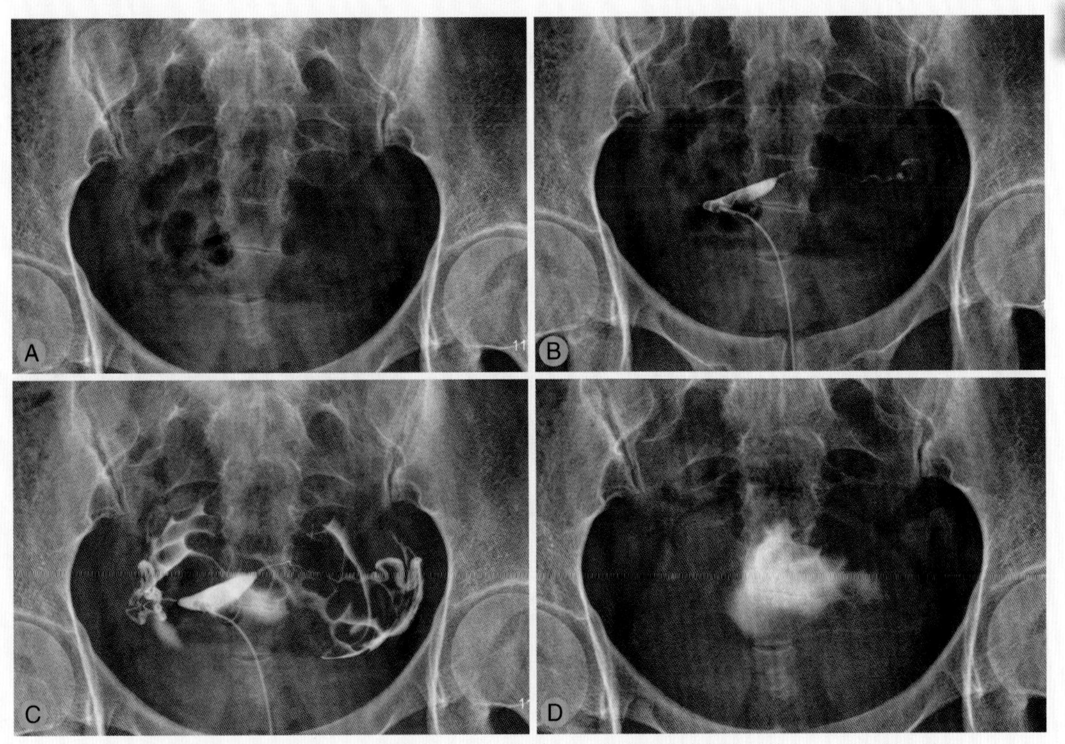

A.盆腔X线平片；B.子宫相；C.输卵管相；D.弥散相：盆腔内造影剂弥散均匀，呈淡薄云雾状。

图10-2-14 输卵管通畅

1. 输卵管通畅

造影剂迅速经宫腔进入输卵管，有大量造影剂快速从输卵管伞端溢出至盆腔。输卵管壁光滑、柔软，呈自然流线型，至壶腹部时稍扩大，输卵管可上行、下行，或在宫体两侧弯曲绕行。输卵管黏膜有收缩和舒张的形态变化；盆腔内造影剂弥散均匀，呈淡薄云雾状，可达盆底（图 10–2–14）。

2. 输卵管通而不畅

原因主要有三类：①输卵管本身病变：各种输卵管炎症，尤其是慢性输卵管炎；②输卵管管腔内部改变：管腔内黏液和各种碎屑等物质引起不全性阻塞；③输卵管外部病变：盆腔内输卵管周围器官病变影响到输卵管或输卵管受到推移和牵拉等。输卵管通而不畅部位除了峡部结节性输卵管炎病变在峡部外，其他绝大部分是在输卵管壶腹部和伞部。

输卵管通而不畅：可分轻度、中度和重度三级。①轻度（Ⅰ级）输卵管通而不畅：影像仅表现弥散相输卵管行程内少量造影剂残留影，可能是输卵管内膜受损，黏膜和（或）纤毛功能暂时减低（图 10–2–15）；②中度（Ⅱ级）输卵管通而不畅：主要是输卵管微小病变和峡部结节性输卵管炎所致（图 10–2–16）；③重度（Ⅲ级）输卵管通而不畅：是输卵管内膜、肌层和浆膜三层都有病变的严重输卵管病变，输卵管功能重度减低或丧失。输卵管两段及两段以上病变，比如近段峡部结节性输卵管炎及远段输卵管积水（图 10–2–17）。

输卵管通而不畅自然怀孕概率较正常低，宫外孕概率较正常高。轻度、中度输卵管外部病变建议做腹腔镜手术；轻度、中度输卵管内部病变可建议做介入再通术，重度建议直接试管婴儿。

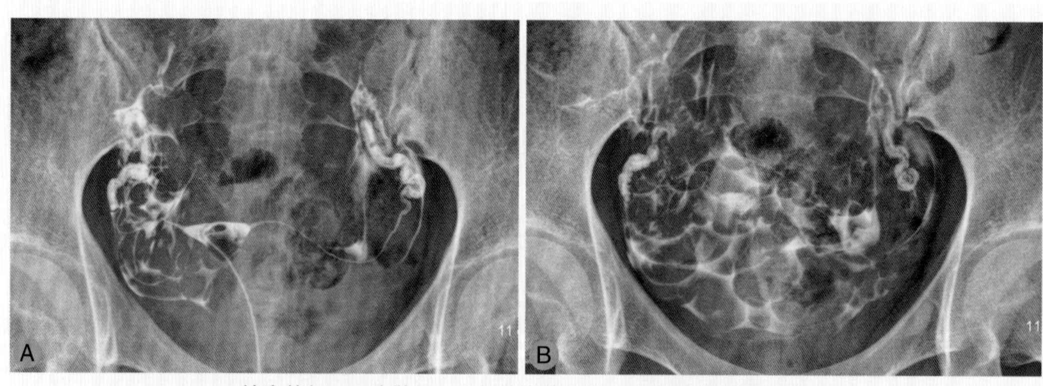

A.输卵管相；B.弥散相：双侧输卵管行程内少量造影剂残留影。

图10–2–15　轻度输卵管通而不畅

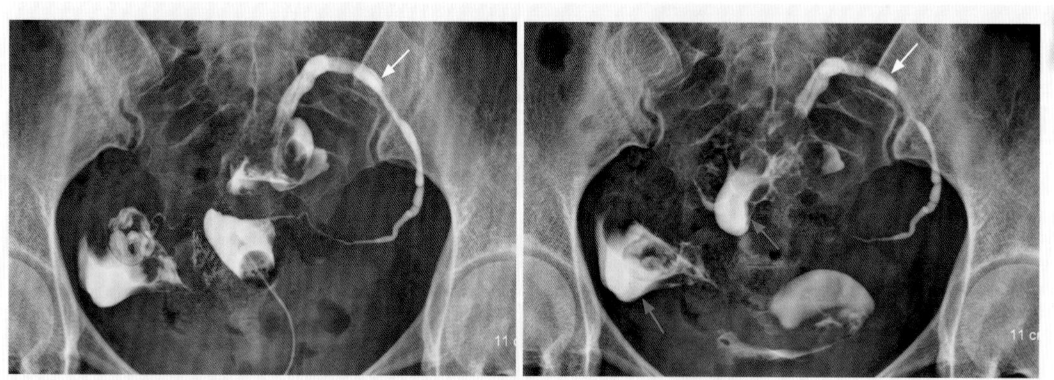

盆腔子宫内膜异位症，左侧卵巢子宫内膜异位囊肿，白箭头示左侧输卵管因囊肿推移粘连呈“C”字形，蓝箭头示弥散相造影剂呈斑片状聚集。

图10–2–16　中度输卵管通而不畅

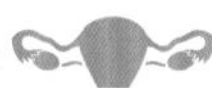

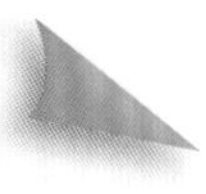

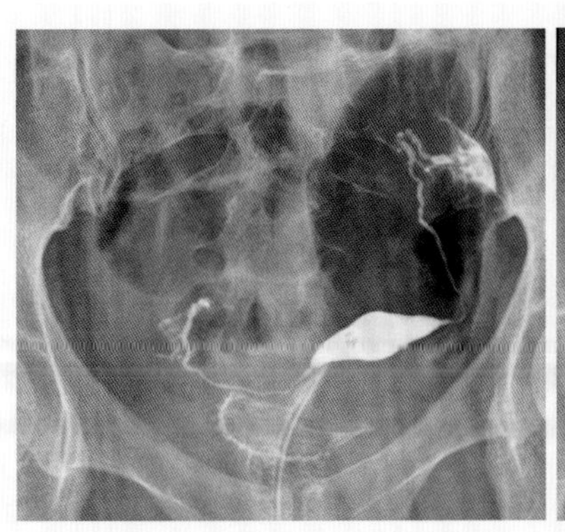

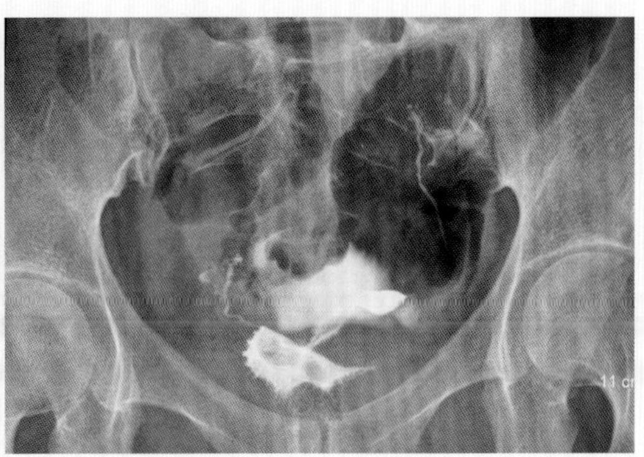

双侧输卵管走行僵硬，壶腹部和伞部管腔狭窄、细小，伞端少许造影剂溢出；弥散相示盆腔少许造影剂弥散，双侧输卵管行程见较多造影剂残留影。

图10-2-17　重度输卵管通而不畅

3. 输卵管阻塞

输卵管阻塞按部位分为输卵管近段阻塞（间质部和峡部阻塞）和输卵管远段阻塞（壶腹部和伞部阻塞）两种。按阻塞程度分为输卵管梗阻和输卵管闭塞两种。①输卵管梗阻：病因多为黏液栓、非结晶性物质如组织碎片阻塞或输卵管宫角痉挛，可以疏通；②输卵管闭塞：病因多为峡部结节性输卵管炎或闭锁性纤维化，为永久性阻塞，疏通困难或无法疏通。输卵管闭塞的可靠征象为宫角封闭变钝及多合并不同程度的积水，远段呈杵状（图 10-2-18）。

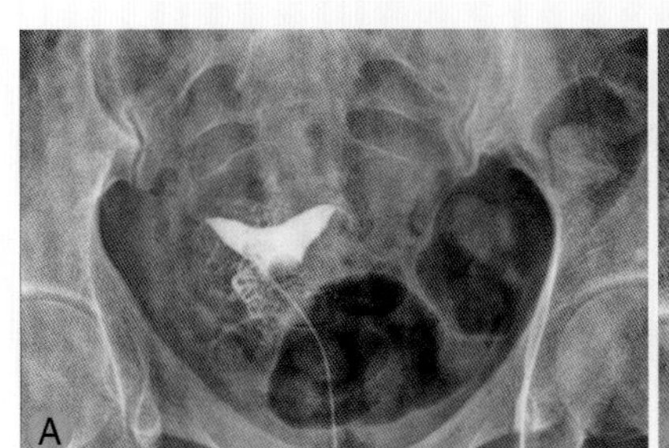

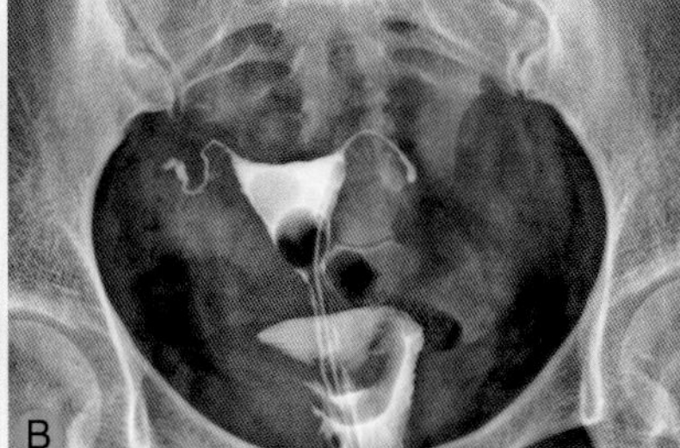

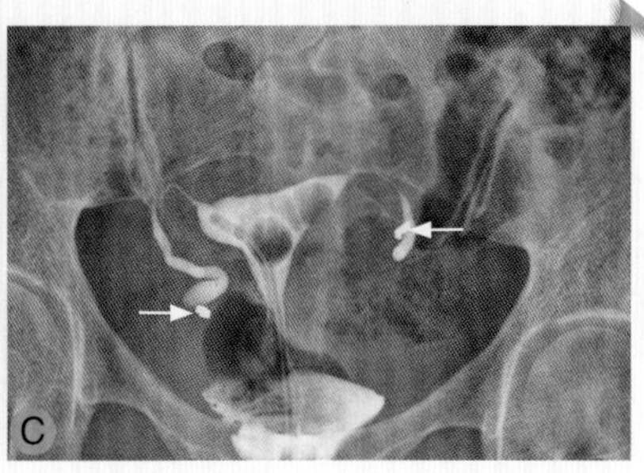

A.双侧间质部阻塞；B.双侧峡部阻塞；C.双侧壶腹部阻塞，箭头示结扎银夹。

图10-2-18　输卵管阻塞

4. 输卵管积水

输卵管积水按近段是否与子宫腔相通分为近段与子宫腔相通的交通性输卵管积水和近段与子宫腔不相通的非交通性输卵管积水。

输卵管积水典型影像学表现主要有两点：一是造影相输卵管壶腹部和（或）伞部扩张，造影剂呈团片聚集，伞端未见造影剂溢出至盆腔；二是弥散相输卵管壶腹部和（或）伞部见造影剂残留影，盆腔未见造影剂弥散影（图 10-2-19）。

不典型输卵管积水有两种表现：一是在造影相后期输卵管伞端见极少造影剂溢出至盆腔，弥散相盆腔见少量造影剂弥散影；二是在造影相输卵管伞端未见造影剂溢出至盆腔，弥散相盆腔见少许造影剂弥散影。

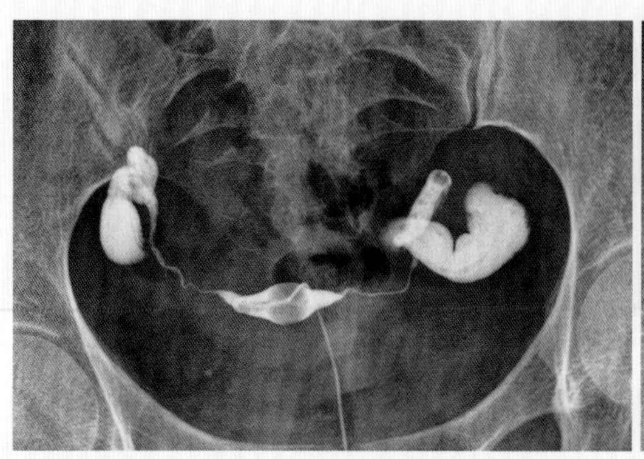
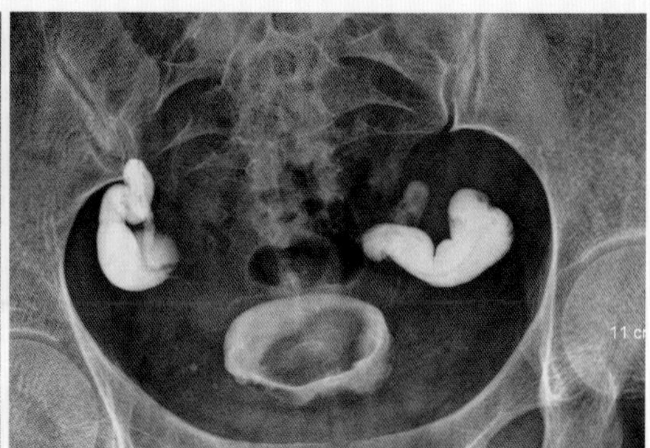

典型输卵管积水，近段与宫腔相通的交通性输卵管积水。输卵管壶腹部和伞部扩张，造影剂呈团片聚集，伞端未见造影剂溢出至盆腔；弥散相输卵管壶腹部和伞部见造影剂残留影，盆腔未见造影剂弥散影。

图10-2-19　输卵管积水

四、盆腔粘连

一般来说，造影诊断盆腔粘连的准确性不高，只有比较严重、典型的盆腔粘连才能有影像学表现，诊断准确性在55%左右。盆腔粘连的主要征象有：①弥散相造影剂呈不规则、边缘清楚的聚集；②输卵管周围晕征（输卵管壁显示两个轮廓）；③输卵管垂直上举；④子宫明显偏向一侧等（图10-2-20）。

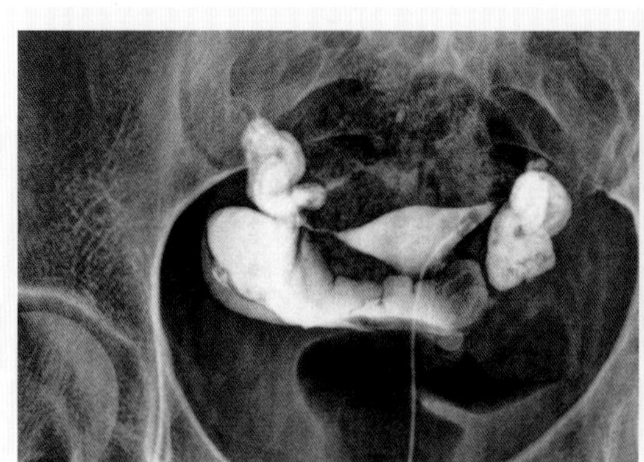
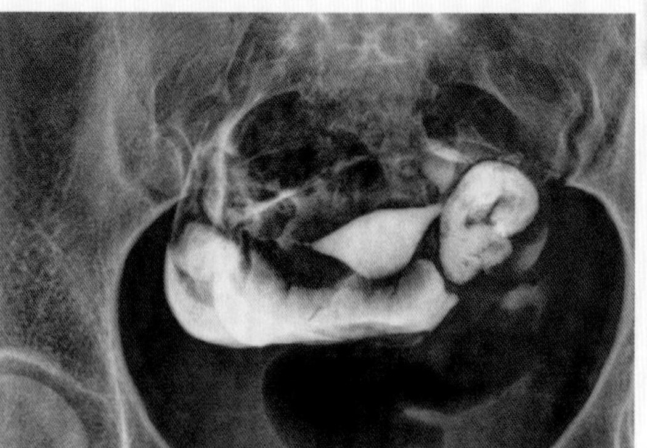

造影时输卵管相和弥散相均可见盆腔造影剂呈不规则、边缘清楚的聚集。

图10-2-20　盆腔粘连

五、逆流

造影剂逆流分三种：①淋巴逆流；②静脉逆流；③淋巴和静脉混合性逆流，一般多是淋巴和静脉混合性逆流。造影剂逆流的主要征象：静脉逆流呈管道状阴影，淋巴逆流呈细小网状及云雾状；临床上静脉逆流和淋巴逆流同时出现的混合性逆流最为多见（图10-2-21）。逆流最明显的特征是在拔出造影管5分钟左右，透视或拍摄弥散相时静脉或淋巴管显影消失。

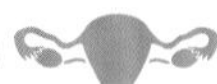

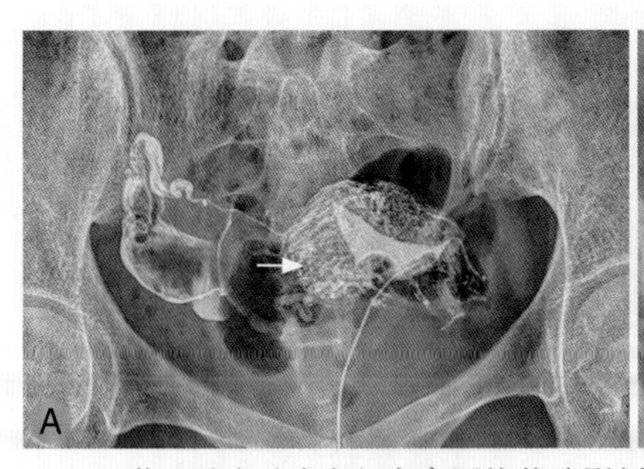
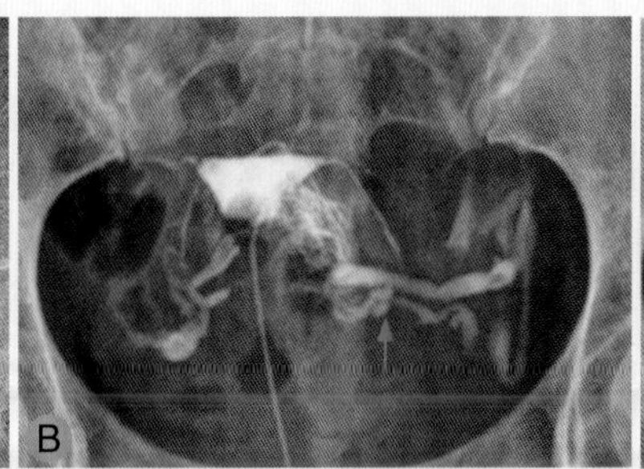
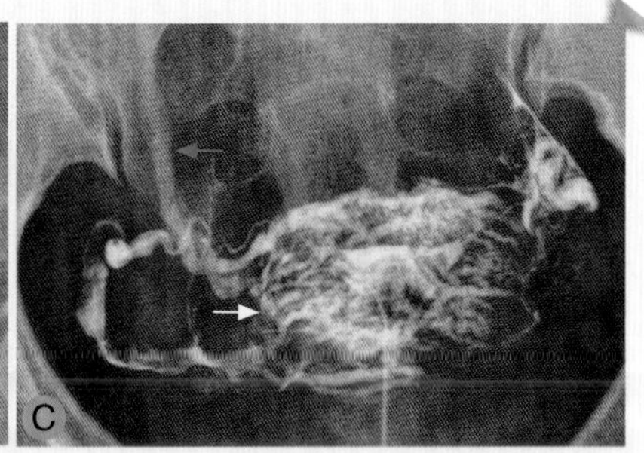

A.淋巴逆流（为主）宫旁网格状造影剂逆流影（箭头）；B.静脉逆流（为主）子宫左侧管状造影剂逆流影（箭头）；C.混合性逆流。宫旁网格状（白箭头）和管状（蓝箭头）造影剂逆流影。

图10-2-21　逆流类型

六、特殊疾病的 HSG 表现

（一）女性生殖器结核

由结核分枝杆菌引起的女性生殖器炎症称为生殖器结核，又称结核性盆腔炎。生殖器结核是全身结核的一个表现，常继发于身体其他部位如肺结核、肠结核、腹膜结核、肠系膜淋巴结的结核病灶，也可继发于淋巴结核、骨结核或泌尿系统结核，约 10% 的肺结核患者伴有生殖器结核。多见于 20 ~ 40 岁女性，也可见于绝经后的老年妇女。主要侵犯输卵管，其次是子宫内膜。因结核分枝杆菌耐药及艾滋病的增加，生殖器结核发病率有升高趋势，一旦确诊为生殖器结核，应立即转诊至结核病专科医院治疗。

生殖器结核传染途径潜伏期很长，可达 1 ~ 10 年，多数患者在发现生殖器结核时，其原发病灶多已痊愈。

常见的传染途径：①血行传播——为最主要的传播途径；②直接蔓延——腹膜结核、肠结核可直接蔓延到内生殖器；③淋巴传播——较少见；④性交传播——极罕见。

1. 病理

（1）输卵管结核：占女性生殖器结核的 90% ~ 100%，双侧居多，外观可有不同表现。

（2）子宫内膜结核：常由输卵管结核蔓延而来，占生殖器结核的 50% ~ 80%。输卵管结核患者约半数同时有子宫内膜结核。

（3）卵巢结核：也是由输卵管结核蔓延而来，占生殖器结核的 20% ~ 30%。

（4）宫颈结核：占生殖器结核的 10% ~ 20%。

（5）盆腔腹膜结核：盆腔腹膜结核多合并输卵管结核。根据病变特征不同，分为渗出型盆腔腹膜结核和粘连型盆腔腹膜结核。

2. 临床表现

依病情轻重、病程长短而异，轻者全身症状不明显，仅有经期发热，症状重者可有高热等全身中毒症状；若为活动期，可有结核病的一般症状，如发热、盗汗、乏力、食欲缺乏、体重减轻等。主要表现为①下腹坠痛；②月经失调；③不孕。

3.HSG 表现

（1）钙化：在相对应盆腔淋巴结、输卵管、卵巢部位有钙化（图 10-2-22）。

（2）子宫腔呈不同程度、不同形态的狭窄或变形，边缘呈锯齿状（图 10-2-24，图 10-2-25）。

（3）输卵管形态异常：输卵管形态不规则，位置固定，没有变化；输卵管管腔有多个狭窄部分，呈串珠状，或管腔细小而僵硬（图 10-2-23 ~图 10-2-25）。

（4）输卵管阻塞、输卵管积水、输卵管扩张。

（5）输卵管周围粘连、宫旁和（或）输卵管旁静脉血管和（或）淋巴管逆流（图 10-2-23）。

（6）盆腔器官瘘：可形成结肠和盆腔其他器官瘘等。

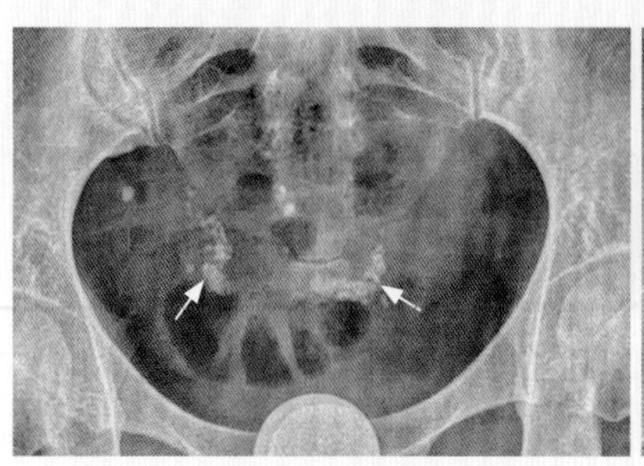
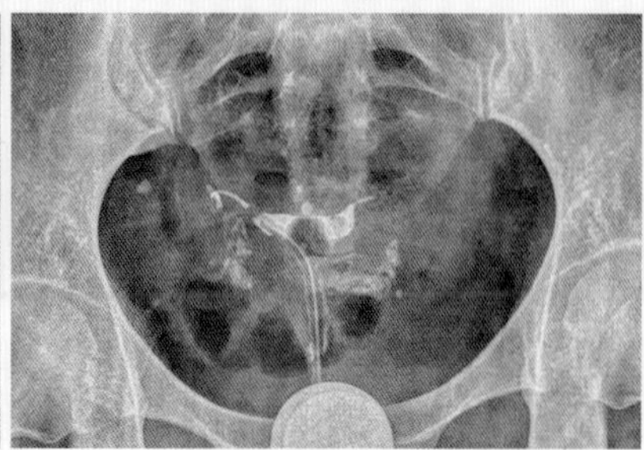
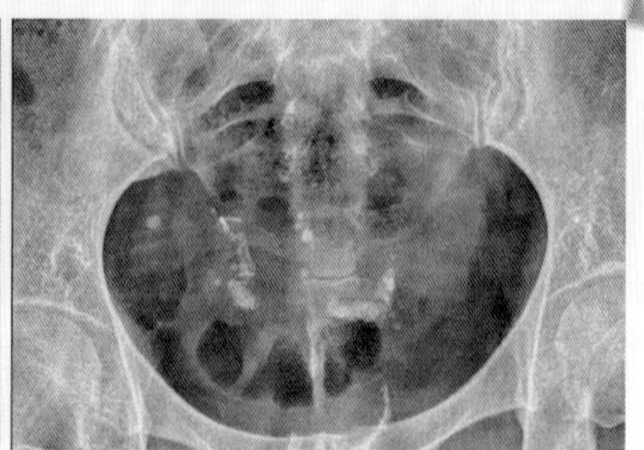

在相当于双侧输卵管（白箭头）、右侧卵巢部位有钙化（蓝箭头），双侧输卵管峡部近段阻塞。

图10-2-22　结核性输卵管炎

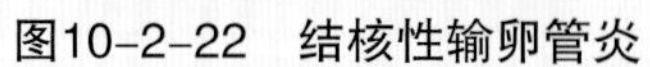

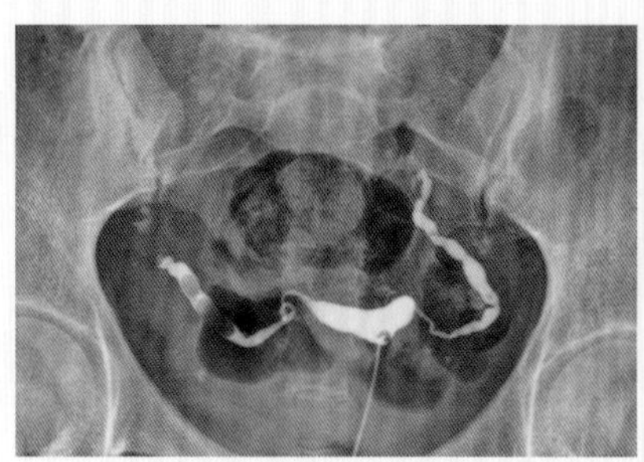
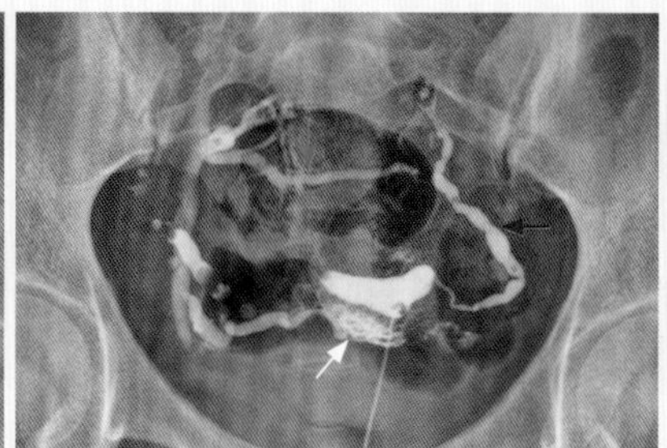
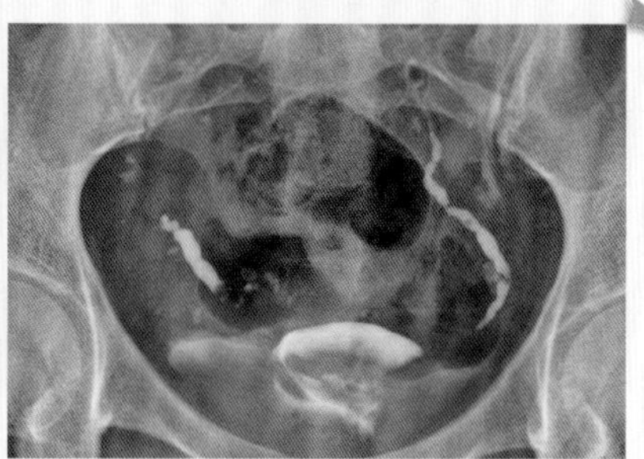

双侧输卵管僵硬，形态不规则、固定，没有变化；输卵管管腔有多个狭窄部分，呈串珠状（红箭头）。静脉血管逆流（蓝箭头）和淋巴管逆流（白箭头）。

图10-2-23　结核性输卵管炎

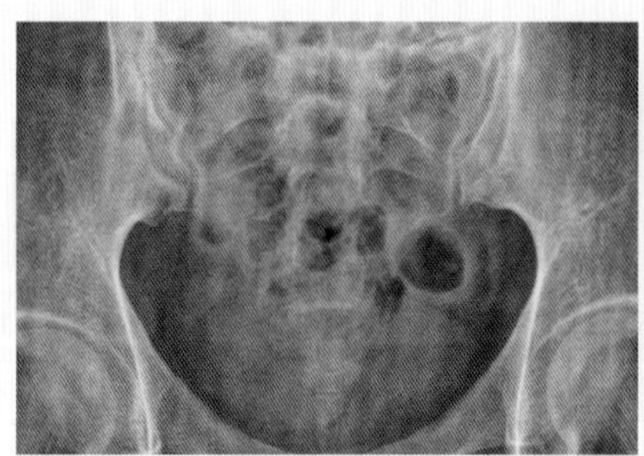
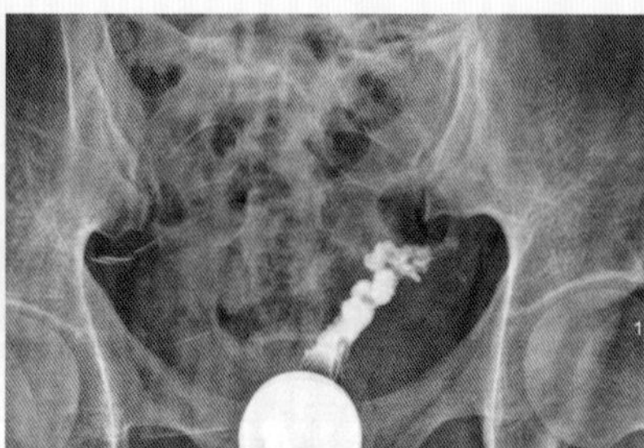
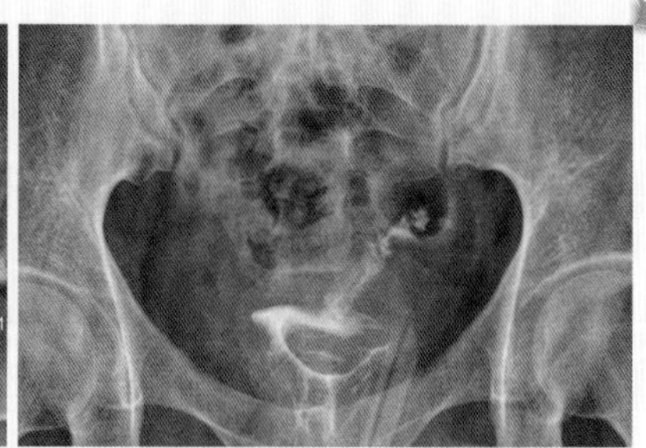

子宫腔呈不同程度、不同形态的狭窄或变形，边缘呈锯齿状。

图10-2-24　子宫内膜结核

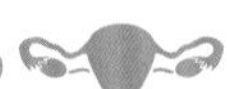

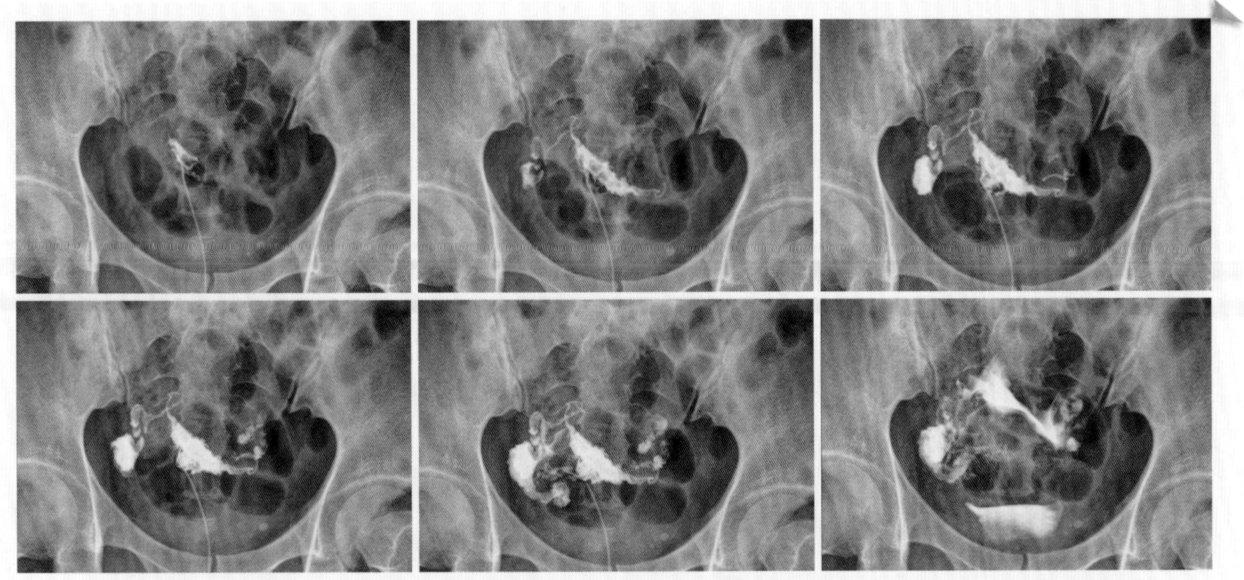

从宫壁凸向宫腔多发类圆形充盈缺损；输卵管僵硬，形态固定，没有变化；输卵管管腔有多个狭窄和扩张段。

图10-2-25 子宫内膜和输卵管结核

输卵管的病变不能用其他病因解释时可考虑输卵管结核。一般来说，输卵管结核是输卵管黏膜和肌层均发生病变，对于已经明确诊断的输卵管结核患者，输卵管生殖功能基本丧失，想怀孕宜直接做试管婴儿。

（二）峡部结节性输卵管炎

峡部结节性输卵管炎（salpingitis isthmus nodular，SIN）一般发生于育龄期女性，发生率为0.6% ~ 11%，以25 ~ 50岁多见，罕见发生于青春期之前。SIN具体病因不明，主要有炎症性、先天性和获得性3种学说。组织学上输卵管峡部结节是由肥大的输卵管肌层和输卵管上皮腺体构成，表现为肌层肥厚，输卵管周围结缔组织形成腺管样腔隙，内衬输卵管上皮，腔隙与输卵管管腔相通。由于峡部输卵管黏膜上皮向峡部肌壁内伸展形成憩室，输卵管肌壁发生结节状增生，使输卵管近段肌层肥厚，可影响其蠕动功能引起不孕，或致受精卵运行受阻于输卵管峡部形成输卵管妊娠，这是导致复发性输卵管妊娠的主要因素之一。SIN常在因不孕行HSG和腹腔镜诊疗术或输卵管妊娠手术时偶然发现，一般没有其他明显的临床症状，最后通过病理诊断确诊。

SIN以双侧输卵管峡部病变最为多见，单侧病变右侧输卵管多于左侧输卵管。

SIN早期、中期表现为输卵管峡部周围多个造影剂聚集的小囊状憩室，憩室与输卵管管腔相通，憩室直径大小多在0.1 ~ 2 mm，丛集在长约2 cm的输卵管峡部周围，相邻的输卵管间质部有时会累及，为SIN的典型表现。随着病变发展，输卵管受累段延长，造影剂聚集的小囊状憩室，增多变密集，为SIN的进展期表现（图10-2-26）。晚期出现输卵管阻塞和（或）积水（图10-2-27）。SIN如果不进行干预性治疗，其自然病程表现为一种进展性病变。SIN的HSG有典型影像学表现，特征直观，临床上比较容易掌握，实际操作性好，HSG是SIN最简单、可靠的影像方法。

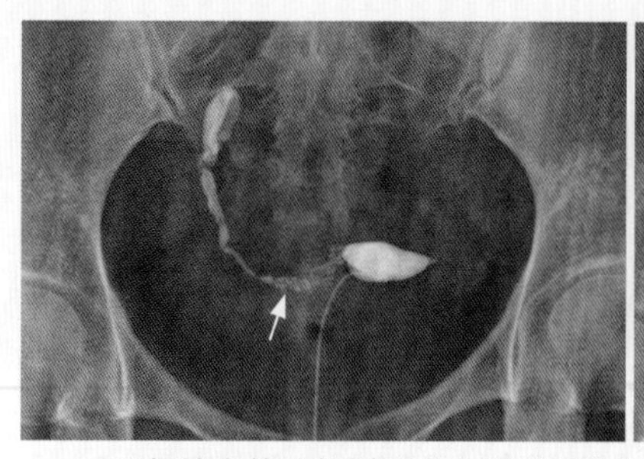
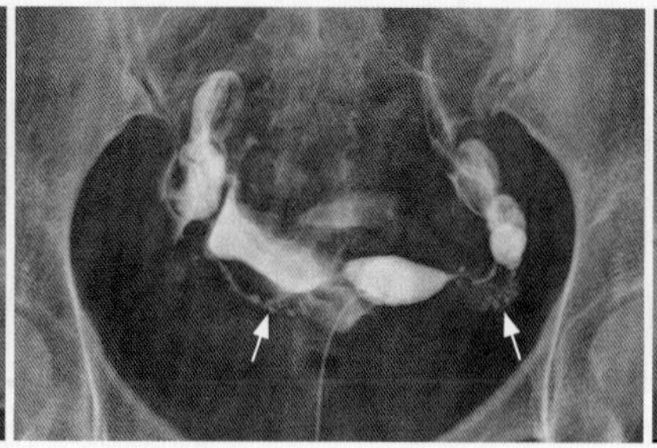
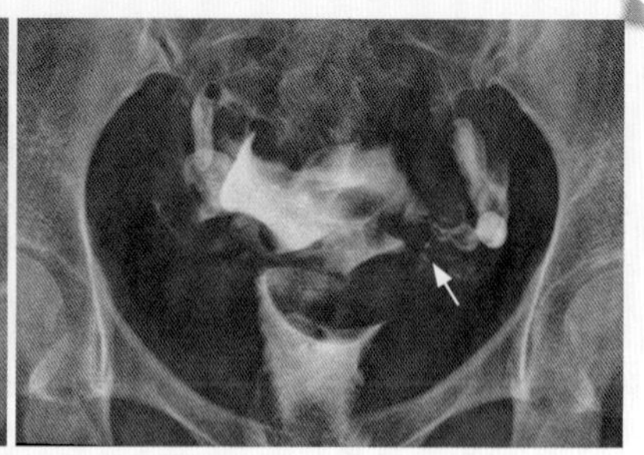

双侧输卵管峡部周围多个造影剂聚集的小囊状憩室，弥散相可见左侧输卵管峡部周围小囊状憩室内造影剂残留影（箭头）。

图10-2-26 双侧典型峡部结节性输卵管炎

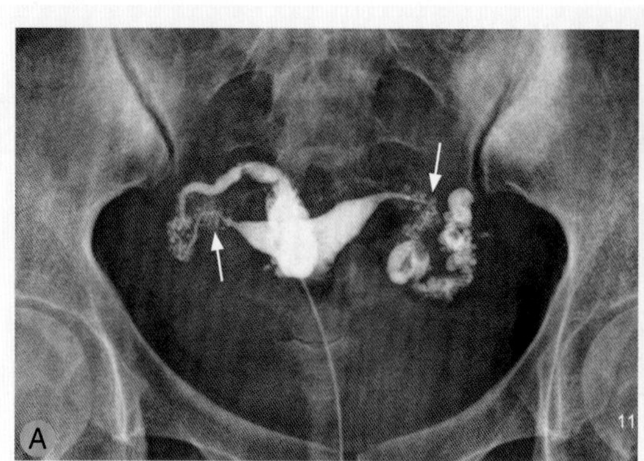

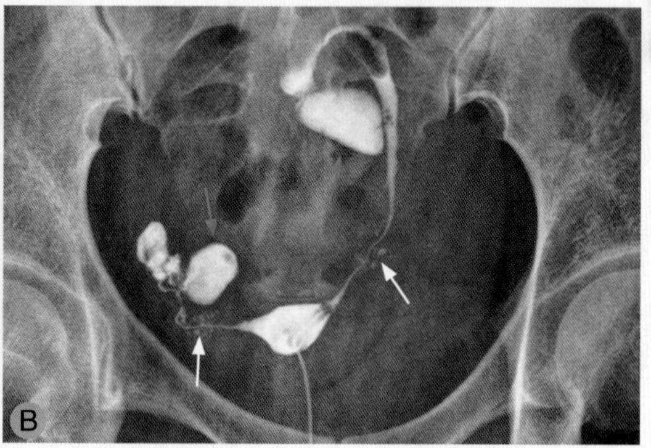

A.双侧峡部结节性输卵管炎并壶腹部阻塞（箭头）；B.双侧峡部结节性输卵管炎（白箭头）并双侧积水（蓝箭头）。

图10-2-27 峡部结节性输卵管炎

1.SIN 病理分级和临床分度

（1）病理分级：在病理上只要输卵管上皮进入输卵管肌层或浆膜下，就可以诊断。根据显微镜下输卵管横切面见到输卵管上皮陷入肌层的深度分级，管腔上皮深入到输卵管肌层内 1/3 者为Ⅰ级；超过 2/3 者为Ⅱ级；突破肌层到浆膜下为Ⅲ级。

（2）临床分度：临床上按结节数目的多少将病变轻重程度分为三度：结节数少于 4 个为轻度；结节数 4 ~ 10 个为中度；结节数大于 10 个并伴有管腔外窦道为重度。

2. 造影剂的选择

建议选择欧乃派克等非离子型的水溶性造影剂，不选择碘油等油性造影剂，因部分检查者有静脉和淋巴逆流，如果造影剂用碘油，放射科医师发现有逆流后，为避免碘油栓塞，会提前结束造影检查，使造影检查过程不完整，影响正确诊断。如使用非离子型的水性造影剂则无栓塞风险，即使发现静脉和淋巴逆流，医师也可继续进行检查，直至最终满足诊断要求后结束。

3. 鉴别诊断

（1）输卵管子宫内膜异位症：输卵管子宫内膜异位症表现为输卵管近段呈蜂窝状改变，输卵管往往是通畅的，输卵管管腔正常或偏大，管腔内壁尚光整。同峡部结节性输卵管炎表现相似，很难鉴别，最终的鉴别诊断还应根据病理。

（2）输卵管痉挛：输卵管痉挛性收缩时输卵管边缘仍然光滑，痉挛呈节段性，起始部分和终止部分都比较突然。输卵管痉挛可以动态观察一段时间，痉挛结束后输卵管形态可恢复正常（图 10-2-28）。

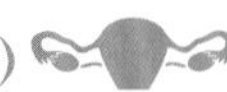

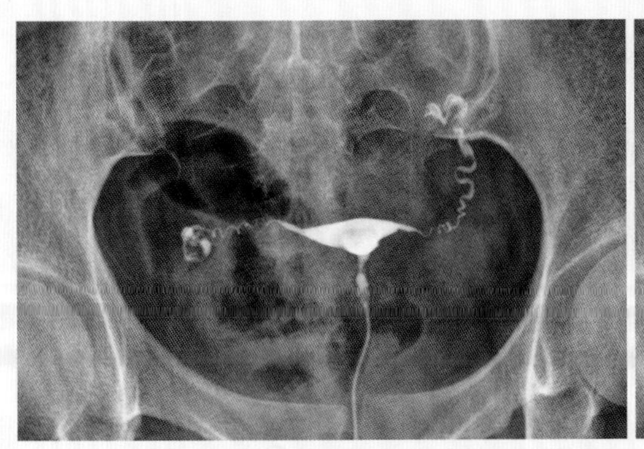
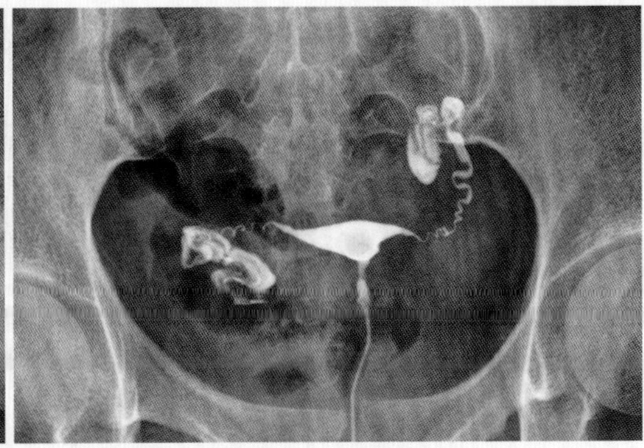

双侧输卵管峡部和壶腹部扭曲呈弹簧状，形态和部位有变化，管腔边缘光滑。

图10-2-28　输卵管痉挛

第三节 检查技巧

一、检查技巧

术前 15 ~ 30 分钟肌内注射阿托品 0.5 mg。

（1）非必须不使用宫颈钳和探针。

（2）注入造影剂前尽量排出造影管内气体，注入造影剂的压力和速度要适中。

（3）拔出造影管前尽量用注射器吸出宫腔内造影剂，防止或减少造影剂返流入阴道。

（4）检查透视中如发现有造影剂逆流入淋巴管或静脉管，如果是油性造影剂需立即停止造影剂注入，结束检查。如果是水性造影剂可以继续完成造影检查。

（5）HSG 摄片规范

摄片时相：正常情况下摄 4 ~ 6 张片，随诊断需要可增加摄片。

- 第 1 张为盆腔平片：在注入造影剂前摄片，意义是观察盆腔骨性结构及盆腔有无钙化等异常密度影。
- 第 2 张为子宫颈管和子宫相：在造影剂充满子宫颈管和子宫腔时摄片。
- 第 3 ~ 5 张为输卵管相：在输卵管全程充盈造影剂及造影剂溢出伞端至盆腔时摄片。
- 最后 1 张为弥散相：水性造影剂在拔造影管后 20 分钟摄片，油性造影剂在拔造影管后 24 小时摄片。弥散相可观察造影剂在盆腔内弥散情况，正常弥散相表现为造影剂在盆腔弥散均匀，呈淡薄云雾状，可达盆底。摄弥散相片的意义除了可进一步了解输卵管的通畅情况外，还可以提高盆腔粘连、输卵管积水和肿瘤诊断的准确性，鉴别输卵管和静脉。从输卵管流入盆腔的造影剂，其扩散一般只限一侧，也可向对侧流动，其扩散的部位和程度有差别。造影剂有时残存在输卵管的壶腹部、子宫腔内或漏到阴道内，这时要与流入盆腔内的造影剂相鉴别。不论输卵管是否通畅，由于壶腹部无力或炎性粘连等运动障碍，都可有造影剂残留。弥散相的摄片时间要大致把握好，如时间过早，因输卵管内造影剂未完全排出可能误诊为输卵管通而不畅；如时间过晚，因输卵管内残留造影剂完全排出可能误诊为输卵管通畅，或因盆腔粘连征象消失漏诊盆腔粘连。

二、观察技巧

在用 HSG 诊断时，同样遵循“认识正常（及变异），发现异常，结合临床，综合分析”的影像诊断原则。“认识正常，发现异常”就是要求我们应用输卵管解剖学、生理学、病理学的基础知识，判断是正常结构（或变异）还是病理影像，并通过影像特点解释其形态学病理意义。“结合临床”就是将 X 线所见密切结合临床病史、症状、体征及其他各种检查结果。行 HSG 检查的放射科医师只有认识了 HSG 正常及变异表现，才能发现真正病变，提高诊断水平。

HSG 图像要结合病史进行综合分析。分析图像的时候要全面观察子宫颈、子宫、输卵管和盆腔等状况，对子宫的先天性发育异常及宫颈、子宫的病变也要进行影像诊断。双侧对比，动态观察。观察输卵管通畅性、柔软度、管腔黏膜、伞端状况、造影剂盆腔弥散等情况，重点观察分析输卵管管腔黏膜、柔软度、通畅性。诊断需要结合月经史、生育史、既往史（尤其是盆腹腔手术、盆腔炎和结核史等）等临床情况。

HSG 检查诊断时，在不违反诊断原则的情况下，一般对年轻人（28 岁以下）放宽，让她们有时间尝试自然怀孕；对 35 岁以上者从严，让她们尽早治疗，争取早日怀孕；对 28 ~ 35 岁者结合她们意愿综合考虑。

参考文献

[1] SIMPSON W L，BEITIA L G，MESTER J.Hysterosalpingography：a reemerging study[J].Radiographics，2006，26（2）：419–431.

[2] ROBERTS D E，MARKHAM G C.Hysterosalpingography in England[J].AJR Am J Roentgenol，1992，158（6）：1410–1411.

[3] YODER I C，HALL D A.Hysterosalpingography in the 1990s[J]. AJR Am J Roentgenol，1991，157（4）：675–683.

[4] REZVANI M，SHAABAN A M.Fallopian tube disease in the nonpregnant patient[J].Radiographics，2011，31（2）：527–548.

[5] ALLAHBADIA G N，MERCHANT R.Fallopian tube recanalization：lessons learnt and future challenges[J].Womens Health（Lond），2010，6（4）：531–548.

[6] PAPAIOANNOU S，AFNAN M，MCHUGO J M，et al.Modification of the coaxial technique for selective salpingography with measurement of tubal perfusion pressures[J].Hum Fertil（Camb），2003，6（2）：84–88.

[7] ATAYA K，THOMAS M.New technique for selective transcervical osteal salpingography and catheterization in the diagnosis and treatment of proximal tubal obstruction[J].Fertil Steril，1991，56（5）：980–983.

[8] OGBURN T，ESPEY E.Transcervical sterilization：past，present，and future[J].Obstet Gynecol Clin North Am，2007，34（1）：57–72.

[9] KAMIYAMA S，MIYAGI H，KANAZAWA K.Therapeutic value of selective salpingography for infertile women with patent fallopian tubes：the impact on pregnancy rate[J].Gynecol Obstet Invest，2000，49（1）：36–40.

[10] SCHEMOUL G，SILVERA S，AUGUI J，et al.Radiologically–guided hysterosalpingography and tubal catheterization[J].Gynecol Obstet Fertil，2007，35（1）：55–59.

[11] ALLAHBADIA G N，MERCHANT R.Fallopian tube recanalization：lessons learnt and future challenges[J].Womens Health（Lond），2010 Jul；6（4）：531–548.

[12] ZAFARANI F，AHMADI F，SHAHRZAD G.Hysterosalpingographyin the assessment of congenital cervical Anomalies[J].Int J Fertil Steril，2017，11（2）：71–78.

[13] LI Y Z，QIU J，MA B，et al.The role of diagnostic magnetic　the evaluation of fallopian tubal occlusion resonance hysterosalpingography in of female infertility：A meta–analysis[J].Clin Imaging，2021，11–18.

[14] BHOIL R，SOOD D，SHARMA T，et al.Contrast Intravasation During Hysterosalpingography[J].Pol J Radiol，2016，81：236–239.

[15] CHEN G，SUN W C，FEI　X Y，et al.Venous intravasation during hysterosalpingography[J]. Kaohsiung J Med Sci，2019，35（1）：65–66.

[16] LEDBETTER K A，SHETTY M，MYERS D T.Hysterosalpingography：an imaging Atlas with cross–sectional correlation[J].Abdom Imaging，2015 Aug；40（6）：1721–1732.

[17] AHMADI F，SIAHBAZI S，AKHBARI F，et al.Hysterosalpingography finding in intra uterine adhesion syndrome：a pictorial essay[J].（asherman' sInt J Fertil Steril，2013 Oct；7（3）：155–160.

[18] JAGANNATHAN D，HITHAYA F.Indian J magnetic hysterosalpingography Conventional and in assessing tubal patency–A resonance comparative study[J].Radiol Imaging，2019，29（2）：163–167.

[19] DUAN N，CHEN X，YIN Y，et al.Comparison conventional hysterosalpingography:between magnetic resonance hysterosalpingography and direct visualization of the fallopian tubes using a novel MRI contrast agent mixture[J]. Acta Radiol，2020，61（7）:1001-1007.

[20] OLAWALE B B，ADEMOLA A O，GBADEBO A G.Adhesion：tubal abnormalities in patients with intrauterine evaluation using hysterosalpingography[J].Ann Afr Med，2014，13（4）：179–183.

[21] SCHANKATH A C，FASCHING N，URECH–RUH C，et al.Workup of female infertility：hysterosalpingographyin the indications，technique and diagnostic findings[J].Insights Imaging，2012 Oct；3（5）：475–483.

[22] 张海霞，孙明华，朱家樑，等.输卵管结核的子宫输卵管造影表现 [J]. 生殖与避孕，2015，35（7）：498–503.

[23] AFZALI N，AHMADI F，AKHBARI F.Various hysterosalpingography findings　case series of female genital tuberculosis[J].AIran J Reprod Med，2013，11（6）：519–524.

[24] SHAH H U，SANNANANJA B，BAHETI A D，et al.Hysterosalpingography and ultrasonography findings of female genital　tuberculosis[J] Diagn Interv Radiol，2015，21（1）：10–15.

[25] AHMADI F，ZAFARANI F，SHAHRZAD G.Hysterosalpingographic　appearances of female genital tract tuberculosis：part I.Fallopian tube[J].Int J Fertil Steril，2014，7（4）：245–252.

[26] AHMADI F，ZAFARANI F，SHAHRZAD G.Hysterosalpingographic　appearances of female genital tract tuberculosis：part II：uterus[J].Int J Fertil Steril，2014，8（1）：13–20.

[27] KARASICK S，GOLDFARB A F.Peritubal adhesions in infertile hysterosalpingography[J].AJR Am J Roentgenol，1989 152（4）：777–779.

[28] JENKINS C S，WILLIAMS S R，SCHMIDT G E.Salpingit isisthmica nodosa：A review of literature，discussion of clinical significance and consideration of patient management[J]. FertilSteril，1993，60：599–607.

[29] MAJUMDAR B，HENDERSON P H，SEMPLE E. Salpingitis isthmica nodosa：A high risk for tubal pregnancy[J]. ObstetGynecolSurv，1983，62：73–78.

[30] KURTOGLU E，KOKCU A，CELIK H，et al.Salpingitis isthmica nodosa and recurrent ectopic pregnancy[J].

ObstetGynaecol，2015，35（2）：217–218.

[31] 秦艳，周东华，张汝坚 . 子宫切除术中预防性双侧输卵管切除的临床病理分析 [J]. 临床与实验病理学杂志，2018，34（10）：1152–1154.

[32] SKIBSTED L，SPERLING L，HANSEN U，et al.Salpingtis isthmica nodosa in female infertility and tubal diseases[J]. Hum Reprod，1991，6：828–831.

[33] KARASICK S，KARASICK D，SCHILLING J. Salpingitis isthmica nodosa in female infertility[J]. Can Assoc Radiol，1985，36：118–121.

[34] IBRAHIM I B，MONIKA O，KEVIN M，et al.An odyssey through salpingitis isthmica nodosa[J].European Journal of Obstetrics & Gynecology and Reproductive Biology，2015，184：73–79.

[35] NITIN C，SANDIP K，SHEENAM A，et al.Salpingitis isthmica nodosa[J].Indian Journalof Pathology and Microbiology，2009，52（3）：434–435.

[36] CREASY J L，CLARK R L，CUTTINO J T，et al.Salpingitis isthmica nodosa：radiologic and clinical correlates[J]. Radiology，1985，154：597–600.

[37] THOMAS M L，ROSE D H.Salpingitis isthmica nodosa demonstrated by hysterosalpingography[J].Acta Radiol Diagn（Stockh），1973，14：295–304.

[38] MCCOMB P F，ROWE T C.Salpingitis isthmica nodosa：evidence it is a progressive disease[J].Fertil Steril，1989，51：542–545.

[39] 郑兴邦，关菁 . 子宫输卵管造影的图像解读 [J]. 中国实用妇科与产科杂志，2019，35（1）：77–80.

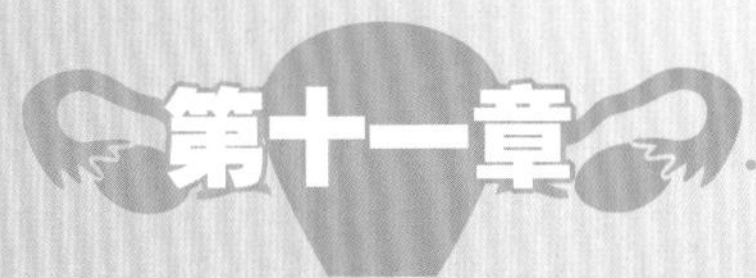

宫腹腔镜检查技术

一、概述

宫腔镜和腹腔镜是妇科最常用的微创技术。宫腔镜可在直视下全面观察子宫腔形态、准确定位病变，是诊断宫腔病变的金标准。宫腔镜引导下的各种手术操作，创伤小、恢复快、不影响卵巢内分泌功能，是治疗宫腔内良性病变的理想手术方式。妇科开腹手术已逐渐过渡到腹腔镜手术，近年来又逐渐从多孔腹腔镜向单孔腹腔镜乃至经自然腔道内镜下的手术方式进行演变。腹腔镜可进行绝大多数的妇科领域的手术。

二、宫腔镜下各种疾病的宫腔状况

（1）子宫肌瘤：如图 11–1 所示。

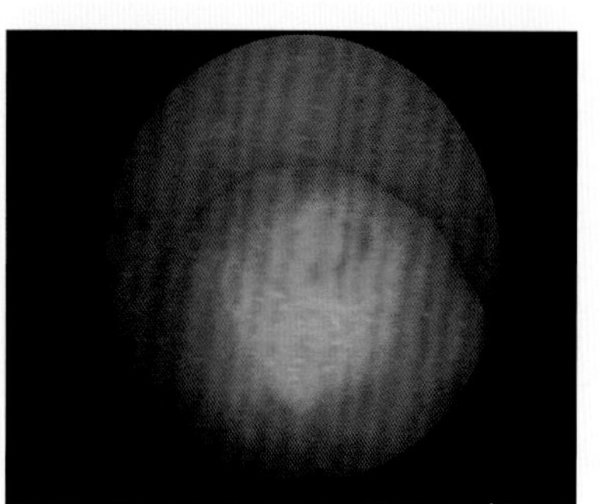

图11–1　黏膜下子宫肌瘤

（2）子宫内膜息肉：如图 11–2 所示。

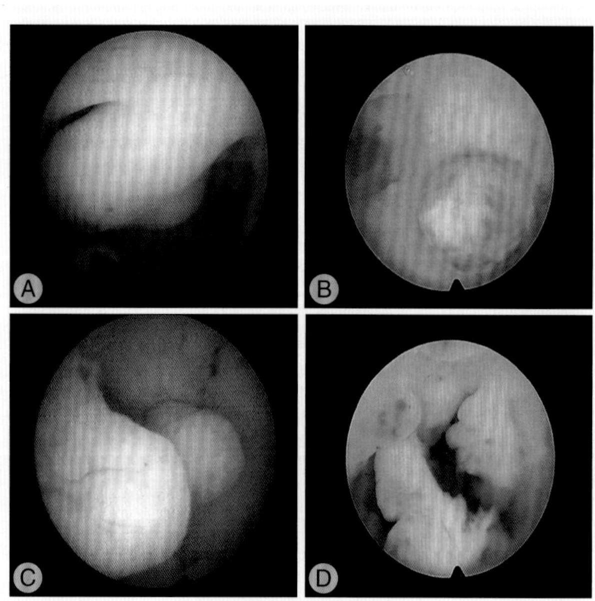

A.单发息肉；B.单发息肉；C.两枚息肉；D.多发息肉。

图11–2　子宫内膜息肉

（3）子宫腔粘连：如图 11–3 所示。

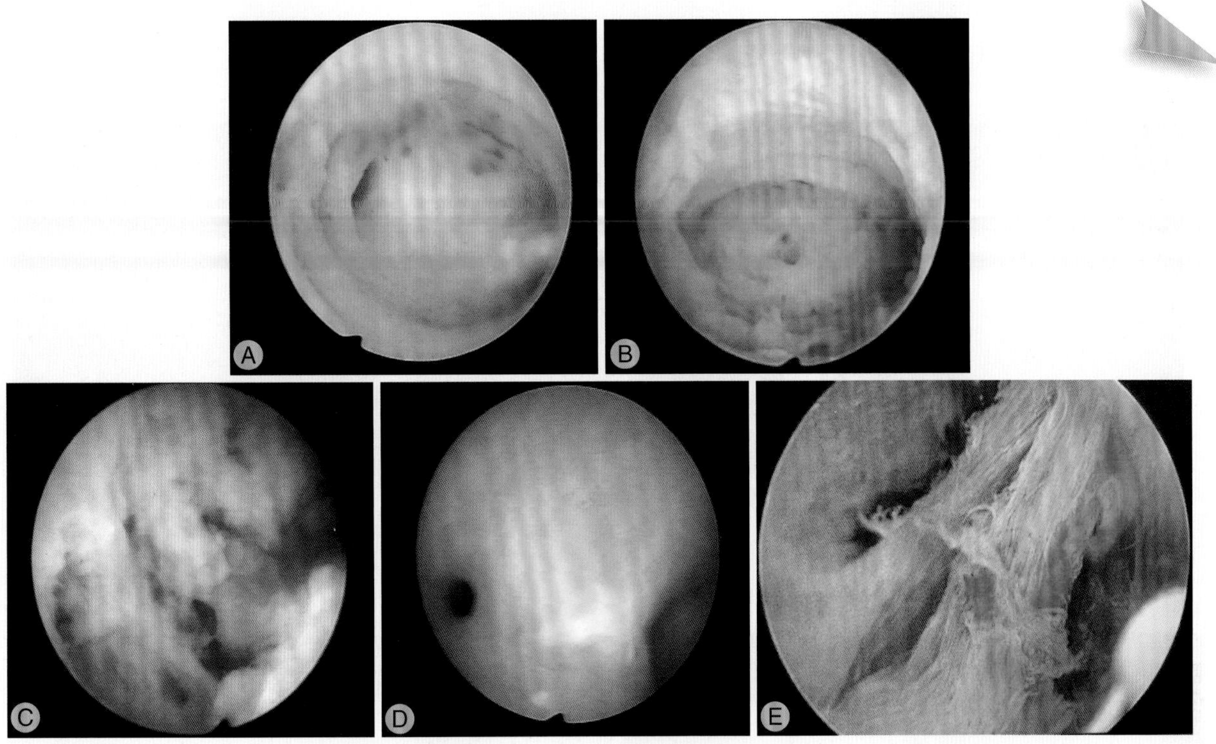

A.宫腔右侧壁粘连；B.宫腔重度粘连；C.宫腔重度粘连；D.宫底纤维性粘连；E.宫腔肌性粘连。

图11–3　子宫腔粘连

（4）子宫畸形：如图 11–4 所示。

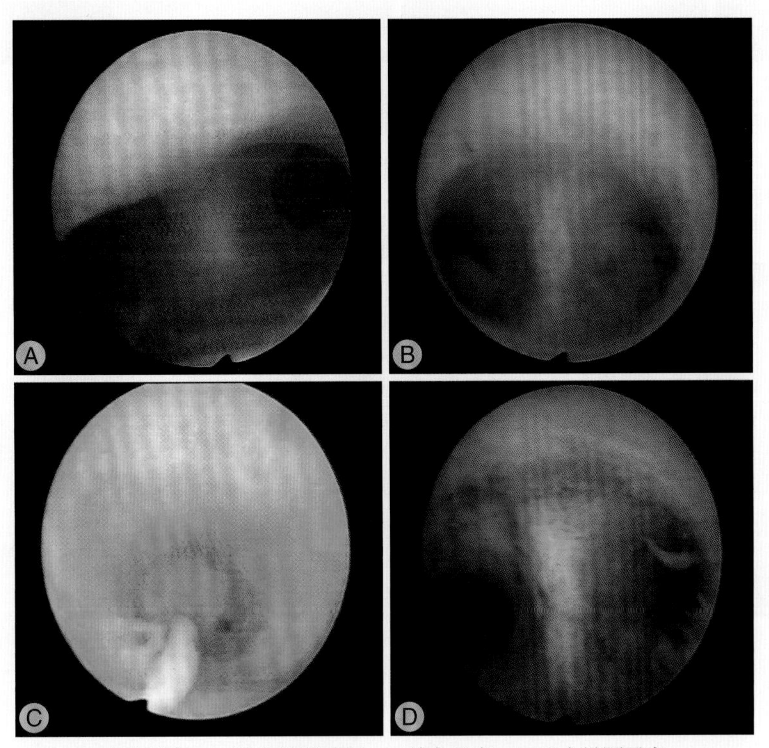

A.双角子宫；B.不全纵隔子宫；C.单角子宫；D.不全纵隔子宫。

图11–4　子宫畸形

（5）子宫内膜癌：如图 11-5 所示。

（6）子宫内膜不典型增生：如图 11-6 所示。

（7）宫腔内节育环：如图 11-7 所示。

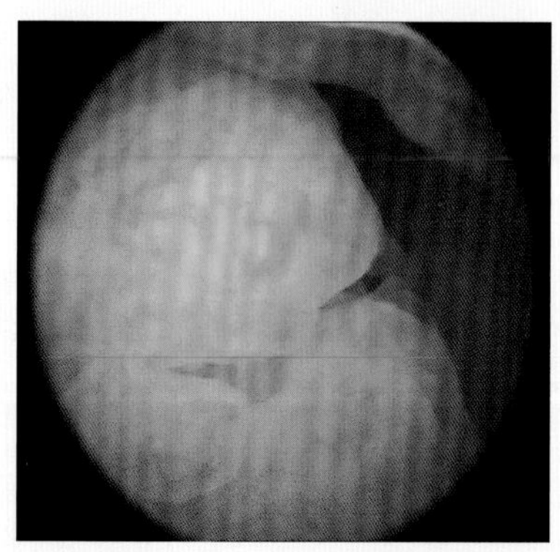

图11-5　子宫内膜癌

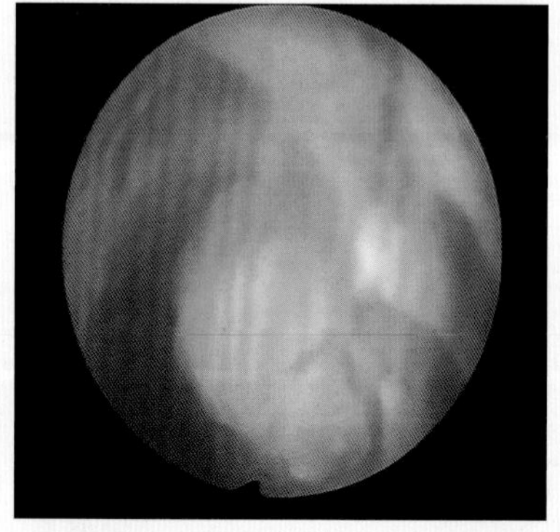

图11-6　子宫内膜不典型增生

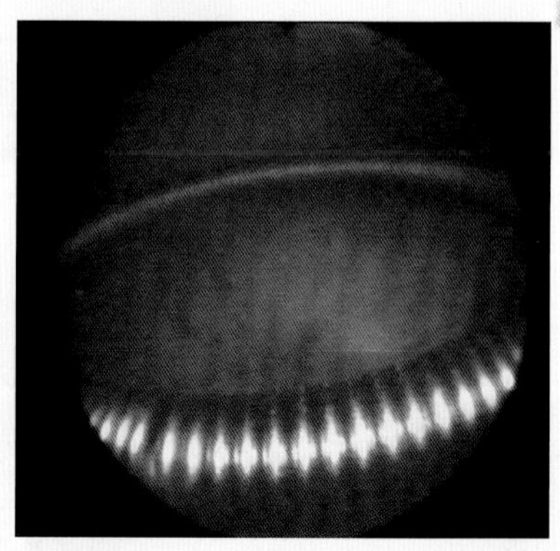

图11-7　宫腔内圆形节育环

（8）妊娠物残留：如图 11-8 所示。

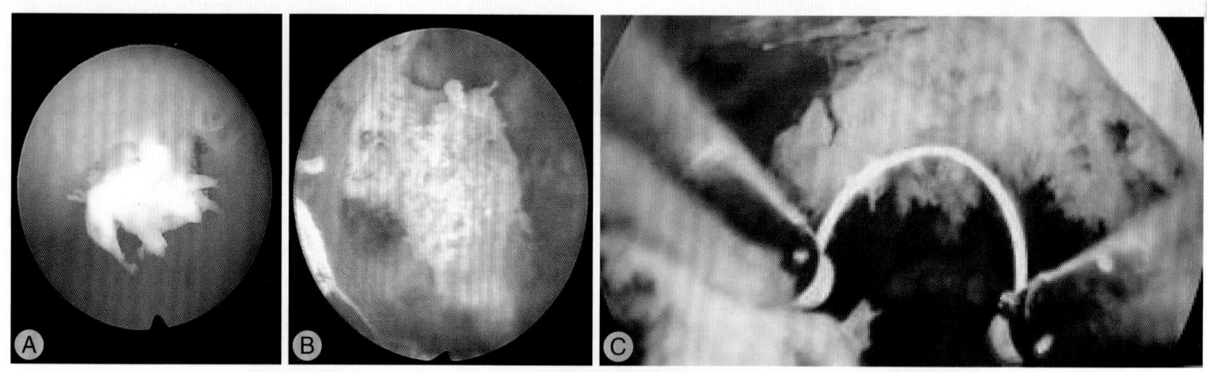

A、B.妊娠物残留；C.宫腔镜下妊娠物残留清除术。

图11-8　妊娠组织物残留

（9）宫颈囊肿：如图 11-9 所示。

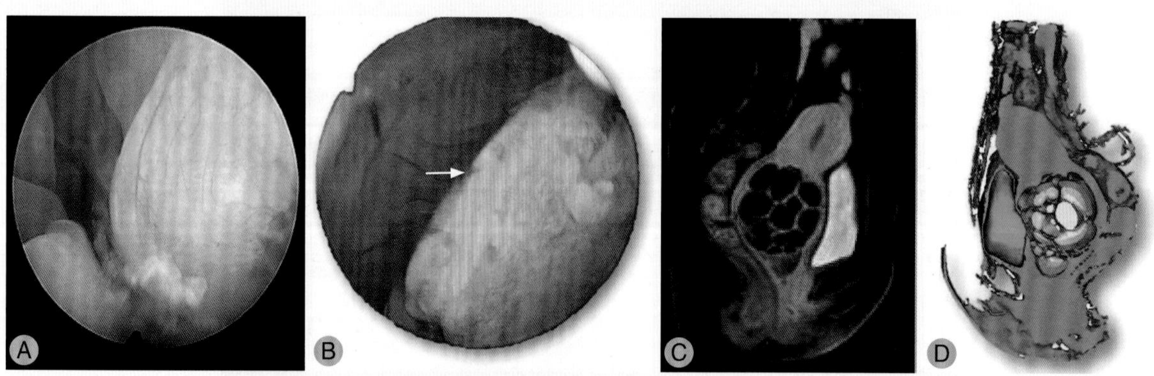

A.宫颈囊肿；B.宫颈囊肿（箭头）；C.宫颈巨大囊肿MRI；D.数字化三维重建图像。

图11-9　宫颈囊肿

三、腹腔镜下各种疾病的盆腔状况

（1）子宫肌瘤：如图 11-10 所示。

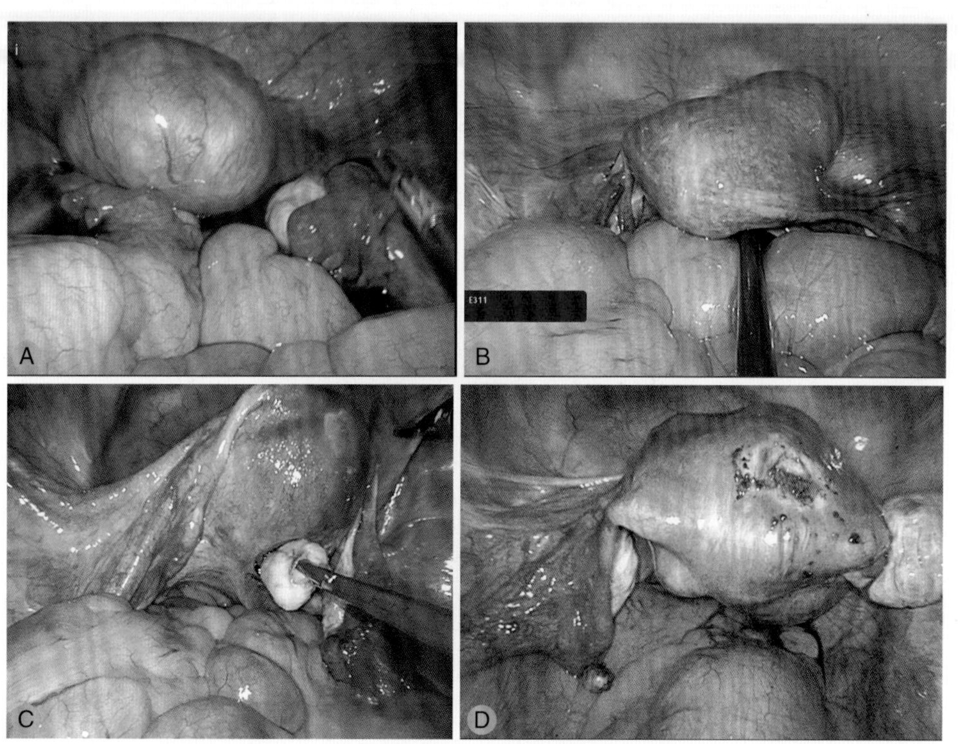

A.浆膜下子宫肌瘤；B.子宫前壁肌瘤；C.子宫后壁肌瘤；D.多发性子宫肌瘤。

图11-10　子宫肌瘤

（2）卵巢肿物：如图 11-11 所示。

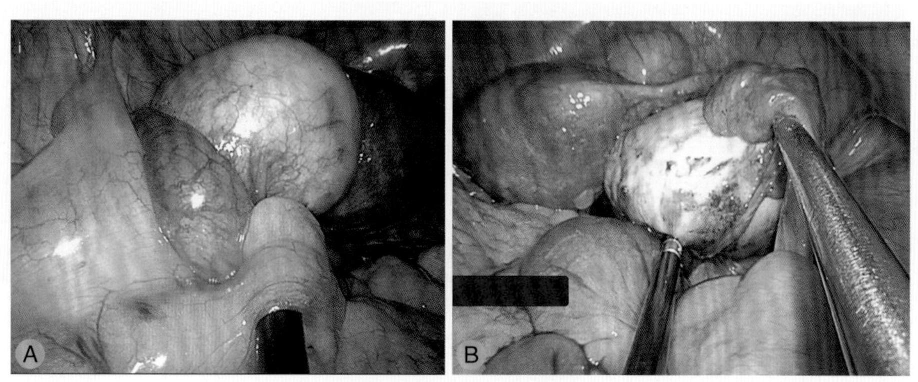

A.左侧卵巢囊肿；B.右侧卵巢囊肿。

图11-11　卵巢肿物

（3）盆腔粘连：如图 11–12 所示。

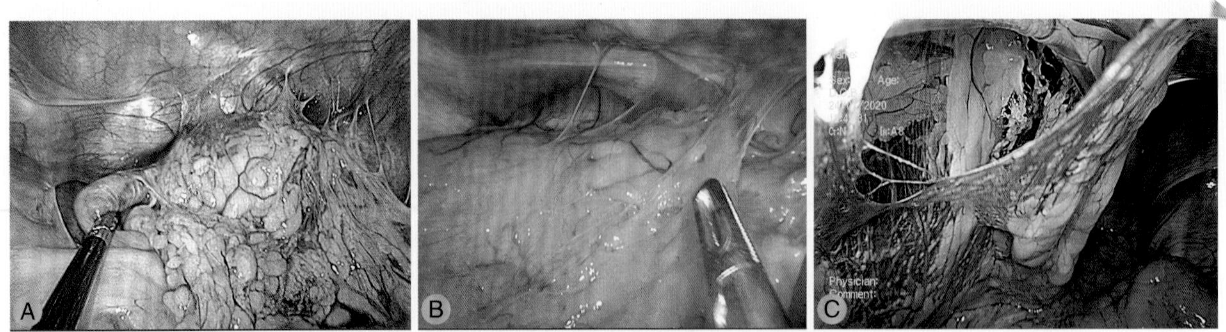

A.大网膜包裹并与子宫粘连；B.大网膜与腹壁粘连；C.大网膜与腹壁粘连。

图11–12　腹腔镜下盆腔粘连

（4）输卵管积水：如图 11–13 所示。

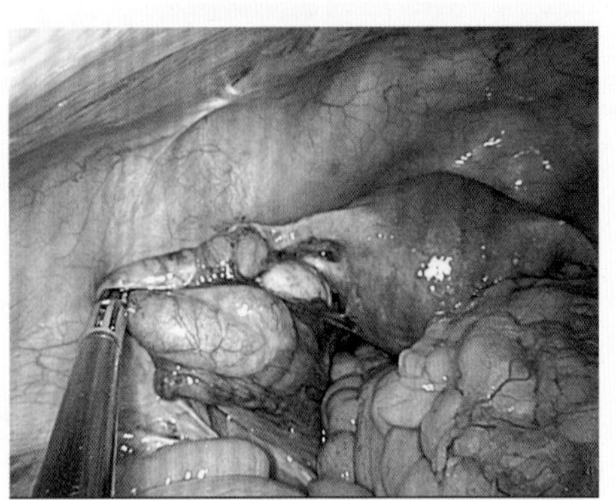

图11–13　左侧输卵管积水并粘连

（5）输卵管结扎术后：如图 11–14 所示。

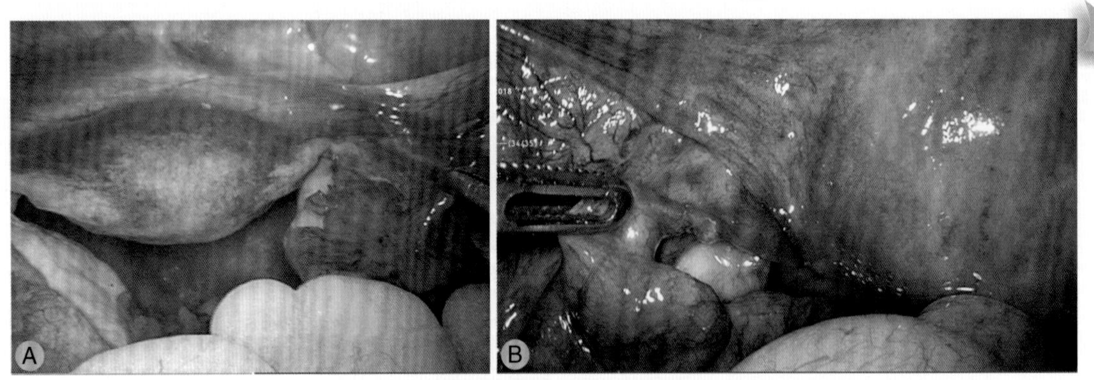

A.子宫及正常输卵管；B.输卵管结扎术后。

图11–14　输卵管结扎术后

（6）输卵管妊娠：如图 11–15 所示。

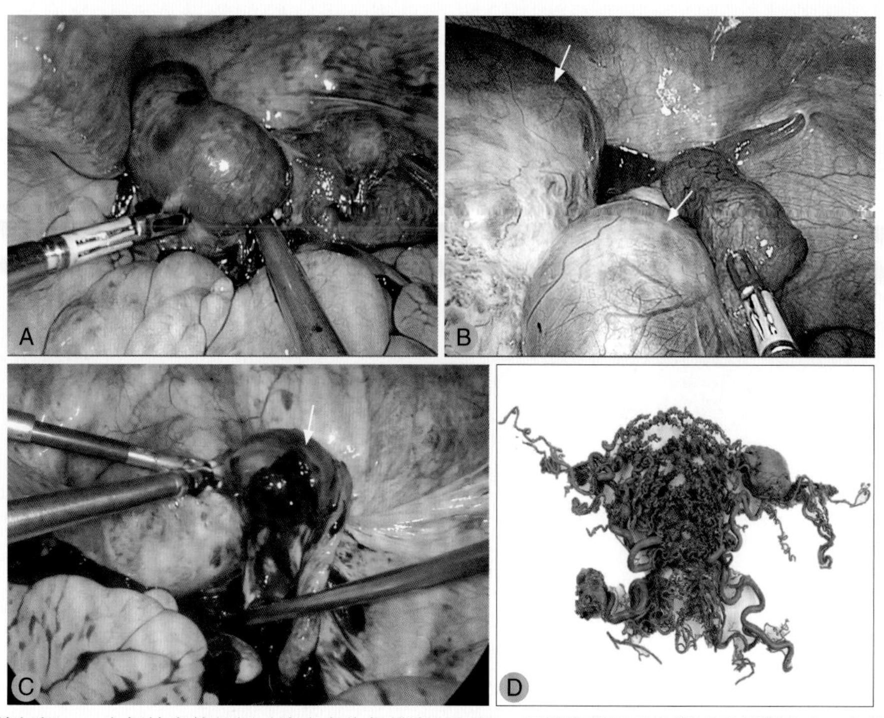

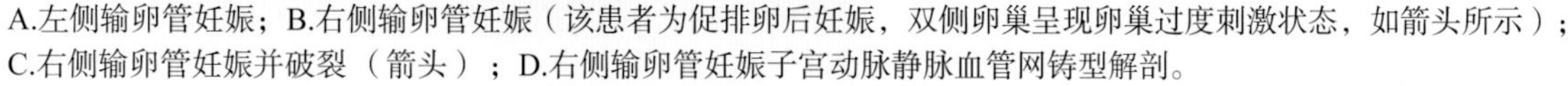
A.左侧输卵管妊娠；B.右侧输卵管妊娠（该患者为促排卵后妊娠，双侧卵巢呈现卵巢过度刺激状态，如箭头所示）；C.右侧输卵管妊娠并破裂（箭头）；D.右侧输卵管妊娠子宫动脉静脉血管网铸型解剖。

图11–15　腹腔镜下输卵管异位妊娠

（7）子宫内膜异位症：如图 11–16 所示。

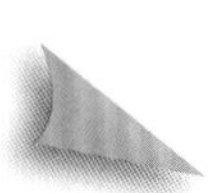

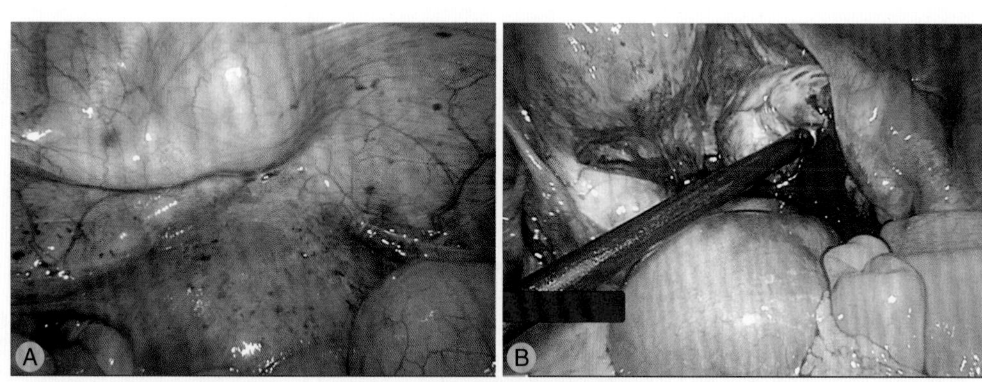

A.盆腔子宫内膜异位症；B.卵巢子宫内膜异位囊肿破裂（内可见巧克力样囊液）。

图11–16　子宫内膜异位症

四、输卵管通畅性的检查方法

除了输卵管通液、子宫输卵管造影，宫腔镜下插管通液术和腹腔镜下的子宫输卵管通液术也可以作为输卵管通畅性的检查方法。宫腔镜下插管通液术是在宫腔镜下将通液导管插入宫角部的输卵管开口处，注入稀释后的美兰液，通过评估阻力大小、是否有反流来判断输卵管通畅性。腹腔镜下的子宫输卵管通液术是在腹腔镜直视下，将稀释后的美兰液推注入宫腔内，观察注液阻力大小、输卵管有无异常膨胀、是否有美兰液流出输卵管伞端进入盆腔，进而判断输卵管是否通畅。如有输卵管梗阻或伞端甚至盆腔发生粘连，均可在腹腔镜下进行治疗。

尽管宫腔镜、腹腔镜在明确诊断方面优于输卵管通液、子宫输卵管造影，并具有更为直接的治疗作用，但其手术费用相对较高，而且腹腔镜检查为有创性检查，存在发生相关手术并发症的风险，因此我国输卵管性不孕症的诊治共识将二者作为二线诊断方法。

（1）腹腔镜输卵管通液术：如图 11–17 所示。

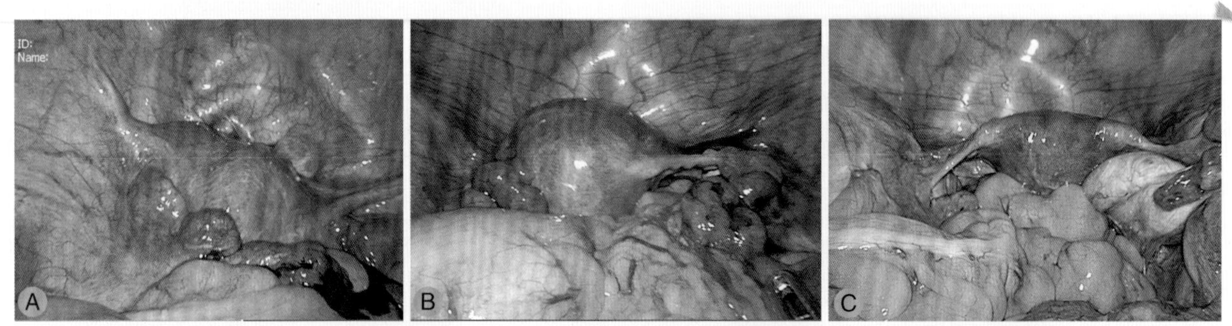

A.左侧输卵管通液，伞端可见美兰液流出，提示通畅；B.右侧输卵管通液，伞端可见美兰液流出，提示通畅；C.输卵管梗阻伴宫角膨大蓝染。

图11–17　腹腔镜输卵管通液术

（2）宫腔镜输卵管通液术：如图 11–18 所示。

将导管插入输卵管在宫腔内的开口，直接从输卵管口向内注入药液或美兰液，不但可以检测输卵管通畅性，还有一定程度的治疗作用。推注液体的压力作用于阻塞的输卵管，可使非器质性的阻塞得到再通。随着妇科内镜技术的发展，宫腔镜下输卵管通液术由于费用较腹腔镜检查低，同时对于间质部输卵管梗阻有一定的治疗作用，已经被广泛接受。

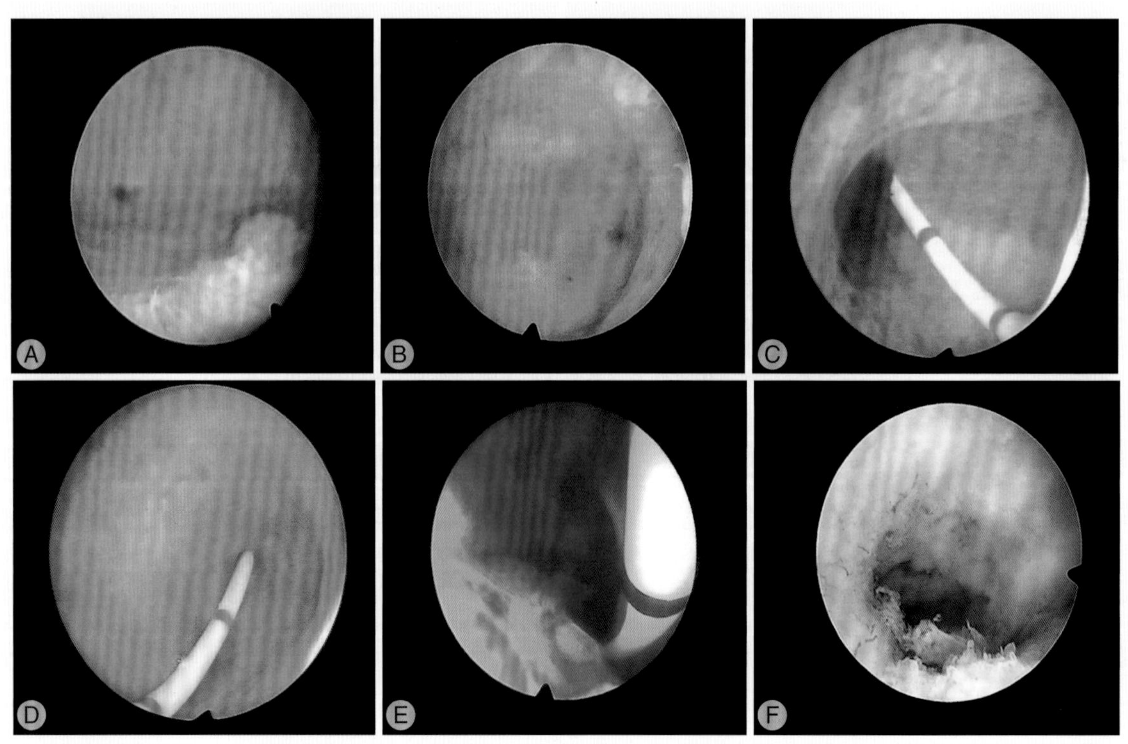

A.右侧输卵管开口；B.左侧输卵管开口；C.右侧输卵管插管通液；D.左侧输卵管插管通液；E.美兰液反流，提示输卵管梗阻；F.宫角蓝染。

图11–18　宫腔镜输卵管通液术

五、未来展望

过去的10年中，宫腹腔镜手术飞速发展并得到了广泛应用，相关器械的创新也在不断地提升其精确性、安全性、稳定性，手术机器人的应用使得医学与人工智能之间取得了更进一步的关联。随着医学影像和计算机、电子信息技术的发展，未来的腔镜手术或许可以实现手术机器人结合虚拟现实和增强现实技术、利用图像信息帮助医师制订手术方案，并进行手术导航和定位。

参考文献

[1] 夏恩兰．宫腔镜的发展、现状与未来[J]. 腹腔镜外科杂志，2013，18（5）：321–324.

[2] REVEL A，SHUSHAN A. Investigation of the infertile couple：hysteroscopy with endometrial biopsy is the gold standard investigation for abnormal uterine bleeding [J]. Human Reproduction，2002，17（8）：1947–1949.

[3] 段华．宫腔镜应用范围变化及发展趋势[J]. 中国实用妇科与产科杂志，2003，19（011）：650–653.

[4] 郑民华．腹腔镜技术的现状与展望[J]. 中国实用外科杂志，2010，30（3）164-166.

[5] 陈东红，全松．输卵管通畅性检查方法评价[J]. 实用妇产科杂志，2015，31（1）：5–7.

[6] 郭艺红，孙莹璞．输卵管性不孕症的诊疗[J]. 中国实用妇科与产科杂志，2013，29(9)：693–696.

[7] 官文征，王秀霞．输卵管性不孕症诊治的规范化[J]. 实用妇产科杂志，2020，36（5）：335–337.

[8] 林小娜，黄国宁，孙海翔，等．输卵管性不孕诊治的中国专家共识[J]. 生殖医学杂志，2018，27（11）：1048–1056.

[9] 宋小磊．子宫静脉血管网数字化三维模型的初步研究[D]. 南方医科大学，2011.

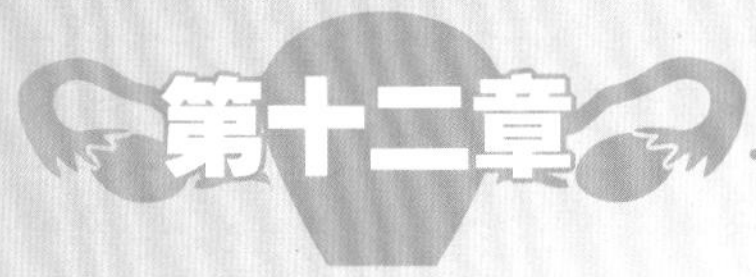

第十二章 其他仪器介绍

- 第一节　超声技术在生殖领域的应用介绍
- 第二节　YZ-800 U 造影剂注射装置介绍

第一节 超声技术在生殖领域的应用介绍

随着超声医学广泛应用于生殖医学，其在生殖疾病筛查、诊断和治疗中发挥着越来越重要的作用，许多品牌超声仪器针对四维超声、超声造影及人工智能等技术进行研发，一些新技术如剪切波弹性成像、高帧率造影等也不断应用到临床，为临床的发展和科研提供帮助。现以迈瑞超声技术为例，对国内超声仪器在生殖领域的应用进行介绍。

一、子宫输卵管超声造影技术

随着计算机技术和图像处理技术的发展，三维成像技术因能立体、直观、形象地显示脏器结构，在临床上得到广泛应用，三维子宫输卵管超声造影也得到了快速发展。三维成像包括容积数据采集、容积数据分析及容积数据可视化，容积数据可视化成像技术可把容积数据用不同的方式来进行显示，以便分析与观察。常见的显示方式有：立体渲染模式、三平面模式、断层超声成像模式、任意剖面成像功能、容积对比成像。在进行子宫输卵管造影三维/四维容积数据处理时，最常用的是立体渲染技术，可对造影容积图像进行多种模式渲染观察，包括表面/最大/混合渲染模式，以及更为高级的 iLivePro 和玉影成像模式，以增强组织结构的空间立体感，帮助临床医师对输卵管通畅性进行全面多角度评估。

子宫输卵管造影三维/四维立体渲染技术（volume rendering，VR）

（1）表面模式（surface）：以半透明的方式沿光线路径融合每个采样点的信号，图像组织边界清楚，立体感比较强，但结构易受噪声遮挡。可观察子宫内膜、子宫输卵管超声造影等解剖结构。

（2）最大值模式（maximum）：计算光线路径上所有采样点信号中的最大值，图像立体感一般，易损失表面细节，但结构易获性好。临床中常用于骨骼结构观察，也可用于子宫输卵管超声造影，对输卵管进行观察。

（3）混合模式：同时支持两种不同渲染模式之间按照一定比例进行融合显示。在输卵管造影中常用表面/最大模式进行混合，通过合理调节双渲染参数，结合二者优点“各取所长”，提升子宫和输卵管立体渲染成像质量、易获性、立体感等（图 12-1-1）。

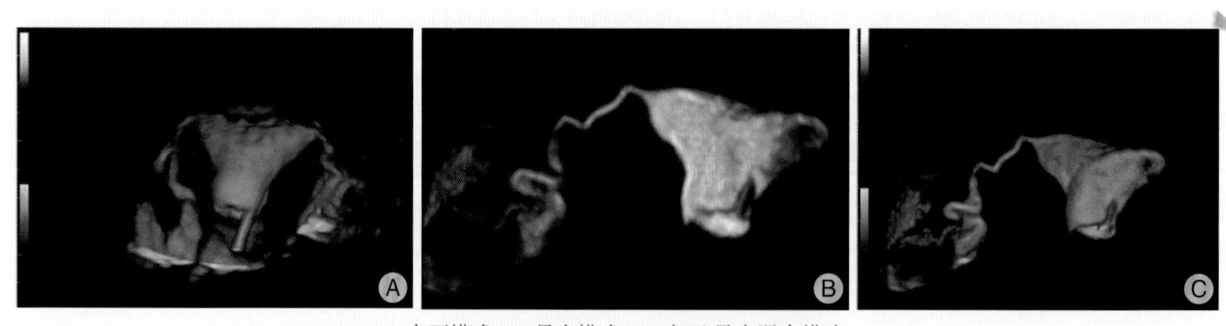

A.表面模式；B.最大模式；C.表面/最大混合模式。

图12-1-1　不同渲染模式下输卵管造影VR图

（4）iLivePro 模式：具有全局光影效果的渲染模式，使得渲染效果更接近人体皮肤的真实质感，立体直观、分辨率更高，能够看到更多结构。同时通过增加可移动光照模型，使图像更真实、分辨率更高。

可移动光照模型包括多光源和体积光两种模式。多光源模式通过增加光源数量和类型，模拟真实光照场景的效果，提升空间立体感。光源类型包括平行光、点光源和聚光灯，该模式支持对任意光源类型进行组合（最多 3 个光源）。体积光（Volumetric Lighting）是对空腔区域进行光照渲染，使得原来的真空区域光束可见（模拟物体浸泡在液体里的光照效果），进一步提升立体渲染图像的真实感和立体感。利用该功能，在输卵管造影模式下，可以获取观感更好的 VR 图像（图 12-1-2）。

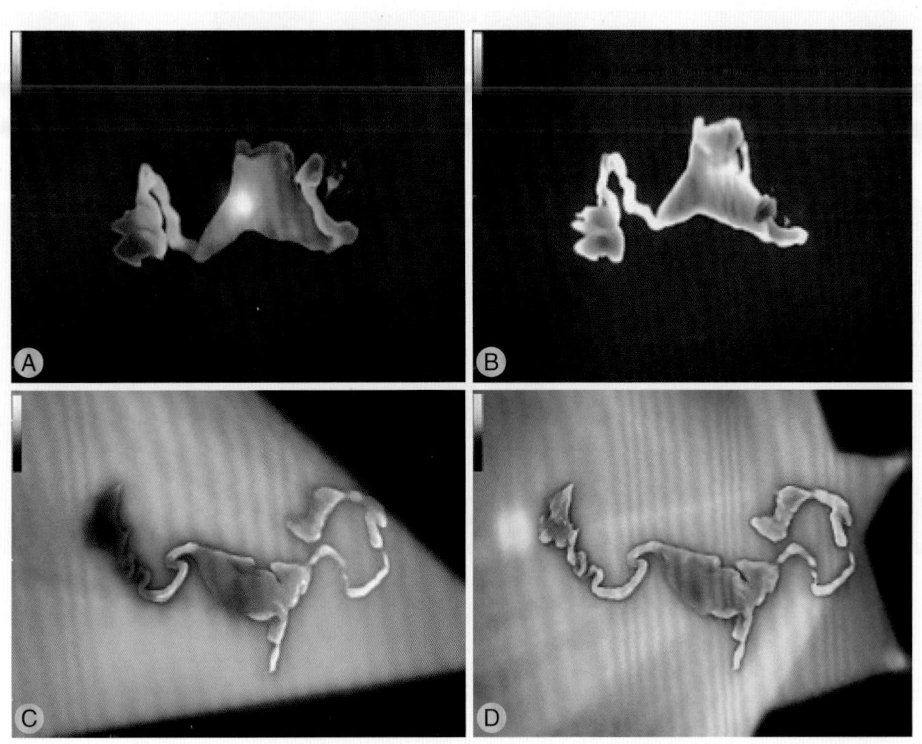

A.点光源；B.平行光；C.聚光灯；D.多光源。

图12-1-2　HyCoSy iLivePro模式成像

（5）玉影成像：三维体积渲染在保持物体表面信息的同时还支持半透明的“透射”效果。可实现组织表面轮廓及组织内部结构同时显示。在胎儿结构畸形、妇科囊实性病灶等方面有一定的临床价值（图 12-1-3）。

HyCoSy 同一图像在不同模式下的效果见图 12-1-4。

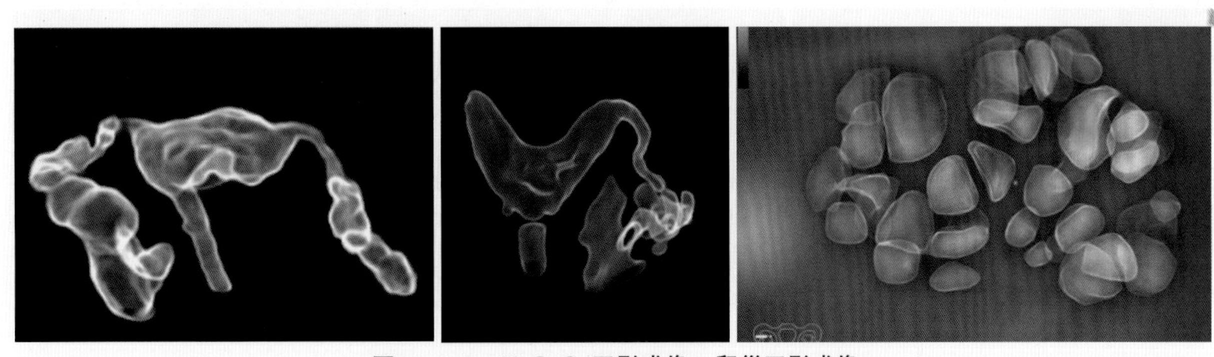

图12-1-3　HyCoSy玉影成像、卵巢玉影成像

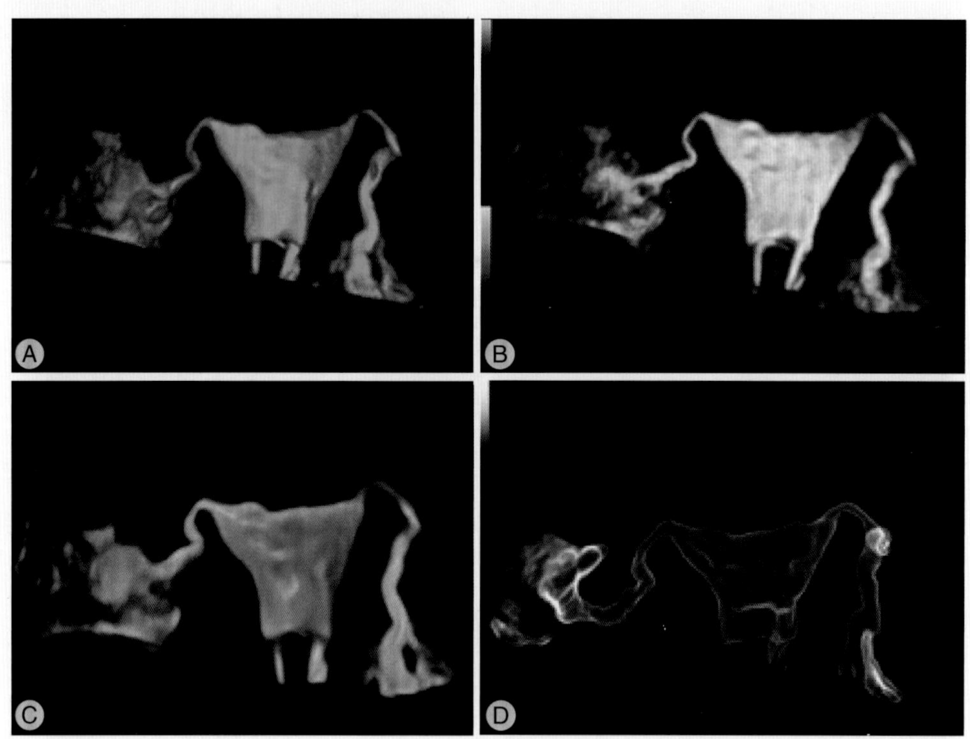

A.混合模式；B.最大模式；C.iLivePro模式；D.玉影成像。

图12-1-4　HyCoSy同一图像在不同模式下成像效果

二、子宫输卵管超声造影

1. 实时三维子宫输卵管超声造影

实时三维造影成像能获得完整的子宫输卵管声像图（容积数据），具有空间信息和时间信息，可以动态观察造影剂在宫腔、输卵管腔、盆腔内的立体流动轨迹。观察子宫、输卵管形态及造影剂在盆腔弥散的方向和范围（图 12-1-5）。

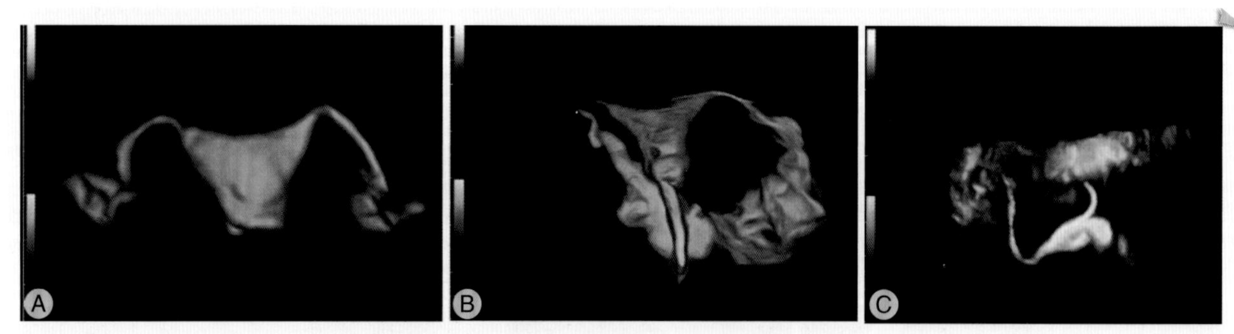

A.双侧输卵管显示；B.伞端造影剂溢出；C.造影剂弥散方向观察。

图12-1-5　实时三维造影

2. 静态三维子宫输卵管超声造影

静态三维造影成像：能获得完整的子宫输卵管声像图（容积数据），图像分辨力较高，有利于观察细微结构（图 12-1-6A）。如图 12-1-6B 三维造影所示，左侧输卵管近段不通，右侧输卵管形态及伞端细线状的造影剂溢出，清楚显示。

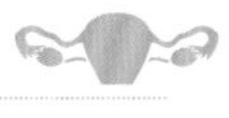

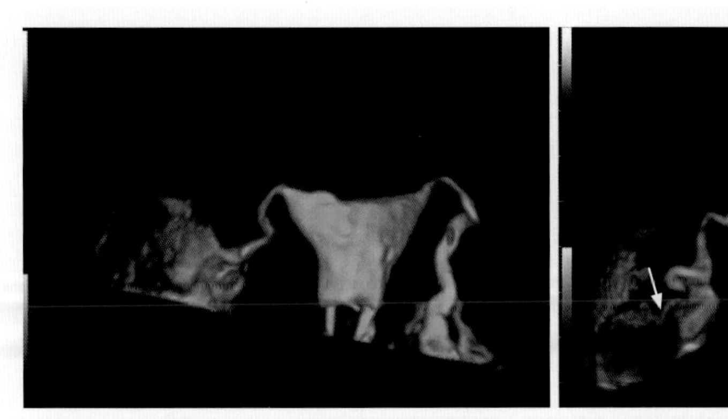

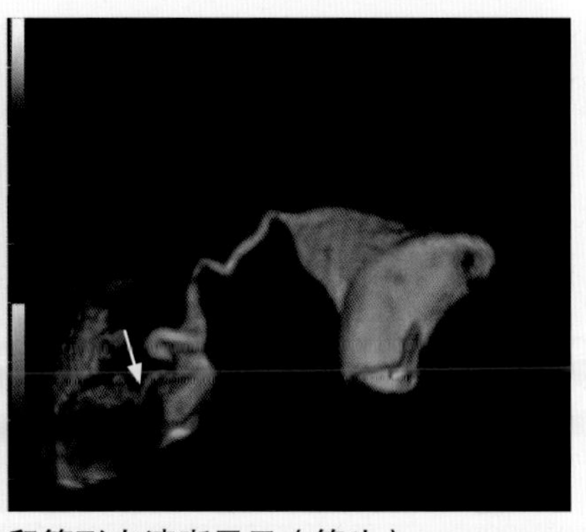

图12-1-6　三维造影宫腔形态、输卵管形态清晰显示（箭头）

3. 二维子宫输卵管超声造影

二维超声造影（低机械指数超声造影成像技术）：帧频较高，能真正实时追踪造影剂流动及显影，尤其是二维灰阶超声同屏对照时，能够分别追踪双侧输卵管，观察造影剂在卵巢周围包绕和盆腔弥散情况（图 12-1-7）。

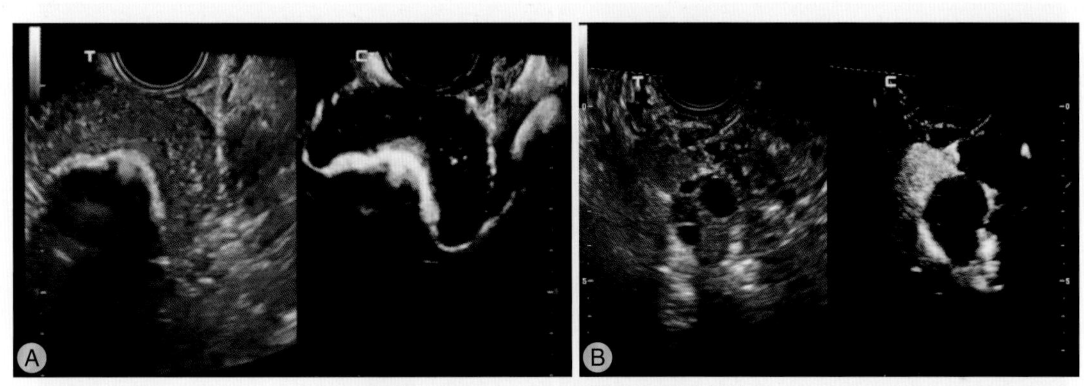

A.双侧输卵管显示；B. 卵巢周边造影剂包绕。

图12-1-7　二维超声造影

混合显示：在进行二维输卵管超声造影成像时，为方便医师更为直观观察造影剂的灌注情况与周围解剖结构的关系，混合显示功能在保留了二维灰阶声像图的同时一并显示造影剂微泡，可在二维模式下实时观察造影剂微泡运行及分布，更直观地观察周围解剖结构。该功能可单 / 双窗口观察，单窗能提供更大的观察视野，便于追踪观察输卵管及盆腔造影剂弥散情况，更好地显示卵巢包绕、输卵管显示、盆腔弥散等情况（图 12-1-8，图 12-1-9）。

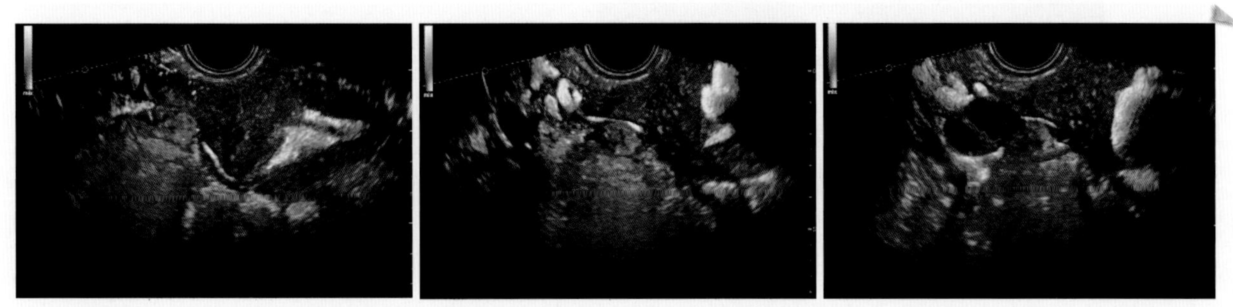

输卵管追踪观察可同时观察到子宫卵巢结构，易于追踪和定位。A.近段输卵管观察；B.输卵管远段观察；C.卵巢包绕观察。

图12-1-8　混合显示

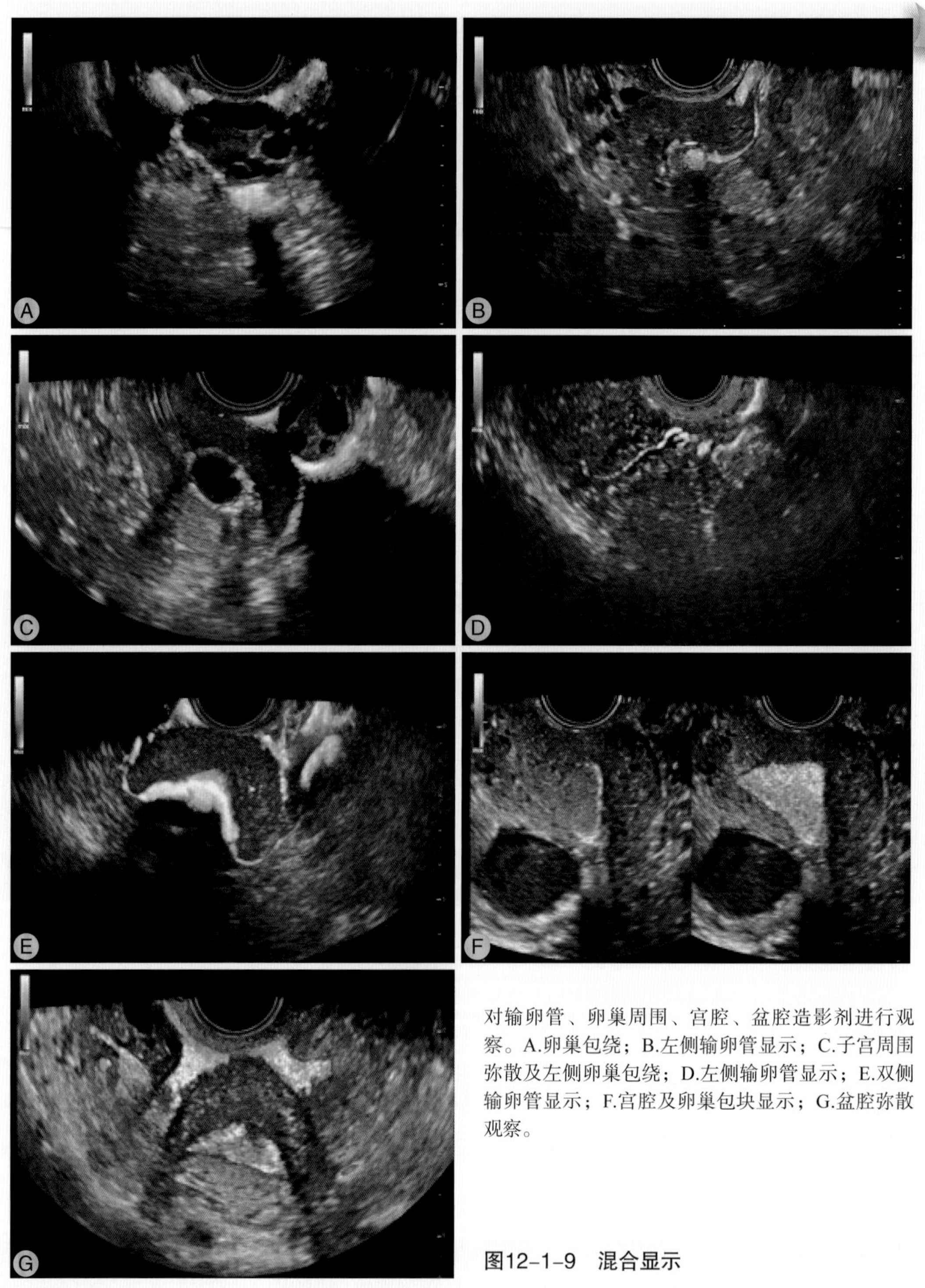

对输卵管、卵巢周围、宫腔、盆腔造影剂进行观察。A.卵巢包绕；B.左侧输卵管显示；C.子宫周围弥散及左侧卵巢包绕；D.左侧输卵管显示；E.双侧输卵管显示；F.宫腔及卵巢包块显示；G.盆腔弥散观察。

图12-1-9 混合显示

4. 超宽带非线性造影成像技术

超宽带非线性造影成像技术是迈瑞公司研发的一项超声造影新技术，该技术充分利用了造影剂微泡的特异性，可提取造影剂微泡二次谐波信号和非线性基波信号进行成像，提高了造影剂的检测灵敏性，同时因提取非线性基波信号，比传统的二次谐波造影成像，兼顾了造影穿透力和分辨力。该成像技术搭载了迈瑞的 ZST+ 域光平台、域扫描成像技术，能够减少声波发射次数，机械指数可以更低，减少造影剂微泡的破坏，造影持续时间更长，造影剂用量更少。

超宽带非线性造影成像技术在获得空间分辨率较佳的二维超声造影图像基础上，三维 / 四维造影图像

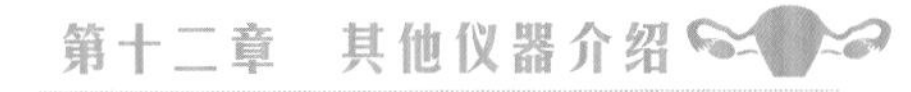

也有较优越的表现，先进的三维 / 四维渲染技术可以对造影容积图像进行多种模式渲染来进行观察，协助诊断（图 12-1-10）。

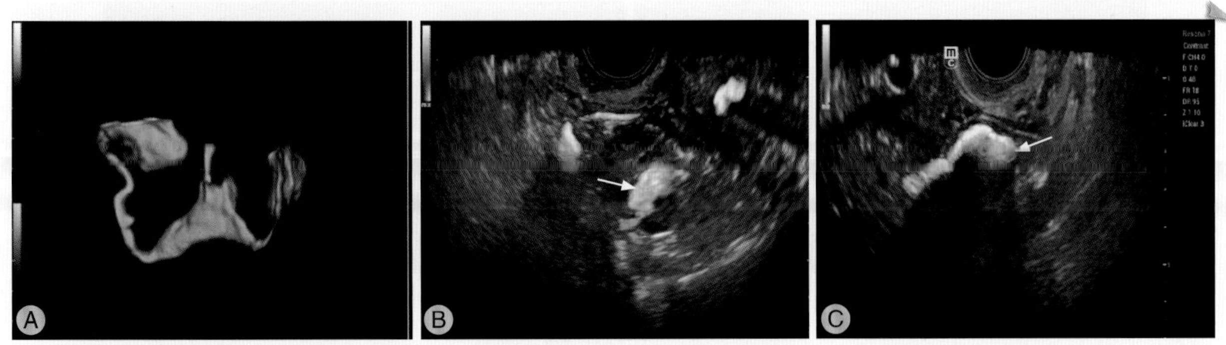

A.四维超声造影显示双侧输卵管伞端膨大，未见造影剂溢出；B.二维超声造影显示右侧输卵管伞端增粗（箭头）；C.二维超声造影显示左侧输卵管伞端增粗（箭头）。

图12-1-10　双侧输卵管远段阻塞并积水

5. 三维 / 四维超声造影下最大渲染的应用

静脉逆流时用最大模式显示观察输卵管，易和逆流鉴别（图 12-1-11，图 12-1-12）。

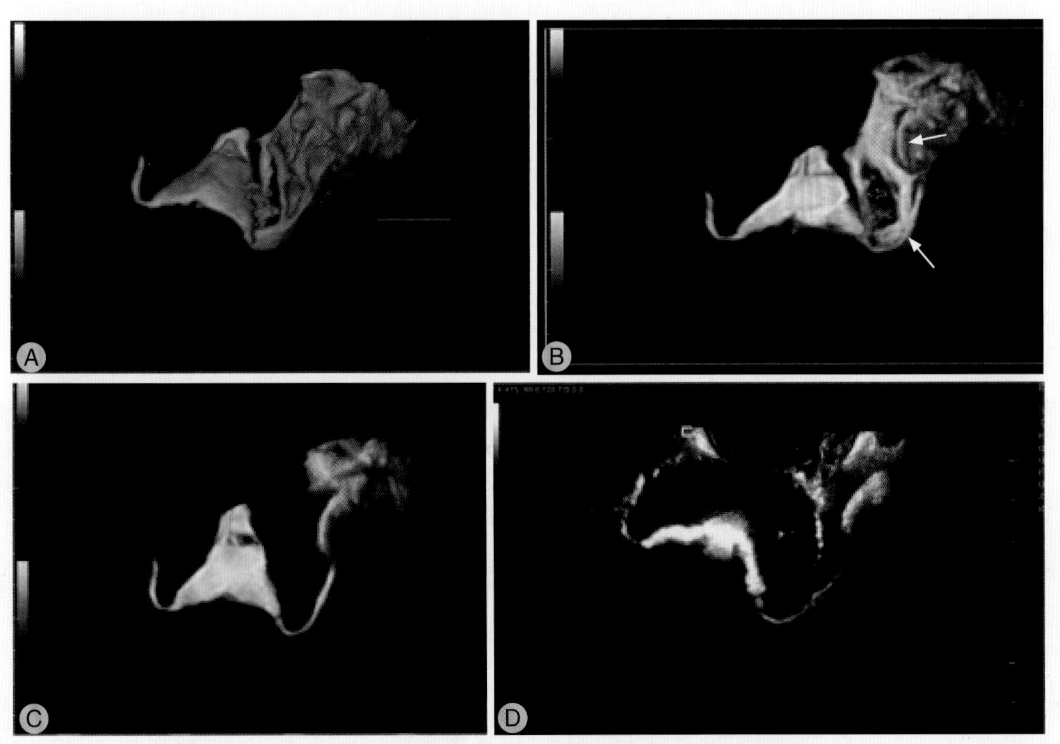

A.表面模式；B.最大模式（二维造影验证，箭头为输卵管）；C.最大模式；D.二维造影。

图12-1-11　静脉逆流时，最大模式鉴别输卵管

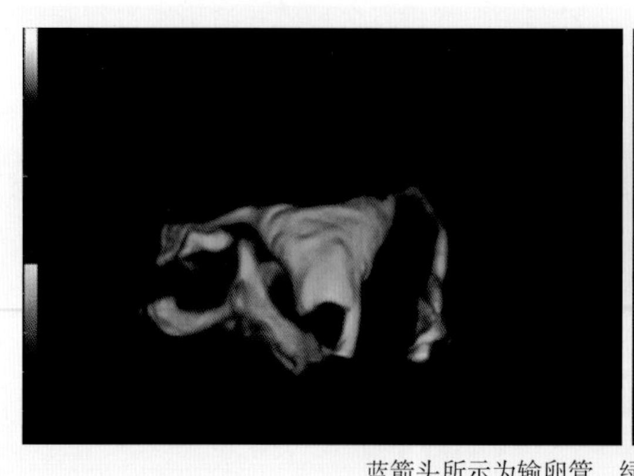
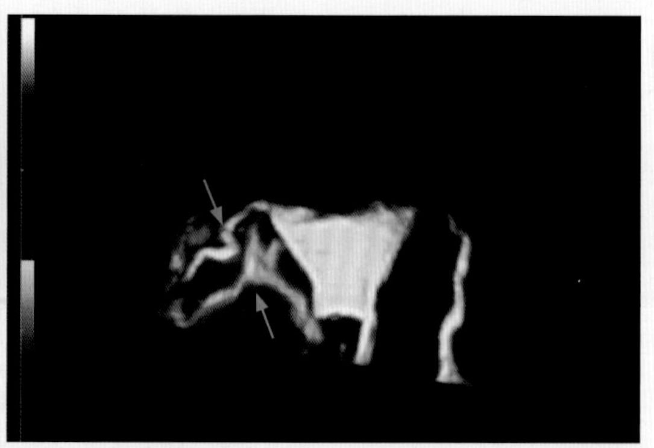

蓝箭头所示为输卵管，绿箭头所示为静脉逆流。

图12-1-12　最大模式显示输卵管

三、子宫内膜容受性超声评估技术

子宫内膜容受性是影响女性生殖的重要因素之一，内膜的形态、血流变化，在一定程度上反映内分泌的变化，从而影响胚胎着床。良好的子宫内膜容受性，有利于正常妊娠及辅助生殖中胚胎的种植。无论在协助生殖科医师确定移植的最佳时间，还是在指导用药及治疗方面，都需要对子宫内膜容受性做正确评估，因此在不孕症的整个诊疗过程中，都需要对子宫内膜的发育情况及血流灌注情况进行监测，除了临床评估外，超声也是重要的检查评估方法。

超声对子宫内膜容受性评估的指标主要有内膜形态学指标（内膜厚度、回声、容积、蠕动性）、血流动力学指标（子宫动脉、内膜及内膜下血流）。子宫内膜单纯二维超声评估只能提供二维信息，而三维超声通过对子宫三维成像，可以对子宫畸形及宫腔病变进行观察，实现子宫内膜容积及血流的定量分析计算，让评估更全面、精准。

1. 子宫三维成像

对宫腔形态、宫腔病变、子宫畸形进行观察（图 12-1-13）。

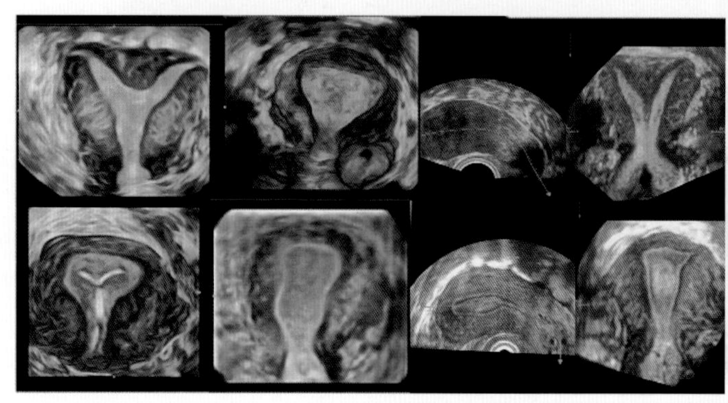
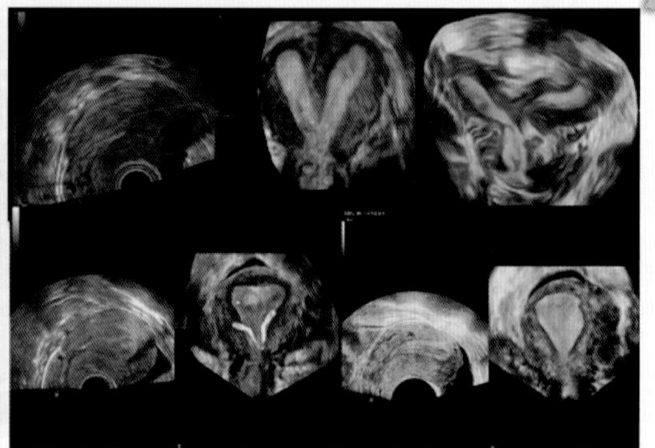

图12-1-13　宫腔三维成像

2. 三维子宫内膜容积及血流分析计算

临床上用三维成像测量子宫内膜容积和血流分析时，常用 VOCAL 技术（virtual organ computed-aided analysis technique）来测量分析，VOCAL 方法操作复杂繁琐（至少 6 个切面），耗时长，不能获取子宫内膜冠面（SCV+ 及 CMPR 成像）来对宫腔进行观察。目前迈瑞公司研发了不同的支持子宫内膜容积测量分析的功能，主要有半自动的 Smart V Trace 和全自动的 Smart ERA。

（1）Smart V Trace

Smart V Trace 方法是在容积数据的三个正交剖面上画至少两个轮廓，算法自动分割出三维轮廓，并自动给出内膜容积测量结果，操作难度适中，适用于边界分割对比较弱的目标，如子宫内膜、卵巢等（图 12-1-14）。如果采集前加了血流，可获得子宫内膜血管化指数（VI）、血流指数（FI）、血管化血流指数（VFI）。该方法相比于常用的 VOCAL 技术，仅需绘制两个切面轮廓，操作简单、省时。

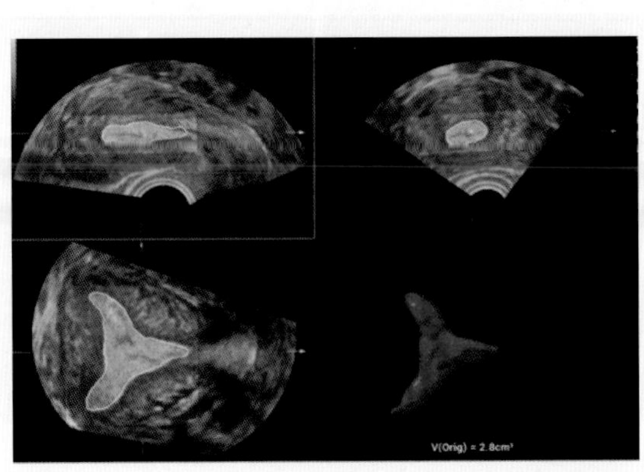

图12-1-14　基于Smart V Trace的子宫内膜容积测量

（2）子宫内膜自动成像及容积自动分析（Smart ERA）

该功能采用一键式操作，简单快捷（2 秒内），自动对内膜容积数据进行分析，分割精度高，计算准确，对内膜边界识别好，重复性高，可快速自动获取子宫内膜容积、内膜厚度、自动子宫内膜冠状面（SCV+ 及 CMPR 成像）、内膜三维成像，有助于临床对子宫内膜容受性进行快速、准确评估，易于临床开展工作。如果采集前加了血流，可同时获得 VI、FI、VFI。

子宫内膜自动化全栈式工作流：基于 Smart ERA 功能的临床应用场景，该工作流只需要在二维宫腔矢状面进行，Smart Scene 3D 功能会自动识别当前切面图像类型为子宫内膜，并自动设置感兴趣区域，从而自动完成子宫内膜超声容积数据采集，无须手动调整感兴趣区域等参数。数据采集完成后，系统自动进入 Smart ERA 功能，自动获取子宫内膜冠状面（SCV+ 及 CMPR 成像）、内膜容积三维自动成像、内膜体积及厚度自动测量，可大幅提高子宫内膜容积分析的临床检查效率（图 12-1-15，图 12-1-16）。

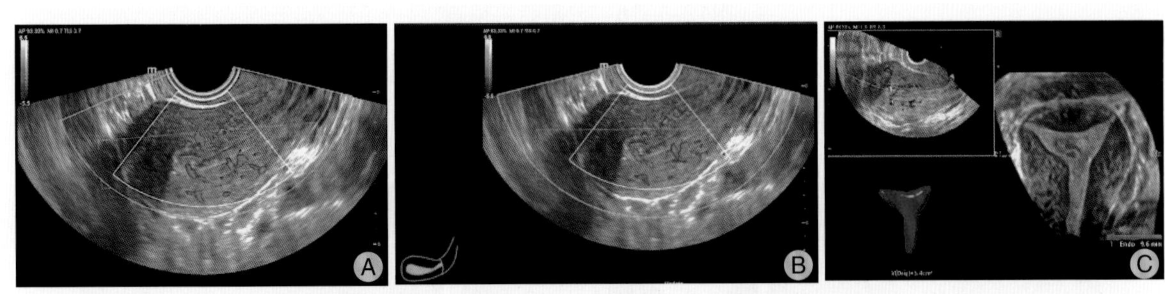

A.采集准备；B.Smart Scene 3D；C.自动进入Smart ERA。

图12-1-15　子宫内膜自动化全栈式工作流

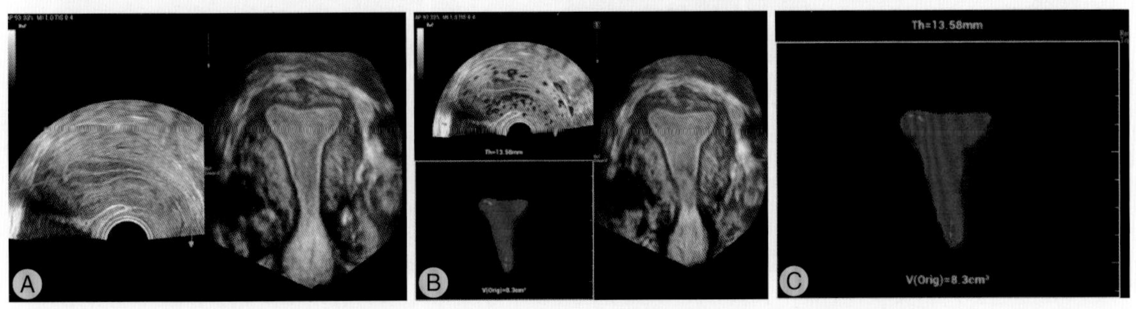

A.子宫内膜冠状面自动成像；B.子宫内膜容积自动测量；C.子宫内膜三维成像。

图12-1-16　子宫内膜自动成像及容积自动分析

同样地，如果采集前开启了血流模式，可实现内膜相关血流指数自动计算。具备 shell 功能，可自动计算内膜及内膜下 VI、FI、VFI，快速定量评估内膜及内膜下血流情况（图 12–1–17）。

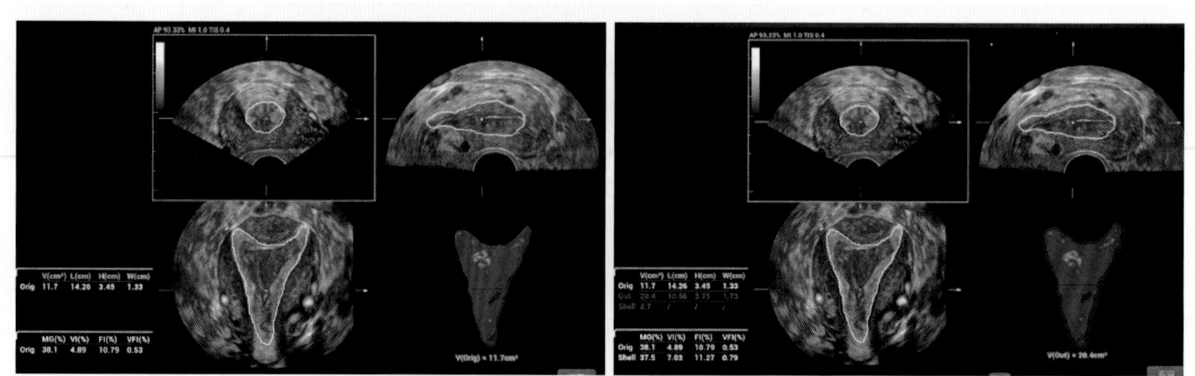

图12–1–17　内膜、内膜下血流指数

对于 Smart ERA 的分割结果，该功能支持半自动编辑。用户浏览分割结果后，仅需修改部分明显出错的切面轮廓，系统会根据用户修改结果重新进行内膜自动分割和测量（图 12–1–18）。

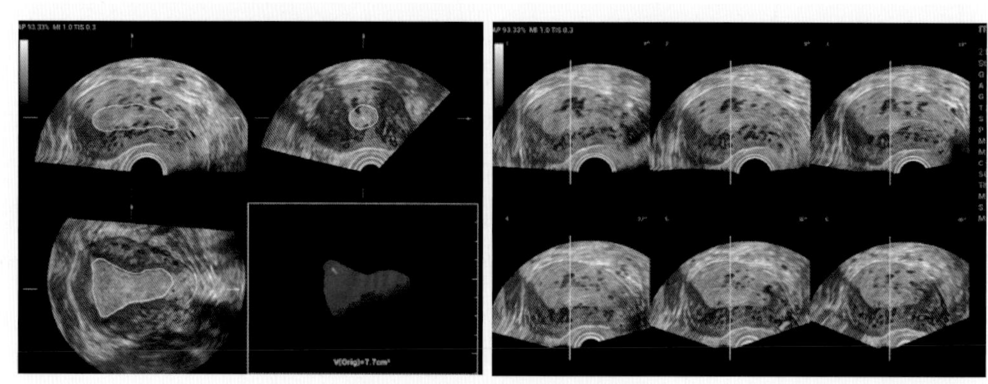

图12–1–18　分割结果编辑

临床应用：对于内膜较薄、内膜囊性增生等不同临床场景，Smart ERA 均能取得较好的分割与测量结果，临床应用前景广泛（图 12–1–19）。

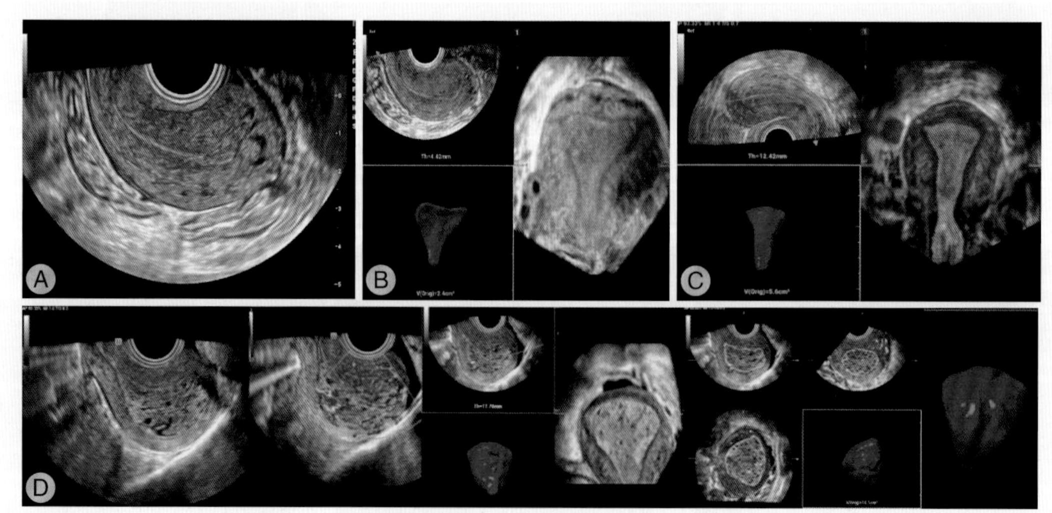

A.子宫内膜过薄；B.内膜厚4.4 mm，内膜容积2.4 cm^3；C. 正常子宫内膜，内膜厚12.4 mm，内膜容积5.6 cm^3；D.子宫内膜囊性增生，内膜容积15.1 cm^3。

图12–1–19　子宫内膜自动成像及容积自动分析

3. 二维子宫内膜、内膜及内膜下血流观察（图 12-1-20，图 12-1-21）

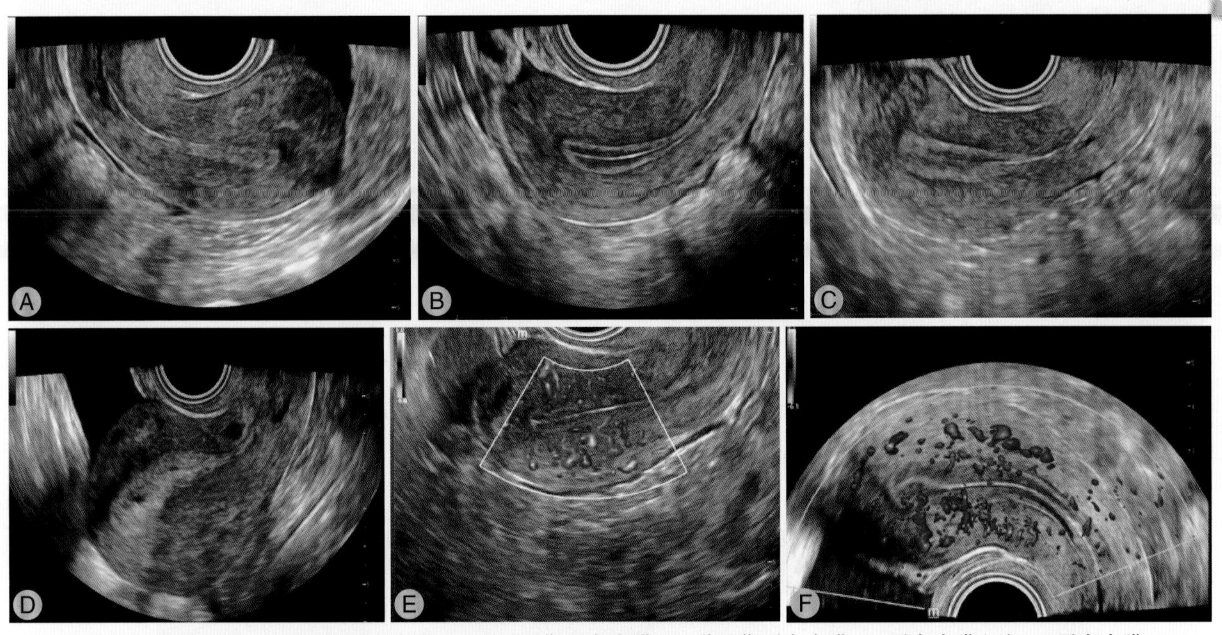

A.月经期子宫内膜；B.增殖期子宫内膜；C.增殖后期子宫内膜；D.分泌期子宫内膜；E.子宫内膜血流；F.子宫内膜及内膜下血流。

图12-1-20 各期内膜及内膜下血流观察

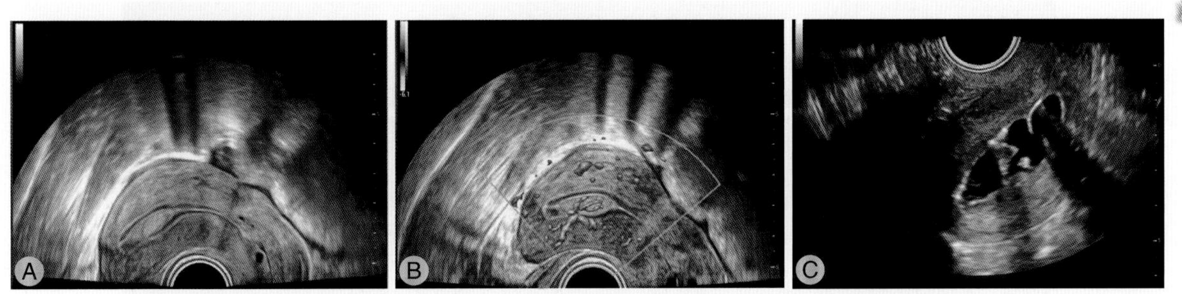

A. 二维超声显示宫腔息肉；B.CDFI显示宫腔息肉分支状血流信号；C.宫腔水造影显示宫腔粘连带。

图12-1-21 宫腔内膜息肉、宫腔水造影粘连带

4. 剪切波弹性成像

腔内探头支持应变式弹性成像、剪切波弹性成像。剪切波弹性成像技术利用超声产生的声辐射力在组织区域产生剪切波，并通过检测剪切波的传播速度来量化组织硬度，定量评估目标组织的软硬程度，在内膜弹性评估，妇科肿瘤良恶性评估等妇科临床方面具有广泛的应用前景（图 12-1-22）。

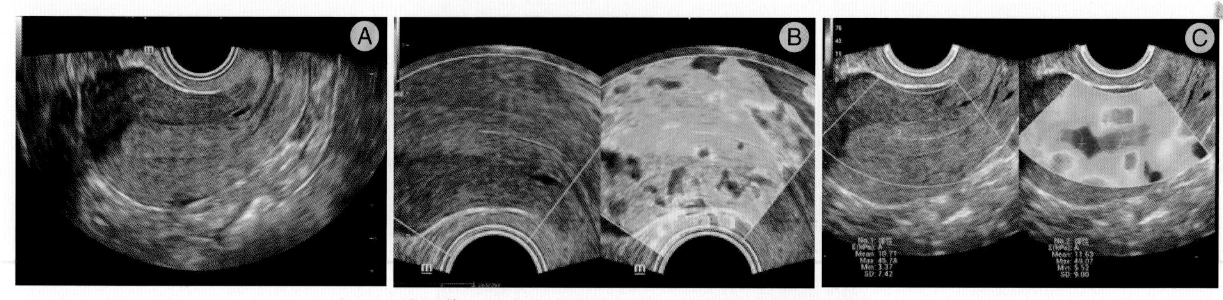

A.二维图像；B.应变式弹性图像；C.剪切波弹性图像。

图12-1-22　子宫弹性成像

5. 高帧率造影

帧率可达 32 帧 / 秒（常规帧率为 10 ~ 15 帧 / 秒），能清晰显示早期动脉相的灌注方向、灌注路径，利于对血管形态及分布的显示，可用于内膜血流灌注的评估研究及内膜、宫腔病变的诊断（图 12-1-23）。

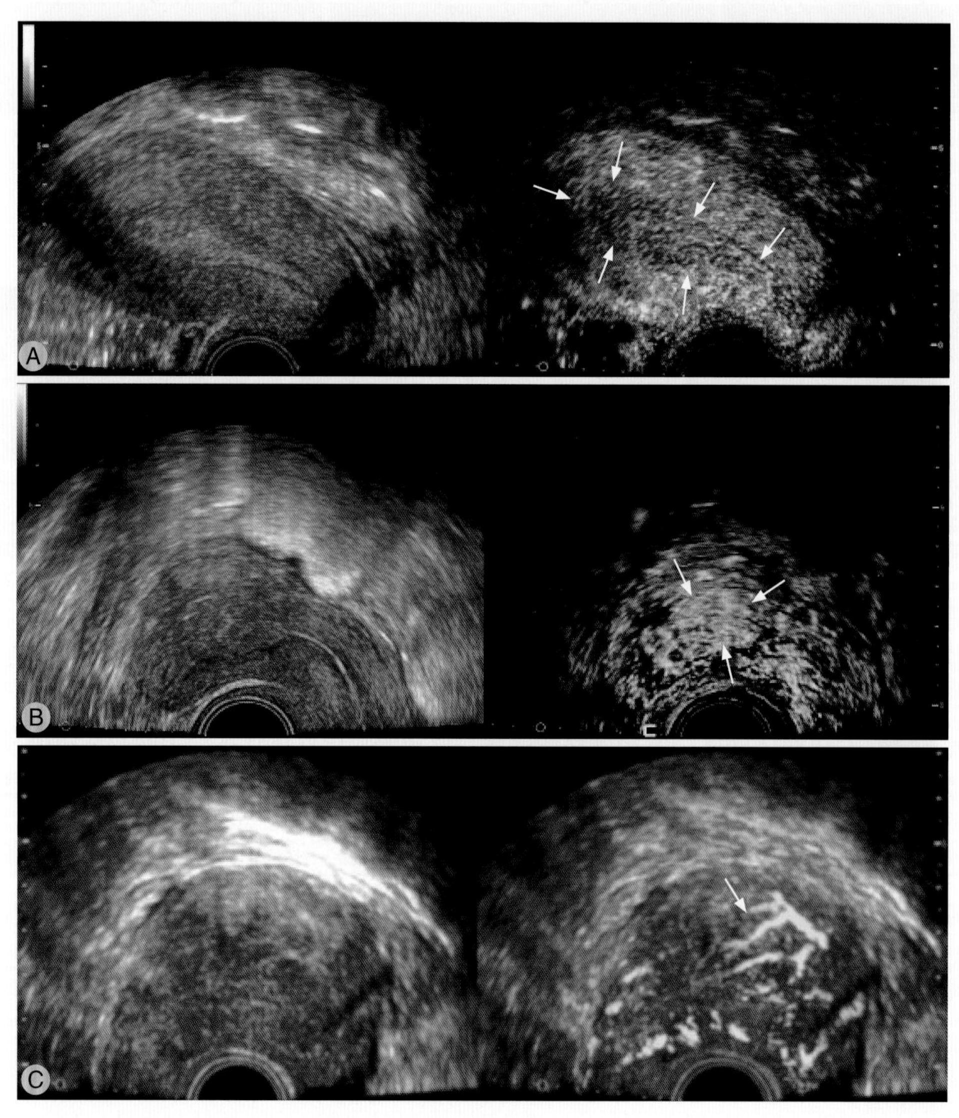

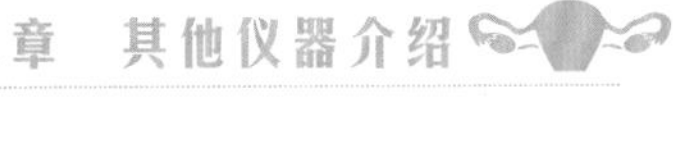

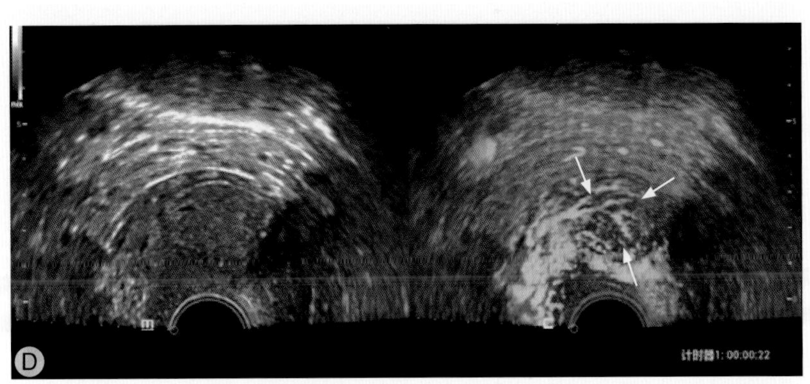

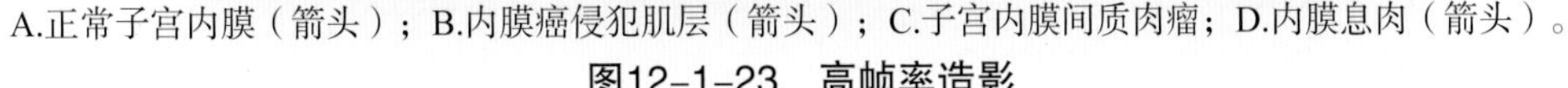
A.正常子宫内膜（箭头）；B.内膜癌侵犯肌层（箭头）；C.子宫内膜间质肉瘤；D.内膜息肉（箭头）。

图12-1-23　高帧率造影

子宫内膜自动成像及容积自动分析技术，操作简单、快捷、准确，自动对内膜容积数据进行分析，分割精度高，计算准确，对内膜边界识别好，重复性好，可快速自动获取子宫内膜容积、内膜厚度、血流指数、血管化指数及血流血管化指数。自动子宫内膜冠面（SCV+ CMPR）成像，内膜三维显示，有助于临床对子宫内膜容受性进行快速、准确评估，易于临床开展工作。同时腔内探头支持剪切波弹性成像及高帧率造影为临床提供诊断和科研工具。

四、卵巢贮备功能超声评估技术

三维超声技术可对卵巢进行体积测量及卵巢血流指数测定，对卵巢贮备功能进行评估。针对卵巢体积测量，迈瑞公司超声诊断设备上常用的测量方法是 Smart V Vocal 及 Smart V Trace。这两种方法均支持 shell 功能，可以实现血流指数自动计算。在卵泡测量方面，三维卵泡自动分割与测量功能（Smart FLC）可实现快速便捷的卵泡自动计数和自动测量（体积和直径），帮助快速进行优势卵泡识别与生长监测。

1. 卵巢体积及血流指数测量

卵巢体积及血流指数测量（Smart V Vocal）目前最常用的三维分割与测量方法。临床上，该功能常用于卵巢、肿瘤等不规则组织分割。在 Smart V Vocal 功能下，需在卵巢长轴剖面绘制参考线，绕参考线以旋转方式等角度自动生成若干切面（6 ~ 30 个切面），至少选择 6 个切面，逐切面绘制卵巢轮廓后，自动给出卵巢三维图像和容积测值。绘制轮廓时，该功能支持 Trace、Smart Trace、Spline 3 种画线方式，以适应不同的组织形态绘制需求。如果采集前加了血流，可通过 shell 功能同时测定卵巢间质血流指数，获得卵巢间质血管化指数（VI）、血流指数（FI）、血管化血流指数（VFI）（图 12-1-24，图 12-1-25）。

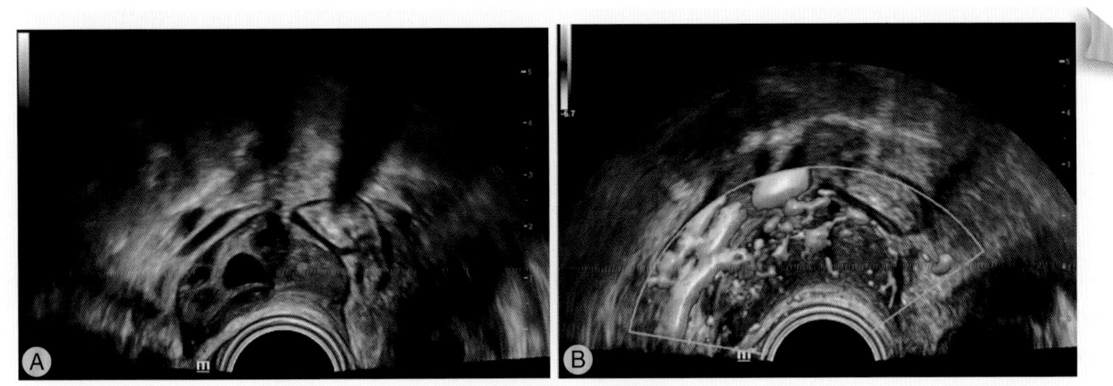

A.二维成像；B.CDFI。

图12-1-24　卵巢

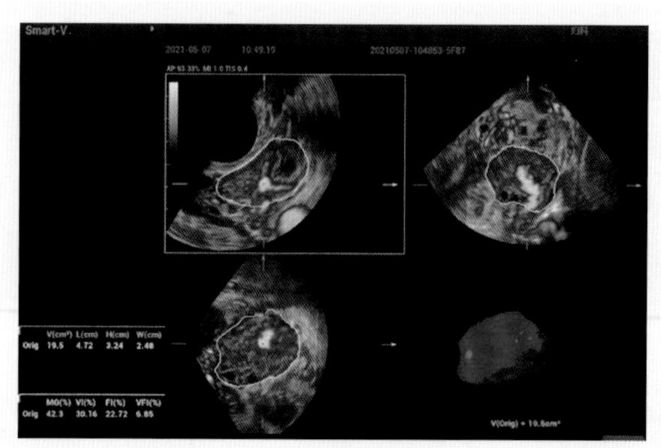

图12-1-25　Smart-V Vocal卵巢体积测量与血流指数计算分析

2. 卵泡自动测量

卵泡自动测量（Smart FLC）能从获取的三维图像里自动检测卵泡个数和计算卵泡体积数据，尤其适用于持续的卵泡生长监测，包括卵泡体积测量、排序和生长曲线。系统还能根据卵泡大小自动排序，并以不同颜色显示，便于临床更快地辨认出优势卵泡，对优势卵泡进行持续跟踪观察，为卵泡体积测量、排序和绘制生长曲线提供帮助（图 12-1-26）。

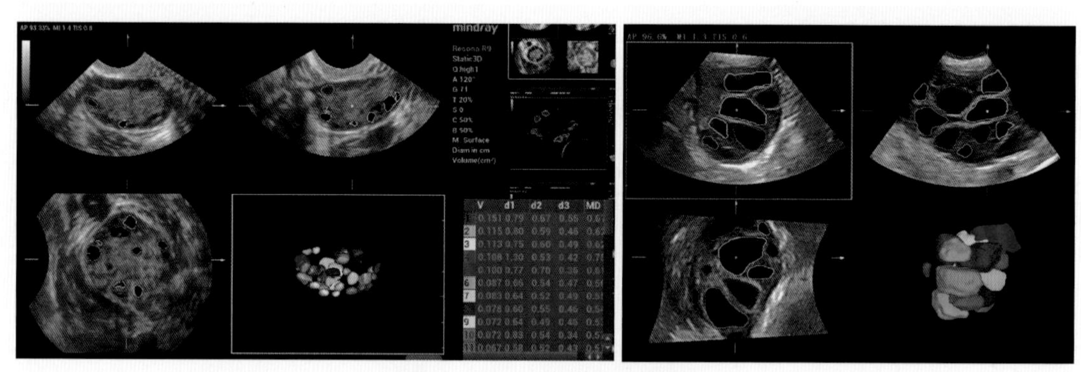

图12-1-26　卵泡自动测量

子宫输卵管超声造影技术、子宫内膜容受性超声评估技术、卵巢贮备功能超声评估技术、自动成像技术及自动计算功能为生殖超声提供了整体解决方案，让超声检查快捷、准确。超声造影、超声剪切波弹性成像等技术为临床提供了更多的科研工具，随着临床需求增加及技术研发加强，期待有更多成像新技术和功能应用于临床，促进生殖医学的发展。

第二节　YZ-800 U 造影剂注射装置介绍

造影剂注射装置（图 12-2-1）是临床用于子宫输卵管造影的辅助推注设备，可以实现造影剂自动恒速定量推注，同步实时显示宫腔压力数值及造影全程压力变化曲线，帮助医师获得诊断信息。

造影剂注射装置性能特点如下。

（1）压力评估：在输卵管超声造影过程中，通过测压管路和压力感受器，可精准测量宫腔、输卵管腔实时压力，帮助医护人员了解子宫输卵管造影实时压力，尤其在鉴别诊断输卵管通畅性时，压力数据有较重要的作用（图 12-2-2）。

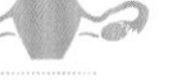
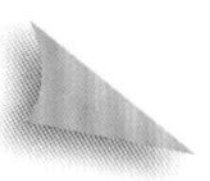
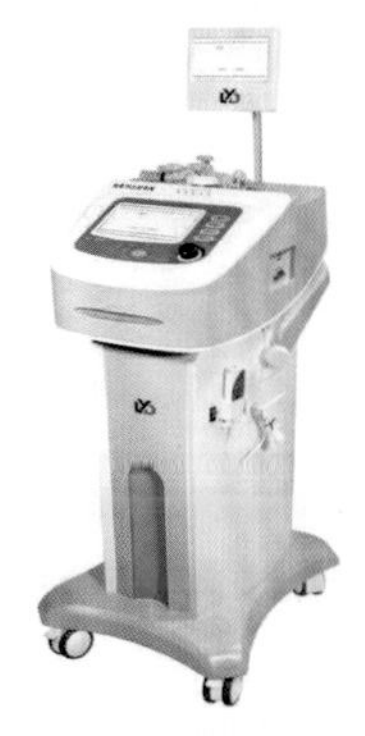

图12-2-1　造影剂注射装置

（2）在子宫输卵管造影的连续注液过程中，注射装置所设定的标准化、量化参数，可避免人为因素，有助于量化、标准化、规范化流程的制订。

（3）注射装置的匀速推注可降低人为推注过快导致的患者疼痛，减少造影剂逆流的发生，提高子宫输卵管超声造影的图像质量。

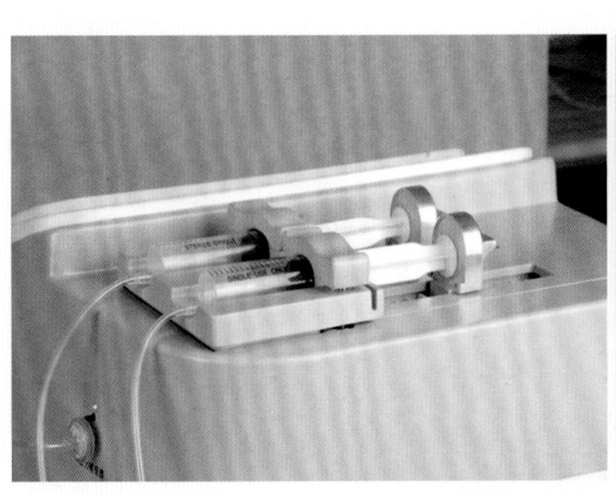
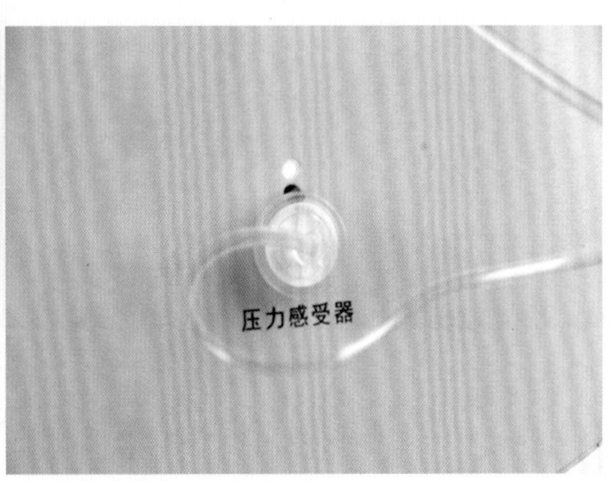

图12-2-2　压力感受器

（4）双泵推注控制设计可以使超声医师自由切换超声造影剂混合液和生理盐水的注射（图 12-2-3）。

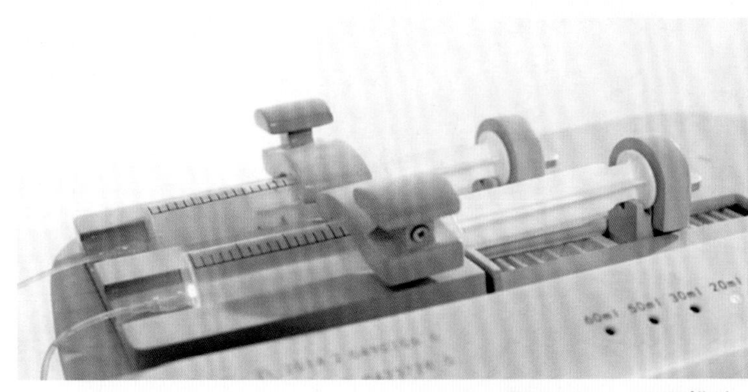

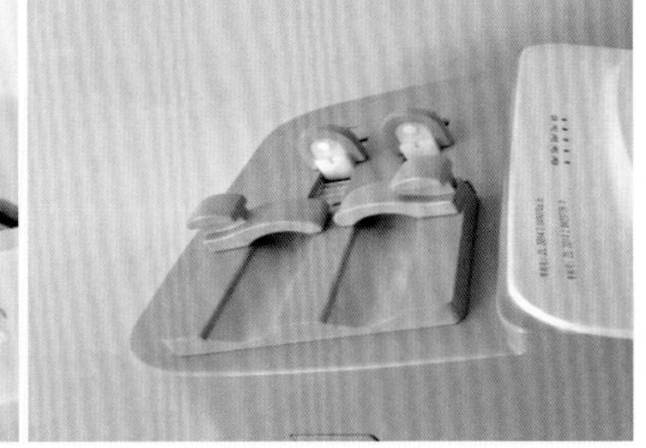

图12-2-3　双泵推注

（5）震动装置可以延长超声造影剂混合液的微泡维持时间（图 12-2-4）。

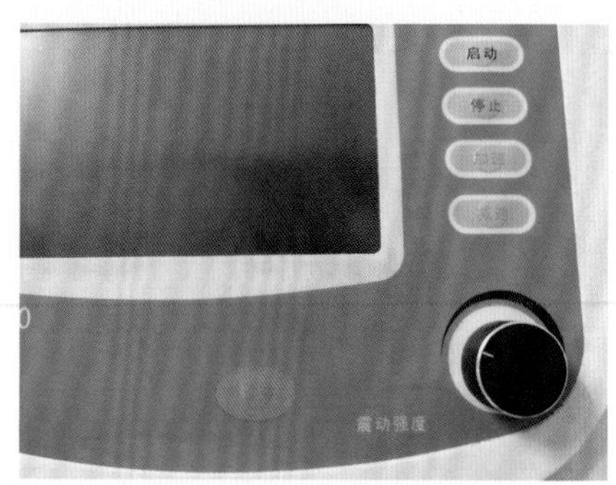

图12-2-4　震动装置

（6）数据库软件可提供压力、速度、注液量的时间变化曲线图，对于造影剂推注量及宫腔压力变化的显示清晰直观（图 12-2-5）。

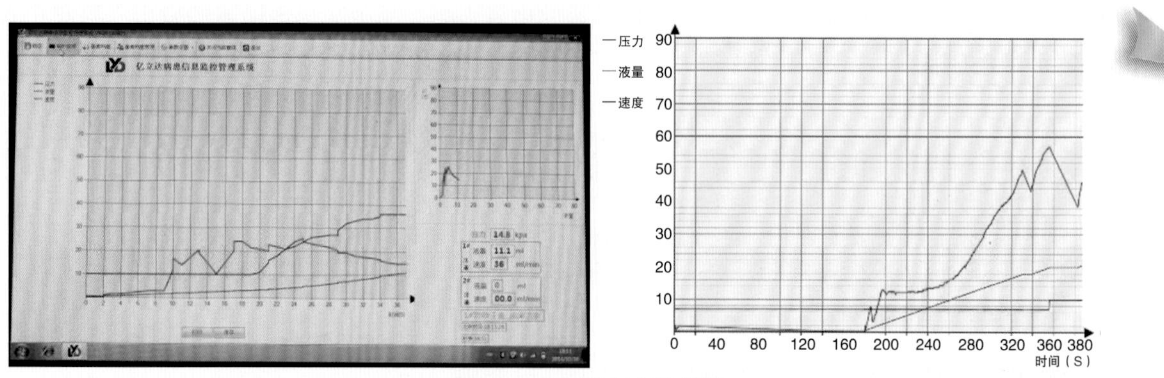

图12-2-5　压力变化曲线

（7）双屏显示：方便医师对造影图像及压力曲线变化同步观察（图 12-2-6）。

（8）遥控操作：可实现单人操作子宫输卵管超声造影剂推注（图 12-2-7）。

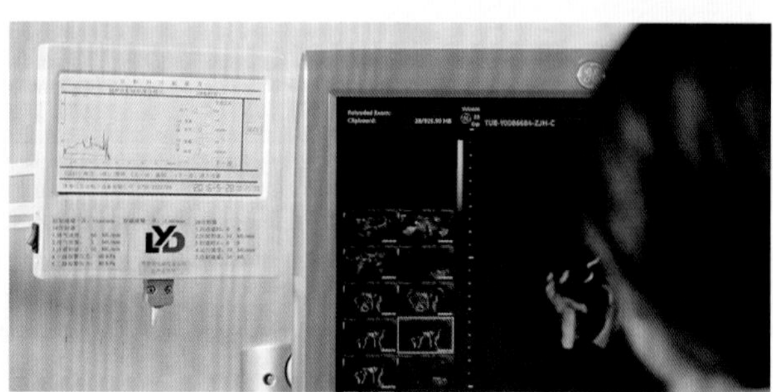

图12-2-6　双屏显示

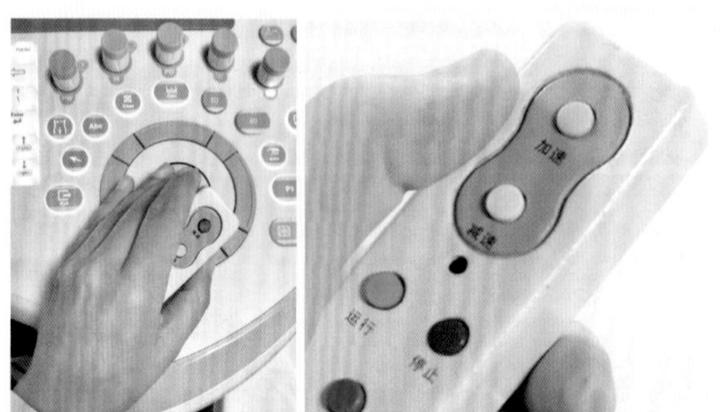

图12-2-7　遥控器

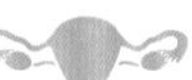

附　录

附录1

子宫输卵管超声造影知情同意书

姓名	年龄
家庭住址	电话
孕产史	
临床诊断	

子宫及输卵管超声造影检查是在超声监视下经宫腔置管注入造影剂的检查方法，主要用于了解输卵管通畅情况，同时观察子宫、卵巢及盆腔情况，是对女性生殖器官系统的一站式检查。该检查基本是安全的，但是在检查过程中或检查后短时间内可出现以下不适：

(1)患者插管后因子宫痉挛引起不同程度的疼痛。

(2)检查中可能发生腹痛、恶心、呕吐等。

(3)检查中造影剂逆流可能出现过敏反应，如皮疹、头痛等。

(4)因宫颈瘢痕、粘连过紧导致检查失败，或因出现严重并发症而终止检查。

(5)检查后几天内出现少量血性分泌物，为正常现象。

(6)其他意外。

对于以上可能出现的意外情况和并发症，我们已给予了充分关注并做好了各种预防和应对措施，并将在术中尽一切可能避免其发生。

下列签名者表示已完全理解谈话内容，同意接受该检查，并愿意承担可能的风险。

造影后半年至两年内您将收到随访电话，请您积极配合。

受检者本人：	受检者家属：
告知医师：	日期：20　年　月　日

子宫输卵管超声造影患者信息卡

输卵管造影前请填写以下内容：			
姓名：	年龄（岁）：		电话：
检查时间： 年 月 日	检查ID：		造影剂：
孕产情况：	孕（ ）次		末次怀孕时间： 年 月
自然流产（ ）次	药物流产（ ）次	人工流产（ ）次	引产（ ）次
宫外孕（ ）次	右侧 /左侧		保守/手术
产（ ）次	末次生产时间： 年 月		剖宫产/顺产
不孕时间： （ ）年（ ）月			
男方检查结果：未检 正常 异常（ ） 妇科疾病：无 有（ ）			
否曾行 HSG： 是 / 否		是否曾行通液试验： 有 / 无	
结论：			
过敏史： 无 有 对何种物质过敏 （ ）			
LMP： 月 日 检查时为干净第 天			
以下由医师填写：			
超声检查：子宫位置：前/中/后，左旋/右旋。与盆腔组织间移动度：好/中/差。触痛： 有 / 无 子宫内膜厚度： 子宫病变：			
右侧卵巢：上/中/下，前/中/后，内/外。移动度：好/中/差。触痛： 有 / 无。 卵泡数： 个，最大卵泡： 多囊。			
左侧卵巢：上/中/下，前/中/后，内/外。移动度：好/中/差。触痛： 有 / 无。 卵泡数： 个，最大卵泡： 多囊。			
盆腔积液： mm 盆腔粘连带： 有 / 无			
其他盆腔疾病：			
造影前宫腔注水检测：（ ）mL 压力：大/中/小 反流： mL 异常			
宫腔注入造影剂：四维（ ）mL 反流： mL 压力（大 中 小）约 kPa			
患者疼痛程度： VAS评分： 检查时（ ）分，结束后20分（ ）分			
子宫腔显影相：（1）宫腔形态：正常/膨大/畸形；（2）内膜面：光整/不光整/充盈缺损			
输卵管显影相：显影时间同步/不同步（ 侧晚于 侧） 右侧形态：柔顺 / 走行弯曲 / 僵硬/扭曲 / 盘曲 / 反折 / 纤细 / 膨大 左侧形态：柔顺 / 走行弯曲 / 僵硬/扭曲 / 盘曲 / 反折 / 纤细 / 膨大			
盆腔弥散相：双侧伞端溢出同步/不同步（ 侧晚于 侧） 卵巢造影剂包绕： 右侧 无/少量/半环/环 左侧 无/少量/半环/环 子宫周围造影剂包绕情况：无/不连续/连续 盆腔弥散情况：不均匀/均匀			
子宫肌层逆流： 无 有（少量/大量）（前、后、底；左、中、右） 输卵管逆流： 无 有（少量/大量）部位：间质部、峡部、壶腹部			
输卵管通畅性： 右侧 （1）通畅；（2）通而不畅；（3）近段不通；（4）中远段不通 左侧 （1）通畅；（2）通而不畅；（3）近段不通；（4）中远段不通			
造影后宫腔注水：（ ）mL 宫腔形态：规整/不规整 病变：粘连带 息肉			
图像评分（1好/2中/3差）：正性宫腔（ ）、负性宫腔（ ）、右侧输卵管（ ）、左侧输卵管（ ）			
患 者 随 访			
治疗： 西药 中药 人工受精 体外受精 其他 是否妊娠： 未孕 怀孕（造影后 月） 结局			

 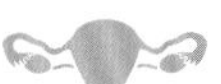

附录 2

高尚医学影像诊断中心

宫腔负性声学造影知情同意书	
姓名	年龄
家庭住址	电话
孕产史	
临床诊断	

宫腔负性声学造影是利用生理盐水和超声仪器检查宫腔息肉、粘连、黏膜下肌瘤等病变的一种检查方法。该检查安全、便捷、诊断准确率高，但是在检查过程中或检查后短时间内可出现以下不适：

1. 患者插管后因子宫痉挛引起不同程度的疼痛。
2. 检查中可能发生腹痛、恶心、呕吐等。
3. 因宫颈瘢痕、粘连过紧导致检查失败，或因出现严重并发症而终止检查。
4. 检查后几天内出现少量血性分泌物，为正常现象。
5. 其他意外。

对于以上可能出现的意外情况和并发症，我们已给予了充分关注并做好了各种预防和应对措施，并将在术中尽一切可能避免其发生。

下列签名者表示已完全理解谈话内容，同意接受该检查，并愿意承担可能的风险。

受检者本人：	受检者家属：
告知医师：	日期：20　年　月　日

附录 3

HyCoSy 诊断报告书写

影像诊断已由最基础的解剖学诊断发展为生理功能诊断，能体现出输卵管的解剖和功能状态，为临床医师提供更有价值的诊断信息。在影像诊断中必须结合临床，检查前询问患者孕产史、有无下腹部或盆腔手术史，尤其是有无输卵管手术史及既往检查史，并在报告中体现，以便全面地帮助阅读报告者了解患者情况。造影前对子宫、卵巢的方位、疾病及有无粘连的评估可以帮助预判采集区域及输卵管通畅性；置管情况、注药压力及患者疼痛度记录可帮助影像医师及临床医师更好地了解造影时状况；造影时需全面观察输卵管通畅性、柔软度，管腔黏膜、伞端状况，盆腔弥散，宫腔等情况；结论中把造影前基础检查结论与造影后结论分开描述可以更清晰明了。以下列举几个本中心不同情况报告模板仅供参考。

模版中英文注释：G：孕次，P：产次，Eutocia：顺产，Cesarean: 剖宫产，TAB: 人工流产，SAB: 自然流产，Ectopic：异位妊娠，R/L：右侧 / 左侧，VAS：疼痛视觉评分。

一、输卵管通畅

LMP：月 日，检查时为月经干净第 天；不孕时间：

G: P: Eutocia: Cesarean: TAB: SAB: Ectopic: R / L

【描述】

（一）造影前检查

前位子宫，包膜光滑完整，实质回声均匀，内膜居中、清晰，厚约 mm，呈“三线征” / 呈均匀高回声 / 回声不均匀，间质线清晰、连续 / 模糊、不连续 / 未显示。

右侧卵巢位于上 / 中 / 下、前 / 中 / 后、外侧 / 宫旁，卵泡数目： 个，最大卵泡： mm× mm；

左侧卵巢位于上 / 中 / 下、前 / 中 / 后、外侧 / 宫旁，卵泡数目： 个，最大卵泡： mm× mm。

子宫与盆腔组织间移动度好 / 中 / 差、右侧卵巢移动度好 / 中 / 差、左侧卵巢移动度好 / 中 / 差。

子宫触痛（+/−）、右附件区触痛（+/−）、左附件区触痛（+/−）。

（二）造影操作步骤

（1）患者宫腔内置管，管头位于右 / 左宫角 / 宫底中部。

（2）推注造影剂 20 mL，推注压力 kPa，患者无明显疼痛，VAS 评分：检查时（ ）分、结束后 20 分钟（ ）分。

（三）造影表现

宫腔形态正常。

双侧输卵管显影同步 / 双侧输卵管显影不同步，左侧晚于右侧。

右侧输卵管管壁光整，走行稍弯曲，形态柔顺，伞端见造影剂呈片状溢出，溢出时间（ ）秒。

左侧输卵管管壁光整，走行稍弯曲，形态柔顺，伞端见造影剂呈片状溢出，溢出时间（ ）秒。

盆腔造影剂弥散均匀，双侧卵巢周围见造影剂包绕。

盆腔负性造影：双侧输卵管伞端临近卵巢，形态正常，造影剂呈片状溢出。/ 双侧输卵管远段临近卵巢，伞部结构未显示。盆腔未见异常回声。

宫腔负性造影：宫腔面光整，未见明显异常回声。

（四）造影后建议：

（1）两周内不能同房、坐浴、游泳。

（2）口服消炎药。

（3）几天内出现少量血性分泌物为正常现象。

【诊断】

常规超声提示： 子宫、双附件未见明显异常

超声造影提示： 双侧输卵管通畅

宫腔形态正常

盆腔无粘连

二、输卵管通而不畅

LMP： 月 日，检查时为月经干净第 天；不孕时间：

G: P: Eutocia: Cesarean: TAB: SAB: Ectopic: R/L

【描述】

（一）造影前检查

前位子宫，包膜光滑完整，实质回声均匀，内膜居中、清晰，厚约 mm，回声不均匀，间质线清晰、连续/模糊、不连续/未显示。

右侧卵巢位于上/中/下、前/中/后、外侧/宫旁，卵泡数目： 个，最大卵泡： mm× mm；

左侧卵巢位于上/中/下、前/中/后、外侧/宫旁，卵泡数目： 个，最大卵泡： mm× mm。

子宫与盆腔组织间移动度好/中/差、右侧卵巢移动度好/中/差、左侧卵巢移动度好/中/差。

子宫触痛（+/-）、右附件区触痛（+/-）、左附件区触痛（+/-）。

（二）造影操作步骤

（1）患者宫腔内置管，管头位于右/左宫角/宫底中部。

（2）推注造影剂 20 mL，推注压力 kPa，患者轻度/中度/明显疼痛，VAS 评分：检查时（ ）分、结束后 20 分钟（ ）分。

（三）造影表现

宫腔形态饱满。

双侧输卵管同步显影，输卵管管壁不光整，呈结节状，形态稍僵硬，中远段扭曲并逐渐膨大，早期伞端未见造影剂溢出，后期加压造影剂呈线状溢出。

盆腔造影剂弥散不均，双侧卵巢周围造影局部未见造影剂包绕。

肌层及宫旁未见造影剂回声。

盆腔负性造影：盆腔内可见大量条索状高回声，呈网格状，多位于后盆腔。双侧输卵管伞端可见，指状突起消失，与卵巢紧邻且两者间移动度差，推注过程中可见造影剂呈线状溢出。

宫腔负性造影：宫腔可见数个附壁高回声凸起，较大约 mm× mm，宽蒂/窄蒂，椭圆形。

（四）造影后建议：

（1）两周内不能同房、坐浴、游泳。

（2）口服消炎药。

（3）几天内出现少量血性分泌物为正常现象。

【诊断】

常规超声提示： 子宫内膜回声不均

双附件未见明显异常

超声造影提示： 双侧输卵管通而不畅（伞端粘连）

宫腔形态正常、宫腔多发息肉样病变

盆腔粘连

三、输卵管不通（远段阻塞）

LMP： 月 日，检查时为月经干净第 天；不孕时间：

G： P： Eutocia： Cesarean： TAB： SAB： Ectopic： R/L

【描述】

（一）造影前检查

前位子宫，包膜光滑完整，实质回声均匀，内膜居中、清晰，厚约 mm，呈“三线征”/呈均匀高回声/回声不均匀，间质线清晰、连续/模糊、不连续/未显示。

右侧卵巢位于上/中/下、前/中/后、外侧/宫旁，卵泡数目： 个，最大卵泡： mm× mm；

左侧卵巢位于上/中/下、前/中/后、外侧/宫旁，卵泡数目： 个，最大卵泡： mm× mm。

子宫与盆腔组织间移动度好/中/差、右侧卵巢移动度好/中/差、左侧卵巢移动度好/中/差。

子宫触痛（+/-）、右附件区触痛（+/-）、左附件区触痛（+/-）。

（二）造影操作步骤

（1）患者宫腔内置管，管头位于右/左宫角/宫底中部。

（2）推注造影剂 10 mL，推注压力 kPa，患者疼痛明显，VAS 评分：检查时（ ）分、结束后 20 分钟（ ）分。

（三）造影表现

宫腔形态正常/饱满。

双侧输卵管同步显影，输卵管管壁光整，形态柔顺，输卵管增粗，中远段明显膨大、盘曲，伞端未见造影剂溢出。

盆腔未见造影剂回声。

肌层及宫旁见/未见造影剂回声。

宫腔负性造影：宫腔面光整，未见明显异常回声。

（四）造影后建议：

（1）两周内不能同房、坐浴、游泳。

（2）口服消炎药。

（3）几天内出现少量血性分泌物，为正常现象。

【诊断】

常规超声提示：子宫双附件未见明显异常

超声造影提示：双侧输卵管不通（远段）

宫腔形态正常

子宫肌层及宫旁静脉丛逆流

四、输卵管不通（近段）

LMP： 月 日，检查时为月经干净第 天；不孕时间：

G： P： Eutocia： Cesarean： TAB： SAB： Ectopic： R/L

【描述】

（一）造影前检查

前位子宫，包膜光滑完整，实质回声均匀，内膜居中、清晰，厚约 mm，呈“三线征”/呈均匀高回声/回声不均匀，间质线清晰、连续/模糊、不连续/未显示。

右侧卵巢位于上/中/下、前/中/后、外侧/宫旁，卵泡数目： 个，最大卵泡： mm× mm；

左侧卵巢位于上/中/下、前/中/后、外侧/宫旁，卵泡数目： 个，最大卵泡： mm× mm。

子宫与盆腔组织间移动度好/中/差、右侧卵巢移动度好/中/差、左侧卵巢移动度好/中/差。

子宫触痛（+/-）、右附件区触痛（+/-）、左附件区触痛（+/-）。

（二）造影操作步骤

（1）患者宫腔内置管，管头位于右/左宫角/宫底中部。

（2）推注造影剂 5 mL，推注压力 kPa，患者疼痛明显，VAS 评分：检查时（ ）分、结束后 20 分钟（ ）分。

（三）造影表现

宫腔形态饱满。

右侧输卵管未显影。

左侧输卵管近段显影，纤细、不连续，形态僵硬，伞端未见造影剂溢出。

盆腔未见造影剂回声。

肌层及宫旁见大量造影剂回声。

宫腔负性造影：宫腔面光整，未见明显异常回声。

（四）造影后建议：

（1）两周内不能同房、坐浴、游泳。

（2）口服消炎药。

（3）几天内出现少量血性分泌物，为正常现象。

【诊断】

常规超声提示： 子宫双附件未见明显异常

超声造影提示： 右侧输卵管不通（近段）

左侧输卵管不通（远段）

宫腔形态正常

子宫肌层及宫旁静脉丛逆流（大量）

附录

附录 4

超声仪器造影参数设置

模式	参数	值
二维造影	机械指数（MI）	0.14 ~ 0.17
	声输出（AO）	63% ~ 75%
	增益（Gain）	–7
	深度（Depth）	7 cm
	角度（Angle）	≥180
	动态范围（Dyn.Contr.）	8
	灰阶图（Gray Map）	11
	伪彩（Tint Map）	Sepia1
	帧平均（Persistent）	2
	脉冲重复间期（S./PRI）	1.5
	造影模式（Mode）	Coded PI
三维/四维造影	采集框大小	左右宽度同二维，上下深度以刚好包括子宫卵巢为佳
	容积角度（Vol. Angle）	120°
	采集质量（Quality）	Mid2*
	观察方向（Direction）	A平面，从前往后看（Front/Back）
	渲染模式（Render mode）	Gradient light 100% 或 HD*live*™ texture/Smooth 70%/30%
	对比度/亮度（Contrast/ Brightness）	56/54
	阈值（TH low）	25 ~ 35
	透明度（Transparency）	30
	三维SRI	1
	三维伪彩（Tint 3D）	Sepia1

注：以上是GE公司Voluson™E10造影参数设置，系统软件版本20.0.2，造影剂是SonoVue™。* 一般三维和四维采集，采集质量都可以使用Mid2，采集质量越高，图像细微分辨力越高，采集时间越慢，时间分辨力越低。如果是采集三维输卵管图像，建议降低采集质量至Mid 1或Low，以保证能快速抓取输卵管显影，同时根据输卵管通畅性调整造影剂推注速度以配合采集速度。如果是采集三维盆腔弥散图像（可同时采集输卵管），输卵管也持续显影，那么采集质量可以提高到High 1。